DICTIONNAIRE ENCYCLOPÉDIQUE

DES

SCIENCES MÉDICALES

PARIS. — TYPOGRAPHIE A. LAHURE
Rue de Fleurus, 9.

DICTIONNAIRE ENCYCLOPÉDIQUE

DES

SCIENCES MÉDICALES

DIRECTEURS

A. DECHAMBRE — L. LEREBOULLET

DE 1864 A 1885   DEPUIS 1886

DIRECTEUR-ADJOINT : L. HAHN

CINQUIÈME SÉRIE

U — Z

TOME PREMIER

UBE — UTÉ

PARIS

G. MASSON	ASSELIN ET HOUZEAU
LIBRAIRE DE L'ACADÉMIE DE MÉDECINE	LIBRAIRES DE LA FACULTÉ DE MÉDECINE
Boulevard Saint-Germain, en face de l'École de Médecine	Place de l'École-de-Médecine

MDCCCLXXXVI

DICTIONNAIRE

ENCYCLOPÉDIQUE

DES

SCIENCES MÉDICALES

U

UBEROAGA (Eaux minérales de). *Voy.* Alzola.

UBINTIHAM. On donne ce nom, aux îles Philippines, à une espèce d'Aristoloche qui est emménagogue, comme la plupart des plantes de ce genre, et qui peut apaiser les tranchées en provoquant les mois. On s'en sert aussi pour dissiper les obstructions. PL.

Bibliographie. — Mérat et de Lens. *Dict. mat. méd.*, t. VI, p. 797. PL.

UBIS. On donne ce nom à une plante grimpante des Philippines, dont la racine très-volumineuse est alimentaire. PL.

Bibliographie. — La Harpe. *Abrégé des voyages*, t. III. p. 452. — Mérat et de Lens. *Dict. mat. méd.*, t. VI, p. 797. PL.

UBIUM VULGARE. Rumphius désigne sous ce nom le *Dioscorea alata* L., qui fournit, comme on sait, une sorte d'Igname. PL.

Bibliographie. — Rumphius. *Ambon.*, t. II, p. 655. — Mérat et de Lens. *Diction. mat. méd.*, t. VI, p. 797. PL.

UBOSRAMBAN. Nom donné à une herbe qui est employée, aux Philippines, pour exciter l'appétit. PL.

Bibliographie. — La Harpe. *Abrégé des voyages*, t. III, p. 452. — Mérat et de Lens. *Dict. mat. méd.*, t. VI, p. 797. PL.

UCAY (Gervais). Médecin de Toulouse du dix-septième siècle, connu par une lettre *Sur un hermaphrodite*, publiée dans les *Transactions philosophiques*, et par un ouvrage sur les maladies vénériennes : *Traité de la maladie vénérienne*, etc., Toulouse, 1688, 1695, in-12; Paris, 1702, 1712, in-12; trad. en latin, Amsterdam, 1699, in-8°; trad. en hollandais, Utrecht, 1700, in-8°. Dans cet ouvrage, il émet les théories les plus singulières et prétend entre autres que la vérole prend naissance par le seul fait de la débauche.

L. Hn.

UCCELLI (Domínico). Médecin italien, mort à Florence le 1er mars 1832. Il était professeur de clinique chirurgicale à l'hôpital Santa Maria nuova. Broussais raconte qu'un de ses ouvrages, sur la théorie de Gall, fut supprimé par la censure, et qu'après sa mort la publication de toute notice nécrologique le concernant fut interdite (*voy.* une *Notice* de C. Broussais dans le *Journ. de la Soc. phrénologique de Paris*, t. 1, p. 508, 1833).

Uccelli était un chirurgien distingué : outre des mémoires publiés dans *Giorn. per serv. alla storia rag. d. medicina; Mem. di Matemat. e di Fisica della Soc. ital. delle scienze*, et dans *Annali univ. di medicina*, dont l'un remarquable *Sur l'anévrysme poplité* (1820), on a de lui :

I. *Clinique externe de l'hôpital de Santa Maria nuova de Florence*. Florence, 1823, 2 vol. in-8°. — *Compendio di anatomia fisiologico-comparata ad uso della scuola de med. e chir. dell' Archispedale di S. Maria nuova di Firenze*. Firenze, 1825-1826, 7 vol. in-8°.   L. Hn.

UCHEES (Les). *Voy.* Amérique.

UCHUEN. Nom arabe du *Matricaria parthenium* L.   Pl.

U-CHU-U. On donne ce nom en Chine, d'après Cunningham, à une racine qui se vend un prix très-élevé et à laquelle on attribue la propriété de prolonger la vie, de noircir les cheveux, etc. Il s'agit très-probablement du Ginseng.   Pl.

Bibliographie. — La Harpe. *Abrégé des voyages*, t. VIII, p. 41. — Mérat et de Lens. *Dictionn. mat. méd.*, t. VI, p. 797.   Pl.

UCOTOTO. On donne ce nom à une sorte de gomme dont les naturels du Congo se servent pour assujettir le fer de leurs flèches. On la trouve sur la terre après les pluies.   Pl.

Bibliographie. — Walkenaer. *Voyages*, t. XIV, p. 93. — Mérat et de Lens. *Dict. mat. méd.*, t. VI, p. 798.   Pl.

UDEN, UHDEN. Sous ce nom on a confondu plusieurs médecins allemands.

Uhden (Friedrich), en russe Fedor, étudia la médecine à Berlin et à Halle et fut reçu docteur en 1776. Il entra au service du duc de Saxe-Weimar, en 1783, et fut membre du conseil des mines. En 1786, Zimmermann (de Hanovre) lui fit prendre un engagement au service de la Russie. Il fut envoyé à Tchernigov, en Ukraine, comme médecin pensionné; il devait enseigner la pathologie à un institut chirurgical projeté à Tchernigov, en 1792, mais cet institut ne fut pas créé. Uhden se rendit à Pétersbourg et en 1795 fut désigné pour enseigner les mathématiques et la physique à l'Académie médico-chirurgicale, mais il ne remplit pas ses fonctions à la satisfaction du gouvernement et fut renvoyé à Tchernigov. En 1800, enfin, il fut nommé professeur de pathologie et de thérapeutique à l'institut chirurgical impérial et conseiller médical; en 1801, il devint en outre secrétaire des conférences de l'Académie médico-chirurgicale.

Uhden jouissait d'une grande réputation comme praticien. Il était membre du Collége de médecine et de chirurgie depuis 1799. Il avait le projet de fonder un journal de médecine en langue russe, qui eût été le premier; le collége refusa. Outre des rapports officiels, etc., il a publié :

I. *Russisch-Kaiserliche Feld-Pharmocologie.* Stendal, 1802, in-8°. — II. *Pharmacopoeia, sive index medicamentorum atque formularum medicarum, in usum institutorum priorum,* etc. Petropoli, 1808, gr. in-8° (en collabor. avec Ellisen).

Cet auteur a été confondu par Callisen et autres avec un UDEN (CONRAD-FRIEDRICH), qui aurait exercé successivement à Berlin, à Altona, aurait été professeur à l'Université de Dorpat en 1802, enfin serait mort en 1830. Callisen mentionne en outre un UDEN (CARL-FRIEDRICH), qui fut médecin pensionné à Stendal et mourut le 29 mai 1798. Ces deux auteurs ne font-ils qu'un et la date de 1830, pour la mort de Conrad-Friedrich, se rapporte-elle à Uhden (Friedrich) ? Nous l'ignorons.

Conrad-Friedrich Uden a fondé en 1801, en commun avec Pyl, le *Magazin für die gerichtliche Heilkunde and medicinische Polizei*, Stendal, 1781 et années suivantes; il quitta la rédaction de ce journal à partir du Bd. II, St. 3. La biographie médicale de Panckoucke énumère, entre autres, de lui, les ouvrages suivants :

I. *Beytr. zur Geschichte der Hornviehseuche.* Stendal, 1777, in-8°. — II. *Ueber die Glaubwürdigkeit der Medicinalberichte in peinlichen Rechtshändeln.* Berlin, 1780, in-8°. — III. *Medicinische Politik.* Leipzig, 1783, in-8°. — IV. *Vorlesungen für die mittlere Jugend über den menschlichen Körper,* etc. Lübeck, 1784-1786, 4 vol. in-8°.

Nous n'oserions affirmer que quelques-uns de ces ouvrages ne soient pas d'Uhden ou réciproquement. L. Hn.

UDIRAM-PANUM. Nom malais donné au *Cacalia sonchifolia* L., qui, d'après Rheede, est employé comme antifébrile. PL.

BIBLIOGRAPHIE. — RHEEDE. *Hort. Malabar.,* t. X, p. 135, tab. 68. PL.

UDRUCK. Un des noms donnés, aux Indes-Orientales, au Gingembre (*Zingiber officinale* Rosc.). PL.

UEBERSAAL (CHARLES-GUILLAUME). Médecin français, né à Strasbourg, en 1783, suivit dès l'âge de seize ans les cours de l'École spéciale de médecine. Un premier prix de médecine interne et un second prix d'accouchement, au concours de 1804, lui valurent la place d'aide-anatomiste. Il soutint sa thèse avec distinction en thermidor an XIII (1805) : *Essai sur les fonctions et la structure du foie,* in-4°. Il entra au service de santé militaire avec le grade de sous-aide, fut promu aide-major en 1806, et en 1807 devint membre de la Société anatomique de Paris. Il revint à Strasbourg et resta jusqu'en 1810 aide-major à l'hôpital Sainte-Marguerite. En 1811, il devint médecin cantonal, en

1812 fut désigné comme médecin-adjoint pour le service de l'hôpital de Strasbourg et conserva ces fonctions jusqu'à la levée du second blocus, en 1815. Le général Rapp lui adressa une lettre flatteuse pour le remercier de ses services dévoués. En 1827, le conseil général du département du Bas-Rhin lui décerna un prix pour le zèle qu'il avait apporté aux vaccinations. Enfin à la mort de Reisseissen, en 1828, Uebersaal lui succéda comme médecin en chef des orphelins. Il mourut des suites d'une maladie du cœur, le 31 octobre 1849.

Uebersaal a enrichi le musée d'anatomie pathologique de la faculté de Strasbourg de plusieurs pièces rares, résultats des autopsies pratiquées en ville ou dans son service. Il était accoucheur distingué.   L. Hn.

UERECK. UERCK. Noms donnés à l'*Acacia Senegal* W. (*Acacia Verek*).
Pl.

UFFENBACH (Peter).   Médecin du dix-septième siècle, né à Francfort-sur-le-Mein, étudia la médecine en Italie, à Strasbourg et à Bâle, puis pratiqua son art avec réputation dans sa ville natale, et mourut le 22 octobre 1635. Il a publié une partie des œuvres de Sassonia, de Victorin, de Montagnana et de Lonicer, traduit en latin, l'*Anatomie* et la *Médecine des chevaux* de C. Ruini, la *Chirurgie de Ferrara*, et en allemand l'*Herbier* de Durante. On lui doit encore :

I, *Diss. de venenis ac morbificis medicinis in genere.* Basileae, 1597, in-4°. — II. *Diss. de generatione et interitu.* Argentorati, 1591, in-4°. — III. *Thesaurus chirurgicus.* Francofurti, 1610, in-fol. (collection des princip. traités de Paré, Tagault, Dondi, Fabrice de Hilden, etc.). — IV. *Dispensatorium galeno-chymicum*, etc. Francofurti, 1631, in-4° (d'après J. Renaudot et J. Duchesne).   L. Hn.

UFIM. UFIUM. Noms donnés aux Indes et en Malaisie à l'opium.   Pl.

UGNI. Nom vulgaire donné au Chili au *Myrtus ugni* Molina.   Pl.

UGOOR. Un des noms donnés aux Indes au bois d'Aloès (*Aquilaria ayallocha* Roxb.).   Pl.

UGORIENNE (Race).   *Voy.* Finnois.

UHLE (Aug.-F.).   Médecin allemand, né à Ober-Frankenhain, vers 1795, fit ses études à Leipzig et fut reçu docteur à l'Université de cette ville (*Diss. pharmac. medica de spongia marina*, praes. Ludwig ; 1820, in-4°). Il devint par la suite professeur de pathologie et de thérapeutique à l'Université d'Iéna et directeur de la clinique de cette ville. Il mourut le 4 novembre 1861, ne laissant guère que des opuscules académiques et des articles dans les journaux de médecine.   L. Hn.

UIKJO. Nom donné au Japon à l'anis (*Pimpinella anisum* L.).   Pl.

UKINGUSU. Nom donné au Japon à la *Lentille d'eau* (*Lemna*).   Pl.

ULCERARIA. Nom latin donné par les anciens auteurs au *Marrube noir* ou
Ballote fétide (Ballota nigra L.).   Pₗ.

ULCÉRATION. L'histoire de l'ulcération est intimement liée à celle des
théories qui ont été proposées pour expliquer son mécanisme et qui seront
exposées dans le courant de cet article. Elle offre également de nombreux points
de contact avec celle de l'*ulcère*, et nous renverrons à ce mot pour les renseignements historiques et bibliographiques.

Les mots d'*ulcération* et d'*ulcère* ont été longtemps confondus. Ils ont
cependant un sens bien distinct en pathologie générale. L'ulcération est le
travail morbide et l'ulcère en est le résultat. Dans le langage usuel, les deux
dénominations sont souvent employées comme synonymes. Cependant, on se sert
plus volontiers de celui d'ulcération quand il s'agit des muqueuses. Il en est de
même pour certaines maladies, telles que le mal perforant plantaire. On
désigne habituellement sous le nom d'ulcération la solution de continuité qui
le constitue. Ces usages, il faut le reconnaître, ont un peu leur raison d'être,
car les solutions de continuité qu'on désigne ainsi n'ont pas les mêmes caractères que l'ulcère véritable. Sur les muqueuses elles sont peu profondes, fugaces ;
dans le mal plantaire, après avoir creusé un certain trajet, elles peuvent se
cicatriser, pour reparaître plus tard. Il était nécessaire de montrer que le mot
ulcération peut s'employer dans certains cas pour désigner un ulcère superficiel
et de petite dimension, avant d'en donner la définition.

Définition. L'ulcération est un travail morbide, essentiellement désorganisateur, s'accomplissant à la surface ou dans la profondeur de nos tissus, sous
la dépendance d'une cause interne et déterminant des solutions de continuité.

Cette définition est à peu de chose près celle que donne Sappey dans sa
thèse soutenue en 1847 pour l'agrégation en chirurgie. Cet auteur ajoute que
« ces solutions de continuité ont moins de tendance à se cicatriser qu'à s'é-
tendre ou à demeurer stationnaires, et qu'elles-mêmes ont reçu le nom d'ulcères. »

Cette dernière partie de la définition du savant anatomiste ne nous paraît pas
nécessaire. Dans la majorité des cas, il est vrai, l'ulcération aboutit à la formation d'un ulcère, mais souvent aussi ce n'est qu'un procédé employé par la
nature pour débarrasser l'organisme d'un corps étranger quelconque. C'est ce
qui se passe, par exemple, dans l'évacuation naturelle d'un abcès. Peu à peu,
sur le point le plus faible, les tissus s'amincissent ; une petite inflammation
survient, une ulcération se produit et le pus sort par cette ouverture. Une fois
l'abcès vidé, l'ulcération se referme et dans ce cas il n'y a pas formation d'ulcère. Dès que la solution de continuité est devenue inutile, elle a de la tendance
à se cicatriser et ne tarde pas à disparaître.

Les mots *ulcération* et *ulcères* ont donc une signification bien distincte ;
nous insistons sur ce point. L'ulcération aboutit souvent à l'ulcère, mais très-
souvent aussi l'ulcère n'a pas débuté par une ulcération. Il a pu être amené par
une plaie. Il faut aussi remarquer que toutes les fois qu'il y a ulcère, quand
bien même il a débuté par une plaie, le phénomène de l'ulcération s'est montré
sur les bords de cette plaie, pour l'agrandir et la transformer en ulcère. de
telle sorte qu'on pourrait dire que l'ulcération est le procédé employé pour
créer un ulcère.

Nous croyons avoir assez montré les différences qui existent entre ces deux manifestations pathologiques, il s'agit maintenant d'étudier leurs rapports avec des lésions analogues qui n'en sont que des transformations.

La *gangrène* est intimement liée à l'ulcération, puisque, comme nous le disions tout à l'heure en étudiant les théories et la marche de l'ulcération, ce travail morbide n'est qu'une forme particulière de gangrène; l'ulcération est même le moyen employé par la nature pour se débarrasser des escbares. Le sillon d'élimination qui s'établit entre la partie morte et la région vivante est une véritable ulcération qui détache petit à petit les tissus frappés de mort (*voy.* article GANGRÈNE du *Dictionnaire encyclopédique*, t. VI, 4ᵉ série, p. 680).

La *fistule* se rapproche également de l'ulcération, puisqu'elle commence par elle, mais cette ulcération a la forme d'un canal étroit; elle naît et est entretenue par une cause locale, telle qu'un séquestre ou une secrétion normale physiologique (*voy.* article FISTULE du *Dictionnaire encyclopédique*, t. II, 4ᵉ série, p. 525). On a aussi décrit longuement les différences qui existent entre l'ulcération et l'*atrophie*, entre l'ulcération et le *ramollissement :* mais elles sont tellement accentuées, qu'il nous paraît inutile d'entrer dans tous ces détails. Il est cependant nécessaire de définir l'*érosion*, processus pathologique, souvent confondu dans le langage avec l'ulcération et qui demande à en être distingué.

L'*érosion* est une solution de continuité sèche, qui ne produit ni pus ni ichor, et ce caractère seul suffit pour la distinguer bien nettement de l'ulcération. Cette dernière détruit en laissant à sa surface des résidus, des débris; l'érosion procède en usant nos tissus par atrophie. Dans l'érosion, il y a résorption des éléments, sans tendance à la réparation, et cela par le fait d'une compression lente et continue. Nous n'en pouvons donner de meilleurs exemples qu'en citant la destruction de la voûte crânienne par un fongus de la dure-mère, l'évidement du sternum par un anévrysme de l'aorte ou l'usure du fémur par un anévrysme de l'artère crurale.

Enfin, il est encore un terme qu'il faut définir, c'est celui d'*exulcération*. On l'emploie pour désigner une ulcération saillante, légère et superficielle.

Causes qui déterminent l'ulcération. Il est facile de comprendre, d'après ce que nous venons d'exposer, que l'ulcération peut s'établir par deux procédés différents :

Dans un premier cas, l'ulcération est de cause interne, c'est celle que nous avons décrite dans le mécanisme de l'évacuation spontanée d'un abcès, c'est celle qui se présente toutes les fois qu'un corps étranger tend vers l'élimination. Elle peut être sous la dépendance d'un état local ou sous celle d'un état général, constitutionnel. L'état local peut être une lymphangite, une phlébite ou toute inflammation susceptible de se terminer par suppuration. Comme le chirurgien intervient le plus souvent dans ces circonstances, les ulcérations qui se forment de cette façon sont très-rares. L'état général au contraire intervient le plus souvent dans la formation des ulcérations de cause interne.

C'est d'habitude un appauvrissement de l'organisme qui aboutit à une vitalité moins grande des tissus et qui fait prédominer les actes dénutritifs sur ceux de la nutrition, à l'occasion de la moindre cause. Il peut être la conséquence d'une diathèse acquise ou transmise, comme la tuberculose, la scrofule, la syphilis, le cancer, et donne alors lieu à des manifestations qui s'appellent suivant les cas : *abcès froids, gomme* et même *ulcère cancéreux.* Toutes ces lésions de cause interne aboutissent rapidement à la formation d'ulcères qui affectent des formes particulières, ne s'améliorent qu'avec la diathèse qui les a causés, et sur lesquels nous n'insisterons pas, puisque la question sera étudiée dans tous ses détails à l'article ULCÈRES.

Le mauvais état général capable de faire naître des ulcérations peut être aussi sous la dépendance d'une maladie passagère, comme le scorbut, la morve, la variole, la scarlatine, la fièvre typhoïde.

Ainsi les pustules des varioleux, les ulcérations des plaques de Peyer, rentrent naturellement dans cette catégorie.

Les ulcérations de cause externe reconnaissent un autre mécanisme : elles sont presque toujours précédées par un traumatisme. Il faut cependant remarquer que, dans ce cas, l'ulcération ne se produit le plus souvent que chez des individus débilités par une cause générale.

Toutes celles que nous venons de citer pourraient être énumérées de nouveau. Il faut de plus y joindre ces états pathologiques particuliers qui, impuissants à faire naître seuls une ulcération, sont susceptibles de changer la moindre plaie en ulcère, en déterminant un travail ulcératif sur les bords de la solution de continuité. C'est ce qui se passe chez les anémiques, les impaludés, les diabétiques et même chez les malades atteints de paralysie générale ou partielle. Dans ce dernier cas, il n'y a même pas besoin d'une solution de continuité pour faire naître l'ulcération. Une simple pression continue suffit : c'est ainsi que se forment les ulcérations gangréneuses du sacrum chez les malades arrivés au dernier degré de l'émaciatiation et de l'hecticité.   •

Cependant les causes locales peuvent suffire pour déterminer une ulcération. L'engorgement inflammatoire et œdémateux des tissus qui amène toujours une certaine tension dans les parties, l'obstacle à la circulation de retour causé, soit par une tumeur, soit par un bandage, la présence de corps étrangers, comme les aiguilles et les fils à ligature, les canules et les sondes, la déviation d'un ongle incarné sont autant de causes qui, chez un sujet sain, peuvent déterminer des ulcérations.

Il ne faut pas non plus omettre les inoculations susceptibles de donner lieu à un travail ulcératif. Le virus syphilitique dans la formation du chancre, le charbon dans la pustule maligne, peuvent être pris comme exemple, car, avant d'infecter l'économie tout entière, ils donnent lieu à des ulcérations locales.

ANATOMIE PATHOLOGIQUE. Nous avons énuméré les différentes causes qui donnent naissance à l'ulcération; nous ne nous étendrons pas sur la description des symptômes qui seront étudiés plus longuement à l'article ULCÈRES.

Quand l'ulcération naît spontanément, la partie présente d'abord les caractères de l'inflammation. Les vaisseaux circonvoisins se dilatent; il y a de la rougeur, de la douleur et de l'œdème de la partie. Les tissus infiltrés exercent alors une certaine compression; la circulation est gênée et la nutrition des éléments anatomiques est altérée. Enfin le pus apparaît, entraînant avec lui les éléments mortifiés, et l'ulcération est faite.

Cette ulcération a pour caractère de chercher à s'étendre. La solution de continuité formée par le processus que nous venons d'indiquer ou à la suite d'un traumatisme peut alors grandir en surface ou, ce qui est plus rare, pénétrer dans la profondeur des tissus. Dans les deux cas, le travail ulcératif emploie toujours le même procédé, et nous allons l'indiquer en décrivant les phénomènes histologiques qui se passent au niveau d'une ulcération de la peau.

La peau menacée d'ulcération est parcourue par des vaisseaux dilatés; elle est tuméfiée par une infiltration en partie séreuse et en partie plastique. Les jeunes cellules qui la composent se développent, sous l'influence d'un apport plus grand de la circulation, surtout dans les parties superficielles du derme. Les papilles s'agrandissent et s'imbibent. Les cellules du réseau de Malpighi se forment en plus grande abondance et ne donnent plus le temps à l'épiderme épaissi et gélatineux de devenir corné. Alors, sous l'influence de la moindre irritation, les globules de pus se forment aux dépens des cellules du réseau de Malpighi et des papilles du derme infiltrées et dégénérées et, si les circonstances ne se modifient pas, la fonte purulente et la désagrégation moléculaire continuent.

Le processus est absolument le même pour les muqueuses : la couche épithéliale donne d'abord naissance à un grand nombre de cellules. Il se fait une infiltration séreuse et plastique dans le tissu conjonctif de la muqueuse, les glandes mucipares sécrètent davantage, l'épithélium disparaît et la fonte se fait comme sur une ulcération de la peau.

Quelquefois cependant il peut se faire une désagrégation des tissus, bien qu'il n'y ait pas de néoplasie cellulaire. La fonte moléculaire est alors amenée par un arrêt de la circulation dans un petit district capillaire et la désagrégation commence presque d'emblée. Ces cas sont extrêmement rares et se rapprochent plus de la gangrène que de l'ulcération.

Dans la majorité des cas, quand une ulcération se produit, elle a été précédée par une période congestive et inflammatoire, c'est ce qui a donné lieu à l'expression d'*inflammation ulcérative*. P. Broca, en 1855, dans les *Bulletins de l'Académie de médecine*, s'est élevé contre cette théorie. De ce qu'il y a des ulcérations sans inflammation et des inflammations sans ulcération, il concluait que le travail ulcératif n'est pas inflammatoire. Il citait la présence d'ulcérations dans les cartilages comme une preuve à l'appui de son opinion et demandait qu'on supprimât le mot inflammation ulcérative. A cette époque, les phénomènes histologiques de l'inflammation n'étaient pas aussi bien connus qu'aujourd'hui. Leurs manifestations dans les différents tissus et les symptômes si peu marqués de l'inflammation chronique pouvaient facilement échapper à l'œil de l'observateur. De plus, quand on examine une ulcération qui tend vers la guérison, on reconnaît que la cicatrisation ne se fait qu'à l'aide d'un exsudat plastique. Cet exsudat est le résultat d'un travail inflammatoire. C'est l'inflammation adhésive de Hunter. Il faut donc admettre que le travail ulcératif est de même nature et que, avant d'aboutir à l'altération nutritive des tissus, il commence par une période congestive.

La marche de l'ulcération peut être rapide ou lente suivant que le processus ulcératif est à l'état aigu ou à l'état chronique, et cet état dépend à son tour des causes générales et locales que nous avons énumérées en faisant l'étiologie de l'ulcération. Le pronostic en découle tout naturellement. Quand l'ulcération a une marche aiguë, la guérison se produit assez vite. C'est ce qui se passe à la suite de l'ouverture d'un abcès chaud. Quand au contraire elle a une marche chronique, les tissus sont moins vivants, les réactions moins franches et la cicatrisation se fait souvent attendre. Nous ne nous étendrons pas plus longuement sur ces différentes questions qui seront étudiées au mot ULCÈRES et nous allons passer à l'étude des théories de l'ulcération.

THÉORIES DE L'ULCÉRATION. L'ulcération n'a pas les caractères tranchés d'une plaie. Sa cause inconnue, son apparition lente, sa marche bizarre, ont beaucoup

attiré l'attention des chirurgiens et des anatomo-pathologistes. On a recherché
non-seulement les causes qui pouvaient y donner lieu, mais encore l'explication
des phénomènes qui se passaient à sa surface. L'ulcération grandit aux dépens
de nos tissus qu'elle détruit; elle s'étend en désagrégeant les éléments anatomiques et de plus elle sécrète un liquide de nature particulière. Il s'agit de
rechercher par quel mécanisme se produisent ces phénomènes morbides.

Beaucoup de théories ont été émises pour les expliquer. La plus ancienne est
de beaucoup la plus simple. Les humoristes avaient remarqué qu'une ulcération
se comportait comme une surface attaquée par une substance corrosive, et ils
faisaient naître le liquide âcre au sein même des tissus situés sous l'ulcération.
Ce liquide donnait lieu à une solution de continuité et entretenait la marche
envahissante de l'ulcération. Il est inutile de dire que ces conditions ne se
réalisent pas dans l'économie, sauf dans les cas que signale le professeur Berne,
où l'acide urique s'accumule dans un point chez un goutteux; mais encore,
dans ces conditions, dès que l'élimination du tophus s'est faite, l'ulcération se
guérit sans s'étendre. Cette théorie se rapproche de celle qu'on adopte aujour-
d'hui, car, si elle se trompe sur la cause, elle est exacte au point de vue des
symptômes et admet implicitement l'élimination des parties détruites.

La théorie de John Hunter explique les faits d'une façon bien différente. Le
chirurgien anglais admettait, comme nous l'avons dit plus haut, l'inflammation
ulcérative. D'après lui, elle donnait naissance à l'ulcération; elle créait une
solution de continuité en détruisant les particules anatomiques. Mais, loin
d'accepter le rejet, par les pièces à pansement, des éléments détruits, il admettait
que ces éléments étaient repris par le torrent circulatoire et il donnait à ce
phénomène le nom d'*absorption ulcérative*. Cette explication s'adaptait parfaitement à ses théories physiologiques. En effet, la nutrition se composait pour
lui de deux grands mouvements, l'un d'assimilation qui se faisait au moyen des
artères et l'autre de désassimilation qui s'opérait au moyen des vaisseaux absorbants chargés de l'élimination des résidus de la nutrition. Cette théorie de
l'absorption ulcérative lui semblait démontrée par l'absence de tout détritus
sur les surfaces ulcérées; par l'identité des liquides dans tous les cas; par la
facilité avec laquelle les substances qu'on dépose à leur surface s'introduisent
dans l'économie; par la perforation des diverses couches qui recouvrent les
abcès; par la disparition de certaines parties devenues inutiles, comme les
alvéoles après la chute ou l'avulsion des dents; enfin, par la séparation des
eschares.

Toutes ces raisons n'ont plus de valeur aujourd'hui. Le microscope permet
facilement de reconnaître des détritus de tout genre à la surface des ulcérations.
Ce sont des cellules osseuses dans la carie, des cellules cancéreuses dans le
cancer et ailleurs des cellules déformées rappelant toujours la nature des tissus
ulcérés. Le liquide sécrété qui tient en suspension ces cellules, et qui en est
formé, diffère également dans sa constitution. Le phénomène de l'absorption
ne prouve rien, puisqu'il se produit sur une plaie ou sur une eschare; l'amincissement progressif et la perforation finale des diverses couches qui donnent
issue à la suppuration ne prouvent qu'une chose, c'est que l'ulcération progressive de ces différentes parties donne lieu à des détritus qui, ne pouvant
être rejetés, tombent dans la cavité de l'abcès. Les alvéoles disparaissent aussi
parce qu'elles sont devenues inutiles, n'ayant pas de dents à supporter. Il n'y a
pas absorption proprement dite, il y a arrêt d'apport dans la circulation et par

conséquent atrophie. Enfin, dans la chute des escharcs, il y a le sillon de séparation qui n'est qu'une véritable ulcération, avec tous les caractères que nous avons indiqués.

On voit par ce court exposé que la théorie de Hunter a fait son temps et qu'elle n'est plus acceptable aujourd'hui.

Dans une thèse de Paris, soutenue en 1850, M. E. Lobgeois donne une *nouvelle théorie de l'ulcération* qui se rapproche un peu de celle de Hunter et que nous allons examiner brièvement. Elle admet d'abord une inflammation qui suit ou précède l'ulcération et qui amène, autour de la partie malade, la formation d'un cercle de vaisseaux nouveaux. Ce courant circulatoire établi, « il y a défaut d'équilibre entre l'absorption complexe occasionnée par l'existence de cet afflux réparateur et ses produits de sécrétion qui sont nécessairement détruits, vu leur plasticité anormale. » C'est ce défaut d'équilibre que M. Lobgeois appelle ulcération. Cette définition n'est pas très-claire. Elle rappelle celle que Langenbeck a proposée en 1823 (*Nosologie und Therap. d. chirurg. Krankh.*, vol. II. Gœttingue, 1823) et que nous allons citer parce qu'elle servira à faire comprendre la théorie de M. Lobgeois.

Langenbeck appelle ulcération « toute perte de substance dans un tissu vivant, occasionnée par une action vitale dans laquelle l'absorption est plus forte que la production de la matière plastique, et dans laquelle les conditions fondamentales de la plasticité organique sont changées de telle sorte que l'appareil sécréteur développé sur la surface d'un ulcère produit, non point une substance régénératrice, mais un fluide de mauvaise qualité qui ne peut point servir au développement d'une masse organique nouvelle et qu'on nomme alors *ichor, sanie*. »

Nous n'insistons pas sur ces théories qui ont eu peu de retentissement et nous arrivons à celle qui a été formulée par Vidal de Cassis, dans son *Traité de pathologie externe*, sous le nom de *théorie de la gangrène moléculaire*. Loin d'admettre l'absorption, elle explique l'ulcération par une désagrégation donnant lieu à une suppuration particulière qui est rejetée par les pansements et dans laquelle on retrouve les débris du tissu malade. C'est une gangrène réduite au minimum qui, au lieu de porter sur un département anatomique, n'altère que les cellules et les détruit de proche en proche, en détermine les solutions de continuité appelées *ulcères*.

Nous avons plus haut, en réfutant la théorie de Hunter, donné les raisons qui viennent à l'appui de celle de Vidal de Cassis; nous avons dit qu'il y avait formation de pus, qu'on retrouvait dans les résidus les molécules organiques des parties envahies, que l'absorption était plutôt diminuée qu'augmentée à la surface des ulcères : il est par conséquent inutile d'y revenir. Cette théorie est aujourd'hui admise par tous les chirurgiens, elle explique tous les phénomènes de l'ulcération, c'est donc celle à laquelle il faut se ranger.

Quant à la cause de la gangrène moléculaire, elle est plus difficile à trouver. On ne peut faire en effet que des hypothèses pour expliquer comment, à un moment donné, les cellules sont frappées de mort les unes après les autres. Dans la formation des ulcères spécifiques, nous touchons presque du doigt le mécanisme intime de la destruction cellulaire. Dans l'ulcération tuberculeuse, par exemple, nous avons les bacilles dont la présence est suffisante pour amener la mort des cellules, soit qu'ils les attaquent directement, soit qu'ils détournent à leur profit les matériaux nécessaires à leur nutrition. Il est

permis de penser que les mêmes raisons peuvent être invoquées pour les ulcérations syphilitiques et nerveuses qui sont le résultat d'une maladie virulente
possédant probablement aussi un micro-organisme particulier; mais ces explications ne sauraient s'appliquer au travail qui produit les ulcères scorbutiques,
ni même peut-être aux ulcères des pays chauds. Leurs détritus ne sont pas
inoculables et par conséquent pas virulents, on n'y a jamais rencontré le
moindre micro-organisme et de plus les antiseptiques et les procédés chirurgicaux modernes, comme le curage, n'ont aucune action sur leur marche ultérieure. On est donc forcé, pour le moment, de rejeter l'explication de l'ulcération
simple par la présence d'un infiniment petit et de chercher une autre cause.
Nous la trouverons dans l'altération de la constitution générale qui amène forcément à sa suite une moindre vitalité des tissus, ou bien encore dans un état
anatomique tel que l'altération du système vasculaire. Dans ce dernier cas, il
y a mauvaise nutrition des parties ou arrêt de la circulation dans un district vasculaire, causé soit par la compression d'un vaisseau, soit par une embolie. Cet
arrêt de la circulation a pour effet d'amener la gangrène moléculaire par défaut
d'alimentation.

De l'ulcération dans les différents tissus. Tous les tissus peuvent s'ulcérer
secondairement. Un corps étranger peut déterminer dans toutes les parties de
notre organisme une ulcération; c'est le moyen employé par la nature pour
l'éliminer. L'*ulcération primitive* au contraire se manifeste plus volontiers dans
certains organes et, bien qu'elle puisse se montrer dans leur profondeur, c'est
le plus souvent à leur surface qu'elle se rencontre. La peau, les muqueuses, les
trames cellulaires, sont les tissus qu'elle affecte de préférence. Elle attaque aussi
les os et prend alors le nom de *carie.* Cette altération n'est pas autre chose que
la gangrène moléculaire osseuse. Elle peut limiter son action à une partie de
l'os, et la séparer complétement du reste, en lui enlevant ses moyens de nutrition. Dans ce cas, la portion isolée et frappée de gangrène prend le nom de
séquestre. C'est là le phénomène de la *nécrose.* Quelques auteurs conservent
encore des doutes sur l'ulcération primitive des nerfs, des veines, des muscles
et des tissus fibreux, mais il est probable que l'ulcération se rencontre dans ces
parties comme dans les autres, puisqu'on l'a trouvée dans des organes aussi peu
nourris que la cornée et les cartilages. Enfin les néoplasmes sont aussi sujets à
l'ulcération. Elle peut même affecter, dans les tumeurs cancéreuses, deux
formes différentes suivant qu'elle se produit dans le tissu malade ou sur la
peau dont la nutrition a été altérée par le développement exagéré de la tumeur.

En résumé, l'ulcération se rencontre dans tous les tissus et c'est le même
travail ulcératif qui produit les ulcères de la peau et des muqueuses, les abcès
du tissu cellulaire et du foie, les cavernes des poumons et des vertèbres. L'ulcération est donc la fin des éléments anatomiques, c'est un de leurs genres de
mort. Leur transformation est ici autrement complète que dans l'hypertrophie,
la sclérose ou l'atrophie, car, dans l'ulcération, ils ne s'organisent pas, ne sont
pas remplacés par un élément nouveau; ils sont complétement détruits et
laissent à leur place une solution de continuité.

Il faut donc regarder l'ulcération comme la mort anatomique de chaque cellule envahie, comme une gangrène moléculaire, et l'expliquer par des troubles
de la nutrition. C'est, comme nous l'avons dit plus haut, à l'ulcération que
tendent forcément les tissus qui, soit par un trouble de circulation locale, soit
par une dénutrition générale, soit par la présence d'un organisme étranger,

sont privés de l'apport nécessaire à leur existence. C'est par conséquent à l'ulcération que tendent aussi les néoplasmes qui prolifèrent et les tumeurs composées d'éléments jeunes dont l'accroissement est en disproportion avec les matériaux nutritifs mis à leur disposition. Les uns et les autres sont fatalement frappés d'ulcération à un moment donné de leur existence.   EUGÈNE ROCHARD.

ULCÈRES. L'*historique* de cette question dépasserait de beaucoup les bornes d'un article de Dictionnaire. Certains auteurs sont allés jusqu'à diviser l'histoire des ulcères en trois périodes : la période grecque et latine, celle de la Renaissance et la période contemporaine ; nous nous bornerons à dire qu'il faut arriver à la fin du siècle dernier pour trouver, en Angleterre, John Hunter, Callisen et Benjamin Bell, qui étudièrent cette question avec une hauteur de vues toute nouvelle, et qui donnèrent les premiers une bonne classification des ulcères. Le traitement était en même temps, dans ce pays, l'objet d'une attention particulière, et nous verrons plus loin les noms de Wiseman, d'Underwood, de Samuel Cooper et de Baynton, occuper une place dans les progrès qui ont été faits à cette époque. En France, on ne tarda pas à s'occuper des modifications apportées à l'étranger dans les pansements et dans les procédés thérapeutiques. Roux (1814), à la suite de son voyage à Londres, mit les chirurgiens français au courant des traitements employés en Angleterre et leur fit connaître la méthode de Baynton. Philippe Boyer, dans une excellente brochure parue en 1851, en apprécia les avantages et contribua puissamment à sa vulgarisation. Ce sujet d'étude fut alors repris par Delpech, Lallemand, Parent-Duchâtelet, Blandin, Marjolin, etc.

Aujourd'hui tous les traités classiques accordent de grands développements à l'étude des ulcères, et chaque année des thèses et des brochures nouvelles ouvrent des aperçus nouveaux sur cette question ; nous citerons dans le cours de notre travail les auteurs qui lui ont fait faire quelques progrès.

DÉFINITION. Sans nous arrêter aux nombreuses définitions proposées, nous adopterons la suivante : L'ulcère est une solution de continuité ouverte à l'extérieur, accompagnée de perte de substance, entretenue par une cause locale ou générale et ne tendant pas naturellement vers la guérison.

Ces caractères différencient nettement la plaie de l'ulcère. Ils permettent de faire entrer dans ce dernier genre de lésion les abcès ouverts à l'extérieur, qu'ils siègent dans le tissu cellulaire (ulcère creux ou en caverne de Billroth), dans le foie ou dans les muscles ; d'y comprendre les cavernes pulmonaires quand elles communiquent avec les bronches et toutes les solutions de continuité ouvertes à la surface de la peau ou d'une muqueuse. D'un autre côté, la tendance à l'envahissement, à la destruction des tissus assignée à l'ulcère, ne permet pas de le confondre avec les plaies, même alors qu'elles revètent un mauvais caractère et qu'elles se couvrent de bourgeons charnus œdémateux.

Classification des ulcères. Les Anciens nous ont laissé les dénominations les plus bizarres. Ils appelaient les ulcères *Téléphiens* du nom de Télèphe, dont la blessure faite par la main d'Achille dégénéra en ulcère, et *Chironiens*, parce qu'il fallait l'habileté du centaure Chiron pour les guérir. Ils les appelaient encore : *malins, loups, rongeants, corrosifs, dysépulotiques, cacoèthes*, et en faisaient autant de classes qu'ils trouvaient en eux de caractères différents. De notre temps, c'est B. Bell qui en a donné le premier une classification rationnelle. Il divisait les ulcères en locaux et en généraux, suivant qu'une cause locale ou générale avait présidé à leur apparition. C'est cette division que nous adopterons, et nous classerons les ulcères de la manière suivante :

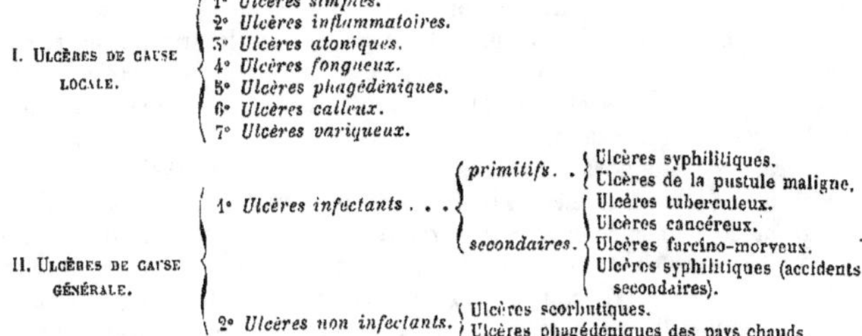

I. Ulcères sous la dépendance d'une cause locale. 1° ULCÈRES SIMPLES. L'ulcère simple représente la forme la plus commune; c'est celui qui a été appelé ulcère local par B. Bell et par Boyer, atonique par Richerand. On peut même dire qu'avant de prendre une physionomie particulière tous les ulcères commencent par être simples, et c'est pour cette raison que l'étiologie des ulcères en général trouve ici sa place.

Étiologie. De nombreuses recherches statistiques ont été faites à ce sujet et de nombreuses opinions ont été émises. On a d'abord trouvé que les ulcères étaient plus fréquents chez l'homme que chez la femme. Parent-Duchâtelet les a rencontrés trois ou quatre fois plus souvent chez l'un que chez l'autre et Philippe Boyer indique la même proportion : sur 243 cas, il en a observé 187 chez l'homme et 56 chez la femme. Les travaux plus pénibles auxquels se livrent les hommes et peut-être aussi le soin plus grand que les femmes ont de leur personne sont des explications suffisantes, et la question n'a pas assez d'intérêt pour que nous nous y arrêtions plus longtemps.

Le *siége* des ulcères offre une particularité remarquable. C'est aux membres inférieurs qu'on les observe le plus souvent : cela vient de ce que ce membre est celui où la circulation se fait le plus difficilement. On a dit que les membres inférieurs étaient très-exposés et qu'ils recevaient plus souvent des chocs que les membres supérieurs; mais il y a certaines professions dans lesquelles ces derniers travaillent beaucoup plus que les autres qui ne servent alors qu'à soutenir le poids du corps. Les professions de serrurier, de menuisier, de cuisinier, de forgeron, qui sont citées comme disposant plus particulièrement à l'apparition des ulcères, exposent cependant beaucoup plus les bras que les jambes aux blessures produites par les instruments de travail ainsi qu'aux brûlures.

Les ulcères sont plus fréquents à la jambe gauche qu'à la jambe droite. Sur 10 ulcères, d'après Pouteau, 7 siégent à gauche. Philippe Boyer donne les chiffres suivants : sur 227 malades, 133 sont atteints à la jambe gauche et 94 seulement à la jambe droite. Parent-Duchâtelet en a compté 510 parmi lesquels 270 du membre gauche et 240 du membre droit. Richerand avait fait les mêmes remarques, en examinant les engagés militaires. Enfin Blandin signale même une différence plus grande : sur 35 malades, il a vu l'ulcère 27 fois à gauche.

Cette prédilection pour le membre inférieur gauche a été expliquée de différentes manières. Richerand invoquait la supériorité de développement du côté droit du corps et la faiblesse relative du membre inférieur gauche. Boyer pensait que la jambe gauche était plus exposée que la droite à cause de la position qu'elle prend dans l'effort. On porte la jambe gauche en avant quand on se sert de la main droite et cette jambe est ainsi plus exposée à tous les traumatismes; mais, comme le fait fort bien observer Lisfranc dans sa *Clinique de la Pitié*, ces dernières raisons ne sont pas valables, car ce chirurgien a remarqué que les ulcères étaient également plus fréquents à gauche qu'à droite chez les gauchers.

La cause de cette prédominance est purement anatomique, et c'est Pouteau qui l'a signalée le premier. Les deux veines iliaques primitives diffèrent dans leur longueur, leur direction et leurs rapports. La gauche, plus longue, est comprimée par un tronc artériel très-volumineux qui pèse sur sa circonférence et, comme dit Sappey, elle paraît être un peu moins perméable que l'iliaque primitive droite. De plus, le gros intestin la croise perpendiculairement pour descendre dans l'excavation du bassin. Il est souvent rempli de matières fécales et gêne singulièrement le cours du sang du côté gauche. Ces raisons sont suffisantes pour expliquer la présence plus fréquente des ulcères sur la jambe gauche, surtout quand on se rappelle que la statistique a également appris que les ulcères affectaient de préférence le côté interne de la jambe et son tiers inférieur, c'est-à-dire la région dans laquelle la veine saphène interne se trouve le plus souvent comprimée. Les varicocèles se rencontrent presque toujours à gauche pour des raisons analogues. Ajoutons que les derniers travaux parus sur la pathogénie des ulcères tendent à prouver que les ulcères simples ne sont que des ulcères variqueux et qu'ils sont par conséquent sous la dépendance de troubles circulatoires. Nous nous bornons à indiquer cette opinion sur laquelle nous reviendrons plus longuement à propos de ce genre d'ulcère.

On a noté que l'ulcère est plus fréquent pendant l'hiver, ce qui tient à ce que le froid ralentit la circulation des parties périphériques et des jambes en particulier. Pour Parent-Duchâtelet, c'est au contraire pendant les mois de mai, juin, juillet et août, que les malades atteints d'ulcères se présentent en plus grand nombre à l'hôpital. Cet auteur se demande si ce n'est pas à cause de la plus grande activité du travail dans les mois d'été. Il convient qu'il est même possible, vu la marche lente de cette maladie, que les individus viennent réclamer en été des secours pour des ulcères contractés pendant l'hiver.

On a aussi cherché à déterminer l'âge auquel cette maladie se montrait de préférence. Parent-Duchâtelet, dans un tableau portant sur un total de 3373 observations, établit que c'est de vingt à trente ans, puis ensuite de quarante à cinquante. Cette dernière période est celle que fixent la plupart des auteurs, et c'est à elle qu'il faut s'en tenir.

Enfin toute cause débilitante, tout excès, tout changement de régime, prédisposent à la formation d'un ulcère, de même que les maladies et les mauvaises conditions hygiéniques, car, il ne faut pas l'oublier, si, comme nous venons de le prouver, les causes locales anatomiques ont une grande valeur, les causes générales n'en ont pas moins, même quand il s'agit d'un ulcère simple.

Symptomatologie. Les ulcères peuvent avoir un début bien différent; quand ils succèdent à une *plaie*, on voit d'abord la cicatrisation s'arrêter, les bourgeons charnus devenir mous, puis disparaître, la suppuration diminuer et prendre une odeur désagréable. Puis les bords de la plaie subissent une gangrène molécu-

laire et la solution de continuité s'agrandit de jour en jour. Quand l'ulcère est
primitif, c'est le plus souvent par une légère rougeur inflammatoire qu'il se
manifeste. La peau se tend, s'échauffe, devient douloureuse. Quelquefois un
prurit désagréable s'y fait sentir, le malade se gratte et peut ainsi déterminer la
formation de l'ulcère. Le plus souvent, il continue son travail, la partie devient
plus œdémateuse, plus douloureuse, un point induré du derme se ramollit,
s'abcède, et l'ulcération apparaît en général au milieu même des parties enflammées. Quelquefois c'est une phlyctène qui se montre la première. Remplie d'une
sérosité brunâtre, elle se rompt et détermine une solution de continuité d'une
couleur particulière, quelquefois anfractueuse et remplie d'un pus brun et
sanieux. Un furoncle peut donner lieu à la formation d'un ulcère ainsi qu'une
inflammation gangréneuse.

Astley Cooper a même signalé, chez les indigents de Londres, ce début comme
très-fréquent. Ce sont de petites taches violacées, répandues sur la surface du
membre, rapprochées les unes des autres, qui ne tardent pas à présenter un
aspect gangréneux et à former des eschares qui se réunissent et donnent lieu à
un ulcère. Enfin Billroth signale l'apparition fréquente de l'ulcère à la suite des
pustules d'ecthyma.

A ce moment l'ulcère se présente avec les caractères suivants : sa forme est
allongée suivant l'axe du membre, quelquefois elliptique, quelquefois étroite,
quelquefois polygonale. Les ulcères peuvent être ronds ; on les a même signalés,
mais à tort, comme guérissant plus facilement. Enfin ils peuvent affecter une
forme tout à fait irrégulière. Le *fond* en est en général un peu excavé, mais
quelquefois plat et même proéminent ; il est couvert de bourgeons charnus pâles
et blafards, mal nourris, confondus, serrés et quelquefois inégaux. Ces bourgeons
sont réunis en petits mamelons saignant au moindre contact, violets lorsque le
malade est debout. On voit entre eux de petites cavités remplies de liquide. Les
bords sont sinueux, en général taillés à pic. Ils peuvent présenter des décollements. Quelquefois ils sont épaissis, tuméfiés, et débordent la solution de
continuité.

Le *liquide sécrété* est séreux, sale, fétide, et a reçu autrefois les noms d'*ichor*
et de *sanie*. Il provient de la liquéfaction des parties environnantes. Il est formé
de pus, de sang, de matières organiques mélangées, et n'a aucune disposition à
la plasticité.

Outre ces signes physiques, il en existe d'autres qui ont de la valeur au point
de vue clinique et physiologique. Nous allons les étudier.

On constate d'abord des changements de température sur le membre malade.
Le simple toucher permet de s'en assurer. M. Auzilhon a fait connaître dans un
bon mémoire le résultat de ses recherches. Il a pris la température dans le
creux poplité, et a trouvé une élévation de 5/10es, de 1 et quelquefois de 2 degrés,
en faveur du membre malade. Ces phénomènes thermiques ne doivent pas nous
étonner, car ils coïncident avec la première période de l'ulcère, celle qui
s'accompagne d'habitude de symptômes inflammatoires. Dans la seconde
période, quand la maladie est devenue chronique, la température s'abaisse et on
trouve 1 et 2 degrés au-dessous de la normale, comme le montrent les tableaux
dressés dans le mémoire que je viens d'indiquer. Ces phénomènes sont d'une
explication facile ; ils coïncident avec l'état du membre, sa nutrition exagérée
au début pendant la période inflammatoire et son atonie, sa dénutrition pendant
la période chronique. On peut interpréter de la même façon les symptômes

particuliers de sensibilité que présente la jambe affectée. MM. Séjournet et André ont insisté sur ce point dans leurs thèses. D'après leurs observations, les sensations sont perverties dans presque tous les membres atteints. Quelquefois les individus porteurs d'ulcères présentent un simple retard dans la perception du chaud et du froid; quelquefois le froid ou le chaud est perçu seul; enfin, dans des cas plus rares, l'insensibilité à la température est complète. En même temps, la sensibilité au toucher s'altère aussi; quelquefois exagérée au début, elle est diminuée à la seconde période de l'ulcère, comme il est facile de s'en convaincre au moyen d'un compas de Weber. Enfin tous les phénomènes que nous venons d'indiquer peuvent précéder l'apparition de l'ulcère, ce qui a donné lieu à cette hypothèse émise par M. André, que la lésion primitive des ulcères est une lésion dégénératrice des nerfs de la région analogue au mal perforant plantaire; qu'il y a d'abord production d'œdème, à cause de la lésion nerveuse, et que cet œdème amène peu à peu la solution de continuité. Cela peut être vrai dans quelques cas, mais il y a des observations où la sensibilité n'a pas été pervertie un moment et où le membre ulcéré n'a pas été œdématié. De plus, il est toujours difficile de dire si ce sont les altérations nerveuses qui ont amené des changements dans la circulation, ou si ce sont au contraire les troubles circulatoires, ralentissant l'écoulement du sang dans les capillaires, qui ont causé l'œdème et la diminution de la sensibilité.

On constate aussi sur la jambe affectée des troubles de nutrition. L'épithélium se dessèche et se desquame; les poils poussent davantage; la peau du membre présente quelquefois des sueurs abondantes, des démangeaisons, des éruptions, et au bout de quelque temps elle devient brunâtre. Tels sont les symptômes que présentent ordinairement les ulcères simples.

Nous ne consacrons pas de chapitre spécial à l'*anatomie pathologique*. L'histologie a été traitée au mot ULCÉRATION et nous y renvoyons le lecteur; toutefois, on constate dans les parties profondes qui siégent au-dessous de l'ulcère des altérations qui doivent être mentionnées.

Les vaisseaux sont hypertrophiés; dans une assez grande étendue on a trouvé des lésions tendineuses et nerveuses que nous décrirons à propos de l'ulcère variqueux. Les os peuvent être consécutivement atteints par une inflammation de voisinage. Elle se manifeste à l'extérieur par une augmentation de volume plus ou moins accusée. Tantôt il y a un épaississement général de toute une extrémité osseuse, tantôt ce sont des exostoses saillantes, visibles même parfois au milieu de la solution de continuité. On a voulu voir là des ostéites d'un caractère particulier, parce qu'on trouvait le canal médullaire tantôt oblitéré, tantôt au contraire élargi dans ses diamètres, mais, aujourd'hui que les caractères des inflammations osseuses sont bien connus, il est facile de se rendre compte de ces différences anatomo-pathologiques. L'ostéite, ici comme ailleurs, envahit le périoste, le tissu compacte et la moelle, c'est une ostéo-périostite. Du côté du périoste, il y a très-souvent un épaississement uniforme, plus rarement formation de masses osseuses à couches stratifiées. Du côté de la substance compacte, il peut y avoir aussi une ostéite productive par place, mais le plus souvent l'os est léger, spongieux, et présente les caractères de l'ostéite raréfiante. Enfin du côté de la moelle il y a quelquefois oblitération du canal médullaire, c'est là le second degré de l'ostéomyélite, et c'est Lallemand qui le premier a eu le mérite de signaler un cas de ce genre au niveau d'un ulcère de la jambe. Exceptionnellement, on rencontre le troisième degré de l'ostéite, l'ostéite destructive ou suppurée, qui, lorsqu'elle envahit le membre, rend souvent l'amputation nécessaire. L'ostéite, à tous ses degrés, peut donc se rencontrer dans les os sous-jacents à certains ulcères.

Marche de l'ulcère. L'ulcère débute par une période inflammatoire douloureuse, mais il peut aussi s'établir sans inflammation et sans retentissement sur l'économie. En général, il ne fait pas longtemps souffrir le malade, à moins qu'un changement de régime, des excès de table, n'y occasionnent des douleurs très-tenaces et très-difficiles à calmer. Les pansements ne sont pas en général douloureux. Les cautérisations soit au nitrate d'argent, soit au fer rouge, sont facilement supportées par le patient pour la raison que nous avons donnée plus haut.

Arrivé à sa période d'état, l'ulcère reste stationnaire et, si on n'intervient pas, il a beaucoup de tendance à s'agrandir. Quelquefois, sous l'influence du traitement, on voit la cicatrisation marcher rapidement, les bords se rapprocher, et on croit à la guérison prochaine, lorsque, tout à coup, sans cause appréciable, la cicatrisation s'arrête et l'ulcération des bords recommence. D'autres fois encore on obtient la cicatrisation complète, mais à la première occasion la solution de continuité se rouvre. La tendance vers la guérison s'annonce par l'aplatissement des bords, le changement de coloration des bourgeons charnus, qui deviennent roses, donnent lieu à un suintement de bonne nature, nivellent le fond de l'ulcère et lui donnent le bon aspect d'une plaie. La cicatrisation se fait le plus souvent par la périphérie. On constate aussi de petits îlots de cicatrice, à l'aspect nacré, qui se produisent au centre et aident le travail réparateur des bords. Quand la cicatrice est faite, il faut la surveiller longtemps et ne croire à la complète guérison que lorsqu'un temps assez long est venu la confirmer.

Diagnostic. Le diagnostic découle naturellement des différents caractères que nous venons d'énumérer. Il n'est pas difficile de reconnaître un ulcère d'une plaie ; il est quelquefois moins facile de fixer à l'aide de signes cliniques la classe à laquelle il appartient. C'est ce qu'on verra plus loin quand nous traiterons des différents genres d'ulcères.

Pronostic. Le pronostic des ulcères n'est certainement pas grave, mais la lésion elle-même oblige à des soins constants, à des pansements répétés, et constitue en somme une véritable infirmité. De plus l'ulcère simple, comme nous le verrons tout à l'heure, peut changer de nature, devenir inflammatoire, phagédénique, et exiger, à ce moment, le repos le plus absolu. La pourriture d'hôpital et l'érysipèle peuvent aussi envahir les ulcères ; on a cependant remarqué que ces terribles complications les atteignaient beaucoup moins souvent que les plaies. Enfin, à la longue, les ulcères agissent sur la constitution générale : les longues suppurations, les entraves qu'apporte à la vie habituelle une solution de continuité siégeant ordinairement aux membres inférieurs, affaiblissent petit à petit le malade et, sans causer la mort, amènent un état véritablement misérable. On a même cité des cas où une terminaison fatale avait été occasionnée par des thromboses ayant des ulcères pour origine. Ces faits sont rares, mais il faut s'en souvenir et se rappeler que la gravité de l'ulcère dépend toujours de l'âge du malade, de son affaiblissement, de la gravité, de l'étendue et de la profondeur de la lésion.

2° ULCÈRES INFLAMMATOIRES. Quand un ulcère s'enflamme, il prend un aspect particulier : les bords en sont rouges, tendus, les bourgeons charnus deviennent exubérants, plus colorés, et saignent facilement. Il y a de la rougeur, de la tension des parties environnantes et quelquefois de la tendance à la formation du pus. Ces ulcères ont été aussi appelés *éréthiques* par Billroth et *phlegmoneux* dans les cas où l'inflammation est plus étendue. Il ne faut pas confondre les ulcères éréthiques avec les *ulcères irritables*. On appelle ainsi les ulcères douloureux, comme ceux qu'on observe parfois chez les femmes nerveuses à l'époque de la ménopause. Le moindre contact détermine des douleurs intolérables qui troublent le sommeil, empêchent les mouvements et altèrent bientôt la constitution générale. Ces ulcères sont parfois enflammés, mais il arrive souvent qu'ils ne présentent aucune trace de phlogose. Quelquefois on trouve un point beaucoup plus sensible que les autres, c'est que probablement, en cet endroit, l'ulcère a mis une fibre nerveuse à nu.

3° ULCÈRES ATONIQUES. L'ulcère étant une maladie essentiellement chronique ne présente pas d'habitude les caractères plastiques d'une solution de continuité et laisse voir le plus souvent une surface atone. Quand ce caractère est poussé à l'excès ; quand l'atonie dure pendant longtemps et ne peut être vaincue par les moyens appropriés, on donne à l'ulcère le nom d'*ulcère atonique*. La coloration des bourgeons charnus change, ils ne sont plus roses, ils présentent une teinte livide et ne sécrètent plus qu'un liquide séreux, sans aucune plasticité, souvent fétide et incapable de former les éléments d'une bonne cicatrisation. Les bords sont indolents, souvent décollés, la peau environnante est ridée, sèche, couverte de petites écailles épidermiques et quelquefois pigmentée. Cette forme d'ulcères se rencontre chez les sujets débilités, anémiés par les excès de travail, par la misère ou par les privations. Il ne faut pas confondre cet état avec le défaut d'inflammation qui succède à une période d'irritation et qui, dans certains cas, est considérée comme une période de l'ulcère annonçant une prochaine guérison.

4° ULCÈRES FONGUEUX. Comme le terme de fongueux l'indique, cette variété d'ulcères est caractérisée par l'exubérance des bourgeons charnus. Ceux-ci sont quelquefois larges, aplatis, séparés les uns des autres, mais le plus souvent très-rapprochés ou confondus. Ils dépassent les bords de l'ulcère en formant une masse mamelonnée. D'autres fois, ils sont pédiculés à la manière des champignons. Ces bourgeons peuvent devenir très-sensibles au toucher. Leur coloration est rose pâle ou rouge, et dans ces cas ils saignent, ou bien encore bleuâtre. Quand ils sont flasques, mous, faciles à écraser et demi-transparents, quelques auteurs donnent à l'ulcère le nom d'*ulcère œdémateux*.

Le liquide sécrété par les ulcères fongueux est peu consistant. C'est un liquide aqueux contenant quelques leucocytes et fort peu de fibrine. Il est produit par les vaisseaux très-nombreux et proliférants qui constituent les bourgeons charnus. Les fongosités peuvent quelquefois en imposer et faire croire d'abord à un néoplasme de mauvaise nature, mais leur aspect velouté, leur consistance molle, dissipent bientôt les craintes qu'un premier examen rapide avait pu causer.

Les ulcères fongueux se rencontrent fréquemment chez les sujets lymphatiques, quelquefois aussi sur des individus d'une bonne constitution, mais qui n'ont point été convenablement pansés et dont les ulcères ont été soumis trop longtemps à des applications émollientes.

5° ULCÈRES PHAGÉDÉNIQUES. On appelle ainsi tout ulcère dont les bords se détruisent rapidement et qui gagne de jour en jour en largeur et en profondeur. Cette marche particulière peut tenir à un virus qu'infecte l'économie comme dans la syphilis, ou à un mauvais état général comme dans les ulcères phagédéniques des pays chauds. Elle peut aussi être causée par la pourriture d'hôpital ou par la diphthérie. Dans ces cas, l'ulcère se comporte comme toutes les autres solutions

de continuité. Enfin l'ulcère peut devenir rongeant par suite de la gangrène de
ses bords, qui sont d'abord chauds, tendus, douloureux, et qui se sphacèlent
ensuite sur une assez grande étendue, ou bien encore par la formation d'eschares
apparaissant soit au centre, soit à la périphérie, et donnant lieu à la chute de
grands lambeaux mortifiés. Ces ulcères ont reçu le nom d'*ulcères gangréneux.*
Ils donnent lieu à une suppuration fétide et sont presque toujours sous la dépendance d'un mauvais état général et d'une déchéance organique profonde.

Il existe encore une forme particulière d'ulcères décrite par Marjolin sous le
nom d'*ulcères verruqueux.* Leur surface est formée par un grand nombre de villosités coniques d'une texture dense, serrée, représentant en quelque sorte un
velours de laine grossier. Ces ulcères laissent suinter un fluide visqueux et fétide.
Ils sont peu douloureux. Leur rareté nous permet de ne pas nous y arrêter plus
longtemps. Nous ne décrirons pas non plus les *ulcères vermineux* qui, très-
fréquents autrefois, ne se rencontrent plus que dans des circonstances exceptionnelles, grâce aux soins qu'on prend aujourd'hui des malades dans les hôpitaux,
ainsi qu'à la propreté individuelle qui a généralement augmenté. Ils étaient ainsi
appelés parce qu'on trouvait à leur surface des vers nés de larves déposées par
des insectes.

6° ULCÈRES CALLEUX. Ces ulcères sont caractérisés par la nature de leurs
bords qui sont blanchâtres, proéminents, épaissis, dont les arêtes sont arrondies
et lisses comme celles des objets anciens usés par le temps. La dureté qui entoure
la solution de continuité est tout à fait spéciale et ressemble à celle des callosités
ordinaires. En général, leur forme est régulière, très-souvent ovalaire, leur fond
d'une coloration rouge sale ; les bourgeons charnus qui le remplissent sont rata-
tinés, ténus, serrés les uns contre les autres. Ils ne font pas de saillie et offrent
l'aspect d'une surface vernissée, présentant parfois çà et là de petites fissures.
La matière purulente qu'ils sécrètent est ténue, peu colorée, et se rapproche beaucoup de la sérosité. Elle est assez rarement infecte et n'est pas abondante. La
coloration de la peau environnante est altérée; elle est le plus souvent rouge
pâle. Il y a peu d'élévation de température, très-peu de douleurs spontanées.

Ces ulcères sont toujours anciens et cette forme particulière est une transformation pathologique qui peut se montrer sur tous les ulcères rebelles aux moyens
de traitement. On comprend que les tissus changent de nature, sous l'influence
de l'inflammation chronique qui accompagne toujours les longues suppurations.
Leur vascularité diminue, les cellules se tassent et la transformation fibreuse se
montre petit à petit. C'est du reste de cette façon que Boyer avait compris la
pathogénie de ces callosités qu'il attribuait à des inflammations répétées. Il est
vrai, comme l'a fait remarquer Nélaton, que les ulcères soumis à des inflammations fréquentes ne deviennent pas toujours calleux, mais, malgré la justesse
de cette objection, nous préférons l'hypothèse de Boyer à celle de ce dernier
auteur qui explique la nature de ces solutions de continuité par une prédisposition
individuelle inconnue dans sa nature.

La guérison de ces ulcères est toujours très-longue. Dans des cas, très-rares
pourtant, le travail de réparation marche avec une rapidité extrême, la cicatrice
se forme en vingt-quatre heures et recouvre toute la surface ulcérée, sans même
en niveler le fond. Il existe alors, après la guérison, une dépression comparée par
certains auteurs à un coup de hache qui aurait été donné sur les parties malades.
Cette cicatrisation rapide pourrait s'expliquer par un changement survenu dans
la perméabilité des vaisseaux qui alimentent les bords de l'ulcère. Sous l'influence

d'un topique convenable, leur béance se produit et les éléments nécessaires à la réparation sont dès lors amenés en quantité suffisante. Très-souvent aussi ces callosités ne sont pas confinées au pourtour de l'ulcère. Elles gagnent de proche en proche les parties voisines, causent une tuméfaction d'une consistance remarquable et peuvent amener dans le membre un engorgement général. Le travail désorganisateur s'étend aussi en profondeur et détermine du côté des os des lésions semblables à celles que nous avons exposées plus haut.

7° Ulcères variqueux. Les ulcères variqueux, dont il a été dit un mot plus haut, doivent leur nom à ce qu'ils apparaissent sur les membres affectés de varices. C'est une des formes d'ulcères que l'on rencontre le plus souvent. Les varices qui accompagnent l'ulcération sont souvent volumineuses, mais quelquefois aussi les veines ne sont que fort peu dilatées et on se demande si ce sont les ulcères qui ont amené la formation des varices ou si c'est le contraire qui a eu lieu. Pour nous, la question ne fait pas de doute et nous pensons, avec MM. Verneuil, Ledentu et bien d'autres chirurgiens, que c'est à la stagnation du sang dans les petits lacs formés par les dilatations variqueuses qu'il faut attribuer la formation des ulcères, ou tout au moins à la gêne de la circulation causée dans un membre par la phlébectasie. Quand l'examen ne fait pas reconnaître de varices superficielles très-dilatées, il en existe très-souvent de profondes, et la nutrition des parties se trouve nécessairement altérée. Nous pensons donc que dans la majorité des cas, même dans les ulcères simples, sans signes extérieurs particuliers, il y a toujours une gêne circulatoire amenée par les causes que nous avons énoncées dans l'étiologie ou encore par des varices profondes qui passent inaperçues.

Ces ulcères variqueux surviennent le plus souvent à la suite d'un traumatisme. Il se forme d'abord une petite plaie qui, ne trouvant pas les éléments nécessaires à sa cicatrisation, se change en un ulcère.

Dans ces cas, l'explication est toute simple, mais, quand l'ulcère naît spontanément, sa formation est plus difficile à expliquer. Boyer n'attribuait pas aux varices elles-mêmes la responsabilité de la solution de continuité, mais bien à l'œdème qui accompagne souvent cette lésion des vaisseaux, et il est évident que la moindre excoriation sur une jambe œdémateuse s'enflamme, suppure et devient ulcéreuse. D'autres fois, le travail ulcératif commence par la veine. Cette dernière est remplie de caillots sanguins qui agissent comme des corps étrangers, enflamment les parois du vaisseau, le tissu cellulaire sous-cutané, enfin, la peau et constituent de la sorte un ulcère variqueux.

Le tégument peut aussi être aminci par la compression qu'exercent sur lui, de dedans en dehors, de grosses dilatations variqueuses. Peu à peu sa nutrition est altérée et il se déchire. Enfin d'autres auteurs ne croient pas les veines seules coupables de la formation des ulcères variqueux, mais bien aussi les nerfs qui se répandent dans toute la région. Nous avons déjà parlé des altérations de la sensibilité démontrées par les travaux de M. Terrier et de M. Séjournet, dans les ulcères sans complications. Ces phénomènes se retrouvent exagérés dans les ulcères variqueux. Ils ont été étudiés depuis par plusieurs auteurs qui sont venus confirmer cette manière de voir. C'est ainsi que M. André, dans une thèse de 1874, explique la formation de tous les ulcères par un œdème primitif provenant d'une lésion nerveuse. M. Quenu, en 1882, a étudié la question au point de vue de l'anatomie pathologique et a trouvé sur 6 cas d'ulcères 6 fois des altérations nerveuses « variant d'une simple dilatation des vaisseaux, avec hypertrophie peu considérable du tissu conjonctif périfasciculaire, jusqu'à un étouffement du tissu nerveux par une sclérose à la fois extra et intra-fasciculaire, avec formation dans l'épaisseur du cordon nerveux d'un véritable tissu caverneux. » Les nerfs de la région variqueuse sont, en somme, atteints d'une névrite interstitielle. Il reste à chercher si cette lésion nerveuse est la cause ou la conséquence de l'ulcère. M. Quenu pense que cette névrite est indépendante de l'ulcération et lui est antérieure et il s'appuie sur ce fait qu'il l'a rencontrée sur le nerf tibial postérieur dont la distribution n'a aucun rapport avec le siége de l'ulcère. Mais ce nerf n'aurait-il pas pu être envahi par propagation et de plus comment cette névrite se produit-elle ? Quel rôle enfin joue-t-elle dans la pathogénie des ulcères ? M. Quenu pense que la névrite n'est pas causée par les dilatations variqueuses des grosses veines superficielles, de la saphène interne, par exemple, comprimant les nerfs qui ramifient autour d'elles, mais par les varices des veines qui se trouvent dans les nerfs. Il a constaté au microscope la présence de ces varices qui à la longue s'accompagnent de périphlébite chronique et déterminent la sclérose nerveuse dont nous venons de parler. C'est donc, pour cet auteur, une lésion nerveuse, causée elle-même par des dilatations variqueuses internes, qui altère la texture de la veine, la rend susceptible de se déchirer sous l'influence d'un choc ou la fait même s'ulcérer sans cause appréciable.

Ces idées ont été reprises depuis. Le docteur Schreider, dans sa thèse inaugurale (1883), attribue les ulcères variqueux et même les ulcères idiopathiques à une altération des troncs nerveux, survenant sous l'influence de la sclérose générale qui peut envahir tous les tissus. Cette sclérose serait elle-même provoquée par des troubles vasculaires préexistants. Il admet aussi, comme cause adjuvante, la dégénérescence athéromateuse des artères. Enfin M. le docteur Gauvin, dans sa thèse inaugurale (21 décembre 1883), va encore plus loin et, sans attribuer la plus grande part aux lésions nerveuses dans la formation des ulcères variqueux, il émet l'idée que tous les ulcères simples sont causés par des varices profondes. Il admet aussi que les ulcères variqueux apparaissent de préférence chez les arthritiques et les herpétiques et il les classe parmi les ulcères diathésiques.

Nous avons tenu à énumérer ces différentes opinions pour montrer dans quelle voie l'étude des ulcères est entrée. Sans admettre une seule lésion, la lésion nerveuse, par exemple, comme cause de tous les ulcères variqueux, nous pensons qu'elle joue un certain rôle dans la formation de ceux-ci, mais nous croyons qu'il est bien difficile de réduire à une seule lésion les phénomènes qui déterminent la solution de continuité appelée ulcère variqueux. Celui-ci n'est en effet que la terminaison d'un état pathologique qui a envahi tout le membre, et il est probable que la destruction des éléments anatomiques n'arrive que lorsque la nutrition est très-altérée et à un moment où les veines, les artères, les nerfs et les vaisseaux lymphatiques sont dégénérés. La question de savoir si la lésion débute par le département vasculaire ou par le département nerveux est plus difficile à résoudre. Il faut pourtant savoir que l'altération nerveuse n'acquiert de l'importance qu'autant qu'elle a commencé à agir par ses rameaux vaso-moteurs sur les vaisseaux du membre. C'est en modifiant la circulation qu'elle influence la nutrition des parties, qu'elle arrive à produire de l'œdème et à déterminer l'ulcération : c'est donc la lésion vasculaire, soit primitive, soit secondaire, qui, pour nous, joue le rôle le plus important.

La constitution générale a aussi une certaine influence. Les arthritiques et

les herpétiques sont plus souvent atteints d'ulcères variqueux que les scrofuleux,
par exemple, mais il serait important de déterminer la part de l'état général et
d'expliquer par quels procédés il arrive à produire l'ulcération. Il faut rassembler des faits qui permettront de trouver les causes, et c'est pourquoi nous avons
signalé l'influence de la constitution à ceux qui voudraient faire des recherches
dans ce sens.

MM. Palenc et Clais admettent, dans le même ordre d'idées, que l'asthme a une
certaine influence sur la formation des ulcères simples, et M. Gauvin reprend
cette opinion dans sa thèse. On comprend en effet comment l'asthme qui agit
sur la circulation peut déterminer des troubles vasculaires dans un membre
et aboutir à la formation d'ulcères.

En résumé, c'est l'état anatomique des vaisseaux et par conséquent les
troubles de la circulation qui sont rendus responsables aujourd'hui de tous les
ulcères, et c'est pour cette raison que nous avons exposé ces dernières opinions
à propos de l'ulcère variqueux.

Ceux-ci se rencontrent presque toujours aux membres inférieurs. On les
observe chez des individus de toutes les professions, mais particulièrement
chez ceux qui travaillent debout. On les constate aussi lorsqu'une compression
quelconque vient gêner la circulation des parties, dans les cas où une tumeur
de l'abdomen comprime les veines iliaques et particulièrement pendant certaines grossesses.

Suivant M. Schreider, c'est à l'âge de vingt ou trente ans que la phlébectasie
apparaît et l'ulcération se fait dix ou quinze ans plus tard, quand la dégénérescence athéromateuse arrive et vient aider le processus ulcératif.

Au début, les tissus sont seulement excoriés; l'épiderme manque et, à sa
place, on voit le derme d'une couleur rouge pâle, et qui fournit un liquide
sanieux. La douleur est peu vive, mais quelquefois le malade éprouve des
démangeaisons désagréables. Peu à peu la solution de continuité s'agrandit, se
creuse et affecte une forme irrégulière, plutôt allongée que ronde; quelquefois
elle envahit la presque totalité de la circonférence du membre. Les bords sont
durs, taillés à pic. La surface du fond de l'ulcère est inégale, violacée, facilement
saignante. Elle donne quelquefois même lieu à des hémorrhagies graves, quand
l'ulcération envahit un vaisseau. Cette hémorrhagie s'arrête généralement d'elle-
même, mais peut toutefois amener des accidents sérieux. Le pus a une odeur
fétide, il tache les pièces de pansement en roux. La peau et les parties qui
environnent l'ulcère subissent aussi des modifications. On aperçoit des dilatations variqueuses plus ou moins marquées, sur toute la surface du membre.
Les téguments changent de coloration; l'épiderme se pigmente, s'épaissit; les
poils s'allongent, les ongles s'incurvent et la sensibilité est pervertie. On peut
facilement constater un retard dans la perception du chaud et du froid. Ces
troubles précèdent même le moment où l'ulcère se produit (Séjournet). Les
sécrétions sudorales et sébacées se tarissent quelquefois; enfin, si une maladie
aiguë, une poussée rhumatismale, par exemple vient à se déclarer, on peut
voir le tissu fibreux s'épaissir à son tour, les gaînes tendineuses se prendre
sur leur face externe, l'atrophie musculaire se montrer, et en dernier lieu les
extrémités osseuses être atteintes d'ostéo-périostites. Le tableau est rarement
aussi sombre, mais nous avons décrit ces phénomènes pathologiques ultimes
pour bien montrer qu'il y a là des lésions trophiques évidentes qui peuvent être
la cause de l'ulcération.

Nous n'avons pas à décrire ici les *ulcères lymphatiques* qui sont du reste assez rares, s'observent surtout aux jambes et se reconnaissent à l'abondance du liquide excrété qui provient des vaisseaux lymphatiques ouverts, à la nature de l'excrétion et à l'augmentation de l'écoulement quand on exerce une pression des extrémités vers la solution de continuité. La cicatrisation de ces ulcères est très-lente et très-difficile à obtenir. Nous ne parlerons pas non plus de ces ulcères qui donnent lieu chez les femmes à des hémorrhagies supplémentaires, lors de la suppression ou de la diminution des menstrues. Nous renvoyons aux articles qui traitent de ces différents sujets pour tous les détails dans lesquels nous ne pouvons pas entrer.

II. **Ulcères sous la dépendance d'une cause générale.** Ces ulcères ont encore été appelés diathésiques par quelques auteurs. Nous avons dit plus haut ce qu'il fallait comprendre par cette dénomination. Il y a quelques années on décrivait longuement les ulcères scrofuleux, les ulcères vénériens, à côté des ulcères simples, calleux et variqueux. Aujourd'hui que ces maladies ont été bien étudiées, qu'on a bien suivi leur marche, les manifestations cutanées ulcéreuses qui en sont les conséqnences ne doivent plus en être séparées, et nous devons nous borner à les citer sans entrer dans des développements.

Afin de mettre un peu d'ordre dans cette question nous avons, comme on a pu le voir dans la classification donnée au commencement de cet article, divisé les ulcères sous la dépendance d'une cause générale en deux classes : les ulcères infectants qui comprennent les ulcères infectants primitifs et secondaires et les ulcères non infectants. C'est le moment d'expliquer ce qu'il faut entendre par ces différentes expressions.

Les *ulcères infectants primitifs* sont les premiers symptômes de l'affection. Ils servent de porte d'entrée au virus et sont peut-être les points dans lesquels il commence par se développer et d'où il part pour infecter l'organisme. Dans cette classe rentrent les ulcères syphilitiques (accidents primaires ou chancres), l'ulcère de la pustule maligne que nous croyons devoir y comprendre aussi, pour des raisons que nous donnerons plus loin, en un mot, les maladies virulentes qui débutent par un ulcère, qu'il soit consécutif à un traumatisme ou à un simple contact.

Les *ulcères infectants secondaires* apparaissent sur un organisme préalablement malade, ou infecté par un agent qui ne nous est pas encore bien connu et dont nous ne faisons quelquefois que soupçonner la voie d'entrée dans l'économie. Ces ulcères une fois formés peuvent devenir à leur tour des foyers d'infection. Ce sont les ulcères tuberculeux, les ulcères cancéreux et les ulcères farcino-morveux dont les produits envahissent de proche en proche les lymphatiques, les ganglions et les organes, en se glissant dans les vaisseaux qui leur sont ouverts par le processus ulcératif. Il faut aussi y comprendre les ulcères *secondaires* de la syphilis que nous décrirons avec les ulcères syphilitiques primitifs et enfin, pour être complets, certains ulcères qui se rencontrent dans la maladie appelée actinomycose et dans lesquels M. Landau a trouvé des actinomycètes, micro-organismes qui sont la cause de l'infection (*Société de médecine berlinoise*, séance du 15 mars 1884).

Les *ulcères non infectants* n'ont aucun caractère virulent et ne sont que le résultat d'un mauvais état général, le plus souvent passager, dù à l'influence du milieu ou aux mauvaises conditions hygiéniques dans lesquelles se trouve placé le sujet. Ces ulcères sont les ulcères scorbutiques et les ulcères dits phagédéniques des pays chauds. Ce ne sont pas des ulcères diathésiques à proprement parler, car ils sont produits par le scorbut et l'anémie qui sont des maladies et non des diathèses ; mais il sont sous la dépendance d'une cause générale et c'est pour cette raison que nous leur avons donné cette place.

1º ULCÈRES INFECTANTS. a. *Ulcères infectants primitifs.* *Ulcères syphilitiques.* Les ulcères sont une des principales manifestations de la syphilis et se rencontrent dans les trois périodes de cette maladie. Les chancres (accidents primaires) en présentent un type remarquable et les plaques muqueuses (manifestations secondaires), ainsi que les gommes (manifestations tertiaires), ne sont que des ulcères ou sont destinés à le devenir. Dans les premiers, la cause est externe, il faut un contact pour déterminer les chancres qui naissent ainsi de dehors en dedans, tandis que pour les syphilides ulcérées et les gommes la cause est interne ; il y a d'abord envahissement des cellules par un produit qui s'y dépose, qui détermine leur mort et produit bientôt une ulcération de dedans en dehors.

Les ulcères ainsi formés peuvent suivre des marches différentes et affecter des formes très-variées. Tantôt ils restent limités, tantôt ils envahissent les régions voisines et deviennent phagédéniques ; mais, dans tous les cas, ils sont caractérisés par ce fait, c'est que le traitement local ne vient agir efficacement sur eux qu'autant que le traitement général a été institué et s'attaque à la cause même de la maladie : ce sont de véritables ulcères diathésiques. Ils constituent le symptôme primaire et prédominant de la syphilis infectieuse et se reconnaissent à des caractères que nous ne pouvons énumérer ici. Nous renvoyons à l'article SYPHILIS pour tous ces détails, ainsi que pour l'énumération des symptômes qui différencient les ulcères du chancre syphilitique de la chancrelle et du chancre simple. Nous ferons seulement remarquer que le seul ulcère syphilitique vraiment diathésique est celui qui s'appelle chancre syphilitique, chancre induré celui qui produit l'infection de l'organisme, infection qui à son tour produit d'autres ulcérations. Les autres chancres mixtes et mous ne produisent que des accidents locaux avec retentissement limité à la région et forment une classe à part, ressemblant à la première par la contagiosité du liquide sécrété, mais en différant par l'innocuité de ce produit à l'égard de l'organisme. Nous ne nous étendrons pas davantage sur cette question, car décrire tout ce qui peut s'appeler ulcère syphilitique serait faire l'histoire presque complète de la syphilis. Rappelons pourtant que certains vieux ulcères syphilitiques peuvent être méconnus et qu'il est quelquefois très-difficile de les différencier des ulcères simples ordinaires ; que, comme l'a fait remarquer M. Verneuil, la syphilis peut être combinée aux varices et échapper à l'examen du médecin, et qu'enfin certaines formes particulières, comme l'*ulcus elevatum*, peuvent être reconnues comme ulcères syphilitiques, sans qu'il soit quelquefois possible de les ranger d'une façon précise dans les accidents secondaires ou dans les accidents tertiaires, ce qui a une certaine importance au point de vue du traitement.

Ulcères de la pustule maligne. On n'a pas l'habitude de donner le nom d'ulcère aux accidents locaux de la pustule maligne : aussi nous n'avons pas l'intention de la décrire. Pourtant la solution de continuité que l'eschare laisse après sa chute a plus les caractères d'un ulcère que d'une plaie. Elle a d'abord été déterminée par un processus ulcératif, elle est susceptible de s'étendre et n'a pas de tendance marquée vers la guérison. Nous avons voulu surtout rapprocher les accidents primitifs de la syphilis de ceux de la pustule maligne, à cause de l'analogie qu'ils présentent dans leurs manifestations générales et ultérieures. Ce qui différencie le mieux ces deux maladies l'une de l'autre, c'est la gravité et la fugacité des symptômes pour l'une, leur longueur et leur bénignité relative pour l'autre, mais leur marche est la même. C'est au point inoculé que se produit primitivement la lésion ulcérative; c'est à ce point que les premiers germes se forment et c'est de là qu'ils partent pour infester l'économie et y produire des accidents consécutifs. Telles sont les raisons pour lesquelles nous avons voulu dire un mot de l'ulcère de la pustule maligne et qui nous ont fait le rapprocher des ulcères syphilitiques.

b. *Ulcères infectants secondaires. Ulcères tuberculeux.* On doit comprendre sous le nom d'ulcères tuberculeux toutes les manifestations externes du tubercule qui se sont terminées par une solution de continuité.

Le tubercule a pour propriété d'envahir les tissus, d'amener la dégénérescence des cellules, de déterminer, en un mot, une gangrène moléculaire, et on peut dire que le processus ulcératif est un des caractères principaux du tubercule. L'ulcère tuberculeux n'est cependant qu'une manifestation, qu'un symptôme d'une maladie déjà avancée, au moment où elle arrive à produire une perte de substance et à diviser les téguments. Cette maladie est la tuberculose. Elle est susceptible, comme on le sait, d'envahir tous les organes, et il faut par suite englober dans la dénomination d'ulcères tuberculeux toutes les manifestations du tubercule suppuré ouvertes à l'extérieur, soit sur la surface du tégument externe, soit sur les muqueuses. Les cavernes pulmonaires, par exemple, sont des ulcères tuberculeux, au même titre que les abcès de même nature qui se forment dans les testicules ou que les ulcérations de la langue.

Identité des ulcères scrofuleux et des ulcères turberculeux. Ainsi compris, les ulcères tuberculeux sont encore très-nombreux. On les rencontre dans le tissu cellulaire, sur les muqueuses, dans les ganglions, partout, en un mot, où un dépôt tuberculeux s'est produit et s'est terminé par suppuration. Ils comprennent tous les ulcères désignés autrefois sous le nom d'*ulcères scrofuleux* et ont même remplacé ces derniers dans le cadre pathologique.

La scrofule, qui a gardé longtemps une place distincte à côté de la tuberculose, s'est vue peu à peu absorbée par elle et aujourd'hui ne doit être considérée que comme la première phase de cette terrible affection. Tous les médecins sont à peu près d'accord sur ce point et leur opinion est fondée sur ce fait que les caractères présentés par les deux affections sont absolument les mêmes. Au point de vue clinique, il est absolument impossible de différencier une adénopathie strumeuse d'une adénopathie tuberculeuse. Autrefois on se fondait sur l'existence de lésions pulmonaires pour formuler le diagnostic de la tuberculose; aujourd'hui on sait que cette affection peut se montrer localement sans avoir jamais donné lieu à des manifestations viscérales. Le diagnostic anatomique est même impossible entre un ganglion scrofuleux et un ganglion tuberculeux, puisque, comme le fait remarquer M. le docteur Charles Nélaton dans la thèse qu'il a présentée au dernier concours d'agrégation, le scrofuleux « présente, pour la plupart des histologistes, tous les caractères anatomiques fondamentaux de la tuberculose, y compris les bacilles. » Les mêmes ressemblances se rencontrent entre les ulcères scrofuleux et les ulcères tuberculeux. La gravité, l'âge des lésions, le nombre des bacilles reconnus, peuvent varier, mais les caractères fondamentaux, cliniques et anatomiques, sont toujours les mêmes. Ces ulcères qui se montrent à la surface amincie des abcès froids, au niveau d'une tumeur blanche suppurée, au voisinage d'un paquet ganglionnaire, au pourtour des narines, aux plis de l'aine, à la région cervicale, qui étaient tous désignés autrefois sous le nom d'*ulcères scrofuleux*, doivent être rangés aujourd'hui parmi les lésions tuberculeuses et recevoir le nom d'*ulcères tuberculeux*. Nous avons donné ces détails qui ont un peu trait à l'étude comparative de la scrofule et de la tuberculose, parce qu'ils étaient nécessaires pour justifier la place importante donnée par nous aux ulcères tuberculeux au détriment des ulcères scrofuleux.

Symptomatologie.   Les ulcères tuberculeux, nous l'avons déjà dit, peuvent se rencontrer sur tous les points de nos téguments. Les organes le plus souvent envahis sont les ganglions lymphatiques, les testicules et les mamelles. Aussi est-ce le plus souvent au pli de l'aine, à la région cervicale, à côté des mamelons et sur le scrotum, que l'on rencontre les ulcères tuberculeux. Les muqueuses le plus souvent atteintes sont celles des fosses nasales, de la langue, de l'anus, du col utérin, et surtout celles des ramuscules pulmonaires. Le tubercule présente même sur certaines d'entre elles des caractères spéciaux qui leur ont fait donner, à l'époque où l'on ne connaissait pas encore bien la nature de la maladie, des noms particuliers. Le lupus, pour n'en citer qu'un exemple, est un ulcère tuberculeux des narines; on y a trouvé des bacilles (présentation de M. Krause, *Société de médecine berlinoise*, séance du 21 mai 1884). Sur d'autres parties, comme la langue, les ulcères ont été confondus avec des manifestations du cancer épithélial si fréquent dans cette région et ont donné lieu à des méprises qui seraient plus difficiles aujourd'hui. Le siége a donc une certaine importance, car, si les ulcères tuberculeux peuvent se rencontrer partout, ils ont cependant des lieux de prédilection; c'est même un élément à faire entrer dans le diagnostic des cas douteux.

Les ulcères tuberculeux de la peau ne débutent généralement pas par la surface, mais par une altération des téguments qui procède de dedans en dehors. C'est, dans la presque totalité des cas, une lésion tuberculeuse sous-cutanée, siégeant soit dans le tissu cellulaire, soit plus profondément, qui leur donne naissance par le mécanisme suivant : quand l'infiltration tuberculeuse est superficielle, elle envahit la peau qui devient adhérente aux tissus profonds et dont les éléments sont à un moment donné frappés de mort; il y a gangrène moléculaire, ulcération, puis ulcère. Quand au contraire la lésion est plus profonde, quand c'est un ganglion tuberculeux qui s'abcède, peu à peu la poche se distend et comprime la peau située à sa surface; celle-ci s'use petit à petit, s'amincit, sa nutrition s'altère et l'ulcération se produit. La rupture de l'abcès peut aussi avoir lieu sous la violence d'un choc, et l'ulcère tuberculeux peut se développer à l'endroit où la plaie s'est faite; mais ces cas sont assez rares et le plus souvent la poche abcédée et la peau se rompent simultanément, en affectant le mécanisme suivant décrit par M. Lannelongue : « La poche de l'abcès augmente en envahissant par sa face externe les tissus circumvoisins et en subissant à sa face interne des phénomènes de régression qui font que les tissus peu à peu envahis sont transformés en pus qui tombe dans l'intérieur de la poche et la distend. Quand la paroi de l'abcès arrive au contact de la peau altérée par la compression, le travail de la face interne continue à se faire, la pression intérieure de la poche augmente et le pus se fait jour à l'extérieur par

le point faible, en poussant devant lui des parties frappées de gangrène moléculaire qui n'offrent plus de résistance. »

Dans ces cas, l'ulcère est précédé d'un amincissement de la peau qui devient
lisse et brillante et prend une coloration rouge caractéristique, tandis que;
lorsque la surface cutanée est envahie par l'inflammation, elle en présente les
caractères : gonflement, calorification et même quelquefois douleur. L'ulcère
s'établit ainsi et arrive vite aux dimensions qu'il gardera longtemps.

Les ulcères tuberculeux de la peau sont essentiellement atoniques et remarquables par leur indolence. Leurs bords sont en général taillés à pic, irréguliers,
quelquefois amincis, isolés, retournés sur eux-mêmes, décollés, formant des
excavations et des ponts tégumentaires. Leur fond est grisâtre; ce sont les
détritus caséeux, les produits tuberculeux non détergés qui lui donnent
cette coloration. Quand les bourgeons charnus font saillie, l'ulcère prend
une teinte d'autant moins prononcée que les fongosités molles l'ont envahi
sur une plus grande surface. La sécrétion purulente varie souvent de quantité et de nature; elle n'a pas les caractères francs du pus ordinaire, mais
présente une teinte particulière due aux dépôts tuberculeux qui lui ont donné
naissance. La peau qui environne les ulcères a une coloration violacée, quelquefois brune, avec des taches rougeâtres, des marbrures et des points ecchymotiques. Elle présente quelquefois des exfoliations épidermiques et un développement exagéré des poils qui recouvrent la partie.

Les douleurs spontanées sont l'exception et le malade ne souffre que lorsque
des mouvements intempestifs viennent tirailler les bords de la solution de
continuité.

Les ulcères des membranes muqueuses sont presque toujours superficiels et
procèdent de la même façon, qu'ils apparaissent au niveau des fosses nasales,
de l'anus, du col utérin, de la muqueuse vésicale ou uréthrale. C'est au début
une petite nodosité, entourée d'une mince auréole rougeâtre, précédée ou accompagnée d'une infiltration de la muqueuse. Cette petite nodosité, qui peut
atteindre la grosseur d'un pois, se ramollit à son centre, s'ulcère et grandit
rapidement. Voici du reste la description qui en a été donnée par M. le professeur Trélat : « *On trouve sur la muqueuse linguale* une plaque à peine
saillante, ronde, large de 1 à 5 ou 4 millimètres, laissant voir à sa surface
encore recouverte d'épithélium un ou plusieurs orifices folliculaires. Cette tache
est d'une couleur jaune clair, analogue à celle du pus phlegmoneux. Au bout
de peu de jours, l'épithélium se détruit, et bientôt laisse à nù *une surface
ulcérée.* » La marche de ces ulcères est rapide, la lésion produite par les
tubercules caséifiés qui détruisent la muqueuse est presque indolore. Il n'y a
pas à leur base d'induration spéciale, pas de ganglions à proprement parler.
Ces différentes particularités servent à les faire reconnaître des ulcères syphilitiques et des ulcères de l'épithélioma dont les caractères s'en rapprochent
énormément.

La durée des ulcères tuberculeux est fort longue, quoique les modes nouveaux de
traitement aient de beaucoup rapproché le moment de la guérison. Nous avons
dit qu'ils étaient à peu près indolents, mais il arrive parfois qu'ils subissent
une poussée, et cette inflammation nouvelle suffit souvent pour anéantir les
progrès obtenus par plusieurs mois de soins. Pour que la cicatrisation puisse se
produire, il faut, dans certains cas, que les organes situés au-dessous de l'ulcère
et qui en ont été la cause tendent aussi à la guérison. Les cicatrices ne sont

pas toujours d'une grande solidité. Elles sont molles, luisantes, rouges, quelquefois déprimées, plissées, quelquefois au contraire saillantes et mamelonnées. Elles peuvent facilement se rompre et réclament une surveillance longtemps prolongée.

Les ulcères tuberculeux sont très-souvent multiples. On les rencontre au nombre de deux ou trois sur la même région ou sur des régions différentes. Ils s'accompagnent de complications locales, telles que l'engorgement des ganglions lymphatiques voisins. Ils sont exposés, comme toutes les solutions de continuité, à l'érysipèle et à la pourriture d'hôpital. Guersant a même décrit dans son article SCROFULES du *Dictionnaire en 50 volumes* un état particulier caractérisé par l'agrandissement des ulcères, des symptômes gastro-intestinaux, de la diarrhée, de la fièvre qu'il appelle la *pourriture scrofuleuse*. Il attribue cette complication à l'encombrement des salles et aux influences climatologiques. On ne rencontre plus aujourd'hui cette affection qui a certaines analogies avec la pourriture d'hôpital et qui pourrait se montrer sur les ulcères tuberculeux, si l'hygiène et les nouveaux pansements n'avaient amélioré notre milieu hospitalier. Enfin il faut aussi signaler les ophthalmies, les engorgements chroniques des ailes du nez et des lèvres et les complications pulmonaires, abdominales et cérébrales, qui accompagnent souvent les tuberculoses locales, mais qui ne sont pas nécessaires, comme nous l'avons dit plus haut, pour leur donner naissance.

Diagnostic. Le diagnostic doit être fait d'après les symptômes énumérés et aussi d'après les renseignements qu'on peut recueillir de l'examen général et de la bouche du malade. On doit en effet s'enquérir si l'on a affaire à un tuberculeux par contagion ou par hérédité. Le cancer, la syphilis et la morve, peuvent donner lieu à des ulcères qui peuvent être confondus avec ceux du tubercule. Ces deux dernières affections présentent en effet à l'examen plusieurs des lésions anatomiques de la tuberculose. Dans ces cas douteux, il faut prendre en considération le faciès du malade, les indurations ganglionnaires qu'il peut présenter dans les régions sous-maxillaires, au cou, au pli de l'aine, les otorrhées et les blépharites, qu'il a ou qu'il a pu avoir. Enfin, si le diagnostic reste encore douteux, on peut se fonder pour l'établir sur la présence du bacille; mais la recherche de cet infiniment petit demande des opérations longues et délicates et qui ne sont pas encore, il faut le dire, à la portée de tous les médecins. De plus, le nombre des bacilles est assez restreint pour qu'il ne suffise pas toujours pour le trouver de deux ou trois préparations, quand cependant il existe. La tuberculose *zooglœique* peut aussi se rencontrer dans les ulcères tuberculeux. Elle est caractérisée par l'agglomération d'une grande quantité de microcoques, qui sont, comme les bacilles, assez délicats à découvrir. Il est donc important de se fier d'abord aux signes cliniques que nous avons énumérés et de ne se servir de l'examen microscopique que comme d'un moyen de contrôle.

Pronostic. Les ulcères tuberculeux ne sont le plus souvent que les stigmates d'une constitution atteinte et, s'ils ne sont pas dangereux par eux-mêmes, ils sont souvent l'indice d'un organisme envahi par une affection grave. Cependant, quand ils ne s'accompagnent pas de complications viscérales, ni de lésions d'organes profonds, ils sont susceptibles de guérir sous l'influence d'un traitement bien conduit.

Ulcères cancéreux. L'ulcère est un des symptômes les plus frappants du cancer; c'est même lui qui détruisant, rongeant en quelque sorte les parties sur

lesquelles il est placé, a fait donner ce nom aux néoplasmes à processus ulcératif. Il peut affecter deux formes différentes : tantôt il est une conséquence du
développement de la tumeur qui le porte, tantôt il est produit par la maladie
elle-même, dont il caractérise une période. Les ulcères qui sont produits par
l'accroissement du néoplasme ont été appelés *accidentels* par Broca et *artificiels*
par Lücke. Ils sont superficiels et sont amenés par le mauvais état des parties
qui, sans cesse tiraillées et comprimées par la tumeur, se nourrissent avec
beaucoup de difficulté. Au moindre choc, sous l'influence des frottements
anormaux auxquels les tissus sont exposés par le relief qu'ils forment, ceux-ci
s'excorient et offrent alors la physionomie d'un ulcère simple. Ils sont limités
et peuvent guérir, quand leur traitement est rendu facile par la situation de la
tumeur et son peu de tendance à l'augmentation de volume.

Les autres ulcères sont dits *naturels* (Broca) ou *spécifiques* (Lücke). Seuls
ils sont vraiment dignes du nom d'ulcères cancéreux. Ils peuvent se rencontrer
sur tous les néoplasmes; certains de ceux-ci présentent pourtant cette complication moins souvent que les autres. Tels sont : les enchondromes, les lympha-
dénomes, les ostéomes; mais, s'ils ne sont pas par une cause ou par une autre
enrayés dans leur marche envahissante, ils finissent toujours par s'ulcérer. Le
mécanisme de ce travail n'est pas toujours le même. Quand l'ulcération se
produit tardivement, elle est la conséquence du développement exagéré des
éléments qui constituent la tumeur. Ceux-ci, se multipliant avec une grande
rapidité, sont incapables de se nourrir, car il y a disproportion entre la dépense
qu'ils font et l'apport nutritif dont la circulation de la partie est capable. Les
cellules dans ces conditions ne tardent pas à être frappées de mort; il se
produit un petit foyer rempli de leurs détritus. Ce foyer augmente et marche
vers la surface cutanée qui est la partie la plus faible. L'ulcère en est bientôt la
conséquence. C'est ce qui a lieu pour les néoplasmes de gros volume qui s'ul-
cèrent ainsi de dedans en dehors, quand ils ont pris des proportions énormes.

Souvent aussi la compression exercée sur les vaisseaux par la tumeur amène
un arrêt de la circulation sanguine dans une de ses parties; il y a bientôt mort
des cellules, ramollissement caséeux, et l'ulcération ne tarde pas à se former.
Quand l'ulcère se produit de bonne heure, avant que le changement de volume
des parties soit considérable, les cellules à peine envahies sont frappées de
mort, la gangrène moléculaire gagne petit à petit en profondeur et détruit non
pas des éléments de nouvelle formation qui ont proliféré, mais bien les parties
anatomiques existantes qui sont attaquées et disparaissent les unes après les
autres, sans que les os soient plus respectés que les parties molles. C'est ce
qui se passe dans l'épithélioma.

Les ulcères naturels cancéreux ont donc des formes distinctes et sont même
souvent très-utiles pour établir le diagnostic des tumeurs. Ils envahissent aussi
bien la peau que les muqueuses. Les uns, comme les ulcères épithéliomateux,
ont des bourgeons charnus, rouges, violacés, qui laissent voir dans leurs interstices des détritus jaunâtres d'une nature particulière; d'autres sont sujets à
des hémorrhagies; quelques-uns se couvrent de bourgeons fongueux, blanchâtres,
offrant un aspect papillaire ; d'autres enfin s'épanouissent sous forme de champignon.

Ces caractères suffisent dans la majorité des cas pour permettre de différencier
les ulcères cancéreux des ulcères simples. Il en existe un dernier que nous ne
devons pas omettre de signaler, c'est leur défaut de cicatrisation. Ils ne gué-

rissent que par la destruction ou l'ablation des éléments qui leur ont donné naissance.

Ulcères du farcin et de la morve. La plaie d'entrée du virus s'ulcère quelquefois. Dans ce cas, on a affaire à un ulcère primitif et le farcin et la morve ont, dans leur mode de développement, la plus grande analogie avec la syphilis et la pustule maligne. Mais il arrive souvent que le point où s'est fait l'inoculation ne s'ulcère pas; une petite inflammation suivie d'angéioleucite en est la seule conséquence et cependant, malgré le peu d'intensité de ces accidents locaux, l'infection est telle que des abcès et des ulcères surviennent au bout de quelques jours.

Le pus de ces ulcères injecté ou inoculé suffit pour donner le farcin et la morve à un autre individu et pour déterminer chez le même sujet des accidents de voisinage. C'est pour cette raison que nous avons rapproché les ulcères farcino-morveux des ulcères tuberculeux et des ulcères cancéreux. Dans la morve et le farcin, les accidents locaux primitifs sont moins graves que ceux de la syphilis, mais l'infection est plus sérieuse et cause le plus souvent la mort. Dans la pustule maligne, les accidents locaux du début sont moins importants que ceux de la syphilis, le sont plus que ceux du farcin et de la morve, mais le pronostic est aussi moins grave que celui de ces deux dernières affections. Il semble que la diffusion de l'agent infectieux soit en rapport inverse avec la gravité des lésions produites au point inoculé et que, plus les ulcères primitifs des maladies virulentes sont étendus et tenaces, moins les accidents généraux sont susceptibles de causer la mort (*voy.* MORVE).

2° ULCÈRES NON INFECTANTS. *Ulcères scorbutiques.* Ces ulcères n'ont rien de virulent ni de spécifique et diffèrent par conséquent de ceux que nous venons d'étudier. Ils sont les manifestations avancées d'une maladie de misère appelée scorbut, se rencontrent rarement aujourd'hui et tendent à disparaître comme l'affection qui leur donne naissance. Le scorbut ne se montre plus qu'exceptionnellement à bord des bâtiments, depuis que la marine à vapeur, remplaçant la marine à voiles, a diminué la longueur des traversées et depuis que des lois, comme celles qui ont été établies en Angleterre en 1857, 1867 et 1871, proscrivent des dispositions hygiéniques sérieuses qui sont destinées à empêcher la maladie de se montrer ou à l'enrayer immédiatement quand elle a fait son apparition. Aussi les épidémies de scorbut sont-elles très-rares, elles sont relativement bénignes, et c'est à peine si on rencontre deux ou trois cas d'ulcères dans les rapports des médecins qui ont traité cette maladie sur les navires. À terre, le scorbut ne se manifeste chez les nations civilisées que dans des circonstances particulières, soit pendant les campagnes de guerre, soit pendant les siéges ou dans les prisons. L'ulcère scorbutique est donc une affection chirurgicale que le médecin voit rarement, mais, comme il présente des caractères particuliers, nous allons en indiquer rapidement les points intéressants.

Étiologie et siège. Ses causes sont celles du scorbut (*voy.* ce mot). Nous devons seulement rechercher par quel mécanisme, la maladie générale étant donnée, l'ulcère apparaît et s'étend. Il faut d'abord distinguer deux formes d'ulcères scorbutiques : ceux qui siégent sur la muqueuse de la bouche et qui apparaissent les premiers et ceux qui, à la troisième période de la maladie, se montrent sur la surface cutanée et principalement aux membres inférieurs. Rouppe, dans son ouvrage *de Morbis navigantium*, n'hésite pas à attribuer au traumatisme la formation de ces derniers. Il est certain que la moindre plaie ou

la moindre contusion fournit à un organisme délabré l'occasion d'une gangrène
moléculaire. Suivant le médecin hollandais, les simples érosions déterminées
par les ongles des malades qui se grattent à cause des démangeaisons suffisent
pour déterminer les ulcères. La peau en effet devient sèche dès le début; elle a
de la tendance à s'exfolier, à se fendiller, elle est *ansérine*, c'est-à-dire couverte de petites élevures qui portent à leur sommet une petite bulle remplie
de sérosité sanguinolente ou de sang. Il suffit d'excorier cette petite bulle pour
donner lieu à une plaie qui devient ulcéreuse quand la maladie a une marche
rapide; mais la plupart du temps, lorsque les ulcères apparaissent, ces petites
vésicules ont fini leur évolution, elles ont pris une teinte foncée; leur base s'est
déprimée et elles ont été remplacées par une macule rouge. A ce moment
l'œdème des membres inférieurs commence à se montrer. Il est causé par la
coagulation intra-vasculaire de la fibrine du sang et par les compressions
qu'exercent les suffusions sanguines. Cet œdème met les parties atteintes dans
les conditions les plus favorables pour être frappées d'ulcération. Il suffit alors
de la pression prolongée d'un membre contre l'autre, du moindre choc, du
frottement répété du pantalon, pour déterminer l'excoriation de la peau et la
formation d'un ulcère. Dans d'autres cas, il peut se produire une gangrène
partielle qui, à la chute de l'eschare, donne lieu à une ulcération.

Le siége des ulcères cutanés est en effet le même que celui des ecchymoses
et des indurations, symptômes de la deuxième période de la maladie. On les
rencontre principalement au tiers inférieur de la cuisse, au creux poplité, sur
les côtés des malléoles et quelquefois aussi sur le côté interne des bras, chez les
hommes qui comme les gabiers sont appelés par leur profession à se servir
principalement de leurs membres supérieurs. Les parties génitales sont aussi
atteintes, mais plus rarement.

Les ulcères de la muqueuse buccale se forment de la même façon. C'est
toujours sous l'influence d'un mauvais état des éléments anatomiques entretenu
par une disposition générale et des causes locales d'irritation.

Signalons encore ce fait mentionné par Rouppe. Chez les scorbutiques, les
plaies anciennes recouvertes d'une cicatrice même d'apparence assez solide se
rouvrent, suppurent et deviennent ulcéreuses. Enfin, comme l'a dit M. Verneuil,
l'état traumatique ne constitue pas une prédisposition au scorbut, mais, si un
blessé contracte cette affection, ses plaies prennent un mauvais aspect et se
transforment en ulcères.

Symptômes et marche. Les ulcères de la muqueuse buccale se montrent les
premiers (*voy.* Gencives, p. 683).

Les ulcères cutanés débutent par une gangrène ou par une petite érosion
donnant lieu à une inflammation à peine sensible. Petit à petit, souvent avec
une grande rapidité, l'ulcère grandit en provoquant sur son contour des gangrènes très-difficiles à arrêter. Les bords sont entourés d'une auréole d'un
rouge livide; ils sont dentelés et décollés sur une grande étendue 'ou gonflés
par des chairs baveuses qui s'élèvent et sortent du dessous de la peau. Leur
fond est recouvert de bourgeons charnus bruns ou noirs, qui fournissent une
matière sanieuse, fétide, mêlée avec du sang. Cette matière se colle intimement
à la surface de l'ulcère, de telle sorte qu'il est difficile de la détacher. L'ulcère
est aussi recouvert de croûtes qui se superposent et se renouvellent incessamment, quelque soin qu'on mette à en nettoyer la surface. Leur forme est toujours irrégulière. Dans les cas très-graves, il s'élève du fond de ces ulcères une

matière molle et sanguinolente que les matelots anglais appellent *bullocks liver* (*foie de jeune taureau*) à cause de sa très-grande ressemblance avec du foie de bœuf bouilli (Lind). Cette espèce de fongus se développe avec une grande rapidité et peut devenir, dans l'espace d'une nuit, d'une grosseur monstrueuse. Quand on essaie de le détruire, soit au bistouri, soit avec un cautère, on détermine des hémorrhagies très-sérieuses. Les hémorrhagies sont du reste une des complications les plus graves du scorbut et elles ont très-souvent lieu à la surface des ulcères. Les ganglions lymphatiques les plus rapprochés de la solution de continuité s'engorgent facilement. Les ulcères de la jambe donnent lieu à des ostéites du tibia qui aboutissent à la nécrose.

Le tableau est rarement aussi sombre et les ulcères qu'on rencontre le plus souvent aujourd'hui présentent tous ces caractères bien atténués; ils se rapprochent de certains ulcères atoniques qui sont compliqués de flétrissure, de pâleur, d'amaigrissement du membre et de petites taches ecchymotiques qui constituent un véritable scorbut local (Follin).

Les ulcères scorbutiques durent aussi longtemps que la maladie et suivent la même marche qu'elle. Quand il y a amélioration de l'état général, leur aspect devient meilleur, la solution de continuité se déterge, la suppuration change de nature et diminue, les bords se recollent et se rapprochent en même temps que les taches pâlissent et que l'œdème diminue. Quand la guérison a été obtenue, la cicatrice est bleuâtre, mince et facile à se rompre. Enfin les récidives peuvent s'observer et coïncident avec la réapparition de la maladie.

Diagnostic et pronostic. Les hémorrhagies fréquentes, la configuration particulière des bords, la coloration de l'ulcère et des parties voisines, ne permettent pas de se tromper sur la nature de la maladie chirurgicale que nous étudions. Les ulcères ne se montrent du reste qu'à la deuxième période du scorbut, c'est-à-dire à un moment où le diagnostic est assuré par les autres symptômes. Quant au pronostic, il est trop subordonné à l'affection générale pour qu'il soit bien utile de s'y arrêter ici.

Ulcères phagédéniques des pays chauds. « Dans un grand nombre de régions situées sous la zone torride, on rencontre des ulcères phagédéniques, qui se différencient de ceux qu'on observe sous nos latitudes par une physionomie spéciale et surtout par leur fréquence. Ces caractères sont tellement saillants qu'ils ont éveillé l'attention des médecins. Chaque observateur s'est cru en présence d'une maladie particulière au pays dans lequel il la rencontrait et l'a décrite comme telle. Une étude plus approfondie a permis de reconnaître que sauf de légères différences locales, ces affections sont identiques au fond, et tout le monde est d'accord aujourd'hui pour considérer la plaie de l'Yemen ou de l'Hedjaz, l'ulcère de Mozambique, l'ulcère de Cochinchine, ceux de la Guyane, de Kéniéba, de la Nouvelle Calédonie, comme des variétés d'une même entité morbide à laquelle nous donnerons avec Le Roy de Méricourt le nom d'ulcère phagédénique des pays chauds » (J. Rochard). Ces ulcères se rencontrent aussi bien sur les blancs que sur les noirs. En Cochinchine, après la prise de possession de Tourane, ils se répandirent comme une épidémie dans le corps expéditionnaire et à bord des bâtiments. Sur 6600 hommes, le docteur de Comeiras en compta 700 cas dont 100 furent suivis de mort et dont 50 nécessitèrent l'amputation. A la Guyane, le docteur Chapuis en a observé 2812 cas sur 8373 transportés admis en 1861 dans les hôpitaux de la colonie. Il n'y a donc pas là une question de race et, si les nègres sont plus souvent atteints aujourd'hui

d'ulcères phagédéniques, cela tient, comme nous le verrons, à la nature de leurs
travaux qui les exposent à des traumatismes.

Symptomatologie. Le début de ces ulcères est à peu près analogue à celui
de l'ulcère simple. Ce sont d'abord des démangeaisons, du gonflement des
parties, un suintement séreux et enfin une solution de continuité qui ne tarde
pas à s'entourer d'une auréole inflammatoire. Bientôt la suppuration devient
abondante et fétide, souvent sanguinolente, et laisse sur les pièces de pansement
des débris gangrénés. La surface de l'ulcère augmente; le fond en est rougeâtre,
les bords retournés et saillants. A ce moment, si l'ulcère suit une marche favorable, il devient circulaire, se régularise, et c'est là la forme légère de la maladie; mais le plus souvent elle prend une forme grave, la solution de continuité s'étend non-seulement en surface, mais encore en profondeur. Les tendons,
les muscles, sont disséqués, les os nécrosés, les vaisseaux mis à nu. Les bords
sont décollés, frangés, on voit des languettes de peau bleuâtre, froncées, bai-
gnant dans un ichor fétide, et des décollements profonds dans lesquels les liquides
s'accumulent. Ces ulcères occupent tout un membre qu'ils entourent en le
dépouillant complétement et donnent souvent lieu à des hémorrhagies et à des
réactions inflammatoires intenses. Devant un cortége de symptômes aussi
graves, la vie du malade est en danger et l'amputation seule offre une dernière ressource. Elle est en général possible, car l'ulcère phagédénique des
pays chauds ne se montre jamais qu'aux membres inférieurs, sauf quelques
rares exceptions. Quelquefois aussi le phagédénisme se limite, l'ulcère bourgeonne et la cicatrisation se produit; mais il faut se méfier des récidives.

Il existe aussi un symptôme particulier signalé pour la première fois par
J. Rochard et depuis mentionné par presque tous les auteurs : c'est l'anesthésie
complète de toutes les parties qui environnent l'ulcère. Cette anesthésie succède quelquefois à des douleurs très-violentes dans le membre, mais le plus
souvent elle s'établit petit à petit. Elle occupe parfois une grande surface et a
même été trouvée à la région plantaire alors que l'ulcère occupait la face dorsale du pied, ce qui prouve qu'il y a là des altérations nerveuses assez étendues.
Chapuis a même tiré du degré de sensibilité des tissus des indications formelles
pour les amputations, défendant de porter la section sur les parties insensibles,
sous peine de voir les lambeaux s'ulcérer.

Il est inutile de faire ressortir davantage les caractères qui différencient ces
solutions de continuité des ulcères simples. La description que nous venons de
donner de leurs symptômes suffit pleinement pour expliquer leur réunion dans
une classe à part et leur gravité exceptionnelle, pour faire comprendre les
nombreuses causes spéciales qu'on a voulu leur donner.

Étiologie. Les causes qu'on a invoquées pour expliquer la formation des
ulcères phagédéniques des pays chauds et la gravité des lésions qu'ils produisent sont de deux ordres : les unes peuvent être appelées les causes premières
et les autres les causes occasionnelles. Ces dernières ne sont en quelque sorte
que le prétexte de la maladie et sont vraisemblablement très-nombreuses. Ce sont
en général des écorchures faites aux membres inférieurs par les bambous. Ce
sont des contusions produites par la marche et le frottement des souliers, ce
sont des morsures de sangsues, d'insectes, en un mot, des traumatismes de
toute espèce que nous n'avons pas à énumerer, car ils ont été décrits dans
l'excellent article Cochinchine du *Dictionnaire encyclopédique des sciences
médicales*, tome XVIII, de MM. Le Roy de Méricourt et Layet, auquel nous ren-

voyons pour les nombreux détails qui font l'intérêt de cette importante question.

Les causes premières ou prédisposantes doivent être exposées plus longuement. Ce sont réellement elles qui engendrent les ulcères phagédéniques et qui leur assignent leur place dans la classe des ulcères sous la dépendance d'une cause générale. A leur étude se rattache aussi la question de savoir si le phagédénisme tient à une misère générale causée par une maladie endémique des pays chauds ou à une affection virulente caractérisée par la présence d'un microorganisme.

· Sans vouloir avec le docteur Linquette faire de l'ulcère phagédénique un ecthyma arrivé à la période chronique, il est permis de penser que le paludisme et l'anémie jouent un grand rôle dans l'étiologie de cette affection. C'est toujours en effet sous la zone torride, où les deux maladies que nous venons de citer existent à l'état endémique, que l'on rencontre des solutions de continuité de cette nature. On sait à quel degré de cachexie arrivent les malheureux qui séjournent dans ces contrées et il est certain qu'une économie délabrée se trouve dans de mauvaises conditions pour fournir les éléments de réparation nécessaires à la cicatrisation de la moindre plaie. Cette opinion est très-rationnelle, séduisante même et adoptée aujourd'hui par la majeure partie de nos camarades. Quant à l'ulcère scorbutique qu'on a voulu confondre avec l'ulcère phagédénique des pays chauds, il a des caractères tellement tranchés et naît dans des conditions tellement particulières et toujours identiques, qu'il nous paraît inutile de discuter plus longtemps son identité.

Il nous reste maintenant à examiner l'opinion des médecins qui pensent que cette solution de continuité est de nature virulente et parasitaire. Nous ne serons pas ici plus affirmatif que nous ne l'avons été plus haut, nous nous bornerons à indiquer les raisons qu'on donne pour et contre cette manière de voir.

On peut d'abord écarter la syphilis. Personne n'admet plus aujourd'hui le moindre degré de parenté entre les deux maladies, et l'impuissance radicale du traitement mercuriel suffirait pour faire rejeter l'idée de toute origine spécifique.

La pourriture d'hôpital, qu'on a aussi mise en cause, ne peut expliquer la nature du mal et ne doit être considérée que comme une complication.

L'ulcère phagédénique des pays chauds serait-il donc une maladie parasitaire nouvelle caractérisée par la présence d'un infiniment petit qu'on n'a pas pu encore découvrir? Le fait est possible. La ténacité de l'affection, sa marche particulière, les ravages qu'elle exerce et qui ne sont conjurés que par une thérapeutique des plus énergiques, permettent de le penser. Les climats torrides dans lesquels on la rencontre et qui sont des foyers de maladies parasitaires plaident aussi en faveur de cette opinion. Ce serait dans les marais que les infiniment petits se développeraient et de là seraient transportés par les mouches sur les plaies des hommes qui marchent nu-pieds. Mais, si cette maladie était parasitaire, elle devrait être contagieuse, et c'est en vain qu'on a voulu démontrer la contagion. La maladie ne se transmet jamais et les inoculations sont restées absolument stériles; jamais M. Jourdeuil qui en a pratiqué un assez grand nombre n'a pu faire naître un ulcère.

Les recherches microscopiques n'ont pas encore dévoilé la présence d'un parasite. Il est vrai que Duclaux, élève de Pasteur, a découvert dans le *clou de Biskra* un micrococcus qu'il a pu cultiver (lecture de Fournier, Académie de médecine, séance du 10 juin 1884). Deperet et Boisset ont aussi trouvé le même organisme dans le *clou de Gafsa*, qui n'est qu'un clou de Biskra mitigé (Legouest, Académie de médecine, séance du 17 juin 1884). Avec toutes ces cultures on a pu reproduire l'affection chez les animaux. Faut-il en conclure qu'on trouvera plus tard un microbe de l'ulcère phagédénique des pays chauds? Certes ces maladies ont une certaine analogie et se rapprochent par beaucoup de points, mais on n'a pu jusqu'ici rien apercevoir de semblable dans celle qui nous occupe et nous sommes forcé d'attendre, pour nous ranger à la doctrine parasitaire, la découverte du microbe qui la caractérise. Un point intéressant du traitement des ulcères des pays chauds et qui ne plaide pas en faveur de la nature virulente de cette maladie, c'est l'indifférence qu'elle manifeste pour les pansements antiseptiques. Bien souvent mes collègues en ont appliqué soit en Cochinchine, soit à la Guyane, soit dans nos autres colonies, et jamais les ulcères n'ont été améliorés. Le pansement de Lister notamment ne donne pas de bons effets. Dans les cas graves on est obligé de l'abandonner pour recourir à d'autres topiques. Dans le clou de Biskra au contraire Coustan (*Archives de médecine et de pharmacie militaires*, 1er juillet 1884) a retiré de très-bons effets du pansement à l'acide phénique. Dans dix cas sérieux il a obtenu la guérison en dix ou quinze jours (*voy.* Peau, p. 138).

III. **Traitement des ulcères.** Avant de décrire les pansements spéciaux propres à chaque espèce d'ulcères, quelques mots sur les indications thérapeutiques qui leur sont communes et qui, dans toutes les maladies chirurgicales, doivent servir de base au traitement.

Traitement général. Une question se présente tout d'abord. Peut-on guérir impunément un vieil ulcère? On sait que les anciens médecins voyaient de graves inconvénients à supprimer brusquement un émonctoire, mais ce sujet a été traité au mot Dépuration et nous n'avons pas à y revenir. Le plus souvent, chez les gens affectés d'ulcère chronique, au lieu d'affaiblir l'organisme par les révulsifs intestinaux ou autres moyens, on est obligé de le tonifier par l'emploi des boissons amères et des préparations ferrugineuses. Il peut cependant arriver que chez les sujets rendus pléthoriques par le séjour prolongé au lit et le défaut d'exercice une inflammation assez vive s'empare de la solution de continuité et retentisse sur l'état général. Dans ces cas, on prescrivait autrefois une large saignée souvent suivie de plusieurs autres; on se borne aujourd'hui à purger le malade, à le mettre à la diète pendant quelques jours, pour faire tomber la température et l'inflammation locale. Il est bon toutefois de surveiller les constitutions rhumatismales et nerveuses, et de traiter les manifestations de ces deux diathèses lorsqu'elles se produisent. Certains auteurs ont voulu modifier l'état local des ulcères à l'aide d'un traitement général. C'est ainsi que Fayrer a administré l'opium à l'intérieur.

Ce médicament ne peut avoir aucune influence sur la cicatrisation de la solution de continuité, mais il calme les douleurs dans certaines formes irritables. Traston a préconisé l'administration de l'iodure de potassium à la dose de 2 à 6 grammes par jour et en a retiré d'excellents résultats, non-seulement dans les ulcères syphilitiques, mais encore dans les ulcères idiopathiques les plus rebelles. Sous son influence, la suppuration change de nature et les bords ne tardent pas à se rapprocher, surtout quand on accompagne ce traitement d'un pansement compressif approprié. Enfin il faut citer les préparations térébenthinées, qui ont été conseillées par Hancock en Angleterre, quoique le petit nombre d'observations ne permette pas d'apprécier cette médication. Mentionnons, pour être complet, le traitement de Bernard Kelly (de New-York) qui fait prendre à ses malades 30 à 40 gouttes de teinture d'iode par jour.

TRAITEMENT LOCAL. Le traitement local des ulcères récents se rapproche beaucoup de celui des plaies. Il comporte toutefois certaines règles générales qu'il est bon de rappeler.

Un membre atteint d'ulcère, quelle qu'en soit l'espèce, doit être maintenu *au repos* et, comme ces solutions de continuité siégent le plus ordinairement aux membres inférieurs, le plus sûr moyen d'obtenir l'immobilité absolue consiste à maintenir le malade au lit.

Plusieurs chirurgiens se sont élevés contre cette manière de faire. Underwood le premier, puis Baynton en Angleterre et après eux Philippe Boyer, ont conseillé la marche, persuadés qu'elle favorisait la cicatrisation. Il est bien certain que certains ulcères atrophiques peuvent guérir sans que le blessé interrompe ses occupations, mais c'est l'exception, et on peut affirmer que les mêmes solutions de continuité maintenues au repos auraient guéri plus vite. Il serait facile de citer de nombreux exemples d'ulcères qui, après avoir résisté à tous les traitements employés sans l'immobilité, se sont cicatrisés rapidement à partir du jour où le repos absolu a été observé. On a prétendu que la marche ne débilitait pas comme le séjour au lit et que, grâce à cela, les éléments anatomiques se reproduisaient plus facilement; on a bien avoué que la cicatrice était un peu plus longue à se former, mais on pensait qu'en revanche elle était plus solide que la pellicule cicatricielle poussée trop vite sous l'influence du repos. Ces raisons ne sont pas probantes. Il suffit, pour démontrer la nécessité de l'immobilité dans le traitement des ulcères, de se rappeler qu'une marche longue et fatigante, une station debout trop prolongée, convertissent une plaie dont la cicatrisation se faisait bien en une solution de continuité ulcéreuse lente à guérir, et un chirurgien reconnaît à la simple coloration violacée des parties un blessé qui a enfreint l'ordre de ne pas marcher. Parent-Duchâtelet, en s'appuyant sur des observations et sur des chiffres, a du reste démontré la nécessité de l'immobilité. C'est aujourd'hui l'avis de tous les médecins. Velpeau pour l'obtenir mettait le membre dans un appareil inamovible auquel il pratiquait une fenêtre pour permettre de faire les pansements. Il ne faut pas cependant pousser trop loin cette recommandation. On doit savoir qu'on peut permettre la marche à un malade, si ses intérêts l'exigent impérieusement, pourvu que la surface ulcéreuse soit dans un état d'atonie bien prononcé et exempte de toute complication. En revanche, les auteurs du *Compendium* veulent qu'on fasse observer rigoureusement la règle, quand il existe de l'inflammation, de la gangrène et même des varices.

La *position* du membre malade doit être aussi l'objet de l'attention du chirurgien. Il faut avant tout que la circulation ne soit pas gênée, ce qui arrive dès que la jambe est dans une situation déclive. On ne doit pas non plus trop favoriser le retour du sang par l'élévation des parties, car les bourgeons charnus pâlissent et la nutrition ne se fait plus normalement. C'est donc la position horizontale qui sera conseillée.

Les pansements doivent être subordonnés à l'état des parties, mais plutôt rares que fréquents; Ambroise Paré recommande de ne pas déshabiller trop souvent les ulcères. Pourtant, si la suppuration est abondante, il est quelquefois nécessaire d'en faire deux par jour, mais, dès qu'elle diminue, il faut le éloigner de plus en plus pour arriver à ne dépanser le blessé que tous les deux ou trois jours. Les pièces de pansement devront être enlevées avec les plus grandes précautions. Les surfaces ulcérées ne demandent pas à être lavées avec trop de minutie, car on peut, par des lotions et des grattages avec la spatule, détruire la cicatrice qui se forme sur les bords. Ceux-ci devront être l'objet de toute l'attention du chirurgien. Les anciens médecins avaient même l'habitude de les protéger à l'aide de bandelettes cératées qu'ils enlevaient après le pansement. Quand l'inflammation est un peu vive, il faut appliquer d'abord des cata-plasmes et des émollients. Si la solution de continuité est douloureuse, il faut que ces cataplasmes soient très-légers. Au besoin même on les remplace par des compresses ou des plumasseaux trempées dans de l'eau de guimauve. On pourra les arroser de laudanum ou les tremper dans une décoction de têtes de pavot. Les irrigations froides donnent aussi d'excellents résultats. La glace a même été employée.

Si l'ulcère est atonique, il faut exciter les bourgeons charnus au moyen de topiques que nous passerons en revue tout à l'heure.

S'il y a des menaces de gangrène, les pansements antiseptiques sont indiqués.

Le décollement des bords, la formation des clapiers, les callosités, sont des accidents qu'il faut immédiatement combattre soit par la cautérisation, soit par l'excision.

Enfin, il faut s'adresser aux différents symptômes présentés par la surface en suppuration et se rappeler que tous les ulcères ne se soignent pas de la même façon et que le même ulcère subit dans un temps assez court des modifications qu'il faut suivre. De là la nécessité pour le praticien de bien connaître ses res-sources et de savoir varier ses pansements suivant les besoins.

Venons aux différents modes de traitement local. Ils sont assez nombreux pour permettre de les diviser en trois groupes : agents mécaniques; agents médicamenteux; moyens chirurgicaux.

AGENTS MÉCANIQUES. *Compression.* Le traitement des ulcères par la com-pression n'est pas nouveau. Les Arabes y avaient recours; A. Paré, Scultet, Fabrice de Hilden, Theden, Desanet, Benjamin Bell, en avaient reconnu l'effi-cacité; Wiseman enveloppait même la jambe dans un bas lacé et Underwood (1787) avait exposé les avantages de cette méthode dans son excellent *Traité des ulcères de la jambe.* Mais c'est à Baynton que revient l'honneur d'avoir perfec-tionné et vulgarisé la méthode qui du reste porte son nom (1797). En France, tous les chirurgiens, sous l'empire des idées de l'Académie de chirurgie, conti-nuèrent les vieux pansements même après le voyage que Roux fit en 1814 en Angleterre d'où il rapporta le nouveau traitement. Malgré la thèse de Neygrier, publiée en 1817 sur ce sujet, la méthode de Baynton ne fut pas adoptée et il faut arriver à l'année 1831 et au rapport de Philippe Boyer pour voir, petit à petit, ce traitement prendre de l'extension et entrer véritablement dans la pratique.

Baynton faisait son pansement de la façon suivante : Il taillait dans une pièce de sparadrap de diachylum des bandelettes larges de 2 à 3 centimètres et suffi-samment longues pour faire une fois et demi le tour du membre. Il rasait les parties voisines de l'ulcère et appliquait ses bandelettes en plaçant leur partie moyenne sur le côté sain du membre. Il en ramenait les extrémités vers l'ulcère sur lequel elles se croisaient et qu'elles dépassaient des deux côtés. Il commençait par poser la première bandelette un peu au-dessous de la solution de continuité, puis il imbriquait les autres en les faisant se recouvrir dans le tiers de leur largeur. Il recouvrait ensuite le tout avec des compresses pliées en plusieurs doubles et terminait par un bandage roulé embrassant tout le membre depuis les orteils jusqu'au genou.

Ainsi appliqué, ce pansement donne des résultats excellents. On peut même dire qu'il arrive presque toujours un moment où les ulcères, quels qu'ils soient, se trouvent bien de son emploi, et c'est pour cela que nous lui avons donné la première place. La compression joue certainement un grand rôle dans les bons résultats de cette méthode; elle soutient le membre, rapproche les lèvres de l'ulcère, réprime les bourgeons charnus exubérants, fond les callosités; mais il faut aussi tenir compte de l'action du diachylum qui excite doucement la surface ulcérée et a contribué à la cicatrisation. Il produit quelquefois même sur la peau voisine de petites excoriations accompagnées de cuisson et de douleur. Les bandelettes adhésives s'appliquent par tous les points sans laisser de vide et forment un excellent bandage par occlusion. Enfin elles diminuent la suppuration, ce qui permet de faire des pansements rares et d'immobiliser en quelque sorte la partie. C'est grâce à cette immobilité relative qu'Underwood et Baynton ont obtenu des guérisons, en laissant marcher leurs malades, et que Ph. Boyer a pu se tromper en faisant de cette pratique une partie essentielle du traitement. Nous avons déjà traité cette question; il est inutile d'y revenir. Faisons cependant comprendre que, pendant les mouvements, les bandelettes de diachylum glissent sur la solution de continuité et nuisent à sa réparation.

La méthode de Baynton a été modifiée bien des fois, mais seulement dans les détails. Dans nos hôpitaux on n'entoure plus le membre avec les bandelettes. On se borne à recouvrir largement l'ulcère : on remplace souvent le diachylum par l'emplâtre de Vigo qui donne dans certains cas de meilleurs résultats.

Pour éviter l'excitation produite chez certains sujets par le sparadrap ordinaire, on le remplace par des bandes d'ichthyocolle ou d'emplâtre de Nuremberg, mais les essais n'ont pas donné de bons résultats.

Certains chirurgiens, comme Cooper, Syme et Réveillé-Parise, ont même supprimé complétement les bandelettes et sont revenus à la mince lame de plomb employée par Underwood. Ce procédé est très-souvent suivi d'une amélioration rapide dans l'état des parties.

M. Conté conseille d'interposer entre la surface bourgeonnante et les bandelettes adhésives une lame de caoutchouc.

Houzé de l'Aulnoit y met une plaque de cuir et fait la compression à l'aide d'une bande de flanelle. Ce tissu élastique a l'avantage d'exercer une compression méthodique et égale sur tous les points. Enfin plusieurs médecins et entre autres M. Henry Martin et M. Cusner se félicitent de l'emploi d'une bande élastique qui peut au besoin être remplacée par celle d'Esmarch.

On comprend tous les avantages de cette méthode compressive surtout dans les ulcères variqueux, car non-seulement la solution de continuité est directement et favorablement influencée, mais encore la circulation de retour est singulièrement aidée par ces bandes souples qui rendent aux vaisseaux dilatés l'élasticité qu'ils ont perdue.

Les pansements par les bandelettes ne doivent être changés que tous les deux ou trois jours. Pour enlever les bandelettes, on les coupe du côté sain quand elles font le tour du membre. Dans le cas contraire, on se borne à les soulever délicatement pour ne pas détruire la cicatrice de nouvelle formation. On touche

les bourgeons avec du nitrate d'argent et l'on refait immédiatement le même
pansement. Quand la suppuration est trop abondante on peut renouveler le
diachylon plus souvent. Lallemand (de Montpellier) avait imaginé de laisser
entre les bandelettes des intervalles pour l'écoulement du pus, mais cette
manière de faire n'est pas entrée dans la pratique.

Le pansement ouaté d'Alphonse Guérin agit aussi par compression et a été
employé dans le traitement des ulcères. Il doit être renouvelé tous les sept à
huit jours. On l'applique principalement quand il y a de la gangrène et une
suppuration de mauvaise nature. Dans ces cas, il joint aux avantages de l'immobilisation et de la compression ceux de l'antisepsie dont nous nous occuperons
tout à l'heure.

Bouisson (de Montpellier) avait imaginé un mode de traitement qui peut se
ranger parmi les moyens mécaniques. Il ventilait la plaie de façon à en dessécher
la surface et à y produire une croûte sous l'abri de laquelle la cicatrisation
s'opérait. Il donnait à ce mode de guérison le nom de cicatrisation *sous-
crustacée*. Nous n'avons jamais vu appliquer cette méthode qui semble avoir
disparu avec son auteur.

Agents modificateurs ou médicamenteux. Les ulcères ont été traités, dans le
principe, par les émollients, pour faire cesser l'inflammation, puis à l'aide du
pansement simple, c'est-à-dire par l'application d'un linge cératé ou enduit
d'un corps gras. Ce mode de traitement est encore usité, mais il a l'inconvénient d'amener un certain état d'atonie dans les tissus, sous l'influence duquel
la guérison ne marche plus.

Le traitement par l'eau froide (*watter dressing*) est un des plus faciles à
appliquer et un de ceux qui donnent les meilleurs résultats. Il a d'abord été
préconisé pour le traitement des plaies par Liston et par Macartney en Angleterre
et il a mis longtemps à s'acclimater en France. C'est d'abord à la guérison des
ulcères qu'on l'a appliqué et c'est Marjolin qui y a eu recours le premier. En
octobre 1849, il communiqua à la Société de chirurgie les résultats très-satis-
faisants qu'il en avait obtenus.

« Les applications d'eau froide unies à la position horizontale et aidées de
quelques cautérisations légères au nitrate d'argent constituent en effet le meilleur moyen qu'on puisse opposer aux ulcères variqueux. Sous cette influence,
les rougeurs eczémateuses qui entourent ces grands ulcères se dissipent, les
bourgeons charnus prennent un bon aspect et la cicatrisation s'opère d'une
manière assez prompte » (J. Rochard, *Hist. de la chir. franç.*). L'eau chaude,
sous forme de bains, agit sur les callosités et les indurations en les ramollissant. Zeïs et Billroth préconisent beaucoup ce traitement.

Quand la suppuration, sans être de mauvaise nature, est trop abondante, les
poudres inertes produisent quelquefois de bons effets ; celles de sous-nitrate de
bismuth et de talc agissent en absorbant le pus et en excitant mécaniquement
les bourgeons charnus. Celles de charbon et de quinquina, d'alun, de tannin,
sont astringentes et modifient légèrement la surface ulcérée. Enfin les poudres
d'amidon et de fécule rendent de signalés services : elles calment les démangeaisons et dessèchent les excoriations qu'une immobilité longtemps prolongée
est susceptible de produire.

Les *pommades* et les *onguents* trouvent aussi leurs applications. La *résine*,
la *térébenthine*, en constituent d'habitude les principes actifs. Nous recomman-
dons en particulier le styrax dont l'action, bien que modérée, agit pourtant

d'une façon très-efficace sur les bourgeons charnus et nous a donné bien souvent d'excellents résultats. M. Hardy recommande aussi une pommade composée de 2 parties de *minium*, de 2 parties de *cinabre* et de 30 parties de cérat dans les ulcères atoniques.

Les *pansements antiseptiques* n'ont pas ici l'importance qu'ils ont dans le traitement des plaies ordinaires. Les vieux ulcères sont à l'abri des complications infectieuses et moins susceptibles d'être envahis par la pourriture d'hôpital ou l'infection purulente. Mais, quand il y a des complications de gangrène, quand la suppuration n'a pas bon aspect, qu'elle exhale une odeur fétide, non-seulement ils agissent comme de bons topiques, mais encore comme désinfectants. Les pansements à l'*alcool*, à l'*acide phénique*, au *permanganate de potasse*, peuvent être indifféremment choisis par le chirurgien, sauf dans les cas où une indication particulière, comme la syphilis, par exemple, indique naturellement le *sublimé corrosif*. L'*iodoforme* est aussi un excellent topique. Il agit efficacement sur la solution de continuité pour en favoriser la cicatrisation ; il est très-antiseptique et a de plus l'avantage de s'attaquer à l'élément douleur. Dans les ulcères vénériens et phagédéniques particulièrement, il produit d'excellents effets. On peut l'employer sans crainte, malgré les accidents signalés en Allemagne, où on était arrivé à en déposer sur les plaies des quantités trop considérables. Le seul inconvénient qu'il présente, c'est son odeur particulière et persistante qui rend chez certains sujets son emploi impossible.

La *poudre de Corne et Demeaux*, le *coaltar saponiné*, sont aussi de bons topiques. La *liqueur de Villatte* a même joui d'une certaine vogue pendant quelques années, mais c'est un agent douloureux dont l'emploi demande des précautions et qui ne doit être manié qu'avec beaucoup de prudence.

Certaines substances médicamenteuses ont été préconisées à titre de spécifiques. Les pansements faits avec ces topiques sont rarement employés ; on n'y a recours que lorsqu'on a épuisé tous les autres moyens. À côté des pansements antiseptiques se placent tout naturellement les hypochlorites alcalins, les chlorure de soude et de chaux. L'*eau chlorurée* notamment, employée pour la première fois par Lisfranc, a été remise en usage par Nélaton qui dans les cas de callosités et dans certains ulcères sanieux en a montré les avantages. On imbibe des plumasseaux de charpie avec une solution composée de 100 grammes de chlorure de soude et de 400 grammes d'eau. On les place sur l'ulcère et, au bout de quelques pansements, on voit les bourgeons charnus, qui étaient larges, flasques, livides, devenir plus petits, plus ternes et plus rosés. Quelquefois même la cicatrice marche avec une rapidité incroyable, nous nous en rappelons un exemple qui nous a frappé. L'eau chlorurée, outre son action particulière, a la propriété, comme tous les hypochlorites, de se décomposer au contact de l'acide carbonique de l'air et de donner lieu à un dégagement continu d'oxygène qui agit sur les bourgeons charnus et les modifie avantageusement : c'est du moins l'explication donnée par M. Picard dans sa thèse. Elle nous paraît très-acceptable. La liqueur de Labarraque, qui n'est qu'une solution de chlorure de chaux et de carbonate de soude, a les mêmes propriétés et donne aussi d'excellents résultats dans la cure des ulcères, vénériens et variqueux.

L'eau oxygénée est un médicament puissant qui, mis en contact avec une surface dépourvue d'épiderme, la cautérise légèrement. Elle a été conseillée dans les ulcères atoniques et anfractueux, mais n'a pas encore fait ses preuves.

L'oxygène a même été appliqué à l'état gazeux sur la solution de continuité par M. Goolden (*Lancet*, 1879) et a produit de bons effets. Il est vrai que l'auteur ne rapporte qu'une seule observation.

Le perchlorure de fer a été essayé dans les ulcères variqueux. C'est un topique énergique qui peut être très-utile dans le cas d'hémorrhagie et cet accident est malheureusement fréquent dans le genre de lésion qui nous occupe. Le docteur Silvestre lui attribue des propriétés cicatrisantes particulières, mais il a l'inconvénient de former un magma noir qui dérobe les parties à l'examen du médecin.

On a employé le sulfure de carbone, malgré les dangers que présente cette substance, inflammable au contact de l'air. M. Guillaumet nous indique le moyen de s'en servir. On approche de l'ulcération le flacon contenant la substance médicamenteuse recouverte, si on veut, d'une mince couche d'eau. On y trempe un pinceau qu'on promène rapidement sur les tissus à modifier. On saupoudre immédiatement la surface malade avec du sous-nitrate de bismuth et on recouvre le tout avec un gâteau de charpie. On ne doit jamais faire plus d'un pansement par jour. Il n'y a pas d'accidents à redouter. Le sulfure de carbone agit comme irritant et anesthésique, mais c'est un médicament dangereux à manier.

Le chlorate de potasse en solution aurait aussi donné de bons résultats à M. le docteur Milon.

Le glycérolé d'amidon et l'extrait de Saturne sont d'un emploi facile et agissent efficacement dans les ulcères sans complications. En alternant ces deux substances, on suit le traitement indiqué par M. Linon de Verviers. On connaît du reste les qualités de la glycérine. Elle joint aux avantages d'un corps gras soluble des propriétés légèrement excitantes.

Demarquay a aussi vanté les applications d'acide carbonique, mais ce traitement n'est pas à la disposition de tout le monde.

Signalons enfin le tartrate ferrico-potassique en solution, qui nous a donné de bons résultats.

Caustiques. Les cautérisations légères au moyen des cathérétiques sont indispensables pour exciter la surface des ulcères, pour réprimer les fongosités et modifier l'état des parties. Ces cautérisations s'emploient concurremment avec tous les pansements : aussi les avons-nous placées à part. Tous les caustiques escharotiques comme les acides azotique, sulfurique, dilués dans une certaine quantité d'eau, peuvent devenir cathérétiques, mais ils ne sont pas d'un usage commode. Les solutions de sulfate de zinc, d'acide chromique, d'acide picrique, ont été essayés, ont même produit de bons effets, mais seulement dans des cas spéciaux, et les caustiques solides, comme le sulfate de cuivre et le nitrate d'argent, facilement maniables, leur sont généralement préférés. C'est ce dernier même, sous forme de crayon, de pierre infernale, qui est d'un usage courant et qui mérite sous tous les rapports la réputation dont il jouit. Les cautérisations au nitrate d'argent faites de temps en temps entretiennent la vitalité des tissus, favorisent la cicatrisation et peuvent s'employer avec bénéfice, dans toutes les espèces d'ulcères et avec tous les pansements.

AGENTS DESTRUCTEURS. *Traitements chirurgicaux.* L'ulcère n'a pu être modifié par les médications précédentes ; ses bords sont devenus calleux ou se sont décollés ; les bourgeons charnus sont incapables de former une cicatrice ; l'ulcération gagne et va envahir le membre tout entier : il faut alors agir promptement et détruire les parties compromises. Dans les cas bénins, quand il ne s'agit que de clapiers et de décollements peu profonds, ou bien encore de légères indurations des bords, les *caustiques escharotiques* suffisent et remplissent bien le but que l'on se propose. Les acides puissants, le caustique sulfo-safrané, la pommade stibiée, ont été recommandés par plusieurs médecins, mais le caustique Filhos et la pâte de Vienne nous paraissent préférables à cause de la facilité de leur application. La potasse, suivant le procédé de Bonnet (de Lyon), a été aussi préconisée par M. Clerc dans les ulcères variqueux, et il est certain que les caustiques n'exposent pas à la phlébite, ce qui est un point capital dans la cure de ces affections.

La *cautérisation actuelle* est plus prompte, plus radicale, et répond à d'autres indications. Quand l'ulcère devient phagédénique et s'étend non-seulement en profondeur, mais encore en surface, il faut détruire immédiatement les parties qui menacent de se gangréner. Pour cela, on éteint plusieurs cautères chauffés au rouge blanc sur la surface de la plaie et on ne s'arrête que lorsqu'on a la sensation d'avoir escharifié les tissus assez profondément. Les cautères nummulaires, coniques, sont ici préférables au cautère Paquelin, à cause de leurs dimensions et de leur puissance calorifique.

Dans les ulcères calleux, la cautérisation actuelle peut donner de bons résultats, ainsi que dans certains ulcères atoniques, car non-seulement le feu détruit les parties touchées, mais l'action de la chaleur modifie les surfaces sous-jacentes.

Dans les ulcères des pays chauds, on en fait un usage constant. Tous les modificateurs échouent dans les cas graves, même celui qui se compose d'une pâte faite avec une solution d'acide citrique et de camphre que nous nous permettons de signaler comme étant le meilleur. Dans les cas graves, on prend alors un cautère nummulaire qu'on promène sur la surface de la solution de continuité jusqu'à destruction complète des bourgeons charnus de mauvaise nature, ou, ce qui se fait plus volontiers aujourd'hui, on pratique avec le cautère cutellaire une cautérisation dans l'épaisseur des tissus, à 5 millimètres des bords de la solution de continuité. Nou-seulement cette manière d'employer le fer rouge empêche la marche envahissante de l'ulcère, mais elle modifie considérablement sa surface. Ce mode d'action est analogue à celui que nous étudierons tout à l'heure à propos des incisions libératrices.

On peut rapprocher de la cautérisation actuelle une méthode de traitement qui n'est plus en usage : c'est l'*exercice du charbon*. Faure (*Mémoire sur l'usage de la chaleur actuelle. In Mémoire de l'Académie de chirurgie*, t. V, p. 821) éloignait et rapprochait alternativement de la partie malade un charbon ardent et se guidait sur la sensibilité du sujet pour déterminer la température qui oscillait entre 30 et 50 degrés. Il desséchait ainsi la surface et favorisait, disait-il, la cicatrisation. Nous n'avons cité cette curieuse pratique que pour mémoire.

Les *traitements chirurgicaux* proprement dits, ceux qui réclament l'action de l'*instrument tranchant*, sont quelquefois nécessaires, dans la thérapeutique des ulcères. On se décide en général à y avoir recours quand tous les autres moyens ont échoué.

Les *scarifications radiées* sur les callosités, analogues à celles que pratique le docteur Vidal dans le lupus, agissent très-efficacement dans certains cas. Elles dilacèrent, détruisent la gangue fibreuse qui entoure et comprime les vaisseaux sanguins et nerveux. Une inflammation légère succède à ces petites incisions et le tissu induré se trouve ainsi modifié. L'excision des bords fongueux, décollés et calleux, peut aussi être opérée, mais on préfère souvent, dans ces cas, l'usage des caustiques. Il existe une méthode relativement nouvelle qui offre un certain intérêt : c'est la *méthode des incisions libératrices* faites en dehors de l'ulcère, pour en modifier la surface. On s'accorde généralement pour attribuer à Gay (*Lancet*, 1853) l'invention de ce traitement. Ce chirurgien se bornait à faire une incision profonde en fer à cheval sur un des côtés de l'ulcère. Depuis, Faure a conseillé de pratiquer « deux incisions courbes qui circonscrivent l'ulcère avec une partie des tissus avoisinants, intéressant les téguments dans toute leur épaisseur, se rejoignant par les extrémités et dont on dissèque les bords. » C'est à peu près la pratique conseillée par le professeur Nussbaum (de Munich) qui, depuis 1857, a traité plus de 60 cas de cette façon, en ayant soin de couper non-seulement la peau, mais encore le tissu cellulaire jusqu'à l'aponévrose et de pratiquer les incisions à 1 centimètre 1/2 des bords de l'ulcère. Dolbeau conseillait aussi les incisions circonférencielles faites à 2 centimètres 1/2 de la solution de continuité. On trouvera son procédé décrit dans la thèse de Lafaye. Nous avons eu l'occasion de voir plusieurs ulcères traités de cette façon, en prenant même la précaution de disséquer les bords des incisions libératrices pour les exécuter, et nous pouvons assurer que l'amélioration a été prompte et que la cicatrisation, à partir de ce moment, a marché plus rapidement. Ces résultats concordent avec ceux obtenus dans les ulcères des pays chauds à l'aide du fer rouge. Il est difficile de se rendre bien compte du mécanisme par lequel ces incisions améliorent la solution de continuité. Pour les uns, la convexité du membre est un obstacle à la cicatrisation et on le supprime en transformant la surface convexe en une surface plane. Pour les autres, c'est l'excès de la suppuration qui gêne la formation du tissu cicatriciel, et on la tarit en sectionnant les vaisseaux qui se rendent à l'ulcère. Enfin, la raison la plus plausible est la suivante : toute cicatrice qui se forme condense les tissus. Les bourgeons charnus se resserrent, se contractent, et il faut absolument que les bords de la solution de continuité se rapprochent. Une surface cicatrisée est toujours beaucoup plus petite qu'une surface saignante. Dans les ulcères, les bords indurés forment une masse solide qui prend un point d'appui sur l'aponévrose et quelquefois même plus profondément. Ces bords ne cèdent pas devant la cicatrice qui les appelle et l'ulcération ne guérit pas. On détruit ces obstacles, les incisions favorisent le glissement des parties et l'amélioration se fait aussitôt sentir. Bonnet (de Lyon) introduisait même son bistouri à plat et détachait le fond des petits ulcères, pratique qui lui donnait de nombreux succès.

Les ulcères calleux et les ulcères variqueux se trouvent particulièrement bien de cette méthode. Les derniers réclament quelquefois pour leur guérison complète la destruction des varices qui les ont fait naître.

Les ulcères tuberculeux exigent un traitement tout spécial. Autrefois on les attaquait par les caustiques ou le fer rouge, et ces moyens doivent être encore employés dans certains ulcères tuberculeux de la face. Aujourd'hui l'instrument tranchant a modifié la thérapeutique de ces lésions. Sans parler du traitement du lupus vorax par les scarifications radiées du docteur Vidal, sujet qui sort des limites de notre travail, on peut dire que le curage et le grattage aidés des pansements antiseptiques ont permis de conduire à bien des ulcères tuberculeux dont la guérison était jadis très-difficile. Il suffit d'enlever à temps, à l'aide de la curette de Volkmann, tous les débris tuberculeux qui recouvrent les bourgeons charnus, de gratter ces mêmes bourgeons, de faire passer sur la surface sanglante une grande quantité d'eau phéniquée, et de couvrir le tout d'un pansement antiseptique pour obtenir, à bref délai, d'excellents résultats, et ce procédé s'applique aussi bien à la tuberculose locale des muqueuses qu'à celle de la peau. Il faut seulement avoir soin de détruire toutes les parties suspectes.

Il est une dernière ressource sur laquelle il est difficile de formuler des règles précises : c'est l'*amputation du membre*. En Europe on est rarement obligé d'arriver à cette extrémité. Dans nos colonies il n'en est pas de même. Le phagédénisme envahit la totalité d'un membre qu'il entoure d'un anneau ulcéré. Il pénètre entre les muscles, envahit les os et met souvent le chirurgien dans la nécessité de sacrifier un membre pour sauver la vie du malade. L'amputation se fait alors suivant les procédés ordinaires, mais il faut se méfier de la gangrène, de l'ulcération du moignon, et n'opérer que beaucoup au-dessus de la lésion, dans des tissus sains qui ont conservé l'intégrité de leur sensibilité.

Le traitement des ulcères par les *greffes cutanées* et par l'électricité est une méthode qu'on n'emploie qu'exceptionnellement et qui n'a pas encore fait ses preuves. C'est pour cette raison que nous les avons mises à part.

Les *greffes* sont de trois sortes : les greffes *épidermiques*, les greffes *dermo-épidermiques* et les greffes *muqueuses*. Les greffes épidermiques sont les plus faciles à se procurer, mais elles prennent moins facilement sur la surface ulcérée et ont moins de résistance que les greffes dermo-épidermiques recommandées par Ollier. Celles-ci donneraient, suivant le docteur Gandard (thèse de Paris), de meilleurs résultats. Elles n'ont qu'un inconvénient, c'est de nécessiter la formation d'une plaie douloureuse et qui peut devenir à son tour le point de départ d'une ulcération nouvelle. C'est pourquoi Houzé de l'Aulnoit a essayé de prendre des greffes muqueuses sur la joue ou sur la langue du lapin et de les transporter sur les ulcères. Cette méthode ne peut encore être jugée, mais elle se recommande, au dire de l'auteur (*Gazette hebdomadaire*, octobre 1872), par 5 succès et 4 cas douteux, sur 14 expériences.

L'*électricité* appliquée à la cure des ulcères date de 1848, époque à laquelle Spencer Wells expérimenta ce mode de traitement. Il se servait d'un appareil à courants continus terminé par une plaque d'argent et une plaque de zinc. La plaque d'argent peut être remplacée par une plaque de cuivre et doit être mise en contact avec la surface bourgeonnante; la plaque de zinc est posée sur les tissus sains. La cicatrisation se produit, au dire de l'auteur, très-rapidement sous la plaque d'argent et la moyenne de la durée de traitement est seulement de vingt jours. Depuis, cette question a été reprise par plusieurs médecins, surtout à l'étranger. Dernièrement encore, dans le *Guy's Hospital Report* de 1876, sir Golding Bird vante les bons effets des courants continus dans la cure de ces lésions. En France, le docteur Arnold a publié une bonne thèse sur le traitement des ulcères (Paris, 1877) et nous renvoyons à ce travail pour beaucoup de détails qui dépasseraient les bornes d'un article de dictionnaire. Il recommande la pile de Clamond et Gaiffe au sesquioxyde de fer et au chlorhydrate d'ammoniaque. Il place, comme Spencer Wells, le cuivre ou pôle positif sur la solution de continuité, fait passer un courant de moyenne intensité, et laisse l'appareil en place vingt-quatre heures. Il faut, bien entendu, se méfier des

eschares qui se forment facilement au pôle négatif. On a d'abord attribué les
bons effets de ce traitement à la présence de la plaque de métal, sans vouloir
croire au bienfait de l'électricité ; mais l'application d'une plaque de cuivre
indifférente, qui ne livrait pas passage à un courant, a bien vite démontré qu'il
n'en était pas ainsi. L'électricité agit en augmentant la contractilité des vaisseaux et en favorisant la circulation et la nutrition des tissus. Elle modifie aussi
la surface ulcérée à la manière des caustiques cathérétiques en y entretenant
des décompositions électrochimiques analogues à celles déterminées par le
nitrate d'argent, le sulfate de zinc, ainsi que l'a démontré le docteur Onimus.

Les complications des ulcères telles que la phlébite, l'angéioleucite, l'érysipèle, seront traitées par les moyens ordinaires. Quant à l'altération des os situés
au-dessous de l'ulcère, elle sera soignée localement à l'aide des moyens que
nous avons précédemment indiqués.

Les récidives sont souvent à craindre. Le tissu cicatriciel n'est pas toujours
très-solide et on peut le voir se rompre à la suite d'une longue marche ou
d'une fatigue un peu prolongée : aussi faut-il recommander aux malades la plus
grande prudence, pendant les premiers temps qui suivent la guérison. Une
excellente pratique qu'on ne saurait trop recommander aux médecins consiste
à prendre eux-mêmes la mesure d'un bas lacé ou élastique que le malade se
fera fabriquer et qu'il portera pendant longtemps. Cette mesure est indispensable quand on a affaire à un membre couvert de varices et par conséquent
troublé dans sa circulation et sujet à l'œdème.   EUGÈNE ROCHARD.

ULDALL (FREDREICK-ADOLPH).   Médecin danois, né à Espe, près Corsör (île de
Seeland), le 1er octobre 1806. Il fut reçu docteur à Copenhague en 1833, fut
médecin des pauvres de cette ville de 1834 à 1836, puis en juillet 1836 se fixa
à Fridericia comme médecin pensionné.

Nous connaissons de lui :

I. *Diss. de effectibus jodii in organismum humanum usuque medico.* Havniae, 1833,
in-8°. — II. *Diss. inaug. de dentitione infantili,* etc. Havniae, 1833, in-8°.—III. *Haandbog
i den gjoeldedde civile medicinallovgivning for Danmark.* Kjöbenhavn, 1833, in-8°. —
Danmarks gjaeldende civile Lovgivning, angaaende Apothekerväsenet. Kjöbenhavn, 1835,
in-8°; *Suppl.,* ibid., 1835, in-8°. — V. *Handbog i Sundhetspolitiet,* etc. Kjöbenhavn, 1840,
in-8°, etc.   L. HN.

ULEX.   Genre de plantes Dicotylédones, appartenant à la famille des Légu-
mineuses-Papilionacées, de la division des Genistées.

Les plantes de ce groupe sont des arbustes à rameaux spinescents, à feuilles
subulées. Ils ont un calice bilobé, à lèvre supérieure bidentée, l'inférieure
tridentée ; 10 étamines monadelphes ; un légume ovoïde, contenant de 2 à
4 graines.

La seule espèce à signaler ici est l'*Ulex europeœus* L., qu'on nomme *Ajonc*
ou *Jonc marin ;* il croît dans les landes, les endroits marécageux et stériles de
l'Europe occidentale. On s'en sert pour faire des haies et, dans certains pays
pauvres, dans quelques parties de la Bretagne, où il est extrêmement abondant,
ou le fauche pendant qu'il est jeune encore et tendre, pour le donner à manger
aux bestiaux.   PL.

BIBLIOGRAPHIE. — LINNÉ. *Genera,* 882. *Species,* 1045. — LAMARCK. *Dictionn. Encyclopédie,*
t. I, p. 71. — DE CANDOLLE. *Prodrome,* t. II, p. 144. — VILMORIN. *Emploi de l'ajonc comme
fourrage* (cultivateur), t. VIII, p. 25.   PL.

CLIOS. *Voy.* ARAIGNÉES.

ULLERSDORF (EAU MINÉRALE ET CURE DE PETIT-LAIT DE). *Mésothermale, sulfatée sodique moyenne, sulfureuse et carbonique faible*, en Autriche, dans la Moravie, dans le cercle d'Olmütz, à 30 kilomètres de la ville de ce nom, au pied de la chaîne des montagnes qui partent de la Silésie, à 1 kilomètre du château d'Ullersdorf, dans une charmante vallée, émerge une source dont l'eau est claire et limpide, d'une odeur fortement sulfureuse, d'un goût un peu amer. Sa température est de 31°,1 centigrade, son analyse chimique a été faite en 1824 par Joh. Schrötter, qui a trouvé dans 1 litre de cette eau les principes suivants :

Sulfate de soude.	0,545
Chlorure de sodium.	0,598
Bicarbonate de soude.	0,660
— chaux.	0,200
Silice.	0,110
Matière extractive.	0,080
TOTAL DES MATIÈRES FIXES.	2,195
Gaz. { hydrogène sulfuré	66cc,635
{ acide carbonique.	quantité indéterm.

La source d'Ullersdorf alimente un petit établissement d'autant plus fréquenté qu'il n'y a pas d'autre source sulfureuse chaude qu'elle dans la basse Autriche. Elle est administrée en boisson, en bains, en douches et en lotions dans les affections cutanées et rhumatismales, dans les catarrhes chroniques des voies urinaires et aériennes, dans la gravelle, dans les rigidités articulaires consécutives aux grands traumatismes, et enfin dans les ulcères atoniques et anciens.

La *durée de la cure* est de vingt à vingt-cinq jours.

On *exporte* peu l'eau de la source d'Ullersdorf.

On trouve à cette station une installation séro-lactée convenable.   A. R.

BIBLIOGRAPHIE. — KLAUSENBERG (J.-V.), HERTOD, ZIEROTIN et KRATKY (Vincenz), ont décrit les caractères physiques et chimiques de cette source et l'installation de la station d'Ullersdorf; la première monographie date de 1580, Jos. Schrötter a publié la dernière en 1824.   A. R.

ULLERSPERGER (JOHANN-BAPTIST).   Médecin allemand de mérite, mort à Munich, le 14 septembre 1878, à l'âge de quatre-vingt et un ans. Il était conseiller du roi et médecin particulier du duc de Leuchtenberg. Il publia en 1864 à Neuwied un mémoire couronné sur l'apoplexie nerveuse (*Hirnnervenschlag*), et en 1865 un autre mémoire couronné *Sur l'angine de poitrine* (*Herzbräune*). Nous citerons encore de lui :

I. *Die Brustbräune* (*Angina pectoris*), etc. Erlangen, 1848, gr. in-8°. — II. *Die Anwendung der verschied. natürl. Salzquellen in den Salinen bei Kissingen zu Heilzwecken.* Erlangen, 1840, in-18. —III. *Die Frage über die Heilbarkeit der Lungenphthisen.* Würzburg, 1807, in-8°. — IV. *Italiens Irrenwesen*, etc. Würzburg, 1867, in-8°. — V. *Clitoridectomie als Mittel gegen Hysterie, Epilepsie*, etc. Neuwied, 1867, gr. in-8°. — VI. *Pädiotrophie, Pädiopathieen u. Pädiatrik*, etc. Erlangen, 1867, gr. in-8°.   L. Hn.

ULLMANN (CHRISTOPH).   Médecin allemand, né à Cassel, le 11 mai 1773, était le frère cadet de JOHANN-CHRISTOPH ULLMANN, professeur de droit politique à Marbourg, mort en 1821. Notre Ullmann fut reçu docteur à Marbourg en 1795 (*Diss. sist. ossium cariem*, pet. in-8°), puis en 1804 devint professeur extraordinaire de médecine à l'Université, en 1807, professeur ordinaire d'anatomie, en 1815, professeur ordinaire de chirurgie. Il devint ensuite directeur de la clinique et de l'hôpital de Marbourg et en 1840 conseiller intime. L'époque de sa mort ne nous est pas connue.

Ullmann fut à partir de 1834 l'un des rédacteurs du *Schmidt's Jahrbücher der Medicin*. Il publia des articles dans *Siebold's Samml. chir. Beob.*, dans *Graefe's u. Walther's Journal der Chirurgie*, etc., et d'autres en très-grand nombre dans le *Berliner encyclop. Wörterbuch der med. Wissenschaften*.

L. Hn.

ULLPU. On donne ce nom, dans le Pérou, à une boisson faite avec la farine du *Milium nigricans* R. et Pav. Pl.

ULLUM. Nom donné dans les Indes, dans l'idiome tellingou, au Gingembre (*Zingiber officinale* Rosc.). Pl.

ULMACÉES. Famille de plantes Dicotylédones, qu'on faisait entrer dans la grande famille des Amentacées, puis dans les Urticées de Gaudichaud, mais qui a des caractères bien distincts, légitimant sa séparation comme famille distincte.

Ce sont des arbres ou des arbrisseaux, à feuilles alternes stipulées, à fleurs monoïques-polygames, ou hermaphrodites. Ces fleurs ont un périanthe simple, campanulé, persistant; des étamines en général en nombre égal aux lobes du périanthe; un ovaire libre, uni ou biloculaire, surmonté de 2 styles, et contenant des ovules solitaires pendants. Le fruit est une samare ou un nuculaine, monosperme, à graine inverse. L'embryon est sans albumen, droit, à radicule supère.

Les Ulmacées ainsi limitées ne renferment qu'un petit nombre de genres : les *Ormes*, les *Planera* Gmel., les *Abelicea* Belli et deux ou trois autres moins importants. L'écorce de ces plantes contient le plus souvent un mucilage amer, utilisé surtout dans les Ormes, et leur bois est employé dans l'industrie ou comme bois aromatique : tel est le bois du *Planera aquatica* Gmel. et celui de l'*Abelicea cretica* H. Bn. (*Quercus abelicea*) qui constitue le *faux santal de Crète*. Pl.

BIBLIOGRAPHIE. — PLANCHON (J.-E.). In *Ann. des sc. nat.*, sér. 3, X, 261; *Prodrome*, XVII, 167. — ENDLICHER. *Genera*, p. 275. — BENTHAM et HOOKER. *Genera...* — LE MAOUT et DECAISNE. *Traité général de botanique*, p. 523. Pl.

ULMAIRE. Nom vulgaire de la *Reine-des-Prés* (*Spiræa ulmaria* L.) (*voy.* SPIRÉE). Pl.

ULMINE. **ULMIQUE** (ACIDE). **ULMIQUES** (COMPOSÉS). La théorie de ces composés serait très-importante parce ces corps forment la base de produits naturels de première utilité, mais elle est extrêmement difficile à réaliser parce qu'ils ont un équivalent élevé et surtout parce qu'ils ne cristallisent pas et sont bruns. Ainsi, le terreau et les engrais naturels contiennent des corps mal définis : acides *géique*, *crénique*, *apocrénique*, *fumique*, dont le rôle est probablement considérable au point de vue de la végétation.

L'*anthracite*, la *houille*, le *lignite*, la *tourbe*, se lient à ces composés et en fournissent.

Ils ont le plus souvent les caractères des acides, on peut les envisager comme des polymères des hydrates de carbone plus ou moins hydratés.

Les sucres brunissent en présence des acides. Le sucre de canne donne dans ces circonstances d'abord un acide tribasique, incristallisable, l'acide *glucique*, puis l'acide *apoglucique*. Si l'on prolonge l'action, ce dernier brunit davantage et fournit des corps noirs qui sont de deux sortes : les uns acides, solubles dans les alcalis, quelquefois dans l'eau pure, mais insolubles dans les acides, tels que l'acide *ulmique* $C^{96}H^{54}O^4$; les autres neutres et insolubles dans l'eau, comme l'*ulmine* $C^{96}H^{28}O^{28}$.

Pour les séparer, on les lave à l'eau et on les fait ensuite digérer avec l'ammoniaque : l'ulmine reste insoluble, l'acide ulmique se dissout. On connaît sous ces noms divers produits, car les auteurs qui en ont fait l'étude y ont rencontré les éléments en proportions très-différentes. Mulder désigne les produits noirs par le nom d'ulmine et d'acide ulmique, et il représente les produits bruns par ceux d'humique et d'acide humique.

Les alcalis caustiques se comportent avec le sucre, la gomme, etc., comme les acides.

L'ulmate de cuivre et l'ulmate d'argent sont insolubles, ainsi que d'autres ulmates des métaux proprement dits ; on les prépare par double décomposition entre un ulmate alcalin et un sel métallique.

La cellulose, la gomme, l'amidon, les matières albuminoïdes, fournissent aussi des composés ulmiques. Les produits de la décomposition du tannin, de l'acide gallique, de l'action de l'acide sulfurique sur l'alcool, etc., en font partie.

M. Hardy en a préparé par l'action du sodium sur un mélange de chloroforme et d'acétone (acides *chloracétulmique*, *acétulmique*, etc.).

Lorsqu'on fait bouillir longtemps avec de la soude du lignite débarrassé de résine par l'alcool, il se forme un liquide brun qui, traité par l'acide chlorhydrique, fournit l'acide *carbo-ulmique* et l'acide *carbohumique* (Herz).

Klaproth désignait sous les noms d'ulmine et d'acide ulmique la matière noire, pulvérulente, contenue dans les troncs d'arbres. Ces substances se forment d'une façon générale, lorsque les parties d'un végétal et même d'un animal sont soustraites à l'action de la vie. Elles subissent des réactions mal connues, sortes de fermentations, et fournissent une matière noire, appelée l'*humus*, le *pourri*.

Cet humus se dissout en partie dans les acides. Mulder a retiré de la partie soluble trois acides : géique, ulmique, humique. D'après Hermann, il s'y trouverait onze substances différentes, dont plusieurs azotées.

L'acide humique est amorphe, peu soluble dans l'eau, même bouillante. Il rougit le tournesol, il décompose les carbonates.

On a préparé des produits ulmiques par un grand nombre d'autres moyens, notamment par l'action de l'ammoniaque sur la paille, la sciure de bois; sur les sucres, l'amidon, la cellulose. Ces produits diffèrent des composés ulmiques précédents en ce qu'ils sont très-azotés; on a trouvé jusqu'à 11 pour 100 d'azote.

L'humus joue un rôle considérable dans le sol. Sa teinte brune retient la chaleur solaire, son pouvoir hygrométrique permet aux terrains sablonneux de garder l'humidité, il favorise l'absorption de l'azote de l'air et la fixation de l'ammoniaque. Un excès d'humus nuit en réduisant les sels de fer et en donnant trop d'acidité à la terre. RICHE.

ULMUS. *Voy.* ORME.

CLOROBES. *Voy.* ARAIGNÉE.

ULOTHRIX. La petite famille des Ulothrichées comprend les formes les plus simples des Algues *Confervacées isogames.* Elle renferme des Algues d'eau douce ou saumâtre, colorées en vert gai, et d'une structure en général très-délicate. Le thalle, entouré d'une couche mucilagineuse plus ou moins épaisse et fixé à sa base par un crampon, est constitué par un filament simple, formé d'une seule rangée de cellules toutes semblables; ces éléments, dont la largeur varie, suivant les espèces, entre 1/90 et 1/450 de millimètre, sont en général deux ou trois fois moins longs; quelquefois cependant ils peuvent atteindre des dimensions égales dans tous les sens. Chacun d'eux renferme un seul noyau. La matière colorante verte y est disposée d'abord sous forme d'une masse indivise, puis elle se segmente en devenant granuleuse, et forme à l'intérieur de chaque cellule un anneau transversal. L'accroissement des filaments est intercalaire et se réalise par division des cellules; cette division, précédée du dépôt contre les parois d'une couche interne de cellulose, s'effectue toujours dans une direction perpendiculaire au grand axe du filament.

La reproduction a lieu au moyen de zoospores qui peuvent se former indifféremment dans toutes les cellules du filament. Le contenu protoplasmique, après s'être contracté, peut s'organiser en une seule zoospore (*U. mucosa*), ou subir une fragmentation répétée et constituer alors un nombre variable (le plus souvent 4) de corps reproducteurs. Ces éléments, assez gros, de forme sphérique ou allongée, sont pourvus d'un rostre incolore, d'un point oculiforme rouge, et de 4 cils vibratiles attachés à l'extrémité du rostre. Mis en liberté par la dissolution du filament, ils germent en un tube allongé, à la base duquel se constitue un petit épaississement mucilagineux, adhérant fortement aux objets sur lesquels il se fixe. Il arrive souvent que le mouvement de la zoospore prend fin avant qu'elle soit sortie de la cellule mère, et c'est alors à l'intérieur de celle-ci qu'a lieu la germination; il n'est pas rare de trouver des filaments dont presque toutes les cellules ont été le siége de ce phénomène et qui sont alors hérissés de jeunes *Ulothrix.*

Ces grosses zoospores à 4 cils (*macrozoospores*) se forment le plus généralement en automne et en hiver. Au printemps et en été, la division du contenu cellulaire est poussée plus loin et aboutit à la formation dans un même article de 4, 8, 16, ou 32 zoospores, semblables comme forme aux précédentes, mais plus petites et pourvues de 2 cils seulement. Ces microzoospores sont mises en liberté par un orifice latéral de la membrane, et non plus par destruction de celle-ci; elles se fusionnent deux à deux (quelquefois même par trois) et constituent ainsi un œuf ou une zygospore à 4 cils, qui se meut encore quelque temps, puis s'entoure d'une membrane cellulosique et passe à l'état de vie latente. Ce n'est qu'à l'automne suivant que se manifeste le retour de l'activité végétative; l'œuf augmente d'abord de volume, puis son contenu se divise en 2 à 14 masses, dont chacune se façonne en une zoospore à 4 cils, semblables à celles qui se forment en hiver dans les filaments.

Il y a donc, chez ces végétaux, une reproduction sexuée (par copulation des microzoospores) et une reproduction asexuée (par macrozoospores); on peut même voir une véritable alternance de générations dans la formation de macro-

zoospores aux dépens de l'œuf fécondé. Cependant la distinction entre ces
divers phénomènes est moins nette qu'elle ne le paraît au premier abord, et
l'on voit que ces êtres, chez lesquels la différenciation sexuelle commence à
peine à s'établir, ne sont pas encore assez évolués pour qu'elle ait pu revêtir
encore des caractères absolument fixes. En effet le polymorphisme des filaments
et surtout des zoospores est très-étendu, et, pour ces dernières, M. Dodel a pu
donner entre leurs deux formes extrêmes toutes les transitions possibles, la
seule distinction absolue étant fondée sur le nombre des cils. D'ailleurs les
microzoospores qui n'arrivent pas à se fusionner se fixent néanmoins et germent,
comme des macrozoospores, en donnant seulement des thalles plus petits; leur
germination peut même, comme celle des macrozoospores, se produire à l'intérieur du filament. D'autre part, une observation de M. Cornu, sur la formation
des macrozoospores d'*U. seriata*, tend à diminuer encore la différence entre
ces deux sortes de corps reproducteurs. Les articles de cette algue, au moment
de la formation des spores, divisent leur contenu en deux, ou quelquefois en trois
masses inégales, colorées, plongées dans un plasma incolore de nature différente. Ces masses occupent les deux extrémités de la cellule; elles s'avancent
ensuite et se réunissent vers le milieu, en s'appliquant étroitement l'une sur
l'autre; la masse unique ainsi formée prend plus tard la forme sphérique,
s'entoure d'une membrane et constitue une macrozoospore. Il y aurait là une
sorte de fécondation, chacune des masses plasmiques formées primitivement
représentant deux microzoospores.

Cet exemple de l'absence de distinction absolue entre la reproduction asexuée
et la reproduction sexuée n'est d'ailleurs pas le seul que l'on puisse citer, et,
dans presque tous les groupes des Algues, nous voyons ce dernier mode se
constituer, non pas de prime saut avec tous ses caractères tranchés, mais au
contraire avec des incertitudes, des hésitations qui nous permettent de déterminer sa véritable origine et d'établir les liens qui l'unissent aux autres modes
plus simples de propagation de l'espèce.

Le genre Ulothrix, constitué par Kützing (Alg. desc., n° 144, 1856), comprend
une cinquantaine d'espèces, répandues à peu près sur tout le globe, et vivant
soit dans l'eau douce, soit dans l'eau saumâtre, soit sur la terre humide.
L'étude du développement de ces êtres a permis à M. Cienkowski de leur
rattacher un certain nombre de formes, considérées jusqu'à maintenant comme
autonomes et qui ne seraient que des phases particulières de leur évolution.
C'est ainsi que l'*U. mucosa* se transformerait par l'enkystement gélatineux des
parois et la dissociation de ses articles en une Palmellacée du genre *Hormospora*.
Cette *Hormospora* et l'*Ulothrix* lui-même, avant toute autre modification, peuvent
par partition des articles se transformer en un corps vermiforme qu'il est impossible de distinguer d'un *Schizomeris*. Chacune de ces trois formes demeure capable
de fournir des zoospores qui, en germant, reproduisent l'Ulothrix. Une autre
Ulothrichée, le *Cylindrocapsa involuta*, se comporterait de même, mais sans
passer par l'état de Schizomeris. Les Ulothrix intéressent vivement le médecin
hydrologiste en raison du rôle important que quelques-unes d'entre elles jouent
vraisemblablement comme agents de minéralisation des eaux sulfureuses naturelles; on a constaté en effet dans les eaux de Baréges, etc., la présence de
plusieurs espèces de ce genre (*voy.* SOLFURAIRES).   HECKEL.

BIBLIOGRAPHIE. — ARESCHONG. *Mémoire sur les Ulothrix.* In *Mémoires de la Soc. royale des
sc. d'Upsal,* 1806. — DIPPEL. *Zellentheilung der Ulothrix zonata.* In *Abhandlungen der*

naturforschenden Gesellschaft zu Halle, t. X, 1867. — Cramer. *Ueber Entsehung und l'aarung der Schwaermsporen von Ulothrix.* In *Botanische Zeitung*, 1871, col. 76-80, 89-91. — Cornu. *De la fécondation chez les Algues, et en particulier chez l'Ulothrix seriata.* In *Bull. de la Soc. de Bot. de Fr.*, t. XXI, pp. 72, 1874. — Dodel. *Botanische Zeitung*, 1876, n° 12. — Cramer. *Botanische Zeitung*, 1876, n° 44. — Dodel. *Ulothrix zonata.* In *Pringsheim's Jahrbücher für wiss. Bot.*, t. X, 1876. — Cienkowski. *Zur morphologie der Ulothricheen.* In *Bull. de l'Acad. imp. des sc. de Saint-Pétersbourg*, t. XXI, juin 1876. — Thuret. *Sur les zoospores des Algues.* In *Annales des sc. nat. Bot.*, 3° série, t. XIV, 1850. — Du mère. *Études physologiques*, 1878. — Kolderup Rosenvinge. *Bidrag til Kundskaben am Slœgterne Ulothrix og Conferva*, etc. In *Botanisk Tidsskrift*, 1879.   H.

ULOTRIQUES (de οὖλος, frisé, θρίξ, cheveu). Dénomination employée par Bory de Saint-Vincent, puis par Huxley, pour désigner certaines races humaines à cheveux crépus, par opposition aux races liotriques à cheveux lisses (*voy.* Liotriques).   L. Hn.

ULOWATON. Nom malais donné à l'Aloès.   Pl.

ULRICH (SAINT-) (Eaux minérales de). *Athermales, bicarbonatées calciques et ferrugineuses faibles, carboniques moyennes*, dans le département du Bas-Rhin, dans l'arrondissement de Schelestadt, dans le canton de Barr, est un bourg peuplé de 528 habitants, où émerge une source sortant du terrain calcaire par trois griffons qui donnent en vingt-quatre heures près de 6000 litres d'eau minérale. Cette eau est claire, transparente et limpide, sans odeur, d'un goût franchement ferrugineux. Des bulles gazeuses d'un assez gros volume la traversent et viennent s'épanouir à sa surface d'une manière intermittente, à périodes rapprochées. Sa température est de 15,9 centigrade, celle de l'air étant de 13°,2 centigrade. Sa pesanteur spécifique est de 1,003. Kirschleger a trouvé dans 1000 grammes de cette eau 0,344 de matières fixes. Le bicarbonate de chaux en est le principe constituant à peu près exclusif, puisqu'il représente à lui seul 0,320. Le bicarbonate de fer, la silice et le chlorure de calcium en sont les autres éléments.

Un petit établissement comprenant une buvette et quatre baignoires, deux pour chaque sexe, est fréquentée par les gens du voisinage qui viennent s'y soigner d'affections chloro-anémiques, et surtout de troubles des voies urinaires, pour lesquels les eaux de Saint-Ulrich ont une vieille réputation qu'elles méritent d'ailleurs.

La *durée de la cure* est de vingt-cinq à trente jours.

On *exporte* aux environs les eaux de la source de Saint-Ulrich.   A. R.

ULRICH (Les deux).

Ulrich (Carl-Friedrich-Caspar). Médecin allemand du plus grand mérite, né à Arnsberg, le 18 février 1829, enlevé prématurémen à la science le 7 septembre 1867. Après de brillantes études au gymnase, il commença ses études médicales à l'Université de Berlin en 1847 et devint le *famulus* du célèbre Jean Müller. En 1848, il entra à la clinique de Halle, où l'attirait la réputation de Krukenberg. Un an après, il revint à Berlin, suivit la clinique de Schönlein, soutint sa thèse inaugurale (*De apparatu electrico rajarum*, 1851), et se fit recevoir au *Staats-examen* (1851-1852). Après avoir visité Prague et Vienne, il se fixa à Berlin et fut nommé, en 1853, médecin des pauvres à Moabit, et l'année suivante médecin de l'hôpital catholique, qu'il dirigea seul peu après. Il conserva ces fonctions jusqu'à sa mort.

Ulrich se livra avec le plus grand succès à la pratique chirurgicale, sans négliger la pratique de la médecine et celle des accouchements. Ses communications à la Société de médecine de Berlin et à la Société d'accouchements prouvent que toutes les branches de l'art de guérir lui étaient familières. Son ouvrage le plus important est le : *Aerztlicher Bericht aus dem St. Hedwigs-Krankenhause zu Berlin über die Jahre* 1854-1858, Berlin, 1860 (extr. de *Deutsche Klinik*, 1859-1860), il ne put achever son 2ᵉ *Bericht*, pour lequel il avait amassé tous les matériaux. Dans les *Verhandlungen der geburtshülflichen Gesellschaft*, il a publié, entre autres, des mémoires *Sur un cas de grossesse extra-utérine supposée*, 1858, Heft 10 ; *Sur un cas de grossesse extra-utérine avec mort du fœtus et expulsion des os de celui-ci par le vagin et l'intestin*, ibid. ; *Sur un cas mortel de vomissement de la grossesse*, ibid., 1859, Heft 11 ; *Sur un kyste de l'ovaire*, 1860, Heft 12. Parmi ses communications à la Société de médecine de Berlin, on peut citer *Un cas de maladie dite d'Addison due à une affection tuberculeuse des capsules surrénales* (*Deutsche Klinik*, 1862, n° 5) ; *Deux cas de hernie obturatrice* (ibid., 1862, n° 11) ; *Un cas de thyroïdotomie pour extirpation d'un polype laryngé*, opération qui a été pratiquée pour la première fois par Ehrmann, à Strasbourg, en 1854 (ibid., 1865, n° 19) ; *Un cas de compression digitale de l'artère iliaque pratiquée avec succès pour une hémorrhagie grave résultant d'une double blessure de l'artère* (*Berliner klin. Wochenschrift*, 1867, n° 4). *Voy.* sur Ulrich une notice, par O. Veit, in *Deutsche Klinik*, 1867, p. 469.

Ulrich (August-Leopold). Autre médecin allemand, né le 9 juillet 1791, fit ses études à Berlin et y fut reçu docteur en 1816 (*Annotationes quædam de sensu ac significatione ossium capitis,*, etc., gr. in-4°). Il se fixa à Coblence et y devint en 1820 conseiller médical, en 1842 conseiller du gouvernement. En 1837, il fut nommé chevalier de l'ordre de l'Aigle rouge de quatrième classe. Outre de nombreux articles dans *Meckel's D. Archiv, Horn's Archiv, Nasse's Zeitschrift, Graefe's u. Walther's Journal, Hufeland's Journal, Rust's Magazin, Schmidt's Jahrbücher, Froriep's Notizen, Casper's Wochenschrift, Preuss. med. Vereinszeitung*, etc., on peut citer de lui son *General-Bericht des Kgl. Rheinischen Medicinal-Collegiums über die Jahre* 1825-1827, Coblenz, 1828-1830, 3 fasc., in-fol. L. Hn.

ULSAMER (Adam). Médecin allemand, né à Ochsenfurth, vers 1795, se fit recevoir docteur à Erlangen en 1820, puis fut à Wurtzbourg répétiteur à l'École des sages-femmes et *assistent* à la Maternité (1822). Il passa ensuite à Landshut, où il devint en 1830 professeur d'accouchements et directeur de la Maternité annexée à l'École de chirurgie. En 1840, il devint conseiller du royaume de Bavière. C'est tout ce que nous savons de sa carrière. Outre un grand nombre d'articles dans les recueils périodiques et le *Berliner encyclop. Wörterb. d. med. Wiss.*, il a publié :

I. *Diss. de partu praematuro, arte legitima procurando.* Virceburgi, 1820, gr. in-8°. — II. *Das Nachgeburtsgeschäft und seine Behandlung, nach Thatsachen bearbeitet.* Würzburg, 1827, gr. in-8°. — III. *Die Entbindungsanstalt in Landshut und ihr Wirken als Attribut der chirurgischen Schule.* Landshut, 1833, gr. in-4°. L. Hn.

ULSENIUS (Theodorich).   Célèbre médecin du quinzième siècle, dont Celtes en 1505 et Gerardus Faustus en 1546 font le plus grand éloge. Il naquit en Frise, fut reçu docteur ès arts et en médecine, nommé médecin pensionné de Nuremberg en 1486 et médecin particulier des ducs de Mecklembourg en 1507. D'après Fuchs, il est l'auteur d'un *Vaticinium* (en vers), publié à Nuremberg en 1496, et constituant le premier écrit isolé sur la syphilis, de la main d'un allemand. On a encore de lui un autre ouvrage intitulé : *De phармacandi comprobata ratione lib*. II. Norimbergae, 1496. Blanck cite encore de lui : *Elegiæ et epigrammata. — Hymnus in Jodocum. — In communem peregrinationem viaticum*. La date de la naissance et de la mort d'Ulsenius est inconnue.

L. Hн.

ULSTAD (Philipp).   Médecin de Nuremberg, florissait au début du seizième siècle. Il enseigna la médecine avec éclat à Nuremberg et se fit connaître par les deux ouvrages suivants :

I. *De epidemia tractatus*. Basilese, 1526, in-8°. — II. *Coelum philosophorum, seu de secretis naturae liber*, etc. Argentorati, 1528, in-fol.; 1630, in-8°; Parisiis, 1544, in-8°; Lugduni, 1553, in-12; 1557, in-12; Francofurti, 1600, in-12. L. Hн.

ULSTEN (Theodorich).   Médecin-poëte Frison de la fin du quinzième siècle, mort à Bois-le-Duc. D'après Matthiæ, il fut médecin pensionné de Nuremberg. On peut citer de lui, entre autres : *De pharmacandi comprobata ratione libri duo*, Norimbergi, 1496, in-8°; Basileæ, 1571, in-8° (en vers). A l'édition de Bâle sont annexés les commentaires de G. Pictorius. L. Hн.

ULTICANA.   Un des noms anciens de la *Belladone* (*Atropa Belladona* L.).

Pl.

ULVE (*Ulva* L.).   Genre d'Algues marines qui a donné son nom au groupe des Ulvacées.

Le principal caractère des Ulves réside dans leurs frondes qui sont formées d'un seul plan de cellules. Ces frondes, parfois très-développées, sont tantôt planes, tantôt enroulées en forme de cornets ou de tubes, avec les bords plus ou moins onduleux ou laciniés. Elles sont généralement très-minces et de couleur verte. La reproduction sexuée n'a pas encore été observée, mais dans les cellules du thalle se développent de nombreuses zoospores ciliées qui, dans certaines espèces, sont de deux sortes : les unes grandes et munies de quatre cils (*Macrozoospores*), les autres beaucoup plus petites (*Microzoospores*) et pourvues seulement de deux cils.

Parmi les espèces assez nombreuses de ce genre, il convient de mentionner surtout l'*Ulva lactuca* L. et l'*U. umbilicata* L., que l'on rencontre communément dans l'Océan Atlantique et la Méditerranée, attachées aux pierres, aux rochers, aux coquilles, etc. L'*U. lactuca* L. paraît être le βρύον θαλάσσιον de Dioscoride. Les frondes, d'un vert pâle, très-minces et délicates, sont oblongues, planes, laciniées et plus ou moins crispées et ondulées. Elles sont réunies en touffe par leur base et rappellent assez bien un pied de chicorée frisée. Celles de l'*Ulva umbilicata* L. sont un peu coriaces, simplement sinueuses sur les bords et légèrement ondulées, d'un vert très-foncé, un peu brunâtre.

Sur les côtes d'Angleterre et de l'Écosse, les pêcheurs recueillent indistinc-

tément ces deux espèces pour les manger en salade avec du vinaigre, un peu
de beurre et du poivre. Ils en font également des salaisons pour l'hiver.

Ed. Lef.

UMA. Un des noms sanscrits du *Lin* (*Linum usitatissimum* L.). Pl.

UMA-BIJU. Nom donné, dans le Japon, au *Pourpier* (*Portulaca oleracea* L.).
Pl.

UMARI. Nom qu'on donne au Brésil à l'*Andira inermis* Kunth, qui fournit
l'écorce de *Geoffrée de la Jamaïque.* Pl.

UMBATES. Nom donné, dans le Japon, au Cognassier de ce pays (*Cydonia
Japonica* L.). Pl.

UMBELLIFÉRONE. $C^9H^6O^3$. Ce corps se forme dans la distillation sèche
d'un grand nombre de résines d'Ombellifères, particulièrement du galbanum. Il
est en prismes rhombiques, incolores, fusibles à 240 degrés, sublimables sans
altération, peu solubles dans l'eau froide, très-solubles dans l'eau chaude, dans
l'alcool et dans l'éther. La solution aqueuse présente par réflexion un reflet bleu
chatoyant.
L. Hn.

UMBELLIQUE (Acide). $C^9H^{10}O^4$. L'acide umbellique ou ombellique s'obtient en chauffant avec l'amalgame de sodium une solution alcaline d'umbelliférone. Il se présente en cristaux grenus, incolores, peu solubles dans l'eau,
facilement solubles dans l'alcool et l'éther, fusibles à une température inférieure
à 125 degrés, avec décomposition partielle.

La solution d'acide umbellique réduit la solution alcaline de cuivre et ammoniacale d'argent, et est colorée en vert par le perchlorure de fer. Fondu avec la
potasse, il fournit de la résorcine.
L. Hn.

UMBILICUS VENERIS, *Nombril de Vénus.* Nom donné au *Cotyledon
umbilicus* L. (*Umbilicus pendulinus* DC.) (*voy.* Cotylet). Pl.

UMBLE. Nom donné au *Succin* dans diverses parties des Indes, dans les
idiomes tamoul et tellingou. Pl.

UMBLIR. Nom donné en arabe et en hindou au *Tamarin* (*Tamarindus
indica* (L.). Pl.

UMBU. D'après Pison, ce nom s'applique à un arbre du Brésil dont les
fruits, gros comme une prune, d'un blanc jaunâtre, contiennent un gros noyau
dont l'amande comestible a une saveur agréable. On se sert aussi des tubercules
de la racine, qui ont un goût sucré, approchant de celui des patates : on les
donne aux fiévreux comme rafraîchissants.

Marcgrav parle sous le même nom d'une autre espèce dont les racines aqueuses
fournissent une eau bonne à boire. Pl.

Bibliographie. — Pison. *Brasil*, p. 78. — Marcgrav. *Brasil*, p. 108. — Mérat et de Lens.
Dict. mat. méd., t. VI, p. 603. Pl.

UMBUTI. Nom donné, dans l'idiome du khanais, à l'*Oxalis corniculata* L.
ou *Surelle.*   Pʟ.

UMKI. Nom donné en Chine au *Gardenia florida* L., dont les fleurs ont une
odeur suave qui les fait rechercher.   Pʟ.

UNA-BIJU. Nom donné au Japon au Pourpier (*Portulaca oleracea* L.).
                                                                     Pʟ.

UNA-BUSUKI. Nom donné au Japon à la *Bardane* (*Arctium lappa* L.).
                                                                     Pʟ.

UNAGHAS. UNGHAS. Nom donné au *Bambou* dans les Indes Orientales.
                                                                     Pʟ.

UNANEA. UNARENUEA. URENNEA. Ces divers noms, écrits diversement selon les livres, se rapportent à une plante décrite par Pavon, sous le nom de
Unanea febrifuga. C'est un arbuste de l'Équateur, près de Quito, où on le
nomme *Chinininha.* Il est très-amer et est fort recherché des naturels contre
les fièvres intermittentes. On emploie particulièrement sa racine, allongée, arrondie, de la grosseur du doigt, fusiforme, rameuse, à écorce noire.
On ne connaît pas la famille de cette espèce.   Pʟ.

Bɪʙʟɪᴏɢʀᴀᴘʜɪᴇ. — Pᴀᴠᴏɴ. *Journal de physique*, t. LXXXIX, p. 319. — *Gazette de Madrid*,
25 juin 1819. — Mᴇ́ʀᴀᴛ et ᴅᴇ Lᴇɴs. *Dict. mat. méd.*, t. VI, p. 803. — Lᴇssᴏɴ. *Voyage méd.*,
p. 27.   Pʟ.

UNAU. Nom vulgaire du Paresseux didactyle (*Cholœpus didactylus* L.)
(*voy.* Pᴀʀᴇssᴇᴜx).   •   E. Oᴜsᴛᴀʟᴇᴛ.

UNCA ou mieux **UNCIA.** Nom spécifique de l'Once ou *Felis uncia* Gmel.
(*voy.* Pᴀɴᴛʜᴇ̀ʀᴇ).   L. Hɴ.

UNCARIA (*Uncaria* Schreb.). Genre de plantes Dicotylédones, appartenant
à la famille des Rubiacées, à la division des Cinchonées.
Ce sont des arbustes grimpants, se soutenant à l'aide de crocs recourbés, placés
à l'aisselle des feuilles opposées et qui proviennent de pédoncule dont l'infflores-
cence a avorté, et qui se sont ainsi transformés en organes courbes, à concavité
inférieure. Les cymes, qui composent les inflorescences à têtes plus ou moins
lâches, ont des axes qui s'allongent le plus souvent, surtout au moment de la
maturité des fruits, qui sont des capsules en massue, à deux valves peu épaisses,
elles-mêmes bipartites. Les graines imbriquées portent à chaque extrémité une
aile longue, lobée ou entière. Les fleurs ont un calice tubuleux, urcéolé, quinquefide ; une corolle infundibuliforme, à long tube grêle, à 5 lobes.
Les *Uncaria* sont rapprochés des *Nauclea*, avec lesquels les confondent plusieurs botanistes : leur nom primitif, donné par Aublet, est *Ourouparia.* Ils
habitent les régions tropicales de l'Asie, de l'Océanie, plus rarement de l'Afrique
et de l'Amérique du Sud.
L'espèce la plus intéressante est l'*Uncaria Gambir* Roxb. (*Nauclea Gambir*
Hunt. ; *Ourouparia Gambir* H. Bn.), qui habite les îles de l'archipel Indien,

Sumatra, Malacca. C'est une plante ligneuse à rameaux arrondis, à feuilles ovales-lancéolées aiguës, brièvement pétiolées, munies de stipules ovales, à pédoncules axillaires, solitaires et opposés, dont les inférieures recourbés en crocs aigus.

Ce sont les feuilles de cette espèce qui servent à la préparation du *Gambir* (*voy*. ce mot).

On emploie aussi pour le même objet les feuilles ovales-acuminées de l'*Uncaria acida* Roxb., espèce voisine, qui croît dans les mêmes régions.   PL.

BIBLIOGRAPHIE. — AUBLET. *Plantes de la Guyane*, t. I, p. 68, 110. — SCHREBER. *Genera*, p. 125. — DE CANDOLLE. *Prodromus*, t. IV, p. 347. — ROXBURGH. *Flora indica*, t. II, p. 126 et 129. — BAILLON. *Adansonia*, t. XII, p. 315, et *Histoire des plantes*, t. VII, p. 340 et 405.   PL.

UNCIFORME (OS) ou **Os crochu.** L'un des os de la seconde rangée du carpe (*voy*. MAIN).   L. HN.

UNDARI. Nom brame de l'*Hydrocotyle asiatica* L.   PL.

UNDÉCYLE (HYDRURE D'). $\begin{matrix}\text{Équivalents } C^{22}H^{24} \\ \text{Atomes } \quad C^{11}H^{24}\end{matrix}$ MM. Pelouze et Cahours l'ont retiré des pétroles d'Amérique. Il se forme pendant la distillation des acides gras bruts sous l'influence de la vapeur d'eau surchauffée.

C'est un liquide incolore, dont la densité est 0,765 à 16 degrés, bouillant de 180 à 182 degrés.

Il fait partie des carbures forméniques et il est, comme ses homologues, très-résistant aux divers agents chimiques.   RICHE.

UNDÉCYLÈNE. $\begin{matrix}\text{Équivalents } C^{22}H^{22} \\ \text{Atomes } \quad C^{11}H^{22}\end{matrix}$ Cet hydrocarbure est obtenu par la distillation d'un bromure que l'on prépare en faisant agir l'alcool undécylique secondaire sur l'acide bromhydrique; il bout de 192 à 193 degrés. L'alcool undécylique $C^{22}H^{24}O^2$ se prépare en hydrogénant par le sodium le *méthylcaprinol* ou acétone méthylnonylique $C^{22}H^{22}O^2$, qui est le produit principal de l'essence de rue (*Ruta graveolens*). L'essence de rue contient, outre cette acétone, de petites quantités d'un isomère du bornéol et d'un hydrocarbure $C^{20}H^{16}$.

Pour retirer cette acétone de l'essence de rue, on la rectifie plusieurs fois en recueillant finalement le produit qui distille de 223 à 225 degrés, ou en agitant l'essence avec du bisulfite de soude qui se combine à l'acétone qu'on en sépare ensuite. Ce corps a été découvert par Gerhardt qui l'envisageait comme l'aldéhyde caprylique $C^{20}H^{20}O^2$.   RICHE.

UNDÉCYLIQUE (ALCOOL) (*voy*. l'article précédent). Ce composé $C^{22}H^{24}O^2$ est un alcool secondaire qui se présente sous forme d'un liquide épais, insoluble dans l'eau, d'une densité égale à 0,826, bouillant de 228 à 229 degrés.   RICHE.

UNDERWOOD (MICHAEL). Chirurgien de la Maternité de Londres, médecin de la princesse de Galles, naquit en 1715 et mourut le 10 décembre 1795. Il s'était fait une grande réputation par son ouvrage sur les maladies des enfants : *Treatise on the Diseases of Children*, Londres, 1784, in-8°; *A New Edit. rev.*

a. enlarged, ibid., 1789, 2 vol. in-12; 1795, 2 vol. in-12; 1794, 3 vol. in-12.
Trad. en franc. par Lefebvre de Villebrune, Paris 17.., in-8°; nouv. édit. par
Eusèbe de Salle, Paris, 182., 2 vol. in-8°.

On a encore de lui :

Surgical Tracts containing a Treatise on Ulcers of the Legs, etc. London, 1787, in-8°;
2° édit. London, 1788, in-8°; ibid., 1799, in-8°. Trad. en allem. Leipzig, 1786, in-8°.   L. Hn.

UNDHINDI. Nom donné en Perse au *bois d'aloès* (*Aquilaria agallocha*
Roxb.).   Pl.

UNDIMANDARI. Nom donné, dans l'idiome tamoul, à la *Tubéreuse* (*Po-
lyanthes tuberosa* L.).   Pl.

UNDIEI. Un des noms de l'*Hydrocotyle asiatica* L.   Pl.

UNDUM. Nom donné par les Arabes et les Hindous au santal rouge. Pl.

UNE. UNEBOS. Nom donné au Japon à l'*Amandier* (*Amygdalus communis* L.).   Pl.

UNEDO. Nom donné à l'*Arbousier* (*Arbutus unedo* L.).   Pl.

UNGEBAUER (Johannes-Andreas), Né à Leipzig, fit ses études à l'Université
de cette ville, où il fut reçu docteur en 1741 (*De pulsu inæquali ad mentem
Galeni de causis pulsuum* lib. II). Engagé au service de la Russie en 1744,
il passa la plus grande partie de sa vie dans ce pays, y occupa différentes fonctions dans les hôpitaux militaires et fut entre autres médecin en chef de
l'armée russe qui opéra en Allemagne, pendant la guerre de Sept Ans. Il mourut
le 16 décembre 1781.   L. Th.

UNGER (Les).

Unger (Carl). Médecin allemand, né à Lissa, en 1782, fit ses études à
Leipzig et à Halle, prit le diplôme de docteur à cette dernière université et en
1810 devint *assistent* de l'Institut policlinique de Berlin, sous la direction de
Hufeland, prit part en 1813 et 1814 à la guerre contre la France et conquit le
grade de médecin de régiment et de chevalier de la Couronne de fer. En 1815,
il fut nommé professeur de pathologie à l'université Albertine de Königsberg, y
fonda la clinique universitaire de chirurgie et d'ophthalmiatrie, qu'il dirigea
avec la plus haute compétence, en même temps que l'asile d'aliénés de
Königsberg, jusqu'à sa mort. En 1823, il publia un rapport remarquable sur
sa clinique (Königsberg, in-8°), puis en 1832 son ouvrage souvent cité sur le
choléra en Prusse (*Die Asiatische Cholera zu Königsberg in Preussen, im
Sommer und Herbste*, 1831. Königsberg, in-8°); il fut décoré de l'Aigle rouge
pour les soins dévoués qu'il donna aux malades durant cette épidémie, puis,
en 1833, il mit au jour ses *Beiträge zur Klinik der Chirurgie*, Th. I, Leipzig,
in-8°; il n'eut pas le temps de publier la seconde partie de cet ouvrage, car il
mourut le 28 mars 1835. Outre les ouvrages cités, Unger a encore publié
d'importants mémoires dans les recueils médicaux.

Unger (LUDOLPH-HERRMANN). Autre médecin allemand, né à Borne vers 1790, reçu docteur à Leipzig, en 1816 (*Diss. sist. genesin arthritidis*, in-4°). Il se fixa d'abord à Wildenfels avec le titre de médecin pensionné des districts de Wiesenburg et de Wildenfels, puis vint à Zwickau, où il fut nommé, en 1839, conseiller médical et médecin du cercle. Il était membre de plusieurs sociétés savantes et possesseur de la médaille d'or du Mérite civil de Saxe. C'est lui qui fonda le *Summarium des Neuesten aus der gesammenten Medicin*, qu'il publia depuis 1828 avec Klose et depuis 1830 en outre avec Busch. Nous mentionnerons encore de ce savant médecin :

I. *Comment. med.-practica de morbis intestini cæci et de dignitate hujus visceris pathologica in dijudicandâ passione colica et iliaca.* Lipsiae, 1828, in-8°. — II. *Observationum clinicarum quas in exercenda utriusque medicinae et internae et externae arte fecit.* Fasc. 1. Zwiccaviae, 1835, in-8°, fig. — III. *Die der beabsichtigten Hospitals-Krankenpflege im sächs. Gebirge betr. Mittheilungen*, etc. Zwickau, 1837-1840, 2 livr. in-8°. — IV. Articles dans les journaux de médecine.

Unger (FRANZ). Médecin et botaniste distingué, né le 30 novembre 1800, à Amthof, près de Leutschach, en Styrie, fit ses études à Gratz, à Vienne et à Prague, puis en 1830 devint médecin du tribunal provincial de Kitzbühel, en Tirol, et en 1835 professeur de botanique à l'Université de Gratz. En 1849, il passa à Vienne avec le titre de professeur de physiologie végétale, fit en 1852 un voyage dans le nord de l'Europe, plus tard un autre voyage en Orient, enfin prit sa retraite en 1866 et se retira dans une propriété qu'il possédait près de Gratz et où il mourut le 13 février 1870.

Unger a fait faire beaucoup de progrès à l'anatomie et à la physiologie végétales ; il s'est occupé également de paléontologie végétale et a joui, dans cette branche des sciences naturelles, d'une réputation européenne. Parmi ses ouvrages, les plus importants ont pour titres :

I. *Die Exantheme der Pflanzen*, etc. Wien, 1833, in-8°. — II. *Ueber den Einfluss des Bodens auf die Vertheilung der Gewächse*, etc. Wien, 1836, in-8°. — III. *Ueber den Bau und das Wachsthum des Dicotyledonenstammes. Preisschrift.* Petersburg, 1840, in-4°. — IV. *Beiträge zur vergleichenden Pathologie.* Wien, 1840, in-4°. — V. *Die Pflanze im Momente der Thierwerdung.* Wien, 1843, in-8°. — VI. *Grundzüge der Anat. u. Physiol. der Pflanzen.* Wien, 1846, in-8°. — VII. *Anat. und Physiol. der Pflanzen.* Wien, 1855, in-8°. — VIII. *Die Urwelt*, etc., 3. Aufl. Wien, 1864, in-8°. — IX. *Versuch einer Geschichte der Pflanzenwelt.* Wien, 1852, in-8°. — X. Autres ouvrages sur la botanique, la paléontologie, et relations de ses voyages scientifiques.   L. HN.

UNGUENTARIA. Nom donné par divers auteurs anciens à l'*Aurone* (*Artemisia abrotanum* L.).   PL.

UNGUIN. Plante de la Guinée dont la décoction est usitée contre les maux de reins.   PL.

BIBLIOGRAPHIE. — MÉRAT et DE LENS. *Dictionn. mat. médicale*, t. VI, p. 804.   PL.

UNGUIS (OS). L'os unguis ou lacrymal est formé d'une mince lamelle osseuse placée à la partie antérieure de la paroi interne de l'orbite, où il limite la fosse qui loge le sac lacrymal. Il est appelé *unguis* à cause de sa ressemblance plus ou moins grossière avec un ongle. Il présente une face externe, divisée par une crête verticale en deux parties inégales, l'une postérieure plus grande qui fait partie de la paroi interne de l'orbite, l'autre antérieure plus petite disposée en gouttière (*gouttière lacrymale*); une face interne dont la moitié postérieure s'articule avec l'ethmoïde; la moitié antérieure libre correspond au méat moyen des fosses nasales. Par son bord antérieur, l'unguis s'articule avec le maxillaire supérieur, par son bord supérieur avec l'apophyse orbitaire interne du frontal, par son bord inférieur avec le cornet inférieur, enfin par son bord postérieur avec l'os planum de l'ethmoïde (*voy.* NASALE [*Région*]). L. HN.

UNGUR. Nom persan de la *Vigne* (*Vitis vinifera* L.). PL.

UNGUZEH. Nom donné en Perse à l'*Asa fœtida*. PL.

UNHA DE BOY ou **SABOT DE BŒUF.** Nom donné au Brésil aux *Bauhinia* à cause de la forme bilobée de leurs feuilles (*voy.* BAUHINIA). PL.

UNICOMOCOMO. On 'distingue sous ce nom une souche qui rappelle celle de la fougère mâle, mais qui a des dimensions plus considérables. Il vient de Port-Natal et du cap de Bonne-Espérance. Il est fourni par l'*Aspidium athamanticum* Kunze et est employé au même titre que la fougère mâle. PL.

BIBLIOGRAPHIE. — MARTUS. *Pharmaceutical Journal*, t. XVI, p. 447. — GUIBOURT. *Drogues simples*, 7ᵉ édit., t. II, p. 69. — PLANCHON. *Drogues simples*, t. I. PL.

UNIONIDES. Famille des Mollusques-Lamellibranches, dont les caractères peuvent se résumer ainsi qu'il suit :

Animal pourvu d'un pied comprimé, linguiforme, qui ne file de byssus que pendant le jeune âge ; manteau dépourvu de siphons, à bords libres dans toute leur longueur ; branchies soudées derrière le pied.

Coquille allongée, régulière, équivalve, revêtue intérieurement d'une couche de nacre, extérieurement d'un épiderme épais, lisse, brun ou verdâtre ; charnière pourvue ou non de dents cardinales, à crochets plus ou moins développés, souvent excoriés ; ligament extérieur ; impression musculaire postérieure multiple ou composée de deux ou trois impressions distinctes et inégales.

Les Unionides vivent essentiellement dans les eaux douces. Ils renferment surtout les *Mulettes* et les *Anodontes*.

Les Mulettes ou *Moules de rivière* constituent le genre *Unio* L. Elles sont caractérisées par leur coquille épaisse dont la charnière présente, sur chaque valve, deux dents qui s'articulent entre elles quand la coquille est fermée : l'une cardinale, courte, irrégulière, simple ou divisée et striée ; l'autre latérale, allongée et lamelleuse. Ces Mollusques vivent dans les eaux courantes et ont des représentants dans toutes les parties du monde. Ils sont édules, mais leur chair dure et coriace et leur goût extrêmement fade en font un mauvais aliment. On en connaît un nombre considérable d'espèces ; les plus grandes et les plus belles sont propres à l'Amérique du Nord et à la Chine. En France, on trouve communément dans les rivières les *Unio sinuatus* Poir., *U. rhomboideus* Schröt., *U. batavus* Lamk et *U. pictorum* ou *Mulette des peintres*, ainsi nommée parce qu'on utilise ses coquilles, comme celles des moules, pour mettre les couleurs d'or et d'argent destinées à la peinture. L'*U. tumidus* Retz. se rencontre plus particulièrement dans le Rhin, la Meuse, la Moselle, l'Oise, etc. L'*U. margaritiferus* Retz. ou *Huître perlière d'eau douce*, dont on a fait le type du genre

Margaritana Schum., vit dans les torrents des montagnes de l'Allemagne du Sud, particulièrement en Bavière, en Bohême, en Saxe. Ses coquilles fournissent une nacre assez belle et produisent des perles, mais de peu de valeur; quelques-unes cependant sont susceptibles d'être employées dans la bijouterie. Il en est de même de plusieurs espèces des grands fleuves de l'Amérique.

Les Anodontes (*Anodonta* Lamk) se reconnaissent à leur coquille dont la charnière est dépourvue de dents. On trouve communément en France, dans les étangs et les rivières, l'*Anodonta anatina* L., appelé vulgairement *Bernacle*, et l'*A. cygnea* L., qui est la *Grande moule des étangs* de Geoffroy, et le *Mytilus cygneus* de Linné et de O. Fr. Müller. Ces deux espèces sont édules, malgré la dureté et la fadeur de leur chair. Les valves profondes et légères de leurs coquilles servent, dans le Nord, à écrémer le lait; on les connaît sous le nom d'*Ecafottes*. En Chine, l'*A. edulis* Lamk est cultivé en grand dans les fossés d'eau vive du Song-Kiang-Fou pour servir à l'alimentation. Une autre espèce du même pays, l'*A. agricolarum* Woodw., est donnée en pâture aux porcs.

Ed. Lefèvre.

UNITAIRES (Monstres) ou Monstres simples. Classe de monstres comprenant ceux qui ne sont formés que des éléments d'un seul embryon (*voy.* Monstres, p. 207 et suiv.).   L. Hn.

UNITÉS. L'unité est une grandeur type ou étalon qui sert à mesurer les grandeurs de même nature qu'elle. Tout le monde sait que, dans le système métrique en usage en France, l'unité des mesures est le *mètre*, que l'unité de poids est le *gramme*, qui se ramène au mètre, puisqu'il est le poids de 1 centimètre cube d'eau distillée. En physique, on fait usage d'unités spéciales. Tel est le *kilogramme*, pris pour unité de force, le *kilogrammètre*, pris pour unité de travail, l'*atmosphère*, c'est-à-dire la pression équivalente au poids d'une colonne mercurielle de 760 millimètres, qui sert à évaluer la pression de gaz et des vapeurs; cette unité tend à être remplacée par le kilogramme agissant sur 1 centimètre carré de section; etc. La *calorie* constitue l'unité de chaleur (*voy.* Chaleur). En optique et en électricité, les unités varient selon les pays et avec les physiciens d'un même pays (*voy.* Optique, Électricité).   L. Hn.

UNIVERSITÉS. *Voy.* Écoles.

UNNENA. On donne ce nom à une plante de la Guinée dont la décoction est employée contre l'enflure des jambes. C'est probablement une espèce de *Lychnis*.   Pl.

Bibliographie. — Mérat et de Lens. *Diction. mat. médicale*, t. VI, p. 805.   Pl.

UNONA (*Unona* L.). Genre de plantes Dicotylédones, appartenant à la famille des Anonacées, et caractérisées par un calice à 3 sépales, plus rarement 4, réunis à la base, ovales aigus; 6 pétales à préfloraison valvaire, disposés sur deux rangées, les 3 intérieurs plus petits que les autres ou même nuls; des étamines hypogyres en nombre indéfini; un certain nombre de carpelles qui deviennent des baies stipitées ou presque sessiles, ovales ou oblongues, continues ou avec des étranglements entre les graines disposées sur un réceptacle élargi.

Les *Unona* sont des arbres ou des arbrisseaux des régions chaudes à écorce aromatique, à fleurs très-souvent odorantes.

Signalons tout d'abord les *Unona* à fleurs aromatiques et comme types l'*Unona odorata* Dun. (*Uvaria odorata* Lam.), nommé *Cananga* par Rumphius, et dont on avait fait un genre particulier sous le nom de *Cananga* (*Cananga odorata* F. Hook. et Thoms.). Cette espèce qui croît aux Moluques a des fleurs à corolle fort allongées et à étamines surmontées d'un prolongement aigu du connectif. Ces fleurs ont un parfum suave, analogue à celui du narcisse. On en fabrique, avec de l'huile de coco et en y joignant les fleurs du *Michellia champaca*, de la famille des Magnoliacées, une pommade demi-liquide nommée *borri-borri* ou *borbori*, qui sert aux femmes de l'archipel Indien à parfumer leur chevelure et qu'on emploie aussi en frictions dans la saison froide et pluvieuse pour se mettre à l'abri des fièvres. C'est très-probablement, d'après Guibourt, cette huile, apportée ou usitée en Europe, qui est vendue sous le nom d'huile de Macassar. En Malaisie, la plante est cultivée autour des habitations, et les fleurs se mettent dans la chevelure, les vêtements et les lits. C'est aussi l'*Alanguilan* de l'Ile-de-France.

Mérat et de Lens donnent les mêmes noms de *Cananga* et d'*Alanguilan* à une espèce voisine de la précédente, l'*Unona longifolia* Lam., dont les longues feuilles vertes servent comme elle à préparer une huile, odorante comme celle de jasmin et qui est utilisée pour la toilette.

A côté des *Unona* précédents, il faut placer les *Polyalthia*, dont des botanistes ont fait un genre particulier, caractérisé par leurs carpelles presque constamment biovulés, mais que M. Baillon fait entrer dans les *Unona*. Dans ce groupe spécial, quelques espèces sont intéressantes pour la médecine ; les unes, telles que les *Unona macrophylla* Kenth, *Ulatifolia* Blum., sont des plantes aro- matiques, employées comme médicaments et comme cosmétiques ; parmi elles, l'*Unona macrophylla* fournit particulièrement des racines très-aromatiques, dont les paysans font des infusions qui se prescrivent particulièrement dans les cas de variole maligne et de fièvre typhoïde. D'autres, comme les *Unona cera- soides* Roxb., *Kenthii* Bl. et *sempervirens* Bl., ont à la fois des fruits parfumés qui sont mangés dans les régions tropicales de l'Asie, et des écorces aromatiques, toniques, excitantes, qu'on utilise dans le traitement des affections rhumatis- males. Enfin l'*Unona* (*Polyalthia*) *subcordata* Bl. donne des fruits qui passent pour guérir les coliques nerveuses.

Les *Unona narum* Dunal, *Un. musaria* Dunal, *Unona tripetala* DC., seront mentionnées parmi les *Uvaria* (*voy.* ce mot) ; les *Unona æthiopica* Dun. et *aro- matica* Dun. décrits dans les *Xylopia*. Pl.

Bibliographie. — Rumphius. *Ambon.*, t. V, p. 42, et t. II, p. 195. — Linné. *Supplément*, 270. — Dunal. *Monographie Anonacées*, p. 99. — De Candolle. *Systema*, t. I, p. 486, et *Prodromus*, t. I, p. 89. — Endlicher. *Genera*, n° 4717. — Bentham et Hooker. *Genera*, 24. — Baillon. *Histoire des plantes*, t. I, p. 208 et 283. — Guibourt. *Drogues simples*, 7ᵉ édit, t. III, p. 743 et 744. Pl.

UNOPERGUEN. Nom donné au Chili à une espèce de séné, qu'on dit semblable à celui d'Égypte. Pl.

UNSTECTLA. Un des noms américains donnés à la *Spigélie de Maryland* (*Spigelia Marylandica* L.). Pl.

UNSUL. Un des noms arabes de l'*Erythronium indicum* Rottl.   Pl.

UNTZER (MATTHIAS). Médecin du dix-septième siècle, né à Halle, en 1581, reçu docteur à Bâle. Il exerça son art dans sa ville natale jusqu'à sa mort arrivée le 7 août 1624. C'était un chimiâtre.

Ses ouvrages ont pour titres :

I. *De nephritide, seu renum calculo*, etc. Halae, 1614, in-4°; Magdeburgi, 1623, in-4°. — II. *De lue pestifera libri III.* Halae, 1615, in-4°. — III. *Hieronosologia chemiatrica, hoc est, epilepsiae... descriptio.* Halae, 1616, in-4°. — IV. *De sulfure.* Halae, 1620, in-4°. — V. *Anatomia mercurii spagyrica*, etc. Halae, 1620, in-4°. — VI. *Antidotarium pestilentiale*, etc. Halae, 1621, in-4°. — VII. *Physiologia salis*, etc. Halae, 1624, in-4°. — VIII. *Tractatus medico-chymici septem*, etc. Halae, 1634, in-4° (c'est la collection de tous ses ouvrages).

L. Hn.

UNXIA. Genre de plantes Dicotylédones appartenant à la famille des Synanthérées, à la tribu des Senecionidées-Hélianthées.

La seule espèce intéressante de ce groupe est l'*Unxia camphorata* L. C'est une plante herbacée, dichotome, à feuilles opposées, couvertes de poils, oblongues, obovales ou lancéolées, à 5 nervures. Les capitules axillaires brièvement pédonculés portent 5 fleurs femelles en ligules rayonnantes et 5 fleurs tubuleuses sur le disque. Les akènes sont sans aigrette. La plante a dans ses diverses parties une forte odeur de camphre, qui fait que les Hollandais la nomment *Camphorplant Surinam*. Elle est employée comme sudorifique; dans les lumbagos, on l'utilise en topique sur l'endroit douloureux.

MM. Bentham et Hooker rattachent le genre aux *Melampodium* de Linné.

Pl.

BIBLIOGRAPHIE. — LINNÉ (fils). *Supplément*, 56. — JUSSIEU. *Genera*, 186. — LESSON. *Synopsis*, 220. — DE CANDOLLE. *Prodromus*, t. V, p. 507. — ENDLICHER. *Genera*, n° 2463. — BENTHAM et HOOKER. *Genera*, t. II, p. 349.   Pl.

UNZERUT. Nom arabe de la *Sarcocolle* (*voy.* ce mot).   Pl.

UNZER. (LES DEUX).

Unzer (JOHANN-AUGUST). Médecin de mérite, né à Halle, le 29 avril 1727, fit ses études à l'Université de sa ville natale et obtint le diplôme de docteur en 1748. Il fit alors des cours particuliers sur la philosophie et la médecine, mais au bout de deux ans quitta Halle pour se rendre à Hambourg; après un court séjour dans cette ville, il alla se fixer définitivement à Altona, où il jouit d'une grande réputation et mourut le 2 avril 1799.

Unzer s'est occupé avec succès de médecine populaire; il s'est efforcé de répandre des idées saines tant sur l'hygiène que sur la médecine. Ses ouvrages sont très-nombreux.

Nous nous bornerons à citer :

I. *Neue Lehre von den Gemüthsbewegungen.* Halle, 1746, in-8°. — II. *Gedanken vom Einfluss der Seele in ihren Körper.* Halle, 1746, in-8°. — III. *Gedanken vom Schlafe*, etc. Halle, 1746, in-8°. — IV. *Diss. inaug. de sternutatione.* Halae, 1747, in-8°. — V. *Diss. de nexu metaphysices cum medicina generatim.* Halae, 1749, in-8°. — VI. *Philos. Betracht. des menschl. Körpers überhaupt.* Halle, 1750, in-8°. — VII. *Der Arzt, med. Wochenschrift.* Hamburg, 1750-1764, 12 Theile in-8°; neue Ausg. in 8 Bänden, 1769-1770, in-8°. — VIII. *Grundr. eines Lehrgebäudes der Sinnlichkeit der thierischen Körper.* Luneburg u. Rinteln, 1768, in-8°. — IX. *Med. Handbuch.* Hamburg, 1770, in-8°; 5. Ausg. in 3 Theilen, Leipzig,

1794, in-8°. — X. *Erste Gründe einer Physiologie,* etc. Leipzig, 1771, in-4°. — XI. *Ueber die Ansteckung. besonders der Pocken.* Leipzig, 1778, in-8°. — XII. *Einleit. zur allgem. Pathologie der ansteckenden Krankheiten.* Leipzig, 1782, in-8°. — XIII. *Vertheidig. seiner Einwürfe geg. die Pockentheorie d. Hrn. Hofmann.* Halle, 1783, in-8°, et in Pichler, *Mém. sur les mal. contag.* Strasbourg, 1786, in-8°.

Unzer (JOHANN-CHRISTOPH). Né à Wernigerode, le 17 mai 1747, reçu docteur à Gottingue en 1771, devint en 1775 professeur ordinaire de physique et d'histoire naturelle à Altona ; il fut en outre médecin pensionné de cette ville, où il mourut le 20 août 1809. Il a laissé divers travaux littéraires et a rédigé le *Mercure* d'Altona de 1772 à 1780.

On a encore de lui :

I. *Diss. cur feminis Europaeis et illustribus prae aliis gentibus et rusticis partus sunt laboriosiores ?* Gottingae, 1771, in-4°. — II. *Beschreib. eines mit dem künstl. Magneten angestellten med. Versuchs.* Hamburg, 1775, in-8°. L. HN.

UPANA. Nom sanscrit donné au *Cabaret, Asarum europœum* L., de la famille des Aristolochiées. PL.

UPAS. Nom employé à Java pour désigner les poisons végétaux. On le joint d'ordinaire au nom de la plante qui fournit le suc vénéneux. Ainsi :
L'*Upas antiar* est le suc de l'*Antiaris toxicaria* Lesch. (voy. ANTIAR), l'*Upas Tieute,* celui du *Strychnos Tieute* Lesch. du genre *Vomiquier* (voy. VOMIQUIER). PL.

UPTIOTES. *Voy.* ARAIGNÉES.

UPU-DALI. Nom donné au Malabar au *Ruellia ringens* L., de la famille des Acanthacées, employé comme dépuratif. PL.

URAGOGA (*Uragoga,* L.). Genre de plantes Dicotylédones, de la famille des Rubiacées, de la tribu des Uragogées, auquel on tend à réunir maintenant les genres *Cephaelis* Sw., *Psychotria* L. et *Ronabea* A. Rich. Ainsi le *Cephaelis ipacacuanha* A. Rich. devient l'*Uragoga ipecacuanha* L. (voy. CEPHAELIS et PSYCHOTRIA). L. HN.

URALAY-GUDDA. Nom donné dans l'idiome tellingou à la pomme de terre. PL.

URAMILIQUE (ACIDE). Équivalents $C^{16}H^{11}Az^3O^{16}$ Atomes $C^8H^{11}Az^5O^8$. Ce composé a été découvert par Wöhler et Liebig en traitant le thionurate d'ammonium par l'acide sulfurique. Il se sépare en cristaux par l'évaporation à une douce chaleur.
Suivant Gregory, ce corps serait le bidialurate d'ammonium. RICHE.

URANIA SPECIOSA Schreb. C'est le synonyme du *Ravenala Madagascariensis* Rausch. PL.

URANIUM. En 1789, Klaproth retira de la *pechblende* un corps nouveau qui fut nommé l'*urane*. M. Péligot a fait voir que l'urane n'est que l'oxyde d'un métal qu'il a isolé appelé *uranium*.

Ses trois principaux minerais sont : la *pechblende*, oxyde uranoso-uranique ; l'*autunite* (uranite d'Autun), phosphate d'urane et de chaux, et la *samarskite*, minerai de mobium, de tantale et d'uranium.

URANIUM MÉTALLIQUE. Pour le préparer, on attaque la pechblende, réduite en poudre très-fine, par l'acide chlorhydrique faible qui enlève les matières étrangères, carbonatées, etc., puis on la calcine au rouge vif avec du charbon, de façon à chasser la majeure partie du soufre et de l'arsenic. La matière est traitée par l'acide chlorhydrique concentré qui enlève du fer, du cuivre, du plomb, puis lavée à l'eau bouillante. Enfin le résidu est chauffé avec de l'acide azotique qui dissout l'uranium à l'état de sel, qu'on purifie par des cristallisations dans l'eau et dans l'éther, où ce sel est soluble.

Ce sel donne l'oxyde d'uranium par calcination et cet oxyde sert à préparer les divers composés de ce métal.

M. Péligot a préparé l'uranium en chauffant le chlorure uraneux avec du sodium. La réaction se déclare à la température que fournit la lampe à alcool et s'accomplit avec violence. On emploie 75 grammes chlorure, 50 grammes sodium et 150 grammes chlorure de potassium ; on les introduit dans un creuset de porcelaine, on les recouvre de chlorure de potassium ; on place ce creuset dans un creuset en charbon de cornue, si l'on se propose d'obtenir le métal fondu, et l'on chauffe dans une forge. C'est un métal gris blanc, dur, peu malléable. Sa densité est 8,4. Il jaunit à l'air ; s'il est en poudre, il brûle avec éclat vers 207 degrés et donne l'oxyde vert. Chauffé au rouge, il brûle et s'entoure d'une couche d'oxyde noir. Il se combine au rouge avec le soufre. Il s'unit au chlore avec chaleur et lumière. Il est attaqué par les acides étendus en dégageant de l'hydrogène.

Son équivalent est 60, son poids atomique 120.

Oxydes. Ce métal forme avec l'oxygène plusieurs sous-oxydes et les cinq composés suivants :

Protoxyde.	UO
Oxyde noir	U^4O^5
Oxyde vert.	U^3O^4
Sesquioxyde	U^2O^3
Acide uranique.	U^2O^6

Il n'y a d'importants que le protoxyde et le sesquioxyde.

Le protoxyde ou oxyde uraneux, appelé d'abord *urane*, a été longtemps considéré comme le corps simple lui-même. On le prépare en réduisant l'oxalate jaune d'uranium au rouge dans un tube en verre vert par un courant d'hydrogène sec.

Il est pyrophorique, brun cuivreux, et donne en brûlant de l'oxyde noir.

On l'obtiendra cristallisé en réduisant par l'hydrogène le chlorure double d'uranium et de potassium, ou même en le calcinant.

On obtient cet acide hydrate en versant de l'ammoniaque dans un sel vert d'uranium ; il forme des flocons bruns, solubles dans les acides. L'oxyde calciné est au contraire insoluble dans les acides étendus.

Cet oxyde précipite, comme le ferait un métal, l'argent métallique de la solution d'un de ses sels. Il se forme d'abord de l'oxyde d'argent et un sel vert de cet oxyde ; peu à peu, il se produit un sel uramique et il se sépare de l'argent.

Nous avons dit comment on obtenait l'oxyde noir.

Le *sesquioxyde* ou oxyde *uranique* s'obtient : en calcinant de l'azotate uranique à 250 degrés; c'est une poudre brun clair; en calcinant vers 300 degrés l'uranate d'ammonium, l'hydrate uranique, ou le carbonate d'ammoniaque et d'oxyde uranique; c'est une poudre de couleur brique.

Cet oxyde se transforme au rouge dans l'oxyde U^3O^4.

L'hydrate uranique ne s'obtient pas lorsqu'on ajoute un alcali dans un sel uranique; le composé qui se sépare est un uranate alcalin. On le prépare en calcinant modérément l'azotate uranique tant qu'il se dégage des vapeurs nitreuses ou en faisant bouillir une solution de carbonate double d'ammoniaque et d'urane tant qu'il se dégage de l'ammoniaque. Cet oxyde se combine aux acides dans la proportion de 1 équivalent d'oxyde pour 1 équivalent d'acide. Ces composés n'ont donc pas la formule des sels neutres qui serait :

$$U^2O^3 \ 3A,$$

tandis que leur formule réelle est

$$U^2O^3 \ A.$$

M. Péligot a expliqué ces faits en considérant le sesquioxyde d'uranium comme la combinaison d'un radical composé (U^2O^2), l'uranyle avec 1 équivalent d'oxygène.

La précipitation de l'argent métallique par le protoxyde d'uranium ou uranyle (U^2O^2) sans dégagement de gaz justifie cette conception, car (U^2O^2) se comporte comme un véritable corps simple. Il en est de même pour l'action de l'acide chlorhydrique sur le sesquioxyde, action qui ne fournit pas le sesquichlorure correspondant, mais le chlorure d'uranyle U^2O^2Cl.

L'oxyde uranique se combine avec un grand nombre de bases pour donner de véritables sels insolubles.

Les uranates de potasse et de soude se préparent en versant l'alcali dans un sel uranique. Les autres uranates s'obtiennent en précipitant par l'ammoniaque un mélange de sel uranique et de sel métallique. Ils sont jaunes, insolubles dans l'eau, solubles dans les acides.

On connaît sous le nom de *jaune d'urane* l'uranate de soude; il est fréquemment usité pour la coloration de la porcelaine, du verre. Il est fabriqué en grillant la perchblende (100 parties) avec de la chaux vive (15 parties). Il se forme de l'uranate de chaux qu'on décompose par de l'acide sulfurique. On ajoute à la liqueur un fort excès de sel de soude, on filtre et on additionne la liqueur d'acide sulfurique tant qu'il se fait une effervescence; l'uranate de soude est recueilli, lavé et séché.

On désigne aussi par le nom de jaune d'urane, de l'uranate d'ammonium; il se précipite lorsqu'on ajoute de l'ammoniaque à un sel uranique. C'est une poudre jaune, ne se décomposant qu'au-dessus de 100 degrés, et laissant pour résidu l'oxyde U^3O^4.

Il se fabrique en versant une solution d'un sel ammoniacal dans une solution bouillante d'uranate de sodium, tant qu'il se dégage de l'ammoniaque. On lave et on sèche le précipité.

Sulfures. Le protosulfure se prépare en chauffant l'uranium dans la vapeur de soufre, ou, par voie humide, en versant du sulfhydrate d'ammoniaque dans une solution de sel uraneux.

C'est une poudre amorphe, grise, qui peut cristalliser quand on la calcine à l'abri de l'air.

Le sulfure uranique n'a pas été obtenu.

Lorsqu'on verse du sulfhydrate d'ammoniaque dans l'azotate uranique dissous, il se forme un précipité de couleur foncée qui est le sulfure d'uranyle, $(U^2O^2)S$, souillé par du sulfure alcalin. Ce composé est instable; il se conserve mieux en le précipitant dans une liqueur alcoolique.

Chlorures. On connaît un sous-chlorure qui a été préparé par l'action de l'hydrogène sur le protochlorure chauffé au-dessous de son point de volatilisation.

Le protochlorure, UCl, se prépare en dirigeant du chlore sec sur de l'uranium métallique ou sur un mélange d'urane et de charbon, placés dans un tube de porcelaine ou même de verre vert. Il se forme des vapeurs qui condensent en octaèdres verts, d'un bel éclat. Cette matière est déliquescente ; elle se dissout dans l'eau avec une vive chaleur, et la liqueur évaporée dans le vide abandonne une masse verte ; par évaporation à chaud elle se détruit en dégageant de l'acide chlorhydrique. Il réduit énergiquement beaucoup de composés, les sels d'or, d'argent, de peroxyde de fer.

Il absorbe le gaz ammoniac.

Le chlorure d'uranyle, U^2O^2Cl, se forme lorsqu'on dirige du chlore sec sur le protoxyde d'uranium chauffé au rouge. Les vapeurs orangées produites se condensent en cristaux jaunes, fusibles et volatils, solubles dans l'eau, l'alcool et l'éther.

On le prépare directement en solution par la réaction et l'acide chlorhydrique sur le sesquioxyde d'uranium.

Il produit des sels doubles avec les chlorures alcalins. Le pentachlorure d'uranium s'obtient, d'après M. Roscoë, en même temps que le protochlorure, lorsqu'on soumet au chlore sec le mélange d'oxyde d'uranium et de charbon. Il constitue des cristaux rubis avec reflets verts qui se déposent dans la partie la plus éloignée du feu. Ce corps très-hygrométrique se change à l'air humide en un liquide verdâtre. A 120 degrés il commence à se dissocier en chlore et en protochlorure.

Bromures. Il existe un protobromure et un bromure d'uranyle. Le premier se prépare en dirigeant des vapeurs de brome sur l'uranium ou sur un mélange intime d'urane et de charbon. Il est brun, cristallin, déliquescent, fumant à l'air, très-avide d'eau ; sa solution évaporée sur l'acide sulfurique fournit des cristaux verts d'hydrate.

Le bromure d'uranyle constitue des aiguilles jaunes déliquescentes.

Iodures. Il n'existe d'une façon certaine que le protoiodure d'uranium en solution qui se prépare en dissolvant le protoxyde hydraté d'uranium dans l'acide iodhydrique.

Sels d'uranium. On connaît les sels du protoxyde ou sels uraneux, et les sels du sesquioxyde ou sels uraniques. Les premiers sont verts, les seconds jaunes. Les agents oxydants transforment facilement les sels uraneux en sels uraniques et, à leur tour, les sels uraniques sont ramenés à l'état de sels uraneux par l'action de certains réducteurs.

Les derniers sont fluorescents ainsi que les verres d'urane: cette fluorescence est jaune vert.

Nous avons insisté, à propos du sesquioxyde, sur la composition des sels uraniques qu'on envisage comme des sels d'oxyde d'uranyle.

Arséniates. Divers minéraux, la trägerite, la walpurgite, l'uranospinite, la zeunérite, sont des arséniates uraniques simples ou complexes.

Azotate uranique. $(U^2O^2)O.AzO^5 3HO$. Ce sel dont nous avons parlé pour l'extraction de l'uranium cristallise en belles tables jaunes. Il fond facilement dans son eau de cristallisation. Il est soluble dans la moitié de son poids d'eau. Il se dissout dans l'alcool et dans l'éther. Nous avons fait connaître ses principales propriétés chimiques.

Le carbonate uraneux n'existe pas. Le carbonate uranique est d'une extrême instabilité à l'état de liberté, mais il donne naissance à des sels doubles alcalins, stables.

Les phosphates artificiels sont sans importance. L'uranite ou *autunite* est un phosphate naturel d'urane et de chaux, la *chalcolith* du phosphate d'urane et d'oxyde de cuivre. M. Debray a reproduit ce dernier minéral.

Le sulfate uraneux se prépare facilement en dissolvant l'oxyde vert, U^3O^4, dans l'acide sulfurique en solution alcoolique étendue ; le sulfate uraneux se sépare. La liqueur alcoolique contient du sulfate uranique qui, au soleil, se réduit en donnant des prismes orthorhombiques verts de sulfate uraneux.

L'eau décompose ce sel et fournit du sulfate basique.

Il donne des sulfates doubles cristallisables avec les sulfates des alcalis.

Le sulfate uranique se prépare en traitant l'azotate par l'acide sulfurique sous l'influence de la chaleur. La liqueur évaporée fournit de petits cristaux qu'on obtient également en ajoutant de petites quantités d'acide azotique à du sesquioxyde d'uranium ou à de l'oxyde vert et en traitant ce mélange par l'acide sulfurique. Il se présente, soit à l'état neutre, soit à l'état de sel acide. Il s'unit aux sulfates alcalins.

Les sulfites d'uranium sont sans intérêt.

Caractères des sels uraneux. Verts, jaunissent en présence des oxydants.

Alcalis. Précipité rouge-brun.

Carbonates alcalins. Précipités verts solubles dans le carbonate d'ammoniaque.

Hydrogène sulfuré, sulfhydrate d'ammoniaque. Pas de précipité par le premier, précipité noir par le second.

Ferrocyanure. Précipité brun clair.

Sels d'or réduits.

Caractères des sels uraniques. Jaunes, plusieurs sont solubles dans l'alcool et l'éther, verdissent à la lumière.

Alcalis. Précipités jaunes d'uranates alcalins.

Carbonates alcalins. Précipité jaune soluble dans le carbonate d'ammoniaque ; les alcalis séparent tout l'oxyde uranique de la liqueur ; l'ébullition enlève de la solution ammoniacale une partie de l'acide uranique.

Hydrogène sulfuré, sulfhydrate d'ammoniaque. Le premier réduit le sel uranique en sel uraneux ; le second précipite lentement l'uranium à l'état de sulfure d'uranyle.

Ferrocyanure. Précipité brun foncé.   Riche.

URANOPLASTIE. Anaplastie de la voute palatine. On désigne ainsi l'ensemble des moyens anaplastiques destinés à remédier aux difformités de cette voûte (osseuse et membraneuse).

I. *Exposition du sujet.* Dans l'article Anaplastie de ce Dictionnaire, M. Verneuil a tracé des difformités en général et des opérations qu'elles nécessitent un tableau comparatif qui nous servira de guide dans le présent article.

A la voûte palatine comme dans d'autres régions, on rencontre les cinq classes de difformités indiquées par M. Verneuil.

1° Difformités par *synthèse* : réunions anormales, adhérence du voile du palais aux piliers et à la paroi postérieure du pharynx (symphyse staphylo-pharyngienne);

2° Difformités par *diérèse* : séparations anormales, fentes de la voûte palatine et du voile du palais;

3° Difformités par *exérèse* : pertes de substance, perforations traumatiques ou pathologiques (syphilis tertiaire, scrofule);

4° Difformités par *prothèse* ou exubérance : excès de substance, tumeurs de la voûte palatine, hypertrophie de la luette;

5° Difformités par *hétérotaxie* : changements de rapports, procidence de l'os incisif dans le bec-de-lièvre compliqué de fissure de la voûte palatine.

A ces difformités correspondent des opérations de même nom destinées à les corriger.

1° Anaplastie par *synthèse* : réunion des parties séparées, suture des deux moitiés du voile après avivement, et de la voûte après incision ou fracture des parties latérales osseuses;

2° Anaplastie par *diérèse* : séparation des parties réunies, section des adhérences du voile du palais à la paroi du pharynx;

3° Anaplastie par *exérèse* : ablation de parties superflues, extirpation de tumeurs, extraction de dents poussées à la voûte palatine, excision de la luette;

4° Anaplastie par *prothèse* : apport de parties nouvelles, fermeture des fentes et perforations à l'aide de lambeaux latéraux, osseux, périostiques et muqueux; pièces artificielles;

5° Anaplastie par *anataxie* ; replacement en son lieu normal, fracture et refoulement en arrière, puis fixation par la suture du bourgeon incisif.

La plupart de ces anaplasties ont déjà été décrites dans ce Dictionnaire aux articles Bec-de-lièvre (replacement du bourgeon incisif), Palais (tumeurs; adhérences du voile du palais à la paroi postérieure du pharynx); Palais artificiel, Staphyloplastie et Staphylorrhaphie. Nous n'aurions donc à nous occuper ici que des difformités par manque ou perte de substance de la voûte palatine, soit congénitales, soit accidentelles ou pathologiques, et de leur traitement par la prothèse chirurgicale. Mais, comme l'a fait observer avec raison M. le professeur Trélat dans un article récent, toutes les opérations plastiques sur le palais pour remédier à ses divisions et perforations peuvent être ramenées à une seule d'où elles dérivent : l'urano-staphyloplastie, dont le type est la réparation d'une fissure comprenant tout le voile et toute la voûte du palais jusque près de l'arcade dentaire. Les autres fissures moins étendues et les perforations pathologiques de la voûte ou du voile comportent des opérations qui ne sont que des diminutifs de la première, et qu'il est facile de pratiquer quand on sait exécuter celle-ci, en vertu de l'axiome : qui peut le plus peut le moins. C'est pourquoi, de même que dans l'article Staphylorrhaphie notre collaborateur M. Gayraud a dû empiéter sur l'*uranoplastie*, de même nous serons obligé dans certaines parties de cet article de confondre ensemble les deux opérations, à cause des relations étroites qui existent entre elles.

Nous allons donc exposer d'abord les indications et les procédés opératoires des fissures congénitales de la voûte palatine qui s'étendent le plus souvent au voile, puis de ses perforations. Quant au manuel opératoire proprement dit, instruments, manière de passer les fils et de les ôter, etc., il a été suffisamment décrit à l'article STAPHYLORRHAPHIE. On trouvera d'ailleurs la description de la plupart de leurs variétés dans l'excellente monographie de M. Rouge (de Lausanne) : l'*Uranoplastie et les divisions congénitales du palais* (Paris, 1871). Nous en mentionnerons seulement les modifications les plus récentes.

II. *Indications et contre-indications de l'uranoplastie. Age auquel il convient d'opérer.* Les chirurgiens sont à cet égard divisés en deux camps : les uns, considérant les dangers de mort résultant de la difficulté de l'alimentation, se prononcent pour l'opération hâtive, pratiquée dans les premiers mois de la naissance ; les autres, tenant compte surtout des résultats fournis par la restauration de la voûte palatine au point de vue de la phonation, préfèrent l'opération tardive, pratiquée lorsque l'enfant a atteint l'âge de raison.

« L'uranoplastie, dit M. Rouge, qui a fait une étude approfondie de la question, ayant tous les caractères d'une opération d'urgence, devrait toujours être pratiquée sur les nouveau-nés. Mais, si l'on réfléchit au nombre restreint de restaurations palatines faites chez de jeunes enfants et chez des nouveaunés, et si l'on note que les seuls cas de mort survenus à la suite d'une opération de ce genre ont pour objet des enfants du premier âge, il faudra conclure que l'uranoplastie est moins bénigne ici que chez les adultes » (l'*Uranoplastie*, p. 29).

M. Ehrmann est d'avis qu'on ne doit pas opérer avant deux ans, à moins de circonstances exceptionnelles; Otto Weber, qu'on doit attendre que les enfants puissent prendre une nourriture solide et variée ; Billroth, Rouge, Simon, etc., ont opéré dans les premiers jours qui ont suivi la naissance (deux jours, Billroth : six jours, Rouge), mais avec peu de succès, il faut en convenir. Rouge et Langenbeck ont encore invoqué, à l'appui de l'opération hâtive, un inconvénient assez rare : il s'agit de l'hypertrophie de la langue, qui se développe d'une manière excessive pendant que persiste la fissure, et qui en empêche plus tard la réunion après l'opération.

Les partisans de l'opération hâtive sont aussi d'avis qu'il faut réparer la difformité en plusieurs fois, lorsque celle-ci atteint en même temps l'arcade dentaire et la voûte palatine.

La première opération consiste dans la correction du bec-de-lièvre ; que celui-ci soit simple ou avec saillie de l'os intermaxillaire, la réunion de la lèvre supérieure a certainement pour résultat d'empêcher l'écartement de s'agrandir et même de favoriser le rapprochement des deux parties de la fente maxillaire. Il est bien entendu que la réunion de l'arcade dentaire ne peut que favoriser davantage ce rapprochement. Cette opération doit être faite le plus tôt possible, immédiatement même après la naissance. Les partisans de l'uranoplastie tardive admettent également cette manière de procéder.

La seconde opération, qui comprend la restauration de la voûte palatine, est pour les partisans de la réparation hâtive renvoyée à la fin de la première année, après le huitième mois (Otto Weber, Billroth, Rouge) ; mais la restauration du voile du palais est remise à un âge plus avancé, après sept ans (Langenbeck, Billroth, Simon), parce que, d'après eux, la réunion du voile est beaucoup plus dangereuse que celle de la voûte, à cause de la gêne qu'elle imprime à la déglutition et à la facilité avec laquelle s'enflamme le pharynx:

Les partisans de l'opération tardive, et M. Trélat est de ce nombre, se basent sur les dangers de l'opération pratiquée avant l'âge de sept ans, et sur son inutilité, parce que la phonation ne peut se rétablir que si elle a été l'objet d'une éducation spéciale avant l'opération. « C'est, dit-il, l'éducation qui crée les grandes différences de langage entre les individus atteints de lésions semblables ; c'est l'éducation qui explique comment l'un parle mal avec une petite fente, et l'autre bien ou beaucoup mieux avec une grande fente. C'est elle qui triomphe des vices de conformation les plus étendus ; elle qui transforme la parole chez le même individu, et qui le fait bien parler avec un palais restauré dont il ne faisait aucun bon usage depuis plusieurs années. On apprend à se servir d'un palais rétabli par la suture comme on apprend à se servir d'un palais artificiel. Il faut soumettre les futurs opérés à une éducation attentive depuis le moment où ils essayent leurs premiers mots jusqu'à l'opération, et reprendre ensuite l'éducation post-opératoire. »

Le défaut d'éducation de ce genre, ou la mauvaise éducation, ce qui revient au même, telle serait aussi, d'après M. Trélat, la raison de l'incertitude dans laquelle se trouvent encore beaucoup de chirurgiens sur la valeur et l'utilité des opérations pratiquées sur le palais. Cette éducation serait donc « le moyen assuré d'éviter les déceptions et de hâter le moment de la guérison fonctionnelle. » C'est pourquoi il ne faut pas opérer l'enfant avant l'âge de raison, et pourquoi les opérations pratiquées après cette époque ont tant de chances de donner de bons résultats fonctionnels, toutes choses égales d'ailleurs.

Cependant tout récemment (1885) Morgan, de Londres, tout en proclamant la nécessité de l'éducation vocale après l'opération, soutenait que celle-ci pouvait être faite après l'âge de deux ans et demi.

Nous avons dit : toutes choses égales d'ailleurs. La réussite dépend aussi, en effet, de la largeur de la perforation et de celle qu'on peut donner aux lambeaux destinés à la boucher. Si la division ne comprend qu'une partie du voile, la staphylorrhaphie suffira ; si elle porte sur tout le voile, jusqu'à la voûte osseuse, ou si elle a atteint une partie de la voûte, il faut recourir à l'uranostaphylorrhaphie, avec formation de lambeaux.

Il faut aussi tenir compte de la longueur de la division palatine : « A mesure qu'elle augmente, dit encore M. Trélat, les indications deviennent plus délicates à apprécier. La grande longueur de la division est une difficulté, mais n'est point un obstacle ; tout au plus pourra-t-elle conduire le chirurgien à faire l'opération en deux temps : d'abord la partie palatine rapprochée du rebord alvéolaire, plus tard le reste de la voûte et le voile.

Mais d'habitude l'écartement des bords s'accroît avec la longueur de la division. C'est alors qu'il faut étudier les largeurs comparées de la fente d'une part, et des deux parties latérales destinées à fournir les lambeaux d'autre part. C'est au niveau de la dernière molaire que ces parties latérales ont ordinairement leur plus grande étroitesse. Si celle-ci est telle qu'on ne puisse trouver en ce point une largeur de 12 à 13 millimètres à donner au lambeau, l'opération se présente dans des conditions défavorables ; si on ne peut trouver que 10 millimètres, il vaut mieux y renoncer.

Les grandes et larges divisions, celles qui correspondent à un ancien bec-de-lièvre double, ne peuvent pas être guéries par l'opération plastique, et doivent être traitées, suivant les cas, soit par les appareils prothétiques, soit par les exercices de prononciation sans appareil, car un certain nombre de ces infirmes arrivent à parler d'une manière très-intelligente. »

Autres contre-indications à l'opération. Outre les contre-indications tirées de l'âge et des dimensions de la fissure palatine, il en est d'autres qui sont imposées par l'état général du malade, ou par l'état local, ou même par l'époque de l'année à laquelle on doit opérer.

On comprend facilement que, les enfants étant souvent atteints de fièvres éruptives, de diphthérie, etc., et celles-ci laissant après elles un affaiblissement plus ou moins grand de la constitution, cause d'insuccès pour les opérations qui cherchent la réunion immédiate, on ne puisse pratiquer l'uranoplastie avant que l'état général soit entièrement redevenu favorable à cette réunion. Il faut donc attendre un certain temps, plusieurs mois même, après la 'fin de la maladie, pour intervenir.

Cette prédisposition de l'enfance aux affections éruptives, etc., constitue une contre-indication dont il faut tenir grand compte au point de vue de l'époque de l'année où ces affections sévissent avec le plus d'intensité, le printemps et l'automne, les mois de mars, avril, octobre et novembre en particulier. On sait d'ailleurs, depuis les travaux de Paget, Gee, Howard Marsh, etc., que le traumatisme semble ouvrir une porte d'entrée à la scarlatine et à la rougeole, accélérer leur incubation et hâter leur éruption : aussi est-il prudent, chez les enfants qui n'ont pas encore acquis l'immunité à ces affections par une atteinte antérieure, de ne pratiquer l'uranoplastie que dans les mois intermédiaires à ceux que nous venons de mentionner.

Les divisions de la voûte palatine s'accompagnent en général d'un état congestif, subinflammatoire, de la muqueuse voisine, indiquée par la rougeur de cette muqueuse, son boursouflement, des mucosités épaisses, des croûtes, etc. De plus, les enfants sont, par leur sensibilité au froid, exposés à contracter des angines : il convient donc de tenir compte aussi de ces conditions locales et de prescrire pendant plusieurs jours avant l'opération un traitement soit curatif de l'état inflammatoire habituel, soit préventif de l'angine possible (repos à la chambre).

Lorsque la perforation palatine est de nature syphilitique ou scrofuleuse, cette cause constitue encore une contre-indication à l'opération, à moins, comme le disait encore récemment M. Trélat, que la lésion locale soit entièrement cicatrisée, et encore faut-il attendre un certain temps, parce qu'on voit le plus souvent se rétrécir beaucoup et quelquefois même guérir spontanément des solutions de continuité très-larges, consécutives à des altérations syphilitiques ou scrofuleuses, dès que les séquestres sont détachés.

Dieffenbach en a l'un des premiers cité quelques exemples remarquables. Un malade, complétement guéri de la syphilis par un autre médecin et à l'aide du mercure, avait au milieu du palais un trou dans lequel on pouvait introduire la pointe de l'indicateur. Pendant cinq mois, on entretint la suppuration des bords, en même temps qu'on faisait porter une plaque. L'ouverture se ferma complétement et la plaque fut vendue à un orfèvre. Le point du palais occupé autrefois par la perforation donnait au toucher la sensation d'une ouverture de trépan guérie.

Une fille de vingt ans présentait à la suite d'une carie scrofuleuse une perforation du palais au voisinage de l'arcade alvéolaire; elle était actuellement guérie de la maladie primitive. Par l'emploi des cautérisations et d'un obturateur, elle fut guérie en neuf mois.

Un homme bien portant, âgé de quarante ans, présentait par suite de syphilis un trou d'un demi-pouce d'étendue au milieu de l'os palatin du côté gauche. Les caustiques et un obturateur en or amenèrent la guérison complète en six mois.

L'obturateur, ajoute Dieffenbach, joue un rôle essentiel dans le rétrécissement de ces ouvertures, partie par la pression exercée sur le pourtour, partie en entretenant l'irritation et l'inflammation (*Chirurgische Erfahrungen*, 4ᵉ Ablh , p. 235, 1834).

Il faut encore, comme le recommande M. Verneuil, que le malade ait suivi un traitement spécifique pendant un temps suffisamment long, parce que l'état constitutionnel du sujet peut faire manquer la réunion par première intention. Krimer, Roux, Diday, Pancoast, Baizeau, Verneuil, etc., ont publié des cas d'insuccès dus à cette cause. Nous reviendrons plus loin sur ces insuccès.

III. *Méthodes et procédés opératoires.   Description et historique.*   Les divers procédés employés dans l'uranoplastie font partie des méthodes suivantes :

1° Dissection des parties molles de la voûte palatine, sans formation de lambeaux (Roux, procédé par glissement);

2° Section simple du voile du palais, avivement et suture. C'est le second procédé employé par Roux dans les cas de division de la voûte compliquant celle du voile;

3° Formation de lambeaux renversés ou tordus autour d'un pédicule (procédé par renversement ou de Krimer);

4° Formation de lambeaux quadrilatères allongés, libres en avant (troisième procédé de Roux);

5° Formation de lambeaux périostiques en pont (procédés par déplacement latéral);

6° Formation de lambeaux osseux (uranoplastic ostéo-muqueuse).

Citons pour mémoire quelques procédés un peu bizarres, imaginés à la vérité dans des cas tout à fait exceptionnels : un dans lequel Sanson emprunta à la face dorsale de la langue un lambeau pour fermer une fissure palatine; un autre de Blasius, où ce chirurgien chercha à boucher une perforation accidentelle au moyen d'un lambeau frontal, le nez étant aussi détruit (Cité par Rouge, *Mém.* de 1871, p. 120); un de Dieffenbach, consistant à emprunter un lambeau à la peau des joues; un de Regnoli, où une perte de substance du palais, provenant d'une résection du maxillaire inférieur, fut comblée en empruntant à la lèvre un lambeau qui fut renversé en arrière dans la perforation (*Schmidt's Jahrb.*, vol. XXIX, p. 366, 1836); enfin un de Sédillot, où ce chirurgien proposait de disséquer un lambeau de la paroi latérale du pharynx pour refaire le voile du palais (*Méd. operat.*, 3ᵉ édit., t. II, p. 86, 1866).

Dans ces dernières années, Nussbaum a préconisé de nouveau l'opération de Blasius, et, dans un cas de large perte de substance de la voûte palatine, détacha un lambeau dermo-périostique dans la région frontale, le renversa et l'introduisit dans le nez à la faveur d'une incision verticale pratiquée dans l'angle naso-génal, de façon à mettre sa face cutanée dans la bouche, puis le sutura au pourtour avivé de la perforation. C'est un nouveau mode d'uranoplastie périostique (*Deutsche Zeitschr. f. Chir.*, 1880, vol. XIII, p. 539).

M. Diday a rapporté de la manière suivante un autre procédé employé exceptionnellement par Sanson :

Sanson, ne pouvant combler par la suture simple une large division de la voûte palatine et de la lèvre, tailla, aux dépens du bord le plus exubérant de la division labiale, un lambeau proportionné par ses dimensions à la longueur et à la largeur de la rainure palatine, puis il le fixa par la suture sur les côtés préalablement avivés de cette dernière solution de continuité. Le succès fut complet. Diday ajoute que, si le pédicule du lambeau causait, par sa tension sur l'aile du nez, trop de difformité, il deviendrait par la suite indiqué de le couper, mais seulement après l'adhésion définitive des parties, et en procédant alors même par des incisions successives dont on observerait soigneusement l'effet sur la vitalité du lambeau autoplastique. Dans l'observation de Sanson, le pédicule se rompit de lui-même (Diday, *Des maladies des os de la face, et des opérations qu'elles peuvent nécessiter*, Th. de conc. d'agrég. en chir. Paris, 1839, p. 25).

Le premier auteur de ces idées bizarres paraît avoir été sir Astley Cooper qui, en 1825, émit une conception purement théorique qui fait partie d'une série de proportions autoplastiques et qui consiste à emprunter aux parties voisines les matériaux destinés à combler les fentes du palais. C'est le premier vestige de l'application de la méthode indienne à l'uranoplastie (*Lect. on the Principles and Practice of Surgery*, vol. II, lect. XXIX, p. 401. London, 1825. Je n'ai pu consulter cet ouvrage. Je ne le connais que d'après la citation d'Ed. Zeis, *Die Literatur und Geschichte der plastischen Chirurgie*. Leipzig, 1863, p. 137.

1º *Dissection des parties molles de la voûte palatine, sans formation de lambeaux, après avivement et placement des fils.* En 1822, Roux imagina un procédé ingénieux qui ne réussit malheureusement pas lorsqu'il le mit à exécution, ce qui le lui fit abandonner.

Roux plaça d'abord, comme pour la staphylorrhaphie, trois points de suture sur le voile perforé, et avant de les nouer détacha au niveau de la bifurcation de la voûte palatine jusqu'un peu en deçà de cette bifurcation, et de chaque côté dans l'étendue de trois ou quatre lignes environ, la couche de parties molles que revêt cette voûte palatine, de manière que les os fussent en quelque sorte dénudés. Il se servit pour cela de petits couteaux à lame un peu longue, étroite et recourbée près de la pointe sur l'une des faces, tranchant l'un à droite et l'autre à gauche. « En procédant ainsi, dit-il, je voulais rendre plus souples, plus extensibles, partant plus susceptibles de rapprochement, les deux moitiés du voile du palais dans leur partie la plus élevée. Je voulais aussi tenter de rapprocher les parties molles de la voûte palatine et de fermer avec elles l'espèce d'échancrure formée par les os, ou, si je puis m'exprimer ainsi, de compléter la voûte palatine avec les parties molles. »

Les fils placés sur le voile du palais, un quatrième fut placé sur les parties molles détachées de la voûte, puis les bords de la perforation furent avivées jusqu'au-dessus de ce quatrième fil, et les ligatures furent serrées. Les parties étaient presque entièrement en contact, et pendant vingt-quatre heures après l'ablation des fils la réunion se maintint, et l'on ne voyait à la voûte palatine qu'une ouverture assez petite qui aurait pu se remplir de bourgeons charnus ; mais ensuite les deux moitiés du voile du palais se séparèrent complétement et revinrent à leur état primitif (*Mém. sur la staphylorrhaphie*, 1825, p. 68).

Ce procédé, auquel il ne manquait, pour être parfait, que les incisions libératrices latérales, fut, avons-nous dit, abandonné par Roux, puis repris par Mason Warren, qui l'a un peu modifié. Après avoir séparé la muqueuse de la voûte palatine, jusque près des arcades alvéolaires, il disséquait celle du voile du palais, avivait les bords et, si le rapprochement ne pouvait alors s'effectuer en entier, divisait les piliers postérieurs. Au bout de deux ou trois jours, il enlevait les sutures. Dans presque tous les cas la réunion a manqué à l'angle supérieur de la fissure.

Malgaigne a proposé, pour remédier à cet inconvénient, de décoller la muqueuse comme à l'ordinaire, de la séparer ensuite des os en avant par une incision en fer à cheval, contournant l'extrémité de la fissure à 1 centimètre de distance et se prolongeant de chaque côté en arrière, à égale distance de ses bords. Il pensait que le lambeau ainsi séparé reculerait de lui-même sur la fissure osseuse et aiderait à la recouvrir, en même temps que ses bords s'affronteraient plus aisément sur la ligne médiane. Ce procédé n'a jamais été appliqué, du moins par son auteur.

Sédillot avivait et décollait la muqueuse autour de la perforation, et tantôt laissait à la cicatrisation le soin de la fermer, tantôt faisait deux ou trois points de suture. Langenbeck et Hulke ont aussi modifié le procédé de Roux en décollant la muqueuse jusqu'aux arcades alvéolaires. L'un réussit, l'autre échoua.

2° C'est le procédé habituel de Roux pour la staphylorrhaphie, auquel il ajoutait la section du voile du palais à son insertion palatine (*voy.* l'art. STAPHYLORRHAPHIE, p. 488).

3° *Formation d'un lambeau renversé par rotation autour de son axe, ou tordu autour de son pédicule.* Krimer paraît être l'auteur de ce procédé. En 1824, chez un sujet atteint de division complète du voile et de la voûte, sans bec-de-lièvre congénital, il forma deux lambeaux rectangulaires, à base répondant au bord de la fissure, détacha ces lambeaux de la face profonde, puis, les renversant de dehors en dedans, autour de la base laissée adhérente, il mit en contact leurs faces cruentées, les introduisit dans la fissure et les réunit au moyen de quatre points de suture. Le succès fut complet, mais Terlinck (*Gaz. méd. de Paris*, 1847, p. 788), Langenbeck, Verneuil, etc., échouèrent par ce procédé.

L'observation de Krimer a donné lieu à tant d'erreurs, tant pour la date de l'opération que pour certains détails de celle-ci (par exemple, on hésite entre 1824 et 1827; on rapporte que l'uranoplastie a été faite après la staphylorrhaphie, etc.), que nous croyons devoir la donner ici en entier.

Guérison d'une gueule-de-loup considérable par la suture de de Graefe modifiée suivant les circonstances présentes. Paysanne, dix-huit ans, gueule-de-loup de naissance ; la fente arrivait jusqu'à l'arcade dentaire et mesurait dans sa plus grande largeur près d'un pouce. Il n'y avait pas de bec-de-lièvre, on ne pouvait penser ici à une réunion du voile du palais au moyen d'un simple rapprochement des bords avivés de la fente, à cause de l'écartement considérable de ceux-ci, car, par l'emploi de la suture de de Graefe, les fils devaient bientôt d'une manière certaine, par suite de la forte traction, déchirer les parties molles latérales, fortement attachées aux parties dures du palais, si la réunion n'eût été même complétement impossible, et alors l'opération serait restée infructueuse.

De plus, il ne nous serait plus resté assez de substance après l'avivement pour fermer la fente; les parties molles devaient être artificiellement allongées.

La malade placée comme pour la suture du palais, je fis des deux côtés, à quatre lignes des bords de la fente, deux incisions longitudinales aux parties molles en allant jusqu'aux os. Ces deux incisions se réunissaient en avant à angle obtus et se terminaient en arrière aux vestiges encore existants du voile

du palais. A partir de ces incisions, je décollai les parties molles vers le bord
du palais de façon à obtenir par là deux lambeaux cunéiformes dont la base
était en arrière.

Écoulement de sang assez considérable, gênant la fin de l'opération et arrêté
par un gargarisme composé d'alun dissous dans l'eau de sauge.

Alors les lambeaux furent renversés en dedans, de façon que la face palatine
de ceux-ci étaient du côté de la cavité nasale. Les deux bords des lambeaux
s'adaptaient assez exactement ensemble. La suture fut alors exécutée de la
manière ordinaire avec mon porte-aiguille. Il fallut quatre suturos pour former
toute la fente. Les fils furent serrés avec mon serre-nœud, mais pas trop serrés
parce qu'on devait s'attendre, après la mutilation de toute la surface inférieure
du palais, à une inflammation et à un gonflement considérables.

Les suites répondirent complétement à nos vœux, car la fente du palais était
fermée dans une longueur de deux pouces, et les bords saignants solidement
réunis.

Le traitement consécutif n'offrit rien de particulier ; le gonflement du palais
fut seulement si considérable au commencement que trois fils durent être
relâchés. Mais il furent resserrés de nouveau au quatrième jour. Jusqu'au huitième jour, la malade reçut seulement par jour une tasse de fort bouillon et
deux lavements du même liquide. En même temps je lui laissai de temps en
temps arroser la bouche avec une décoction de mauve et de miel rosat.

Au dixième jour, la surface palatine nouvelle se couvrit d'une pellicule
tendre, et, comme la réunion des bords des lambeaux paraissait intime, j'enlevai
la ligature la plus antérieure. Tous les jours un point fut enlevé jusqu'au dernier. La voûte palatine étant maintenant tout à fait fermée et guérie, le régime
ordinaire fut rendu à la malade ; à la vérité la parole était toujours indistincte,
et pas tout à fait compréhensible, mais cependant plus claire qu'auparavant.
Ainsi elle ne pouvait pas prononcer les lettres M, G, K, Ch et Q, vraisemblablement parce qu'elle avait été hors d'état de s'y exercer, et se plaignait, quand elle
se donnait la peine de le faire, d'une tension douloureuse du palais. De même,
quand elle buvait, un peu de liquide revenait par le nez, si elle ne se renversait
pas un peu en arrière ou si elle le faisait précipitamment. La malade fut alors
perdue de vue, et, quoiqu'elle ait promis de donner de ses nouvelles, depuis trois
ans rien n'est parvenu.

Ceci établit que l'opération eut lieu en 1824 (*Med. chir. Beobacht.* In *Journ.
de de Graefe et Walther*, Bd. X, 1827, p. 625).

Velpeau fit de même deux lambeaux, mais ils étaient triangulaires et situés
l'un en avant, l'autre en arrière de la perforation ; ramenés l'un vers l'autre, ils
furent réunis par un point de suture placé à leur sommet.

Passavant et Pancoast mirent aussi à exécution des procédés analogues dans
des cas de perforation accidentelle ou syphilitique ; nous ne les citons plus
maintenant, que pour mémoire.

Bonfils avait encore, en 1830, dans un cas de perforation du voile, taillé un
lambeau comme dans la méthode indienne et, après l'avoir renversé et tordu sur
son pédicule, l'avait fixé autour de la perforation au moyen de la suture. Blandin
appliqua ce procédé à une perforation de la voûte ; le lambeau se gangréna ; il
en tailla un second, et cette fois réussit (*Journ. des conn. méd.-chir.*, t. II,
p. 45).

4º *Formation des lambeaux quadrilatères allongés.* Ce procédé, imaginé

par Roux pour le traitement des perforations pathologiques, consiste à faire à
3 ou 4 millimètres en avant de la perforation une incision transversale allant
jusqu'à l'os, et ayant l'étendue qu'on veut donner aux lambeaux ; de chaque
extrémité part une incision parallèle aux bords de la fissure et allant un peu
au delà de celle-ci, puis de la ligne médiane, en arrière de la perforation, deux
autres incisions qui, tracées d'arrière en avant, circonscrivent cette perforation
qu'elles avivent, en même temps que, conduites jusqu'à la première incision
transversale, elles forment ainsi deux lambeaux quadrilatères à base postérieure
et adhérente. Ces lambeaux décollés des os avec le manche d'un scalpel sont
amenés en contact, réunis par deux points de suture, dont le postérieur est noué
par la bouche et l'antérieur ramené par les narines et noué sous la cloison sur
un petit tampon de charpie.

Sur cinq cas opérés de cette manière, Roux eut trois succès complets, un
insuccès et un demi-succès. Les trois succès ont été obtenus, comme l'insuccès,
pour des perforations syphilitiques ; le demi-succès, dans un cas de fissure osseuse
opérée après la réunion du voile du palais ; dans la palatoplastie, un des lambeaux se gangréna.

Nous n'avons pu trouver la date de la première opération faite par Roux pour
remédier à une perforation de la voûte palatine par ce procédé. Beaucoup
d'auteurs, comme Roux lui-même, ne la donnent pas, et d'autres, comme Sédillot et Rouge, indiquent 1825. Je ne sais sur quoi ils se basent pour se prononcer
ainsi. Roux ne donne que la date de sa seconde opération, 1831, mais ne fait
aucune allusion à celle de la première (*Quarante ans de pratique chirurgicale.*
Paris, 1854, t. I, p. 255 et 360).

Signalons ici un procédé théorique de palatoplastie imaginé en 1832 par Arnal
(*Journal hebdomadaire*, t. VIII, 1832, p. 97).

Dans un chapitre qui porte le singulier titre de *Rhinoplastie appliquée aux
perforations de la voûte palatine,* l'auteur s'évertue à démontrer, uniquement
par des arguments théoriques fort prolixes, la possibilité de réparer par l'autoplastie les perforations de la voûte palatine. On se souvient qu'à cette époque
Roux avait déjà pratiqué la même opération une première fois avant 1831 sans
succès, et une seconde fois avec succès en 1831.

Arnal propose de tailler deux lambeaux latéraux quadrangulaires, dont chacun
serait capable de recouvrir à lui seul toute l'étendue de la perforation (p. 103) ;
la base adhérente serait disposée en arrière, l'extrémité libre en avant ; on les
réunirait sur la ligne médiane, puis, pour les empêcher de tomber sur la langue,
on pourrait faire des points de suture en avant. Mais on pourrait employer aussi
une sorte de plaque à ressort, analogue à celle dont on se sert pour comprimer
le sac lacrymal (ce serait donc une espèce de bandage herniaire dont la pelote
serait mise dans la bouche).

A la rigueur Arnal comprendrait un seul lambeau, retourné comme dans la
méthode indienne.

En 1850, Botrel décrivit comme nouveau un procédé qui n'est autre que celui
de Roux : après avoir détaché deux lambeaux à base postérieure restée adhérente, il traversa leur extrémité antérieure par une anse de fil qui, attirée par
le nez, les rapprocha entre eux et des bords de la fistule. La réunion était complète au bout de six jours. Mais au moment où la malade a quitté Paris il restait un tout petit orifice admettant à peine la tige d'une épingle (thèse de
Paris, 1850, p. 76).

Blandin a aussi inventé un procédé à lambeaux, qu'il a appliqué avec succès dans un cas; malheureusement il a été rapporté avec trop peu de détails dans les *Annales de thérapeutique* de Rognetta, décembre 1846, p. 346.

Un jeune homme portait une perforation de la largeur de l'ongle du petit doigt vers le milieu de la voûte osseuse du palais, par suite d'une affection scrofuleuse ou syphilitique. Blandin a coupé et disséqué deux petits lambeaux de la muqueuse palatine, les a rapprochés et cousus devant la brèche. La réunion s'étant opérée, la perforation s'est trouvée bouchée. La dissection des lambeaux a été longue et difficile, vu les adhérences de la membrane palatine aux aspérités naturelles des apophyses de ce nom.

Mais l'uranoplastie n'a fait de sérieux progrès que du jour où on a songé à utiliser les propriétés du périoste de la voûte palatine et à décoller et mobiliser deux lambeaux latéraux capables de remplir complétement la perte de substance.

5° *Formation de lambeaux en pont, et fibro-muqueux ou périostiques.* L'adhérence du périoste est tellement intime à la muqueuse palatine, que celle-ci ne fait avec lui en quelque sorte qu'une seule membrane, et que, en voulant décoller l'une, on enlève l'autre du même coup. Aussi peut-on dire que tous les chirurgiens qui ont formé des lambeaux pour pratiquer l'uranoplastie ont fait des lambeaux périostiques. Aussi, lorsqu'en 1858 M. Baizeau fit de propos délibéré l'uranoplastie périostique, avait-il été en réalité précédé dans cette voie par Roux, Dieffenbach, Mütter, Warren, Avery, Pollock, Field, etc.

Dieffenbach fit en même temps l'uranoplastie à double pont, et il peut être considéré comme l'inventeur de cette méthode, qu'il décrit ainsi : « On fait sur les deux côtés de la fente palatine, à deux ou trois lignes de ses bords, une incision de la muqueuse allant jusqu'à l'os. Les lambeaux muqueux longitudinaux sont tout à fait détachés des bords osseux, à l'aide d'une petite rugine ou de l'extrémité aplatie du manche d'un petit scalpel, et refoulés dans la perforation. On passe ensuite un ou plusieurs minces fils de plomb à travers les bords des lambeaux qui regardent la fissure, on en tord un peu les bouts, puis on les coupe. Les bords courts sont encore détachés davantage avec la rugine, enfin on incise en arrière la muqueuse palatine. Les plaies latérales sont remplies de charpie lorsque les fils de plomb sont détachés par la suppuration ».

Les droits de Dieffenbach à la priorité de cette méthode ont été suffisamment défendus par M. Verneuil, pour que nous n'ayons pas à y revenir.

Avery en 1848, Pollock en 1856, Field à la même époque, Hulke en 1859, puis Bowman et Fergusson, ont fait des opérations en comprenant le périoste dans les lambeaux; mais c'est seulement lorsque M. Ollier eut démontré les propriétés ostéogènes de cette membrane qu'on mit plus de soin à sa dissection et qu'on se proposa de l'utiliser pour la réparation de la voûte palatine.

La publication des observations de Baizeau à la Société de chirurgie provoqua des réclamations de priorité en faveur de Langenbeck, qui amenèrent M. Verneuil à se prononcer en faveur de Dieffenbach ; puis J. Mason Warren réclama pour lui le mérite d'avoir pratiqué cette opération dès 1843; à la vérité, son mémoire est muet sur la question de la conservation du périoste, mais, s'appuyant sur l'adhérence intime de la muqueuse à la couche périostique et la difficulté extrême qu'offre la séparation des tissus, il s'efforça d'établir que la question se trouvait implicitement résolue (*Amer. Journ. of the Med. Sc.*, juillet 1843, 2e sér., vol. VI, p. 257, et oct. 1863, vol. XLVI, p. 305).

Samuel D. Gross, de Philadelphie, semble aussi réclamer pour lui la priorité.

En 1864, il dit avoir opéré, plus de vingt ans auparavant, c'est-à-dire vers 1842 ou 1843, un jeune homme atteint de perforation de la voûte palatine, en disséquant de chaque côté un lambeau de la muqueuse et en les réunissant par plusieurs points de suture. La réunion fut parfaite en moins d'une semaine. « Le docteur John Warren, ajoute-t-il, à qui on attribue communément le mérite d'avoir inventé cette opération, l'a aussi pratiquée avec succès. » (*A System of Surgery*, 5ᵉ édit., vol. II, p. 486, 1864).

Cette dernière phrase paraît bien vouloir dire que l'on attribue à tort la priorité à Warren, et qu'elle appartient à Gross.

Le procédé en double pont consiste à aviver le pourtour de la perforation, en enlevant une bandelette étroite de la muqueuse ou en l'incisant seulement ; à former les lambeaux muco-périostiques par deux incisions latérales et à les détacher par leur face profonde, de façon à les laisser adhérents à leur partie antérieure et postérieure ; on réunit ensuite leurs bords internes par la suture. Dans certains cas on coupe les muscles du voile du palais pour faciliter le rapprochement des lambeaux (*voy.* Staphylorrhaphie).

La présence du périoste à la face profonde des lambeaux constitue donc le caractère particulier de cette opération, dite opération de Baizeau ou de Langenbeck. Mais à qui faut-il attribuer l'idée première de cette modification ? Ce n'est ni aux auteurs anglais, américains ou allemands précités ; ce n'est pas davantage à M. Baizeau ni même à Nélaton, qui d'après M. Baizeau aurait fait avant lui quelque chose d'analogue, et qui en tout cas avait recommandé de conserver le périoste dans la résection de la voûte palatine pour l'ablation des polypes naso-pharyngiens par cette voie : l'idée première doit être attribuée à M. Ollier et son exécution à M. Langenbeck. La part qui revient à ce chirurgien est d'ailleurs assez belle, car sa méthode possède sur les précédentes les avantages suivants : conservation facile du périoste et reproduction possible de l'os ; — exécution plus facile et plus sûre ; — chances plus grandes de réussite ; — chances moins grandes d'accidents.

Il serait injuste de ne pas attribuer à M. Baizeau une partie du mérite accordé à M. Langenbeck, car il a beaucoup contribué de son côté à vulgariser la méthode à double pont en montrant le premier en France tout le parti qu'on pouvait en tirer. Nous conclurons donc avec M. Rouge, tout en réservant l'idée principale qui revient à M. Ollier, que, si M. Verneuil a pu dire avec raison que la staphylorrhaphie paraît avoir été découverte quatre fois au moins, la palatoplastie n'est pas moins riche en inventeurs. Dieffenbach, Avery, Baizeau, Langenbeck (et encore faudrait-il peut-être y ajouter Warren et S. D. Gross), ont des droits presque égaux à la paternité du meilleur mode de réparation des fissures du palais (l'*Uranoplastie*, p. 23).

Diverses modifications, inspirées le plus souvent par des cas exceptionnels, ont été apportées au procédé à double pont.

En 1872, M. Lannelongue, dans un cas de division très-large, mais où la cloison nasale s'implantait sur l'une des branches de cette division, tailla sur cette cloison un lambeau carré adhérent par sa base au bord de la perforation, aviva l'autre bord et abaissa ce lambeau, qu'il fixa par cinq points de suture. Cette opération réussit et plus tard la restauration fut terminée par le procédé à double pont ; il ne resta qu'un petit pertuis qui finit par se fermer (*Bull. Soc. de chir.*, 1872, p. 566).

Ward (thèse de Paris, 1882, p. 13) dit avoir vu employer une fois ce procédé par M. Trélat à la Charité dans un cas de division totale pour combler la partie alvéolaire de la fente sans avoir à mobiliser de partie osseuse. Le résultat ne fut pas satisfaisant. Rouge avait déjà obtenu aussi le même insuccès : « Si, dit-il, le vomer incliné fait saillie dans la division latérale qu'il limite en dedans, il ne faudrait pas compter, ainsi que cela m'est arrivé, sur le revêtement fibro-muqueux de la cloison du nez : cette membrane est trop mince et trop fine pour être de quelque utilité » (l'*Uranoplastie*, p. 94). M. Trélat est également de cet avis. Cependant M. Lannelongue dit avoir employé ce procédé dans cinq cas, et avoir toujours eu une réussite complète, grâce à la vascularité de la muqueuse nasale (*Bull. et mém. Soc. de chir.*, 1876, p. 469).

Dans un cas de perforation pathologique de la voûte palatine, si large qu'il n'y avait pas assez d'étoffe pour pratiquer l'opération. de Langenbeck, puisque de toute la voûte palatine à gauche il ne restait que l'insertion du voile du palais, Rose fit à droite son lambeau en disséquant jusqu'aux insertions dentaires de la gencive, et à gauche, où les dents manquaient, décolla la muqueuse de la face externe du maxillaire jusqu'au fond du vestibule, puis il fit la suture en tirant sur les lambeaux. Une partie de la perforation fut ainsi bouchée. Dans une seconde opération, Rose tailla un lambeau à la face interne de la joue et de la lèvre supérieure, et put ainsi obtenir la guérison de sa malade (*Arch. de Langenbeck*, 1879, vol. XXIV, p. 438).

M. Rouge a aussi utilisé la muqueuse gingivale dans deux cas où la perforation pathologique était très-rapprochée de l'arcade alvéolaire dépourvue de dents sur ce point ; il a incisé en dehors la gencive, afin d'obtenir à ses dépens un lambeau convenable qu'il lui était impossible de tailler uniquement dans l'étroit espace compris entre la perforation et la limite du palais (*Bull. de la Soc. vaudoise de méd.*, 1867, p. 8 et 15).

Dans le but d'éviter la gangrène des lambeaux, M. Lannelongue imagina un autre procédé. Il pratiqua, parallèlement aux bords de la perforation et à plus de 1 centimètre de distance de ceux-ci, deux incisions dépassant un peu en avant et en arrière les limites de la perte de substance. Il décolla ensuite ces deux lambeaux à leur bord externe, dans une largeur de 3 à 4 millimètres, de façon qu'ils adhéraient encore au pourtour de la fente dans une largeur de 6 à 8 milli-mètres ; sept jours plus tard, il acheva l'opération par le décollement complet et la suture. Dans un cas de perforation syphilitique opéré de cette manière, le succès a été parfait.

Cette méthode d'*uranoplastie par granulation*, que Roux appelait autoplastie après formation ou par extension de granulations celluleuses, avait déjà été mise à exécution par un chirurgien américain, Thomas D. Mütter (*A Report on the Operation for Fissures of the Palatine Vault*. Philadelphia, 1843).

Il s'agissait d'une perforation du côté droit de la voûte, près du voile, ovalaire d'arrière en avant, et d'un peu plus d'un demi-pouce dans le sens de son plus grand diamètre.

Dans un premier temps, on fit de chaque côté et à trois lignes environ de l'ouverture une incision courbe, pénétrant jusqu'à l'os et qui, circonscrivant les bords de l'ouverture, n'en dépassait pas les extrémités. Les lambeaux ainsi formés furent soulevés et détachés des os, et on y engagea un morceau de peau de daim pour empêcher la réunion des parties divisées. Au bout de six jours, les plaies étant couvertes de granulations ; on procéda de même en avant et en arrière de la perforation ; celle-ci se trouva ainsi entourée d'une zone de tissu inodulaire six jours après ; on réunit alors les bords de la perforation, après les avoir avivés et avoir complétement détaché de l'os sous-jacent les parties molles, dont on fit, par quatre incisions dirigées vers le centre, quatre lambeaux égaux qu'on amena vers le centre de la perte de substance. La réunion fut suivie d'un succès complet.

Cette uranoplastie en trois temps, incision des parties molles, granulation de voisinage, formation des lambeaux et suture, constitue, comme l'a démontré depuis M. Lannelongue, qui en a donné le mécanisme physiologique et l'a fort simplifié, une méthode autoplastique susceptible d'applications plus larges. En effet, dit-il, une des causes fréquentes d'insuccès des autoplasties est le sphacèle total ou partiel des lambeaux par insuffisance des sources vasculaires dans leur pédicule ; le danger du sphacèle est surtout à craindre lorsque les lambeaux sont formés par un tissu peu vasculaire, par des cicatrices, par exemple. Pour y remédier, il s'est basé sur cette donnée de la physiologie pathologique, d'après laquelle de nouveaux vaisseaux se développent dans chacune des lèvres d'une plaie et y créent une circulation suffisante, quoique indépendantes l'une de l'autre. Les lambeaux étant formés par les incisions latérales, on les décolle un peu à leur face profonde et on les abandonne à eux-mêmes pendant quelques jours ; au bout de ce temps (sept jours d'après M. Lannelongue), la circulation étant assurée dans les lambeaux, on les détache en entier à leur face profonde et on les suture comme dans le procédé de Baizeau (*Bull. de la Soc. de chir.*, 1872, p. 197).

Cette crainte de la gangrène des lambeaux a fort préoccupé les chirurgiens. Cet accident, causé évidemment par l'insuffisance de la nutrition des parties molles, peut être prévenu, d'après Langenbeck, Tillaux, etc., si l'on conserve dans les lambeaux l'artère palatine postérieure. Langenbeck s'est proposé de remplir cette indication en dégageant les artères palatines postérieures, pendant le décollement des lambeaux, du sillon dans lequel elles rampent avant de pénétrer dans l'épaisseur des tissus. M. Tillaux pense qu'on peut y arriver facilement en pratiquant toujours les incisions latérales tout près des arcades alvéolo-dentaires, et parallèlement à ces arcades, quelle que soit d'ailleurs l'étendue de la perforation (*Bull. de thérap.*, 1872, t. LXXXII, p. 357).

M. Tillaux propose encore, pour ménager l'étoffe si rare dans cette lésion, de ne pas faire l'avivement ; celui-ci est réalisé par le fait même du décollement des lambeaux et il suffit d'affronter exactement leurs bords internes avec un peu de soin pour obtenir la réunion, ainsi qu'il y parvint dans trois cas.

M. Trélat n'accorde pas à la conservation des artères palatines la même importance que MM. Langenbeck et Tillaux, mais en donnant à ses lambeaux une largeur de 12 à 14 millimètres il conserve néanmoins les artères dans leur épaisseur.

Voici comment procède actuellement M. Trélat, qui en principe adopte la méthode de Langenbeck, et qui, grâce aux nombreuses opérations d'urano-staphylorrhaphie qu'il a depuis quelques années pratiquées par les procédés en *double pont*, est arrivé, en empruntant à chacun d'eux ce qui lui a paru le meilleur, à former un procédé éclectique bien réglé et accessible maintenant à tout chirurgien d'une dextérité ordinaire.

Les malades sont dans la position horizontale, la tête renversée en arrière sur le bord du lit. Cette position est nécessitée d'abord par l'anesthésie, ensuite parce que le sang tombe d'abord dans les narines, où il peut être épongé, et que les bronches et l'œsophage sont en grande partie préservés de son accès.

L'anesthésie doit être totale. La douleur ne joue donc plus aucun rôle dans la détermination du chirurgien. Celui-ci se place derrière la tête de l'opéré et, pendant toute la durée de l'opération, la bouche est maintenue ouverte par un baillon (fig. 1) qui écarte les dents de chaque côté et déprime la langue. Le champ opératoire s'étale largement sous les yeux de l'opérateur.

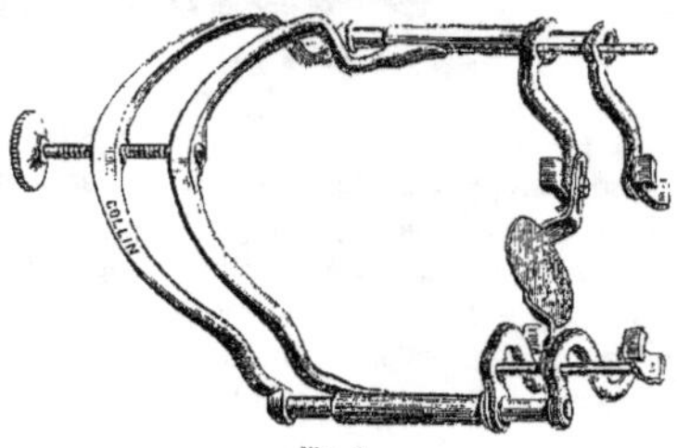

Fig. 1.

L'avivement se fait avec une pince à griffes et un bistouri à lame courte et étroite, mais à manche long (fig. 2); dans la partie osseuse, l'incision simple

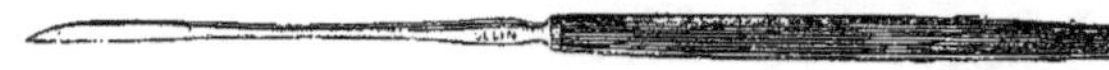

Fig. 2.

de la muqueuse le long de la perforation suffit pour l'avivement complété en ce point par le décollement; pour la partie membraneuse, il faut enlever une bandelette de muqueuse le long et un peu au delà de la fissure. L'hémorrhagie, quel-

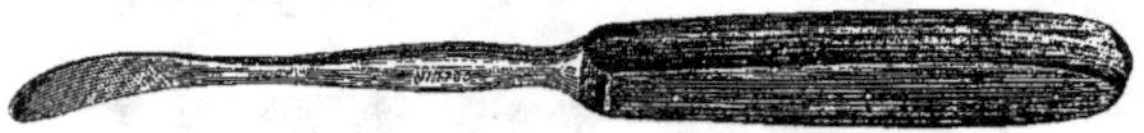

Fig. 3.

quefois abondante dans ce premier temps, est facilement arrêtée par la compression digitale, préférable aux applications de glace et à l'irrigation; on taille ensuite les lambeaux, ce qui provoque une nouvelle hémorrhagie aussi facile à arrêter que la première, puis on les décolle au milieu et en arrière, jusque près des confins du voile, avec une sorte de spatule étroite, légèrement courbe, à tranchant mousse sur ses bords (fig. 3). Cette spatule est poussée sous le lambeau, de dehors en dedans, en rasant l'os. Sa pointe mousse vient faire saillie sous la ligne d'avivement et on élargit cette voie en arrière; en avant, où l'on est arrêté par la saillie de l'arcade alvéolaire, on se sert de deux rugines à double

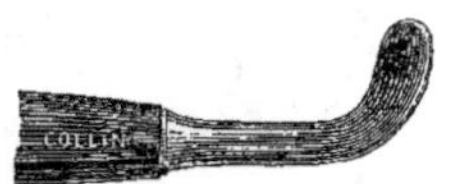

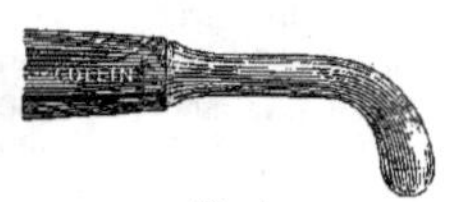

Fig. 4.

courbure, comme Roux, une pour le côté droit, une pour le côté gauche (fig. 4). Il faut encore, dans les cas de fente staphylienne, détacher les insertions aponévrotiques du voile au bord du palais osseux; à cet effet, M. Trélat « glisse sous le lambeau, à travers l'incision libératrice largement béante, une petite rugine courbée près de son extrémité arrondie et tranchante par cette extrémité et par ses bords (fig. 5). Cette rugine est appliquée, comme un crochet, sur le

Fig. 5.

bord postérieur du palatin, et sectionne, par des mouvements de va-et-vient, toutes les fibres aponévrotiques. Dès que cette section est complète, chacun des deux lambeaux peut être facilement poussé vers l'autre, comme une main qui se rapproche par son bord vers la main du côté opposé. Au contraire, tant qu'il persiste des adhérences, le lambeau se recroqueville vers les fosses nasales et semble retenu en un point de ses parties profondes. »

On passe les fils d'avant en arrière avec une aiguille de Reverdin, d'Aubry ou de Trélat, plus ou moins courbée (fig. 6), et on les serre ensuite.

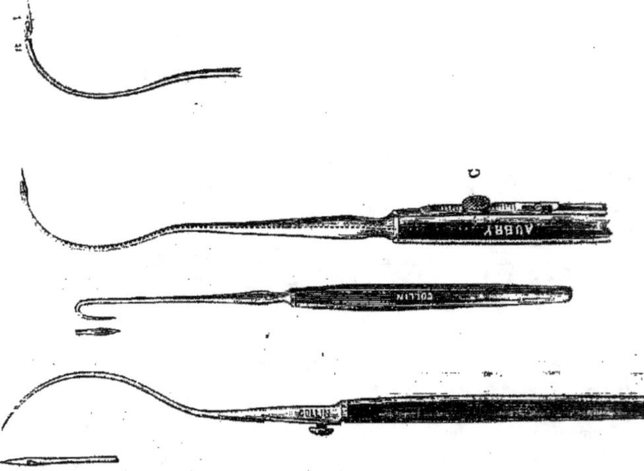

Fig. 6.

Les sutures qui portent sur le palais et la partie épaisse du voile sont faites avec du fil d'argent très-fin et très-souple, et celles de la luette avec de la soie phéniquée fine; les premières traversent toute l'épaisseur du lambeau, les secondes, la moitié seulement; l'aiguille est enfoncée à 3 ou 4 millimètres du bord avivé, et chaque point séparé des autres de 8 à 9 millimètres; le dernier doit être situé tout près de la luette.

Malgré les difficultés qui résultent de l'anesthésie, du maintien de la respiration et de l'hémorrhagie, l'opération ne réclame, grâce au perfectionnement de l'instrumentation, pas plus de trente à quarante minutes.

« La suture étant solide et les parties affrontées bien souples, les malades sont nourris dès le soir de l'opération. On leur donne des aliments réparateurs, mais exclusivement liquides. Ces aliments liquides, plus ou moins épais, doivent être continués pendant dix à douze jours.

Dans les cas favorables, la guérison est effectuée en quatre jours, les sutures sont enlevées du troisième au sixième jour, jamais au delà. Il faut encore prendre des ménagements pendant une semaine, puis la guérison est complète » (*Rev. de chir.*, 1885, p. 112, et 1886, p. 89).

M. Trélat a fait ainsi 61 opérations; il a eu 8 à 10 insuccès, survenus dans les cas où les lambeaux étaient insuffisants par excès de largeur de la division ou par excès de longueur, ainsi que cela lui est arrivé dans une gueule-de-loup totale avec ancienne ablation du tubercule médian (*Communication orale*).

Rappelons que M. Verneuil, pour éviter l'hémorrhagie qui provient des incisions latérales, a pratiqué celles-ci avec le thermo-cautère (*Bull. Soc. de chir.*, 1873, p. 90), et qu'il fixe les fils de la suture avec des tubes de Galli passés après des boutons de chemise. Le même chirurgien, comme plusieurs autres, ne pratique les incisions libératrices et ne décolle les lambeaux qu'après avoir passé les fils et s'être assuré, en essayant de rapprocher les bords avivés, de l'étendue qu'il faut donner aux incisions et au décollement (*voy.* le *Mémoire* de Rouge, 1871, p. 50).

Simon n'avive qu'après le décollement pour ne point contondre les lèvres à réunir; il ne se contente pas de relâcher les lambeaux par les incisions, il remplit celles-ci pendant huit jours avec de la charpie ou de l'éponge préparée pour pousser les lambeaux vers la ligne médiane; il attribue à cet artifice le succès de l'opération en une seule séance. Mais cette pratique n'est plus guère usitée aujourd'hui.

6° *Lambeaux osseux. Uranoplastie ostéoplastique.* Cette méthode, imaginée par Dieffenbach en 1826, consiste à détacher de chaque côté de la division, avec la scie ou le ciseau (Wutzer, Langenbeck), ou avec un fort couteau (Bühring), une scie (G. Simon), une bandelette osseuse de 6 millimètres de large environ, de la mobiliser et de la rapprocher de la ligne médiane.

Cette méthode n'a pas donné de résultats complets aux premiers opérateurs, mais Middeldorpf paraît avoir réussi dans un cas.

Dieffenbach n'ayant pas été heureux dans les essais qu'il avait tentés pour boucher les larges fentes de la voûte palatine avec la muqueuse, a été ainsi conduit à pratiquer sur les animaux quelques expériences sur les os du palais, afin de les rapprocher ainsi que les bords du voile.

Il projeta donc, après avoir détaché le voile de ses insertions osseuses antérieures par une incision transversale, de sectionner les os avec la scie à chaine de Heyne depuis leur bord postérieur jusqu'en avant au voisinage de la fente, d'après une ligne courbe suivant l'arcade alvéolaire; d'aviver ensuite le bord interne de chaque moitié et d'affronter les lambeaux avec la suture d'or ou de plomb. Des moyens de nutrition suffisante viendraient encore aux os par en haut. On pourrait plus tard voir survenir l'occlusion des fentes latérales, surtout si on venait un peu en aide à la nature. Après la guérison complète on pratiquerait la staphylorrhaphie.

Quelques expériences sur les animaux paraissaient promettre un bon résultat. Il en conclut que de petites ouvertures faites avec le trépan et d'un diamètre de 3 à 4 lignes se ferment bientôt toutes seules, surtout quand la muqueuse

n'est pas incisée crucialement, mais divisée par une simple incision, soigneusement séparée des os et réappliquée sur l'ouverture osseuse.

Les ouvertures plus grandes ne se réparent pas, surtout si on a enlevé en
même temps le revêtement muqueux; mais elles se rétrécissent par le renflement des bords. Un petit morceau d'os implanté dans le trou et recouvert de la
muqueuse ne s'exfolie pas : il forme seulement une éminence en ce point du
palais.

Une fente longitudinale de 2 lignes de large, faite avec une petite scie dans
toute la longueur de la voûte palatine chez un chien, se ferma spontanément.

De ces expériences on peut conclure que des ouvertures assez importantes de
cause traumatique peuvent se fermer assez facilement, et chez l'homme on
pourrait peut-être tenter ce procédé dans les cas de larges fentes de la voûte
osseuse. Mais dans les cas de perforation, par suite de syphilis ou de scrofule,
de tels essais seraient certainement inutiles et même dangereux, parce qu'on
aurait à craindre après eux la perte de toute la voûte (*Chirurgische Erfahrungen*,
4e Abth., p. 205, 1854).

Bühring, après avoir incisé toute l'épaisseur de la voûte osseuse de chaque
côté de la perforation, introduisait dans les incisions de petits coins de bois et
les maintenait par un fil métallique fortement tendu; les fragments osseux se
rapprochaient ensuite peu à peu, mais dans deux cas ce chirurgien n'obtint que
des succès partiels. Dans un cas, Lœwenhardt ne put même terminer l'opération.

Dans un cas de division latérale de la voûte, avec adhérence du vomer au
maxillaire, John Gray détacha avec le ciseau une partie du vomer, la fit basculer
et la fixa à la fissure; la guérison s'ensuivit.

Simon fit, en 1805, l'uranoplastie osseuse chez un enfant de vingt semaines
atteint de fissure du palais et du voile, avec avivement osseux et incision latérale comprenant aussi les os. Trois fils furent placés, dont deux à travers les
os, et enlevés le troisième jour. Insuccès complet.

Cette opération paraissait abandonnée, lorsqu'en 1873 et 1874 William Fergusson rappela l'attention sur elle en publiant quatre cas dans lesquels elle lui
avait donné d'assez beaux résultats. Il apportait d'ailleurs à l'instrumentation et
au manuel opératoire lui-même quelques modifications utiles. Les ciseaux à
ostéotomie devenaient alors moins grossiers, plus maniables, et les lésions
osseuses plus faciles à guérir.

Dans le procédé nouveau, après avoir avivé les bords de la division un peu
obliquement, pour avoir de plus larges surfaces d'adhésion et s'opposer ainsi à
la tendance des lambeaux à se renverser en dedans, on fait de chaque côté une
incision parallèle jusqu'à l'os, jusqu'à la jonction de la voûte palatine avec le
voile. On introduit dans ces incisions un ciseau à l'aide duquel on détache peu
à peu, d'arrière en avant, une lamelle osseuse conservant ses parties molles sur
ses deux faces, et assez large pour que, réunie à celle du côté opposé, elle puisse
combler la fissure presque en entier. Les deux bords de la fente se rapprochent
facilement, laissant à droite et à gauche un petit intervalle par lequel on passe,
à l'aide d'une aiguille courbe à anévrysmes, deux ou trois anses de fil qu'on noue
dans la bouche et qui maintiennent simplement les parties en contact sans
tirailler les lambeaux.

Les fentes latérales se remplissent rapidement d'os nouveau, dont la production tend à réunir solidement les parties sur la ligne médiane.

La douleur et la réaction locale sont, paraît-il, moins marquées que lorsqu'on a recours à l'ancienne méthode. Dans les quatre cas de M. Fergusson, la réunion fut parfaite, sauf dans deux cas où il resta une petite partie de substance qui diminua peu à peu par la réunion secondaire (*Revue des sc. méd.*, 1874, vol. IV, p. 297).

M. F. Mason a pratiqué la même opération ; une première tentative n'ayant donné qu'un résultat imparfait, il recommença quelques mois plus tard ; pour éviter la difficulté qu'il avait éprouvée à détacher l'os, il fit, après avoir pratiqué l'avivement et les incisions latérales, une série de perforations sur la ligne suivant laquelle le ciseau devait agir ; la section des parties intermédiaires devint alors très-facile (*Rev. des sc. méd.*, 1875, vol. V, p. 318).

Des cas de succès par le même procédé ont aussi été publiés par Royes Bell et W. Rose (*the Lancet*, 1874, vol. II, p. 837 et 899) ; Mears (*ibid.*, 1874, vol. II, p. 901). Ce dernier détacha l'os avec la scie d'Adams.

Henry Smith le premier signala quelques accidents consécutifs à l'ostéotomie, la nécrose d'une partie de lamelle osseuse détachée et une hémorrhagie considérable qui, chez un de ses opérés, fit échouer la réunion (*Lancet*, 1877, vol. II, p. 425).

M. Lannelongue a pratiqué l'uranoplastie ostéo-muqueuse dans 8 cas ; sur ce nombre, il y a eu 5 guérisons, un échec total et deux résultats incomplets après la première tentative opératoire (*Bull. et Mém. de la Soc. de chir.*, 1877, p. 467). M. Th. Anger a pratiqué 5 fois la palatoplastie par cette méthode et n'a eu qu'un insuccès. Le lambeau s'était déchiré pendant l'opération (*ibid.*, p. 484). Steamer O'Grady a également employé cette méthode dans deux cas de larges fissures congénitales après guérison d'un bec-de-lièvre. L'opération réussit partiellement ; il resta à la partie antérieure une petite ouverture qui diminua ensuite peu à peu (*Med. Press*, 1879, vol. XXVIII, p. 79).

Cette méthode est plus spécialement applicable aux perforations accidentelles, à quelques perforations syphilitiques et aux larges fissures congénitales ; pour les autres, quelle que soit leur origine, l'uranoplastie par le procédé à double pont suffit.

Edward Woakes a encore imaginé une autre méthode, combinaison des deux précédentes, dans un cas où il craignait la gangrène des lambeaux par suite de faiblesse constitutionnelle du sujet, jointe à la trop grande tension des fils. Dans un premier temps, il divisa, à l'aide d'une petite scie à manche et à lame très-étroite, introduite dans la narine, la lame osseuse, saisie par la bouche avec une sorte de davier ; il scia jusqu'à ce que l'os, non complétement divisé, cédât au point de devenir horizontal ; il en fit autant des deux côtés. La brèche n'étant comblée qu'en partie, il forma alors de chaque côté des lambeaux périostiques avivés et suturés sur la ligne médiane. Le succès fut complet (*Med. Times and Gaz.*, 8 nov. 1879, vol. II, p. 526).

Au point de vue historique, l'uranoplastie est donc une méthode thérapeutique qui date seulement de 1825. On ne peut en effet, pour trancher les questions de ce genre et établir la priorité, s'appuyer que sur des documents imprimés, livrés au public, parce que seuls ils font foi. Deux documents ayant paru en 1825, l'un en Angleterre et l'autre en France, nous pouvons par courtoisie mettre en première ligne Astley Cooper, qui songeait alors à appliquer la méthode indienne au traitement des divisions de la voûte palatine, mais qui ne paraît pas avoir jamais pratiqué une semblable opération. Les titres de Roux sont plus sérieux, puisqu'avant la fin de 1824 il avait mis à exécution deux procédés d'uranoplastie dans le traitement des divisions palatines congénitales. Un peu plus tard, entre 1825 et 1831, il en inventait un troisième pour les perforations pathologiques.

Krimer imagina et appliqua son procédé en 1824, mais ne le publia qu'en 1827.

En 1826, Dieffenbach inventait la méthode ostéoplastique, qui, connue seulement en 1834 et peu en faveur jusqu'en 1865, fut reprise et perfectionnée en 1873 par Fergusson et employée en France en 1877 par M. Lannelongue.

En 1834 également, Dieffenbach faisait connaître la méthode en double pont qui, réinventée vers 1845 en Amérique par J. Warren et Gross, en 1848 en Angleterre par Avery, en France vers 1856 et 1858 par Nélaton et Baizeau, en 1861 par Langenbeck en Allemagne, devenait dès lors, par l'adjonction du périoste dans les lambeaux, due à M. Ollier, la méthode de choix pour les divisions congénitales et pathologiques de la voûte palatine. Les perfectionnements apportés à cette méthode par MM. Tillaux, Lannelongue, Trélat, etc., n'ont fait qu'augmenter le nombre de ses applications et la vulgariser.

Bien que les travaux les plus récents, publiés en Allemagne sur ce sujet, ne daignent pas (J. Wolff, 1886), pas plus d'ailleurs sur cette question que sur bien d'autres, mentionner les travaux des chirurgiens français, la part qui revient à ceux-ci est assez belle et assez connue pour que nous ne jugions pas à propos de la revendiquer par de plus longs développements.

Je n'insiste pas sur la comparaison de la prothèse mécanique avec l'uranoplastie, ce point ayant été suffisamment développé dans les articles Staphylorrhaphie et Palais artificiel.

IV. *Phénomènes consécutifs à l'uranoplastie*. Lorsque les sujets sont jeunes, en bonne santé, suffisamment préparés à l'opération, que l'antisepsie buccale est faite avec soin, au moyen de nettoyages fréquents avec une solution de chloral ou d'acide borique, la réaction inflammatoire est réduite à son minimum ; la muqueuse se gonfle toujours un peu, devient violacée d'abord, puis reprend peu à peu sa couleur, les plaies latérales bourgeonnent, se recouvrent d'épithélium, et, au bout de cinq ou six mois, on ne retrouve qu'avec peine les traces de l'opération.

Du côté des fosses nasales, la réparation est plus lente ; la plaie en contact continu avec l'air, moins facile à nettoyer, suppure plus longtemps et se couvre de croûtes qui retardent la cicatrisation.

A mesure qu'on s'éloigne de l'époque de l'opération, les lambeaux deviennent de plus en plus résistants, augmentent d'épaisseur et de solidité, et peuvent au bout de quelques mois supporter des efforts considérables, bien supérieurs à la pression exercée par la langue, dont certains chirurgiens ont craint la fâcheuse influence sur la voûte nouvelle, puisque M. Rouge s'est assuré que les parties molles de la voûte palatine ne se déchiraient que sous l'influence de la raction d'un poids de 10 kilogrammes.

Le point le plus important de la réparation concerne les modifications qui se passent du côté du périoste décollé et doublant les lambeaux. Plus on s'éloigne de l'époque de l'opération, plus les tissus qui bouchent la perte de substance acquièrent de consistance. Mais, arrivée à un certain point, au bout de deux ou trois mois, la consistance reste stationnaire ; elle est fibreuse dans la plupart

des cas, osseuse dans d'autres, et la nouvelle voûte palatine se laisse même
facilement traverser par une aiguille.

On a donc été amené à se demander si, comme l'indiquait la théorie de la
régénération de l'os par le périoste et comme l'espéraient les chirurgiens, il y
avait production d'une véritable voûte palatine osseuse.

Les recherches de M. Ollier sur les propriétés du périoste de la voûte palatine,
très-importantes à connaître pour la restauration chirurgicale de cette voûte,
lui ont démontré : que la voûte palatine était parfaitement susceptible d'être
reproduite par la réunion des deux périostes qui la recouvrent; que cette reproduction s'effectue encore lorsqu'un seul périoste existe, par exemple, le périoste
palatin après l'ablation de l'os et du périoste nasal.

« Dans ce dernier cas, qui représente les conditions de l'uranoplastie périostique,
la réparation osseuse se fait à la fois par le pourtour de la perforation et par
la surface du périoste palatin conservé, et on comprend que les petites perforations de 4 à 5 millimètres se réparent mieux et plus vite que celles qui ont des
dimensions plus étendues. La lame osseuse est aussi moins épaisse. On ne
trouve qu'une cloison en partie osseuse, en partie fibreuse, s'il y a une large
perte de substance. Le périoste se trouve ici dans de mauvaises conditions; il
est tendu et exposé à l'air dans une cavité constamment parcourue par ce fluide;
il suppure par conséquent, mais il ne perd pas complétement ses propriétés
ostéogéniques. Il se forme à sa surface une couche de bourgeons charnus qui
fournit du pus, et c'est sous cette couche bourgeonnante. dans l'épaisseur du
périoste, que se forment consécutivement les éléments osseux... Chez les adultes,
on ne doit s'attendre qu'à une lame fibreuse plus ou moins épaisse. Dans deux
cas, au bout de trois mois, nous n'avons trouvé que de petits grains osseux
disséminés sur la cloison fibreuse que bouchait la perte de substance; mais ces
grains osseux étaient dus au périoste lui-même, et c'est le point important à
constater. Le périoste palatin ainsi isolé fournit une lamelle osseuse très-mince,
papyracée, le plus souvent incomplète, et c'est tout ce qu'on peut attendre *à
priori*, d'après la théorie générale que nous avons exposée sur la production de
la substance osseuse » (Ollier, *Traité de la régénération des os*, t. I, p. 282).

Ces résultats expérimentaux paraissent être contredits par ceux que Langenbeck dit avoir constatés chez ses opérés. Dans 20 cas de fentes congénitales, la
nouvelle production osseuse fut constatée 8 fois au moyen d'aiguilles à acupunc-
ture, alors que la perte de substance avait une largeur de 8 à 11 lignes.
Dans 10 cas on ne fit pas l'exploration, ou bien les malades s'en allèrent trop
tôt, ou bien la réparation osseuse a été incomplète. Mais Langenbeck est le seul
qui ait annoncé d'aussi beaux succès. Heyfelder, qui a suivi sa clinique, dit
d'ailleurs qu'il n'a jamais pu se convaincre de la réalité d'une occlusion
osseuse. M. Ollier n'a jamais vu de reproduction osseuse complète chez ses opérés ;
dans un cas seulement, à la suite d'une uranoplastie par perte de substance
de 12 millimètres de long sur 7 ou 8 de large, il a constaté que la partie
médiane pouvait seule être traversée au bout de trois mois par une forte épingle,
sur une largeur de 2 à 3 millimètres ; le reste était aussi dur que l'os ancien (*Régénération des os*, t. II, p. 477). Sédillot n'a constaté non plus l'ossification
chez aucun de ses opérés, même au bout d'un an; comme M. Herrgott, M. Ehrmann (de Mulhouse) n'a pu constater que l'absence d'ossification, quatre mois,
cinq mois, huit mois, dix-sept mois et vingt-deux mois après l'uranoplastie.
Billroth et M. Rouge ont été aussi malheureux dans leurs recherches.

On peut donc conserver quelques doutes sur la présence du tissu osseux dans les voûtes palatines reconstituées par Langenbeck, d'autant plus que ce chirurgien n'a pas vu l'os nouveau ; c'est après l'exploration pure et simple avec l'aiguille ou un instrument introduit par les narines qu'il a affirmé la présence de cet os. Mais, comme le fait remarquer M. Rouge, ces investigations sont très-incomplètes. Le tissu fibreux offre une forte résistance à la pointe d'une épingle, comme il a pu s'en assurer plusieurs fois par la difficulté qu'il éprouvait à faire pénétrer une aiguille à électrolyse dans des tumeurs fibreuses du cou. D'autre part, Marmy a cité un cas dans lequel la résistance de la cicatrice était si forte au bout de deux mois, chez un chien, que personne ne doutait de la régénération de l'os, et cependant on n'en trouva aucune trace à l'examen direct. Il en fut de même à l'autopsie d'un sujet auquel Billroth avait pratiqué la résection de la mâchoire supérieure et dont M. Ehrmann fit l'autopsie deux ans après ; la perte de substance était comblée, mais le tissu nouveau ne renfermait pas d'os.

Les expériences sur les animaux n'ont pas mieux éclairé la question, comme on le voit par la discussion qui eut lieu en 1864 et 1865 à la Société de chirurgie, et à laquelle prirent part MM. Verneuil, Ollier, Marmy, Sédillot, etc. Ces expériences n'ont pas même confirmé le seul point qui *à priori* parût devoir se réaliser, à savoir que chez les jeunes animaux on pouvait s'attendre à voir toujours l'os se reproduire. Tout ce qu'on peut dire, c'est que, comme M. Ollier l'a déclaré, pour mettre d'accord les partisans des différentes opinions, « si l'on peut conserver quelques doutes sur l'ossification, on doit admettre qu'il se forme une couche résistante qui a la consistance de l'os et qui en tient lieu » (*Régénération des os*, t. II, p. 475).

Mais, en réalité, on aurait bien tort de faire consister toute l'importance de l'opération dans la seule régénération de l'os. Ce point n'est que secondaire, quoique très-important : qu'importe que l'aiguille traverse ou ne traverse pas la voûte palatine ? L'essentiel est que cette voûte soit solide, et elle l'est. Qu'importe aussi que l'ossification parte des bords par irradiation ou qu'elle se fasse directement par le périoste ? Que M. Ollier ou M. Langenbeck ait raison, ou qu'ils aient raison tous les deux ? Cela n'empêche pas que l'idée de l'un et la méthode de l'autre aient considérablement multiplié les services rendus par l'uranoplastie.

Un des résultats éloignés de l'opération, sur lequel insiste M. Rouge, est le rétrécissement consécutif de la voûte palatine allant de 2 à 4 millimètres. M. Rouge attribue ce phénomène, signalé également par M. Ehrmann, à la rétraction des lambeaux pendant et après leur cicatrisation, et pense qu'il a pour conséquence d'augmenter la résistance et la solidité de la partie restaurée du palais.

V. *Accidents consécutifs et causes d'insuccès.* — Bien que l'uranoplastie se comporte dans la plupart des cas avec une grande bénignité, et n'exige que le repos de la cavité buccale et des lavages (*voy.* Staphylorrhaphie, *soins consécutifs*), il est survenu quelquefois des accidents divers qui ont déterminé l'insuccès de la suture.

Affections intercurrentes. — Chez les enfants, diverses affections intercurrentes ont amené l'échec opératoire.

Dans un cas de Billroth, le petit opéré, âgé de quatorze jours, fut atteint d'une pneumonie qui amena d'abord la désunion obtenue de la suture, puis la mort au douzième jour. Rouge vit la même désunion survenir après un érysipèle, une diphthérie (p. 74 de son mémoire) et une gastro-entérite (p. 33 et 111).

D'autres chirurgiens perdirent de cette façon leurs opérés : Simon, d'une bronchite, d'une septicémie causée par la gangrène d'un lambeau arraché involontairement pendant l'opération ; Otto Weber, d'une broncho-pneumonie.

L'*hémorrhagie*, immédiate ou consécutive, a, dans plusieurs cas, très-gêné les chirurgiens. Sur 14 uranoplasties pratiquées par l'ancien procédé, Langenbeck eut 6 hémorrhagies, mais sur 42 opérations faites par le nouveau il n'en eut aucune. Simon observa 3 cas d'hémorrhagie secondaire sur 21 opérés. Pollock mentionne une hémorrhagie considérable dans une urano-staphylorrhaphie qui échoua en partie ; c'est surtout pour l'éviter que Langenbeck faisait ses incisions atérales très en dehors. MM. Legouest et Gosselin la considèrent comme la complication la plus redoutable non-seulement en tant que perte de sang, mais encore à cause des conséquences de l'hémostase ; MM. Legouest, Ehrmann et d'autres ont en effet observé la formation d'eschares et la gangrène des lambeaux après l'application de petits tampons de charpie imbibés de perchlorure de fer. Cependant d'autres chirurgiens, Simon, Richet, etc., ont employé cette substance sans accident.

Une femme opérée par M. Verneuil, sans perte de sang notable, s'endormit presque aussitôt après et se réveilla au bout d'une demi-heure en vomissant une quantité de sang évaluée à 5 ou 600 grammes.

Aussi a-t-on préconisé une foule de moyens pour remédier à cet accident. Outre les applications de perchlorure de fer, Sédillot conseillait celles d'eau de Pagliari ; ce chirurgien a proposé aussi, dans le même but, de faire la réunion des lambeaux avec des serre-fines ; M. Rouge, a employé la glace brisée en petits fragments, les irrigations d'eau froide, pour lesquelles Langenbeck a cru devoir inventer une seringue spéciale ; outre la compression directe avec les doigts, j'ai trouvé mentionnée la compression indirecte de la carotide primitive et même la ligature de cette artère, mais je ne sache pas qu'elle ait encore été pratiquée ; le tamponnement du trou palatin postérieur (Ehrmann). Rouge a conseillé, lorsque ces moyens auraient échoué, de décoller les lambeaux, de prolonger les incisions, d'enlever les sutures, de détacher même un des lambeaux à son extrémité antérieure pour se faire du jour autant que possible et arriver à découvrir la source de l'hémorrhagie, afin de s'en rendre maître. Si le sang jaillissait du trou incisif ou de l'un des canaux palatins postérieurs, il pense que « il ne serait pas difficile de fermer leur ouverture avec un petit bouchon de bois ou de gutta-percha ramollie dans l'eau chaude, ou même encore avec un fragment de laminaria ; on pourrait aussi plonger dans leur intérieur une aiguille, un stylet, rougis au feu. L'hémorrhagie suspendue, il faudrait chercher à remettre le lambeau à la place qu'il occupait ; de nouvelles sutures seraient fixées et l'on pourrait encore compter sur la réussite de la restauration. »

MM. Willett et Howard Marsh ont réalisé en partie ce programme dans deux cas d'hémorrhagie consécutive rebelles à tous les moyens possibles. Ils ont cherché le trou palatin postérieur et y ont enfoncé une petite cheville de bois. L'hémorrhagie a été arrêtée ainsi dans les deux cas. Au bout de quelques jours la cheville est devenue mobile, puis est tombée d'elle-même. L'uranoplastie a d'ailleurs bien réussi.

Dans un cas plus récent, M. Gross (de Nancy) eut, au cours d'une urano-staphylorrhaphie, un écoulement sanguin très-abondant qu'il attribua à la position renversée de la tête; il acheva l'opération dans une position moins favorable à l'hémorrhagie.

Gangrène. La gangrène des lambeaux est assez rare, sauf les cas de déchirure accidentelle et d'hémostase par le perchlorure de fer, que nous venons de signaler. On observe plus souvent, lorsque la tension des lambeaux est très-grande, l'ulcération du bord interne des lambeaux autour des fils. D'après Rouge, l'endroit le plus délicat de la réunion est celui qui correspond à la section des attaches du voile aux os palatins; le fil qui se trouve placé sur ce point, au sommet de la cloison membraneuse, coupe assez souvent les tissus ; il faut donc le surveiller de très-près et le retirer de bonne heure au moindre soupçon.

La nécrose osseuse est encore plus rare, Rouge dit ne l'avoir jamais rencontrée ; nous ne l'avons trouvée mentionnée que dans les cas de formation de lambeaux osseux. Il pourrait arriver, d'après Rouge, que la nécrose atteignît de petits fragments osseux enlevés avec le périoste, si on arrachait avec lui, par la rugination, les aspérités du palais, comme le voulait M. Richet en 1863 ; cette pratique a déterminé dans un cas de M. Ehrmann la formation d'un abcès par nécrose de ces aspérités. Hormis ces cas, les abcès ne compliquent que très-rarement l'uranoplastie.

Sédillot a signalé encore à la suite de l'uranoplastie une chute des lambeaux sur la langue, causée par leur trop grande mobilité. Cette particularité pouvant avoir comme effet la désunion de la suture, par suite des efforts de la langue, pour s'en débarrasser, Sédillot a proposé pour y remédier de prendre quelques jours à l'avance le moule du palais, et de faire un appareil en gutta-percha, prenant son point d'attache sur les dents, et maintenant les lambeaux en place. Rouge n'a jamais vu cet accident, mais il préférait soutenir les lambeaux avec une mince lamelle de plomb, maintenue à chaque extrémité par un fil métallique passant par les incisions latérales dans le nez et surtout par les narines; les deux fils seraient noués sur un cylindre de sparadrap appuyé contre la sous-cloison.

Forme ogivale de la voûte palatine. Une cause d'insuccès que nous n'avons vue signalée nulle part, sauf dans des notes inédites de M. Verneuil, est due à

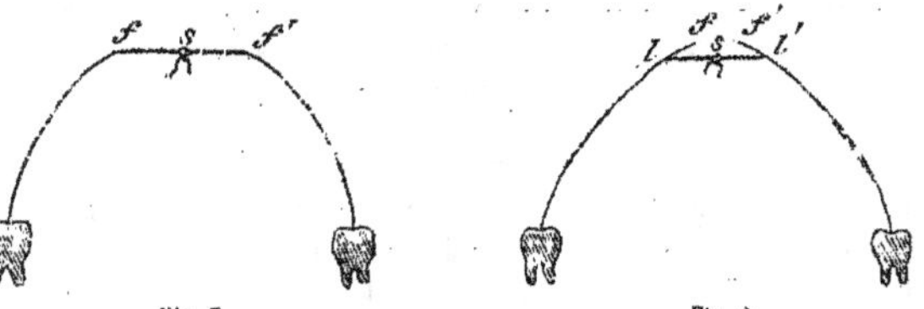

Fig. 7.Fig. 8.

la disposition des deux parties séparées de la voûte palatine qui, au lieu d'être horizontales, sont presque verticales. Il en résulte que, lorsque les lambeaux réunis ont exactement la largeur de la fente *f, f,* rien ne s'oppose à leur réunion, leurs bords étant en contact immédiat avec les bords avivés de cette fente (fig. 7), mais, lorsque les lambeaux sont un peu trop larges, la partie qui reste en dehors de la fente après la suture forme avec la portion correspondante des fragments de la voûte palatine une sorte de sinus (fig. 8, *f*, *l*, *s*) où s'accumulent le pus et le mucus nasal; cette accumulation, outre l'obstacle qu'elle apporte à l'adhésion entre les lambeaux et la voûte osseuse dénudée, tend à se faire un passage soit en dehors, le long des incisions, soit vers le point le plus déclive de la suture, point variable suivant la position observée par l'opéré, et c'est là justement que s'observent le plus souvent les échecs de la réunion immédiate. Par le procédé de Krimer, les lambeaux restant adhérents au bord de la perforation dans toute leur longueur, le sinus en question n'existe pas : aussi ce procédé semble-t-il convenir surtout aux cas de ce genre; par le procédé de Langenbeck, au contraire, il existe forcément lorsque se présentent les conditions dues à la disposition ogivale de la voûte palatine et à la largeur trop grande des lambeaux; c'est dans ces derniers cas qu'il serait indiqué d'attirer par les narines un des points de suture, comme dans le procédé de Roux, pour mettre entièrement en contact les lambeaux et la partie dénudée de la voûte palatine.

Langenbeck a conseillé du reste, dans les divisions palatines étroites à parois verticales, de ne pas faire d'incisions latérales et de laisser les lambeaux, adhérents en dehors, se continuer avec la muqueuse alvéolaire. La fissure se fermerait alors par le seul abaissement des tissus décollés qui tombent comme une petite porte à deux battants.

Le procédé d'E. Woakes conviendrait très-bien aussi à ces cas; la section antéro-postérieure de l'apophyse palatine du maxillaire rendrait celle-ci horizontale, en même temps que la largeur de la brèche serait très-diminuée; on pourrait ensuite terminer l'uranoplastie par le procédé en double pont.

Sans faire allusion à cette disposition angulaire de la voûte et des lambeaux, M. Rouge signale les conséquences fâcheuses que peut avoir sur la réunion la sécrétion d'un muco-pus très-abondant, très-épais, dans l'intérieur et sur le plancher des fosses nasales; il voudrait lui donner un libre écoulement par les parties latérales au moyen d'un fil de plomb dont il se sert pour rapprocher les lambeaux. A défaut de cette issue, le muco-pus s'engage entre les lambeaux, s'insinue dans la ligne de réunion et glisse entre les fils; ou bien, quand ceux-ci sont enlevés et que la réunion est obtenue, il s'accumule sur la nouvelle voûte pour se déverser dans le pharynx par l'encoche que présentent en arrière les tissus rapprochés et décolle ainsi lentement, insensiblement, mais surement, les lambeaux.

Il nous semble que, si la surface nasale de la voûte nouvelle était partout continue, sans sinus ni encoche, le muco-pus s'écoulerait directement soit en avant, soit en arrière, et que le principal obstacle à cet écoulement, qui par suite devient un obstacle puissant à la réunion, est précisément l'existence du sinus que nous avons décrit plus haut. L'encoche postérieure rappelée par M. Rouge joue évidemment le même rôle.

Syphilis. Cette diathèse, cause de beaucoup de perforations pathologiques du palais, a aussi dans un certain nombre de cas fait échouer les opérations plastiques destinées à y remédier.

La première uranoplastie de Roux, celle dont nous n'avons pu trouver la date et qui n'a pas réussi, a été faite chez un syphilitique.

La seconde observation de Krimer, tout aussi peu connue que la première, nous montre un double insuccès dû à cette cause.

Il s'agissait d'un officier de marine ayant eu une maladie vénérienne qui avait détruit la plus grande partie de la voûte palatine, des cornets inférieurs et du vomer. On voyait à la voûte un trou ovale de 1 pouce 1/2 de long; le voile et l'arcade dentaire existaient cependant encore.

Aucun obturateur ne pouvant être porté à cause des douleurs qu'il causait, le malade voulut être opéré, bien que Krimer lui représentât l'incertitude du résultat; quoiqu'il affirmât être tout à fait libéré de la vérole grâce à un traitement régulier par le mercure, son aspect cachectique rendait cette affirmation suspecte.

Les bords étant trop éloignés et trop gonflés pour une simple suture, Krimer fit de chaque côté de la perforation un lambeau en demi-lune par dédoublement du palais osseux, les renversa et les réunit par trois sutures comme précédemment. La réunion s'effectua entre les deux premières sutures, mais la suppuration survint entre la 2e et la 3e; de plus, le malade souffrit plusieurs jours d'une violente fièvre rémittente. On enleva les fils huit jours après : il restait une fente étroite, longue de 3/4 de pouce, dont les bords devinrent peu à peu calleux.

Trois semaines après, la réunion fut encore tentée avec deux points de suture, mais en vain, car deux jours après les bords saignants suppurèrent, quoiqu'ils eussent été exactement rapprochés, et la fente redevint comme précédemment avec ses bords calleux.

Krimer ne put se résoudre à faire une troisième tentative opératoire, parce qu'il était convaincu que le traitement antérieur n'avait pas complétement débarrassé le malade de la syphilis, et qu'avant l'opération celui-ci ne voulut pas se soumettre à un traitement par les frictions (*Mémoire cité*, p. 628).

Pancoast et Diday ont cité chacun un cas de ce genre (*Comp. de chir. prat.*, t. III, p. 739). Une opération faite par Baizeau en 1861, pour la même cause, n'obtint pas plus de succès.

M. Larrey, en rendant compte du premier travail de Baizeau sur l'uranoplastie, mentionne un échec qui lui est arrivé chez un syphilitique; il ne donne pas malheureusement de détails sur les suites de l'opération, et dit seulement que l'indocilité du malade fut nuisible à l'action des sutures (*Union médicale*, 1859, 2e série, t. 1, p. 233).

Il est bien certain que toutes les opérations pratiquées chez les syphilitiques, les anaplasties en particulier, n'échouent pas, et qu'un assez grand nombre même sont suivies de succès. Mais pour celles qui ne réussissent pas il faut tenir compte du temps qui s'est écoulé depuis la cicatrisation complète de la perte de substance et du traitement administré.

Après Krimer, Jobert (de Lamballe) est un des premiers qui aient fait cette remarque. Chez un malade de Jobert, deux opérations plastiques furent pratiquées sans succès, parce que le virus syphilitique « refusait à la lymphe la plasticité nécessaire pour que l'agglutination se fît. » La troisième opération fut couronnée de succès, le virus ayant été détruit par un traitement approprié (*Traité de chir. plastique*, t. II, p. 160. Paris, 1849).

Rouge mentionne un fait assez analogue, mais attribue l'insuccès et le succès au changement seul du régime. « Il m'est arrivé une fois, dit-il, de tenir à un régime très-sévère une malade à laquelle j'avais fait l'uranoplastie pour une perforation syphilitique; j'eus un échec complet; peu après, j'opérai à nouveau cette jeune femme qui fut mise à un excellent régime, et cette fois le succès fut entier et complet » (l'*Uranoplastie*, p. 69, en note).

M. Verneuil a rapporté un cas du même genre comme insuccès, mais au

régime fut joint le traitement spécifique. Une jeune dame atteinte de perforation
syphilitique du voile voulut à toute force être opérée; la suture, faite trois
mois après l'accident, échoua, mais sous l'influence du traitement général
la guérison se fit par réunion secondaire (*Mém. de chir.*, t. I, p. 521). M. Verneuil, s'appuyant sur d'autres faits du même ordre, pense qu'on ne doit tenter
la réparation des lésions syphilitiques qu'après avoir fait suivre aux malades
un traitement spécifique pendant six mois.

Mentionnons encore une stomatite aphtheuse survenue après l'uranoplastie
chez une opérée syphilitique de Rouge (p. 74).

VI. *Insuccès de la réunion. Opérations complémentaires.* L'échec d'une
opération d'uranoplastie a des conséquences variables sur la lésion suivant
l'étendue de cet échec. Celui-ci peut être en effet complet, et alors l'ouverture
reprend ses dimensions premières ou même des dimensions plus grandes, ou
seulement partiel, et alors l'ouverture persistante, plus petite que la première,
occupe soit l'une des extrémités, soit un ou plusieurs des points de la suture.

Lorsque l'ouverture a repris ses premières dimensions, l'état reste le même
en apparence, mais en réalité les chances de succès sont moindres parce que
l'épaisseur des parties molles et leur vascularisation ont nécessairement diminué;
ces chances sont encore moins grandes, si l'étendue de la division est augmentée
par le fait de l'inflammation, de la gangrène, ou de la rétraction des lambeaux.
On peut néanmoins encore tenter une opération plastique, si l'étendue des
lambeaux (12 à 14 millimètres de large) est suffisante. Dans le cas contraire,
on peut avoir recours soit à la méthode ostéoplastique quand la première opération a été faite d'après la méthode muco-périostique, soit à la prothèse
mécanique.

Lorsque l'ouverture a bénéficié partiellement de la première opération, on
peut, si elle est encore assez grande, pratiquer une nouvelle uranoplastie, ou,
si elle est très-petite, favoriser la fermeture par la réunion secondaire.

Mais, quel que soit le mode d'intervention, il faut n'y avoir recours qu'au
bout d'un temps assez long, lorsque la cicatrisation est terminée et lorsque la
rétraction cicatricielle a rapetissé peu à peu, et autant que possible, l'orifice
secondaire; on intervient quand cette rétraction paraît complétement arrêtée et
ne fait plus de progrès.

Nous avons vu précédemment que la syphilis était une cause puissante
d'insuccès pour l'uranoplastie : en présence d'un insuccès complet, il faudra
donc porter l'investigation de ce côté.

Les cautérisations pratiquées dans le but d'obtenir sur les bords de la
division palatine une surface granuleuse susceptible de fermer cette division
par le mécanisme des plaies angulaires bourgeonnantes, ces cautérisations,
dis-je, ont été faites avec des substances diverses.

De Graefe avait proposé l'acide chlorhydrique, l'acide sulfurique et la teinture
de cantharides; Vermek, le nitrate d'argent; Dieffenbach reconnaissait une
grande efficacité à la teinture de cantharides, appliquée tous les jours ou tous
les deux jours, suivant qu'il était nécessaire d'après la tendance plus ou moins
grande à l'inflammation; il repoussait au contraire le nitrate d'argent, qu'il
accusait d'augmenter la perte de substance; Benoît (de Montpellier) préconisait
le nitrate acide de mercure; J. Cloquet, le crayon de potasse, dont il touchait
les angles de la perforation en espaçant les séances de dix, quinze, vingt jours

et plus ; Doniger (d'après Rouge) employait le fer chaud, et Nélaton le cautère électrique.

Une des plus belles applications du fer chaud a été faite par Blandin, qui a oblitéré ainsi une perforation de la voûte palatine assez large pour admettre le bout de l'index, de forme arrondie, dont les bords paraissaient déjà couverts par la muqueuse, ce qui indiquait un arrêt dans la marche érosive de la maladie. Le patient, âgé de quarante ans, avait eu quelques années auparavant une blennorrhagie, mais pas de syphilis, et la santé générale était parfaite.

Un bouton de feu (cautère rougi à blanc) fut porté sur les bords de la brèche osseuse, la tête du malade étant bien fixée et une compresse humide protégeant la langue. Même opération huit jours après, puis encore deux cautérisations au nitrate d'argent. Un bourgeonnement extrêmement abondant se produisit et l'ouverture osseuse se boucha dans l'espace de quinze jours à trois semaines (*Annales de thérap.*, vol. II, p. 379, 10 janvier 1845).

Ce résultat est assurément très-favorable, mais il ne faudrait pas en conclure qu'on pourrait obtenir la cicatrisation de toutes les ouvertures admettant l'index, par la cautérisation au fer rouge. Dans un cas, M. Verneuil a employé en vain la teinture de cantharides si vantée par Dieffenbach et deux cautérisations avec le stylet galvanique (*Mém. de chir.*, t. 1, p. 520), et il est probable que beaucoup d'autres chirurgiens n'ont pas été plus heureux.

Dieffenbach paraît encore avoir essayé les scarifications, dont il dit n'avoir vu aucune utilité ; elles avaient souvent pour seul résultat de changer le bord mou de l'orifice en un anneau calleux.

Si donc il reste après l'uranoplastie une ouverture qu'on ne puisse guérir ou songer à guérir par les cautérisations, il faut s'adresser à la suture, soit simple, soit avec formation de lambeaux.

En résumé, l'uranoplastie paraît pouvoir être faite actuellement dans les conditions suivantes :

1° Dans les divisions congénitales, lorsqu'il n'existe pas ou qu'il n'existe plus de fissure des lèvres ni de l'arcade dentaire, à partir de l'âge de sept à dix ans et au delà. 2° Dans les perforations traumatiques et pathologiques, lorsque la réparation naturelle (chute des parties nécrosées ou sphacélées, cicatrisation) est terminée depuis assez longtemps pour qu'on n'attende plus rien d'elle, et que l'état général est redevenu satisfaisant.

Pour les petites perforations, l'avivement, le décollement de la fibro-muqueuse autour d'elles et la suture peuvent suffire.

Pour les plus grandes perforations et pour les divisions congénitales, alors que les lambeaux peuvent avoir de 12 à 14 millimètres de large, on joindra à l'avivement et au décollement les incisions libératrices ; entre 10 et 12 millimètres, on peut encore avoir quelques chances de succès.

Lorsqu'on ne pourra donner plus de 10 millimètres de largeur aux lambeaux, on aura recours à l'ostéoplastie, qui permet d'employer des lambeaux de 6 à 10 millimètres et d'obturer ainsi des fissures de 12 à 15 millimètres de large.

Dans des cas exceptionnels, on peut emprunter des lambeaux à la cloison nasale, à la face externe de la mâchoire supérieure et même à la face interne de la face et de la lèvre supérieure.

On peut faire des opérations complémentaires, après la cicatrisation des opérations antérieures, en décollant les lambeaux du siége qu'ils occupent après cette cicatrisation, et en les amenant vers le centre de la perforation.

L'emploi du bâillon, de l'anesthésie, de la position renversée de la tête, des rugines, aiguilles, etc., inventées récemment et employées par M. Trélat dans ses dernières opérations, facilitent beaucoup l'uranoplastie.

Nous n'avons considéré, dans cet article, que les perforations et les fissures unilatérales. Nous ne connaissons en effet, comme exemple d'intervention chirurgicale dans les fissures bilatérales, qu'un cas de Langenbeck opéré sans succès. M. Lannelongue a pensé que son procédé nasal pourrait être appliqué dans certaines conditions à ces fissures, mais je ne sache pas que ce projet ait été mis à exécution (th. de Chrétien, 1873, p. 82). L.-H. PETIT.

BIBLIOGRAPHIE. — *Voy.* celle de l'article STAPHYLORRHAPHIE pour les indications relatives à Beck, Billroth, Dieffenbach, Ehrmann, Fergusson, Krimer, Langenbeck, Nélaton, Passavant, Pollock, Rose, Rouge, Simon, Velpeau, Verneuil, Weber, Wutzer, les indications données au cours de l'article précédent, et en outre :

BÜHRING. *Die organische Schliessung des durchbrochenenen harten Gaumens vermittelst Knochensubstanz*, in *Walther und v. Ammon's Journal der Chirurgie*, 1850. Bd. IX, Heft 3, p. 329. — Du même. *Deutsche Klinik*, 1850, n° 43, p. 475. — Du même. *Beitrag zur Staphyloplastik.* In *Allg. med. Cent. Ztg.*, 1853, p. 345. — MIDDELDORPF. Rapporté dans *Bericht über die chirg.-augenärztliche Poliklinik zu Breslau*, par G. Joseph. In *Deutsch. Zeitschr. für klin. Med.*, vol. VIII, p. 105. — LÖWENHARDT. *Deutsche Klinik*, 1857, p. 137. — JOHN GRAY. Cité par G.-F. Lane. In *London med. Gazette*, 1851, vol. XIII. p. 961, cas n° 3. — AVERY. Cité par Pollock. In *Med. Chir. Trans.*, 1856, vol. XXXIX, p. 79. — FIELD. In *Med. Times and Gaz.*, 1856, t. II, p. 196. — BOWMAN. *Brit. Med. Journ.*, 1859. — BAIZEAU. *Perforation traumatique de la voûte palatine opérée par un procédé nouveau.* In *Bull. de la Soc. de chir.*, 1858, t. VIII, p. 513. — Rapport de Larrey à la Société médicale d'émulation. In *Union médicale*, 1er et 5 février 1859, t. Ier, p. 197 et 228. — GOSSELIN. *Opération de palatoplastie par le procédé en double pont.* In *Bull. de la Soc. de chir.*, 1861, 2e série, t. II, p. 452. — LEGOUEST. *Nouveau cas de palatoplastie*, par M. Baizeau; remarques sur l'hémorrhagie qui accompagne cette opération. In *Bull. de la Soc. de chir. Ibid.*, p. 459, et t. III, p. 378. *Discussion.* — BAIZEAU. *Mémoire sur les perforations et les divisions de la voûte palatine.* In *Arch. gén. de méd.*, 5e série, t. XVIII, p. 641, 1861. — HULKE (J.-W.). *On the closure of Clefts on the Hard Palate by Operation.* In *Med. Times and Gaz.*, 1861, vol. II, p. 213, 592, et 1862, vol. I, p. 91. — LANGENBECK. *On Uranoplastics.* In *Med. Times and Gaz.*, 1862, vol. I, p. 44, 226. — WEBER. *Ibid.*, p. 463. — FIELD (A.-G.). *Cleft Palate.* In *Ibid.*, p. 57, 78, 625. — POLLOCK. *On Uranoplastics.* In *Ibid.*, p. 144. — SMYLY (Ph.-C.). *New Knives for Cleft Palate. Ibid.*, p. 583. — WOLFF. *Die Osteoplastik in ihren Beziehungen zur Chirurgie und Physiologie.* In *Arch. f. klin. Chir.*, 1863, vol. IV, p. 183. — OTTO WEBER. *Uranoplastik bei ganz kleinen Kindern.* In *Archiv für klin. Chir.*, 1863, t. IV, p. 300. — MICHEL. *Uranoplastie pour perforation syphilitique. Guérison avec reproduction osseuse très-probable.* In *Bull. Soc. de chir.*, 1863, 2e sér., t. IV, p. 203. — *Question de priorité.* Heyfelder, pour Langenbeck, *ibid.*, t. IV, p. 328; Baizeau, p. 385; Verneuil pour Dieffenbach, p. 408. — VERNEUIL, OLLIER, EHRMANN. *Uranoplastie périostique.* In *Bull. Soc. de chir.*, 1864, p. 642. — SIMON (Gustav). *Ueber die Uranoplastik, mit besonderer Berücksichtigung der Mittel zur Wiederherstellung einer reinen (nicht näselnden)* Sprache. Dantzig, 1864. — — SÉDILLOT. *De l'ostéoplastie par décollement du périoste en général et de l'uranoplastie périostique en particulier.* In *Gazette méd. de Strasbourg*, 1865, p. 50. — TRÉLAT. *Palatoplastie.* Ibid., 1866, p. 426. — Du même. *De l'uranoplastie dans les divisions congénitales du palais et de la voûte.* In *Bull. et mém. Soc. de chir.*, 1877, p. 440. — CHRÉTIEN (H). *Des fissures congénitales de la voûte palatine et de leur traitement.* Th. de doct. Paris, 1873, n° 48. — FERGUSSON (Sir Wm.). *Successful Treatment of four cases of cleft in the hard palate by a new Operation.* In the Lancet. 1873, vol. II, p. 784, et 1874, vol. I, p. 298. — F. MASON. *Clin. Remarks on Cleft Palate.* In *the Lancet*, 1874, vol. II, p. 578, et *St-Thomas's Hosp. Rep.*, vol. VII, p. 78, 1876. — MARSH (Howard). *A Case in which severe Hæmorrhage, following the Operation for Cleft Palate, was stopped by Plugging the Posterior Palatine Canal.* In *Trans. Clin. Soc.* London, 1878, vol. XI, p 71. — TERRILLON. *Restauration du bec-de-lièvre unilatéral compliqué de fissure osseuse avec saillie de l'os incisif.* In *Arch. gén. de méd.*, 1878, t. CXLII, p. 513. — TRÉLAT. *Comparaison de la prothèse et de l'opération plastique dans les divisions congénitales de la voûte et du voile du palais.* In *Congr. période. intern. des Sc. méd.* Genève, 1878, p. 374. — CASELLI (A.). *Delle emorraggie della bocca da lesioni violente da operazioni chirurgiche; nuovo istrumento per frenarle.* In *Bull. di Scienze med.*

di Bologna, 1878, 6ᵉ série, t. II, p. 899. — Vanderveer (A.). *Operation for Closure of Clefts of the Hard and Soft palate*. New-York, 1878. — Passavant (G.). *Ueber die Verbesserung der Sprache nach der Uranoplastik*. In *Verh. der deutsch. Gesellsch. f. Chir*. Berlin, 1878, t. VII, p. 128, et *Arch. f. klin. Chir.*, 1879, vol. XXIII, p. 771. — Rose (Edm.). *Ueber den plastichen Ersatz der harten Gaumens aus der Lippe*. In *Arch. f. klin. Chir.*, vol. XXIV, p. 438. Berlin, 1879. — Kingsley (N.-W.). *Surgery or mechanism in the Treatment of congenital Cleft Palate*. In *New-York Med. Journ.*, 1879, vol. XXIX, p. 484. — Gross. *Opération d'urano-staphylorrhaphie suivie d'un succès immédiat et complet*. In *Rev. méd. de l'Est*. Nancy, 1879, t. XI, p. 247,558. — Corradi (C.). *Uranoplastica con felice risultato*. In *lo Sperimentale*. Firenze, 1879, t. XLIII, p. 372. — Ashhurst (J.). *Cleft Palate and its Treatment*. In *New-York Med. Record*, 1879, vol. XVI, p. 165. — O' Grady (E.-S.). *Cleft Palate, Osteotomy*. In *Med. Press and Circular*. London, 1879, N. S., vol. XXVIII, p. 89. — Saez y Domingo (J.). *Restauracion autoplastica de la loveda palatina*. In *Gac. de san. mil.*, 1879, p. 247. — Owen (E.). *Remarks on the Treatment of Cleft Palate by Operation*. In *Med. Times and Gaz.*, 1879, vol. II, p. 259. — Annandale. *On the value of the Dependent Position of the Head in Operations on the Mouth and Throat*. In *Lancet*, 1879, t. 1, p. 685. — Woakes (E.). *Case of Operation for Cleft Palate, Illustrating a New-Method of performing Osteoplasty*. In *Med. Times and Gaz.* London, 1879, t. II, p. 526. — Ostermann. *Ueber die Mittel und l'orschläge zur Herstellung einer normalen Sprache nach gelungener Uranoplastik und Staphylorrhaphie*. Inaug. Dissert. Berlin, 1879. — Liebrecht (P.). *Staphylorrhaphie et uranoplastie en une seule séance. Guérison*. In *Journ. de méd. de chir. et de pharm. de Bruxelles*, 1879, t. LXIX, p. 481. — Kingsley. *A Treatise on oral Deformities as a Branch of Mechanical Surgery*. New-York, 1880. — Bassini (E.). *Quattro casi di stafilorafia ed uranoplastica colla descrizione di un meso dilatatore delle mascelle e bassalingua*. In *Giorn. di r. Acad. de med. d. Torino*, 1880, 3ᵉ S., t. XXVIII, p. 33. — Boccolari (A.). *Di un otturatore del palato e velo pendule artificiale*. In *Spallanzani*. Modena, 1880, t. IX, p. 34. — Little et Kingsley. *Case of Hare-lip and Cleft Palate remedied by Operation and Insertion of Artificial Palate ; Rationale of Imperfect Articulation*. In *Ann. of Anat. and Surg*. Brooklyn, 1880, t. II, p. 102. — Rawdon (H.-G.). *The Operative Treatment of Cleft Palate in Children*. In *Brit. Med. Journ.*, 1880, t. I, p. 915. — Redier. *Appareils prothétiques de la bouche; description générale, indications, accidents*. In *Journ. des sc. méd*. Lille, 1880, t. II, p. 365 et 523. — Smith (A.-E.). *Cleft of the Hard and Soft Palate closed by Operation with Production of bone in the Palate Vault*. In *Chicago Med. Journ. and Exam.*, 1880, vol. XLI, p. 590. — Wolff (J.). *Zur Operation der angeborenen Gaumenspalte*. In *Arch. f. klin. Chir.*, 1880, t. XXV, p. 887. — Butcher (R.-G.). *Double Complicated Hare-lip, with Double Cleft Palate .... cured without Deformity*. In *Dublin Journ. Med. Sc.*, 1881, 3ᵉ série, t. LXXII, p. 402. — Ward (William). *Manuel opératoire de l'urano-staphylorrhaphie*. Thèse de doctorat. Paris, 1882, nᵒ 317. — Fournier. *De la prothèse palatine*. Th. de doct. Paris, 1883, nᵒ 281. — Prince (D.). *The Bead Suture, a Modification of the Quilled Suture for Palatoplasty*. In *Annals of Anat. and Surg.*, 1883, vol. VII, p. 142. — Du même. *Upon palatoplasty with a new Instrument*. In *Congrès méd. int. de Copenhague, section de chirurgie*, 1884, p. 108. — Maylard (A.-E.). *An unusual Case of Cleft Palate*. In *the Lancet*, 1885, t. II, p. 897. — Garretson (J.-E.). *Oral Surgery : A Treatise on the Diseases and Surgery of the Mouth, Jaws, Face, Teeth and Associate Parts*, 4ᵈ Edit. Philadelphie, 1884. — Baker (H.-A.). *An improved Appliance in the Physiological Treatment of Cleft Palate (Prothèse)*. In *Boston Med. and Surg. Journ.*, 1884, t. CX, p. 127. — Vanderveer (A.). *Some Remarks on the Subject of Cleft Palate*. In *Med. Record*. New-York, 1884, vol. XXV, p. 151. — Bellier (A.). *Contribution à l'étude de l'urano-staphylorrhaphie et de ses résultats*. Thèse de doctorat. Paris, 1884. — Trélat (U.). *De la valeur des opérations plastiques sur le palais et sur la détermination de l'âge auquel il convient de les pratiquer*. In *Bull. de l'Acad. de méd*. Paris, 1884, p. 1764,1777, et *Revue de chirurgie*, février 1885, p. 97. — Du même. *Rétablissement de la parole par la palatoplastie*. In *Bull. de l'Acad. de méd.*, 1885, p. 153. — Morgan (Q.-H.). *Operative procedures in Cleft Palate, and their Effects upon the Voice*. In *Brit. Med. Journ.*, 1885, vol. I, p. 400. — Lebeau et Deschamps. *Staphylorrhaphie, Uranoplastie*, Liège, 1885. — Trélat. *Technique des opérations plastiques sur le palais*. In *Revue de chir.*, 1886, nᵒ 2, p. 89. — Wolff (J.). *Ueber die Behandlung der Gaumenspalte*. In *Arch. f. klin. Chir.*, 1886, vol. XXXIII, p. 159. L.-H. P.

URANOSCOPE. Ainsi que l'indique leur nom, les Uranoscopes (de οὐρανός, ciel, σκοπέω, je regarde) sont des poissons qui ont les yeux placés sur la partie supérieure du crâne ; chez eux la tête est fort grosse, large, aplatie en dessus, recouverte de plaques osseuses chagrinées ; il existe une forte épine à l'épaule ;

le museau est court, aplati; la bouche, qui est protractile, est fendue presque verticalement; les lèvres sont bien développées et munies de petits tentacules qui renferment des papilles ayant la forme d'arbrisseaux et recevant de nombreux filets nerveux fournis par le trijumeau; on remarque dans l'intérieur de la bouche, au devant de la langue, un lambeau tactile long et étroit que l'animal peut faire sortir à volonté; la fente des ouïes est largement ouverte; les pièces articulaires de l'hyoïde et la pièce inférieure de ses cornes, qui sont très-développées, viennent combler le vide qui se trouve entre l'extrémité de la ceinture scapulaire et la mandibule; les mâchoires sont garnies de dents crochues; le vomer, qui est large, porte des dents en carde; il existe également quelques dents sur les palatins; les rayons branchiostéges sont au nombre de six.

Les Uranoscopes sont les Poissons acanthoptérygiens appartenant à la famille des Trachinidées (*voy.* Percoïdes); les ventrales, jugulaires, sont composées de six rayons; les dorsales, au nombre de deux, sont confondues par la base; la nageoire anale est bien développée. C'est au genre Uranoscope proprement dit qu'appartient l'*Uranoscopus scaber* Lin. qui se trouve sur nos côtes de la Méditérranée et que l'on rencontre accidentellement dans l'Océan.

H.-E. Sauvage.

Bibliographie. — Rondelet. *Histoire entière des poissons*, 1558. — Cuvier. *Règne animal*, t. II, p. 153, 1829. — Cuvier et Valenciennes. *Histoire naturelle des poissons*, t. III, p. 285, 1829. — Moreau (E.). *Histoire naturelle des poissons de la France*, t. II, p. 90, 1881. E. S.

URANYLE. Radical composé, non isolé, (U^2O^2), lequel, s'unissant à l'oxygène, forme le sesquioxyde d'uranium; au chlore, au brome, à l'iode, produit le chlorure, le bromure, l'iodure d'uranyle. En admettant ce radical, on s'explique rationnellement les formules des sels uraniques.

Riche.

URBAN (Joseph). Médecin allemand, né vers la fin du dix-huitième siècle, se fixa, après avoir pris ses grades, à Bernstadt, dans la Haute-Lusace, et se fit connaître par des ouvrages estimés sur les accouchements, la pathologie infantile, etc. Il était membre d'un grand nombre de sociétés savantes. En 1834, il entra à la rédaction des *Schmidt's Jahrbücher der Medicin.*
Nous citerons de lui entre autres :

I. *Der wohlerfahrene Kinderarzt,* etc. Leipzig, 1827, in-8°. — II. *Katechismus für Hebammen.* Leipzig, 1829, in-12. — III. *Die Lehrsätze der allgem. Pathologie u. Therapie in katechetischer Form dargestellt,* etc. Leipzig, 1830. gr. in-8°. — IV. *Gründl. und deutl. Belehr. über den Verlauf... des Scharlachs, der Masern u. Rötheln.* Glochau u. Lissa, 1827, in 8°. — V. *Scharlach, hitzige Hirnhöhlenwassersucht und häutige Bräune.* Leipzig, 1828, in-8°. — VI. *Schwangerschaft und Geburt in ihrem naturgemässen sowohl als regelwidrigen Verlaufe dargestellt.* Leipzig, 1828, in-8°. — VII. *Das Wochenbett und seine Krankheiten,* Leipzig, 1828, in-8°.

L. Hn.

URBANYA (Eaux minérales d'). *Athermales, bicarbonatées ferrugineuses faibles, carboniques faibles,* dans le département des Pyrénées-Orientales, dans l'arrondissement et à 22 kilomètres de Prades, dans la vallée de Couat, entre les montagnes de ce nom et sur la rive droite de la petite rivière d'Urbanya, émergent deux sources dont les griffons sont à 2 kilomètres l'un de l'autre. Leur eau est claire, limpide et transparente, sans odeur, d'une saveur franchement ferrugineuse; elle est traversée par des bulles gazeuses assez grosses, mais

peu nombreuses ; sa température est de 12°,8 centigrade, celle de l'air ambiant
étant de 17°,8 centigrade. Leur densité et leur analyse exacte ne sont pas connues,
on sait seulement qu'elles laissent déposer une certaine quantité de rouille sur
les parois de leurs bassins de captage et au fond des vases dans lesquels on les
reçoit. Elles sont employées par les personnes du voisinage qui viennent les
boire le matin à jeun à la dose de quatre à six verres ingérés presque toujours à
une demi-heure d'intervalle, ou aux repas, mêlées à une certaine quantité de vin.

La *durée de la cure* est d'un mois, en général.

On n'*exporte* que dans les environs les eaux des deux sources d'Urbanya.

A R.

URCEOLA. Genre de plantes Dicotylédones de la famille des Apocynées,
caractérisé par un calice quinquefide à lobes ovales aigus, une corolle ovoïde
ou urcéolée, quatre fois plus longue que le calice, contractée à la base, à
5 dents dressées, par cinq étamines, enfin, par un disque nectarifère, entier,
entourant l'ovaire. Le fruit est formé de deux baies arrondies, latéralement
comprimées, rugueuses, coriaces et bivalves, avec de nombreuses semences
réniformes, plongées dans la pulpe charnue des baies.

Le genre ne contient que peu d'espèces dont la seule intéressante est :
l'*Urceola elastica* Roxb., plante grimpante de Malaisie, à feuilles opposées,
ovales oblongues, à petites fleurs verdâtres en cymes terminales, paniculées,
multiflores.

Toute la plante contient en abondance un latex qui se concrète en caoutchouc,
et qui fait qu'on exploite l'espèce dans l'archipel Indien.   PL.

BIBLIOGRAPHIE. — ROXBURGH. *Asiat. res.*, 1799, t. 169. — ENDLICHER. *Genera*, n° 3595. —
DE CANDOLLE (A.). *Prodromus*, t. VIII, p. 358. — BENTHAM et HOOKER. *Genera*, t. II, p. 167. PL.

URCÉOLAIRE (*Urceolaria* Ach.).   Genre de Lichénacés, du groupe des
Lécanoridés.

Les *Urceolaria* croissent sur les rochers, sur les pierres, sur les tuiles des
toits, quelquefois sur la terre parmi les mousses, plus rarement sur les écorces
et les vieux bois. Leur thalle forme des plaques oblongues ou arrondies, tuberculeuses, composées de petites folioles lobées, fortement adhérentes. Les scutelles, de couleur noire, se développent principalement au centre du thalle ;
elles sont entourées d'un rebord plus ou moins saillant et crénelé, constitué par
le thalle.

L'espèce type du genre, *U. scruposa* Ach., se rencontre communément en
Europe sur la terre dans les terrains argileux, plus rarement sur les roches et
les pierres. C'est le *Lichen scruposus* de Linné et le *Patellaria scruposa* d'Hoffmann. Son thalle est d'un gris cendré, blanchâtre ou jaunâtre. Il fournit, à la
teinture, une assez belle couleur rouge.

L'*U. calcarea* Ach. (*Lichen calcareus* L.) et l'*U. Villarsii* Ach., un des plus
beaux Lichens du midi de la France, donnent également une matière colorante
rouge qui pourrait être utilisée dans la teinture.   ED. LEF.

URCÉOLAIRES. Famille d'Infusoires du sous-ordre des Périctriches de
Stein. Ces animaux ont un corps turbiné ou discoïde, à bouche subterminale
entourée d'une spirale horizontale de cils vibratiles ; la partie supérieure du
corps acétabuliforme est adhésive et porte une couronne de cils, le reste de la

surface de l'animal est recouvert de cils plus fins. Les Urcéolariens, doués d'une grande contractilité, sont tantôt libres, tantôt momentanément fixés par leur extrémité postérieure.

. Le genre Urcéolaire créé par Lamarck comprenait des Infusoires très-différents qu'Ehrenberg a rapportés à leurs véritables genres : c'est ainsi que Lamarck rangeait dans les Urcéolaires le *Peridinium cinctum* Ehrbg., l'*Ophrydium versatile* Ehrbg., etc. Bory de Saint-Vincent institua une famille des Urcéolaires comprenant les Stentors, les Urcéolaires proprement dites, des Vorticelles détachées de leur pédicule, etc. Ehrenberg a supprimé le genre Urcéolaire et l'a remplacé en partie par le genre *Trichodina*. Dujardin, dans sa famille des Urcéolariens, range les *Stentor*, les *Urceolaria*, les *Ophrydium* et les *Urocentrum*. Les auteurs plus récents, Stein et Saville-Kent, tout en maintenant le genre *Urceolaria* et la famille des Urcéolarides, les ont beaucoup restreints.

Pour Stein la famille de Urcéolarides ou des Trichodinides renferme les genres suivants : *Trichodina* Ehrbg, *Urceolaria* St., *Trichodinopsis* St., *Gyrocoris* St., *Cyclodina* St., *Urocentrum* Ehrbg., *Mesodinium* St., *Didinium* St.

Saville-Kent place dans les Urcéolarides les *Cyclochæta*, *Trichodina*, *Urceolaria*. *Lichnophora*.

L'*Urceolaria mitra* Stein vit fixé sur la peau d'un Turbellarié, *Planaria torva*. Le *Trichodina pediculus* Ehbg. se trouve sur les Hydres et quelques poissons d'eau douce.   F. H.

BIBLIOGRAPHIE. — MÜLLER (O.-F.). *Animalcula Infusoria*, 1756. — EHRENBERG. *Infusionsthierchen*, 1838. — DUJARDIN. *Zoophytes infusoires*, 1841. — STEIN. *Organismus der Infusionsthiere*, 1854. — SAVILLE-KENT. *Manual of the Infusoria*, 1881. — LANESSAN. *Protozoaires*, 1882.   F. H.

URE (Les deux).

Ure (ANDREW).   Médecin et chimiste distingué, né à Glasgow, le 18 mai 1778. Il commença ses études dans sa ville natale, les continua à Édimbourg et vint prendre le diplôme de docteur à Glasgow en 1801. Il se fixa alors dans cette ville dans le but d'y exercer la médecine, mais ses goûts le portant davantage vers la chimie et les sciences naturelles, il accepta, en 1804, une chaire à l'*Andersonian Institution*, et y enseigna avec succès la physique et la chimie jusqu'en 1830. Il obtint, en 1809, la fondation d'un observatoire à Glasgow, s'occupa d'astronomie pendant plusieurs années ; il porta ensuite son attention sur les applications de la chimie à l'industrie et à la biologie. En 1830, il vint à Londres et y devint en 1834 chimiste du *Board of Customs*. Enfin, il fut nommé, en 1822, membre de la Société royale de Londres. Il mourut dans cette ville, le 2 janvier 1857.

Ure a publié une foule de mémoires sur la physique et la chimie dans les recueils périodiques. Parmi ses ouvrages, nous mentionnerons seulement :

I. *A New Systematic Table of the Materia Medica*. Glasgow, 1813, in-8°. — II. *A Dictionary of Chemistry on the Basis of M. Nicholson's*, etc. London, 1821, in-8° ; Edit. 4, ibid., 1870, in-8°. Trad. en franc. : *Dictionnaire de chimie sur le plan de celui de Nicholson*, etc. Paris, 1822-1824, 4 vol. in-8°. Traductions allemandes, Weimar, 1824-1825 ; Hannover, 1825-1833. — III. *A Dictionary of Arts, Manufactures and Mines*. London, 1839, 1853, in-8° ; trad. allem. Leipzig, 1854-1857, 3 vol. in-8°.   L. HN.

Ure (ALEXANDER).   Médecin de mérite, né en Écosse vers le commencement du siècle, reçu docteur à Édimbourg en 1832 (*Diss. de cranii noxis*), vint à Londres, où il exerça avec succès. Il fit des cours très-suivis sur la pathologie générale et l'anatomie pathologique, au *North-London Medical School*, et devint plus tard chirurgien et professeur de clinique chirurgicale au *Saint-Mary's Hospital*, chirurgien consultant au *Western General Dispensary*, etc.

Ure était *fellow* du Collége royal de chirurgie de Londres (1843) et de la Société médico-chirurgicale, président de la Société Harvéienne (1857), etc. Il collabora à la *Cyclopedia of Practical Surgery* depuis 1837 et, outre des articles *Sur la nature et le traitement du cancer* (*London Med. Journal*, 1852), l'*Emploi de l'iodure de sodium* (*Lancet,* 1859), l'*Usage du carbonate de lithine comme dissolvant des calculs uriques* (*Pharmaceut. Journal*, 1843), etc., publia :

A Practical Compendium of the Materia Medica, with Numerous Formulae adapted to the Treatment of Diseases of Infancy and Childhood. London, 1838, in-18; ibid., 1839, in-12.

L. Hn.

URÉDINÉES. Groupe de Champignons qui correspond aux *Coniomycètes* de Nees et aux *Epiphytæ* de Link.

Les Urédinées comprennent un nombre assez considérable de très-petites espèces qui se développent sous l'épiderme des feuilles, des tiges ou d'autres organes des végétaux morts ou vivants, en produisant des boursouflures vésiculiformes. Elles finissent toujours par se montrer au dehors et forment alors sur l'épiderme des taches ou des amas de poussière arrondis ou allongés, de couleur brune ou noire, parfois blanche, jaune ou rosée. Leur mycélium est composé de filaments cloisonnés, abondamment ramifiés, qui ne s'étendent d'ordinaire que dans les méats intercellulaires, enveloppant de toutes parts les cellules de la plante nourricière, mais n'y pénétrant pas. Il donne naissance à deux sortes d'organes reproducteurs, des *spermogonies* et des *œcidies*.

Les spermogonies sont situées ordinairement sur la face supérieure des feuilles. Ce sont des conceptacles en forme de bouteille, dont l'orifice dépasse les cellules épidermiques, et dans l'intérieur desquels se développe un grand nombre de cellules cylindriques et pointues qui donnent naissance, par segmentation, à de très-petites spores unicellulaires, en forme de bâtonnets, appelées *spermaties*. Ces spores sortent en grande quantité et d'une manière successive par l'orifice des spermogonies et sont toujours mélangées à une substance gélatineuse.

Les œcidies au contraire se développent le plus souvent à la face inférieure des feuilles. Elles se présentent en général sous la forme de petites coupes dont la paroi, nommée *péridium*, est constituée par des cellules hexagonales très-rapprochées les unes des autres, et dont chacune, en se segmentant, produit une longue rangée de spores ordinairement arrondies et de couleur jaune, disposées en chapelets. Ces spores ne tardent pas à germer ; elles émettent alors des utricules simples ou ramifiés qui pénètrent dans les stomates de la plante nourricière et produisent un mycélium donnant naissance, par segmentation, à des spores unicellulaires, globuleuses ou allongées, appelées *stylospores, urédospores*, ou encore *spores d'été*, parce qu'elles sont destinées à propager les Urédinées pendant l'été. Ces stylospores, transportées par le vent, germent comme les spores des œcidies, mais le mycélium qu'elles produisent donne naissance, non-seulement à d'autres stylospores, mais encore, et cela seulement en automne, à d'autres spores dites *téleutospores* ou *spores d'hiver* qui, à part quelques rares exceptions, ne peuvent germer qu'après un certain temps de repos, c'est-à-dire au printemps suivant. C'est alors qu'elles développent des utricules germinatives donnant naissance à des *sporidies* qui, placées dans des conditions favorables, produisent un mycélium capable de reproduire des spermogonies et des æcidies.

Tel est en général le développement complexe des Urédinées. Mais il existe un certain nombre d'espèces chez lesquelles les spermogonies n'ont pas été observées, et beaucoup d'autres dont on ne connaît pas encore les æcidies. D'autre part, les téleutospores ou *spores d'hiver* peuvent se développer, soit sur le même hyménium qui a produit les stylospores ou *spores d'été*, soit sur un hyménium spécial. C'est ainsi que dans certaines espèces, le *Puccinia graminis* Pers., par exemple, les æcidies forment, sur la forme inférieure des feuilles de l'Épine-vinette, l'*Æcidium berberidis* Gmel., tandis que les stylospores et les téleutospores, qui constituent l'*Uredo linearis* Pers., naissent exclusivement sur les feuilles et les tiges de plusieurs céréales, en formant ce que les agriculteurs appellent la *rouille des blés*. Ed. Lefèvre.

UREDO (*Uredo* Pers.). Genre de Champignons qui a donné son nom au groupe des Urédinées (*voy.* ce mot) et dont les représentants se développent sur un grand nombre de plantes, principalement sur celles qui végètent à l'ombre ou dans une atmosphère humide.

Les *Uredo* naissent sous l'épiderme des feuilles et s'épanouissent au dehors sans détruire le tissu interne. Ils forment des sortes de petites pustules ovales ou arrondies, de couleur blanche, brune ou jaunâtre, remplies d'un grand nombre de sporidies globuleuses ou ovales, quelquefois anguleuses. Plus tard, l'épiderme de la feuille se détache comme un opercule ou bien se fend en deux ou trois lanières, et les sporidies deviennent libres sous la forme d'une poussière blanche, jaune, orangée, brune ou noire.

On a décrit un très-grand nombre d'espèces d'*Uredo*, mais la plupart de ces espèces ne sont qu'une des phases du développement d'autres types d'Urédinées. C'est ainsi que l'*U. suaveolens* Pers. est la forme stylosporienne du *Puccinia compositarum* Schl., parasite de l'*Hieracium murorum* L. Il en est de même de l'*U. linearis* Pers. et de l'*U. rubigo vera* DC., qui produisent sur les céréales la maladie bien connue des agriculteurs sous le nom de *rouille des blés*, et constituent, le premier, la forme stylosporienne du *Puccinia graminis* Pers., le second, la forme stylosporienne du *Puccinia coronata* Cord. Ces deux dernières espèces d'*Uredo*, ainsi que l'*U. vilmorinea* Lév., produisent, certaines années, de grands dégâts dans les moissons. Ils se montrent sur les feuilles et les chaumes des graminées sous l'apparence d'une poussière tantôt jaune ou orangée, tantôt brune. L'*U. glumarum* Rab. est également redouté des agriculteurs ; il attaque les glumes du froment et du seigle, les déforme et en empêche le développement. Ed. Lefèvre.

URÉE. *Formules :* $\left\{\begin{array}{l} \text{Équiv. } C^2H^4Az^2O^2 \\ \text{Atom. } CH^4Az^2O = CO \diagdown \begin{array}{l} AzH^2 \\ AzH^2 \end{array}\end{array}\right.$ L'urée, qui est le principe immédiat le plus important de l'urine, a été signalée pour la première fois dans ce liquide, en 1773, par Rouelle le jeune, sous le nom d'*extractum* *saponaceum urinæ;* elle a été préparée à l'état de pureté en 1799 par Fourcroy et Vauquelin.

On la rencontre non-seulement dans l'urine normale des Mammifères, et en moindre quantité dans celle des oiseaux et des reptiles, mais aussi dans presque tous les liquides de l'économie : le sang, le chyle et la lymphe, la bile, le lait, la sueur, la salive, les tumeurs aqueuse et vitreuse de l'œil, le liquide de l'ascite, etc. On en a aussi constaté la présence dans les excréments des chauves-souris, les organes des plagiostomes, etc. Elle est la conséquence nécessaire de la destruction ininterrompue des tissus vivants, c'est-à-dire des métamorphoses successives que la trame organique éprouve sous l'influence de l'oxygène, gaz comburant que les globules sanguins diffusent dans toute l'économie. Elle représente d'ailleurs le dernier terme, dans la série de ces métamorphoses, que les matières organiques azotées subissent dans l'organisme, et c'est le rein qui est chargé de l'expulser comme résidu excrémentitiel : aussi s'accumule-t-elle dans le sang, après l'ablation des reins, alors que le sang de l'homme et des animaux n'en renferme normalement que de faibles quantités.

D'après Picard, 1000 parties des liquides suivants renferment en urée :

Humeurs de l'œil.	5,00
Sueur	0,88
Sérosités de vésicatoires.	0,60
Salive	0,35
Liqueur amniotique.	0,35
Bile.	0,30
Liquide de l'ascite	0,15
Lait.	0,13

L'urée prend naissance dans une foule de réactions chimiques :

Dans le dédoublement, par oxydation, de l'acide urique et de ses dérivés, ainsi que dans la distillation sèche de cet acide (Liebig);

Par l'action des alcalis sur la créatine;

En oxydant l'oxamide avec l'oxyde mercurique, jusqu'à ce que le mélange soit devenu grisâtre (Williamson);

Dans l'oxydation des matières albuminoïdes (Béchamp).

On l'obtient synthétiquement par plusieurs procédés :

1º Par la transformation isomérique du cyanate d'ammonium (Wöhler);

2º En faisant réagir le gaz ammoniac sur le gaz chloroxycarbonique (Natanson) :

$$C^2O^2Cl^2 + 4AzH^3 = 2AzH^4Cl + C^2H^4Az^2O^2;$$

3º En décomposant par l'ammoniaque l'éther carbonique, à la température de 180 degrés (Natanson);

4º Lorsqu'on soumet à une évaporation lente une solution aqueuse d'acide cyanhydrique (Campani);

5º En chauffant vers 130 degrés le carbamate d'ammonium :

$$C^2(AzH^3)O^4.AzH^3 = H^2O^2 + C^2H^6Az^2O^2.$$

Cette dernière réaction dévoile la nature de l'urée : c'est un principe mixte, *amide-alcali*, dérivé de l'acide carbonique, considéré comme un *acide-alcool :*

Acide carbonique : $C^2H^2O^4 = C^2(H^2O^2)O^4.$

Acide carbamique : $C^2H^3AzO^4 = C^2(AzH^3)(O^4).$

Amide carbonique (urée) : $C^2(AzH^3)O^4.AzH^3 - H^2O^2 = C^2H^4Az^2O^2.$

Il en résulte que l'urée doit se comporter à la fois comme une *amine* ou *alcali*, et comme un *amide*. L'étude de ses dérivés démontre en effet qu'elle peut s'unir, d'une part, à certains acides, comme l'acide azotique; d'autre part, à plusieurs bases métalliques, comme l'oxyde mercurique.

Préparation. Pour retirer l'urée de l'urine, on évapore d'abord ce liquide à feu nu, puis au bain-marie, de manière à la réduire au dixième environ de son volume, ou plus exactement, lorsqu'une petite portion, traitée par l'acide nitrique à 1,42 degrés, se prend en masse cristalline. Arrivé à ce point, on y ajoute un volume d'acide nitrique, bien privé de vapeurs nitreuses; on laisse refroidir, on égoutte les métaux sur un entonnoir, et on les décolore au besoin avec du noir animal lavé. Après purification, on dissout le nitrate d'urée dans l'eau tiède, on neutralise la dissolution par le carbonate de baryum et on évapore : l'azotate de baryum cristallise en premier lieu, tandis que l'urée, qui reste dans les eaux-mères, se dépose par une plus grande concentration. Finalement, on la fait cristalliser dans l'alcool, afin de la dépouiller des dernières traces de sels qu'elle peut encore contenir.

Ce procédé étant long et difficile, il est préférable de préparer l'urée artificiellement. A cet effet, on grille un mélange de deux parties de ferrocyanure de potassium avec une partie de peroxyde de manganèse, les deux corps étant bien secs et réduits en poudre fine; on épuise la masse par l'eau pour dissoudre le cyanate de potassium formé, on ajoute du sulfate d'ammoniaque sec et on sépare le sulfate de potassium qui se sépare. On évapore alors au bain-marie, en séparant de temps en temps les dépôts de sulfate. Ce produit, amené à siccité, est repris par l'alcool bouillant, qui s'empare de l'urée et l'abandonne à l'évaporation (Liebig).

Propriétés. Réactions. L'urée se présente sous la forme de longs prismes droits, à base carrée, incolores, striés, doués d'une saveur fraîche, légèrement amère, rappelant celle du salpêtre. Elle est neutre aux réactifs colorés.

A l'état de pureté parfaite, elle n'est pas déliquescente; toutefois, mêlée à certains sels hydratés, comme le sulfate de soude, elle s'empare partiellement de leur eau de cristallisation, devient molle ou même tout à fait liquide (Pelouze).

Elle est extrêmement soluble dans l'eau, environ son poids à la température de 15 degrés; elle se dissout dans 5 parties d'alcool à 81 degrés, et dans une partie seulement du même véhicule bouillant; elle est à peine soluble dans l'éther.

Elle fond à 132 degrés. A quelques degrés au-dessus de cette température, elle entre en ébullition, émet des vapeurs d'ammoniaque et de carbonate d'ammonium, en laissant un résidu d'*ammélide;* entre 150 et 180 degrés, ce dernier corps est accompagné d'*acide cyanurique* et de *biuret.* Si l'opération se prolonge, il reste une masse sèche, ordinairement grisâtre, principalement formée d'acide cyanurique.

En sa qualité d'*amide*, l'urée peut fixer les éléments de l'eau, propriété très-importante qui se manifeste dans plusieurs circonstances, dont quelques-unes présentent un grand intérêt au point de vue médical :

1° Elle se dédouble par hydratation, sous l'influence de l'eau seule, à une température de 140 degrés (Pelouze) :

$$C^2H^4Az^2O^2 + H^2O^2 = C^2O^4 + 2\ AzH^3.$$

2º Avec les alcalis, elle se comporte de la même manière : il se forme un carbonate alcalin et il se dégage de l'ammoniaque (Proust).

5º L'urine, abandonnée à elle-même, ne tarde pas à dégager une odeur ammoniacale, à la suite du dédoublement de l'urée qu'elle renferme.

D'après van Tieghem, la transformation s'opère sous l'influence d'un ferment spécial, constitué par des chapelets ou petits amas de globules sphériques, qui se développent par bourgeonnement et dont le diamètre n'excède guère $0^{mm},0015.$

Suivant Musculus, ce ferment n'est pas organisé, mais se rapproche plutôt d'une diastase, qui se développe dans l'urine. Pour l'isoler, on précipite par l'alcool les urines épaisses, filantes et ammoniacales. Ainsi obtenu, ce précipité est soluble dans l'eau et fait fermenter rapidement l'urine ; une température de 80 degrés et les acides étendus détruisent son activité, tandis que l'acide phénique est sans action sur lui.

Dissoute dans l'eau, l'urée est décomposée par un courant de chlore en acide carbonique et en azote :

$$C^2H^4Az^2O^2 + 3Cl^2 + H^2O^2 = C^2O^4 + 6HCl + Az^2.$$

Avec l'urée en fusion, il y a formation d'acide cyanurique, d'azote, de chlorure d'ammonium et d'acide chlorhydrique (Wurtz).

Les hypochlorites alcalins agissent à la manière du chlore, surtout sous l'influence d'une douce chaleur, c'est-à-dire avec formation d'anhydride carbonique et d'azotate, réaction qui a été appliquée par Leconte au dosage de l'urée dans l'urine.

Avec les hypobromites, l'action est encore plus énergique, car elle se manifeste à froid : aussi les hypobromites, en solution alcaline, sont-ils utilisés pour effectuer rapidement ce dosage.

Comme la plupart des acides, l'urée manifeste des propriétés basiques assez accusées : elle se combine avec quelques acides pour former des sels. On connaît un azotate, un chlorhydrate, des phosphates d'urée, etc. Toutefois, elle ne s'unit ni à l'acide lactique (Pelouze), ni à l'acide hippurique, ni à l'acide urique.

En solution aqueuse concentrée, elle est attaquée à l'ébullition par les acides, avec dégagement d'acide carbonique et formation de sels ammoniacaux (Dumas).

Avec l'acide nitrique nitreux, la destruction est totale, et elle est ramenée à l'état d'acide carbonique, d'azote et d'eau :

$$C^2H^4Az^2O^2 + Az^2O^6 = C^2O^4 + 2H^2O^2 + 2Az^2.$$

Les *chlorures acides* réagissent aisément sur l'urée. C'est ainsi que le chlorure acétique engendre de l'*acétylurée* (Zinin) :

$$C^2H^4Az^2O^2 + C^4H^2O^2(HCl) = HCl + C^4H^2O^2(C^2H^4Az^2O^2).$$

Les *anhydrides d'acides monobasiques* engendrent des *urées composées*. L'anhydride benzoïque, par exemple, donne par fusion de *la benzoylurée*, $C^{14}H^4O^2(C^2H^4Az^2O^2).$

Avec quelques chlorures d'acide bibasiques, comme le chlorure de carbonyle, le chlorure de succinyle, on obtient des *diurées*, mais cette méthode n'est pas générale.

Lorsqu'on chauffe un mélange d'urée et d'azotate d'argent, tous deux en solutions aqueuses, on obtient à l'évaporation de l'azotate d'ammoniaque et du cyanate d'argent, l'urée se comportant ici à la manière du cyanate d'ammonium Wöhler); l'azotate mercureux acide, contenant des vapeurs nitreuses, se comporte comme l'acide azoteux, réaction qui a été appliquée par Millon au dosage de l'urée.

Le permanganate de potassium, en solution concentrée et alcaline, oxyde également l'urée, en dégageant l'azote partie à l'état gazeux, partie à l'état d'azotate alcalin.

L'hydrogène, dégagé d'un mélange d'acide acétique et de zinc, fournit de l'ammoniaque.

Les aldéhydes, ainsi que leurs dérivés chlorés, le chloral, par exemple, réagissent sur l'urée pour former des uréides (Schiff). Avec l'acide glyoxylique, il y a formation d'*allantoïne*; avec l'acide pyruvique, d'*uréides* analogues aux dérivés (de l'acide urique; avec le glycocolle, d'*acide hydantoïque*, etc.

Enfin, avec les alcools, il y a production d'*éthers allophaniques* et d'*uréthanes*. C'est ainsi que l'alcool amylique fournit de l'*allophanate d'amyle* et de l'*amyluréthane*.

L'urée se combine avec un grand nombre de sels : les chlorures de sodium et de mercure, les azotates de calcium, de magnésium, etc.

Sels d'urée. *Azotate d'urée.* Formules : $\left\{ \begin{array}{l} \text{Équiv. } C^2H^4Az^2O^2.AzHO^6. \\ \text{Atom. } COAz^2H^4.AzO^3H. \end{array} \right.$ Ce composé remarquable, découvert par Fourcroy et Vauquelin, s'obtient directement en ajoutant de l'acide azotique à une solution concentrée d'urée.

Il est en prismes incolores, brillants, anhydres, acides au papier tournesol, peu solubles dans l'eau froide et dans l'alcool, encore moins dans l'acide nitrique concentré, assez solubles dans l'eau bouillante.

Il se décompose vers 140 degrés, en dégageant de l'acide carbonique et du protoxyde d'azote, tandis que le résidu contient de l'azote d'ammoniaque et de l'urée ; à une température plus élevée, il se forme un peu d'acide cyanurique (Pelouze).

Chauffé vers 100 degrés, dans l'alcool absolu, il donne de l'azotate d'ammonium, de l'uréthane et du carbonate d'éthyle (Bunte).

Chlorhydrate d'urée. Formules : $\left\{ \begin{array}{l} \text{Équiv. } C^2H^4Az^2O^2.HCl. \\ \text{Atom. } COAz^2H^4.HCl. \end{array} \right.$ L'urée absorbe le gaz chlorhydrique sec; la masse s'échauffe peu à peu, entre en fusion et se transforme finalement en un liquide oléagineux, que l'on maintient fondu tant qu'il absorbe le gaz; en chassant l'excès de ce dernier par un courant d'air, le chlorhydrate reste sous forme d'une masse cristalline.

Exposé à l'air, ce sel absorbe l'humidité et se décompose. Chauffé au bain d'huile, vers 145 degrés, il se décompose rapidement en chlorure d'ammonium et en acide cyanurique.

Dessaignes a décrit un *sous-sel*, qui résulte de l'union d'une molécule d'acide avec deux molécules d'urée. Il cristallise en longues lames, légèrement déliquescentes; on l'obtient lorsqu'on abandonne sous une cloche, en présence de la chaux, ses deux composants dans les proportions ci-dessus.

Oxalate d'urée. Formules : $\left\{ \begin{array}{l} \text{Équiv. } 2C^2H^4Az^2O^2.C^4H^2O^8. \\ \text{Atom., } 2COAz^2H^4.C^2H^2O^4. \end{array} \right.$ Se prépare en versant un soluté d'acide oxalique dans une dissolution d'urée.

Prismes incolores, transparents, solubles dans 23 parties d'eau à 25 degrés, plus solubles dans l'eau bouillante ; il faut 15 parties d'alcool à 35 degrés pour les dissoudre, à la température ordinaire. A la distillation sèche, on obtient de l'ammoniaque, de l'acide carbonique, de l'acide cyanurique.

Cyanate d'urée.   Formules : { Équiv. $C^2H^4Az^2O^2.3C^2AzHO^2$. Atom. $COAz^2H^4.C^3Az^3H^3O^3$. }   Obtenu à l'état cristallisé par Wiedemann en faisant bouillir une solution d'urée avec l'acide cyanurique. Weltzien en a observé la présence, comme produit secondaire, dans la décomposition de l'urée par l'anhydride phosphorique. Il se produit également lorsque l'on fait arriver des vapeurs d'acide cyanique dans de l'urée fondue, ou lorsque l'on attaque le biuret par le gaz chlorhydrique, à une température de 160 à 170 degrés.

Petites aiguilles clinorhombiques, dont le soluté aqueux, traité par un acide, précipite de l'acide cyanurique.

Phosphates d'urée.   Combinaisons qui existent normalement dans certaines urines, par exemple, dans celle du porc nourri de son (Lehmann).

On prépare un phosphate d'urée, $C^2H^4Az^2O^2.PhH^3O^8$, en abandonnant dans le vide une solution concentrée d'urée et d'acide phosphorique ordinaire. Par cristallisation dans l'eau, on obtient de gros cristaux rhomboïdaux, accompagnés de phosphate acide d'ammonium.

Ce sel est soluble dans l'eau et dans l'alcool ; il est inaltérable à l'air sec et se décompose vers 160 degrés.

Un autre phosphate, formé de 2 équivalents d'urée pour une molécule d'acide phosphorique, prend naissance lorsqu'on expose dans un lieu sec un mélange d'acide phosphorique et d'urée en excès ; le soluté aqueux se décompose à chaud en donnant un résidu d'acide cyanurique.

Combinaisons de l'urée avec les oxydes métalliques.   Urée argentique.   Ce dérivé, qui a pour formule $C^2H^2Ag^2Az^2O^2$, s'obtient en ajoutant 5 parties de nitrate d'argent à une dissolution alcaline de 2 parties d'urée (Mulder) ; chauffé avec de l'eau, il se décompose.

Urée et oxyde mercurique.   On a décrit plusieurs combinaisons de ces deux corps :

1° Le composé $C^2H^4Az^2O^2,2HgO$, qui se prépare en additionnant peu à peu d'oxyde mercurique une dissolution d'urée chauffée au voisinage de son ébullition.

Il est sous forme d'une masse blanche pulvérulente.

2° Le composé $C^2H^4Az^2O^2.3HgO$, qui prend naissance lorsque l'on ajoute une solution de sublimé à une dissolution d'urée dans la potasse caustique.

Précipité blanc, gélatineux, que l'eau bouillante transforme en une poudre grenue, d'un jaune rougeâtre.

3° Le composé $C^2H^4Az^2O^2.4HgO$, qui s'obtient à l'aide d'une dissolution alcaline d'urée et d'azotate mercurique. Il se forme encore lorsque l'on verse peu à peu une solution étendue du sel mercurique dans une solution diluée d'urée, en ayant soin de neutraliser de temps en temps la liqueur avec de l'eau de baryte ou avec une dissolution étendue de carbonate sodique. Il arrive un moment où le précipité, d'abord blanc, devient jaune, par suite de la formation d'un sousazotate de mercure. Dans cette opération, toute l'urée est précipitée, ce qui a conduit Liebig à un nouveau dosage de l'urée.

COMBINAISONS SALINES. L'urée se combine avec un grand nombre de sels. En général, ces combinaisons sont peu stables. Quelques-unes cependant ne sont pas altérées dans l'eau, ni attaquées par les acides azotique et oxalique. Voici l'énumération de celles qui ont été étudiées par Werther, et dont quelques-unes pourraient trouver des applications médicales :

Azotate d'argent et d'urée, $C^2H^4Az^2O^2.Az\hat{O}^6Ag$. Sel que l'on obtient en mélangeant des solutions d'urée et d'azotate d'argent, à équivalents égaux.

Gros prismes clinorhombiques, solubles dans l'eau et dans l'alcool, se décomposant avec explosion sous l'influence de la chaleur.

Azotate de calcium et d'urée, $3C^2H^4Az^2O^2.AzO^6Ca$. Cristaux brillants, qui se préparent en mélangeant les solutés alcooliques des deux générateurs.

L'acide azotique est sans action sur leur solution, mais l'acide oxalique précipite de l'oxalate de calcium et de l'oxalate d'urée.

Azotate de magnésium et d'urée, $2C^2H^4Az^2O^2.AzO^6Mg$. Sel qui se prépare comme le précédent, par l'intermédiaire de l'alcool.

Gros prismes clinorhombiques, brillants, fusibles sans décomposition à 85 degrés.

Azotate de mercure et d'urée. D'après Liebig, on peut obtenir avec ces deux corps trois composés différents, suivant que l'on opère avec des dissolutions étendues ou concentrées, additionnées ou non d'acide azotique :

$$1° \quad C^2H^4Az^2O^2.AzAgO^6 + HgO.Aq.$$

Obtenu en versant une solution d'azotate d'urée dans une dissolution d'azotate mercurique moyennement concentrée et additionnée d'acide azotique jusqu'à ce qu'il se manifeste un léger trouble. La liqueur après filtration, abandonnée à elle-même, laisse déposer avec le temps des tablettes brillantes, transparentes, rectangulaires :

$$2° \quad C^2H^4Az^2O^2.AzAgO^6 + 2HgO.Aq.$$

On ajoute une dissolution d'urée à une dissolution étendue d'azote mercurique, tant qu'il se forme un précipité; vers 40 à 50 degrés, ce dernier se convertit en paillettes hexagonales, qui sont mélangées au corps précédent, ainsi qu'au suivant :

$$3° \quad C^2H^4Az^2O.AzAgO^6 + 3HgO.Aq.$$

Se précipite lorsqu'on traite à chaud un soluté d'urée par une solution très-étendue d'azotate mercurique.

Poudre blanche, formée de petites aiguilles groupées concentriquement.

Azotate de sodium et d'urée, $C^2H^4Az^2O^2.ClNa + H^2O^2$. Prismes clinorhombiques, un peu déliquescents, fusibles à 60-70 degrés, très-solubles dans l'eau, décomposables en partie par l'alcool absolu.

Chlorure mercurique et urée, $C^2H^4Az^2O^2.2HgCl$. Cristaux nacrés, fusibles à 126-128 degrés, peu solubles dans l'eau fraîche, décomposables dans l'eau bouillante.

L'urée ne paraît pas susceptible de s'unir aux azotates de potassium, de baryum, de strontium, ni aux chlorures de baryum, de potassium et d'ammonium; avec le chlorure de strontium, on a signalé l'existence d'une combinaison très-déliquescente.

URÉES COMPOSÉES. Au lieu de combiner une molécule d'acide carbonique avec deux équivalents d'ammoniaque, avec élimination de deux molécules d'eau, ce qui fournit l'urée ordinaire, on peut unir le même acide avec un équivalent d'ammoniaque et un équivalent d'une base organique, toujours avec séparation de deux molécules d'eau, ou même avec deux équivalents d'une base organique; les corps qui en résultent ont reçu le nom d'*urées composées*. La plupart d'entre elles ont été étudiées par Hofmann et par Wurtz.

Les urées composées, dérivant de l'ammoniaque et d'une base organique, se préparent par la réaction de l'acide cyanique sur cette dernière, comme l'urée normale :

Urée : $C^2AzHO^2 + AzH^3 = C^2H(AzH^3)AzO^2$.

Phénylurée : $C^2AzHO^2 + C^{12}H^7Az = C^2H(C^{12}H^7Az)AzO^2$.

Éthylurée : $C^2AzHO^2 + C^4H^7Az = C^2H(C^4H^7Az)AzO^2$.

On a aussi donné le nom d'urées composées aux corps qui résultent de la combinaison de l'urée avec les acides, moins les éléments de l'eau; on désigne plus spécialement ces nouvelles combinaisons sous le nom d'*uréides*.

Bourgoin.

URÉIDES. Les sels d'urée peuvent perdre les éléments de l'eau pour engendrer les amides correspondants : ce sont les uréides, corps dont l'étude est due à plusieurs chimistes, notamment Liebig, Wöhler, Strecker, Baeyer, Grimaux.

On a divisé les uréides, suivant que les acides qui concourent à leur formation sont monobasiques ou polyatomiques, en uréides, diuréides, uréides acides ou acides uramiques, etc.

Schiff a également donné le nom d'uréides aux combinaisons des aldéhydes avec l'urée.

Ce qui fait l'importance des uréides, c'est que quelques-unes d'entre elles jouent un certain rôle dans l'économie et présentent d'étroites relations avec l'acide urique. On signalera surtout ici celles qui présentent un certain intérêt ou qui se rattachent aux principes immédiats élaborés par les êtres vivants.

I. Uréides dérivées d'acides monoatomiques. L'acétylurée, la diacétylurée, la benzoylurée, appartiennent à ce groupe. On les prépare au moyen de l'urée et des chlorures acides.

Acétylurée. Formules : $\begin{cases} \text{Équiv. } C^4H^2O^2(C^2H^4Az^2O^2). \\ \text{Atom. } COAz^2H^3(C^2H^3O). \end{cases}$ Se prépare en faisant simplement réagir à froid le chlorure acétique sur l'urée. On chauffe ensuite à 120 degrés pour enlever l'excès de réactif et on fait cristalliser le produit dans l'alcool.

Longues aiguilles, blanches, soyeuses, peu solubles dans l'eau froide et dans l'alcool, solubles dans 10 parties d'alcool bouillant; elles commencent à se sublimer vers 160 degrés et fondent au voisinage de 200 degrés; à une température plus élevée, il y a formation d'acide cyanurique et d'acétamide.

On a préparé des produits de substitution, comme la *bromacétylurée*, la *chloracétylurée*, la *trichloracétylurée*, etc.

La *diacétylurée* s'obtient en chauffant à 60 degrés, pendant une heure, de l'oxychlorure de carbone liquide avec de l'acétamide.

Benzoylurée. Formules : $\begin{cases} \text{Équiv. } C^{14}H^4O^2(C^2H^4Az^2O^2). \\ \text{Atom. } COAz^2H^3(C^7H^6O). \end{cases}$ Corps obtenu par Zinin en chauffant à 150-155 degrés un mélange intime de deux molécules d'urée avec une molécule de chlorure benzoïque.

Lames minces, rectangulaires, solubles au centième dans l'alcool froid et

dans 26 parties d'alcool bouillant, encore moins solubles dans l'eau et dans
l'éther.

La *butylurée*, la *valérylurée*, etc., se préparent comme les composés précédents et jouissent de propriétés analogues.

II. Uréides dérivées d'acides-alcools et d'acides bibasiques. Les acides-
alcools, en raison de leur fonction mixte, peuvent engendrer deux séries
d'uréides. C'est ainsi que l'acide lactique donne de l'*acide lacturamique* et de
la *lactylurée*.

Le mode d'obtention des acides uramiques est analogue à celui des urées
composées : on fait réagir sur un cyanate le sulfate ou le chlorhydrate d'une
amine-acide, comme le glycocolle, la leucine, l'alanine. On les obtient encore
en chauffant directement l'amine-acide avec l'urée, les deux corps se combinant
avec élimination d'ammoniaque. C'est ainsi que le glycocolle et l'urée se combinent vers 125 degrés pour engendrer l'*acide hydantoïque*.

L'*acide hydantoïque*, *hydantoïne* ou *glycollylurée*, $C^6H^4Az^2O^4$, prend encore
naissance dans plusieurs réactions, notamment lorsque l'on réduit l'allantoïne
par l'acide iodhydrique :

$$C^8H^6O^6Az^4 + H^2 = C^2H^4Az^2O^2 + C^6H^4Az^2O^4.$$

Elle est en prismes incolores, anhydres, doués d'une saveur sucrée, fusible
vers 260 degrés, solubles dans l'eau. Chauffée avec de l'eau de baryte, elle
fixe une molécule d'eau et se transforme en hydantoate de baryum.

Uréides oxaliques. L'acide oxalique, acide bibasique à fonction simple,
ngendre plusieurs uréides dont les deux principales sont l'acide oxalurique et
l'acide parabanique.

1° L'*acide oxalurique*, $C^6H^4Az^2O^8$, est une uréide acide, qui dérive de l'oxalate acide d'urée par élimination d'une molécule d'eau :

$$C^4H^2O^8 + C^2H^4Az^2O^2 = H^2O^2 + C^6H^4Az^2O^8.$$

Poudre cristalline, blanche, fort peu soluble dans l'eau, douée d'une saveur
acide, donnant des sels cristallisés.

2° L'*acide parabanique* ou *oxalylurée*, $C^6H^2Az^2O^6$, dérive de l'oxalate acide
d'urée par perte de deux molécules d'eau :

$$C^4H^2O^8 + C^2H^4Az^2O^2 = 2H^2O^2 + C^6H^2Az^2O^6.$$

On l'obtient en faisant réagir l'acide nitrique sur l'acide urique, et plus
directement sur l'alloxane, ou encore en déshydratant l'acide oxalurique par
l'oxychlorure de phosphore.

Beaux cristaux clinorhombiques, incolores, transparents, très-solubles dans
l'eau, que les alcalis transforment en acide oxalurique.

Uréides oxyglycolliques. 1° L'*acide allanturique*, $C^6H^4Az^2O^6$, qui résulte
de l'union d'une molécule d'acide oxyglycollique, $C^4H^2O^6$, avec une molécule
d'urée :

$$C^4H^2O^6 + C^2H^4Az^2O^2 = H^2O^2 + C^6H^4Az^2O^7.$$

On l'obtient en fixant directement, par l'intermédiaire des alcalis les éléments de l'eau sur l'allantoïne.

2° L'*allantoïne*, $C^8H^7Az^4O^6$, découverte par Vauquelin dans le liquide amniotique de la vache et retrouvée dans l'urine du veau par Wöhler.

Elle se prépare en oxydant l'acide urique, délayé dans l'eau bouillante, par le bioxyde de plomb :

$$C^{10}H^4Az^4O^6 + H^2O^2 + 2PbO^2 = C^2Pb^2O^6 + C^8H^6Az^4O^6.$$

Prismes clinorhombiques, incolores, brillants, fort peu solubles dans l'eau, s'altérant avant d'entrer en fusion.

L'eau de baryte la dédouble en ammoniaque et en oxalate de baryum :

$$C^8H^6Az^4O^6.4BaHO + HO^2 + H^2O^2 = 4AzH^5 + 2C^4Ba^2O^8.$$

Urédes maloniques. L'acide malonique, $C^6H^4O^8$, est un acide bibasique qui donne naissance à plusieurs uréides, dont la plus importante est l'acide barbiturique ou malonylurée, corps qui dérive du malonate acide d'urée par perte de deux molécules d'eau :

$$C^6H^4O^8 + C^2H^4Az^2O^2 = 2H^2O^2 + C^8H^4Az^2O^6.$$

Ce composé, que l'on peut obtenir en partant de l'acide urique, cristallise avec quatre molécules d'eau. Les alcalis l'hydratent et régénèrent l'acide malonique.

La *xanthine*, $C^{10}H^4Az^4O^4$, que l'on rencontre parfois dans les calculs urinaires, répond à la formule d'une diuréide malonique (Berthelot).

Uréides mésoxaliques. L'acide mésoxalique, $C^6H^2O^{10}$, est un acide bibasique qui peut être considéré comme le générateur de certaines uréides, notamment l'acide alloxanique et l'alloxane.

1° L'*acide alloxanique*, $C^8H^4Az^2O^{10}$, dérive du mésoxalate d'urée, par perte d'une molécule d'eau :

$$C^6H^2O^{10} + C^2H^4Az^2O^2 = H^2O^2 + C^8H^4Az^4O^{10}.$$

On l'obtient en hydratant l'alloxane par les alcalis.

C'est un corps difficilement cristallisable, à réaction acide, soluble dans l'eau et dans l'alcool, donnant par oxydation avec l'acide nitrique de l'acide parabanique.

2° L'*alloxane*, $C^8H^2Az^2O^8$, a été découverte par Brugnatelli en 1817 et bien décrite par Liebig et Wöhler. C'est le plus important des dérivés uriques (*voy.* ce mot).

Oxydée par l'acide nitrique étendu, elle dégage de l'acide carbonique et se transforme en acide parabanique :

$$C^8H^2Az^2O^8 + O^2 = C^2O^4 + C^6H^2Az^2O^6.$$

Les agents réducteurs lui enlèvent de l'oxygène et la transforment en alloxantine :

$$2C^8H^2Az^2O^8 + H^2 = H^2O^2 + C^{16}H^4Az^4O^{14},$$

puis, finalement, en acide dialurique, $C^8H^4Az^2O^8$:

$$2C^{16}H^4Az^4O^{14} + 2H^2 = 2H^2O^2 + 4C^8H^4Az^2O^9.$$

3° L'*alloxantine*, $C^{16}H^4Az^4O^{14}$, est une diuréide mésoxalique et tartronique, qui s'obtient en réduisant par l'hydrogène sulfuré l'uréide malonique bibromée.

Elle est en petits prismes durs, incolores, retenant trois molécules d'eau (*voy.* ce mot).

4° La *murexide*, $C^{16}H^8Az^6O^{12}$, ou *purpurate d'ammoniaque*, est une belle matière pourpre que l'on obtient en traitant l'alloxantine par l'ammoniaque :

$$C^{16}H^4Az^4O^{14} + 2\,AzH^3 = H^2O^2 + C^{16}H^8Az^6O^{12}.$$

Elle cristallise en aiguilles mordorées, contenant une molécule d'eau. Elle sert de caractéristique à l'acide urique.

Uréides tartroniques. — Parmi les uréides de l'acide tartronique, $C^6H^4O^{10}$, on range l'*acide dialurique* et surtout l'*acide urique* (*voy.* ce mot).

L'*acide dialurique*, $C^8H^4Az^2O^8$, est une uréide acide, qui dérive du tartronate acide d'urée, par perte de deux molécules d'eau :

$$C^8H^4O^{10} + C^2H^4Az^2O^2 = 2\,H^2O^2 + C^8H^4Az^2O^8.$$

Corps soluble dans l'eau, susceptible de donner avec les bases des sels cristallisés. Edme Bourgoin.

URÉMIE (de urée et αἷμα, sang; d'après Jaccoud, de οὖρον, urine, et αἷμα).

Synonymie. *Uroémie, urinémie* (Gubler); *toxurie* (N. Guéneau de Mussy); *typhisation urinémique* (Peter).

L'usage a consacré le mot urémie pour désigner, sans arrière-pensée doctrinale, un certain nombre de symptômes nerveux et gastro-intestinaux résultant de l'insuffisance ou de la suppression de l'émonctoire urinaire. Attribuée à tort à Frerichs, cette dénomination paraît avoir été employée pour la première fois par Piorry (1847), comme synonyme de toxémie due à la résorption de l'urine (A. Fournier).

Il suffit de songer à l'importance du rein, comme organe éliminateur des déchets organiques et des matériaux toxiques incessamment fabriqués dans l'économie, pour comprendre la gravité des désordres que provoque toute atteinte sérieuse portée à son fonctionnement. Or celui-ci est fréquemment entravé, et par les altérations du filtre rénal lui-même, et par celles de ses voies d'excrétion. C'est assez dire combien sont diverses et multiples les causes de l'urémie.

Les accidents qui en résultent ne sont pas moins nombreux et, dans la diversité de leurs formes, on a quelque peine à retrouver la conception primitive de Bright et d'Addison, à savoir l'encéphalopathie albuminurique. A vrai dire, si les phénomènes urémiques sont infiniment variés, si la rétention dans le sang des produits toxiques de l'urine se manifeste par des altérations fonctionnelles non toujours identiques, les symptômes cérébraux sont encore l'expression la plus constante de cet empoisonnement. On ne saurait négliger cependant les autres modalités successivement révélées par l'observation clinique; l'exposé symptomatique y a perdu de son unité, mais le diagnostic s'est enrichi d'une série de signes propres à dépister l'urémie dès ses premières manifestations.

En réalité, comme le disait récemment Lépine (annot. à la trad. de Bartels), bien qu'ayant au fond une même origine, les accidents de l'urémie sont provoqués par des causes prochaines probablement différentes les unes des autres. C'est ce qui explique la diversité des formes. Mais nos connaissances sur ce point se réduisent à de vagues inductions, et il serait prématuré de tenter dès à présent un travail de dissociation et d'analyse que les recherches cliniques et expérimentales réaliseront sans doute dans un avenir prochain.

Historique. Les dangers de la suppression d'urine n'avaient pas échappé aux Anciens ; Hippocrate paraît avoir eu notion des accidents cérébraux qui en résultent. « Il est mauvais que les urines s'arrêtent avec le froid ; cela doit faire craindre des convulsions, surtout si le malade a été dans le coma » (*Coaques*, chap. i, n° 26). Arétée, Baillou, van Helmont et J.-B. Montano, cités par Rayer, observèrent des symptômes cérébraux à la suite de la suppression d'urine. Enfin Morgagni rapporta plusieurs exemples de maladies des reins suivies de convulsions ou de coma.

Mais l'histoire de l'urémie commence réellement avec la découverte de Bright (1827). Au nombre des symptômes secondaires de la néphrite albumineuse, symptômes qu'il était impossible d'expliquer par une coïncidence fortuite, tant ils se reproduisaient fréquemment, Bright plaça au premier rang les troubles morbides de l'appareil circulatoire et des organes de la respiration, au second rang les accidents cérébraux. Sur 24 malades dont il rapportait l'observation, 16 avaient présenté des symptômes cérébraux plus ou moins marqués, consistant en états apoplectiques, convulsions et attaques épileptiformes. Deux fois seulement les résultats de l'autopsie étaient mentionnés : dans le premier cas il y avait état anémique de la masse cérébrale avec épanchement séreux ; dans le second, on constatait l'aplatissement des circonvolutions, un épanchement ventriculaire et quelques foyers hémorrhagiques.

Dans un mémoire publié en 1839 sous ce titre : *Des désordres cérébraux coïncidant avec les maladies des reins*, Addison fit le premier essai d'une étude monographique. Les accidents cérébraux du mal de Bright ont pour caractères communs, disait-il, la pâleur du visage, le peu de fréquence du pouls, la contractilité persistante de la pupille qui reste sensible à la lumière, et l'absence de paralysie. Les désordres nerveux se groupent de diverses manières et peuvent se résumer dans les cinq formes suivantes : 1° attaque plus ou moins soudaine de stupeur passagère, intermittente ou permanente, et se terminant par la mort ; 2° attaque subite de coma avec stertor d'une nature spéciale, transitoire ou durable ; 3° convulsions subites revenant par accès assez rares, ou tellement rapprochées qu'elles peuvent être considérées comme persistantes et se terminant par la mort ; 4° combinaison des deux formes précédentes, coma et convulsions ; 5° hébétude de l'esprit, lenteur et paresse à se mouvoir, somnolence précédée par des vertiges, diminution de la vue, céphalalgie suivie ou non de convulsions et de coma. De ces diverses formes, la cinquième se rencontre surtout dans les périodes avancées de la maladie de Bright ; la quatrième dans l'hydropisie scarlatineuse et l'hydropisie inflammatoire.

Avant Addison, Wilson (1833) avait publié deux faits, l'un de pyélite suppurée, l'autre de dégénérescence granuleuse du rein, compliqués d'accidents cérébraux, et les expliquait par la rétention dans le sang de l'urée non éliminée par les reins. Pour les deux auteurs, ces accidents, surtout fréquents dans le mal de Bright, s'observeraient cependant dans d'autres affections du rein. Mais, à partir de ce moment, on s'occupa surtout des complications nerveuses de la maladie de Bright.

En France, cette question ne fut mise à l'ordre du jour que vers 1840. Les *Bulletins de la Société anatomique* de 1839 contiennent les premières observations de maladie de Bright, mais il n'y est pas fait mention de symptômes cérébraux. L'année suivante (1840) Becquerel présenta à la Société anatomique un cas de maladie de Bright terminé par coma ; il faisait remarquer que ce mode de terminaison de la néphrite albumineuse était décrit par Rayer dans son *Traité des maladies des reins* alors en voie de publication. C'est dans le tome II de son ouvrage, paru en 1840, que Rayer étudie les rapports de la néphrite albumineuse avec les affections cérébrales. Sa description est basée sur les observations de Bright, Christison et Gregory, et sur un fait personnel; les travaux de Wilson et Addison y sont seulement mentionnés.

En 1851 paraît l'importante monographie de Frerichs (*La maladie de Bright et son traitement*). L'auteur y étudie avec beaucoup de soin l'intoxication urémique dont il distingue deux formes, l'une aiguë, l'autre chronique. Il décrit, plus complétement qu'on ne l'avait encore fait, les phénomènes nerveux, en particulier l'amaurose déjà signalée par Landouzy dans le mal de Bright, la diminution de l'ouïe, les vertiges. Enfin, trouvant non fondée la théorie de Wilson qui attribuait les accidents à la rétention de l'urée dans le sang, il cherche à prouver que l'intoxication est due au carbonate d'ammoniaque qui résulte de la transformation de l'urée en excès, transformation se faisant dans le sang sous l'influence d'un ferment.

Dans une revue demeurée classique, Lasègue (*Des accidents cérébraux qui surviennent dans le cours de la maladie de Bright* [*Arch. de méd.*, 1852]) fit connaître en France les travaux d'Addison et de Frerichs. Il emprunta surtout à ces deux auteurs les matériaux de son remarquable exposé clinique, et établit d'une manière définitive les deux formes aiguë et chronique distinguées par Frerichs. Dès lors l'urémie était acceptée comme terminaison fréquente des affections rénales, et de nombreuses communications à la Société anatomique vinrent confirmer les faits vulgarisés par Rayer et Lasègue. Parmi ces communications, il faut signaler un important rapport de Charcot (1854), à propos de deux observations présentées par d'Ornellas.

Il importait cependant de coordonner les faits nouveaux incessamment publiés et de passer au crible d'une critique indépendante les théories successivement proposées. Ce fut la tâche d'Alf. Fournier (*De l'urémie*, thèse d'agrégation, 1863), dont le travail fait époque. Il suivait de près un mémoire célèbre de Traube qui essayait d'expliquer l'urémie par l'œdème cérébral (*Allg. med. Central Zeit.*, 1861), et la fameuse monographie de Treitz sur l'*urémie intestinale* (*Prag. Vierteljahresschr.*, 1859).

Les principaux matériaux de l'histoire de l'urémie étaient donc réunis, et les auteurs qui ont suivi se sont surtout appliqués à compléter et à élucider sa symptomatologie et sa pathogénie. Pour éviter des répétitions inutiles, nous renvoyons à ces chapitres. Certains travaux d'ensemble auxquels nous avons fait de nombreux emprunts ont cependant leur place marquée dans ce court aperçu historique. Nous citerons tout particulièrement les remarquables leçons cliniques de Jaccoud sur les formes de l'urémie (*Clin. de la Charité*, 1867), la thèse très-étudiée de L. Monod (*De l'encéphalopathie albuminurique aiguë et de ses caractères chez l'enfant*, thèse de doctorat, 1868), les descriptions de Rosenstein, Lécorché, Bartels, dans leurs *Traités des maladies des reins*, enfin l'article récent de Labadie-Lagrave (*Dict. de méd. prat.*). La pathogénie de l'urémie comporte elle-même un long historique que l'on trouvera plus loin. Mais nous devons signaler dès à présent l'important ouvrage de Feltz et Ritter (de l'*Urémie expérimentale*, 1881), travail des plus complets où tout ce qui a été fait sur la physiologie pathologique de l'urémie est soumis au double contrôle de l'expérimentation et de la critique scientifique, et les belles recherches de

Bouchard sur la *pathogénie de l'urémie* (*Leçons de pathologie générale*, 1885-1886).

Étiologie. L'urémie] est une affection secondaire; elle est aux maladies de l'appareil urinaire ce que l'asystolie est aux maladies du cœur. Mais l'insuffisance urinaire qni la produit ne s'observe pas indifféremment dans toutes les affections du rein; d'autre part, les agents extérieurs, certaines circonstances étrangères à la maladie principale, peuvent hâter l'éclosion des accidents. L'étiologie comprend donc, à côté de l'énumération des affections rénales qui se compliquent d'urémie, la recherche des causes occasionnelles qui en favorisent l'apparition.

I. MALADIES DE L'APPAREIL URINAIRE QUI DÉTERMINENT L'URÉMIE. Elles sont de deux ordres, suivant qu'il s'agit d'une affection du rein lui-même ou d'un obstacle siégeant dans quelque point des voies urinaires, s'opposant à l'excrétion et secondairement à la sécrétion de l'urine.

1° Parmi les maladies rénales, ce sont surtout les néphrites aiguës et chroniques qui se compliquent de phénomènes urémiques.

a. Rares dans la néphrite aiguë idiopathique ou *à frigore*, à tel point que Bartels en nie l'existence, ils s'observent plus spécialement dans les néphrites aiguës secondaires ou infectieuses. Toutefois, s'il est peu de maladies infectieuses qui ne s'accompagnent de *néphrite diffuse aiguë* (néphrite parenchymateuse, épithéliale, interstitielle aiguë des auteurs), il s'en faut que le syndrome clinique urémie en soit la conséquence obligée; il ne s'observe habituellement que dans quelques maladies déterminées, en particulier dans la *scarlatine*.

On sait la fréquence de la néphrite scarlatineuse, d'autant plus remarquable qu'elle survient à une période où la maladie est à son déclin, vers la fin du deuxième septenaire ou dans le courant de la troisième semaine. Elle s'accompagne fréquemment d'urémie, surtout chez l'enfant. Lewrin (*Journ. für Kinderkrankh.*, 1864) la place au troisième rang des complications, après les épanchements des séreuses et les phlegmasies. Parfois une attaque d'éclampsie urémique est la première et seule manifestation de la néphrite. Cadet de Gassicourt (*Traité clinique des maladies de l'enfance*, t. II) rapporte l'histoire d'un enfant qui mourut subitement d'éclampsie, peu de jours après son admission dans une salle de teigneux; de l'enquête résulta que ce petit malade avait eu trois semaines auparavant une scarlatine méconnue; les reins examinés par Gombault et Balzer présentaient les lésions de la néphrite scarlatineuse. Ce début soudain a été également observé chez l'adulte. Un interne des hôpitaux, dont l'histoire est rapportée par Peter (*Clinique médicale*, t. II, p. 595), sorti prématurément après une scarlatine légère, se plaignit un matin de céphalalgie et le même jour fut pris de violents accès éclamptiques qui ne cédèrent qu'à une saignée de 1200 grammes.

Le plus souvent les accidents urémiques surviennent dans le cours d'une anasarque avec albuminurie, et leur apparition est annoncée ou préparée par une diminution progressive de la sécrétion urinaire. Cette diminution peut aller jusqu'à l'anurie complète, phénomène que Bartels considère comme de la plus haute gravité. Cependant l'anurie, dans la néphrite scarlatineuse, peut durer plusieurs jours sans amener d'accidents urémiques. Sans parler du fait extraordinaire de Whitelaw (*Lancet*, 1877), qui vit une anurie survenue au cinquante-troisième jour d'une scarlatine persister treize jours, sans trouble grave de la santé générale, il ne manque pas d'observations où la suppression d'urine n'a déterminé qu'à la longue des phénomènes urémiques. Thompson (*Lond. med. Gaz.*, 1844) a signalé une anurie scarlatineuse de cent vingt heures suivie de guérison sans accidents cérébraux. Dans le cas souvent cité de Biermer (*Virchow's Archiv*, vol. XIX), ce n'est qu'après deux périodes d'anurie de cent dix-huit et de cent quatre heures, et trois jours après le retour des urines, qu'apparurent les premiers accidents urémiques. Henoch (*Leçons cliniques sur les maladies de l'enfance*, traduct. française, p. 487) cite un cas d'anurie survenue subitement au quinzième jour d'une scarlatine et qui, grâce peut-être à des purgatifs répétés, n'amena les accidents urémiques et la mort qu'au bout de sept jours. C'est également après sept jours de suppression d'urine que succomba le malade dont Juhel-Rénoy vient de publier l'observation (*Arch. de méd.*, avril 1886). Dans ce fait que l'auteur intitule *anurie précoce scarlatineuse* et qu'il explique par des embolies parasitaires des vaisseaux glomérulaires, l'anurie se montra vers le neuvième jour d'une scarlatine chez une jeune fille antérieurement bien portante, et jusqu'à la mort qui survint brusquement avec quelques convulsions aucun symptôme ne faisait prévoir l'urémie.

La plupart des auteurs signalent, parmi les néphrites aiguës pouvant se compliquer d'urémie, la néphrite de la *diphthérie*. Bartels insiste sur les dangers de l'anurie diphthéritique. Cependant Sanné (article DIPHTHÉRIE) considère l'urémie comme rare après cette maladie.

Dans ces dernières années, on a rapporté plusieurs cas d'éclampsie urémique dus à la néphrite de la *fièvre typhoïde*. J. Renaut (*Arch. de phys.*, 1881) a vu un malade mourir d'accidents éclamptiques au troisième septenaire de la fièvre typhoïde, après avoir présenté de l'albuminurie persistante. Dans un cas analogue de A. Robert et E. Gaucher (*Revue de médecine*, 1881), des accidents urémiques se manifestèrent vers le vingt-cinquième jour d'une dothiénentérie et se terminèrent par la guérison définitive, malgré une rechute ultérieure de la maladie.

Au nombre des néphrites aiguës susceptibles de se compliquer d'urémie, on a cité encore la néphrite du *choléra*. Les troubles de la sécrétion urinaire tiennent une place si importante dans sa symptomatologie, qu'il était rationnel de leur rattacher certains accidents de la maladie. Pour Hamernik, Frerichs, Oppolzer, et Bartels se rallie à cette manière de voir, la réaction typhoïde, autrement dit le choléra typhoïde, ne reconnaîtrait d'autre cause que l'intoxication urémique. Bouchard admet également que dans l'évolution des phénomènes cholériques on voit se succéder l'intoxication propre au choléra et l'intoxication urémique, celle-ci annoncée par le myosis.

Nous ne saurions d'ailleurs passer en revue toutes les néphrites diffuses aiguës qui peuvent donner naissance à l'urémie. Il était nécessaire seulement d'en fixer les principaux types. L'éclampsie puerpérale étant décrite dans un article spécial, nous passons sous silence la *néphrite gravidique*, malgré tout son intérêt au point de vue de l'urémie.

b. D'autres processus aigus du rein peuvent aboutir à l'urémie et parmi eux les *infarctus*. Dans l'endocardite végétante et ulcéreuse, on peut observer avec l'albuminurie et l'hématurie déterminées par les embolies des accidents urémiques dus à la congestion rénale ou à la néphrite concomitantes. Des faits de ce genre ont été publiés par Liouville (*Endocardite végétante et ulcéreuse* (*Soc. anat.*, 1875), par Bernheim et Simon (*Endocardite mitrale végétante.*

Infarctus rénaux et néphrite. Urémie épileptiforme ultime. Revue médicale de l'Est, 1er novembre 1885). A la vérité, ces lésions rénales peuvent être mises, pour une bonne part, sur le compte de la maladie infectieuse de nature rhumatismale ou autre dont l'endocardite n'est qu'une des manifestations. Mais ces mêmes phénomènes ont été observés dans le cours d'une affection mitrale ancienne (De Brun du Bois Noir, Société clinique, 1881). Parfois l'urémie ne survient que tardivement. Chez une femme morte d'éclampsie trois mois après un accouchement, Herbert (*Société anatomique,* 1868) constata à l'autopsie des infarctus anciens des reins et une dégénérescence graisseuse constatée histologiquement par Hayem.

c. C'est dans le *mal de Bright* que l'urémie est surtout commune, qu'il s'agisse de la néphrite parenchymateuse chronique (*gros rein blanc*) ou de la néphrite interstitielle (*petit rein contracté*). L'urémie est leur issue fatale, si ces affections ont une certaine durée. Parfois même les accidents peuvent apparaître dès les premières périodes, cela à l'occasion des poussées congestives et inflammatoires qui augmentent momentanément l'imperméabilité rénale.

A priori, il semblerait que la *néphrite parenchymateuse* chronique dût exposer plus souvent les malades aux accidents urémiques. Or tous les auteurs s'accordent à les considérer comme plus rares que dans la néphrite interstitielle et, si de véritables accès éclamptiques peuvent se produire dans les périodes les plus avancées du gros rein blanc, il est plus habituel de voir les malades succomber à des inflammations secondaires d'autres organes, en particulier des poumons (Bartels). Il est vrai que Traube considère ces inflammations comme liées elles-mêmes à l'intoxication urémique. On a cherché à expliquer la rareté de l'urémie véritable dans la néphrite parenchymateuse chronique en invoquant le rôle compensateur de l'hydropisie. Mais, comme nous le verrons plus loin, les épanchements liquides du tissu cellulaire et des séreuses ne peuvent longtemps suppléer à l'insuffisance urinaire.

Dans la *néphrite interstitielle chronique,* la polyurie et l'intégrité de l'épithélium rénal mettent le malade à l'abri de l'œdème et de l'altération du sang, cela pendant un temps souvent très-long. Toutefois des accidents urémiques graves peuvent se produire dès les premiers temps de la maladie. Parfois même une attaque d'éclampsie est la première et la dernière manifestation d'une sclérose rénale restée jusque-là latente (Lancereaux, Bartels). Mais la mort n'est pas fatale dès les premiers accès, et le malade peut se rétablir pour un temps plus ou moins long.

Il suffit de rappeler les causes principales de la néphrite interstitielle pour expliquer l'intervention de l'urémie dans un certain nombre de maladies. Assez commune chez les vieux *goutteux,* elle passe longtemps inaperçue : mais vienne une cause occasionnelle quelconque, un refroidissement, une maladie fébrile, un accès de goutte articulaire même, on voit souvent éclater des complications urémiques formidables qui traduisent l'état de désorganisation du rein, préparé de longue main et méconnu jusqu'alors (Rendu, art. GOUTTE). Si bien des accidents dits de goutte remontée ou métastatique ne sont autre que des phénomènes d'urémie, la même remarque peut être faite à propos de l'encéphalopathie saturnine. L. Danjoy, qui après Ollivier a constaté la fréquence de l'albuminurie dans le *saturnisme,* a avancé que les phénomènes cérébraux et amaurotiques propres à cette intoxication ne sont pas dus à l'action directe du plomb, mais à la lésion rénale qui en dépend. Sans aller aussi loin et sans nier l'encéphalo-

pathie saturnine vraie, il est aujourd'hui démontré que l'intoxication saturnine
est une cause fréquente de néphrite interstitielle et partant d'urémie. Enfin,
sans parler de l'*alcoolisme* dont l'action est contestée, il est une forme de sclérose rénale qui donne naissance à des phénomènes urémiques souvent méconnus :
c'est *le rein sénile*. G. Ballet (*Revue de médecine*, 1881) avait déjà fait entrevoir
la possibilité de rattacher à l'urémie, la dyspnée, les phénomènes gastro-intestinaux, la céphalalgie et l'insomnie, observés chez le vieillard. Plus récemm-
ment Quinquaud a insisté sur la fréquence et le caractère insidieux de l'urémie
à cet âge, et Raymond (*Arch. de méd.*, 1882, et *Revue de médecine*, 1885) a
consacré deux importants mémoires aux délires et au coma d'origine urémique, également chez le vieillard. A l'autopsie, il a constaté, indépendamment
de la sclérose rénale ancienne, une glomérulite assez intense avec prolifération
de noyaux, indice d'une poussée aiguë suffisante pour entraver la dépuration
urinaire.

L'urémie serait exceptionnelle, d'après Bartels, dans la dégénérescence amyloïde du rein, et Labadie-Lagrave fait remarquer avec raison que la coïncidence
habituelle de l'une ou l'autre forme de néphrite explique suffisamment les phénomènes urémiques dans les rares cas où ils existent.

d. Les *affections de la vessie et de la prostate* se compliquent assez fréquemment d'altérations rénales (*rein chirurgical* des Anglais) que Lancereaux
a décrites dans ce Dictionnaire sous le nom de *néphrite diffuse consécutive*, et
dont Bazy distingue deux variétés : la néphrite interstitielle chronique secondaire et la néphrite aiguë suppurée ou non (th. de doctorat, 1880). Souvent
associées ou surajoutées, ces lésions rénales déterminent chez les vieux urinaires
des accidents urémiques, cérébraux, gastro-intestinaux et respiratoires distincts de
la fièvre urineuse. Celle-ci paraît liée aux phénomènes de résorption urino-putride,
tandis que les symptômes urémiques résultent de la suppression plus ou moins
complète de la sécrétion urinaire, du fait des altérations rénales. En tous cas,
comme le dit Guyon, « l'urémie n'est pas la fièvre urineuse, mais elle peut s'y
ajouter dans une certaine mesure pour provoquer parfois des troubles nerveux
et cardiaques, et plus souvent des phénomènes dyspnéiques » (*Leçons cliniques
sur les maladies des voies urinaires*, 1881, p. 519).

e. Diverses affections des reins, dégénérescences ou néoplasies, peuvent se
terminer par urémie, quand la lésion intéresse une grande étendue du parenchyme. Les *Bulletins de la Société anatomique* renferment un certain nombre
d'observations de *reins kystiques* avec phénomènes cérébraux (Vigla, 1837 ;
Tavignot, 1840 ; Bousseau, 1868 ; Dubar, 1879 ; Babinski, 1882). L'urémie se
produit plus rarement dans le *cancer du rein*, la lésion étant unilatérale (Lancereaux, Butte, Soc. anat., 1882). Enfin la *tuberculose* (Champetier de Ribes, Soc.
anat., 1877 ; Vermeil, Soc. anat., 1880) et la *syphilis* des reins (Lacombe, Soc.
anat., 1873) donnent parfois naissance à des phénomènes urémiques, mais cela
en raison des altérations concomitantes, pyelo-néphrite avec hydronéphrose dans
la tuberculose des voies urinaires, néphrite interstitielle dans la syphilis.

2° L'insuffisance ou la suppression de la sécrétion urinaire par obstacle à
l'excrétion peuvent aboutir au même résultat que l'insuffisance par lésion primitive du rein. Mais il importe de distinguer deux ordres de faits, suivant que
l'obstacle mécanique qui gêne l'excrétion urinaire s'accompagne ou non d'altération rénale.

a. L'urémie peut se produire comme dernier terme d'une anurie due elle-

même à l'*obstruction brusque des uretères par un calcul*. Habituellement la
suppression d'urine est provoquée par l'occlusion d'un seul uretère, alors que,
depuis un temps plus ou moins long, le rein du côté opposé a cessé de fonc-
tionner, ou bien, ce qui revient au même, quand il n'existe qu'un seul rein.
L'anurie peut durer plusieurs jours sans provoquer d'accidents et, d'après les
relevés que nous avons faits (Merklen, *Étude sur l'anurie*, th. de doct., 1881),
cette période de tolérance dure en moyenne de 7 à 8 jours. Elle peut être plus
longue encore, atteindre 20 jours (James Russell, *Med. Times*, 1880), 22 jours
(Paget, *Trans. of the Clin. Society*. London, 1869), 25 jours (Rayer, *Maladies
des reins*, t. III, p. 490) et même 57 jours (Weber, *Gaz. méd. de Strasbourg*,
1870), mais alors, ou bien de courtes rémissions avec [polyurie viennent
retarder de beaucoup l'apparition de phénomènes urémiques (obs. de Paget et de
Weber), ou bien, en raison de conditions particulières, les malades sont simultanément atteints d'hydronéphrose, et le réservoir supplémentaire constitué par
le bassinet et les calices dilatés peut, comme dans l'observation de Rayer, contenir jusqu'à quatre litres de liquide. Or, quelque imparfaite que soit cette urine,
l'élimination des principes extractifs qu'elle renferme peut être suffisante pour
retarder les accidents urémiques.

Habituellement l'obstruction brusque de l'uretère ne détermine pas l'hydronéphrose, mais, en vertu de l'élévation rapide de la pression dans l'uretère
(Herrmann), une suppression presque immédiate de la sécrétion urinaire
(Roberts, Merklen). Or, cette anurie véritable, et c'est là un fait intéressant au
point de vue de la pathogénie, n'aboutit que tardivement à l'urémie. Celle-ci
ne se manifesta que le dixième jour dans l'observation remarquable de Tenneson
(Soc. des hôpit., 1878).

b. Quand l'occlusion des uretères est incomplète et progressive, les choses
se passent différemment. Au lieu d'une suppression brusque de la sécrétion,
l'obstacle ne faisant que diminuer sans l'entraver, l'excrétion de l'urine détermine une dilatation lente des uretères et des bassinets, et consécutivement de
la néphrite interstitielle secondaire. C'est ce que l'on observe dans la *Compression des uretères due au cancer de l'utérus*. Ici toutes les conditions favorables à l'intoxication urémique se trouvent réunies.

La dégénérescence cancéreuse de l'utérus, a dit Rayer, est l'une des causes
les plus fréquentes de la rétention d'urine dans les uretères et par suite de leur
dilatation, de la dilatation du bassinet et des calices, et enfin de l'atrophie des
reins. Aran (Leçons recueillies par Siredey, in *Gaz. des hôp.*, 1860) ne manquait
pas de rechercher un cancer de l'utérus toutes les fois qu'il se trouvait en présence d'une femme âgée, en proie à des phénomènes nerveux urémiques. D'après
Charcot, l'oblitération des uretères est tellement fréquente dans le cancer de
l'utérus, que près de la moitié des cancéreuses de la Salpêtrière succombent
à des accidents urémiques. Saexinger, cité par Rosenstein, raconte que, sur
62 femmes mortes à la suite de carcinomes de l'utérus, dans la clinique de
Seyfert, à Prague, on avait constaté dans 28 cas une compression des uretères
avec hydronéphrose. Sur 49 cancers de l'utérus qu'Ebstein a observés à la Tous-
saint de Breslau dans l'espace de dix ans, 30 femmes sont mortes d'urémie
lente, 5 d'urémie aiguë. Enfin Lancereaux (*Néphrite consécutive à l'épithé-
liome du col utérin*, in *Ann. des mal. des org. génito-urinaires*, 1884) donne
une statistique encore plus démonstrative. Sur 23 observations de cancer du
col de l'utérus, l'urémie n'a manqué que 5 fois, et encore sur ce chiffre 3 fois

la mort eut lieu par hémorrhagie précoce. Dans tous ces cas, l'autopsie révelait avec les lésions de l'hydronéphrose celles de la néphrite interstitielle secondaire.

En réalité, l'urémie du cancer de l'utérus, en raison même des altérations rénales qu'elle détermine, se rapproche de l'urémie de la néphrite interstitielle chronique. Malgré le rétrécissement des uretères, la sécrétion et l'excrétion urinaires sont augmentées, et il existe de la polyurie avec albuminurie jusqu'à la période des accidents urémiques où il y a oligurie. Mais parfois l'anurie est absolue, et cela pendant plusieurs jours et même davantage. Dans l'observation de Debove et Dreyfous (Soc. méd. des hôp., 1880), la suppression d'urine dura 17 jours sans aucune rémission; dans un cas analogue rapporté par Tournié (*Union médicale*, 1860), l'anurie fut absolue pendant 21 jours. Roberts cite un fait du même genre où l'anurie dura 15 jours, et présenta le tableau clinique et la marche de l'anurie calculeuse, c'est-à-dire une période de tolérance de 7 à 8 jours, puis des accidents urémiques. Parfois la suppression d'urine n'est que temporaire; dans un cas de Roberts, les urines reparurent le huitième jour et le malade vécut encore pendant un mois. L'auteur suppose qu'il y avait oblitération momentanée d'un uretère par une fongosité cancéreuse.

Diverses affections des organes du petit bassin peuvent déterminer des altérations et des désordres semblables. Tels le *cancer de la paroi postérieure de la vessie* (Campenon, Soc. anat., 1872), les *corps fibreux de l'utérus* (Hanot., Soc. anat., 1873; Ganginotty, *Revue méd. de l'Est*, 1883). Dans un cas d'Alling (Soc. anat., 1869) la compression des uretères et l'urémie étaient dues à une ancienne *périmétrite.*

Enfin la *rétention d'urine dans la vessie* paraît, dans quelques cas à la vérité exceptionnels, avoir abouti aux mêmes conséquences. Aran (*Journ. des connaiss. méd.*, 1860) a rapporté un cas d'urémie mortelle chez un nouveau-né produite par une rétention d'urine consécutive à l'étroitesse du prépuce. Récemment Ferrand (Soc. méd. des hôpit., 1881) a publié l'observation singulière d'un névropathe atteint d'urémie, laquelle ne cessa qu'après sept ponctions de la vessie. Il est probable que dans ce cas encore les reins étaient le siège d'une ancienne altération.

II. DES CAUSES IMMÉDIATES DE L'URÉMIE. On ne saurait établir que telle altération du rein détermine nécessairement et toujours l'intoxication urémique. Comme l'a fait remarquer Virchow à propos de l'éclampsie puerpérale, on trouve des lésions rénales aussi graves chez les femmes en couche qui n'ont pas eu d'éclampsie que chez les éclamptiques. D'autre part l'on sait que l'urémie peut se manifester à une période peu avancée de la néphrite interstitielle chronique, alors que les reins ne sont encore que médiocrement altérés. Dans ces cas, dit Bartels, des causes étrangères et probablement indépendantes des reins rendent transitoirement ces organes incapables de remplir leurs fonctions dépuratrices. L'étude de ces causes présente un réel intérêt pratique, car elle mène à la prophylaxie de l'urémie chez les brightiques, autant que celle-ci peut être évitée.

1° Nous passerons rapidement sur les conditions générales *de climat, d'âge, de sexe*, mentionnées par les auteurs. D'après la statistique de Frerichs, la proportion approximative des accidents cérébraux sur le nombre total des décès par affections brightiques serait des deux tiers pour la Suède, des deux cinquièmes pour l'Angleterre, de un quart pour l'Allemagne, de un onzième pour la France. Une statistique de ce genre est nécessairement imparfaite et ne présente d'ailleurs qu'un médiocre intérêt.

L'urémie se montre à tous les *âges*, mais avec une fréquence qui semble proportionnelle à la fréquence des néphrites aux divers âges de la vie. Cahen (th. de doct., 1853), Aran (*Gaz. des hôp.*, 1860), l'ont observée chez des nourrissons de cinq mois, de quinze jours, chez des nouveaux-nés. Mais ces cas sont rares. Le maximum de fréquence pour les enfants est de huit à dix ans, âge de la scarlatine (Rilliet et Barthez), mais l'urémie est plus rare chez l'enfant que chez l'adulte, ce qui s'explique par la plus grande fréquence chez ce dernier des affections rénales.

Le *sexe* n'a qu'une influence très-contestable. Suivant Barthez, l'urémie serait plus commune chez les filles, à cause de leur grande susceptibilité nerveuse. Cette prédisposition ne peut guère influer que sur la forme des accidents.

2° Quand l'urémie se déclare dans le cours d'une néphrite, on peut attribuer son apparition plus ou moins inopinée ou bien à une aggravation de la lésion rénale, c'est-à-dire de l'insuffisance urinaire, ou bien à la présence dans le torrent circulatoire d'un excès de substances toxiques introduites ou fabriquées anormalement dans l'économie. Ces deux causes étant le plus souvent associées, il est difficile de faire la part de l'une et de l'autre, mais, au double point de vue de la pathogénie et de la thérapeutique, elle ne doivent pas être négligées.

Le *refroidissement* et la *fatigue*, souvent incriminés comme causes occasionnelles de l'urémie, ne paraissent pas avoir la même action. L'exposition au froid détermine une poussée congestive ou inflammatoire du côté du rein et diminue ainsi son pouvoir éliminateur; la fatigue augmentant, d'après Bouchard, la toxicité urinaire (communication orale), exagère par là même la toxicité du sang, quand la sécrétion urinaire est entravée ou réduite au strict nécessaire. L'*influence des perturbations nerveuses*, quoique moins compréhensible, paraît cependant vraie. On a vu des accès d'éclampsie urémique survenir après une vive colère ou au milieu d'une discussion (Picard, Bartels). Les *excès de table* ou seulement les *repas copieux* ont parfois amené l'éclosion d'accidents urémiques (Richardson). Bartels rapporte l'observation d'un brightique, doué malgré sa maladie d'un appétit vorace, qui à plusieurs reprises fut pris de convulsions et de coma; les accidents cessaient avec la diète pour se reproduire sous l'influence des mêmes écarts de régime (*Traité des maladies des reins*, p. 565). L'influence des ingesta est ici évidente et semble indiquer l'augmentation de la toxicité des humeurs plutôt que de l'insuffisance rénale.

Le rôle des *maladies intercurrentes* est plus complexe. N. Guéneau de Mussy (*De l'albuminurie latente*, in *Clin. méd.*, t. II) insiste sur les phénomènes urémiques observés « au déclin d'une affection accidentelle qu'ils terminent d'une manière foudroyante et inattendue. » Il cite à l'appui trois observations de vieillards arthritiques, pris de bronchites ou de congestions pulmonaires, et morts d'urémie dans le cours de ces affections. Faut-il invoquer en pareil cas la congestion rénale ou la formation de produits toxiques du fait de la maladie fébrile? Les deux interprétations nous semblent légitimes. Au nombre des maladies intercurrentes susceptibles de favoriser l'éclosion des phénomènes urémiques il faut mentionner tout spécialement les *affections hépatiques*. Sans prendre parti pour ou contre la théorie rénale de l'ictère grave, nous nous contenterons de rappeler que les malades porteurs d'une affection rénale ont rapidement des phénomènes alarmants, s'ils deviennent ictériques. Cela résulte de la rétention dans le sang des matières toxiques de la bile s'ajoutant à celle des produits excrémentitiels de l'urine (Debove, *De l'urémie hépatique*, Soc. méd. des hôp., 1883). On sait, d'autre part, qu'à l'état normal le foie arrête une partie des poisons formés dans le tube digestif; cela semble prouvé par les expériences de Heeger et de Schiff, confirmées par G.-H. Roger (Bouchard, *Cours de pathologie générale*). L'insuffisance hépatique doit donc singulièrement aggraver la toxémie due à l'insuffisance urinaire.

L'apparition des accidents urémiques est parfois imputable à l'emploi intempestif de *certains médicaments*. Richardson a insisté sur l'influence fâcheuse de certains médicaments chez les brightiques, particulièrement des *mercuriaux* et de l'*opium*. Au reste, avant lui, Catchart Lees (*Dublin Quarterly Journ.*, 1852) avait fait la même observation, et antérieurement Bright et Barlow s'étaient élevés contre l'emploi du mercure dans la néphrite allumineuse. Chauvet (*Des dangers des médicaments actifs dans les maladies rénales*, th. de doct. Paris, 1877) pense avec Bouchard que les médicaments actifs deviennent toxiques, à petite dose, dans le cas où il y a une altération du rein, et il attribue les accidents à leur non-élimination. Lancereaux suppose au contraire que ces médicaments, l'opium, par exemple, déterminent de véritables phénomènes urémiques en diminuant ou ralentissant les différentes sécrétions par lesquelles se fait l'élimination des principes excrémentitiels de l'urine. Enfin il ne faut pas oublier que les mercuriaux sont susceptibles de provoquer des lésions rénales, d'où le double danger pour un brightique d'accidents mercuriels et d'une aggravation de sa néphrite.

3° L'urémie peut être retardée, malgré l'insuffisance de la sécrétion urinaire, par diverses éliminations supplémentaires dont l'influence, quoique transitoire, ne saurait être niée.

a. Depuis Bright et Barlow, on a noté que l'urémie est rare dans les néphrites avec *anasarque*. D'autre part on a signalé la disparition ou la diminution de l'hydropisie avant l'apparition des phénomènes urémiques. Bien que cette coïncidence soit loin d'être constante, il n'en reste pas moins vrai, comme le dit Bartels, que l'hydropisie constitue une compensation naturelle à l'insuffisance des fonctions rénales et, suivant la juste interprétation de Jaccoud, qu'elle devient une voie d'échappement pour les produits usés de la nutrition. Mais malheureusement, ajoute le même auteur, cette dérivation salutaire n'a qu'une efficacité momentanée; si les choses restent dans cet état, l'intoxication survient quand même et, pour être retardée, elle n'en est pas moins fatale.

L'immunité momentanée due à l'anasarque se trouve confirmée par les faits suivants. Sur 12 cas d'encéphalopathie urémique réunis par L. Monod, 9 fois l'œdème était modéré, très-léger ou nul; 5 fois la diminution de l'anasarque est signalée au moment de l'éclampsie. Rilliet (*Encéphalopathie albuminurique dans l'enfance*, 1853) avait également mentionné dans 4 cas cette diminution prémonitoire de l'œdème. Rosenstein (*Mal. des reins*, p. 223) donne une observation d'urémie convulsive survenue après la disparition de l'anasarque; à l'autopsie il existait une hydropisie des ventricules du cerveau. Enfin il n'est pas inutile de rappeler que la néphrite parenchymateuse, habituellement accompagnée d'œdème considérable, donne moins souvent naissance à l'urémie que la néphrite interstitielle où l'œdème est nul ou peu accentué.

Si tel est le rôle préventif de l'hydropisie dans les néphrites, on comprend que toute médication active spécialement dirigée contre ce symptôme puisse

avoir de fâcheux effets. Bartels déclare qu'il lui est arrivé plusieurs fois
d'observer des accidents urémiques très-graves, lorsque, grâce à des sudations
et à des purgations, il avait soustrait au corps de grandes quantités d'eau et
provoqué ainsi une résorption brusque de l'épanchement des séreuses et du tissu
cellulaire. Il cite à l'appui l'observation d'un malade albuminurique et hydro-
pique depuis sept semaines, chez lequel la première séance du traitement de
Liebermeister (bain à 39 degrés et sudation consécutive) fut suivie d'une
attaque d'urémie aiguë; mais dès le lendemain l'hydropisie disparaissait, les urines
devenaient abondantes et le malade guérit malgré cette complication. C'est sans
doute en favorisant la résorption de l'œdème que les *bains de vapeur* incriminés
déjà par Marchal de Calvi (*Monit. des hôpit.*, 1855) peuvent amener l'urémie.
Chez un jeune garçon atteint de néphrite aiguë *à frigore* dont l'observation est
rapportée par Rayer, une attaque convulsive se produisit au sortir d'un bain de
vapeur. L. Monod a signalé un fait analogue. Peut-être y a-t-il là plus qu'une
simple coïncidence.

b. La *diminution* ou la *suppression des vomissements et de la diarrhée* ont
été notées avant l'apparition des symptômes nerveux urémiques. On en a conclu
que ces évacuations remplissent comme l'hydropisie une fonction vicariante,
éloignant pour un temps le danger des accidents cérébraux (J. Vogel). Aran, à
propos de l'urémie lente, dit que les vomissements, chaque fois qu'ils se produisent, paraissent soulager les malades. Willis leur attribue comme à la diarrhée
un caractère supplémentaire; avec Richardson, il place la constipation au
nombre des signes précurseurs de l'urémie. Rosenstein dit en propres termes
que dans les affections rénales les phénomènes de gastrorrhée ont parfois une
grande valeur séméiologique et qu'arrêtés trop tôt ils sont immédiatement
suivis d'une explosion d'accidents urémiques.

Ces idées semblent trouver leur confirmation dans les belles recherches de
Cl. Bernard et Barreswill sur les voies d'élimination de l'urée après l'extirpation
des reins (*Arch. de méd.*, 1847). Les expériences de ces physiologistes ont mis
hors de doute la fonction supplémentaire de la muqueuse du tube digestif. Les
sécrétions intestinales et surtout gastriques, disent-ils, augmentent considérablement de quantité et changent de type, c'est-à-dire, qu'au lieu de ne se former
que dans le moment du travail digestif et de rester intermittentes, ces sécrétions se produisent, comme le ferait l'urine, d'une manière continue. De plus ces
sécrétions renferment de l'urée et de l'ammoniaque, puis, à un moment donné,
cette élimination supplémentaire cesse; cette suppression coïncide avec une
aggravation dans l'état général des chiens en expérience qui deviennent faibles
et languissants, et c'est à ce moment seulement que l'urée commence à s'accumuler dans le sang.

c. La suppression des *sueurs* (Richardson), de la *sécrétion bronchique* (S. Wilks
et Richardson), coïnciderait dans certains cas avec l'apparition des phénomènes urémiques. On comprend d'ailleurs que, lorsque la fonction rénale est en
souffrance, toutes les *sécrétions secondaires* puissent utilement intervenir pour
retarder les phénomènes d'intoxication.

d. Il est une autre voie d'élimination supplémentaire dont le rôle n'a pas
encore été suffisamment étudié : nous voulons parler des dermatoses, en particulier de l'eczéma chez les brightiques. La *suppression brusque d'un eczéma*
paraît avoir dans quelques cas déterminé des accidents urémiques. Nous avons
le souvenir d'un malade atteint d'un eczéma suintant des membres inférieurs,

qui, à la suite d'une rapide amélioration due à l'enveloppement avec la toile de caoutchouc, fut pris d'une attaque d'éclampsie urémique; l'urine examinée seulement à ce moment contenait de grandes quantités d'albumine. Josias a présenté à la Société anatomique (1877) l'observation d'un jeune homme scrofuleux, traité et guéri dans le service d'Ernest Besnier pour un eczéma genéralisé. Convalescent et sur le point de quitter l'hôpital, ce malade fut atteint de convulsions et de coma et mourut au bout de cinq jours; à l'autopsie on ne trouva qu'un rein unique présentant les lésions de la néphrite interstitielle. Enfin, dans sa *Revue sur les relations des dermatoses avec les affections des reins et l'albuminurie* (*Annales de dermatologie*, 1885, p. 535), G. Thibierge cite le cas d'un malade âgé de soixante ans, soigné par nous pour une néphrite chronique et un eczéma généralisé; la guérison de cet eczéma, traité d'ailleurs très-peu activement, fut suivie d'une attaque dyspnéique. Y a-t-il en pareil cas suppression d'une voie d'échappement pour les principes excrémentitiels anormalement retenus dans le sang, ou bien la lésion cutanée joue-t-elle par rapport aux reins le rôle d'un dérivatif? Les deux hypothèses peuvent être défendues. D'ailleurs les conséquences de la suppression d'une dermatose chez un brightique ne sont nullement fatales.

III. Des modifications de la sécrétion urinaire qui précèdent l'urémie. Que l'urémie soit la conséquence directe de la lésion rénale, ou qu'elle soit provoquée par quelque cause occasionnelle, sa prochaine apparition est annoncée par des modifications qualitatives et quantitatives de l'urine. De ce nombre sont la réapparition dans l'urine de globules sanguins et l'*augmentation de l'albumine*, indice d'une poussée aiguë de néphrite (Lécorché). L'intensité de l'albuminurie n'a d'ailleurs qu'une valeur relative. Barlow pensait que la prédisposition aux convulsions était plus grande, alors que le précipité albumineux était peu abondants; 3 fois sur 12 L. Monod a noté la diminution de l'albuminurie immédiatement avant l'éclampsie. Enfin l'albumine peut faire complétement défaut, même dans les périodes urémiques de la néphrite interstitielle, d'où la nécessité d'examiner plusieurs fois les urines avant de conclure contre l'urémie.

La diminution et surtout la *suppression de la sécrétion urinaire* sont plus significatives. L'anurie survenant brusquement, tantôt sans cause appréciable, tantôt sous l'influence de causes extérieures (refroidissement, médicaments, etc.), peut être presque immédiatement suivie d'une attaque éclamptique ou comateuse (Richardson). Cependant cela n'est pas constant : comme nous l'avons dit ailleurs (thèse de doct., p. 82), il importe de distinguer l'*anurie initiale* et l'*anurie ultime* des néphrites. Celle-ci venant s'ajouter aux symptômes graves d'une affection rénale à sa dernière période trouve l'organisme profondément détérioré et hors d'état de résister à cette intoxication suraiguë; elle aboutit rapidement à l'urémie. Mais la suppression d'urine est moins immédiatement menaçante quand elle se produit, soit au début d'une néphrite, soit sous l'influence d'une oblitération calculeuse des uretères chez un sujet antérieurement bien portant. Nous avons relaté plus haut une série de cas de ce genre observés soit dans le cours de la scarlatine, soit dans la lithiase rénale; on a vu que l'anurie peut durer six, sept jours et plus, avant de se manifester par des accidents sérieux. Ceux-ci, il est vrai, sont rapidement mortels, dès qu'ils apparaissent.

D'ailleurs, si l'anurie n'entraîne pas nécessairement l'urémie, la polyurie ne met pas à l'abri de cette complication. La miction peut être abondante et même

augmentée avant les accidents. Mais il ne faut oublier que, malgré la polyurie,
il y a diminution de la sécrétion, puisque la proportion des matériaux solides
éliminés tombe au-dessous de la normale, cette diminution se manifestant par un
abaissement du poids spécifique, qui tombe de 1025 à 1015 et 1018. C'est là
un symptôme important (Bright et Barlow, Aran, J. Vogel). Barlow rapporte une
observation dans laquelle l'urine était redevenue normale à tous égards, excepté
quant à la pesanteur, au moment de l'invasion des attaques épileptiformes. Jaccoud
cite un cas où, le poids spécifique diminuant progressivement et d'une façon
considérable, il a pu, malgré l'augmentation de la miction et l'activité des
sécrétions supplémentaires, prévoir et annoncer les complications urémiques. .

Cette diminution du poids spécifique est due surtout à l'abaissement des
chiffres de l'urée (qui n'est qu'exceptionnellement augmentée avant les convulsions comme dans un cas de Liebermeister), des chlorures et des phosphates. Aussi
le dosage de l'urée, plus facile que celui des autres matériaux de l'urine, donne-t-il
d'utiles renseignements sur l'état de la fonction urinaire.

Il va sans dire que le densimètre ne saurait à lui seul révéler l'insuffisance
rénale. Dans les néphrites aiguës, l'urine étant rare et concentrée, son poids
spécifique peut être plus élevé qu'à l'état normal. Mais la comparaison de la
densité de l'urine avec sa quantité montre que l'excrétion des matériaux solides
reste après tout inférieure à la normale.

Un dernier renseignement pourrait être donné par l'appréciation de la toxicité
urinaire. D'après Bouchard, les urines dans l'urémie ont une toxicité beaucoup
moindre qu'à l'état normal, cela à cause de la non-élimination par les reins des
poisons formés dans l'organisme. Ce fait sera plus longuement étudié à propos
de la pathogénie.

Symptômes. Les symptômes de l'urémie sont nombreux. Les uns, les plus
importants, consistent en des accidents nerveux; les autres intéressent le système
gastro-intestinal. Les accidents nerveux eux-mêmes sont multiples et divers et
l'on a pu, en se basant sur la prédominance des uns et des autres, distinguer
les *formes convulsive, comateuse, délirante, dyspnéique*, etc., ou bien, en
tenant compte de leur localisation, les formes *cérébrale, respiratoire, gastro-
intestinale*. La description de ces types, utile pour fixer les principales modalités
de l'urémie, ne saurait cependant servir de base à son étude symptomatique. Il
est plus conforme à la clinique d'envisager successivement les accidents de
l'*urémie aiguë* et ceux de l'*urémie lente*. Cette division, proposée par Frerichs
et Lasègue, a été adoptée par Alf. Fournier dans sa thèse d'agrégation restée
classique. L'urémie aiguë comprend les phénomènes brusques et parfois foudroyants qui résultent d'une insuffisance urinaire parvenue en peu de jours à
ses dernières limites : c'est l'urémie de la scarlatine, des femmes en couche, des
premières périodes de la néphrite interstitielle compliquée de poussée congestive. L'urémie lente est cet état mixte de cachexie et d'intoxication qui s'observe
dans les dernières phases des néphrites chroniques et des dégénérescences
rénales.

Il serait difficile néanmoins de faire rentrer dans l'une ou l'autre de ces
formes tous les symptômes de l'urémie. Bon nombre leur sont communs, où
établissent la transition entre le type aigu et le type chronique. De ce nombre
sont surtout les phénomènes dyspnéiques et gastro-intestinaux dont l'étude
trouvera sa place après l'urémie aiguë, comme introduction à la description de

l'urémie lente. Nous terminerons par l'analyse de quelques symptômes spéciaux tirés de l'état du pouls, de la température, des pupilles, et par un rapide aperçu des complications inflammatoires et hémorrhagiques.

I. DE L'URÉMIE AIGUE. Le caractère commun des diverses manifestations de l'urémie aiguë est la soudaineté de leur invasion. Après des prodromes peu marqués, vomissements, céphalalgie, somnolence, troubles de la vue, parfois sans signes avant-coureurs, éclatent brusquement des convulsions épileptiformes se succédant rapidement et interrompues par une somnolence plus ou moins complète. Quelquefois et surtout chez les enfants, on observe dans l'intervalle des convulsions une vive excitation, des cris et un délire furieux. D'autres fois le malade tombe rapidement dans le coma. Enfin chez quelques-uns, c'est une dyspnée subite, avec anxiété respiratoire qui éclate presque sans préambule. Ces divers accidents peuvent se combiner ou se succéder chez le même malade; ils peuvent exister isolément et constituer ainsi une forme prédominante.

Prodromes de l'urémie aiguë. La soudaineté du début des accidents urémiques est plus apparente que réelle (Lasègue). Sans parler de la diminution ou de la suppression de l'urine qui annonce fréquemment leur apparition, il est rare que l'intoxication ne révèle ses premiers effets par quelques signes prémonitoires. Ceux-ci, suivant la juste remarque de Labadie-Lagrave, sont déjà des phénomènes d'urémie, mais à ce titre même ils ont une grande importance. Chez l'enfant même, ils ne passent pas toujours inaperçus, puisque sur 12 cas L. Monod n'a noté leur absence qu'une seule fois.

De ces prodromes il en est trois importants : la *céphalalgie* avec état vertigineux, les *troubles de la vue* et les *vomissements* (Alf. Fournier).

La *céphalalgie* est souvent le premier symptôme. Elle apparaît soit un ou deux jours, soit quelques heures, soit même quelques instants avant l'attaque. Parfois assez violente pour arracher des cris ou des plaintes, elle varie de caractère et de siége. Habituellement diffuse, elle peut être localisée aux régions frontale et occipitale. C'est tantôt une simple lourdeur, ailleurs une douleur gravative ou pulsative, continue ou intermittente. Enfin elle s'accompagne fréquemment de bourdonnements et d'étourdissements qui augmentent par les mouvements.

Les *vomissements*, généralement associés au mal de tête, le suivent plus souvent qu'ils ne le précèdent. Alimentaires, muqueux ou bilieux, ces vomissements sont parfois remarquables par leur opiniâtreté. Ils peuvent être accompagnés de diarrhée, mais celle-ci, se montrant souvent dans le cours des néphrites en dehors de tout accident d'urémie, n'a qu'une importance séméiologique médiocre (Alf. Fournier).

Les *troubles de la vue* ont une valeur plus grande. Ils consistent en une simple amblyopie, parfois en une cécité complète, une véritable attaque d'amaurose (Rilliet), et ce symptôme coïncide le plus souvent avec le début des convulsions.

Comme autres signes prémonitoires, on a noté de la *somnolence*, des *troubles de l'ouïe;* plus rarement des troubles intellectuels légers, de l'*excitation délirante*, un peu d'*incohérence de parole*, de *petites secousses convulsives des membres*, l'*épistaxis* (Charcot), un *brusque frisson* (Richardson). Chez la femme, les phénomènes prodromiques rappellent parfois ceux de l'hystérie, palpitations, tremblements nerveux, changements de caractère. Enfin, comme symptômes plus rares, précédant ou accompagnant les accès d'urémie, on peut observer des *douleurs névralgiques* et *arthralgiques*. Sans parler des névralgies faciales et occipitales qui sont chose commune, quelques malades se plaignent de douleurs semblables en différents points du corps. Dans une observation de Chantemesse et Tenneson (*Revue de méd.*, 1885), il est fait mention de névralgies fugaces de la face et des plexus brachiaux précédant une attaque convulsive, chez une femme atteinte d'urémie post-puerpérale. Bartels signale dans la néphrite interstitielle des douleurs hémicrâniennes s'irradiant dans la nuque et le plexus brachial, du même côté, phénomènes sans doute du même ordre. Quant aux douleurs articulaires, elles sont assez communes dans l'urémie lente, mais Jaccoud les a également observées et décrites dans l'urémie aiguë (*Clin. de la Charité*, 1867). Une de ses malades, atteinte de mal de Bright, fut prise un jour de douleurs articulaires généralisées excessivement vives ; le lendemain apparaissaient les convulsions urémiques associées au coma. Ces mêmes douleurs étaient provoquées par la pression au niveau des articulations chez une autre malade apportée à l'hôpital en état de coma urémique. Pour bien fixer le caractère de ces accidents, Jaccoud a proposé de les décrire sous le nom de *forme articulaire* de l'urémie. Il importe d'ajouter que ces douleurs arthralgiques ne correspondent à aucune lésion appréciable des séreuses.

Convulsions. Éclampsie urémique. De toutes les modalités de l'urémie aiguë, la forme convulsive est la plus fréquente et la mieux caractérisée. Sur 13 cas d'encéphalopathie albuminurique scarlatineuse, Rilliet et Barthez ont observé 11 fois l'éclampsie. C'est parfois sans signes prémonitoires qu'éclate l'attaque convulsive. Le plus souvent, si le début est brusque, il a été précédé de phénomènes prodromiques qui, pour un œil exercé, ne sauraient passer inaperçus. Bartels rapporte l'observation d'un malade atteint d'une néphrite interstitielle latente qui fut subitement pris de convulsions générales pendant une lecture publique ; mais, quelques jours auparavant, on avait remarqué qu'il présentait déjà de petits mouvements convulsifs de la lèvre inférieure. Dans la néphrite scarlatineuse, les prodromes sont constants ; s'ils ne sont pas constatés, c'est par suite de l'âge des petits malades qui ne savent pas rendre compte de ce qu'ils éprouvent. Quoi qu'il en soit, après quelques heures de malaise, de céphalalgie violente, parfois annoncée par quelques vomissements et un obscurcissement subit du champ visuel, l'attaque convulsive se produit, affectant l'un des trois types distingués par Jaccoud : le *type éclamptique*, le *type convulsif*, le *type tétanique.*

a. Dans un assez grand nombre de cas, le malade est pris d'un accès d'éclampsie qui diffère point ou peu de la grande attaque d'épilepsie. C'est la *forme éclamptique* de l'urémie convulsive. La scène s'ouvre parfois, comme dans l'épilepsie, par la chute avec perte de connaissance et la convulsion tonique générale. A ce moment, le tronc est renversé en arrière, la face congestionnée, et la suffocation paraît imminente. Puis les mouvements cloniques se manifestent, tantôt généraux, également repartis des deux côtés, tantôt prédominants à droite ou à gauche. Enfin les convulsions cessent, et le malade tombe dans une sorte de collapsus avec ronflement, et souvent dans le coma. Celui-ci, dans les *formes dites mixtes*, peut être prolongé, durer plusieurs heures et même davantage, entre-coupé ou non de nouvelles attaques convulsives.

Il va sans dire que l'éclampsie urémique, surtout observée dans les néphrites gravidique et scarlatineuse, ne se présente pas toujours avec cette même régularité. Si l'on a pu signaler dans quelques cas les caractères complets de l'at-

taque d'épilepsie, à savoir le cri initial (Bergeron), la morsure de la langue
(Routh), la flexion forcée du pouce dans la paume de la main (Cahen), l'écume
sanguinolente à la bouche, et l'émission involontaire des urines et des fèces,
l'accès est plus souvent incomplet ou modifié. Les mouvements cloniques peuvent se montrer sans être précédés de la phase tonique. Ailleurs c'est à la
suite d'une sorte de collapsus que se montre l'attaque convulsive. Enfin l'intelligence, habituellement absente, est quelquefois conservée pendant toute la
série des accidents.

Il est rare que l'attaque éclamptique soit unique. Une ou plusieurs crises
suivent la première à des intervalles plus ou moins rapprochés, et en se répétant un grand nombre de fois en quelques heures, elles peuvent constituer un
véritable état de mal. Charcot a observé chez un malade 15 crises le même
jour. Dans l'éclampsie puerpérale, on en a cité jusqu'à 60 et 70 dans les vingt-
quatre heures. Chez un petit malade atteint d'urémie scarlatineuse, L. Monod
a compté 20 attaques en deux heures. Mais cette fréquence est l'exception, et
habituellement les convulsions sont peu nombreuses et réparties sur plusieurs
jours. D'ailleurs, et c'est un fait à noter, elles n'affectent pas toutes le même
type, et tel malade, après une véritable attaque éclamptique, peut ne plus présenter ultérieurement que des convulsions partielles. La réciproque est encore
possible. Ainsi que le fait remarquer L. Monod, cette variété même constitue
l'originalité des convulsions urémiques.

Leur durée est aussi variable que leurs formes. Elle varie pour un accès de
deux minutes à un quart d'heure; elle peut être de plusieurs heures, quand il
s'établit un état de mal. On a signalé, comme phénomènes critiques à la fin des
accès, une émission d'urine involontaire et abondante, une forte transpiration.

Pendant l'attaque éclamptique, à part quelques cas exceptionnels, l'intelligence, la sensibilité générale et les sens spéciaux, sont abolis. La température
est élevée, le pouls accéléré, la respiration fréquente. Les pupilles restent
sensibles à la lumière. Nous reviendrons plus tard sur ces diverses particularités.

b. Le *type convulsif* n'est que l'atténuation de la forme précédente. Au lieu
d'être généralisées, les convulsions sont partielles et localisées à certains
muscles de la face, d'un membre, comme dans l'épilepsie partielle ou jacksonnienne. Parmi les convulsions partielles, il faut citer le trismus avec grince-
ment des dents, fréquent chez l'enfant, et parfois première manifestation d'une
grande crise éclamptique. Enfin, dans certaines formes d'urémie, et particulièrement à la suite de l'anurie prolongée, les convulsions consistent uniquement en tressaillements musculaires et en petites secousses des extrémités
(Roberts).

c. Plus rarement, au lieu d'être toniques, les convulsions sont exclusivement cloniques. Jaccoud, qui a donné à cette variété le nom de *tétanique*, a vu
des cas d'opisthotonos avec contracture des fléchisseurs des avant-bras pouvant
faire croire à une méningite cérébro-spinale. Ces cas sont à la vérité exceptionnels, et les contractions permanentes des muscles, telles que le trismus, ou la
rétraction d'un ou de plusieurs membres, sont plus souvent associés avec des
convulsions d'autres régions du corps.

Ataxie. L'excitation du système nerveux résultant de l'intoxication urémique
peut se révéler par des mouvements désordonnés n'appartenant pas à l'ordre
des convulsions : c'est la *forme ataxique* de L. Monod, nom qui a décrit sous ce

les accidents relatés dans une observation désormais classique du mémoire de
Rilliet. Les malades atteints d'ataxie urémique sont dans un état d'agitation
extrème, se roulant dans leur lit, projetant leurs membres dans tous les sens,
se dressant par moments sur leur séant pour retomber bientôt et se rouler de
nouveau sur eux-mêmes. En un mot, c'est un délire d'actions, accompagnant le
plus ordinairement le délire de paroles. Dans un cas d'urémie scarlatineuse
rapporté par Cadet de Gassicourt (*loc. cit.*, t. II, p. 486), le petit malade présentait de véritables accès de fureur, poussait des cris inarticulés avec gesticula-
tion, plus tard paraissait en proie à une vive frayeur se manifestant toujours par
des cris et des yeux hagards, à d'autres moments faisait tous ses efforts pour
se jeter hors de son lit. La forme ataxique n'est en définitif qu'une variété de la
forme délirante.

Délire. Le délire, bien que moins commun que les convulsions et le coma,
n'est pas très-rare dans l'urémie. Habituellement il coïncide ou alterne avec
d'autres manifestations nerveuses de l'empoisonnement, et son rôle est d'autant
plus effacé, qu'il est peu violent, tranquille et doux. Mais parfois, suivant la
remarque déjà faite par Lasègue, il peut résumer à lui seul tous les accidents
nerveux et, au lieu de l'incohérence placide des individus affectés de coma, se
montrer avec les caractères de la manie aiguë. Enfin ce délire se manifeste
quelquefois sous l'aspect d'une véritable vésanie, de la folie, et les apparences
sont d'autant plus trompeuses, qu'en l'absence de renseignements sur les antécédents rien ne révèle l'affection rénale. Raymond a récemment étudié ces
délires simulant la folie (*Arch. de méd.*, 1882) et Dieulafoy en a fait une forme
du type délirant qu'il a appelée folie brightique (*Société médicale des hôpitaux*, 1885).

Le délire se montre parfois d'emblée, comme première manifestation non-
seulement de l'urémie, mais d'une néphrite restée jusque-là latente. Hagen a
rapporté l'observation d'une femme de quarante-six ans qui, à la suite de vives
contrariétés et après s'être refroidie, fut prise d'albuminurie et d'un délire aigu
violent qui dura six jours ; à l'autopsie on trouva les reins contractés et atrophiés. Dans un cas de Jolly, il s'agissait d'une néphrite aiguë survenue à la
suite d'un refroidissement et dont les premiers symptômes consistèrent en une
violente céphalalgie avec stupeur et délire, si bien que le diagnostic porté les
premiers jours fut celui de méningite ; l'urine examinée régulièrement et dès le
début ne commença à renfermer de l'albumine que le quatrième jour. Les
accidents délirants eurent une telle intensité que la malade dut être transportée
dans un service d'aliénées. L'observation présentée par Barié à la Société médicale des hôpitaux (1885) est très-analogue ; à la suite de symptômes vagues
faisant penser à un simple embarras gastrique, survinrent chez une malade habituellement d'une excellente santé des douleurs lombaires, de la fièvre avec
état typhoïde, albuminurie considérable, et enfin des accès violents de manie
aiguë. Au bout de quatorze jours, la fièvre et l'albuminurie aiguë disparurent
et la malade resta atteinte d'une véritable aliénation mentale qui persista sept
mois, mais qui guérit complètement.

Ces deux derniers cas rappellent ce qui se passe dans la manie puerpérale.
Mais, ainsi que l'a fait remarquer Lécorché, il est vraisemblable que bon nombre
de manies consécutives à l'accouchement ne sont autres que des manies urémiques. Il va sans dire que cette modalité de l'urémie peut dépendre de l'alcoolisme, ou d'une prédisposition névropathique héréditaire (Lasègue, Féré).

Mais l'urémie intervient comme facteur prédominant et souvent unique (Dieulafoy).

Le doute serait possible, si les mêmes accidents ne se produisaient dans le cours de néphrites interstitielles avérées, et surtout, et cela est presque la règle, s'ils n'étaient accompagnés d'autres phénomènes urémiques. Chez un malade de Lécorché, atteint d'une néphrite interstitielle chronique, des troubles maniaques de durée passagère, mais qui cependant nécessitèrent l'internement dans une maison de santé, coïncidèrent avec la disparition de la polyurie et cessèrent lorsqu'elle reparut. Les quatre observations rapportées dans le mémoire de Raymond ont trait à des manifestations délirantes survenues dans le cours de néphrites chroniques, alternant ou coïncidant avec des phénomènes convulsifs, dyspnéiques ou gastro-intestinaux. Chez une des malades de Dieulafoy, ce délire avait été précédé pendant plusieurs mois de vomissements opiniâtres, de démangeaisons, de crampes dans les jambes, de bourdonnements d'oreille, tous symptômes dépendant d'une intoxication urémique lente ; dans un autre cas, l'urémie délirante succèda à des accidents dyspnéiques.

Enfin, c'est quelquefois à la suite d'une attaque éclamptique suivie de coma que se montre le délire. Brieger (*Berlin. klin. Wochenschr.*, 1881) a publié le cas d'un homme de cinquante-quatre ans, atteint d'une néphrite chronique, qui, après un accès de convulsions et de coma, se réveilla dans un état de gaité exubérante, disant des paroles incohérentes, en proie à des hallucinations rappelant le delirium tremens. Marcus (*Berlin. klin. Wochenschr.*, 1877) a observé une véritable excitation maniaque à la suite d'un accès d'éclampsie urémique dans le cours d'une scarlatine.

Quel que soit son mode de début, le délire urémique peut se présenter sous divers aspects et revêtir toutes les formes de l'aliénation mentale. Dieulafoy en résume ainsi les principales variétés :

« Parfois le délire urémique revêt les caractères de la manie aiguë avec excitation, agitation, insomnie, loquacité, vociférations. Le malade se lève à tout instant, ne peut tenir en place, se débat quand on veut le tenir, pousse des cris perçants. L'excitation alterne parfois avec des phases de torpeur, d'engourdissement, de somnolence.

« Dans quelques cas, il y a prédominance des hallucinations de l'ouïe et de la vue.

« Tantôt c'est la forme lypémaniaque qui domine ; le malade a toutes les apparences d'un mélancolique ; il a l'œil éteint, la figure impassible ; il se renferme dans un mutisme absolu, il paraît résigné à tout souffrir, il craint de mourir ou bien il voudrait mourir, et il nourrit des idées de suicide.

« Tantôt les idées de persécution prennent le dessus ; le malade refuse les aliments par crainte du poison, il croit qu'on veut attenter à ses jours, il entend des personnes qui veulent le tuer, il se croit coupable des plus grands crimes et il en redoute le châtiment ; les gens qui l'entourent sont ses bourreaux, il voit devant lui la guillotine et il est pris de terreur.

« Plus rarement le délire urémique revêt la forme érotique et religieuse.

« Ces différentes variétés de délire peuvent exister isolément, plus souvent elles se suivent, elles alternent, elles se combinent. Leur durée est variable, parfois très-longue, mais alors entre-coupée de rémissions. Leur terminaison dépend essentiellement de l'affection rénale. »

Coma. Apoplexie. Paralysies. Si nous plaçons l'étude du coma à la suite des convulsions et du délire, c'est parce qu'il en est l'aboutissant habituel. Dans un grand nombre de cas l'attaque éclamptique se termine par le coma, ou bien, les accès convulsifs étant subintrants, le malade est plongé dans la somnolence pendant leur intervalle. C'est la *forme mixte* de l'urémie où le type comateux dispute quelquefois la prédominance au type épileptique. C'est du reste, et de beaucoup, la forme la plus commune : sur les 12 observations de L. Monod, elle s'est montrée 9 fois. De même l'urémie délirante aboutit habituellement au coma, et c'est dans un état de prostration complète, interrompu seulement par quelques convulsions, que le malade succombe.

Mais parfois le coma est soudain et se présente comme première et même seule manifestation de l'urémie. Alf. Fournier avait signalé déjà une *forme foudroyante* de l'urémie, dans laquelle le malade frappé subitement succombe en quelques heures dans le coma. Wilson, Christison, John Moore, ont cité de ces cas mortels aux premiers accès. Tout récemment Raymond (*Revue de médecine*, 1885) a décrit sous le nom de *forme apoplectique* une série de cas analogues. Il s'agit en général de vieillards atteints de néphrite interstitielle, qui, sans prodromes bien apparents, sont subitement atteints d'une attaque apoplectique, soit au milieu de la marche, soit dans leur lit. Cette attaque entraîne la mort en quelques heures, parfois en peu d'instants ; d'autres fois elle se dissipe, mais laisse à sa suite une paralysie à forme hémiplégique qui persiste jusqu'à la mort. Si le malade a été observé avec quelque soin par son entourage, on apprend que depuis un certain temps il était sujet à des troubles de l'urination consistant en fréquents besoins d'uriner surtout la nuit, à des vertiges, des étourdissements, un état dyspnéique passager, mais revenant presque périodiquement. Mais souvent ces symptômes prémonitoires ont passé inaperçus. A l'autopsie, indépendamment des lésions rénales, on constate de l'œdème de la substance cérébrale, toujours associé à un peu d'hydrocéphalie ventriculaire. C'est, en définitive, l'*apoplexie séreuse* des Anciens.

Quel que soit le mode de début du coma, qu'il soit subit ou lent et progressif, il se présente sous des aspects, ou mieux à des degrés différents. Tantôt il est incomplet ; le malade se réveille avec peine, mais il est possible de le faire sortir de son engourdissement à l'aide d'excitations plus ou moins vives ; tantôt il est assez profond pour que le malade reste insensible à tous les moyens qu'on emploie ; il est à noter que cette dernière forme est presque toujours, sinon toujours, mortelle, tandis que la première peut n'être que transitoire ou intermittente (Lasègue).

Le coma incomplet s'observe après les attaques éclamptiques. Wilks l'a heureusement comparé à la stupeur à demi consciente de l'ivresse ou de la commotion cérébrale. Parfois le malade ouvre les yeux à l'appel d'une voix connue, regarde autour de lui, remue même les lèvres comme pour parler, mais retombe immédiatement dans sa torpeur. Ou bien il ne répond qu'aux questions qui concernent sa santé et se plaint de céphalalgie. Dans d'autres cas, il ne reste qu'une somnolence ou de l'immobilité avec une sorte d'hébétude ou d'égarement.

Dans le coma complet, les membres sont dans la résolution, l'intelligence est absolument abolie, le visage est pâle. Les yeux sont fermés ou à demi fermés. Les pupilles sont dans un état de dilatation moyenne, sensibles à la lumière, mais leurs mouvements sont paresseux et lents. Le malade ne répond à aucune excitation, et reste plongé dans une prostration profonde avec stertor. Mais, d'après Addison, cette respiration stertoreuse aurait des caractères particuliers. « Ce n'est pas, dit-il, le son rauque ou nasillard de l'apoplexie, mais une respiration plus sifflante, comme si l'air, au lieu de frapper le voile du palais et le pharynx, venait battre sur la voûte palatine et les lèvres du patient ». Suivant la juste remarque d'Alf. Fournier, ce signe n'a qu'une médiocre valeur diagnostique, et des indications plus nettes peuvent être tirées du rhythme respiratoire, tantôt ralenti, tantôt accéléré. Il faut joindre à ces caractères la notion des intermittences ou pauses respiratoires caractérisant cette variété de dyspnée, dite respiration de Cheyne-Stokes.

La marche du coma est continue et progressive, lorsque la maladie doit avoir une terminaison fatale. A part les cas foudroyants ou appoplectiques, la mort n'arrive généralement qu'après plusieurs jours, parfois précédée de quelques mouvements convulsifs ou d'un peu de délire tranquille. On peut observer des rémissions incomplètes, même dans les formes mortelles, mais, quand le malade doit guérir, le coma diminue progressivement. L'accès est dans ce cas de courte durée.

Il est une particularité propre au coma urémique qui vient d'être étudiée à nouveau : nous voulons parler de l'absence de paralysies. Ce caractère négatif signalé par Bright et Addison avait été particulièrement mis en relief par Lasègue, comme signe distinctif d'avec l'apoplexie cérébrale. Toutes les fois, disait-il, qu'une paralysie concomitante est signalée, on peut affirmer qu'elle relève d'une cause locale, et n'est pas sous la dépendance de la maladie de Bright. Et il ajoutait que les cas ne sont d'ailleurs pas très-rares dans lesquels des hémorrhagies cérébrales surviennent dans le cours de l'albuminurie. L'opinion de Lasègue était trop absolue. Il est aujourd'hui démontré qu'abstraction faite de l'hémorrhagie cérébrale, dont la fréquence dans la néphrite interstitielle, c'est-à-dire dans l'artério-sclérose généralisée, est bien connue, l'urémie peut déterminer des *paralysies motrices localisées*. Le fait a été mis hors de contestation par deux mémoires parus la même année, le premier de Raymond (*Revue de médecine*, septembre 1885), le second de Tenneson et Chantemesse (*id.*, nov., 1885). C'est à la suite d'une attaque de coma urémique que le malade se réveille avec une hémiplégie flasque en tout comparable à celle que produit un foyer d'hémorrhagie ou de ramollissement cérébral. Cette hémiplégie peut être totale, envahir les membres ou la face, ou bien se localiser aux membres seulement. Elle peut être accompagnée d'hémianesthésie partielle ou totale. Enfin on peut observer à sa suite des convulsions et des contractures également localisées ; dans deux cas, Tenneson et Chantemesse ont assisté chez des hémiplégiques urémiques à des crises d'épilepsie partielle ou jacksonnienne. Enfin, pour compléter l'assimilation avec les paralysies par lésions en foyer de l'encéphale, il faut ajouter que ces paralysies urémiques sont parfois associées à la déviation conjuguée de la tête et des yeux, et que, dès le début des accidents, la température s'élève au-dessus de la normale pour atteindre 40 et 41 degrés, pendant les dernières heures (Tenneson et Chantemesse).

La mort est la conséquence habituelle de ces attaques de coma avec paralysie. Cependant quelques malades avaient eu antérieurement des crises semblables qui n'avaient laissé à leur suite aucune trace. A l'autopsie, on ne trouve pas autre chose qu'un état œdémateux de la substance cérébrale avec de l'hydropisie ventriculaire. Dans des cas exceptionnels, les phénomènes paralytiques paraissent être sous la dépendance d'une lésion ancienne (foyer d'hémorrhagie ou de ramol-

lissement), lésion guérie ou suppléée, mais réveillée par l'infiltration œdémateuse
(Raymond). Dans ces cas on comprend aisément la localisation de la paralysie,
mais comment l'interpréter dans les faits plus nombreux où l'autopsie ne révèle
qu'une lésion diffuse, à savoir l'œdème cérébral? Tenneson et Chantemesse pensent que les symptômes en foyer doivent être rattachés à un œdème circonscrit
ou prédominant dans une partie de l'encéphale, explication déjà proposée par
Leichenstern pour les convulsions localisées. Raymond cherche surtout le pourquoi de cette localisation dans l'état du système vasculaire plus altéré dans un
hémisphère que dans l'autre, et il base cette explication sur des faits expérimentaux dont l'exposé ne pourrait trouver place ici. La cause essentielle du coma comme
des paralysies consécutives est l'œdème, celui-ci à la vérité insuffisant pour comprimer la substance cérébrale, mais suffisant pour amener au niveau des capillaires surtout une grande gêne de la circulation. Or cette anémie constrictive
et d'origine vasculaire, se joignant à l'anémie générale inséparable de la lésion
rénale, doit, à l'occasion du moindre effort ou du moindre accident, amener et
l'ictus apoplectique et, si l'état du système artériel est plus particulièrement
défectueux dans certaines régions de l'encéphale, des paralysies ou des convulsions localisées.

Quoi qu'il en soit de cette interprétation, l'existence des paralysies dans l'urémie est dès maintenant indéniable.

Dyspnée. Modifications du rhythme respiratoire. Les accidents dyspnéiques
de l'urémie ne le cèdent pas en fréquence et en gravité aux autres manifestations
de l'empoisonnement. Surtout observés dans la néphrite interstitielle chronique,
ils peuvent se produire dans tous les cas d'insuffisance urinaire. Parfois associés
au délire, aux convulsions, alternant avec des crises de vomissements et de diarrhée, ils se manifestent aussi comme unique symptôme de l'urémie, constituant
bien une forme, la *forme dyspnéique.*

Il serait difficile de tracer dans un seul tableau les caractères et la marche de
la dyspnée urémique. Sous ce nom en effet les auteurs ont décrit des crises d'oppression continues ou intermittentes, avec ou sans signes sthétoscopiques du côté
des voies respiratoires, enfin des modifications diverses du rhythme de la respiration.

La dyspnée urémique était connue de Bright, qui déjà rapportait les accidents
à une lésion nerveuse indépendante du parenchyme pulmonaire. Après lui, un
grand nombre d'auteurs, Heaton, Christenson, Samuel Wilks, observèrent des
troubles semblables. Alf. Fournier (1863), à qui nous empruntons ces citations,
fut le premier en France à décrire ces phénomènes, en se basant sur les faits
des médecins anglais et sur deux observations rapportées dans leurs thèses par
Piberet et Pihan-Dufeuillay. Enfin une communication faite par Hérard à la
Société médicale des hôpitaux (1868) fut l'origine d'une intéressante discussion
au cours de laquelle Parrot, Dumont-Pallier et Féréol, firent connaître de nouveaux faits d'urémie dyspnéique. Jusque-là on s'était borné à étudier la dyspnée
comme mode de terminaison de l'urémie, sans se préoccuper de ses variétés.
Mais déjà G. Rapp (*Virchow's Arch.*, t. IV) et Waldenburg (*Allg. med. Centralzeit*,
1869) avaient signalé sous le nom d'*asthme urémique* des accès d'oppression qui
se produisent la nuit et présentent les plus grandes analogies avec l'asthme vrai.
Ces mêmes accidents ont été bien décrits par Bartels comme complications de
la néphrite interstitielle, par Lasègue, qui en fait la première forme de ses
bronchites albuminuriques (*Arch. de méd.*, 1879). Enfin C. Clifford Albutt

les a étudiés à nouveau sous le nom d'asthme urémique (*On Uraemic Asthma*, in *Brit. Med. Journ.*, 22 nov. 1877).

Il est une autre variété de dyspnée qui, dans ces dernières années, a pris droit de domicile dans l'histoire de l'urémie. Nous voulons parler de ce type respiratoire spécial, appelé par Traube respiration de Cheyne-Stokes, du nom des auteurs qui l'ont fait connaître et successivement observé dans les dégénérescences graisseuses du cœur (Cheyne, 1816, Stokes, 1854), dans les maladies cérébrales (Van Dusch, 1867, Traube, 1871), enfin dans l'urémie. Ce rhythme respiratoire particulier a été signalé en 1874 par Fischl (*Beitrag zur Path. des Morb. Brightii.* Prag) dans quelques cas de néphrite interstitielle. Mais c'est Potain qui le premier a saisi le rapport clinique qui existe entre la respiration de Cheyne-Stokes et la lésion rénale. Dans une thèse qui fait époque, Cuffer a fait l'étude approfondie de ce sujet, au double point de vue clinique et pathogénique (th. de doct., 1878).

En résumé, la dyspnée se présente dans l'urémie sous des aspects différents. Dans un premier type, elle survient comme accident terminal d'une néphrite parenchymateuse aiguë et emporte le malade en quelques heures, sans que ni l'auscultation ni l'examen microscopique révèlent aucune altération des poumons : c'est l'urée dyspnéique décrite par les premiers auteurs, celle que Alf. Fournier a surtout eue en vue. Une seconde forme est caractérisée par les crises d'oppression d'abord intermittentes, plus tard continues, mais toujours paroxystiques, crises qui rappellent les accès d'asthme et que l'on observe surtout, sinon exclusivement, dans la néphrite interstitielle chronique. C'est à la période ultime de cette même affection qu'on peut voir le troisième type, la dyspnée intermittente dite respiration de Cheynes-Stokes.

a. D'une façon assez subite, dit Fournier, le malade est pris de difficulté de respirer. Bientôt cette difficulté s'accroît et devient une anxiété formidable ; cela va jusqu'à l'orthopnée. La respiration s'accélère de plus en plus, l'air ne pénètre plus que dans le sommet des poumons; le murmure vésiculaire s'affaiblit de plus en plus, le pouls devient très-fréquent et, si ces accidents ne se calment pas, l'accès peut être mortel.

Cette dyspnée n'est pas uniquement caractérisée par la fréquence de la respiration. Dans l'observation de Pihan-Dufeuillay (urémie scarlatineuse chez un enfant), on lit que les mouvements respiratoires étaient plus développés et comme enrayés par une *contraction imparfaite du diaphragme.* Dans les derniers moments, le creux épigastrique était immobile et la respiration exclusivement costale. Cruveilhier avait signalé ce même phénomène dans un cas d'atrophie des reins (*Soc. Anat.*, 1850). Enfin le malade de Féréol (néphrite parenchymateuse aiguë) éprouvait une gêne excessive à respirer, et montrait son creux épigastrique au niveau duquel il sentait « une barre en travers l'étreignant comme dans un étau. »

D'autres phénomènes, dit encore Fournier, se joignent souvent à cette dyspnée : c'est une inspiration bruyante, sifflante, croupale ; c'est encore un certain degré de raucité de la voix. Ces derniers signes peuvent faire croire à une affection du larynx (Christenson, Wilks, Sée) et, dans deux faits rapportés par Christenson, la trachéotomie fut même pratiquée sans résultat.

b. Entre cette première forme et le type dit *asthme urémique.* il existe évidemment certaines analogies. Ce dernier toutefois se caractérise essentiellement par des accès d'oppression qui se produisent la nuit et surprennent le malade pendant son sommeil. En général, il se réveille brusquement, couvert d'une

sueur profuse, le visage pâle, les lèvres décolorées, en proie à une oppression
des plus vives. Le cœur bat avec violence et les pulsations artérielles sont énergiques (Clifford Albutt), mais le symptôme dominant est la dyspnée. « La dyspnée,
dit Lasègue, s'exagère par accès spontanés et ne s'accroît pas par le mouvement.
Plus commune la nuit que le jour, elle rend le séjour au lit et la position horizontale intolérables. Le malade est anxieux, agité, angoissé sans signes d'asphyxie ;
il se plaint d'une sorte de compression thoracique impossible à décrire. La crise
dure des heures avec rémissions, laissant à sa suite une respiration à peu près
libre. Enfin, vers le matin, si l'attaque a été nocturne, le malade s'endort et
se réveille calme, sauf la préoccupation de la nuit à venir. »

Pendant ces crises de dyspnée, le malade tousse un peu ou ne tousse même
pas. D'après Bartels, on entend au niveau de la poitrine le même bruit sifflant,
perceptible surtout pendant l'expiration, que dans l'asthme nerveux. Lasègue
signale dès ces premiers accès des foyers de râles crépitants en plusieurs points
des poumons, foyers quelquefois d'une fugacité telle qu'ils changent de place sous
l'oreille qui ausculte. Les accès se terminent très-habituellement, comme ceux de
l'asthme, par des secousses de toux courtes et fréquentes et par le rejet d'un
liquide spumeux en plus ou moins grande abondance (Bartels). Parfois l'expectoration se compose de crachats de mucus striés de sang (Clifford Albutt) et
même de crachats sanguinolents (Lasègue).

Après s'être manifestées pendant plusieurs nüits consécutives, ces crises
d'asthme urémique peuvent disparaître pour un temps. Mais, dans les cas graves,
les accès se rapprochent, la dyspnée devient continue, les poumons sont bientôt
envahis par des râles humides nombreux et fins indiquant une infiltration œde-
mateuse diffuse, et la malade meurt par asphyxie (Bartels).

Malgré les réserves faites par quelques auteurs, il nous paraît impossible
d'établir une séparation absolue entre la dyspnée due à l'œdème pulmonaire et
celle qui ne paraît liée à aucune altération matérielle du poumon. Ainsi que
le fait remarquer Bartels, les râles d'œdème peuvent manquer pendant les
premières crises, mais, pour peu qu'elles se répètent, l'auscultation révèle
sur toute l'étendue des deux poumons des ronchus humides à bulles fines.
Lasègue a d'ailleurs insisté sur la mobilité de ces signes, mais ce caractère
même et l'inconstance des lésions ne permettent d'accorder à l'œdème qu'un
rôle secondaire dans le mécanisme de la dyspnée. Celle-ci serait due, surtout
d'après Cuffer, à l'anémie globulaire et à la diminution du pouvoir d'absorption
des globules pour l'oxygène. D'autre part, la rétention dans le sang des principes toxiques qui altèrent les globules (carbonate d'ammoniaque, créatine)
déterminerait à certains moments un spasme des vaisseaux diminuant encore le
champ de l'hématose. Cette hypothèse du *spasme vasculaire*, due à Potain, a été
proposée également par Clifford Albutt; pour cet auteur, c'est le système nerveux qui, agissant sur la contractilité des vaisseaux pulmonaires, entraîne
l'apparition des accidents dyspnéiques, et il ajoute qu'il a vu ces accès de suffocation survenir souvent à l'occasion d'impressions morales pénibles. Quoi qu'il
en soit, cette théorie du spasme rend compte de l'intermittence des accès : la
dyspnée diminue ou disparaît lorsque le spasme cesse et lorsque, sous l'influence
d'évacuations spontanées ou provoquées (diarrhée, vomissements, sueurs), le
sang est débarrassé des principes toxiques en excès qui concourent à l'altérer
(Cuffer).

c. La *dyspnée avec rhythme de Cheyne-Stokes* est loin d'être rare, puisque

Cuffer l'a rencontrée 7 fois sur 16 cas de sclérose rénale. Elle paraît d'ailleurs propre à cette affection, et il ne semble pas qu'on l'ait constatée dans la néphrite parenchymateuse, même à la période des accidents urémiques (Rendu).

C'est habituellement dans les phases avancées de la néphrite interstitielle qu'on observe ce phénomène singulier; il précède de fort peu les accidents ultimes et souvent il est presque le précurseur du coma (Rendu). Cependant Cuffer l'a constaté en dehors de toute période comateuse.

La respiration de Cheyne-Stokes consiste dans la succession assez régulière de mouvements respiratoires précipités et de périodes d'apnée. A un moment donné, le malade cesse complétement de respirer, et cette pause respiratoire dure de dix à vingt secondes et quelquefois davantage, puis les mouvements respiratoires reparaissent, d'abord lents, petits, superficiels, bientôt et progressivement accélérés, pénibles, anxieux. Arrivée à ce degré, la dyspnée diminue, les mouvements respiratoires repassent par des phases inverses, se ralentissent et se suppriment. Il se produit alors une nouvelle pause tout à fait inconsciente de la part du malade, car elle s'observe même pendant le sommeil. Et cette succession de mouvements dyspnéiques et d'intervalles d'apnée se reproduit régulièrement pendant des heures et des jours. Les troubles respiratoires s'accompagnent le plus souvent de divers phénomènes, tels que la rotation de la tête à droite ou à gauche, la déviation des globes oculaires au début de l'apnée, des modifications du côté des pupilles qui se contractent pendant la pause et se dilatent au moment de la reprise respiratoire.

Cuffer distingue d'après les faits cliniques et d'après ses expériences deux variétés du rhythme de Cheyne-Stokes. Dans la première il y a agitation, les mouvements respiratoires sont laborieux et pénibles; il a observé cette même variété chez l'animal après injection de carbonate d'ammoniaque. Dans une autre catégorie de cas, les phénomènes se passent tranquillement, sans effort, sans anxiété de la part du malade; ce même caractère se retrouve chez les animaux après action de la créatine. Cliniquement il nous semble qu'il y a là simplement des différences de degré ou d'intensité.

Nous ne saurions entrer ici dans la discussion encore ouverte de la pathogénie du phénomène de Cheyne-Stokes. Tous les auteurs sont à peu près d'accord sur ce point, qu'il est sous la dépendance d'un trouble fonctionnel du centre respiratoire bulbaire. Celui-ci est-il dû à l'altération du sang qui résulte de l'urémie, ou, comme l'a récemment dit Saloz (Diss. inaug. Genève, 1881), résulte-t-il des lésions scléro-athéromateuses des vaisseaux plutôt que de l'affection du rein? La coïncidence du phénomène de Cheyne-Stokes avec d'autres accidents urémiques, notamment avec le coma, ne semble guère favorable à cette théorie exclusive. Mais ici encore on peut faire intervenir, comme le propose Cuffer, le rôle du spasme vasculaire. D'ailleurs, les lésions cardio-artérielles ne sauraient être négligées dans l'interprétation pathogénique de la respiration de Cheyne-Stokes comme de l'asthme dit urémique, puisque ces deux variétés de dyspnée s'observent avec une prédominance marquée dans la néphrite interstitielle.

Accidents gastro-intestinaux. Il est peu d'affections rénales qui ne s'accompagnent de troubles digestifs à quelque période de leur évolution. Mais la signification et la gravité de ces phénomènes ne sont pas toujours les mêmes. Au début d'un néphrite aiguë, de la néphrite scarlatineuse, par exemple, on observe des vomissements violents et incoercibles qui, d'après Bartels et Henoch, ne sauraient être mis sur le compte de l'urémie : ce sont, pour ces auteurs, des phénomènes réflexes liés à l'inflammation du parenchyme rénal. A une période plus avancée, l'urémie est annoncée par ses prodromes habituels, céphalalgie, troubles de la vue, tendance à l'assoupissement; à ce moment aussi les vomissements et les nausées interviennent avec une signification nouvelle. Leur apparition brusque précède souvent de peu l'éclosion des phénomènes éclamptiques; parfois ils ne paraissent qu'après la première attaque ou même à la fin de la crise. Monod, qui les a observés 5 fois sur 12 cas d'éclampsie, suppose qu'ils sont d'origine nerveuse, comme l'amaurose et les convulsions. Enfin, dans le cours des néphrites chroniques, on observe souvent pendant des périodes de plusieurs semaines et de plusieurs mois des accidents gastro-intestinaux, dus à l'élimination et à la décomposition dans le tube digestif des produits excrémentitiels accumulés dans le sang. Ces phénomènes, qui peuvent donner le change et faire croire à une affection primitive de l'estomac ou de l'intestin, constituent une forme de l'urémie chronique ou lente, la *forme gastro-intestinale*. A la vérité, des contestations se sont élevées sur leur interprétation. Dans la néphrite parenchymateuse, ils seraient dus, d'après Bartels, à un œdème de la muqueuse gastrique. Pour Fenwick et Wilson Fox (cités par Rendu d'après Grainger Stewart), ils seraient dus, dans la néphrite interstitielle, à une gastrite intertubulaire. Mais depuis les expériences classiques de Cl. Bernard et Barreswill, depuis les recherches cliniques et anatomo-pathologiques de Treitz, l'urémie gastro-intestinale ne saurait être mise en doute.

L'histoire de l'urémie gastro-intestinale se confond pour ainsi dire avec celle de l'urémie chronique. On l'observe surtout dans le cancer de l'utérus avec obstruction des uretères et pyélo-néphrite secondaires, et dans la néphrite interstitielle chronique. Au début, le malade perd l'appétit, accuse du *dégoût* pour les aliments, dégoût qui peut aller jusqu'à la dysphagie, puis à cette *inappétence* se joignent des *nausées* continuelles et des *vomissements*. Tout d'abord il s'agit de vomissements alimentaires, et chez quelques malades ils deviennent incoercibles, si bien que tout ce qui est ingéré, liquides ou solides, excite le vomissement contre lequel la thérapeutique est impuissante. Mais, indépendamment de ces vomissements alimentaires, et cela même avant leur apparition, on observe des vomissements muqueux et bilieux survenant lorsque l'estomac est vide, par exemple, immédiatement après le réveil. Les matières vomies sont aqueuses, grisâtres, semblables à un bouillon trouble, ou légèrement verdâtres, grâce à la présence d'une petite quantité de bile. Ces vomissements sont parfois remarquablement abondants, constituant une véritable *gastrorrhée*. Dans un cas de Dieulafoy (folie brightique, *loc. cit.*) on a recueilli jusqu'à trois litres de matières vomies en vingt-quatre heures, contenant près de 8 grammes d'urée. Enfin les malades accusent assez souvent un reflux dans la bouche de liquides acides ou fétides venant de l'estomac.

Ces troubles gastriques sont accompagnés de divers phénomènes sur lesquels l'attention doit être appelée. Assez souvent le vomissement est précédé d'une courte crise de *céphalalgie*. Dans l'intervalle des vomissements on peut observer du *hoquet*, et E. Wagner (cité par Lépine, annot. à la trad. de Bartels) a vu ce hoquet persister jour et nuit pendant des semaines jusqu'à la mort. Enfin l'*état de la langue* est également digne de remarque. En général elle est blanche, recouverte au centre d'un enduit épais et légèrement jaunâtre; ses bords sont rosés et parfois rouges, manifestant l'irritation vive de tout le tube digestif.

A certains moments elle est sèche et rappelle ainsi les caractères assignés par Guyon à la *langue urinaire*.

Les *matières vomies* ont été l'objet de nombreuses analyses. Mais les résultats n'offrent rien de constant. On y a successivement signalé de l'urée en excès et du carbonate d'ammoniaque. Bartels dit que ces matières sont habituellement faiblement acides : cependant, dans deux cas, le liquide vomi était fortement alcalin, et répandait une odeur ammoniacale pénétrante; dans les deux cas l'addition d'acide acétique au liquide filtré produisait un dégagement de bulles de gaz jusqu'à ce que le liquide fût fortement acide.

Les troubles intestinaux, moins constants que les vomissements, tiennent cependant une importante place dans l'histoire clinique de l'urémie chronique. Les malades sont souvent constipés, et cette *constipation* est parfois opiniâtre, cédant difficilement aux purgatifs et aux lavements. Dans d'autres cas, et surtout vers la fin de la maladie, on voit survenir la *diarrhée*. Treitz, qui a fait une étude approfondie de l'urémie intestinale, en distingue deux formes principales. Dans les cas les plus nombreux, les évacuations sont excessivement fréquentes, liquides et fétides, c'est une *diarrhée séreuse* qu'il attribue à une véritable hydrorrhée de l'intestin. Le liquide ainsi formé serait fortement chargé de carbonate d'ammoniaque, celui-ci né dans l'intestin même par suite de la transformation de l'urée en carbonate d'ammoniaque. Et c'est ce même liquide qui par son action irritante prolongée déterminerait des ulcérations du gros intestin, et partant la seconde forme de diarrhée urémique, la *diarrhée dysentérique*. Dans cette dernière forme, les selles sont d'abord muqueuses, puis mucoso-sanguinolentes et très-chargées d'albumine.

Les vomissements rendant toute alimentation impossible, et la diarrhée venant épuiser le malade déjà très-affaibli, aboutissent à une altération grave de la nutrition, à une véritable *cachexie* qui souvent éveille au premier abord l'idée d'une maladie organique de l'estomac. Le malade prend un teint jaune terreux, et bientôt est forcé de s'aliter. Il tombe alors dans un état d'apathie et d'indifférence profonde qui peut durer des semaines, interrompu par des périodes de somnolence qui bientôt aboutissent au coma. En un mot, c'est l'état d'urémie lente qu'il nous reste maintenant à décrire.

II. De l'urémie lente ou chronique. La plupart des accidents que nous avons étudiés jusqu'ici se retrouvent dans l'urémie lente à un degré plus ou moins atténué. Ainsi que son épithète l'indique, cette forme est surtout caractérisée par la lenteur de son évolution. Soit que le filtre rénal conserve une intégrité suffisante pour éliminer le trop-plein des substances excrémentitielles et toxiques retenues dans le sang, soit que diverses voies supplémentaires telles que l'estomac, l'intestin, les épanchements hydropiques, empêchent leur accumulation, les phénomènes d'empoisonnement sont insidieux, mal caractérisés, incomplets, quoique plus certainement mortels que les accidents de l'urémie aiguë. A la longue, en effet, le tube digestif profondément altéré lui-même devient impuissant à remplir sa fonction vicariante, les épanchements se résorbent plus ou moins chargés de produits toxiques, et l'organisme est d'autant plus désarmé devant la menace de l'empoisonnement, que depuis longtemps l'alimentation était nulle ou insuffisante, et que le malade présentait les signes d'une anémie profonde.

Addison, qui le premier (1839), chercha à catégoriser les variétés de l'urémie, paraît avoir eu en vue dans sa cinquième forme les accidents de l'urémie lente.

Cette forme est ainsi résumée par Lasègue : hébétude de l'esprit, lenteur et paresse à se mouvoir, somnolence précédée par des vertiges, diminution de la vue, céphalalgie suivie ou non de coma et de convulsions. Frerichs donna une description plus complète de ces symptômes sous le nom d'*urémie chronique* (1851) et peu après (1851) Lasègue la faisait connaître en France. Alf. Fournier lui a consacré un chapitre important de sa thèse et l'a désignée sous le nom de forme lente de l'urémie.

Indépendamment des troubles gastro-intestinaux sur lesquels nous avons précédemment insisté, divers phénomènes insignifiants en apparence signalent longtemps à l'avance l'apparition de l'urémie chronique. L'un des plus importants, comme dans l'urémie aiguë, est la *céphalalgie*. Variable d'ailleurs suivant les cas, elle peut consister en une simple lourdeur, ou bien en douleurs lancinantes localisées au front, au vertex ou à l'occiput. Mais, ce qu'il importe surtout de savoir, c'est qu'elle peut revêtir absolument les caractères de la *migraine*. Labadie-Lagrave rapporte l'observation d'un malade atteint depuis près d'un an d'une douleur hémicrânienne rebelle à toute médication et qui n'était autre qu'une migraine urémique; ce malade mourut dans le coma urémique peu de temps après la constatation de son albuminurie. De même que les *vomissements incoercibles* et les *accès de dyspnée nocturnes*, la migraine survenant chez un adulte et à plus forte raison chez un vieillard doit éveiller l'attention du médecin et l'engager à examiner les urines. Nous en dirons autant de l'*apathie intellectuelle* et de l'*insomnie* fréquemment observées dans les mêmes conditions.

Il est d'ailleurs un certain nombre de signes sur lesquels Dieulafoy a insisté dans ces derniers temps (Société médicale des hôpitaux, 1882), et dont la connaissance permet de rapporter les accidents qui précèdent à leur véritable cause. Les malades en imminence d'urémie lente, atteints par conséquent de néphrites chroniques latentes, se plaignent souvent d'une fréquence excessive des mictions surtout pendant la nuit; c'est le phénomène distinct de la polyurie que Dieulafoy a proposé d'appeler *pollakiurie*. Ces malades éprouvent parfois, et cela pendant des semaines et des mois, un *prurit* insupportable qui trouble le repos de la nuit. Ces démangeaisons, signalées par Rosenstein et par Peter, ont été également décrites avec soin par Dieulafoy et son élève Mathieu (thèse de doct., 1882). Certains malades racontent « qu'ils se grattent jusqu'au sang, jusqu'à s'enlever la peau ». Chez d'autres malades le prurit revêt la sensation du chatouillement provoqué soit par un cheveu, soit par un insecte. Enfin, il est une autre particularité propre aux brightiques et que Dieulafoy a le premier fait connaître : c'est la sensation du *doigt mort*. « Ces malades accusent des fourmillements, des sensations douloureuses, sensations de crampes dans les doigts, et parfois l'extrémité des doigts devient exangue, pâle, insensible. Cet état dure quelques minutes, un quart d'heure, une demi-heure, et revient par accès. »

D'autres troubles de la sensibilité ont été indiqués comme phénomènes prodromiques de l'urémie. Christison (*Monthly Journ. of Med. Science*, 1851) avait déjà signalé dans le mal de Bright chronique les *névralgies des extrémités* et les *douleurs rhumatoïdes*. Parfois, dit aussi Rosenstein, les malades accusent une douleur dans les extrémités, notamment dans l'une des mains ou dans les pieds et se plaignent de lourdeur et de pesanteur de tête. Le même auteur mentionne dans les néphrites diffuses les *hyperesthésies* de la peau consistant en une violente sensation de cuisson et de démangeaison allant quelquefois jusqu'à la névralgie. L'hyperesthésie, s'il faut en croire une thèse récente de Caudrelier (Lille, 1881), pourrait même devenir à ce point prédominante, qu'elle laisse au dernier plan les autres accidents, occupant l'ouïe, la vue et surtout la sensibilité tactile au niveau de l'abdomen et du thorax. Comme pour prouver que les phénomènes nerveux de l'urémie sont essentiellement variables, un autre élève de Lille, Ortille, avait antérieurement indiqué, comme signe prémonitoire de l'urémie, l'*analgésie*. Dans deux cas de cancer de l'utérus terminés par urémie, l'éclosion des accidents fut précédée de la brusque suppression des douleurs (*Bull. Ac. de méd.*, 2ᵉ série, t. IX). Enfin quelques malades se plaignent de *crampes* très-douloureuses se produisant surtout dans les muscles de la jambe, et de *spasmes* disséminés sur différents points du corps (Fournier).

A ces phénomènes si divers s'ajoutent, comme dans l'urémie aiguë, des troubles des organes des sens. Le malade accuse des *bourdonnements d'oreilles*, de la *surdité* plus ou moins égale en intensité pendant toute sa durée (Lasègue). La vue s'obscurcit et se trouble. Les *altérations de la vue* varient depuis le simple affaiblissement jusqu'à la cécité complète, elles sont parfois fugaces à ce point qu'une malade de Piberet se trouva deux fois, et pendant une demi-heure à peine chaque fois, dans l'impossibilité de lire ; d'autres fois au contraire ces troubles persistent jusqu'à la mort (Alf. Fournier).

Des différents phénomènes prodromiques que nous venons de signaler il en est de particulièrement importants : ce sont la céphalalgie, les troubles sensoriaux et les troubles intellectuels. Ceux-ci s'accentuent dans les périodes plus avancées. L'apathie primitive devient une *stupeur somnolente*. Le malade, quand on l'interroge, semble se réveiller d'un demi-sommeil ; il reste immobile dans son lit, et comme *en extase* (Fournier). Parfois il murmure à voix basse des mots incohérents ou des phrases qu'il répète sans fin, dernier effort dont son intelligence est capable (Frerichs). Enfin la somnolence devient un coma véritable, et le malade peut ainsi s'éteindre sans secousse, ou bien quelques mouvements convulsifs annoncent sa fin prochaine.

Dans cette phase ultime, l'aspect du malade est caractéristique. La face est à la fois bouffie et d'une pâleur cadavérique. Les yeux constamment fermés sont sans expression, sans mobilité ; quand ils s'entr'ouvrent, les pupilles restent dociles à la lumière. Le malade est couché sur son lit, immobile, les bras pendants, comme paralysés, bien qu'ils aient conservé la faculté de se mouvoir sous l'influence d'excitations énergiques (Lasègue). Enfin le pouls est faible et petit ; la respiration est lente, insensible et irrégulière, présentant fréquemment le rhythme de Cheyne-Stokes sans agitation. Et c'est dans ces formes lentes de l'urémie que la température centrale s'abaisse au-dessous de la normale, pour aboutir à une véritable algidité.

La marche des accidents n'est rien moins que régulière. Elle a ses alternatives de mieux et de recrudescence. Parfois tout semble rentrer dans l'ordre, mais les rémissions ne sont pas de longue durée, et à chaque rechute la situation s'aggrave inévitablement. La maladie marche ainsi vers son terme par une série de secousses et de saccades (Fournier) ; sa durée varie de quelques semaines à plusieurs mois. Enfin un épisode imprévu, quelqu'un des accidents de l'urémie aiguë, peut brusquement se montrer et hâter le dénouement, qui est fatalement mortel.

III. Étude spéciale de quelques symptômes de l'urémie. Après avoir étudié les principales formes de l'urémie, il nous paraît important de revenir sur certains symptômes que nous n'avons fait que signaler en passant, et dont la connaissance présente un double intérêt clinique et pathogénique. Nous voulons parler des caractères de la température et du pouls, des troubles oculo-pupillaires, des phénomènes qui se passent du côté de la peau et des glandes, enfin des hémorrhagies et des inflammations secondaires.

A. *De la température dans l'urémie.*   « L'urémie, quelle que soit sa forme, donne lieu à un abaissement progressif et considérable de la température centrale. Cet abaissement s'accuse de plus en plus à mesure que la maladie approche d'une terminaison fatale ». C'est par cette conclusion formelle que Bourneville terminait son important travail sur la température dans l'urémie, travail basé sur six observations. Malgré les nombreux faits qui sont venus confirmer ces recherches, on peut dire aujourd'hui que cette formule était trop absolue. Il résulte en effet de l'étude comparative d'un plus grand nombre d'observations que la température est tantôt élevée, tantôt abaissée dans l'urémie.

Il est assez remarquable, dit Lépine, que l'étude de la température dans l'urémie ait peu attiré l'attention de Wunderlich et de son école. A propos de la maladie de Bright aiguë, il remarquait cependant que « dans les cas mortels la fin peut avoir lieu avec augmentation ou diminution de la température » : dans la maladie de Bright chronique « les ascensions terminales constituent l'exception. »

En réalité, c'est à Bourneville qu'appartient le mérite d'avoir le premier fixé l'attention sur cette question. Mais déjà diverses observations avaient été faites. En voici, d'après Hutinel (thèse agrég., 1880), l'ordre chronologique. En 1865, Kien, élève de Hirtz, nota chez une femme de trente-six ans, qui ne tarda pas à mourir d'urémie, à la fin d'une néphrite interstitielle, des chiffres de 36°,4 et de 36°,8. Roberts, en 1868, cita un nouveau fait, dans lequel la température oscilla entre 34°,7 et 35°,8, et indiqua clairement la relation qui existait entre cette hypothermie et l'intoxication urémique. Deux ans plus tard, il publia une seconde observation analogue à la première. Mais, dans l'intervalle, Hirtz (art. Chaleur *du Dict. de méd. et chir. prat.*) disait avoir vu le thermomètre descendre à 34°,4 dans l'urémie. Dans la partie chirurgicale du même article, Demarquay citait Billroth qui, dans des cas de pyélo-néphrite purulente, avait constaté un abaissement de la température et l'avait attribué à la rétention de certains éléments de l'urine, et surtout du carbonate d'ammoniaque. Enfin, en 1870, Hutchinson publiait un fait d'urémie dans lequel la température axillaire tomba à 34°,4, et peu de temps après Thaon observait un cas du même genre.

C'est en 1872-1873 que Bourneville publiait son travail (*Urémie et éclampsie puerpérale*, in *Études cliniques et thermométriques sur les maladies du système nerveux*, 2e fascicule). Une série de cas communiqués à la Société anatomique en 1875 par Behier et Liouville, Hanot, Lacombe, vinrent confirmer les conclusions de Bourneville. Depuis cette époque, du moins en France, l'abaissement de la température centrale dans l'urémie est devenu une sorte de dogme clinique, de même qu'on répétait, depuis Addison jusqu'aux récentes observations de Raymond, de Tenneson et de Chantemesse, que le coma urémique ne s'accompagnait jamais de paralysie. En réalité, l'urémie est parfois associée à une élévation de la température.

Dans un travail sur la nature et le traitement des convulsions urémiques, D. Rutherford Haldane (*Edinb. Med. Journ.*, 1865) avait cherché à établir une distinction entre l'urémie avec ou sans congestion cérébrale. Dans le premier cas, dit-il, la peau est *chaude*, les carotides battent, la respiration est stertoreuse, les conjonctives sont injectées, le pouls est plein, et enfin, signe très-important, les pupilles sont rétrécies. La saignée est alors indiquée; elle doit être au contraire rejetée dans l'urémie avec pâleur de la face, peau *froide*, pouls mou et pupilles dilatées. Il s'agit dans un cas d'urémie aiguë, dans l'autre d'urémie chronique. Cette distinction peut-elle effectivement être basée sur les caractères de la température?

Bourneville n'avait fait une exception que pour l'éclampsie puerpérale où la température s'élève à 40 et 41 degrés. Mais cette même élévation de température s'observe dans d'autres cas d'urémie aiguë. Rosenstein dit en propres termes : « D'après ce que j'ai constaté, la température est considérablement augmentée pendant la durée des accès urémiques et plus encore dans la forme convulsive que dans la forme comateuse. » Bartels fait cette importante remarque : « Dans tous les cas de convulsions urémiques où mon attention s'est portée sur ce point, sauf dans un seul, la température du corps prise immédiatement après le premier accès s'est considérablement élevée au-dessus de la normale ; dans deux cas elle monta jusqu'à 40°,6. La température resta élevée pendant longtemps, pendant plusieurs jours même, quand les convulsions se suivaient rapidement ». Strumpell (*Arch. der Heilk.*, XVII) signale également des températures de 41°,5, cela quand l'urémie s'accompagne de frissons ou de sueurs. Et il ajoute que la température ne s'élève pas d'une manière notable dans les cas d'urémie passagère, tandis que dans l'urémie mortelle on observe tantôt de l'hyperthermie, tantôt de l'hypothermie.

L'hyperthermie se trouve mentionnée dans quelques observations récentes. Guyot a communiqué à la Société médicale des hôpitaux (1880) un cas de coma urémique dont le diagnostic avait été rendu difficile par la courbe thermométrique qui avait oscillé entre 39, 40 et même 41 degrés ; il s'agissait d'une néphrite interstitielle chronique avec suppuration de quelques points kystiques. Dans une observation d'albuminurie aiguë avec urémie, présentée à la Société anatomique par Adhémar Robert (1881), on trouve signalées des températures de 39 et 40 degrés. Dumont a publié dans le journal de médecine de Bordeaux un cas d'urémie avec élévation de la température chez une malade atteinte de cancer de l'utérus. L'observation rapportée par Moussous (*France médicale*, 1885) est particulièrement intéressante ; il s'agit d'une attaque d'urémie aiguë, avec température de 39°,8 ; il n'existait aucune complication pulmonaire, et l'hyperthermie ne pouvait être mise sur le compte des convulsions, car elle s'était manifestée avant leur apparition, tout en présentant son maximum au moment de l'accès. Damaschino (cité par Moussous) a également constaté une température de 39°,5 dans le cours d'une néphrite interstitielle goutteuse compliquée d'urémie délirante et de respiration de Cheyne-Stokes. Enfin, Hutinel nous a signalé le cas d'une malade atteinte d'artério-sclérose et qui, à deux reprises, à l'occasion de coliques néphrétiques, fut atteinte d'éclampsie urémique avec température de 40°,5. A ces faits il faut ajouter les observations récentes de Tenneson et Chantemesse : chez leurs malades, atteints de coma avec hémiplégie et épilepsie partielle urémiques, la température régulièrement notée a toujours dépassé la normale, oscillant entre 38 et 39 degrés, pour s'élever brusquement pendant les dernières heures jusqu'à 40 et 41 degrés.

Il semble résulter de ces faits que la température est souvent augmentée dans l'urémie aiguë, tandis qu'elle s'abaisse au-dessous de la normale dans l'urémie chronique. Mais cette conclusion ne peut être formulée qu'avec réserves, ce sujet étant encore à l'étude. Et ces réserves sont d'autant plus nécessaires que des phénomènes d'urémie aiguë ont été observés chez quelques malades avec des températures basses. La raison de ces différences et de ces apparentes contradictions ne saurait être actuellement déterminée. Il se peut, comme le dit Lépine, que dans certains cas il y ait rétention d'une matière pyrétogène. Ce qu'il y a de certain, c'est que l'hypothermie s'observe plus particulièrement dans les affections prolongées des reins qui aboutissent à la cachexie, c'est-à-dire au ralentissement des actes nutritifs. Mac Bride (*Arch. of Med.*, New-York, 1880) est arrivé à cette conclusion que l'abaissement de température se produit presque toujours dans les circonstances suivantes : 1° dans les affections rénales consécutives aux maladies des voies urinaires ; 2° dans l'urémie survenant chez des personnes âgées ; dans l'urémie consécutive à une affection rénale très-ancienne avec complications de vomissements, de diarrhée et d'hémorrhagies ; 4° dans l'urémie liée à la cachexie cancéreuse et au marasme.

Hutinel donne des conclusions très-analogues. L'hypothermie lui paraît surtout propre à la période ultime des néphrites interstitielles chroniques, et plus encore des néphrites survenant comme conséquence d'un obstacle à l'émission de l'urine (cancer de l'utérus, maladies des voies urinaires). Dans ces cas les phlegmasies mêmes n'élèvent pas toujours la température (Roberts, Bazy). Peu importe d'ailleurs la forme que revêt l'urémie chez ces malades ; qu'ils soient atteints de coma, de dyspnée ou de convulsions, la température reste basse, et cela parce que la nutrition est profondément troublée. L'excrétion des matériaux de désassimilation ne se fait pas, et la nutrition souffre parce que la rétention des produits désassimilés l'entrave (Vulpian, Cours inédit, 1872). Comme l'ont justement dit Debove et Dreyfous (Société médicale des hôpitaux, 1879) : « Si dans un foyer les cendres ne sont pas enlevées, la combustion sera ralentie. Il en est de même de l'urée, produit de combustion des matières albuminoïdes. Le ralentissement des combustions se traduit par un abaissement de température. »

Étant donné cette explication de l'hypothermie dans l'urémie, il est aisé de comprendre qu'elle ne s'observe qu'exceptionnellement dans la véritable urémie aiguë, celle qui surprend le malade en pleine santé, avant que la nutrition soit profondément altérée. Et d'autre part on ne peut être étonné de voir dans l'urémie chronique ou dans l'urémie des cachectiques la courbe thermométrique suivre régulièrement les oscillations de la sécrétion urinaire. La température s'élève dès que les urines augmentent, et réciproquement (Bourneville, Charcot) ; cela parce que l'élimination de quelques déchets de combustion ranime pour un temps la nutrition languissante. L'hypothermie peut d'ailleurs être très-marquée. Dans une observation de Bourneville, le thermomètre marqua 30°,1 ; dans d'autres cas on trouve les chiffres de 35°,2, de 30°,3, de 34°,4 et de 33°,2. Netter a vu le thermomètre descendre à 30 degrés, cela peu d'heures avant la mort. Dans un cas que nous avons récemment observé, la température rectale était de 31 degrés le jour de la mort ; il s'agissait d'urémie lente. Parfois la température s'élève brusquement dans les derniers moments. Ce fait est signalé dans un cas de Liouville (Soc. anat., 1873), et nous avons nous-même constaté une brusque élévation de 36 à 39 degrés au moment de la mort, chez un malade atteint d'artério-sclérose.

B. *Du pouls dans l'urémie.* Nous serons bref sur les caractères du pouls qui, dans un grand nombre de cas, ne présente aucune particularité digne d'être notée. Addison avait signalé, parmi les signes généraux des accidents cérébraux coïncidant avec les maladies des reins, le peu de fréquence du pouls. Mais d'un autre côté Wilks avait observé au début des accidents cérébraux la dureté et la fréquence du pouls, ce qui lui faisait dire qu'un des principaux effets de l'empoisonnement urémique intense était un état fébrile très-prononcé. En réalité, les caractères du pouls sont variables suivant les cas. Précipité et fort dans les accès convulsifs de l'urémie aiguë, il est normal comme fréquence et le plus souvent très-faible dans l'urémie lente. Le pouls est donc en concordance avec la température. Mais il n'y a là rien d'absolu. Il est un autre caractère du pouls sur lequel nous devons insister, c'est la lenteur et l'irrégularité avant les accès éclamptiques. Rosenstein dit avoir parfois constaté un ralentissement et des irrégularités très-marquées au moment des crises convulsives. Litzmann (cité par Bartels) aurait fréquemment observé un ralentissement remarquable du pouls avant l'éclosion de l'éclampsie puerpérale, et Bartels a plusieurs fois constaté le même phénomène, dans d'autres formes de néphrite aiguë ou chronique, sans qu'il fût toujours suivi de symptômes urémiques. Dans sa thèse sur l'encéphalopathie albuminurique chez les enfants, L. Monod avait également signalé ce ralentissement du pouls qui s'était manifesté chez deux enfants, plusieurs jours avant l'apparition des accidents éclamptiques. Pour lui ce signe rentre dans la catégorie des prodromes à longue échéance ; mais le pouls, quoique habituellement accéléré dans l'intervalle des accès, peut rester lent, parfois faible, petit, irrégulier, et ces irrégularités seraient associées avec le ralentissement comme dans le deuxième stade de la méningite tuberculeuse. Enfin Henoch (*loc. cit.*, p. 470) étudie avec soin la lenteur du pouls dans la néphrite et l'urémie scarlatineuse. Ce symptôme coïnciderait fréquemment, mais non constamment, avec les phénomènes urémiques. Chez un garçon de neuf ans, il existait depuis près de quinze jours un ralentissement continu (68-52) et de l'arythmie avec vomissements répétés, avant que les convulsions urémiques apparussent ; le pouls remonta à 120 degrés dès qu'elles commencèrent. Chez une petite fille de huit ans, le pouls devenait extrêmement lent (72-68) et irrégulier quand il survenait des douleurs de tête, des nausées, des vomissements et de l'assoupissement, pour revenir à son état normal lorsque ces accidents se dissipaient.

Quelle est la signification de ce phénomène? On sait, depuis les recherches de Friedländer (*Arch. für Physiologie,* 1881) et de Silbermann (*Jahrbuch: f. Kinderheilkunde,* Bd, XVII), que la néphrite aiguë, et en particulier la néphrite scarlatineuse, détermine très-fréquemment une hypertrophie avec ou sans dilatation du ventricule gauche. Celle-ci s'accompagne, comme l'hypertrophie cardiaque de l'artério-sclérose, d'un bruit de galop, et Lépine (trad. de Bartels), à qui nous empruntons ces renseignements, tend à croire que ces phénomènes cardiaques dépendent pour une bonne part de la dyscrasie urémique. Or Riegel a émis cette hypothèse que le ralentissement et l'irrégularité du pouls de la néphrite scarlatineuse dépendent toujours de l'hypertrophie du ventricule gauche (cité par Hénoch). L'inconstance, l'intermittence et la variabilité du phénomène plaident contre cette manière de voir, et nous serions plus disposé à attribuer les modifications du pouls, comme le propose Hénoch, « à un trouble dans l'innervation du nerf vague, trouble qui est parfois sous la dépendance d'un processus urémique, mais qui peut aussi se produire indépendamment de ce dernier ». La lenteur et l'irrégularité du pouls seraient donc des phénomènes nerveux, au même titre que la céphalée, les vomissements prodromiques de l'éclampsie et les convulsions elles-mêmes.

On pourrait également rapporter à un trouble de l'innervation les accidents de collapsus cardiaque qui terminent l'existence chez quelques urémiques. Quelquefois, dit L. Monod, dans les cas de coma profond, les extrémités se refroidissent; le ralentissement de la circulation est alors manifeste : la peau est sèche, la face pâle ou violacée, les lèvres cyanosées. C'est un véritable collapsus consécutif aux attaques. Ce collapsus n'est pas toujours mortel. Chez un petit malade de Hénoch, à la suite d'un accès d'urémie qui dura toute une nuit, il survint un affaiblissement extrême du cœur, avec pouls et choc cardiaque petit, fréquent, irrégulier, refroidissement des extrémités, respiration fréquente et superficielle. L'auscultation du cœur ne révélait qu'un bruit de galop qui persista longtemps encore pendant la convalescence. Hénoch cite encore un autre cas semblable chez une petite fille de sept ans, et fait remarquer que ce collapsus tout à fait analogue à celui de la diphthérie peut amener des stases et des œdèmes.

Ces phénomènes de collapsus s'observent dans d'autres formes d'urémie, en particulier à la suite des anuries prolongées, où la mort survient parfois brusquement par syncope, le malade ayant sa pleine connaissance. Dans un cas d'anurie calculeuse rapporté par Hähner (*Berlin. klin. Wochenschr.*, 1881), on trouve signalés la tendance aux lipothymies, les intermittences du pouls, finalement la dyspnée et le collapsus cardiaque. Un malade dont l'histoire a été récemment publiée par Bell Vincent (*Lancet*, 1883) fut pris de défaillance et mourut subitement en causant avec son entourage. L'anurie datant de six jours était due à une obstruction calculeuse des uretères.

C. *Phénomènes oculo-pupillaires dans l'urémie.* Nous avons signalé chemin faisant l'amaurose et les modifications de la pupille dans l'urémie. Leur importance clinique demande une étude plus détaillée.

Les troubles de la vue précèdent fréquemment les accidents graves de l'urémie, mais ils peuvent aussi leur survivre, ou même se manifester comme seul symptôme de l'empoisonnement. Ils varient depuis une amblyopie légère jusqu'à une amaurose complète. Celle-ci peut survenir brusquement; d'autres fois la vue est abolie graduellement, mais toujours assez vite (Rilliet). D'après les observations de L. Monod, l'amaurose est généralement contemporaine de la première attaque urémique, mais souvent elle est précédée d'une amblyopie prodromique méconnue. La cécité peut persister un certain temps après l'attaque urémique, mais elle est toujours de courte durée, et parfois elle disparaît au bout de peu d'instants, pour se reproduire plus tard d'une manière également passagère.

L'amaurose urémique offre plusieurs particularités intéressantes : il faut mentionner en première ligne l'absence de lésion du fond de l'œil appréciable à l'ophthalmoscope. Ce fait a été d'abord signalé par Wagner (*Virchow's Arch.*, XII, 1857), qui chez douze urémiques a constaté six fois des troubles de la vue, et trois seulement de ces malades présentaient des lésions du fond de l'œil. Charcot a insisté sur ce caractère négatif, montrant comment ces troubles de la vue, de nature urémique, se distinguent par leur soudaineté, leur intensité, leur caractère transitoire, des amauroses incomplètes, lentes et progressives, liées aux rétinites des brightiques. A côté de l'intégrité du fond de l'œil et de la tendance constante à la guérison rapide, l'amaurose urémique est encore remarquable par la conservation de l'activité pupillaire, malgré l'abolition des sensations de lumière. La plupart des auteurs s'accordent à attribuer cette amaurose à l'œdème cérébral. D'après Becher (Soc. de méd. int. de Berlin, 1884), la conservation des contractions de la pupille indique l'intégrité de l'arc réflexe et permet de localiser la lésion au delà du nerf optique et des tubercules quadrijumeaux, peut-être dans ce point de l'écorce du lobe occipital où Munck place le centre psycho-optique. C'est donc un *phénomène cérébral* (Sée, cité par Fournier).

D'autres troubles de la vue ont été signalés, mais ils sont rares et mal caractérisés : tels la diplopie, la presbytie, l'héméralopie, les mouches volantes, etc. Dans un cas rapporté par Routh, il existait de l'hémiopie, et, fait intéressant qui plaide en faveur de son origine centrale, il y avait du même côté de la surdité et de la céphalalgie.

L'état des pupilles doit être noté avec soin chez les urémiques. Bouchard a récemment insisté sur le *myosis*, comme signe de l'intoxication urémique (Société de biologie, 1884). Les renseignements donnés par les auteurs ne sont pas absolument concordants. D'après Goodfellow, la contraction pupillaire se verrait toujours dans le coma du mal de Bright chronique. Cet auteur en concluait que la pathogénie n'est pas la même dans les deux cas, que dans l'encéphalopathie convulsive il y a plutôt excitation directe, dans le coma compression des éléments nerveux. C'est cette même distinction que reprit plus tard Rutherford Haldane, en séparant l'urémie avec congestion cérébrale et myosis de l'urémie sans congestion cérébrale avec dilatation des pupilles. Mais à cet égard on ne peut établir une formule unique. Dans un certain nombre de cas, les pupilles sont dilatées dans l'encéphalopathie convulsive ; cela est vrai surtout dans l'intervalle des accès (Rosenstein, Roberts), et, comme l'avait dit Wood, les pupilles peuvent présenter des alternatives plus ou moins rapides de ces deux états contraires d'éclampsie urémique. Dans les observations récentes de Lépine, Hajek, Hénoch, nous trouvons mentionnée la mydriase. Par contre, Roberts insiste beaucoup sur le myosis dans l'urémie consécutive à l'anurie prolongée ; le myosis et les tressaillements musculaires seraient d'après lui propres à cette forme. Ce sujet appelle de nouvelles recherches. Mais il semble résulter de ce qui précède que le rétrécissement pupillaire est plus directement sous la dépendance de l'intoxication urémique que la mydriase. La variabilité de ces phénomènes tient peut-être aux alternatives de congestion et d'anémie encéphaliques.

D. *Cristallisations d'urée à la surface de la peau. Prurit et éruptions urémiques.* Quelques auteurs ont signalé dans l'urémie des cristallisations d'urée à la surface de la peau. Schottin, Drasche, Preitz, auraient constaté des faits de ce genre, et la même observation faite dans des cas de choléra-typhoïde a servi d'argument à l'appui de son origine urémique. Hirschprung (*Dublin. med. Press*, 1865) a recueilli sur la peau chez cinq malades atteints d'urémie des dépôts pulvérulents ou de petits cristaux blancs, que la réaction par le nitrate de mercure et l'acide oxalique a démontré être de l'urée. Ce dépôt se ferait de vingt-quatre heures à quarante-huit heures avant la mort, à la figure et sur la poitrine ; les cas de Hirschprung étaient, sauf un, des pyélo-néphrites consécutives à des affections de vessie. Bartels signale également cette élimination d'urée par la peau. Les malades atteints d'urémie chronique répandent souvent, dit-il, une odeur d'urine repoussante due soit à l'air expiré, soit à la perspiration cutanée. Ce phénomène paraît être en relation avec les sueurs visqueuses qui se produisent vers la fin de l'existence; l'urée est éliminée avec cette sueur ultime et, quand celle-ci s'évapore, l'urée cristallise sur la peau. Chez un homme plongé dans le coma, tous les poils de la barbe étaient couverts de cristaux d'urée, de sorte que la barbe paraissait couverte de givre (Bartels). Ces phénomènes sont tout au moins exceptionnels.

D'autres manifestations cutanées, quoique relativement peu fréquentes, ont un caractère plus défini ; ce sont les démangeaisons et les éruptions. Nous avons signalé plus haut le prurit et ses diverses formes. D'abord indiquées par Lorry et Civiale chez les calculeux et les vieillards atteints de lésions vésicales, les démangeaisons ont été mieux étudiées dans le mal de Bright chronique dont elles sont parfois un signe précoce (Dieulafoy). Rosenstein, Lancereaux, Peter, Bartels, ont insisté sur leurs relations avec l'urémie, surtout avec l'urémie chronique. Le prurit urémique a été comparé avec raison par Peter au prurit de l'ictère. D'après la juste remarque de G. Thibierge, l'existence du prurit symptomatique des néphrites chroniques d'une part, et d'autre part la fréquence des lésions rénales chez les vieillards, doivent rendre très-circonspect dans le diagnostic du prurit sénile.

L'attention a été appelée dans ces dernières années seulement sur les dermatoses d'origine rénale. Parmi ces éruptions, d'ailleurs très-variées, il en est deux seulement qu'on peut vraisemblablement rattacher à l'urémie : l'*urticaire* et la *roséole*. G. Thibierge (*Des relations des dermatoses avec les affections des reins,* in *Ann. de dermat. et de syphil.*, 1885) en a fait une étude complète, à laquelle nous empruntons les renseignements qui suivent.

L'*urticaire*, contrairement à ce qu'on pourrait croire, n'accompagne qu'exceptionnellement le prurit. Mais différents auteurs, Rayer, Kaposi, Duhring, Hillairet et Gaucher, rangent les néphrites chroniques parmi les causes de cette dermatose. Nous avons nous-même signalé, d'après une observation de Landrieux, l'existence de l'urticaire dans l'anurie par obstruction cancéreuse des uretères. L'urticaire existait en même temps qu'une roséole, dans un cas de néphrite aiguë rapporté par Duval (th. de doct., 1880). Mais en définitive l'urticaire n'est qu'une manifestation rare de l'urémie.

La *roséole* paraît plus fréquente. Huet (1869-1870) est le premier auteur qui ait signalé spécialement l'apparition d'une éruption érythémateuse dans le cours des néphrites, et il appelle cette éruption *érythème papuleux urémique*. Bruzelius a récemment repris l'étude de cet érythème urémique, en se basant sur trois observations. Des cas du même ordre ont été publiés par Rosenstein, par Quinquaud, par J. Duval et par nous-même (th. de doct., 1881). Cependant l'érythème papuleux urémique de Huet et de Bruzelius diffère de la roséole signalée par les autres auteurs. Leur description rappelle bien plus celle de l'érythème polymorphe. Voici, d'après Thibierge, les caractères de l'éruption décrite par Huet, qui en a recueilli vingt-sept observations personnelles. Elle se compose de papules ou de noures nombreuses entourées d'une auréole rouge ou se développant sur des plaques érythémateuses. Leur coloration, d'abord d'un rouge clair, devient foncée, violette et enfin bleu noir, ne disparaissant plus par la pression du doigt. D'abord très-légèrement saillantes, les papules s'affaissent au bout de peu de jours, et en même temps les plaques deviennent confluentes et forment une sorte d'érythème plus ou moins étendu; au bout de quinze à vingt jours, il se produit une très-légère desquamation furfuracée.

L'éruption est généralisée, mais occupe de préférence, surtout au début, la paume des mains, la plante des pieds, les avant-bras et le visage. Dans un cas des vésicules se développèrent sur la peau érythémateuse. Toujours cet exanthème s'accompagnait de manifestations urémiques, et était survenu à la dernière période du mal de Bright. La description de Bruzelius est analogue à celle de Huet. Au contraire, dans les observations de Rosenstein, Duval, Merklen, il s'agissait d'une simple éruption rubéolique. Enfin Quinquaud a signalé dans un cas d'urémie comateuse des papules de lichen aigu coïncidant avec une éruption érythémateuse.

E. *Expiration ammoniacale*. Frerichs a le premier fait connaître comme signe propre à l'urémie l'expiration ammoniacale. Dès les premières manifestations de l'intoxication urémique, l'air expiré se chargerait de carbonate d'ammoniaque, et la quantité de ce principe serait proportionnelle à l'intensité des phénomènes d'empoisonnement. Pour constater l'existence de l'ammoniaque dans l'air expiré, Frerichs indique deux procédés. Un papier rouge de tournesol approché de la bouche est ramené rapidement au bleu. La même expérience peut être faite avec une baguette de verre mouillée d'acide chlorhydrique : au contact de l'air expiré, un nuage plus ou moins épais de vapeurs blanches se forme autour de la baguette.

Ce phénomène de l'expiration ammoniacale avait été invoqué par Frerichs à l'appui de sa théorie de l'urémie, de l'ammoniémie. Nous verrons plus loin ce qu'il faut en penser. Mais l'expiration ammoniacale doit-elle être acceptée comme signe de l'urémie? Elle s'est trop souvent trouvée en défaut pour que l'on puisse lui accorder une valeur sérieuse. A la vérité, Jaksch, Charcot, Jaccoud, ont vérifié le phénomène, et récemment encore Dumont-Pallier (cité par Rendu) insistait sur l'haleine fétide rappelant l'odeur de la saumure que présentent certains urémiques. Mais d'autre part Schottin, Reuling, Gallois, Gubler, l'ont inutilement recherchée, ou bien ont démontré qu'elle se produisait chez des malades non urémiques. Schottin, qui s'est surtout occupé de ce sujet, dit avoir constaté l'expiration ammoniacale chez des malades atteints d'affections complétement étrangères à l'urémie, phthisie pulmonaire, manie chronique, amygdalite, etc., et, sur 16 individus présentant d'une façon manifeste les symptômes de l'urémie, un seul avait l'haleine ammoniacale. En définitive, celle-ci serait due, d'après Schottin, à la décomposition putride des sécrétions buccales et des détritus alimentaires chez les malades qui respirent la bouche ouverte et qui, en raison de leur état grave, ne prennent plus aucun soin de leurs dents et de leur bouche.

F. *Des hémorrhagies dans l'urémie*. Les hémorrhagies les plus diverses ont été observées chez les malades atteints de néphrites aiguës ou chroniques. Ces hémorrhagies, dont la pathogénie est complexe, paraissent dépendre dans certains cas de l'intoxication urémique. Todd fit tout d'abord remarquer que les épistaxis se montraient dans les formes atrophiques du mal de Bright, quand le sang est très-altéré et que le rein ne suffit plus à éliminer les matériaux excrémentitiels. Plus tard Goodfellow essaya d'établir que le poison urémique, soit par une action directe sur les petits vaisseaux, soit en détruisant l'influence du système nerveux sur le système vasculaire, produisait la stase sanguine et consécutivement les épanchements séreux et les hémorrhagies. En France, Rayer insista le premier sur la fréquence des épistaxis dans l'urémie. Ces épistaxis s'observeraient surtout dans les prodromes, plus rarement dans le cours

des accidents nerveux. Charcot et Fournier (thèse d'agrég., 1863), plus tard
Lévi (thèse de doct., 1864), firent connaître toute la valeur de l'épistaxis urémique. D'après Lévi, l'hémorrhagie nasale se montrerait surtout dans les cas
où l'encéphalopathie urémique s'accompagne de dyspnée. L. Monod, qui, sur
12 observations d'urémie convulsive chez l'enfant, a noté deux fois l'épistaxis,
confirme cette relation entre les hémorrhagies nasales et la dyspnée. Ce sont,
pour lui, des hémorrhagies actives survenant par le fait d'un véritable *molimen
hémorrhagique*, dont la cause première est dans l'altération du sang. Ce caractère congestif était particulièrement remarquable chez un de ses malades où le
flux nasal coïncida avec une congestion séreuse pulmonaire et une poussée
hématurique.

En résumé, l'épistaxis intervient fréquemment comme prodrome de l'urémie
aiguë et coexiste avec elle; mais on l'observe aussi dans l'urémie chronique,
en particulier, comme l'avait dit Tood, dans la néphrite interstitielle. Bartels, qui
insiste sur cette fréquence des hémorrhagies nasales dans le petit rein contracté,
les a vues dans un cas se répéter à maintes reprises un an avant la mort.

D'autres hémorrhagies peuvent être observées dans l'urémie, mais elles sont
plus rares et leur signification est moins nette. Indépendamment des *métror-
rhagies* signalées par Lever et Blot dans l'éclampsie puerpérale, nous devons
mentionner les *hémoptysies*, les *hématémèses*, les *selles sanglantes*, le *purpura*
et plus rarement l'*hématurie*. Mais leur caractère exceptionnel ne doit faire
accepter que sous réserves l'étiquette d'hémorrhagie *urémique*. D'ailleurs les
conditions pathogéniques des hémorrhagies dans les néphrites sont complexes.
Elles dépendent à la fois de la dyscrasie et des altérations vasculaires, celles-ci
indépendantes de l'intoxication. Et cette remarque doit être spécialement faite
à propos des *hémorrhagies cérébrales* et *méningées* que l'on trouve assez souvent
à l'autopsie des malades morts de néphrite interstitielle. Ces accidents terminaux
résultent, comme l'affection rénale elle-même, de l'artério-sclérose généralisée,
et en particulier des anévrysmes miliaires qu'elle détermine du côté des petites
artères de l'encéphale.

G. *Des inflammations dans l'urémie.* Les inflammations secondaires
d'autres organes, dit Bartels, sont plus fréquentes dans la néphrite parenchymateuse chronique que les symptômes nerveux. Et il admet, avec Traube, qu'elles
sont également dues à une intoxication du sang par les éléments de l'urine.
West, à propos de l'urémie scarlatineuse, émet une idée analogue. Il ne faut pas
oublier, dit-il, que le même état du sang qui prédispose aux convulsions est
une cause d'inflammation des membranes séreuses, et que le malade peut survivre au danger provenant d'une de ces sources pour succomber à celui de
l'autre.

Les réserves que nous avons faites à propos des hémorrhagies dans l'urémie
nous paraissent applicables aux inflammations. Au lieu de rapporter à l'intoxication urémique les pleurésies, les péricardites, les pneumonies et les péritonites
que l'on observe dans le cours ou à la fin des néphrites, il est plus naturel d'y
voir les manifestations d'une même cause. Pour les néphrites aiguës, tout au
moins, cette interprétation est rationnelle; la pleurésie et la péricardite peuvent
survenir dans le cours d'une scarlatine au même titre qu'une néphrite, et
indépendamment de toute détermination rénale; ces phlegmasies dépendent
d'une même cause morbide, la scarlatine. L'explication est moins satisfaisante
pour les inflammations consécutives aux néphrites chroniques. Mais nous ne

saurions, sans sortir de notre sujet, passer en revue ces complications qui jusqu'à présent ont été considérées comme étrangères à l'urémie. Il importait seulement de mentionner la corrélation admise par quelques auteurs.

MARCHE. DURÉE. TERMINAISON. Nous ne pouvons que rappeler, à propos de la marche et des terminaisons de l'urémie, ce qui a été dit dans la description des symptômes. Les accidents sont si divers et si multiples, que leur terminaison dépend, pour une grande part, de la forme qu'ils affectent. D'ailleurs, et bien que des manifestations d'urémie aiguë puissent survenir dans le cours des néphrites chroniques, la marche est essentiellement différente, suivant qu'il s'agit d'une intoxication récente, mais brusque, due à une lésion aiguë et diffuse des reins, ou d'un empoisonnement lent dont les effets, pour être moins apparents, n'en sont que plus irréparables.

En ce qui concerne tout d'abord l'éclampsie urémique, sa durée est essentiellement courte. Elle se compose en général de plusieurs attaques distinctes, séparées par des intervalles de coma ou d'intégrité des fonctions cérébrales ; d'autres fois, par leur répétition coup sur coup, les convulsions éclamptiques constituent un véritable état de mal. D'après Rilliet et Barthez, il est rare que l'encéphalopathie scarlatineuse dure plus de vingt-quatre heures, et souvent sa durée est moindre. L. Monod l'a vue osciller entre vingt-quatre heures et trois jours, et pour Sée elle serait généralement de trois jours. Dans deux cas d'albuminurie subaiguë rapportés par L. Monod, les accidents se sont reproduits pendant six jours. Enfin Routh a vu, chez un garçon de seize ans atteint de néphrite scarlatineuse, une première série d'accès convulsifs se répéter pendant dix-sept jours, puis après une rémission d'un mois les mêmes phénomènes se reproduire à deux reprises. Ce malade guérit.

L'éclampsie brusque qui survient quelquefois à une période peu avancée de la néphrite interstitielle ne se comporte pas autrement. Elle n'est pas fatalement mortelle et quelques malades ont pu présenter plusieurs accès éclamptiques séparés par des intervalles de plusieurs mois, avant de succomber soit brusquement, soit aux progrès de l'urémie lente.

La durée de l'encéphalopathie urémique aiguë n'est nullement proportionnée à sa gravité. La mort peut survenir au bout de quelques heures, comme au bout de plusieurs jours. La guérison est de beaucoup la terminaison la plus fréquente. Il est rare que la maladie laisse à sa suite quelques traces, hébétude, langueur, amblyopie, céphalée, etc. Le plus souvent le rétablissement est rapide et complet, annoncé parfois par quelque phénomène critique, tel que la diarrhée, des sueurs et surtout une diurèse abondante, plus rarement le retour de l'œdème (Rilliet, Matthey, Coindet et Odier). La mort peut survenir exceptionnellement dans le cours des convulsions, et alors elle peut avoir lieu, suivant Goodfellow, ou par asphyxie, ou par hémorrhagie cérébrale. Cette dernière terminaison a été observée par Tardieu (Soc. anat., 1841) chez un jeune homme de dix-huit ans, atteint de néphrite scarlatineuse avec éclampsie. C'est plus ordinairement dans le coma que le malade succombe lentement et en état de collapsus, mais la mort peut être due à d'autres causes. Wieger a vu des adultes mourir d'épuisement par le fait d'une diarrhée ou de vomissements incoercibles. D'autres fois, comme l'a dit West, le malade n'échappe à l'urémie que pour succomber aux progrès d'une phlegmasie consécutive, pleurésie, péricardite, bronchopneumonie. Baudelocque, Graves, Hillier (cités par L. Monod), ont rapporté des cas de ce genre.

L'urémie délirante a une durée fort variable suivant les cas. Dégagée des autres accidents nerveux de l'urémie, elle persiste souvent pendant plusieurs semaines et plusieurs mois, et cela s'explique d'autant mieux que cette forme ne s'observe guère que dans les néphrites chroniques. Il est rare que le malade succombe en pleine urémie délirante et plus ordinairement il guérit de ces accidents. Les cas mortels sont ceux où le délire coïncide avec d'autres manifestations urémiques, en particulier la dyspnée; les observations de Raymond rentrent dans cette catégorie. La durée des accidents ne dépasse guère quelques jours dans ces formes graves. Le délire urémique simulant la folie, sur lequel Dieulafoy a spécialement insisté, a une durée beaucoup plus longue, mais en général il guérit. Les malades peuvent lui survivre deux ans et plus et sont emportés par quelque autre complication.

L'urémie dyspnéique se présente sous des aspects trop divers pour qu'il soit possible de lui assigner une marche et une durée déterminées. Elle a quelquefois une marche très-rapide et tue en peu d'heures; plus ordinairement elle procède par intermittences avant de devenir permanente et menaçante pour l'existence.

Nous en dirons autant du coma qui quelquefois emporte le malade en quelques heures à la manière d'une apoplexie foudroyante, plus souvent se montre, soit dans l'intervalle des accès éclamptiques, soit à la période terminale de l'urémie. Le coma incomplet n'a pas une signification immédiatement fatale; la mort survient inévitablement quand le coma est complet et prolongé.

La marche de l'urémie lente a été suffisamment indiquée pour qu'il n'y ait pas lieu d'y revenir longuement. Ce qu'il faut bien savoir, c'est que les rémissions se répètent à plusieurs reprises avant que le malade succombe, et que la durée de cette forme se chiffre par des semaines et des mois. Mais il importe de ne pas oublier que des phénomènes d'urémie aiguë peuvent en interrompre le cours et brusquer le dénouement.

Anatomie pathologique. L'anatomie pathologique de l'urémie comprend l'étude des lésions et des altérations humorales qui lui sont propres. Leur histoire est encore fort incomplète et les faits sur lesquels reposent les doctrines pathogéniques sont bien plus empruntés à l'expérimentation qu'à l'observation clinique. En ce qui concerne les lésions constatées à l'autopsie des urémiques, elles sont à peu près nulles pour un grand nombre d'auteurs, et leur absence même serait la caractéristique de l'empoisonnement. Mais les partisans les plus décidés des théories chimiques ont dû reconnaître leur existence dans un certain nombre de cas. L'urémie se manifestant surtout par des troubles gastro-intestinaux et par des phénomènes nerveux, c'est du côté de l'encéphale et du tube digestif qu'elle doit déterminer des altérations tangibles. Mais d'autre part ces lésions ne sont que secondaires et consécutives à la dyscrasie qui résulte de l'insuffisance urinaire. Nous avons donc à passer successivement en revue les lésions du système nerveux, de la muqueuse gastro-intestinale, enfin les altérations du sang dans l'urémie.

1° *Lésions du système nerveux.* Quelquefois nulles ou non appréciables par nos méthodes d'investigation, les altérations des centres nerveux présentent une grande diversité.

a. Osborne, se basant sur une légère opacité de l'arachnoïde, avait avancé que les phénomènes urémiques étaient dus à des lésions inflammatoires des méninges. Cette assertion était dépourvue de preuves. Tripe avait également signalé des traces de méningite quand les accidents surviennent graduellement. Or, sur 406 autopsies de Frerichs et Rosenstein, l'arachnitis ne figure que 9 fois (Jaccoud). Il est donc vraisemblable qu'il ne s'agit que de coïncidence.

b. Il n'en est pas de même de la *congestion du cerveau et des méninges.* Christison, Wilks, Frerichs, Sée, Aran, ont insisté sur leur intégrité absolue dans certains cas. Mais Frerichs lui-même n'a constaté l'absence de toute lésion que 8 fois sur 20 autopsies. Or 3 fois les membranes et la substance cérébrale étaient hyperémiées. De même L. Monod n'a noté que 3 fois sur 17 autopsies l'intégrité des centres nerveux et, indépendamment de l'œdème et de l'anémie cérébrale, il a relevé dans 7 cas une congestion plus ou moins marquée des méninges; 4 fois elle était modérée, 1 fois très-intense, 2 fois seulement il y avait congestion de la substance cérébrale elle-même. Ces lésions congestives ont surtout été observées à la suite des accidents éclamptiques, et pour cette raison considérées comme la conséquence plutôt que comme la cause des convulsions. C'est de la même façon qu'on interprète les *ecchymoses sous-arachnoïdiennes* et les *hémorrhagies cérébrales* qui, dans quelques cas, accompagnent la congestion. Nous ne saurions dire jusqu'à quel point cette manière de voir est justifiée, et il ne nous semble nullement déraisonnable d'admettre que la congestion cérébrale, quelle qu'en soit la cause, joue dans certains cas d'urémie aiguë un rôle prépondérant. Ainsi s'expliqueraient les résultats favorables de la saignée dans les formes éclamptiques.

c. L'*œdème* et l'*anémie cérébrale* tiennent une place plus importante dans les théories dites anatomiques. Sur les 20 observations de Frerichs, 7 fois la quantité du liquide sous-arachnoïdien parut augmentée, mais 5 fois, dit-il, d'une manière insignifiante. La lésion œdémateuse peut se borner à l'infiltration de la substance nerveuse et de ses membranes d'enveloppe, ou bien elle peut se compliquer d'hydropisie ventriculaire. Enfin, comme la congestion, l'œdème est parfois accompagné d'hémorrhagies. Raymond, qui s'est beaucoup occupé de l'œdème cérébral à propos de la pathogénie de l'apoplexie et des paralysies dans l'urémie, dit que « l'on trouve toujours, à l'autopsie, la congestion ou l'anémie et presque toujours de l'œdème de la substance nerveuse. » Ailleurs, et toujours à propos des accidents qu'il a spécialement décrits, il est plus explicite : « La seule lésion constante qui puisse être invoquée dans une interprétation pathogénique, c'est l'œdème de la substance cérébrale, œdème toujours associé à un peu d'hydropisie ventriculaire. C'est l'apoplexie séreuse des Anciens, avec son cortége habituel de lésions. » Les mêmes altérations sont signalées par Tennesou et Chantemesse qui invoquent, pour expliquer les symptômes paralytiques observés chez les urémiques, un œdème circonscrit ou prédominant dans une partie de l'encéphale.

Mais l'œdème cérébral s'observe également à la suite d'autres accidents urémiques, surtout à la suite du coma. Nous verrons tout à l'heure que cet œdème et l'anémie consécutive sont pour Traube et Rosenstein la cause habituelle de ces phénomènes. Ce qui manque à cette théorie, suivant la juste remarque de Bartels, c'est le peu de précision des faits. Jusqu'à présent on n'a pas dosé la quantité du liquide séreux qui imbibe la substance cérébrale, et on n'a que rarement analysé ce liquide, et cependant ces recherches seraient nécessaires pour pouvoir certifier le rôle de l'œdème. On ne saurait cependant le nier, et il paraît évident que l'œdème cérébral est un des facteurs des accidents urémiques. Lécorché, se basant sur ce fait que ces mêmes lésions existent dans

bien d'autres cas, sans donner lieu à des troubles analogues, admet qu'elles
n'agissent que comme causes déterminantes chez des sujets prédisposés.

On le voit, nos connaissances sur les lésions du système nerveux dans
l'urémie se réduisent à ces notions un peu vagues de congestion, d'œdème et
d'anémie. Jusqu'à présent l'analyse chimique et surtout l'examen microscopique
n'ont pas pénétré jusqu'à l'intimité de ces phénomènes.

2° *Lésions gastro-intestinales.* Observées depuis longtemps d'abord par
Bright, puis par Malmsten, Grégory, Christison et Christenson, les lésions du
tube digestif dans l'urémie avaient été mentionnées par Rayer. Cet auteur signale
en effet chez les urémiques des injections buccales, des aphthes et des ulcérations plus ou moins localisés; il a constaté dans l'estomac une teinte rouge
uniforme, ou bien des arborisations avec ou sans ramollissement, dans certains
cas des ecchymoses et des ulcères; enfin il relève la rougeur et l'anémie intestinales, avec ulcérations folliculaires vers la fin de l'iléon et sur le trajet du
gros intestin, parfois avec eschares. Christison, Duncan, Graham et Alison,
avaient également observé l'épaississement avec plaques grisâtres ou ulcérées
de l'intestin et des ulcérations portant sur l'S iliaque et le côlon. Dans un cas
rapporté par Martin Solon, les ulcérations intéressaient à la fois l'iléon, le côlon
et le rectum. Mais ces lésions, partout signalées, n'avaient fait l'objet d'aucune
étude spéciale jusqu'à l'important mémoire de Treitz (*Ueber urämische Darmaffection.* In *Prag. Vierteljahresschr.*, 1859), qui envisagea la question sous toutes
ses faces. La même année, Luton (*Sur les séries morbides*, th. de doct., 1859)
avait développé des idées analogues à celles de l'auteur allemand.

L'estomac est moins souvent altéré dans l'urémie que l'intestin. Les lésions
qu'on y peut constater consistent en rougeurs avec arborisations plus ou moins
étendues, en un épaississement de la muqueuse avec coloration ardoisée, plus
rarement en un ramollissement avec ulcérations.

L'intestin présente des altérations plus importantes, Treitz les a décrites avec
un grand soin. Dans une première forme, qu'il désigne sous le nom de *blennorrhée chronique*, la muqueuse est épaissie, décolorée, piquetée de noir seulement au niveau des villosités; l'intestin est rempli d'une grande quantité de
mucosités très-visqueuses et adhérentes. Le *catarrhe chronique* avec hyperémie
plus ou moins étendue de la muqueuse constitue une seconde forme. Mais c'est
la troisième altération, appelée par l'auteur *hydrorrhée*, qui paraît la plus importante. Ici la muqueuse intestinale est comme lavée, en même temps boursouflée,
épaissie, œdémateuse. L'intestin contient une quantité notable de liquide
muqueux, jaunâtre ou verdâtre, très-rarement associé à des matières fécales
solides. Le liquide a une réaction alcaline et présente soit spontanément, soit
après addition de la lessive de potasse, une forte odeur ammoniacale. Cette
odeur, surtout prononcée au moment où on ouvre l'intestin, diminue et disparaît
au bout d'un certain temps, pour se manifester de nouveau sous l'influence de
la potasse. C'est à l'action de ce liquide que Treitz attribue les ulcérations.

Les *ulcérations urémiques* de l'intestin succèdent à des *eschares* tout à fait
comparables à celles qui seraient le résultat d'une cautérisation énergique. Elles
siègent de préférence sur le gros intestin, vers sa partie terminale, mais on les
observe, quoique plus rarement, dans le dernier tiers de l'intestin grêle. Elles
ont pour point de départ les follicules clos et le tissu qui les entoure et s'étendent de façon à acquérir plusieurs centimètres; elles sont en nombre variable,
à grand axe généralement longitudinal. A leur périphérie, la muqueuse est

rouge, tandis qu'ailleurs elle est pâle, ce qui différencie ces lésions de celles de la dysenterie. Plus ou moins profondes, ces ulcérations peuvent aller jusqu'à la tunique musculeuse et parfois amener la *perforation* avec ses conséquences. Parfois aussi les ulcérations se compliquent de *gangrène*, surtout dans le gros intestin, présentant alors l'aspect de la dysenterie gangréneuse, à part les altérations inflammatoires. Cette gangrène ne s'observe que dans les cas mortels, mais les ulcérations peuvent guérir, laissant à leur suite des *cicatrices ardoisées*, quelquefois même, mais rarement, un rétrécissement de l'intestin. Dans un cas de Bartels, on trouva à l'autopsie la muqueuse de l'intestin grêle ulcérée et détruite sur de vastes étendues ; en un point de l'intestin il existait un rétrécissement cicatriciel si étroit que l'anse située au-dessus de lui était fortement dilatée, et que pendant la vie elle formait au-dessus du ligament de Poupart droit une tumeur cylindrique très-perceptible à la vue et au toucher.

Les lésions signalées par Treitz, y compris ce qu'il appelle la *dysenterie par macération*, altération ne différant en rien de celles qui précèdent, mais siégeant de préférence dans les points où l'intestin change de direction et où séjournent les liquides, ces lésions, disons-nous, se présentent avec une fréquence variable, mais très-souvent associées les unes aux autres. L'œdème, la macération, le catarrhe chronique, enfin les ulcérations de l'intestin, dérivant de la même cause, se trouvent combinés et déterminent, suivant leur prédominance ou leur degré, la diarrhée séreuse ou la diarrhée dysentériforme. Treitz donne le relevé suivant pour montrer leur fréquence relative, relevé reposant sur 220 autopsies de néphrites :

Hydrorrhée. 80
Blennorrhée et catarrhe 62
Dysenterie croupale et ulcéreuse . . . . - . . . 27
Ulcérations folliculaires et dysenterie par macération 19
Mortification et gangrène.. 12
Contenu sanguinolent de l'intestin sans causes appréciables. . . 4
Matières fécales normales 5
Examen insuffisant 11

Enfin, comme nous le verrons plus loin, la cause des lésions intestinales serait due pour Treitz à la transformation de l'urée eur carbonate d'ammoniaque dans le tube digestif, et à l'action corrosive du contenu intestinal ainsi modifié.

3° *Altérations du sang.* Les altérations du sang dans l'urémie ne sont qu'incomplétement connues et cependant leur rôle est évidemment capital. Nous ne pouvons que répéter à leur sujet ce que nous disions à propos des lésions du système nerveux. Elles sont essentiellement variables suivant les cas, et les analyses chimiques n'ont pas été faites assez souvent et assez complétement pour qu'il soit possible d'en déduire une altération constante, caractéristique de l'urémie ou de quelques-unes de ses formes. Le sang des urémiques a cependant été étudié à plusieurs points de vue. On a signalé certains caractères extérieurs tirés de sa couleur et de son odeur, les modifications de sa densité et de sa composition chimique, enfin des lésions des globules consistant soit dans leur destruction, soit dans la diminution de leur capacité respiratoire.

a. « Le sang, dit Frerichs, est parfois complétement, d'autre fois incomplétement *coagulable*. Dans tous les cas d'urémie spontanée, comme d'ailleurs dans ceux d'urémie artificielle, il offre une couleur *violette* toute particulière ». Cette coloration, d'après Fournier, se retrouve signalée par plusieurs auteurs, par

Braun notamment. Mais elle a fait défaut dans un grand nombre de cas. On comprend d'ailleurs combien ce caractère doit varier suivant la cause et la forme de l'urémie. Nous en dirons autant de l'*odeur ammoniacale* du sang, constatée par Christison, Jaksch, Hamernik.

b. L'hydrémie propre aux brightiques, c'est-à-dire l'excès d'eau dans le sang, serait, pour Traube et ses élèves, une des causes essentielles de l'urémie. Pour vérifier l'importance de cette altération, Bartels a cherché à déterminer dans une série de cas la quantité d'eau contenue dans le sang, en prenant la densité du sérum soit après une saignée, soit après la mort. Le poids spécifique a toujours été obtenu à l'aide du pyknomètre. Il a varié, dans 5 cas d'urémie convulsive, entre 1016 et 1024. Mais chez un malade atteint de convulsions urémiques et qui était déjà dans la torpeur ce poids spécifique dépassait 1030. Au contraire il n'était que de 1015 chez une femme atteinte d'une néphrite et qui n'eut jamais d'urémie. La quantité d'eau du sérum n'a donc qu'une importance très-secondaire.

c. La rétention et l'accumulation dans le sang de principes qui ne font que le traverser à l'état normal mérite plus d'attention. Parmi ces substances se trouve tout d'abord l'*urée*. Son excès dans le sang, révélé par l'analyse chimique, se manifeste d'autre part par la présence insolite ou en quantité anormale de ce principe dans les sécrétions. À l'état normal, le sang renferme une proportion d'urée qui varie de 0,014 à 0,010 pour 100. Mais cette quantité peut être plus grande et dépend pour une bonne part du régime qui, d'après Picard, peut la tripler (*Journ. de l'anat. et de la physiol.*, 1882). De même Gréhant et Quinquaud ont constaté chez les animaux que, pendant la digestion, le sang contient un excès d'urée qui peut atteindre 3 et 4 fois la quantité de l'état de jeune (Soc. de biologie, 1884). Il est important de connaître ce fait pour se mettre à l'abri des conclusions hâtives et erronées. Dans l'urémie cette cause d'erreur peut-être facilement évitée, puisque la plupart des malades ne prennent qu'une alimentation très-minime. Or, les résultats obtenus ne sont rien moins que concordants.

Picard (th. de Strasbourg, 1856) a fait sur des urémiques 11 analyses du sang qui lui ont fourni les chiffres suivants : minimum 0,028 ; maximum 0,15 pour 100. Il y aurait là un excès notable non-seulement sur la moyenne physiologique, mais au-dessus de la moyenne propre du mal de Bright, où d'après O. Rees, Garrod, Lehmann, etc., l'urée est augmentée même en dehors des accidents cérébraux. Mais cet excès d'urée dans le sang fait défaut dans un grand nombre de cas. Jacobsen, chez deux urémiques observés par Bartels, a fait des analyses très-précises du sang recueilli par la saignée ; dans un cas il trouve 0,01 pour 100 d'urée, dans l'autre 0,8 pour 100. Mais chez d'autres malades l'urée était en si petite quantité que ce chimiste ne put en déterminer la valeur. Par contre, il est des cas où l'urée du sang s'est trouvé augmentée dans des proportions considérables. Chez une malade atteinte d'urémie par suite de cancer de l'utérus, et dont l'observation a été rapportée par Debove et Dreyfous, l'analyse donnait 4 grammes d'urée par litre de sang. Il est vrai que cette analyse fut faite après 20 jours d'anurie, condition pathogénique spéciale dont il faut tenir compte. Mais cet excès a été constaté par Quinquaud dans d'autres formes d'urémie. Dans un cas de pyélo-néphrite chez un vieillard dont l'observation a été communiquée par Butte à la Société anatomique (1882), Quinquaud a trouvé 4^{gr},755 d'urée par litre de sang le jour même de la mort ;

l'analyse avait été faite avec du sang recueilli à l'aide d'une ventouse scarifiée. Et ce savant observateur disait récemment à la Société médicale des hôpitaux (26 août 1885) que l'excès d'urée dans le sang, toute question de pathogénie étant mise à part, indique d'une façon à peu près certaine, dans les cas douteux, qu'on est en présence d'accidents urémiques.

Cet excès d'urée dans le sang peut se traduire, avons-nous dit, par sa présence dans le liquide des sécrétions. Il a été question plus haut des cristallisations d'urée à la surface de la peau, de son élimination par l'estomac et l'intestin; mais il ne faut pas oublier que les vomissements contiennent toujours, ou à peu près, une certaine quantité d'urée (Juventin., th. de doct., 1874). Enfin cette même substance peut être retrouvée dans l'expectoration des urémiques atteints d'œdème pulmonaire, ou dans leur salive. Chez un malade atteint d'urémie avec œdème pulmonaire, Fleischer (*Sitzunsgb. der phys.-med. Gesellschaft in Erlangen*, 1880) a recueilli, le dernier jour, le liquide de l'expectoration, dont la quantité s'élevait à 1050 grammes et qui renfermait 1^{gr},82 d'urée. Ce même auteur (*Berlin. klin. Woch.*, 1883) a recherché l'urée dans la salive d'une série de malades atteints de néphrite; il en a trouvé 38 fois sur 45 cas, mais les plus grandes quantités ne dépassaient pas 0,30 à 0,40 par jour. Chez la malade de Debove et Dreyfous, 400 grammes de salive obtenue à l'aide d'une injection de pilocarpine contenaient 5 grammes d'urée pour 1000.

Il résulte de ces faits que la quantité d'urée du sang et des humeurs est augmentée dans un certain nombre de cas d'urémie; on ne saurait aller plus loin.

Indépendamment de l'urée en excès, on a signalé dans le sang d'autres substances qui à l'état normal n'y existent pas ou ne s'y rencontrent qu'en faible quantité. Frerichs ayant émis l'hypothèse que l'urée se transforme dans le sang en carbonate d'ammoniaque sous l'influence d'un ferment spécial, quelques auteurs prirent à tâche de contrôler par la clinique une théorie basée seulement sur l'expérimentation. Or ce n'est que dans des cas tout à fait exceptionnels que l'on a trouvé dans le sang des urémiques des traces d'ammoniaque. Parmi les résultats positifs, il faut citer celui de Spiegelberg, qui, en employant le procédé recommandé par Kühne et Strauch, réussit à trouver chez une éclamptique, avant l'accouchement, une notable quantité d'ammoniaque dans le sang. Oppolzer a constaté un fait du même genre. Litzmann et Braun auraient trouvé du carbonate d'ammoniaque dans le sang d'enfants nés de parents éclamptiques. Par contre Bartels, se servant de la même méthode que Spiegelberg, n'a obtenu que des résultats négatifs : aussi conclut-il que la théorie de Frerichs n'est tout au plus applicable qu'à quelques cas isolés. D'ailleurs il semble démontré par les recherches de Picard, puis par celles de Cl. Bernard, que le sang de l'homme contient presque toujours des traces de carbonate d'ammoniaque à l'état normal.

Enfin il est certains principes excrémentitiels normalement éliminés par les reins et dont la rétention dans le sang paraît avoir une influence plus certaine sur la production des accidents urémiques : nous voulons parler de la créatine et d'autres substances analogues. Chez un malade qui mourut de dégénérescence graisseuse des reins, Schottin trouva que dans le sang le rapport de l'albumine aux substances extractives était de 100 : 40, tandis qu'à l'état normal il n'est que de 100 : 5. Hoppe, Scherer, Chalvet, ont également constaté l'augmentation des substances extractives dans le sang des urémiques.

d. Cuffer a consacré un important mémoire aux altérations du sang dans l'urémie; se basant à la fois sur la clinique et sur l'expérimentation, il a cherché à établir : 1° que dans le mal de Bright le nombre des globules rouges est très-notablement diminué; 2° que ces globules deviennent très-résistants, ne se déforment pas sous l'influence des réactifs et sont pour ainsi dire paralysés, enfin que leur capacité d'absorption pour l'oxygène est extrêmement diminuée. Cuffer attribue ces altérations globulaires à l'action de la créatine et du carbonate d'ammoniaque retenus dans le sang, et leur fait jouer un rôle prédominant dans la pathogénie de la dyspnée urémique. Morat et Ortille (*Acad. des sciences.* 1870) n'ont pas retrouvé cette diminution du pouvoir respiratoire des globules, mais attachent une importance plus grande à l'abaissement de la capacité respiratoire des tissus.

Pathogénie. THÉORIES DE L'URÉMIE. Des altérations révélées par l'anatomie pathologique, il n'en est aucune qui explique d'une manière satisfaisante les accidents de l'urémie. Aussi la plupart des auteurs qui s'en sont occupés ont-ils eu recours à l'expérimentation pour résoudre ce problème de pathogénie. Dans ce but on a tantôt pratiqué chez les animaux l'extirpation des reins, la ligature des uretères ou des vaisseaux rénaux; tantôt on a injecté dans leur système veineux les substances toxiques dont l'analyse chimique du sang ou des urines semblait indiquer le rôle prépondérant. En d'autre termes, en face de l'*urémie clinique* on a placé l'*urémie expérimentale*, et, si la première a été plus étudiée au point de vue purement médical, la seconde a certainement été l'objet d'investigations scientifiques plus approfondies et partant de mémoires plus nombreux. Aussi risquerait-on de se perdre dans la multiplicité des expériences et la diversité des résultats, si chaque série de recherches ne correspondait à quelqu'une des altérations soupçonnées par l'observation clinique.

A peine les symptômes cérébraux du mal de Bright furent-ils connus, que l'on vit surgir deux doctrines opposées qui, aujourd'hui encore, se partagent les suffrages. L'une rapportait les accidents à des lésions des centres nerveux, l'autre à l'altération du sang. La première, dit Fournier, s'appuyait sur des faits bien constatés d'anatomie pathologique. La seconde, qui exista longtemps à l'état d'hypothèse vague, prit ses titres scientifiques avec la découverte de Bostock, lequel, analysant le sang des malades albuminuriques, reconnut en plusieurs cas une substance dont les propriétés se rapprochaient beaucoup de celles de l'urée. Bientôt Christison (1829) confirmait cette découverte, et Wilson (1833) pouvait dire : Il y a dans le sang une altération double, diminution d'albumine et présence d'urée; c'est cette altération qui est la cause des troubles nerveux. Elle seule peut les expliquer, car il existe des cas nombreux où l'absence de toute lésion est évidente. La théorie de Wilson dite *théorie de l'urémie* fut rapidement acceptée par Heaton, S. Wilks, Tripe, Christenson, etc.; elle trouvait un appui dans les travaux de Prévost et Dumas, Mitscherlich, Tiedemann et Gmelin, établissant que l'urée s'accumule dans le sang, alors qu'elle ne peut plus être éliminée par le rein.

A cette théorie primitive vint cependant se substituer une autre doctrine qui n'est qu'un dérivé de la précédente. L'urée, avança Frerichs, n'est poison qu'autant qu'elle se transforme dans le sang en carbonate d'ammoniaque; c'est le carbonate d'ammoniaque seul qui détermine les phénomènes toxiques, ainsi que le prouve l'odeur ammoniacale du sang, des vomissements, de l'haleine, ainsi que le démontrent d'autre part les accidents que provoque chez les animaux l'injection de ce sel dans le sang. La théorie de Frerichs est désignée sous le nom d'*ammoniémie*, mais une troisième théorie devait bientôt battre en brèche les conclusions trop absolues de Frerichs. L'accumulation dans le sang des matières extractives autres que l'urée, en particulier de la créatine et de la créatinine, parut à Schottin la cause des accidents de l'urémie; et sa théorie dite *créatinémie* trouva un grand nombre de partisans. Aujourd'hui encore elle est reconnue vraie dans son expression générale, mais d'autres substances toxiques paraissent jouer un rôle dans la pathogénie de l'urémie. Nous ne citons que pour mémoire l'opinion de Bence Jones, qui faisait jouer un rôle à la rétention dans le sang de l'acide oxalique (*Med. Times*, 1852). Cette hypothèse n'a pas été confirmée. Mais il y a quelques années Feltz et Ritter ont appelé l'attention sur les effets produits chez l'animal par les sels de potasse, effets tout à fait comparables aux phénomènes de l'urémie. Enfin Bouchard, dans ses savantes recherches sur la toxicité des urines, a montré que le problème était plus complexe qu'on ne l'avait soupçonné et que la plupart des poisons normalement formés dans l'économie et éliminés par la voie rénale contribuaient à produire l'intoxication urémique.

La pathogénie de l'urémie étant encore en discussion, nous allons passer en revue les diverses théories, avec les arguments et les expériences à l'appui.

I. DOCTRINE ANATOMIQUE OU DOCTRINE DES LÉSIONS. La théorique anatomique repose sur la constatation fréquente des lésions du système nerveux; elle pèche par l'inconstance des résultats, mais nous avons vu plus haut que ces recherches n'ont pas été faites avec toute la rigueur désirable. Quoi qu'il en soit, l'urémie a été successivement attribuée à l'*arachnitis* (Osborne), à l'*hydropisie ventriculaire* (Coindet et Odier), enfin à l'*œdème cérébral*. C'est à l'association de ces deux dernières lésions qu'aujourd'hui encore l'on rattache un certain nombre de cas ou d'accidents d'urémie, et cette théorie de l'œdème a pour elle l'autorité de Traube.

Owen Rees invoquait déjà l'hydrémie comme cause des hydropisies et les exsudats des centres nerveux comme cause des phénomènes urémiques. Mais c'est Traube qui a donné à cette théorie tout son développement. Deux facteurs entrent en jeu pour l'auteur allemand : la dilution du sang résultant des pertes d'albumine et de la diarrhée, et l'augmentation de la pression dans le système aortique due à l'hypertrophie du ventricule gauche. Or, si pour n'importe quelle cause cette pression est encore augmentée, ou si le sang devient moins dense, il en résulte de l'œdème cérébral. La sérosité exsudée dans le tissu nerveux se trouvant sous la pression exagérée du système artériel comprime les veines et les capillaires, d'où l'anémie cérébrale, cause directe des phénomènes urémiques; leur forme dépend de la localisation des lésions. Si le cerveau seul en est le siège, le malade tombe simplement dans le coma; si la protubérance est atteinte en même temps que le cerveau, le coma est accompagné de convulsions. Enfin les convulsions se produisent sans coma, quand la protubérance seule est anémiée.

Traube s'appuyait sur les faits suivants : 1° jamais il n'a observé d'urémie sans hypertrophie du ventricule gauche, c'est-à-dire sans élévation de la pression aortique; 2° la dilution du sang était également constante, démontrée soit par les hydropisies, soit par la pâleur des téguments; 3° dans tous les cas l'œdème et l'anémie cérébrale existaient à l'autopsie; 4° les hémorrhagies cérébrales parfois observées plaidaient encore en faveur de l'élévation de la pression artérielle; 5° l'anémie est bien la cause des convulsions et du coma, puisque Kussmaul et Tenner ont produit ces accidents en empêchant le sang d'arriver au cerveau.

A ces faits cliniques Ph. Munck voulut donner la sanction expérimentale. Ayant lié les deux uretères chez un chien, puis la veine jugulaire d'un côté, il injecta peu de temps après de l'eau ou du sang défibriné dans la carotide de ce même côté, dans le but de produire à la fois la dilution du sang et une élévation de la pression artérielle. Immédiatement l'animal tomba dans le coma et fut pris de convulsions violentes. Ce résultat fut obtenu dans une série d'expériences semblables, et Munck relève cette particularité qu'une forte perte de sang ou des vomissements copieux dans les premières heures après l'injection déterminait un amendement des accidents. Attribuant ce fait à la diminution de la pression artérielle, il prouva par une nouvelle expérience l'importance de ce facteur; les chiens à qui on a lié les deux uretères et pratiqué simultanément la ligature des deux carotides restent jusqu'à leur mort à l'abri du coma et des convulsions. Par contre, on observe chez eux des vomissements et vers la fin de la vie une grande irrégularité de la respiration et du pouls, phénomènes dus à l'action de la moelle allongée. Chez ces animaux, l'autopsie révèle de l'anémie du cerveau moyen, de l'hyperémie du cerveau postérieur et de la moelle allongée.

Le point capital de ces expériences est l'introduction dans le sang de grandes quantités de liquide. Mais, si l'hydrémie est la cause essentielle de l'urémie, il faut établir que la quantité d'eau nécessaire pour déterminer ces accidents est égale au poids du liquide non éliminé, depuis le début de l'expérience jusqu'à l'apparition des phénomènes urémiques chez un animal soumis à l'extirpation des reins. Picot (Acad. des sc., 1874) a le premier démontré qu'il n'en est rien. En premier lieu, il n'a constaté dans ses expériences d'injections d'eau dans les veines du lapin ou du chien aucun des accidents de l'urémie. D'autre part, il a pu injecter chez le chien jusqu'à 100 et 125 centimètres cubes d'eau par kilogramme d'animal, alors que celui-ci n'excrète en vingt-quatre heures que 22^{cc},5 d'urine. Feltz et Ritter sont arrivés à des conclusions non moins précises. On peut, disent-ils, injecter chez le chien de l'eau distillée dans les veines jusqu'à concurrence du quinzième du poids de l'animal, sans provoquer des accidents autres que la polyurie, une albuminurie légère et la présence dans les urines des matières colorantes de la bile. Si l'on pousse l'injection jusqu'autour du dixième du poids de l'animal, on détermine des altérations du sang qui se traduisent par des phénomènes emboliques, des ruptures de capillaires, des troubles respiratoires et cardiaques, des hémorrhagies intestinales et rénales pouvant entraîner la mort. Enfin avec une proportion d'eau distillée égale au cinquième environ du poids de l'animal la mort est immédiate; l'excès de tension intra-vasculaire accusée par le manomètre amène la paralysie du cœur. Et jamais, ajoutent Feltz et Ritter, l'introduction d'eau distillée dans les veines, même en quantité très-forte, ne donne lieu à des accidents nerveux semblables à ceux qui caractérisent l'urémie expérimentale.

En définitive, la théorie de l'œdème n'a pas d'autre base que l'observation clinique. Telle qu'elle a été présentée par Traube, elle n'est cependant pas acceptable dans son intégrité. Des réserves s'imposent notamment au sujet de l'hypertrophie du cœur gauche et de l'élévation de la pression artérielle auxquelles

Traube fait jouer un rôle presque prépondérant. Or il serait faux de dire aujourd'hui que l'hypertrophie du ventricule gauche se retrouve à l'autopsie de tous les urémiques, et d'autre part l'augmentation de la tension artérielle, phénomène propre à la néphrite interstitielle chronique, fait défaut dans d'autres affections rénales susceptibles de se compliquer d'urémie. F.-A. Mahomed (*Brit. Med. Journ.*, 1877), à propos de la sclérose rénale, a interprété autrement que Traube le rôle de la pression artérielle. Pour lui, l'urémie serait due à l'anémie cérébrale résultant elle-même du spasme des petites artères du cerveau et les convulsions seraient la conséquence de petits foyers hémorrhagiques liés à l'exagération de la tension artérielle, indépendants par conséquent de tout anévrysme miliaire.

Quoi qu'il en soit, l'augmentation de la pression artérielle ne nous paraît jouer qu'un rôle très-accessoire dans la pathogénie de l'urémie ; il semble plus rationnel d'admettre avec Raymond que l'œdème cérébral, dans les cas où il peut être mis en cause, se produit comme conséquence de l'hydrémie, et détermine l'anémie du cerveau en comprimant les petits vaisseaux. Mais cette gêne circulatoire, cette anémie d'origine constrictive, resterait sans effets bien appréciables, n'était l'anémie générale, conséquence de la lésion rénale. L'œdème agit donc en produisant l'*anoxyhémie cérébrale*. Et celle-ci est d'autant plus grave que l'état du cerveau ou de ses artères est plus défectueux. Ainsi s'expliqueraient, comme nous l'avons vu plus haut, les signes de lésions du foyer observés dans le cours de l'urémie.

II. Doctrines de l'intoxication. Quelle que soit la valeur des lésions du système nerveux constatées à l'autopsie des malades atteints d'urémie, il paraît évident *à priori* que l'insuffisance urinaire doit amener la rétention dans le sang des substances extractives normalement éliminées par le rein, et que cette rétention ne peut être sans dommage pour l'économie. Ces substances sont-elles toxiques par elles-mêmes ou, suivant l'expression de Gubler et Renaut (art. Sang de ce Dictionnaire), sont-ce des poisons passifs ou négatifs, lesquels sans faire directement le mal entravent la nutrition par leur encombrement ? On peut aujourd'hui affirmer avec Bouchard que ce sont de véritables poisons, car le jour où apparaissent les accidents urémiques les urines perdent leur toxicité normale. La totalité de l'urine des vingt-quatre heures d'un urémique peut ne pas tuer un lapin ou ne pas dépasser la toxicité de l'eau distillée. Mais quels sont les principes toxiques retenus dans le sang et non éliminés par l'urine ? Il importe, pour donner à l'exposition des faits et des théories une clarté suffisante, d'étudier séparément le rôle pathogénique et la valeur toxique des divers éléments de ce liquide, ceux du moins que les auteurs ont incriminés. Nous terminerons par l'étude de la toxicité de l'urine prise en bloc, étude pleine d'intérêt et féconde en résultats, dont Feltz et Ritter, et récemment Bouchard, ont fait connaître toute l'importance.

1° *Rôle toxique de l'urée.* L'accumulation de l'urée en excès dans le sang des urémiques est un fait positif, bien qu'inconstant. Dans l'urémie expérimentale, cette rétention n'est pas moins évidente et elle a été signalée dès 1821 par Prévost et Dumas, à la suite de l'extirpation des reins chez les animaux. Cependant Oppler, Perls et surtout Zalesky, ont constaté que la quantité d'urée retenue dans le sang était moins abondante à la suite de l'extirpation des reins qu'après la ligature des deux uretères, procédé qui comme résultats ne devrait pas différer du premier. C'est qu'après l'extirpation des reins, en raison sans doute de l'irritation violente des plexus rénaux, ces animaux vomissent et ont des évacuations alvines abondantes, tandis que la ligature des uretères n'est suivie que d'accidents gastro-intestinaux insignifiants. Or, au point de vue de l'appréciation de la quantité d'urée du sang, les vomissements et les évacuations alvines ne sauraient être négligés. Cl. Bernard et Barreswill (1847) ont les premiers insisté sur l'élimination supplémentaire de l'urée par l'estomac et l'intestin, sur leur fonction vicariante après l'extirpation des reins ; Hammond (1861) qui, dans une série d'expériences d'extirpation des reins ou de ligature de leurs vaisseaux, a vu l'urée du sang dépasser trois ou quatre fois sa proportion normale, a également relevé ce fait que, dans le seul cas où l'urée ne fût pas notablement augmentée, il y avait eu des évacuations alvines abondantes.

Si la rétention de l'urée dans le sang se retrouve dans l'urémie expérimentale comme dans l'urémie clinique, s'ensuit-il qu'il faille y voir la cause des accidents? Déjà Owen Rees avait constaté chez une malade atteinte d'anurie calculeuse sans urémie une augmentation considérable de l'urée du sang. Frerichs rapporte que dans un cas où il avait trouvé la plus grande quantité d'urée qu'il eût jamais rencontrée il n'observa aucune tendance aux accidents urémiques. Et réciproquement l'urée est en proportion normale chez nombre d'urémiques. Dans trois cas d'albuminurie aiguë le sang, pris au milieu des attaques épileptiformes ou du coma éclamptique, et analysé par Berthelot et Wurtz (Gubler, art. ALBUMINURIE de ce Dict.), contenait de l'urée en quantité normale. Bartels est arrivé à ces mêmes résultats négatifs. Dès lors l'accumulation de l'urée dans le sang n'est pas la cause constante de l'urémie. Peut-elle du moins être incriminée dans quelques cas? La réponse à cette question ne peut être faite sans des notions précises sur le degré de toxicité de l'urée.

Le pouvoir toxique de l'urée est encore fort discuté. Tandis que Hammond et Meissner disent avoir déterminé des convulsions chez le chien et chez le lapin, en leur injectant de l'urée dans les veines, un grand nombre d'auteurs, parmi lesquels nous citerons Gallois (1857), Cl. Bernard, Feltz et Ritter (1878), Cuffer (1878), Ch. Richet et R. Moutard-Martin (1881), Suyers (de Liége [1882]), Fleischer (1885), affirment que l'urée n'est nullement toxique. L'urée qui détermine des convulsions, disent Feltz et Ritter, est de l'urée impure renfermant des sels ammoniacaux. Ces conclusions ne sont pas acceptées par tous les expérimentateurs, et pour beaucoup l'urée est un poison, quand elle est donnée à hautes doses. Pour produire chez le lapin des phénomènes convulsifs, Meissner avait pratiqué la ligature des uretères, en même temps qu'il injectait dans les veines 2 grammes d'urée. Voit et Oertel (1868), ayant fait absorber à un petit chien une quantité quotidienne de 18 grammes d'urée, n'observèrent chez lui aucun phénomène insolite jusqu'au jour où ils lui supprimèrent complétement sa boisson; à ce moment la sécrétion urinaire devint insuffisante et l'animal présenta des symptômes urémiques qui disparurent avec le retour des urines. Voit conclut de cette expérience que l'urée devient toxique quand elle existe en grande quantité dans le sang, par suite de sa non-élimination. Récemment Fleischer (congrès de Wiesbaden, 1885) a repris les recherches d'Oertel, sans confirmer ses résultats. Loin d'être un poison, l'urée serait un diurétique puissant. Un chien auquel Fleischer avait injecté 100 grammes d'urée et auquel il avait supprimé tout aliment et toute boisson les deux jours suivants excréta pendant ces deux mêmes jours deux litres d'urine et ne présenta aucun symptôme d'urémie.

De cette série de faits on pourrait conclure que l'urée ne jouit d'aucune propriété toxique, si Gréhant et Quinquaud n'étaient arrivés à des résultats différents (Soc. de biologie, 27 juin 1885). D'une façon générale, disent-ils, la dose toxique d'urée est de 3 grammes par kilogramme d'animal en injection intra-veineuse, et son action se manifeste par le ralentissement du mouvement nutritif, la diminution de l'acide carbonique exhalé, l'abaissement de la température. D'après Bouchard, les accidents mortels ne surviendraient qu'après une injection contenant $6^{gr},31$ d'urée par kilogramme d'animal, soit 82 grammes par kilogramme de sang. Ce qui suppose 10 fois plus d'urée qu'on n'en a trouvé chez les urémiques. L'urée n'agit donc que par sa quantité en entravant physiquement les actes de la nutrition.

Rôle toxique du carbonate d'ammoniaque. Si l'urée en excès dans le sang ne peut par elle-même donner naissance aux accidents urémiques, elle les provoque par suite de sa transformation en carbonate d'ammoniaque. Telle est la théorie de Frerichs. Le carbonate d'ammoniaque se trouve dans le sang des urémiques, auquel il donne son odeur et une coloration violacée caractéristique ; il se retrouve dans leurs sécrétions, où l'analyse chimique en décèle la présence comme dans le sang ; enfin l'air expiré en est imprégné. Et c'est bien le carbonate d'ammoniaque qui détermine les accidents nerveux de l'urémie, car, l'injection de ce sel à la dose de 1 à 2 grammes dans les veines d'un chien provoque des phénomènes identiques, c'est-à-dire des convulsions et le coma.

La théorie de Frerichs a rencontré plus de contradicteurs que de partisans. Si Petroff, Spiegelberg et Heidenhain, et d'autres encore, ont confirmé l'existence du carbonate d'ammoniaque dans le sang et son action toxique, des expérimentateurs non moins autorisés et plus nombreux sont arrivés à des conclusions opposées. Tout d'abord Picard a constaté que le carbonate d'ammoniaque existe presque toujours dans le sang normal, et Cl. Bernard a fait la même remarque. Une minime quantité de ce sel n'a donc aucune valeur au point de vue pathogénique.

En second lieu, l'urée peut-elle se transformer dans le sang en carbonate d'ammoniaque ? Frerichs avait invoqué, mais à titre d'hypothèse seulement, l'existence d'un ferment favorisant cette transformation. Or ce ferment n'existe pas dans le sang, et d'après Feltz et Ritter (*Urémie expérimentale*, 1881), alors même qu'il existerait, la décomposition ne s'y produirait pas nécessairement, car les injections d'urée et de ferment n'ont pas produit d'accidents urémiques. Ce n'est qu'en forçant la proportion du ferment qu'ils ont vu se produire des phénomènes que l'on ne peut raporter qu'à la septicémie. Il est vrai que Demjankow, expérimentant sous l'inspiration de Botkin, a obtenu des résultats différents ; à la suite d'injection simultanée d'urée et de ferment dans le torrent circulatoire d'un chien, ils ont vu l'urée se transformer en carbonate d'ammoniaque, et provoquer des accidents comparables à ceux de l'urémie (*Saint-Petersburg. med. Woch.*, 1881).

Quoi qu'il en soit, le ferment de l'urée n'existe pas dans le sang, mais il existe dans le tube digestif ; l'urée en excès s'y transforme en carbonate d'ammoniaque (Cl. Bernard). Cette transformation est due sans doute à l'action d'un ferment organisé, la *torula*, décrite par Pasteur et van Tieghem (Ch. Richet, Acad. des sciences, 1881). Or, reprenant et modifiant la théorie de Frerichs, Treitz a émis cette hypothèse plus vraisemblable que l'urémie se compose de deux phases : dans la première apparaissent les accidents gastro-intestinaux dus

à l'élimination exagérée d'urée par la muqueuse du tube digestif et à sa transformation en carbonate d'ammoniaque ; dans la seconde surviennent les phénomènes nerveux dus à la résorption de cette substance. Cette théorie est
passible des mêmes objection que celle de Frerichs.

En premier lieu, l'analyse du sang des malades urémiques ou des animaux
urémiques ne décèle le plus souvent que des quantités minimes de carbonate
d'ammoniaque (Oppler, Zalesky, Kühne et Strauch, Rosenstein). Or ce sel n'est
toxique qu'à des doses relativement élevées (Cl. Bernard), à des doses tellement
concentrées qu'il est difficile d'admettre qu'elles puissent se produire dans le
sang (Feltz et Ritter). En second lieu les injections de carbonate d'ammoniaque
dans le sang déterminent bien des phénomènes convulsifs, mais aucun des autres
symptômes de l'urémie, et d'ailleurs des accidents identiques se produisent
sous l'influence d'autres substances, par exemple, des sulfates de potasse et de
soude. Nous devons rappeler toutefois que Cuffer, dans ses injections intra-
veineuses de carbonate d'ammoniaque, a observé chez l'animal le type respiratoire de Cheyne-Stokes.

En résumé, la théorie de Frerichs ne peut s'appliquer qu'à un petit nombre
de cas d'urémie. Telle est la conclusion de Rommelaere et de Bartels, qui ont
soumis les expériences et les faits à un contrôle rigoureux.

3° *Rôle toxique de la créatine, de la créatinine, des substances extractives.*
Schottin, qui fut un des principaux opposants à la théorie de Frerichs, trouvant
dans le sang d'un urémique une proportion absolument exagérée des substances
extractives, en conclut que la cause des accidents se trouve dans un arrêt des
métamorphoses que subissent les éléments du sang, dans une altération des
échanges entre le sang et les tissus, et peut-être dans un pouvoir oxydant plus
faible du liquide sanguin. Oppler (1861), travaillant sous la direction de Hoppe-
Seyler, constata chez les animaux rendus urémiques la même augmentation des
substances extractives du sang, et trouva dans les muscles beaucoup de créatine
(2,20 pour 1 kilogramme) et de leucine. Pour Oppler comme pour Schottin, cet
excès des principes extractifs tient non-seulement à la suppression de l'émonctoire
rénal, mais aussi aux troubles de nutrition qui résultent pour les tissus de la
dyscrasie sanguine ; il ajoute que des déchets de même nature se produisant et
s'accumulant dans le système nerveux jouent probablement un grand rôle dans
les phénomènes urémiques. Perls a confirmé les résultats obtenus par Schottin
et par Oppler. En France, Chalvet (1868) a également insisté sur l'importance
et la constance de cette augmentation des substances extractives, mais pour lui
la présence dans le sang de produits d'oxydation inférieurs, tels que la créatine,
la créatinine, la leucine, etc., coïncide avec l'abaissement du chiffre de l'urée,
indice évident de la diminution des combustions organiques. Cette idée résume
d'ailleurs la théorie dite de la créatinémie.

Mais les substances dites extractives sont-elles toxiques dans le sens propre
du mot ? Feltz et Ritter ont fait à ce sujet de nombreuses expériences dont ils
résument ainsi les résultats : « Les substances comprises sous le nom de matières
extractives urinaires, dont la composition chimique est nettement déterminée,
telles que l'urée, l'acide urique, les urates, l'acide hippurique, les hippurates,
la créatine, les sels de créatinine, la leucine, la tyrosine, la guanine, la xanthine
et l'hypoxanthine, la taurine, peuvent être injectées dans le sang à des doses
infiniment supérieures à celles qui se trouveraient dans le volume des urines
sécrétées pendant trois fois vingt-quatre heures, sans déterminer dans l'organisme

de troubles sérieux soit du côté du tube digestif, soit du côté des centres
nerveux. L'injection dans le sang de ces mêmes substances, pratiquée sur des
animaux dont on a préalablement supprimé la fonction urinaire par la ligature
des vaisseaux rénaux ou des uretères, ne modifie en rien la marche habituelle
des accidents urémiques; ni les phénomènes gastro-intestinaux, ni les manifestations nerveuses, ni l'époque de la mort, ne se trouvent sensiblement changés. »

4° *Rôle toxique de l'urine in toto.* L'insuffisance des résultats qui précèdent
et des théories auxquelles ils ont donné naissance devait ramener les expérimentateurs aux recherches primitives de Vauquelin et Ségalas qui, dès 1822 (*Journal
de Magendie*), injectèrent dans les veines de deux chiens de l'urine fraîche, et
conclurent qu'elle était un poison des plus violents. Répétées par Gaspard, Courten
et Frerichs, ces expériences ne donnèrent que des résultats négatifs, et Frerichs
pensa que Vauquelin et Ségalas n'avaient pas filtré les urines qu'ils employaient,
d'où la possibilité d'embolies. Ces insuccès firent momentanément abandonner
le rôle toxique de l'urine envisagée dans son ensemble, et l'on se rejeta sur
l'un ou l'autre de ses principes. Nous venons de voir que cette étude n'a pas été
plus fructueuse. Aujourd'hui encore les auteurs sont divisés et reconnaissent
que la pathogénie de l'urémie est mal connue. Mais les belles recherches de
Feltz et Ritter sur l'urémie expérimentale, les études pleines d'intérêt que
Bouchard poursuit sur la toxicité de l'urine, ont élucidé bien des points obscurs.
L'urine, à n'en pas douter, renferme des substances toxiques dont la non-élimination est suivie de graves accidents : aussi l'injection de ce liquide dans les
veines d'un animal détermine-t-elle les mêmes phénomènes que la suppression
de l'émonctoire rénal. Voilà ce que démontre une première série d'expériences.
Mais quelles sont ces substances toxiques? Avant d'aborder cette difficile question,
il importe d'entrer dans le détail de l'urémie expérimentale par injection d'urine
dans les veines.

Quand chez un animal, chez un chien, par exemple, on fait la ligature des
vaisseaux du rein pour supprimer complétement la sécrétion urinaire, on voit
survenir, quelques heures après l'opération, des vomissements abondants et des
selles nombreuses indiquant l'effort de l'organisme pour remplacer la fonction
rénale. Mais bientôt cette élimination supplémentaire cesse, et vers la fin du
deuxième jour ou au commencement du troisième apparaissent les phénomènes
nerveux, consistant en convulsions et coma. En même temps le pouls devient
irrégulier, petit et fréquent, la respiration inégale et suspirieuse; la température
baisse d'une façon constante et graduelle jusqu'à la mort. Après Prévost et Dumas,
Cl. Bernard, Vauquelin et Ségalas, Feltz et Ritter ont constaté que la durée
maxima de la vie ne dépasse jamais trois fois vingt-quatre heures. Cette donnée
est importante, car elle permettra d'apprécier la quantité d'urine nécessaire en
injection intra-veineuse pour déterminer les mêmes accidents. Or voici les conclusions tout à fait concordantes des expériences faites par Feltz et Ritter chez
le chien : « Les injections d'urine humaine normale, fraîche, bien filtrée, de
densité variant entre 1017 et 1020, déterminent des accidents graves toujours
rapidement mortels, lorsque la quantité d'urine introduite dans le sang équivaut
au 1/15 du poids de l'animal et au volume des urines sécrétées et émises en
trois jours environ. Les phénomènes morbides apparaissant successivement sont :
les vomissements, un abaissement sensible de la température, des troubles
cardiaques et respiratoires, et enfin des crises convulsives tétaniformes plus ou
moins fortes, après lesquelles survient la mort. »

Bouchard (Soc. de biologie, 1884, et Académie des sciences, 1886) a confirmé en les complétant les conclusions de Feltz et Ritter sur la toxicité urinaire. Ses injections intra-veineuses d'urine ont été faites chez le lapin, et lui ont donné les résultats suivants : « Après l'injection intra-veineuse de 10, 12, 15 centimètres cubes d'urine normale, apparaît une contraction de la pupille qui s'accentue jusqu'à rendre celle-ci punctiforme. Bientôt on note l'accélération des mouvements respiratoires et la somnolence, l'augmentation de la sécrétion urinaire et la fréquence des émissions d'urine. La température baisse par diminution de la calorification, à tel point que l'hypothermie peut parfois expliquer la mort. On constate la diminution des réflexes palpébraux et cornéens, souvent l'exophthalmie. La mort arrive sans convulsions en général, ou avec des secousses musculaires modérées, ou, dans des conditions déterminées, avec opistothonos. Les battements du cœur persistent ainsi que la contractilité musculaire. La pupille reste étroite ou quelquefois se dilate. »

La quantité d'urine nécessaire pour tuer 1 kilogramme de matière vivante, ce que Bouchard appelle une *urotoxie*, est extrêmement variable à l'état normal ; elle dépend de l'activité cérébrale, de l'activité musculaire, du sommeil, de l'alimentation, etc. En moyenne, une urotoxie est représentée par 45 centimètres cubes d'urine normale de l'homme adulte. Mais, pour montrer combien cette quantité est peu constante, il suffit de rappeler les variations de la toxicité urinaire pendant la veille et le sommeil : « A la fin de la période de veille, à l'instant précis où l'homme s'endort, la toxicité urinaire est au minimum. A partir de ce moment, elle augmente incessamment et régulièrement pendant la première moitié de la période de veille. Au moment du réveil, l'intensité de la sécrétion toxique est cinq fois plus considérable qu'au début du sommeil ; huit heures après le réveil, elle est neuf fois plus grande et se trouve alors au maximum » (Bouchard, Acad. des sciences, 29 mars 1886). Et les urines de la veille et du sommeil diffèrent encore par la qualité de leur toxicité : celles du sommeil sont toujours et franchement conculsivantes ; celles de la veille sont narcotiques. Autre exemple des variations de la toxicité urinaire : l'urine d'un sujet chez qui des boissons abondantes avaient produit une polyurie normale a pu être injectée impunément jusqu'à 97 centimètres cubes par kilogramme d'animal, tandis que l'urine de ce même individu, soumis à une simple courbature sans état fébrile, a tué à la dose de 15 centimètres cubes par kilogramme d'animal (Bouchard, *Cours de pathologie générale*).

La première objection qui se présente à l'esprit en face des résultats de Feltz et Ritter et de Bouchard est la suivante : Les accidents provoqués par l'injection intra-veineuse d'urine tiennent-ils réellement à la qualité toxique de ce liquide ? Nous avons déjà vu que les injections d'eau ne déterminent pas les accidents de l'urémie ; d'ailleurs Feltz et Ritter ont répondu d'avance à cette objection, en se servant, au lieu d'urines normales fraîches à 1018, d'urines fortement concentrées par des congélations successives. L'action générale de ces dernières est la même, avec cette seule différence que les accidents qui amènent la mort des animaux se succèdent plus rapidement. D'autre part, Bouchard fait cette intéressante remarque que les injections d'eau augmentent la calorification, tandis que les injections d'urine la diminuent presque toujours. Enfin les quantités si différentes d'urine nécessaires pour amener les accidents, suivant leur toxicité plus ou moins grande, plaident encore en faveur de cette opinion, que ce liquide ne tue ni par action mécanique, ni par action physique sur le sang, mais seulement par les matières qu'il tient en dissolution; de leur quantité dépend l'intensité de la toxicité.

Les matières solides de l'urine se composent de matières organiques et inorganiques. Il s'agissait de savoir, disent Feltz et Ritter, quel est dans l'empoisonnement urémique le rôle des premières et celui des secondes. Or il résulte de leurs expériences que les matières organiques de l'urine sont absolument inoffensives, aussi bien celles dont la constitution chimique est bien déterminée que celles que l'on comprend sous le nom de matières extractives. Ces auteurs ont pu retirer des urines un liquide ne renfermant que des matières organiques et du chlorure de sodium; injecté dans le sang en quantités équivalentes aux matières extractives éliminées par les urines en trois jours, ce liquide ne donne lieu à aucun trouble fonctionnel grave. C'est donc aux matières inorganiques qu'il faut s'adresser pour trouver l'explication des phénomènes urémiques.

Une première série d'expériences faites par Feltz et Ritter leur permit de constater qu'en introduisant dans le sang l'ensemble des sels minéraux contenus dans les urines de trois jours ils reproduisaient exactement les mêmes phénomènes qu'en agissant avec des urines fraîches normales ou fortement concentrées par des congélations successives. Or l'essai des divers sels entrant dans la composition des matières inorganiques urinaires leur apprit bientôt que les seuls toxiques sont les *sels potassiques*, lesquels dissous dans l'eau distillée aux mêmes proportions qu'ils le sont dans les urines normales déterminent les mêmes accidents qu'elles; leur dose, dans ces conditions, oscille autour de 20 centigrammes par kilogramme du poids des animaux, mais elle varie suivant les sels, le phosphate et le sulfate de potassium étant un peu moins toxiques que le chlorure de potassium.

De ces faits Feltz et Ritter ont conclu que le pouvoir toxique des urines normales fraîches, quelle que soit leur densité, est directement proportionnel à leur richesse en sels potassiques. Pour établir que l'urémie est bien due à leur non-élimination, il restait à faire l'analyse du sang d'animaux morts à la suite de la suppression totale de la fonction urinaire. Dans ce but les auteurs ont analysé le sang de la veine jugulaire avant et après la ligature des uretères, opération qui, comme la ligature des vaisseaux du rein, tue l'animal en trois jours, et ils ont constaté l'augmentation des sels alcalins et principalement des sels potassiques. D'où cette conclusion que les animaux soumis à l'urémie expérimentale sont empoisonnés par les *sels de potasse* retenus dans le sang. Ceux-ci tuent ou bien en diminuant le pouvoir d'absorption des globules rouges pour l'oxygène, ou plus vraisemblablement en se fixant sur les éléments anatomiques dans lesquels ils arrêtent les échanges moléculaires indispensables à leur fonctionnement régulier.

Les conclusions de Feltz et Ritter sont peut-être trop absolues, mais la rigueur et la netteté de leurs expériences ne sauraient laisser de doute sur le rôle toxique des sels de potasse retenus dans le sang. Déjà Voit, s'appuyant sur l'action de ces sels, avait avancé que la potasse devenue libre et introduite dans le plasma par suite des transformations des substances azotées a une grande part dans la genèse de l'urémie, quand elle n'est pas éliminée. Mais les sels de potasse doivent-ils seuls être incriminés?

Telle n'est pas l'opinion de Bouchard, qui conçoit l'urémie comme un empoisonnement complexe auquel contribuent dans des proportions inégales tous les poisons introduits normalement ou fabriqués physiologiquement dans l'organisme. Ces poisons ont une quadruple origine : 1° l'alimentation, qui introduit à la fois dans l'économie des substances minérales, parmi lesquelles la potasse, et des substances organiques dont les résidus deviennent dans l'intestin la proie des ferments putrides ; 2° la désassimilation incessante des éléments anatomiques qui met en circulation, outre les déchets organiques, une notable proportion de sels de potasse ; 3° la bile, qui doit sa toxicité énergique pour la plus grande part à sa matière colorante, et accessoirement aux sels biliaires ; 4° les putréfactions intestinales qui donnent naissance à des alcaloïdes et à une série de corps toxiques, acides acétique, valérique, butyrique, sulfhydrique, etc. Ces différents poisons normalement éliminés par les urines s'accumulent et déterminent les phénomènes urémiques, quand le rein devient plus ou moins imperméable.

La théorie de Bouchard est plus compréhensive que celle des autres auteurs. Les substances extractives (Schottin), les sels de potasse (Feltz et Ritter), ne doivent pas seuls être incriminés et ne sauraient tout expliquer. Il faut y joindre les poisons fournis par la sécrétion biliaire, l'alimentation et les putréfactions intestinales. Celles-ci, comme Bouchard l'a démontré (*Revue de médecine*, 1882), donnent naissance à des alcaloïdes présentant des analogies avec les ptomaïnes, et que l'on retrouve à l'état normal soit dans les matières fécales, soit dans les urines. Leur richesse est proportionnée à l'intensité des fermentations intestinales : toujours moins abondants dans les urines, ils augmentent ou diminuent suivant qu'il y a plus ou moins d'alcaloïdes dans les matières alvines. Ces alcaloïdes (leucomaïnes de Gautier) sont très-toxiques, mais, à l'état normal, l'économie est prémunie contre l'auto-infection qui pourrait en résulter par trois causes principales : 1° les oxydations qui détruisent la plupart de ces poisons ; 2° le foie qui en arrête et en détruit d'autres ; 3° les émonctoires qui en excrètent la plus grande partie (Bouchard). On comprend dès lors, au point de vue des alcaloïdes comme à celui des sels de potasse et des substances extractives, les conséquences graves qui résultent de l'insuffisance rénale ou de la suppression complète de la sécrétion urinaire.

En résumé, si l'urée n'est pas toxique, si l'accumulation du carbonate d'ammoniaque dans le sang des urémiques est peu démontrée, si enfin les substances extractives ne sont que des poisons négatifs, entravant la nutrition sans provoquer directement les phénomènes nerveux et la mort, l'urine renferme d'autres substances toxiques dont la non-élimination tient dans la pathogénie de l'urémie une place prépondérante. Mais ces principes toxiques sont multiples et on ne saurait actuellement incriminer spécialement telle ou telle substance de l'urine. Bouchard, qui a fait à ce sujet des recherches nombreuses, a réussi, sans pouvoir définir leur nature, à constater dans l'urine sept substances toxiques, en comptant l'urée qui jouit surtout de propriétés *diurétiques* : une première *narcotique ;* une deuxième *sialogène ;* deux autres douées de propriétés *convulsivantes ;* une cinquième qui *contracte la pupille ;* enfin une sixième *hypothermisante.* La substance narcotique est de nature organique, mais ne peut encore être définie chimiquement ; il en est de même de la substance sialogène qui, d'ailleurs, existe en trop petite quantité dans l'urine pour produire son effet physiologique quand celle-ci est injectée en totalité ; des deux substances convulsivantes, l'une est de nature organique et se trouve dans l'urine en moins grande quantité que la substance narcotisante, d'où la rareté des convulsions à la suite des injections d'urine normale ; l'autre est de nature inorganique, c'est la potasse dont les effets sont en général moins rapides. La substance qui con-

tracte la pupille et la substance hypothermisante sont encore de nature organique.
Parmi ces substances organiques, il faut sans doute comprendre les alcaloïdes
urinaires, mais leur rôle est secondaire au point de vue de l'urémie, car la
quantité d'urine normale qui serait capable de tuer un homme ne livre pas à
l'éther assez d'alcaloïdes pour tuer un lapin. Quoi qu'il en soit, la dissociation
que Bouchard a tenté de faire permet déjà de comprendre l'extrême variabilité
des accidents de l'urémie. La perméabilité pour les diverses substances toxiques
peut être très-différente suivant la lésion rénale, et de cette différence pourrait
bien résulter dans un cas la prédominance des phénomènes convulsifs, dans un
autre des phénomènes comateux, et ainsi des autres formes.

NATURE DE L'URÉMIE. Quelles sont actuellement les notions acquises sur la
nature de l'urémie? Des progrès ont été réalisés, un pas en avant a été fait,
grâce aux recherches que nous venons d'exposer. Mais la lumière est-elle complète sur toutes les formes et sur toutes les causes des accidents réunis sous le
nom d'urémie? Malheureusement nous n'en sommes pas encore arrivés là, et le
mieux est de reconnaître et de mettre bien en évidence les *desiderata* de la question.

L'urémie expérimentale a son analogue dans la pathologie humaine. L'occlusion
brusque des uretères par des calculs est la reproduction exacte de la ligature
des uretères. Dans les deux cas il s'agit d'une lésion toute mécanique; c'est de
la suppression d'urine pure, sans l'intervention d'aucune maladie. Les accidents
qui en résultent constituent donc l'urémie proprement dite. Or que se passe-
t-il dans l'anurie calculeuse? Dans une première phase, *période de tolérance*, la
santé générale paraît peu atteinte, et c'est à peine si le malade accuse quelques
troubles digestifs, un peu d'affaissement. Vers le quatrième ou le cinquième jour
il commence à se plaindre de nausées et d'éructations, de constipation et de
météorisme; sa langue est blanche et épaisse; à ces phénomènes se joignent une
lassitude générale et souvent de l'insomnie. Mais ce sont là des symptômes
inconstants et les accidents réellement sérieux n'apparaissent que le septième ou
le huitième jour. Alors commence la *période urémique*, qui se manifeste par
une gêne respiratoire avec sensation de barre épigastrique, mais sans modification
appréciable du rhythme de la respiration; par une intolérance stomacale absolue
qui s'accuse autant et plus par le refus des aliments que par l'abondance des
vomissements; enfin par des phénomènes nerveux parmi lesquels deux surtout
importants, d'après Roberts : le rétrécissement pupillaire et les tressaillements
musculaires. Ce qui domine dans l'aspect du malade à cette période, c'est un
anéantissement complet. Sa langue est sèche et noire. Il est tourmenté par un
hoquet incessant. Indifférent à ce qui l'entoure, il est plongé dans une sorte
d'état d'hébétude ou de demi-sommeil, quelquefois avec un léger délire ou des
hallucinations. Ses membres sont comme engourdis, quelquefois le siége de
tiraillements et de crampes. Enfin la température baisse, le pouls devient faible
et irrégulier, la respiration lente et suspirieuse, et la mort survient du dixième
au onzième jour, rarement dans le coma, parfois au milieu d'une crise convulsive ou d'un accès de suffocation, quelquefois sans secousse, par syncope.

A part la durée, c'est la reproduction fidèle de ce qui se passe dans l'urémie
expérimentale, et, si l'on songe à la toxicité variable de l'urine suivant les
animaux, fait signalé par Feltz et Ritter, il n'y a pas à attacher d'importance à
cette différence de durée. Chez le chien et le lapin la suppression d'urine tue
en trois jours; chez l'homme elle n'amène la mort qu'au bout de huit ou
dix jours. Mais le tableau clinique de l'anurie chez l'homme ne diffère que peu

de celui de l'urémie provoquée chez les animaux. Nous y retrouvons les troubles digestifs, le myosis dont Bouchard a démontré toute la valeur, les secousses musculaires, les troubles de la circulation, de la respiration et de la calorification. Il est donc légitime de comparer, au double point de vue pathogénique et clinique, l'anurie calculeuse à l'urémie expérimentale. Le même parallèle peut être établi avec les accidents que nous avons décrits sous le nom d'urémie lente. Les phénomènes cliniques d'une néphrite interstitielle à sa dernière période ne diffèrent de ceux qui précèdent que par des nuances et par une durée plus longue tenant uniquement à ce fait que la suppression d'urine n'est pas complète.

Mais la question est loin d'être aussi claire quand on envisage les phénomènes de l'urémie aiguë, en particulier l'éclampsie urémique. Dans une discussion récente au Congrès de Wiesbaden (1885) Fürbringer a avancé que l'urémie aiguë est une tout autre affection que l'urémie chronique. Gubler (article ALBUMINURIE), sans être aussi catégorique, avait établi cette distinction, montrant combien il est difficile d'admettre que l'éclampsie urémique est due à la rétention dans le sang des matériaux excrémentitiels de l'urine, tandis que les apparences sont beaucoup plus favorables à l'hypothèse d'une intoxication urémique quand les accidents se bornent à des symptômes d'abattement, de stupeur, de sous-délire, de soubresauts des tendons, etc., comme cela se voit dans la dernière période des maladies de Bright.

« Au reste, disait plus loin Gubler, si l'éclampsie est définitivement arrachée du domaine de l'urémie, la science ne sera pas au dépourvu d'hypothèses plausibles pour expliquer ce dangereux symptôme. D'autres modifications du sang, des altérations de nutrition des tissus nerveux, l'hyperémie ou l'anémie encéphaliques, les épanchements séreux à la surface ou dans les cavités de l'encéphale, l'œdème de la substance du cerveau : voilà autant de circonstances propres à rendre compte des phénomènes convulsifs et des accidents connexes observés dans certaines formes d'albuminurie ».

En réalité l'urémie aiguë diffère à tel point des phénomènes de l'urémie lente, que la dichotomie proposée par Gubler ne saurait être repoussée sans examen. L'éclosion brusque des accidents, leur évolution rapide, l'hyperthermie fréquemment signalée, la tendance aux phlegmasies viscérales, tels sont, pour ne parler que des plus frappants, les caractères propres à l'urémie aiguë. Et l'on peut se demander si, indépendamment des matériaux normalement éliminés par l'urine, le sang ne renferme pas quelque élément surajouté, dont les propriétés phlogogène et pyrétogène indiqueraient dans quelques cas la nature infectieuse. Que ce principe morbifique se révèle du côté des viscères et notamment du côté des centres nerveux par des phénomènes congestifs avec ou sans œdème, il n'y a rien là que de très-admissible. Mais c'est là pure hypothèse, et cette question ne saurait être résolue avant de nouvelles recherches. Toutefois, il nous paraît utile de rappeler ici que la néphrite aiguë, celle qui habituellement donne naissance à l'éclampsie, est presque toujours une affection secondaire, et que la maladie causale doit contribuer pour sa part à altérer le sang et les humeurs. De récentes expériences de Feltz et Erhmann (Acad. des sciences, 12 avril 1886) sont à cet égard instructives. Ayant injecté dans les veines du chien certaines urines pathologiques (urines de fièvre typhoïde, de scarlatine, de tuberculose aiguë, de pneumonie et de rhumatisme articulaire aigu), ces auteurs on constaté que les accidents toxiques se montrent beaucoup plus vite que lorsqu'on emploie des urines normales. Les doses d'intoxication sont de deux tiers ou de moitié

inférieures aux doses d'intoxication des urines normales, et correspondent au
volume des urines sécrétées par le chien en vingt-quatre heures au minimum et
en quarante-huit heures au maximum. Ces urines fébriles renferment enfin des
agents de toxicité qui ne se trouvent pas dans les urines normales ou qui ne s'y
trouvent qu'en très-faibles quantités. Bouchard avait précédemment établi que
les urines pathologiques sont beaucoup plus riches en alcaloïdes que les urines
normales. D'ailleurs, dit encore cet auteur, elles ne sont pas toujours plus
toxiques que les urines normales. Mais certaines d'entre elles déterminent à la
dose de 10 centimètres cubes des convulsions qu'on n'observe presque jamais
après l'injection des urines normales (*Cours de pathologie générale*, 1886).
Cela explique tout au moins, pour les cas d'urémie survenant dans le cours
d'une maladie fébrile, la brusque invasion des accidents et peut-être aussi
leur intensité. Mais il ne faut pas oublier qu'il est des éclampsies urémiques
qui se manifestent sans fièvre préalable, au milieu d'une santé en apparence
satisfaisante. Nul doute que les recherches actuellement en cours sur la
variation de la toxicité urinaire sous l'influence de diverses circonstances physiologiques ou pathologiques élucident prochainement la pathogénie de ces cas
difficiles.

D'ailleurs, la question de l'urémie est encore plus complexe. Indépendamment
de ses deux types fondamentaux, le type aigu et le type chronique, elle embrasse
un grand nombre de formes moins bien caractérisées et d'accidents associés ou
non à des symptômes étrangers; cette multiplicité et cette variabilité doivent
dépendre de conditions pathogéniques diverses. Ainsi, comme le dit Bouchard, on
a affaire non pas à une intoxication unique, mais à des causes différentes à ce point
que, si une explication est valable pour un cas, elle ne l'est pas nécessairement
pour d'autres, et qu'une théorie fausse pour un cas peut ne pas l'être pour les
autres. Ainsi en est-il de la théorie de l'œdème cérébral, qui s'applique certainement à certains accidents cérébraux des albuminuriques hydropiques. L'ammoniémie, qui ne peut être admise comme explication exclusive de l'urémie, donne
cependant la clef de quelques symptômes spéciaux qui dépendent de l'augmentation des fermentations intestinales, et parmi ces symptômes de l'hypothermie
excessive, car l'ammoniaque produit des convulsions et une hypothermie énorme
(Bouchard). Enfin nous avons rappelé plus haut les sources multiples de la
toxicité urinaire; leur diversité même peut faire comprendre la variabilité des
accidents de l'urémie.

Diagnostic. On chercherait vainement un signe pathognomonique dans le
tableau clinique si complexe de l'urémie. Addison avait noté l'*absence de paralysie* comme caractère propre au coma urémique : or nous savons, depuis les
travaux de Raymond, Tenneson et Chantemesse, que ce symptôme négatif est
loin d'être constant. L'*expiration ammoniacale* de Frerichs, la *respiration
sifflante et non stertoreuse* d'Addison, ont une valeur séméiologique encore
moindre. Restent deux symptômes dont la signification est plus précise et qui
peuvent rendre de véritables services dans les cas douteux : l'*hypothermie* et
le *myosis*. Mais l'abaissement de la température centrale ne peut être considéré
comme un signe constant de l'urémie, puisqu'il y a assez souvent hyperthermie
dans les formes aiguës. D'une valeur incontestable, ainsi qu'il résulte des observations de Bouchard, le rétrécissement pupillaire ne se retrouve malheureusement pas dans tous les cas.

En définitive, le diagnostic de l'urémie repose presque complétement sur le diagnostic de la maladie causale. Qu'un malade, notoirement atteint d'une affection rénale, se plaigne à un moment donné de céphalalgie et d'obnubilation de la vue, le médecin le moins expérimenté ne s'y trompera pas et présagera l'apparition très-prochaine d'accidents urémiques. Que ces mêmes phénomènes se produisent chez un enfant récemment atteint de scarlatine, et l'on pourra prédire avec autant de certitude l'éclosion d'une urémie scarlatineuse. Mais le problème est loin d'être toujours aussi simple, et trop souvent on se trouve en présence d'un accident subit, chez un malade inconscient ou incapable de donner des renseignements : c'est alors que le diagnostic devient vraiment difficile et qu'il faut, pour dépister la maladie première cause de l'urémie, faire appel à toutes les ressources de l'investigation clinique.

La constatation d'une *anasarque* ou mieux d'un *œdème localisé* à la face serait un premier indice de néphrite, surtout si cette bouffissure était accompagnée de la pâleur propre aux brightiques. Mais ce signe fait souvent défaut, soit que l'hydropisie n'ait jamais existé, soit qu'elle ait disparu avant l'apparition des phénomènes urémiques. L'*albuminurie* a une valeur plus réelle, mais non absolue. En effet, toute albuminurie n'est pas symptomatique d'une néphrite; d'autre part l'albumine peut manquer pendant plusieurs jours et même plusieurs semaines dans l'urine des brightiques. Variot (*Soc. clin.*, 1881), Lépine (*Revue de méd.*, 1885), Dieulafoy (*Soc. des hôp.*, 1885), ont récemment observé des urémiques sans albuminurie. Il faut reconnaître toutefois que cette absence constitue une exception et que la réaction albumineuse jointe à la constatation des *cylindres* dans l'urine est un des meilleurs signes présomptifs d'une affection rénale.

Mais il en est d'autres, non moins importants, tirés de sa densité, de sa composition chimique et surtout de sa quantité. La *densité urinaire* tombant à 1014 ou 1012 indique à coup sûr l'imperméabilité du rein pour les substances extractives de l'urine, et partant l'imminence d'accidents urémiques. Cette diminution du poids spécifique coïncide avec l'*abaissement du chiffre de l'urée*, des chlorures et de l'acide urique, fait non moins significatif. A plus forte raison l'*oligurie* et surtout l'*anurie* doivent-elles être prises en sérieuse considération, quand il s'agit de déterminer l'origine de phénomènes nerveux et gastro-intestinaux insolites. L'appréciation de la quantité des urines est peut-être la meilleure base du diagnostic de l'urémie. Savoir qu'un malade n'urine pas, que sa vessie reste vide, ou bien qu'après avoir été affligé pendant plusieurs semaines d'une polyurie véritable il a vu brusquement la quantité des urines émise en 24 heures tomber de 2 à 3 litres à quelques cents grammes, c'est en effet tenir la clef des phénomènes morbides qu'il présente. Il ne faut pas oublier néanmoins que la suppression d'urine peut exister comme phénomène secondaire dans certains états généraux graves, dans l'hystérie, dans les intoxications, et l'on risquerait, si l'on se bornait à un examen superficiel, de prendre l'effet pour la cause. Mais ce sont là des faits exceptionnels.

Ainsi donc, recherche de l'œdème, examen des urines dans les cas suspects, tels sont, avec les renseignements tirés des anamnestiques, les premiers éléments d'un diagnostic d'urémie. Mais il faut pousser plus loin l'enquête. La *palpation de la région rénale*, en révélant l'existence d'une hydronéphrose, peut confirmer l'hypothèse d'accidents urémiques émise jusque-là sous toutes réserves. L'importance de cet examen ne le cède en rien à l'*exploration de l'utérus* qui, suivant le précepte d'Aran, doit toujours être faite chez une femme atteinte de troublés urinaires et de phénomènes nerveux ou gastro-intestinaux dont le caractère n'est pas défini. Nous avons insisté suffisamment sur la fréquence de l'urémie dans le cancer de l'utérus pour n'avoir pas besoin d'y revenir.

Tout individu atteint d'une lésion du rein est, suivant la remarque de Dieulafoy, un urémique; il peut l'être à l'état latent, mais il n'en est pas moins sous le coup d'accidents qui peuvent éclater d'un instant à l'autre. S'il en est ainsi, il importe non-seulement de connaître les formes nettement caractérisées de l'urémie, mais aussi ses formes ébauchées et surtout les phénomènes dits prodromiques qui déjà témoignent d'un commencement d'intoxication. Leur constatation antérieure ou leur mention dans les antécédents du malade sert de fil conducteur et permet, en l'absence de signes plus définis, de remonter à la véritable cause des accidents. Dans les formes aiguës, la *céphalalgie*, les *vomissements* et les *troubles oculaires;* dans d'autres cas les accès de *dyspnée*, les *épistaxis*, les *crampes douloureuses*, enfin les *troubles auditifs*, la *sensation de doigt mort*, les *démangeaisons*, tous signes sur lesquels Dieulafoy a récemment insisté, sont donc d'excellents indices pour le clinicien.

Après avoir rappelé ces règles générales du diagnostic de l'urémie, nous devons entrer dans l'analyse de ses formes et de leur diagnostic différentiel.

a. L'accès d'*éclampsie urémique* rappelle par ses principaux traits l'attaque d'*épilepsie*. La pâleur de la face, le cri initial, la pronation forcée du pouce dans la main dont quelques auteurs ont voulu faire des signes distinctifs, se retrouvent dans l'éclampsie urémique. Celle-ci ne diffère de l'épilepsie que par sa marche, ses accès subintrants sans retour de la connaissance, son début soudain, et surtout les circonstances morbides dans lesquelles elle apparaît. Enfin, d'après Braun, il y aurait dans l'épilepsie conservation de l'excitabilité réflexe, tandis que dans l'éclampsie l'attouchement du globe oculaire ne provoquerait aucun mouvement.

Les *convulsions de l'enfance*, l'éclampsie dite essentielle, peuvent en imposer pour l'éclampsie urémique et réciproquement. L'erreur est d'autant plus compréhensible que les convulsions essentielles, comme l'épilepsie d'ailleurs, peuvent être accompagnées ou suivies d'une albuminurie transitoire. Mais il faut se rappeler que les convulsions sont rares dans la seconde enfance, et qu'au contraire l'éclampsie urémique est peu commune chez les très-jeunes sujets (Rilliet). Celle-ci est habituellement précédée de prodromes et d'une maladie susceptible de se compliquer de· néphrite, comme la scarlatine. Mais cet antécédent ne doit pas conduire à des conclusions trop absolues, puisque un enfant peut être atteint d'éclampsie essentielle en pleine convalescence de la scarlatine; chez un petit malade pris de convulsions à la suite d'une scarlatine, Desnos, ne trouvant pas d'albumine dans les urines, rejeta le diagnostic d'urémie, et l'événement lui donna raison, car un purgatif amena l'expulsion par le rectum d'une tête de vis métallique avalée par l'enfant, et cause d'éclampsie réflexe (cité par Jaccoud. *Clin.*).

b. C'est encore dans les renseignements fournis par l'analyse des urines qu'on trouve la meilleure caractéristique du *coma urémique*. L'absence de paralysie, le myosis, l'hypothermie, le rhythme respiratoire de Cheyne-Stokes, sont autant de signes excellents, mais malheureusement inconstants.

Le *coma apoplectique* est plus profond, s'accompagne de stertor, de turgescence de la face, de paralysie et de rotation de la tête avec déviation des yeux, enfin le plus souvent d'hyperthermie.

Le *coma alcoolique* n'a qu'une durée limitée et se reconnaît aisément à l'odeur de l'haleine et des vomissements.

Le *coma diabétique* peut être d'autant plus facilement confondu avec le coma urémique, qu'il s'accompagne d'un abaissement de la température centrale. Mais ce coma est habituellement précédé de phénomènes très-particuliers qui ne se retrouvent pas dans l'urémie. Tantôt c'est une dyspnée violente qui ouvre la scène, dyspnée sans orthopnée, surtout caractérisée par l'énergie des mouvements d'inspiration qui contraste avec l'épuisement général. Ailleurs le coma diabétique est annoncé par des phénomènes gastro-intestinaux, douleurs, vomissements, etc., et brusquement le malade tombe dans une prostration complète avec perte de connaissance, de mouvement et de sensibilité, accidents qui aboutissent assez rapidement à l'agonie. Quand on n'assiste qu'à cette dernière période du coma diabétique, il est un seul signe qui permette d'en soupçonner la nature, c'est l'odeur de chloroforme exhalée par l'haleine et l'urine, odeur assez forte pour se répandre dans la chambre du malade. L'examen des urines, en révélant la glycosurie, tranche définitivement la question de diagnostic. Il est d'ailleurs bien établi que, si le diabète peut se compliquer de néphrite et conséquemment d'urémie, celle-ci est étrangère au coma diabétique (Dreyfous, thèse d'agrég., 1883).

Si les accidents cérébraux dits métastatiques de la goutte sont le plus souvent imputables à une urémie méconnue, il n'en est pas moins établi qu'il existe une véritable *encéphalopathie goutteuse* habituellement consécutive à la brusque suppression d'un accès de goutte articulaire. Cette encéphalopathie se présentant parfois sous la forme d'un état comateux ou apoplectique, il peut être difficile de déterminer quelle est la cause vraie des accidents. S'agit-il d'une fluxion goutteuse vers l'encéphale, on apprendra que le malade souffrant de douleurs articulaires intolérables a commis l'imprudence de plonger ses pieds dans l'eau froide et qu'instantanément ou peu après sont survenus un violent mal de tête, des troubles de la vue, une tendance au vertige et à la somnolence, enfin le coma complet. Mais, avant d'affirmer la rétrocession de la goutte, il faut s'enquérir de l'état de la fonction urinaire, et, dans la grande majorité des cas, on sera en droit de poser le diagnostic d'urémie plutôt que celui de goutte cérébrale. D'ailleurs, dans l'encéphalopathie goutteuse vraie le coma est rare, tandis que l'on observe plus souvent de l'aphasie avec ou sans convulsions partielles, et des formes atténuées telles que la céphalée et le vertige.

Les mêmes difficultés d'interprétation se retrouvent pour l'*encéphalopathie saturnine*, qui dans un certain nombre de cas relève de l'urémie, mais dont l'existence est incontestée. Le plus ordinairement l'encéphalopathie saturnine débute à la suite d'une colique de plomb et est annoncée par une série de prodromes dont quelques-uns tout au moins diffèrent de ceux de l'urémie. La céphalalgie avec vertige, les hallucinations de la vue et de l'ouïe, se retrouvent dans les deux intoxications, mais on observe plus spécialement dans le saturnisme la diplopie et le strabisme, les fourmillements, l'embarras dans les mouvements et parfois la dysphagie, enfin une dépression et une tristesse profonde. Toutefois le début de l'encéphalopathie saturnine peut être soudain, caractérisé par une attaque apoplectiforme ou épileptiforme, qui aboutit rapidement au coma. Le diagnostic ne peut alors être fait que par la recherche des antécédents, du liséré des gencives et du tatouage de la muqueuse buccale, de la teinte plombée propre aux saturnins, mais on ne devra conclure contre l'urémie qu'après un examen sérieux des urines.

Divers empoisonnements peuvent donner le change, simuler l'urémie et réciproquement. De ce nombre sont surtout les empoisonnements par l'*opium* et par la *belladone*. Richardson rapporte l'observation de deux enfants qui, en pleine épidémie de scarlatine, furent pris de convulsions avec insensibilité, spasmes violents, pupilles fixes et dilatées. Hésitant entre un empoisonnement et un double cas d'urémie, il provoqua chez les deux petits malades des vomissements qui amenèrent l'expulsion de quelques feuilles de belladone. En pareil cas, la sécheresse de la bouche, la dilatation des pupilles et le délire, doivent faire penser à un empoisonnement par la belladone plutôt qu'à l'urémie. Dans l'empoisonnement par l'opium, il y a au contraire myosis, signe également propre à l'urémie. Dans les cas douteux le diagnostic ne pourrait être fait que par l'analyse des urines, car la forme grave de l'empoisonnement par l'opium est caractérisée, comme l'urémie comateuse, par une prostration complète avec perte de connaissance, suppression du mouvement et de la sensibilité. Cependant on a noté comme éléments de diagnostic différentiel la nature des vomissements, les sueurs, les éruptions rubéoliformes, le prurit. Le premier de ces signes, c'est-à-dire l'analyse des vomissements, a seul une valeur irrécusable.

c. Le *délire urémique* n'est caractérisé que par sa cause. Rien ne le distingue des autres délires et il est plus vrai de dire qu'il peut les simuler tous. Aussi le médecin est-il souvent dévoyé par les apparences trompeuses d'un délire qui se présente avec tous les caractères d'une vésanie et dont le diagnostic repose exclusivement sur l'examen des urines. Dans sa description de la folie brightique, Dieulafoy a bien mis en relief cette cause d'erreur et ses conséquences. Il ne faudrait pas s'exposer à envoyer dans un asile d'aliénés un malade qui ne l'est pas et chez qui le délire peut être remplacé d'un moment à l'autre par quelque autre accident urémique. La notion des antécédents, des prodromes, et l'analyse répétée des urines, permettront d'éviter cette faute.

d. Parmi les modalités diverses de la *dyspnée urémique*, il en est une que le médecin méconnaît trop souvent : c'est la forme dite asthme urémique. Un malade se plaint d'accès d'oppression qui le réveillent brusquement pendant son sommeil, ou bien d'une dyspnée habituelle avec paroxysmes; l'auscultation révèle des râles sonores ou quelques râles humides disséminés en divers points de la poitrine. Dès lors le diagnostic paraît des plus simples, c'est de l'emphysème avec catarrhe des voies respiratoires. Or on s'exposerait à de graves mécomptes en ne se préoccupant pas de l'état des urines. Ces accès d'oppression que le malade lui-même considère comme des accès d'asthme sont souvent des accès de dyspnée urémique associés ou non à un état congestif de l'appareil broncho-pulmonaire, à la bronchite albuminurique de Lasègue. Il faut donc se défier des faux asthmatiques, et ne jamais conclure avant une analyse des urines, une enquête sérieuse sur la santé antérieure, et l'auscultation qui, en révélant un bruit de galop, conduit à la recherche et à la constatation d'une artério-sclérose avec néphrite interstitielle. L'erreur est d'autant plus plausible que les deux affections, emphysème avec bronchite chronique et petit rein contracté, peuvent coexister, dépendant toutes deux de la goutte ou de l'arthritisme.

Quant à la dyspnée foudroyante, à cette oppression subite avec immobilisation diaphragmatique et barre épigastrique qui survient comme dernier épisode de certaines urémies aiguës, elle est rarement isolée et aboutit rapidement au

coma. D'ailleurs son mode d'apparition et ses caractères sont assez particuliers
pour éveiller l'idée d'une affection rénale, surtout quand cette dyspnée coïncide
avec le rhythme respiratoire de Cheyne-Stokes.

c. L'*urémie lente* avec son hypothermie, le myosis, l'état subcomateux et
subdélirant, les convulsions partielles, sans parler des troubles des sens, du
prurit, de l'intolérance gastrique, ne saurait être confondue avec d'autres
affections. Mais avant d'en arriver à cette phase ultime le malade présente une
série de désordres au nombre desquels les *accidents gastro-intestinaux.* Or
l'urémie gastro-intestinale et surtout l'urémie gastrique échappent souvent à la
perspicacité du clinicien. Quand on voit un malade vomir ses aliments, vomir
même à jeun soit des matières glaireuses, soit des matières bilieuses, l'idée
première qui vient à l'esprit est celle d'une dyspepsie liée à une altération de
l'estomac. Et que de fois n'a-t-on pas posé en pareil cas le diagnostic de cancer
latent de l'estomac, alors que la suite de la maladie ou l'examen nécroscopique
ont démontré qu'il s'agissait de néphrite interstitielle ! L'urémie pouvant se
manifester par des vomissements incoercibles durant des semaines et des mois,
il importe d'analyser soigneusement les urines dans toutes les dyspepsies, dans
tous les états gastriques persistants. Et d'ailleurs le diagnostic peut être aidé
par l'examen du cœur, par les renseignements du malade qui avant de vomir
ses aliments était sujet à des maux de tête, des névralgies, des épistaxis, des
accès de dyspnée nocturne, tous phénomènes coïncidant avec de la polyurie ou
de la pollakiurie. Chez la femme le toucher vaginal peut compléter cette série
de données, en permettant de constater un cancer de l'utérus.

PRONOSTIC. Le pronostic de l'urémie dépend de la forme des accidents. Il
dépend plus encore de leur cause. La gravité de chaque cas est entièrement
subordonnée à celle de l'affection rénale qui entrave la dépuration urinaire.
S'agit-il d'une lésion aiguë, c'est-à-dire d'une altération susceptible de régression,
le danger est moindre que si l'on a affaire à une lésion lente dans son évolution,
mais irrémédiable. C'est à ce point de vue que l'on a raison de dire que
l'urémie aiguë est en somme d'un pronostic moins sombre que l'urémie chronique. La première guérit souvent ; la seconde, malgré des rémissions prolongées,
ne pardonne jamais. De cette notion fondamentale découle cette autre conclusion,
que l'urémie est d'autant plus grave qu'elle se produit à un âge plus avancé.
Chez le vieillard la cause de l'urémie réside presque toujours dans une sclérose
rénale ; chez l'adulte et surtout chez l'enfant, elle est plus souvent due à une
néphrite diffuse aiguë, altération passagère et curable.

Mais le pronostic varie également suivant la forme des accidents. Le plus
effrayant en apparence, mais peut-être le moins grave en réalité, est l'accès
éclamptique, cela sans doute à cause de sa fréquence chez l'enfant et dans la
néphrite scarlatineuse. Des statistiques réunies de Rilliet et Barthez, de West et
de L. Monod, il résulte que la mort ne s'est produite dans l'encéphalopathie de
l'enfance que 7 fois sur 29 cas, soit moins de 1 sur 4. D'après West, tout danger
est écarté, au point de vue de l'urémie, si l'enfant survit vingt-quatre heures à
la première attaque éclamptique, cela, bien entendu, s'il s'agit de néphrite aiguë.
Le même auteur considère comme d'un bon augure le retour complet de l'intelligence dans l'intervalle des accès ; parmi les autres signes favorables, il faut
citer la diurèse, les sueurs abondantes et la régularité du pouls. D'ailleurs, l'attaque éclamptique semble être parfois l'expression d'une crise salutaire dans le
cours d'une néphrite. Erlenmayer et Finger (cités par Lasègue) ont vu l'affec-

tion rénale jugulée à la suite d'accès épileptiformes. Peu importe l'explication : toujours est-il que c'est après avoir échappé aux dangers de l'urémie que le malade cesse parfois d'être albuminurique, que la sécrétion urinaire se rétablit dans toute son intégrité, et que les dernières traces d'anasarque disparaissent.

Quand les accès convulsifs, devenant subintrants, augmentent d'intensité et ne sont plus séparés que par des intervalles de coma complet, on doit redouter une terminaison funeste, si surtout le pouls est irrégulier et la respiration ralentie. Le coma, surtout le coma initial, à forme apoplectique, est d'un pronostic beaucoup plus grave que l'éclampsie. La mort est également fréquente, sinon inévitable, à la suite de la dyspnée urémique aiguë, avec impuissance diaphragmatique et sans lésion appréciable du poumon, dysnée qui paraît tenir à une perturbation profonde du centre respiratoire.

Nous avons suffisamment insisté sur la gravité de l'urémie lente pour n'avoir pas besoin d'y revenir. Nous ajouterons toutefois qu'il est difficile de prévoir et de fixer sa durée. Sans parler des rémissions qui viennent interrompre la marche des accidents au moment où ils paraissent le plus menaçants, l'état d'urémie lente définitivement constituée peut durer plusieurs semaines. L'abaissement progressif de la température centrale indique généralement l'approche de la mort. S'il faut en croire Strumpell, le thermomètre donnerait d'ailleurs des indications pronostiques très-utiles. Le pronostic serait favorable quand la température n'est pas sensiblement modifiée. Il serait au contraire très-grave toutes les fois qu'il se produit une élévation ou un abaissement notable. Toutefois l'hyperthermie aurait une signification moins fâcheuse quand les accidents urémiques sont accompagnés de frissons et de sueurs.

Traitement. Le traitement de l'urémie comporte deux indications principales : prévenir et retarder chez un malade atteint d'une affection rénale l'éclosion des accidents ; combattre ces accidents quand ils se sont produits. Étant donné l'évolution lente des néphrites chroniques, on ne saurait trop insister sur les règles d'hygiène qui, pendant un temps souvent fort long, mettent les malades à l'abri des complications urémiques. Il en est de certains brightiques comme des cardiaques ; quoique altéré, le rein suffit à sa tâche tant qu'on ne lui impose pas de surcroît de travail. Mais vienne une circonstance susceptible d'aggraver la lésion et partant l'imperméabilité du filtre urinaire, vienne encore un trouble digestif ou nutritif qui augmente la quantité des substances toxiques du sang, il y a rupture de l'équilibre et, de même que le cœur forcé aboutit à l'asystolie, de même le rein devenu insuffisant conduit à l'urémie.

A. De toutes les causes capables de provoquer une crise urémique dans le cours d'une néphrite demeurée jusque-là silencieuse, le refroidissement est la plus importante. En déterminant une poussée congestive du côté du rein, l'exposition au froid réduit au minimum l'émonctoire urinaire : d'où cette première conclusion thérapeutique qu'un malade atteint de néphrite doit éviter avec le plus grand soin les brusques variations de température et le séjour dans les lieux froids et humides. Si l'affection rénale est aiguë, la chaleur constante et régulière du lit est la première condition d'un traitement rationnel. S'il s'agit d'une lésion chronique, le malade devra porter de la flanelle et des vêtements de laine et, pour peu que la saison d'hiver soit rigoureuse, il y aura grand avantage à la passer dans le Midi. Ces précautions auront pour but de maintenir en bon état les fonctions de la peau, et d'éviter ainsi toutes les causes de répercussion congestive sur le rein. On agira dans le même sens, en conseillant des frictions sèches pratiquées quotidiennement sur le tronc et les membres ; cette stimulation des extrémités nerveuses de la peau détermine par voie réflexe une accélération de la circulation rénale et, par suite, une suractivité sécrétoire du rein (Bouchard). Si, par suite d'une infraction à cette première règle, les urines diminuent en devenant plus albumineuses et sanguinolentes, indice d'une poussée aiguë surajoutée à la néphrite chronique, il importe de combattre énergiquement et immédiatement cette complication par l'application réitérée de ventouses sèches et scarifiées, et de cataplasmes sinapisés dans la région lombaire. C'est dans ces cas encore que l'on conseille, surtout en Allemagne, la médication diaphorétique par les bains chauds, destinée à entretenir méthodiquement une certaine hyperémie cutanée. D'après Bartels, et contrairement aux conclusions expérimentales de Koloman Müller, lorsque dans une néphrite aiguë avec oligurie on met en usage les bains chauds, la quantité d'urine éliminée, loin de diminuer, augmente considérablement. Le procédé généralement employé est celui de Liebermeister. Il consiste à plonger tous les jours le malade dans un bain à 38 degrés centigrades : par l'addition d'eau chaude on élève peu à peu la température jusqu'à 42 degrés, et on y laisse le malade aussi longtemps qu'il le supporte, jusqu'à une heure entière. On a soin de maintenir la température de la chambre à un degré convenable. Au sortir du bain, le malade est roulé dans des couvertures de laine, puis au bout d'une heure à deux heures on l'essuie rapidement et on le porte dans son lit préalablement chauffé. Cette méthode étant peu employée en France, nous ne pouvons que la signaler.

L'hygiène alimentaire tient une place également importante dans le traitement préventif de l'urémie. Le régime lacté en est la partie fondamentale. Si, comme l'a démontré Bouchard, l'alimentation est une des principales sources de la toxicité urinaire, en raison des matières minérales et surtout de la potasse qu'elle introduit dans l'économie, puis à cause de la putréfaction que subissent dans l'intestin les matières non digérées, on ne saurait assez veiller sur le régime suivi par les brightiques. Il faudra en exclure la viande riche en matières extractives et en sels de potasse, à part cependant la viande bouillie ; pour la même raison, le bouillon sera interdit. Au contraire le lait, pauvre en sels de potasse, répond, comme on l'avait prévu empiriquement, aux indications d'un traitement rationnel. D'ailleurs ses avantages sont multiples. Ne donnant naissance qu'à peu de résidus toxiques, c'est d'autre part le meilleur des diurétiques ; enfin, quand il est bien digéré, il produit des matières fécales peu abondantes, solides, et ne contenant que peu de pigment biliaire, autre poison pour l'économie. Les matières fécales solides ne présentent au contact de la muqueuse intestinale que des surfaces dures et peu étendues, d'où une absorption minime et presque inoffensive, tandis que les résidus liquides incessamment brassés par l'intestin livrent à l'absorption une grande quantité de substances toxiques. Avec le lait et la viande bouillie, Bouchard, dont nous ne faisons que reproduire ici les idées, autorise l'emploi du blanc d'œuf et au besoin du fromage.

Pour terminer ce qui a trait au traitement préventif de l'urémie, nous devons rappeler, d'après Bouchard, les autres circonstances qui influent sur la toxicité urinaire. Celle-ci diminue sous l'influence de toutes les causes susceptibles d'activer les oxydations intra-organiques. Les alcaloïdes toxiques formés dans l'économie sont normalement éliminés par les reins et par l'intestin. Mais, ainsi qu'il résulte des récentes communications d'Arm. Gautier (*ptomaïnes et leuco-*

maïnes, Acad. de méd., 1886), un moyen plus puissant peut-être que l'élimination de ces bases fait résister l'organisme à l'auto-infection, c'est la combustion
continue des leucomaïnes par l'oxygène du sang. Il y a donc avantage, quand
l'émonctoire rénal est supprimé, à activer ces oxydations par une hygiène bien
entendue, et surtout par le séjour à la campagne et par un exercice modéré,
mais régulier. Bouchard vient encore de confirmer par la méthode expérimentale
le bien-fondé de ce précepte. Le travail musculaire au grand air, dit-il, supprime 30 pour 100 de la toxicité totale des urines émises en vingt-quatre heures.
Il supprime 27 pour 100 de la toxicité de la veille et son influence s'étend même
à la période du sommeil qui succède au travail, en faisant perdre aux urines de
ce sommeil 40 pour 100 de leur toxicité (Acad. des Sciences, 17 mai 1886). De
ces faits découle non-seulement l'utilité pour les brightiques de la vie au grand
air, mais aussi l'indication de recourir dans l'urémie confirmée aux inhalations
d'oxygène pour détruire, si faire se peut, une partie des substances toxiques
retenues dans le sang.

A propos de l'étiologie nous avons signalé l'influence fâcheuse de la fatigue,
des émotions morales et des maladies intercurrentes. C'est assez dire qu'on ne
saurait prendre trop de précautions pour mettre le malade à l'abri de toutes ces
causes nocives.

B. Le traitement rationnel de l'urémie confirmée repose tout entier sur cette
double indication : *soustraire* ou *neutraliser* les principes toxiques retenus dans
le sang. Pour remplir la première, le procédé le plus simple consiste à favoriser
le rétablissement de la sécrétion urinaire à l'aide des *diurétiques*, et particulièrement du *lait* employé comme aliment exclusif. Comme moyens diurétiques
simples, Bouchard conseille encore les *lavements froids* qui paraissent agir en
déplaçant le sang en stagnation dans le système porte et en augmentant par
conséquent la tension artérielle et la pression dans les vaisseaux du rein. L'ingestion de *boissons fraîches* stimule également la contractilité des vaisseaux
abdominaux et favorise la diurèse en introduisant dans le sang une certaine
quantité d'eau. Enfin la révulsion répétée de la région lombaire à l'aide de ventouses et de cataplasmes sinapisés favorise indirectement le retour des urines
en décongestionnant les reins. La *digitale* ne doit être employée qu'avec réserves,
à cause de l'imperméabilité du rein qui empêche son élimination ; d'ailleurs elle
ne réussit que lorsqu'il y a des troubles cardiaques associés à la maladie rénale
et que celle-ci n'est point trop avancée. Il faut en suspendre l'usage dès qu'apparaissent les phénomènes d'intolérance, nausées et vomissements, et, pour éviter
les accidents, ne l'administrer que par doses fractionnées. Le *café*, le *vin
blanc*, ont une action irritante sur le parenchyme rénal et ne rendent que de
médiocres services. La *caféine* et la *scille* n'auraient pas les mêmes inconvénients
que la digitale, et donnent parfois de bons résultats (Labadie-Lagrave). Par
contre, il faut proscrire absolument les *sels de potasse*, à cause de leur grande
toxicité.

Trop souvent les fonctions rénales sont définitivement supprimées ou ne se
rétablissent que lentement. Pour parer au danger immédiat, on peut alors favoriser l'élimination, par diverses voies supplémentaires, des substances toxiques
en excès dans le sang. Les *bains d'air chaud* ou les *bains de vapeur* ont été
beaucoup employés pour provoquer des sueurs profuses et avec elles l'issue
d'une certaine quantité des substances extractives normalement entraînées par
les urines. Cette pratique ayant pour principal et presque unique résultat de

soustraire à l'économie une certaine quantité d'eau est plus dangereuse qu'utile, puisqu'elle diminue encore la sécrétion urinaire (Bouchard). La même objection a été faite à propos du *jaborandi* et des *injections sous-cutanées de pilocarpine*, qui cependant paraissent agir efficacement dans certains cas d'urémie aiguë, comme nous le verrons tout à l'heure. La muqueuse intestinale étant spontanément le siége d'une élimination d'urée dans l'urémie ; on a pensé qu'en raison de sa grande surface elle pourrait servir d'émonctoire supplémentaire. Dans ce but, un grand nombre de médecins, forts de la théorie de Wilson, conseillent les *purgatifs* drastiques destinés à provoquer rapidement des selles aqueuses profuses. Mais, d'après Bouchard, la sécrétion intestinale n'a pas une action élective sur l'urée, et ne l'enlève au sang que dans la proportion ou l'urée s'y trouve. Si le sérum sanguin contient 32 centigrammes d'urée par litre, le liquide exsudé dans l'intestin renferme absolument la même proportion. En revanche, si l'on enlève au sang 1 litre d'eau par la voie intestinale, c'est 1 litre d'eau qui passera en moins par la voie rénale : or ce litre d'eau éliminé comme urine aurait entraîné 50 fois plus d'urée.

Au lieu de recourir aux fonctions vicariantes de la peau et de l'intestin, il est plus simple de soustraire directement, par la *saignée*, une certaine quantité de sang, et de diminuer ainsi la somme de poison contenue dans l'économie. En retirant 32 grammes de sang, dit Bouchard, on enlève 50 centigrammes de matières extractives, seizième partie de ce que l'urine devrait emporter. Ce résultat n'est pas insignifiant, et cette soustraction peut suffire pour sauver la vie du malade, en supprimant l'excès de substance toxique qui fait éclater les accidents mortels. En définitive, une saignée de 32 grammes enlève autant de matières extractives que 280 grammes de liquide diarrhéique.

Mais la saignée ne convient qu'à l'urémie aiguë et son utilité est douteuse dans les maladies chroniques du rein, sauf dans leurs complications aiguës. On ne peut d'ailleurs toujours soustraire, au risque d'affaiblir le malade, le sang avec le poison qu'il contient, et dès lors il était naturel de chercher les moyens de neutraliser ce poison. Les partisans de la théorie de l'ammoniémie pensèrent transformer l'ammoniaque en un sel inoffensif en donnant au malade des acides, et particulièrement l'*acide benzoïque*. Bartels, qui a administré ce médicament *largâ manu*, n'en a obtenu aucun résultat ; tout au plus les doses fortes (50 centigrammes toutes les trois heures) provoquaient-elles de la diarrhée. Le *chloroforme*, le *chloral*, le *bromure de sodium*, n'agissent que sur certaines formes, et seulement sur le symptôme, sans modifier sa cause. En réalité, le premier essai de *thérapeutique pathogénique* est dû à Bouchard. Dans une leçon à laquelle nous avons fait de nombreux emprunts, il en esquisse les principaux traits (*Semaine médicale*, 25 nov. 1885). Ce traitement s'adresse, pour en supprimer les dangers, aux diverses sources de poison qui déterminent l'urémie. Il consiste : 1° à diminuer la sécrétion biliaire par l'emploi du régime lacté, ou bien à chasser rapidement la bile de l'intestin à l'aide de quelques sels neutres, ou encore, la bile étant surtout toxique par son pigment, à la décolorer en administrant le *charbon* à dose suffisante ; 2° à diminuer la source de toxicité qui réside dans l'alimentation, en choisissant pour les urémiques des aliments rapidement digérés et absorbés, contenant peu de potasse et de substances extractives ; le lait réalise encore cette deuxième indication ; 3° à lutter contre l'intoxication par les produits de la putréfaction intestinale. Or, pour obtenir l'antisepsie intestinale, on peut avoir recours à divers médicaments : le *charbon associé à l'iodoforme*, la *naphtaline*, le *salicylate* ou le *sous-nitrate de bismuth*, paraissent dès à présent d'une efficacité réelle dans l'urémie, ainsi qu'il résulte de quatre cas observés par Tapret et Bouchard.

Le traitement pathogénique de l'urémie peut donc se résumer ainsi : diurétiques et, en première ligne, le lait ; lait comme aliment ; antisepsie intestinale ; saignée contre les accidents immédiatement menaçants. Il est évident que ces règles générales ne s'appliquent pas indistinctement à toutes les formes ; chacune d'elles comporte ses indications spéciales, et c'est par là que nous allons terminer.

C. Quand on se trouve en présence d'un accès d'urémie aiguë, et surtout d'une attaque d'éclampsie, il faut agir énergiquement et vite, la vie étant directement en péril. La *saignée* est donc indiquée et l'on doit y recourir sans hésitation, surtout chez l'adulte. Cette saignée doit être copieuse, et souvent l'on assiste, séance tenante, à la disparition graduelle des phénomènes convulsifs et du coma. Il est trois maladies où l'indication de la saignée se pose plus particulièrement : l'éclampsie scarlatineuse, l'éclampsie puerpérale et l'éclampsie des premières périodes de la néphrite interstitielle. Chez les individus vigoureux, on peut faire sans inconvénient une saignée de 300 à 500 grammes. Dans un cas d'urémie scarlatineuse chez un jeune homme très-robuste, Peter n'hésita pas à retirer 1200 grammes de sang, et le malade, qui depuis trois heures était en état de mal éclamptique, revint à lui à la fin de cette saignée, d'abord amaurotique et bientôt définitivement guéri. Marshal Hall fit pratiquer à un garçon de quatorze ans deux saignées successives, l'une de 265 grammes, l'autre de 218 grammes ; l'enfant fut promptement soulagé et guérit. Chez les jeunes enfants, Rilliet a conseillé avec raison plus de modération dans la pratique de la saignée. Une ou deux applications de sangsues, une ou deux petites saignées, sont en général suffisantes. D'ailleurs, et à moins de danger imminent, on peut recourir à d'autres médications.

Chez l'enfant, Trousseau a préconisé la *compression digitale des carotides*, ou d'une seule, celle du côté opposé aux convulsions, si celles-ci sont unilatérales. Ce moyen absolument inoffensif a réussi une fois entre les mains de Trousseau, deux fois entre celles de Rilliet ; enfin Cadet de Gassicourt dit avoir vu cesser, grâce à cette pratique, des convulsions qui menaçaient la vie d'un de ses petits malades.

Les *inhalations de chloroforme*, d'abord employées dans l'éclampsie puerpérale, ont été également recommandées dans l'éclampsie urémique proprement dite. Rilliet avait essayé sans succès les inhalations d'éther. Le chloroforme au contraire paraît avoir réussi maintes fois à enrayer les crises convulsives. West déclare que, depuis qu'il est familiarisé avec l'usage du chloroforme contre les convulsions puerpérales, il l'emploie avec non moins d'avantage contre l'urémie scarlatineuse des enfants. Sa règle de conduite est la suivante : essayer d'abord le chloroforme comme moyen d'arrêter l'attaque convulsive, et proportionner l'abondance de l'émission sanguine à ce que l'état consécutif de l'enfant paraît réclamer, en prenant pour guide la persistance du coma et le caractère du pouls. L'administration de l'*hydrate de chloral* par la bouche ou la voie rectale donne également d'excellents résultats, et en France tout au moins ce médicament est plus souvent prescrit que les inhalations de chloroforme. Il n'est pas inutile de faire remarquer que de tous les médicaments sédatifs et somnifères le chloral est peut-être le seul que l'on puisse donner sans inconvénient aux urémiques, les préparations opiacées déterminant presque toujours des phénomènes d'empoisonnement. On aura donc recours aux anesthésiques, et particulièrement au chloral, à la dose de 1 à 3 grammes suivant l'âge du malade, pour calmer les crises éclamptiques, en y adjoignant la saignée, quand l'intensité et surtout l'acuïté des accidents réclament cette médication.

Il est une autre pratique plus récemment vantée, et qui paraît avoir réuni autant d'opposants que d'adhérents : nous voulons parler des *injections souscutanées de pilocarpine*. La facilité et la rapidité avec lesquelles ce médicament provoque la sueur et la salivation, activant ainsi une des fonctions dites vicariantes de la sécrétion urinaire, le désignaient tout naturellement comme succédané de la saignée dans l'urémie. Et de fait, les injections de pilocarpine donnent parfois de bons résultats. Preetorius (*Ueber die Behandlung der Urämie im Kindesalter mit Pilocarpinum muricaticum. — Jahrb. f. Kinderheilk.*, t.XV, 1880) a traité par la pilocarpine 11 enfants atteints d'urémie sur lesquels guérirent; des six autres, 5 moururent de diphthérie et non d'urémie. Soegehold (*Pilocarpin bei Urämie*, in *Deutsche med. Wochensch.*, 1879) avait antérieurement signalé 2 succès sur 4 cas. Chez une petite fille de cinq ans ainsi guérie d'une urémie scarlatineuse, 8 milligrammes de pilocarpine furent injectés quotidiennement pendant vingt jours; un garçon de douze ans pris d'urémie dans les mêmes conditions fut rapidement débarrassé de deux crises éclamptiques, chaque fois à la suite d'une injection de 1 centigramme de pilocarpine : les convulsions cessaient six minutes après l'injection. D'après Preetorius, l'action sialagogue de la pilocarpine serait dans ces cas plus marquée que l'action diaphorétique, sans doute à cause de l'œdème de la peau; de plus, le médicament aurait une action diurétique. Dans les cas de Moussons et de Damaschino cités plus haut (à propos de l'hyperthermie dans l'urémie) les injections de pilocarpine faites chez des adultes urémiques furent également suivies d'un rapide amendement des accidents. En définitive, on ne saurait contester l'efficacité de cette méthode, mais ses résultats sont inconstants et elle expose à des accidents. Henoch, qui dans trois cas (2 injections de 5 à 1 centigramme par jour) a vu la guérison se produire après une diaphorèse abondante, ajoute que le nombre des insuccès a été plus grand, et que des injections de 1 centigramme seulement de pilocarpine peuvent déterminer des vomissements répétés et des symptômes menaçants de collapsus. D'ailleurs Preetorius avait prévu ces inconvénients, et il conseillait pour les combattre le cognac et les injections sous-cutanées d'éther. Cadet de Gassicourt, qui a observé les mêmes accidents, déclare que, sans renoncer à l'emploi de la pilocarpine, il ne l'administre qu'avec une extrême prudence, ne donnant jamais dans la journée qu'une seule injection de 2 à 5 milligrammes suivant l'âge du petit malade.

De toutes les médications qui précèdent, la saignée et les anesthésiques sont les plus sûres et les plus efficaces. Récemment Guyot rapportait à la Société médicale des hôpitaux (1881) l'observation d'un enfant de onze ans et demi guéri en six heures d'une attaque d'urémie scarlatineuse, grâce à une saignée de 500 grammes suivie de deux lavements de chloral. Mais il ajoutait que cette thérapeutique active et de toutes la plus rationnelle n'était pas toujours nécessaire, puisque peu de temps avant Lepine (*Revue de méd.*, février 1881) avait publié un cas d'éclampsie urémique à la période de desquamation de la scarlatine, rapidement guéri par un simple *lavement purgatif* et le régime lacté. Et dans la discussion soulevée par la communication de Guyot Dumont-Palli e

rappelait l'heureuse influence des simples inhalations de chloroforme, et parfois
d'un *lavement froid* suffisant pour profondément modifier la puissance réflexe
du système nerveux. Quoi qu'il en soit, la saignée sera toujours utile dans
l'urémie aiguë non-seulement pour combattre les accidents nerveux menaçants
pour l'existence, mais aussi, comme l'a dit Peter à propos de l'éclampsie puerpérale, pour décongestionner le rein et favoriser à la fois la diurèse et la
guérison de la néphrite.

Parmi les formes de l'urémie, plusieurs encore exigent une intervention thérapeutique spéciale. Toutefois l'indication capitale, il ne faut pas l'oublier, réside
toujours dans le traitement de la maladie causale et doit tendre à rétablir ou à
maintenir dans des limites suffisantes la sécrétion urinaire. Celle-ci faisant défaut,
on peut recourir aux *purgatifs* et particulièrement à l'eau-de-vie allemande
administrée à la dose d'une cuillerée à café seulement tous les trois ou quatre
jours. Outre la déplétion séreuse qu'elle détermine, cette médication exerce sur
l'intestin une dérivation parfois salutaire, cela notamment quand il y a tendance
à la congestion ou à l'œdème pulmonaire. Mais nous avons vu plus haut les
inconvénients des purgatifs ; c'est dire qu'il faut n'en user qu'avec ménagement et seulement en cas de besoin. Dans la majorité des cas, des lavements
à l'huile ou à la glycérine suffiront pour régulariser les garde-robes, s'il y a
constipation.

Indépendamment du traitement général de l'urémie, il est certains symptômes
qu'il faut combattre, tâche d'autant plus difficile et plus délicate que l'imperméabilité rénale s'oppose à l'emploi de la plupart des médicaments actifs. On
calmera le délire à l'aide du *chloral* et du *bromure de sodium ;* le bromure de
potassium doit être proscrit, à cause de sa toxicité. La dyspnée est une des
complications les plus rebelles de l'urémie. Quand elle est liée à un état congestif
des voies respiratoires, les ventouses sèches en grand nombre, les cataplasmes
sinapisés sur la poitrine, déterminent une révulsion favorable. Malheureusement
elle est sans effet sur la dyspnée purement toxique. L'*éther* en inhalations, et
surtout en *injections sous-cutanées*, procure parfois un peu de soulagement. De
même le chloral, le bromure de sodium, le *valérianate d'ammoniaque*. Considérées comme inefficaces par Cuffer, les *inhalations d'oxygène* sont néanmoins
conseillées par Labadie-Lagrave, qui les a vues réussir dans quelques cas. Enfin
Sheen a prôné contre les accès de dyspnée pseudo-asthmatique du mal de Bright
les *inhalations de nitrite d'amyle* combinées avec l'administration interne de
la nitro-glycérine (trois fois par jour une goutte d'une solution alcoolique à
1 pour 100 (*British Medic. Journ.*, 1883) ; nous ne savons ce qu'il faut penser
de ce dernier médicament.

Les accidents gastro-intestinaux et surtout gastriques de l'urémie ne sont que
difficilement modifiés par le traitement. Les vomissements incoercibles de certains malades défient toutes les ressources de la thérapeutique. Le *régime lacté
exclusif* s'impose comme première condition et, pour faire supporter et accepter
le lait, on peut y ajouter de l'*eau de chaux*, de l'*eau de Vichy*, de l'*eau-de-vie*
ou du *kirsch*. En général, il est plus facilement absorbé quand il est froid et
glacé. Si malgré tout les vomissements continuent, on pourra, suivant le précepte de Calcheart Lees (*Dublin. Quarterly Journ.*, 1851), administrer avant les
repas une à deux gouttes de *créosote* dans une cuillerée d'eau, ou bien, comme
le conseille Bartels, deux gouttes de *teinture d'iode* dans la même quantité de
véhicule. L'*eau oxygénée*, en s'opposant à la putréfaction stomacale, nous paraît

également utile. Enfin il faut soutenir les forces du malade à l'aide des *injections sous-cutanées d'éther.*

Tel est également le traitement de l'urémie lente. Mais on comprend que, en présence d'une insuffisance définitive des reins, la mort est inévitable, quoi qu'on fasse, et c'est tout au plus si l'on peut prolonger de quelques semaines l'existence des malades.   P. MERKLEN.

BIBLIOGRAPHIE. — ABEILLE. *Traité des maladies à urines albumineuses et sucrées*, 1865. — ADDISON. *On the Disorders of the Brain, connected with Diseased Kidneys.* In *Guy's Hosp. Reports*, 1830. — ALEXANDER. *Cases of Suppression of Urine (anurie scarlatineuse).* In *Edinb. Med. Journ.*, Sept. 1859. — ALLING. *Urémie à forme lente insidieuse.* In *Société d'anat.*, 1869. — AMODRU. *Urémie par obstacle à l'excrétion de l'urine. Calcul enchatonné comprimant l'orifice des uretères.* In *Bulletins de la Société anatomique*, 1875. — ANGLADA. *Deux cas d'ischurie rénale suivis de mort.* In *Recueil des travaux de la Société médicale du département d'Indre-et-Loire*, 1843. — ANAX. *Des accidents nerveux de l'urémie, de leurs causes, de leur mode de production et de leur diagnostic différentiel*, leçons recueillies par Siredey. In *Gazette des hôpitaux*, 1860. — DU MÊME. *Urémie mortelle chez un nouveau-né, produite par une rétention d'urine consécutive à l'étroitesse du prépuce.* In *Journ. des connaiss. méd.*, 1860. — ARTAUD. *De la néphrite déterminée par la compression des uretères dans le cours du cancer de l'utérus et de l'hypertrophie du cœur consécutive.* In *Revue de médecine*, nov. 1883. — ASSMUTH. *Ueber Harnresorption and Uraemie.* In *Saint-Petersburger med. Wochenschr.*, 20 Februar 1886. — ASTASCHEWSKY. *Zur Frage der Urämie.* In *Saint-Petersburger med. Wochenschr.*, n° 27, 1881. — AUVERT. *Sur les hémorrhagies survenant dans le cours du mal de Bright.* Thèse de doct. Paris, 1880. — BABINSKI. *Kystes multiples du foie et des reins. Urémie.* In *Société anatomique*, 1882. — BAMBERGER. *Beitrag zur Casuistik des Morbus Brightii.* In *Würzburger med. Zeitschr.*, 1861. — BARLOW, *Med. Chir. Review*, 1842. — BARIÉ et DU CASTEL. *Néphrite interstitielle; urémie.* Soc. anatomique, 1879. — BARRÉ. *Essai sur quelques accidents urémiques chroniques, liés au rein contracté.* Th. de doctorat de Paris, 1878. — BARTELS. *Les maladies des reins*, trad. par Edelmann, annot. par Lépine. Paris, 1884. — BAZY (P.). *Du diagnostic des lésions des reins dans les affections des voies urinaires.* Thèse de doct. Paris, 1880. — BECQUEREL. *Maladie de Bright et symptômes cérébraux.* Société anatomique, 1840. — BÉNIER et LIOUVILLE. *Phénomènes graves d'urémie simulant la période algide du choléra; abaissement progressif de la température; rétention d'urine décomposée dans la vessie; uretères distendus, sclérose rénale; modification apportée dans la répartition de l'urée; ammoniaque dans le sang.* Société anat., 1873. — DES MÊMES. *Cancer de l'utérus; urémie avec abaissement de la température.* Société anatom., 1873. — BECHER. *Amaurose aiguë dans la néphrite scarlatineuse.* Société de méd. int. de Berlin, 7 janv. 1884. — BELL (Vincent). *Occlusion of Both Ureteri; Death by Syncope.* In *Lancet*, 1883. — BENCE (Jones). *Bright's Disease Clin. Lect.* In *Med. Times*, 1852. — BERNARD (Cl.) et BARRESWILL. *Sur les voies d'élimination de l'urée.* In *Annales des sciences naturelles*, mai 1847. — BERNARD. *Contribution à l'étude des paralysies dans l'urémie.* Th. de doct. Paris, 1885. — BERNARD (W.). *Clinical History of a Case of Anuria.* In *Dublin. Med. Journ. of Med. Sc.*, July 1885. — BERNHEIM. *Néphrite diffuse subaiguë; urémie épileptiforme; anasarque; gros reins blancs; foyer de ramollissement dans le lobule orbitaire droit.* In *Revue médicale de l'Est*, 15 oct. 1885. — BERNHEIM et SIMON. *Rhumatisme articulaire subaigu; endocardite mitrale végétante; infarctus rénaux et néphrite; embolie corticale du cerveau; urémie épileptiforme ultime.* In *Revue médicale de l'Est*, 1er nov. 1885. — BERTHOLDT. *Klinischer Beitrag zur Lehre der acuten Vergiftung des Blutes durch Harnbestandtheile (cas d'anurie cancéreuse, avec analyse peu précise du sang).* Inaug. Diss. Erlangen, 1856. — BIERBAUM. *De l'urémie cérébrale.* In *Deutsche Klinik*, 1874. — BIERINER. *Ein ungewöhnlicher fall von Scharlach.* In *Arch. f. path. Anat.*, t. XIX, 1860. — BŒGEBOLD, *Pilocarpin bei Urämie.* In *Deutsche med. Wochenschr.*, n° 16, 1879. — BOURDILLAT. *Néphrite double avec accidents d'urémie.* In *Gaz. des hôpitaux*, 1866 — BOURNEVILLE. *Urémie et éclampsie puerpérale.* In *Études cliniques et thermométriques sur les maladies du système nerveux*, 2e fascicule, 1872-1873. — DU MÊME. *Nouvelles recherches sur la température dans l'urémie et dans l'éclampsie puerpérale.* In *Mouvement médical*, 1873. — DU MÊME. *Urémie; abaissement de la température.* In *Bulletin de la Société anatomique*, 5e série, t. VIII. — BOUSSEAU. *Dégénérescence kystique des reins; accidents urémiques à forme dyspnéique.* Société anatomique, 1868. — BOUCHARD. *La thérapeutique pathogénique de l'urémie.* In *Semaine médicale*, 25 nov. 1885. — DU MÊME. *Sur les poisons qui existent normalement dans l'organisme et en particulier sur la toxicité urinaire.* Académie des sciences, 22 mars 1886. — DU MÊME. *Sur les variations de la toxicité urinaire pendant la veille*

et pendant le sommeil. Acad. des sciences, 29 mars 1886. — Du même. *Influence de l'abstinence, du travail musculaire et de l'air comprimé sur les variations de la toxicité
urinaire.* Acad. des scienc s, 17 mai 1886. — Du même. *Leçons de pathologie générale,*
1885-1886. — Boudin. *Des accidents urémiques dans le cancer de l'utérus.* Thèse de doct.
Paris, 1876. — Bouvat. *De l'urémie délirante* (th. de doct. Lyon, 1883). — Brieger. *Trouble
mental dans l'urémie.* In *Berlin. klin. Wochenschr.,* 1881. — Bright. *Reports of Med. Cases,*
vol. I. London, 1827. — Du même. *Papers in Guy's Hos. Reports for 1836 and 1840.* —
Broadbent. *Quatre observations d'urémie.* In *the Lancet,* 1875. — Brücke. *Ueber den ursäch-
lichen Zusammenhang zwischen Albuminurie und Uraemie.* In *Wiener Wochenschrift,*
1854. — Brunner. *Vollständige Anurie. Linkseitige Nierenatrophie. Rechtseitige Pyelitis
und Thrombose der Nierenvenen.* In *Sitz. d. Würzb. physik. med. Gesellsch.,* 1856. —
Bruzelius Ragnar. *Om Erythema uraemicum.* In *Nordiskt mediceurkt Arch.,* 1881. —
Bucquoy. *Des accidents urémiques dans les formes aiguës et chroniques de l'albuminurie.* In
France méd., 1877. — Budde (V.). *De l'urémie; remarques sur sa pathologie et son traitement.* In *Ugeskrift for Læger,* 1874. — Burton (V.-M.). *Total suppression of Urine for Eight
Days. Consciousness retained till Within Eight Hours of Death.* In *Brit. Med. Journ.,* 1860.
— Butte. *Cancer latent du rein gauche; urémie.* Société anat., 1882. — Du même. *Néphrite
en foyers avec points de suppuration; urémie.* In *Bull. de la Société anat.,* 1882. — Cadet
de Gassicourt. *Traité clinique des maladies de l'enfance,* t. II, 1882. — Cahen. *De l'éclampsie
des enfants du premier âge, dans ses rapports avec la néphrite albumineuse.* In *Union
médicale,* 1853. — Cahours. *Quelques considérations sur l'anurie comme cause d'accidents
cérébraux.* Thèse de doctorat de Strasbourg, 1860. — Campenon. *Cancer encéphaloïde de la
paroi postérieure de la vessie; hydronéphrose; urémie.* Société anat., 1872. — Carpentier-
Méricourt. *Cancer de l'utérus propagé à la face inférieure de la vessie; oblitération des
uretères; urémie à forme gastrique; abaissement de la température.* Soc. anat., 1874. —
Catcheart Lees. *On Chronic Vomiting as Symptomatic of Disease of the Kidneys.* In *the Dublin
Quart. Journ. of Med. Science,* 1852. — Cauddrelier. *Contribution à l'étude de l'urémie et en
particulier du symptôme hyperesthésie.* Thèse de doct. de Lille, 1881. — Cavasse. *De l'urémie.*
In *Revue de thérapeutique,* 1861. — Chalvet (P.). *Note sur le rôle des matières dites extractives
dans les maladies.* In *Gazette des hôpitaux,* déc. 1867. — Chambige. *Étude sur la mort subite
dans l'urémie.* Th. de doct. de Paris, 1872. — Champetier de Ribes. *Phthisie urinaire; mort par
urémie dyspnéique.* Soc. anat., 1877. — Chappot de la Chanonie. *Anurie ayant persisté durant
quinze jours sans déterminer d'accidents; guérison.* Concours médical, 12 avril 1884. —
Charcot. *Maladie de Bright et urémie. Rapport sur les observations présentées par d'Ornellas.* Société anat., 1854. — Du même. *De l'amblyopie et de l'amaurose albuminurique.* In
Gaz. hebd. Paris, 1858. — Cuarpentier. *Anurie calculeuse ayant duré cinq jours sans accident; guérison.* Concours médical, 1er déc. 1883. — Chauvet. *Du danger des médicaments
actifs dans les cas de lésions rénales.* Thèse de doctorat de Paris, 1877. — Christison. *Obs.
on the Variety of Dropsy.* In *Edinb. Med. and Chir. Journal,* 1829. — Du même. *Bright's
Disease of the Kidneys.* In *Monthly Journal of Med. Science,* May 1851. — Clifford Albutt.
On Uraemic Asthma. In *Brit. Med. Journ.,* 1877. — Colombier (Pierre). *De l'urémie et de
quelques états qui peuvent lui ressembler.* In *Montpellier médic.,* mars 1885. — Corvin. *De
l'urémie à forme dyspnéique.* Thèse de doctorat de Paris, 1874. — Cruveilhier. *Maladie de
Bright; atrophie des reins.* Société anat., 1850. — Csokor (J.). *Des suites de la ligature des
uretères et de l'artère rénale chez les animaux et spécialement chez le chien.* lu *Arch. f.
path. Anat. und Phys.,* t. LXXXII. — Coffer (L.). *Recherches cliniques et expérimentales
sur les altérations du sang dans l'urémie et sur la pathogénie des accidents urémiques.*
Thèse de doctorat de Paris, 1878. — Cusco. *Calcul vésical énorme; dilatation des uretères
et des reins; néphrite.* Société anat., 1846. — Danjoy (L.). *De l'albuminurie dans l'encéphalopathie et l'amaurose saturnine.* In *Arch. gén. de méd.,* avril 1864. — Debove et Dreyfous.
Contribution à l'étude de l'urémie et de l'anurie. In *Soc. méd. des hôpit.,* et *Union médic.,*
1880. — De Brun du Bois Noir. *Urémie déterminée par des infarctus du rein.* In *France
médic.,* 1881. — Decaudin. *Concomitance des maladies du foie et des reins,* Thèse de doct. de
Paris, 1878. — Demjankow. *Zur Lehre von der Urämie.* In *Saint-Petersburger med. Wochenschrift,* 1881. — D'Espine. *Éclampsie urémique scarlatineuse guérie par la saignée.* In *Revue
méd. de la Suisse romande,* avril 1882. — De Paoli. *Contribuzione allo studio dell' Azione
locale e generale dell' urina normale e patologica.* In *Giorn. delle R. Accad. di med. di
Torino,* 1880. — Dieulafoy. *De la folie brightique.* Société méd. des hôp., et *Gaz. hebd.,*
1885. — Dittel. *Urämie. Tod nach acht Tagen. Section.* In *Allg. Wien. med. Zeit.,* 1866.
— Drasche (A.). *Ueber den Harnstoffbeschlag der Haut und Schleimhäute im Cholera-
Typhoïde.* In *Zeitschr. der Gesellsch. Wiener Ærzte,* 1856. — Dubar. *Urémie délirante et
comateuse; transformation kystique des deux reins.* Société anat., 1879. — Dubreuil (G.).
*Note sur un cas d'urémie (forme mixte, délirante et comateuse) consécutive à un érysipèle
de la face; mort dix jours après le début des accidents.* In *Union méd. de Seine-Inférieure,*

1874. — DUBUC. *Note sur un cas d'anurie terminée par la mort après dix-sept jours de durée.* In *Union médicale*, 4 nov. 1879. — DU CASTEL. *Urémie à forme dyspnéique; hydronéphrose double.* In *Bulletin de la Société anatomique*, 1870. — DUMONT. *Cancer de l'utérus; propagation aux uretères; accidents urémiques avec élévation de la température.* In *Journ. de méd. de Bordeaux*, 1881. — DUNCAN (Matthews). *Tumeur fibreuse de l'utérus causant la mort par suite de la compression des uretères.* In *Brit. Med. Journ.*, April 20, 1878. — FABRIÈS. *Réflexions sur la pathogénie de l'albuminurie et de l'urémie.* Thèse de Strasbourg, 1863. — FEILCHENFELD (L.). *Ueber die Wirkung der Kaffeins in zwei Fällen von Urämie nach Scharlach.* In *Deutsche med. Zeitschr.* Berlin, 1885. — FELTZ et RITTER. *Études expérimentales sur l'ammoniémie.* In *Journal de l'anatomie*, 1874. — DES MÊMES. *Expériences démontrant que l'urée pure ne détermine jamais d'accidents convulsifs.* Acad. des sciences, 1878. — DES MÊMES. *De l'urémie expérimentale.* In *Revue médic. de l'Est*, 1881. — FELTZ et ERHMANN. *Essai expérimental sur le pouvoir toxique des urines fébriles.* Acad. des sciences, 12 avril 1880. — FÉRÉ. *Cancer de l'utérus; urémie; rétention des matières fécales.* Soc. anat., 1875. — FÉRÉOL. *Néphro-cystite chronique; dyspnée urémique; mort; autopsie.* In *Union médicale*, 1867. — FERRAND. *Affection du rein; urémie; pathogénie.* In *Union méd.*, 1867. — DU MÊME. *Rétention d'urine chez un névropathe; urémie grave; ponction de la vessie; rétablissement du cours des urines; guérison.* Soc. méd. des hôpit. et *Union médic.*, 1881. — FILLIOUX. *Des hémorrhagies dans les maladies des reins.* Thèse de doct. de Paris, 1865. — FLECHNER. *Mittheilungen aus der Praxis (cas d'albuminurie avec hydropisie et convulsions à la suite de la rougeole).* In *Zeitschr. Wiener Aerzte*, Oct. 1852. — FLEISCHER. *Ueber das Vorkommen von Harnstoff im Sputum bei Nephritis interstitialis.* In *Sitzungsb. der phys. med. Gesellsch. zu Erlangen*, 1880. — DU MÊME. *Ueber die Untersuchung des Speichels von Nierenkranken.* In *Berl. klin. Wochenschr.*, Mai 1883. — DU MÊME. *De l'urémie.* In *Congrès de méd. int.*, 1883, et *Semaine médicale*, 18 avril 1885. — FLINT (Austin). *Leçon clinique sur les convulsions urémiques dans la néphrite interstitielle.* In *New-York Med. Journal*, 1880. — FOURNIER (Alfred). *L'urémie.* Thèse d'agrégat. de Paris, 1863. — DU MÊME. *Note sur deux cas d'urémie.* Société méd. des hôpitaux, et in *Union médicale*, 1864. — FRERICHS. *Die Brightische Nierenkrankheit und deren Behandlung*, 1851. — DU MÊME. *Unt. über den urämischen Process*, 1865. — GALLOIS. *Essai physiol. sur l'urée et les urates.* Thèse, 1857. — GANZINOTTY. *Sur un cas de compression brusque des uretères par une tumeur utérine.* In *Revue médicale de l'Est*, 1883. — GAULTIER. *Considérations critiques sur la pathogénie de l'urémie.* Thèse de Paris, 1875. — GAUTIER (A.). *Sur les alcaloïdes dérivés de la destruction bactérienne ou physiologique des tissus animaux.* In *Acad. de méd.*, 1886. GENESTOUX. *Contribution à l'étude de l'urémie expérimentale.* Thèse de doct. de Paris, 1885. — GIRARD. *Abcès urineux; récidive de fistule urinaire; uréthrotomie interne; mort par urémie comateuse; abcès et calculs rénaux.* In *Bulletin de la Société anatomique*, 1872. — GIRARD (J.). *Résorption urineuse et urémie dans les maladies des voies urinaires.* Thèse de Paris, 1873. — GMELIN (L.) et TIEDEMANN (J.). *Poggendorf Annalen*, 1834. — GOTARD. *Recherches sur la substitution graisseuse du rein.* In *Gaz. méd. de Paris*, 1859. — GRÉHANT. *Urémie.* In *Gaz. médic.*, 1869. — GUÉNEAU DE MUSSY (N.). *De l'albuminurie latente.* In *Clin. médic.*, 1875, t. II, p. 220. — GUILLAUD (J.). *De l'urémie dans la fièvre bilieuse hématurique.* In *Arch. de méd. navale*, 1876. — GOROVITSCH. *Des symptômes auriculaires dans le mal de Bright.* In *Berlin klin. Wochenschr.*, 1880. — GUYON. *Leçons cliniques sur les maladies des voies urinaires* 1881. — GUYOT. *Coma urémique; difficultés de diagnostic.* In *Union médic.*, 1880. — DU MÊME. *Urémie scarlatineuse guérie par une saignée de 300 grammes, suivie de deux lavements de chloral.* Soc. méd. des hôp., 1881. — HÄUSER. *Ein Fall von gleichzeitigen Verschluss beider Ureteren durch Nierensteine. Tod nach fünftägiger Anurie ohne urämische Erscheinungen.* In *Berliner klin. Wochenschr.*, 1881. — HAJEK. *Causes et marche de l'urémie et de la néphrite scarlatineuse.* In *Arch. für Kinderheilkunde*, 1880. — HAMILTON. *Calculs of the Kidneys; Retention of Urine.* In *Lancet*, 1854. — HAMMOND. *Ueber die Injection von Harnstoff.* In *Schmidt's Jahrbuch.*, t. XLIX, 1858. — DU MÊME. *On Uraemic Intoxication.* In *Americ. Journ. of Med. Science*, 1861. — HANOT. *Urémie avec abaissement de la température, myome utérin.* Société d'anat., 1873. — HEATON. *On different Forms of Granular Diseases of the Kidney.* In *London Med. Gaz.*, 1844. — HENPELN. *Der urämische Process.* In *Dorp. med. Zeitschr.*, 1873. — HENOCH. *Leçons cliniques sur les maladies des enfants*, traduct. par Hendrix. Paris, 1885. — HÉRARD. *Urémie à forme dyspnéique.* Soc. méd. des hôpit., et in *Union médicale*, 1867. — HERBERT. *Dégénérescence graisseuse et infarctus des reins.* Soc. anat., 1808. — HERVEY. *Maladie de Bright; dyspnée urémique; apoplexie pulmonaire; aphasie; hémiplégie faciale droite*, etc. Soc. anatomique, 1874. — HERVIER (O.). *De la dyspnée urémique comme symptôme primitif de la néphrite latente.* Thèse de doctorat de Paris, 1877. — HEYDENREICH. *Des lésions rénales consécutives à la rétention d'urine et des accidents provoqués par ces lésions.* Nancy, 1879, in-8°, et *Revue médicale de l'Est*. — HIRSCHPRUNG. *Sur la cristallisation d'urée à la surface de la peau* dans l'urémie. In *Uegesberigt for-Laeger*, et *Gaz. hebd.*, 1865. — HLAVA et THOMAYER. *Ueber die pathologisch-anatomischen Bedingungen des urämischen Symptomen-Complexes bei Nephritiden*. In *Wiener med. Jahrb.*, 1882. — HOLDT. *Urémie; Amaurose*. In *Philad. Med. and Surg. Reporter*, 1873. — HORBACZEWSKI. *Contribution à l'étude de l'urémie*. In *Mediz. Jahrbücher*, 1885. — HUE. *Cancer encéphaloïde de la vessie; pyélo-néphrite; urémie*. Société anat., 1880. — HUTINEL. *Des températures basses centrales*. Thèse d'agrégation de Paris, 1880. — JACCOUD. *Clinique médicale de la Charité*, 1867. — JACKSH. *Ueber Blutvergiftung durch Harnresorption*. In *Prager Vierteljahresschrift*, 1844. — DU MÊME. *Klinische Mittheilungen*. In *Prager Vierteljahresschr.*, 1860. — JEAFFRESON. *Report of a Case of Total Suppression of Urine*. In *Lancet*, 1859. — JOHNSON (Georges). *Clinical Remarks on Diarrhoea and Vomiting, the Result of Renal Diseases*. In *Brit. Med. Journ.*, December 1867. — JOLYET. *Des injections d'urée dans le sang*. Société de biol., 1878. — JOSIAS. *Urémie aiguë; néphrite intentitielle; absence congénitale du rein et de l'uretère du coté droit*. Soc. anat., 1877. — JUHEL-RÉNOY. *De l'anurie précoce scarlatineuse*. In *Arch. gén. de méd.*, avril 1886. — JUVENTIN (A.). *De l'urée dans les vomissements*. Thèse de doct. de Paris, 1876. — KELLY. *Un cas d'urémie convulsive traité par les bains de vapeur et le chloral; guérison*. In *the Lancet*, Nov. 19, 1881. — KENNEDY (Henry). *Observation de maladie de Bright; anasarque céphalée, vomissements et finalement accès épileptiforme, amendés considérablement par l'usage du mercure à petites doses*. In *the Dublin Journ. of Med. Science*, Dec. 1879. — KIRK (Robert). *Quelques remarques sur l'urémie avec des observations d'hydropisie scarlatineuse traitée par la saignée*. In *the Glasgow Med. Journ.*, April 1877. — KÜHNE et STRAUCH. *Ueber das Vorkommen von Ammoniak im Blute*. In *Centralblatt*, 1864. — LABADIE-LAGRAVE. Article URÉMIE. In *Dict. de méd. et de chirurgie pratiques*. — LANCEREAUX *Néphrite consécutive à l'épithélioma du col utérin*. In *Ann. des malad. des org. gén.-urinaires*, 1884. — LANDOUZY. *Urémie, formes diverses et traitement*. In *Journ. de méd. et de chirurg. prat.*, 1883. — LANGE. *Tartarus stibiatus gegen Urämie*. In *Deutsche Klinik*, nos 28, 30, 31, 1863. — LASÈGUE. *Des accidents cérébraux qui surviennent dans le cours de la maladie de Bright*. In *Arch. gén. de méd.*, oct. 1852. — DU MÊME. *Des bronchites albuminuriques*. In *Arch. gén. de méd.*, 1879. — LAURENS *Des accidents nerveux qui surviennent quelquefois dans le cours de la maladie de Bright*. Thèse de doct. Montpellier, 1867. — LÉCORCHÉ. *De l'altération de la vision dans la néphrite albumineuse*. Thèse de doct. Paris, 1858. — DU MÊME. *Traité des maladies des reins*, 1875. — LÉCORCHÉ et TALAMON. *Études méd faites à la maison municipale de santé*. Paris, 1881. — LEGROUX. *Note sur l'éclampsie albuminurique*. In *Union méd.*, 1853. — LÉPINE. *Néphrite parenchymateuse; Urémie*. In *Bulletin de la Société anat.*, 1867. — DU MÊME. *Sur un cas d'hémorrhagie de la protubérance avec symptômes d'urémie dans le mal de Bright*. Société de biologie, 1876. — DU MÊME. *Eclampsie urémique à la période de desquamation de la scarlatine*. In *Revue de méd.*, févr. 1881. — LETULLE. *Artérite chronique généralisée; hypertrophie cardiaque; néphrite interstitielle; urémie (forme délirante chronique)*. In *France médicale*, 1879. — LEVEN. *Néphrite parenchymateuse; urémie; injections de nitrate de pilocarpine; guérison*. Soc. de biologie, 18 oct. 1879. — LEVI (Pollegrino). *Étude sur quelques hémorrhagies liées à la néphrite albumineuse et à l'urémie*. Thèse de doct. Paris, 1864. — LEWRIN. *Einige Bemerkungen über das Scharlach-Fieber*. In *Journ. für Kinderh.*, 1864. — LEUDE. *Ueber Urämie*. In *Berlin. klin. Wochenschr.*, 1883. — LEUDET. *Mémoire sur les convulsions survenant dans l'âge adulte chez l'homme atteint de néphrite albumineuse*. In *Moniteur des hôpitaux*, 1857. — LIOUVILLE. *Température dans les accès urémiques*. Société d'anat., 1873. — DU MÊME. *Endocardite végétante et ulcéreuse; urémie*. Société anat., 1873. — LISFRANC. *Suppression d'urine ayant duré douze jours, et due à la compression des uretères par un cancer de l'utérus*. In *Bull. gén. de thérap.*, 1844. — LOISEAU (L.). *Étude sur l'urémie dyspnéique*. Thèse de doct. Paris, 1874. — LOLLIOT. *Stéatose des reins et du foie consécutive à un empoisonnement mercuriel; urémie*. Société anat., 1868. — LOOMIS. *On Morphia in acute Uraemia*. In *Diseases of the resp. Organs*, et *Philadelph. Med. and Surg. Reporter*, 1876. — LUTON (A.). *Affections urémiques de l'intestin*. In *Gaz. hebd.*, nº 11, 1860. — DU MÊME. *Un cas de mal de Bright terminé par urémie*. In *Bull. de l'Union médicale du Nord-Est*, 1879. — MAHOMED (J.-A.). *On the Pathology of Uraemia and the so called Uraemic Convulsions*. In *Brit. Med. Journ.*, 1877. — MALLIUS. *Urémie avec symptômes cholériformes*. In *Lancet*, 1882. — MARCUS (E.). *Frühzeitige Urämie mit Tobsucht bei Scharlach*. In *Berlin. klin. Wochenschr.*, 1877. — MARSHALL-HALL. *On Acute Anasarca with Convulsions*. In *Lancet*, 1840. — MATHIEU. *Des démangeaisons considérées comme symptômes du mal de Bright*. Thèse de doct. Paris, 1882. — MAURIAC. *Note sur un cas d'urémie à forme cérébrale ayant entraîné la mort en vingt-deux heures et consécutive à une néphrite albumineuse latente*. In *Gaz. méd. de Bordeaux*, nº 7, 1876. — MAVEL. *Paralysie des reins; absence de sécretion pendant huit jours; mort* In *Gazette des hôpitaux*, août 1849. — MAYET. *Note sur deux cas d'urémie par obstruction des voies d'excrétion*. In *Lyon médical*, 1879. — MEISSNER.

Bericht über Versuche die Urämie betreffend. In *Zeitschr. f. ration. Med.*, t. XXVI, 1866. — MERKLEN (P.). *Étude sur l'anurie.* Th. de doct. Paris, 1881. — MICHEL (François). *Étude sur les accidents urémiques.* Th. de doct. Strasbourg, 1860. — MICHELSON (P.). *Urémie aiguë avec amaurose sans symptômes antérieurs d'affection rénale; pneumonie séreuse; mort.* In *Berliner klin. Wochenschr.*, n° 53, 1877. — MOLLOY. *Oblitération des uretères par des calculs; suspension de la sécrétion urinaire pendant huit jours; apoplexie.* Société anat., 1859. — MONOD (L.). *De l'encéphalopathie albuminurique aiguë et des caractères qu'elle présente en particulier chez l'enfant.* Thèse de doct. Paris, 1868. — MOORE. *Case of Bright's Disease simulating Poisoning by Opium.* In *London Med. Gaz.*, 1845. — MORAT et ORTILLE. *Note sur les altérations du sang dans l'urémie.* Acad. des sciences, 1879. — MORLAND. *Of the Morbid Effects of the Retention in the Blood of the Elements of the Urinary Secretion.* In *Americ. Journ. of Med.*, April 1861. — MOUSSOUS (A.). *Note sur un cas d'urémie avec élévation de la température.* In *France médicale*, 14 avril 1885. — MÜLLER (J.-W.). *Case of Suppression of Urine; Fatal on the Thirteenth Day.* In *Edinb. Med. Journ.*, June 1867. — MUNCK (Philippe). *Ueber Urämie.* In *Berliner klin. Wochenschrift*, 1864. — NUNNELEY. *Kidneys taken from a Woman who had not secreted any Urine for Twelve Days.* In *Med. Times and Gaz.*, 1860. — ODE (O.-W.). *Néphrite parenchymateuse aiguë accompagnée de convulsions urémiques; guérison.* In *Boston Med. and Surg. Journ.*, Oct. 1877. — OBLONSKY. *Anurie ayant duré dix-huit jours; mort; calcul de l'uretère droit.* In *Centralblatt für Chirurgie*, n° 3, 1884. — OPPLER. *Beiträge zur Lehre von der Urämie.* In *Virch. Arch.*, t. XXI, H. 3. — OPPOLZER. *Morbus Brightii.* In *Spitals Zeitg.*, 1859. — ORTILLE. *Sur un symptôme prémonitoire de l'urémie.* In *Acad. de méd.*, 2° série, t. IX. — Du MÊME. *De la dyspnée nerveuse des néphrites; état des gaz du sang chez les urémiques.* Thèse de doct. Lille, 1878. — OSLER (William). *Délire et coma urémiques à une période très-précoce de la néphrite interstitielle.* In *Arch. of Med. New-York.*, 1882. — OTIS. *Contractions spasmodiques de la vessie; épaississement de ses parois; dilatation des uretères et hydronéphrose; mort par urémie.* In *Phil. Med. Times*, April 1881. — PARROT. *Encéphalopathie urémique et tétanos des nouveau-nés.* In *Arch. gén. de méd.*, 1872. — PERCY. *Recherches sur la présence de l'urée dans le sang et dans le cerveau, dans des cas de mal de Bright.* In *London Med. Gaz.*, mars 1844. — PERLS. *Beob. über die Wirkung des Kreatinius.* In *Berliner klin. Wochenschr.*, 1838. — PETER. *Urémie scarlatineuse guérie par la saignée.* In *Clin. méd.*, t. II, p. 505. — PETROFF (A.). *Zur Lehre von der Urämie.* In *Virchow's Arch. für path. Anat.*, 1862. — PICARD. *Convulsions à forme éclamptique chez un homme; terminaison par la mort; autopsie; analyse du sang.* In *Gaz. med. de Strasbourg*, n° 7, 1855. — Du MÊME. *De la présence de l'urée dans le sang et de sa diffusion dans l'organisme à l'état physiologique.* Thèse de Strasbourg, 1856. — Du MÊME. *Sur la cause des phénomènes nerveux dans l'urémie.* Société de biologie, 1879. — Du MÊME. *Recherches sur les quantités d'urée dans le sang.* In *Journ. de l'anatomie et de la physiologie*, nov. 1882. — PIGERET. *Des accidents qui peuvent survenir du côté du système nerveux dans le cours de la maladie de Bright.* Thèse de doct. Paris, 1855. — PICOT. *Les grands processus morbides*, 1876. — PIHAN-DUFEUILLAY. *Étude sur la mort subite dans l'enfance causée par les troubles du système nerveux.* Thèse de doct. Paris, 1861. — PITOU dit BALME. *Des accidents cérébraux consécutifs à la suppression d'urine.* Thèse de doct. Paris, 1854. — PONCIS (P.). *Étude sur l'urémie à forme lente.* Thèse de doct. Paris, 1877. — POPOFF. *Des suites de la ligature de l'uretère et des artères rénales chez les animaux.* In *Arch. f. path. Anat. und Phys.*, t. LXXXII. — POURRAT. *Des troubles urinaires compliquant les tumeurs fibreuses de l'utérus.* Thèse de doct. Paris, 1884. — PRÆTORIUS. *Ueber die Behandlung der Urämie im Kindesalter mit Pilocarpinum muriaticum.* In *Mittheilungen aus der Strassburher Kinderklinik, u. Jahrb. für Kinderheilk.*, t. XV, p. 5. — PRÉVOST et DUMAS. *Examen du sang et de ses actions dans les divers phénomènes de la vie.* In *Annales de chimie*, 1821. — PÜRKHAUER. *Zur Behandlung der urämischen Amaurose mit Pilocarp. muriatic.* In *Ærztl. Intelligenzbl.*, n° 34, 1880. — QUINQUAUD et GRÉHANT. *Toxicité de l'urée.* Soc. de biologie, 27 juin 1885. — RAPP (G.). *Eine Beobachtung von Morbus Brightii im Stadium urämicum.* In *Virchow's Arch. f. path. Anat. und Phys.*, t. IX. — RAYER. *Traité des maladies des reins*, 1841. — RAYMOND. *Urémie dans un cas de cancer de l'utérus; analyse du liquide retenu dans l'uretère.* Société anat., 1874. — RAYMOND. *Sur certains délires simulant la folie survenus dans le cours de néphrites chroniques et paraissant se rattacher à l'urémie.* In *Arch. gén. de méd.*, 1882. — Du MÊME. *Pathogénie de certains accidents paralytiques observés chez le vieillard; leurs rapports probables avec l'urémie.* In *Revue de médec.*, sept. 1885. — REDENBACHER (Hugo). *Ueber Urämie resp.; Ammoniämie bei Scharlach.* In *Intell.-Blatt bayer. Ærtze*, 1862. — REES. *On the Presence of Urea in the Blood.* In *Lond. Med. Gaz.*, 1833. — RENAULT (A.). *Lèpre anesthésique et tuberculeuse; tuberculose pulmonaire; urémie; néphrite interstitielle avec dégénérescence amyloïde des reins.* Société anat., 1873. — RENAUT (J.). *Observation pour servir à l'histoire de la néphrite et de l'éclampsie typhoïde.*

In *Arch. de physiol.*, 1881. — Rendu. *Étude comparative des néphrites chroniques.* Thèse d'agrég. Paris, 1878. — Ribail. *Contribution à l'étude de l'insuffisance rénale.* Thèse de doct. Paris, 1886. — Richardson. *Sur l'urémie.* In *Lancet*, 1860. — Du même. *On Uraemie Coma.* In *Clinical Essays*, n° 8, 1862. — Richet (Ch.) et Moutard Martin (R.). *Contribution à l'action physiologique de l'urée et des sels ammoniacaux.* In *Académie des sciences*, févr. 1881. — Richet (Ch.). *Sur la fermentation de l'urée.* In *Acad. des sciences*, févr. et mars 1881. — Rigler. *Beiträge zur Ammoniämie.* In *Wiener med. Wochenschr*, 1861. — Rilliet. *Encépholapathie albuminurique dans l'enfance.* In *Recueil de la Soc. de méd. de Genève*, 1853. — Robert et Gaucher. *Albuminurie et accidents urémiques dans le cours d'une fièvre typhoïde; guérison.* In *Revue de méd.*, 1881. — Robert (Adhémar). *Albuminurie avec hématurie; mort par urémie.* Société anat., 1881. — Roberts (W). *A Practical Treatise on Urinary and Renal Diseases.* London, 1876, 3° édit. — Rokitansky. *Ueber lethale Leber und Nierenteatose.* In *Zeitschr. der k. k. Ges. der Ærlzte zu Wien*, 1859. — Rommelære (W.). *De la pathogénie des symptômes urémiques.* Thèse de Bruxelles, 1867. — Rondot. *Urémie cérébrale et gastro-intestinale; folliculites ulcéro-gangréneuses de l'intestin.* In *Gaz. hebd. des sciences médic. de Bordeaux*, 16 août 1885. — Rosenstein (Sigmund). *Einige Fälle von Urämie.* In *Med. Centr. Zeitg.*, 1858. — Du même. *Das Kohlensaure Ammoniak und Urämie.* In *Arch. f. path. Anat.*, Bd. LVI, liv. 3. — Du même. *Ueber Epilepsia Saturnina und ihre Beziehungen zur Urämie.* In *Arch. für path. Anat.*, 1867. — Du même. *Traité pratique des maladies des reins*, tradnct. par Böttentuit et Labadie-Lagrave, 1874. — Roser (W.). *Du collapsus aigu de l'ammoniémie.* Soc. de méd. de Marburg, et in *Centralblatt f. Chir.*, 1876. — Rooth. *Renal Toxaemia.* In *Lond. Med. Journ.*, 1840. — Russell (J.). *Cas d'anurie complète pendant vingt jours; guérison.* In *Med. Times and Gaz.*, 1879. — Rutherford Haldane. *On the Nature and Treatment of Uraemic Convulsions.* In *Edinb. Med. Journ.*, 1865. — Sainton (H.). *De l'état actuel de la science sur la question de la pathogénie de l'urémie avec quelques expériences sur la théorie de Traube.* In *Recueil des travaux de la Société médicale d'Indre-et-Loire*, 1874. — Saloz. *Contribution à l'étude clinique et expérimentale du phénomène respiratoire de Cheyne-Stokes.* Dissert. Inaug. Genève, 1881. — Scharlau. *Retentio urinae ureterica in Folge von Lithiasis und Nierenentartung.* In *Medic. Vereinszeitung*, n° 12, 1846. — Schottin. *Beiträge zur Charakteristik der Urämie.* In *Arch. für physiol. Heilk.*, 1853. — Du même. *De l'élimination de la créatine et de la créatinine.* In *Arch. der Heilk.*, 1860. — Schwengers. *Anuria im Folge von Verschluss des rechten Ureter durch ein Concrement bei vollständigen Mangel einer linken Niere.* In *Berl. klin. Woch.*, 1881. — Seguin (E.-C.). *De la névralgie occipitale comme symptôme de l'urémie.* In *Arch. of Med. New-York*, vol. IV, n° 1, p. 98. — Selberg. *Ein Fall von Urämie mit Amaurose nach Nephritis scarlatinosa.* Inaug. Dissert. Berlin, 1867. — Sheen. *Traitement de l'asthme urémique.* In *Brit. Med. Journ.*, 1883. — Siredey (A.) et Decaudin. *Néphrite interstitielle: urémie.* In *Bulletin de la Société anatomique*, 1877. — Smith Aquilla. *Case of Hematuria followed by Suppression of Urine.* In *Transact. of the College of Phys. in Ireland*, 1857. — Soyer. *De la sensation du doigt mort dans le mal de Bright.* Thèse de doct. Paris, 1885. — Ssubotin (M.). *Beiträge zur Lehre von der Harnsecretion.* In *Zeitschr. für rat. Med.*, t. XXVIII, 1866. — Staare. *Fall von subacuter Urämie bei Specknieren.* In *Arch. d. Heilk.*, 1864. — Stockois. *Ueber den Harnstoff als Ursache der Urämie.* In *Nederl Tijds*, 1860. — Strumpell. *Bemerkungen über die Urämie und ihren Einfluss auf die Körpertemperatur beim primären morbus Brightii.* In *Arch. d. Heilk.*, t. XVII, p. 36. — Suyers (Paul). *De la pathogénie des accidents urémiques.* In *Bulletin de l'Acad. roy. de Belgique*, 1882. — Tapret et Roger. *Contribution à l'étude de la néphrite dothiénentérique.* In *Annales des maladies des organes gén. urinaires*, 1885. — Tardieu (A.). *Coïncidence d'une hémorrhagie cérébrale avec une maladie de Bright.* Société anatomique, 1841. — Tavignot. *Kystes des reins et symptômes cérébraux.* Société anat., 1840. — Tenneson. *Note sur l'anurie calculeuse.* In *Union médicale* et Société des hôpitaux, 1879. — Tessier (Henri). *De l'urémie.* Thèse de doct. Paris, 1856. — Thomas. *Urémie scarlatineuse.* In *Gerhardt's Handbuch der Kinderkrankheiten*, Bd. IX, n° 3, p. 320. — Thompson. *Ischuria renalis.* In *Lond. Med. Gaz.*, 1844. — Traube. *Eine Hypothese über den Zusammenhang in welchen die sog. urämischen Anfälle der Erkrankungen der Nieren stehen.* In *Allg. med. Central-Zeitg.*, 1861. — Treitz. *Ueber urämische Darmaffection.* In *Prag. Zeitschr.*, 1859. — Tripe. *De l'hydropisie dans la scarlatine.* In *Gaz. hebd.*, 1854. — Variot. *Urémie dyspnéique sans albuminurie.* In *France médic.* et *Soc. clin.*, 1881. — Vermeil. *Cystite; pyélo-néphrite et orchite tuberculeuse; mort par urémie.* Soc. anat., 1880. — Vidal. *Accidents cérébraux mortels dans un cas d'albuminurie sans hydropisie.* In *Monit. des hôpit.*, 1856. — Viola. *Kystes des reins, symptômes cérébraux.* Société anat., 1837. — Voit. *Bemerkungen über Urämie.* In *Zeitschr. für Biol.*, t. IV, 1868. — Wagner (A.). *Ueber Amblyopie und Amaurose bei Bright'scher Nierenkrankheit.* In *Virchow's Arch.*, 1857. — Waldenburg. *Urämisches Asthma.* In *Allg. med. Central-Zeitg.*, 1864. — Walshe (W.-H.). *On the Diagnosis of Uraemie Blindness and Dyspnoea*. In *Assoc. Med. Journ.*, Nov. 1853. — WARD (Samuel): *Cancer de la vessie; occlusion des uretères; mort par coma urémique*. In *Arch. of Med. New-York*, 1882. — WHITLA (W.). *Uraemia in Affections of the Liver*. In *the Dublin Journ. of Med. Science*, February 1876. — WIEGER. *Rech. critique sur l'éclampsie urémique*. In *Gazette méd. de Strasbourg*, 1854. — WILKS (S.). *Cases of Bright's Diseases with Remarks*. In *Guy's Hosp. Reports*, 1852. — WILLE (L.). *Nierenkrankheiten und Psychosen*. In *Corresp.-Blatt für schweizer Ærtze*, Mai 1883. — WILLIS (Robert). *Krankheiten des Harnsystems*, traduction allemande par Hensinger. Eisenach, 1841.— WILSON. *On Fits and Sudden Death in Connexion with Diseases of Kidney*. In *London Med. Gaz.*, 1853. — WILTSHIRE (A.). *Sur la mort par urémie dans certains cas de maladies malignes de l'utérus*. In *Trans. of the Americ. Gyn. Soc*, 1876. — ZALESKY (N.). *Untersuchungen über den urämischen Process und die Function der Nieren*. Tubingen, 1865. — ZIMMERMANN. *Die Urämie; Hypothese von Frerichs*. In *Deutsche Klinik*, 1852.   M.

URENA. Genre de plantes Dicotylédones, appartenant à la famille des Malvacées, et caractérisées par un calice muni d'un calicule à 5 divisions, alternant avec les 5 divisions du limbe du calice; une corolle qui rappelle celle des Mauves; de nombreuses étamines monadelphes, réunies en un tube tronqué ou quinquidenté; 5 carpelles, libres entre eux, surmontés d'un style à dix branches, se séparant à la maturité de la columelle et ne contenant qu'une seule graine.

La seule plante intéressante au point de vue médical est l'*Urena lobata* L., dont les feuilles presque rondes sont obtusément trilobées et molles au toucher. On l'emploie comme émolliente dans la colique, et comme expectorante dans le rhume, le catarrhe. D'après Aug. de Saint-Hilaire, elle porte au Brésil le nom de *Malavisco Guanima*.

Il faut aussi citer, mais comme plante textile, l'*Urena sinuata* L., qui croît aussi au Brésil, et dont les feuilles sont profondément trilobées.   PL.

BIBLIOGRAPHIE. — *Genera*, n° 844. — JUSSIEU. *Genera*, n° 272. — LAMARCK. *Encyclopédie-Illustrat. des genres*, tab. 583.— DE CANDOLLE. *Prodromus*, t. I, p. 441.— ENDLICHER. *Genera*, n° 5274.— BENTHAM et HOOKER. *Genera*, n° 205.— BAILLON. *Hist. des plantes*, t. II, p. 90.   PL.

URÉTÈRE. L'uretère est le conduit excréteur du rein. Il s'étend du hile de cet organe au bas-fond de la vessie où il se termine par un orifice étroit. Sa longueur est de 25 à 30 centimètres. Son calibre, à l'état normal, ne dépasse pas celui d'une plume à écrire. Sa direction est oblique de haut en bas et de dehors en dedans. Il se rapproche, par conséquent, de son congénère, en descendant dans le petit bassin, car l'uretère est double comme le rein dont il est une dépendance.

I. ANATOMIE. 1° Sappey comprend dans la description de l'uretère les calices et le bassinet. Ces organes ne sont en effet que la partie supérieure de l'uretère, laquelle s'est élargie et développée pour embrasser les papilles du rein.

Les calices, au nombre de 8 ou 9, sont de petits entonnoirs membraneux qui embrassent les papilles par leur partie évasée et se réunissent par leur autre extrémité pour former trois troncs qui se confondent presque immédiatement, en donnant naissance au bassinet.

Ce dernier a la forme d'un entonnoir aplati d'avant en arrière. Ses dimensions sont très-variables, mais en général il est assez développé dans le sens transversal pour déborder un peu en dedans le hile du rein, et dans le sens vertical pour se prolonger jusqu'au niveau de l'extrémité inférieure de cette glande.

L'uretère proprement dit a la forme d'un cylindre membraneux aplati d'avant en arrière. Sa portion abdominale est en rapport en avant avec le péritoine, les vaisseaux spermatiques qui la croisent à angle aigu, l'S iliaque du côlon à gauche et la partie terminale de l'iléon à droite. En arrière, elle repose sur le psoas, plus bas sur l'angle de bifurcation de l'iliaque primitive et sur l'iliaque externe.

La portion pelvienne correspond en avant au péritoine, puis à la couche musculaire de la vessie, en arrière aux vaisseaux pelviens, au canal déférent et à la face supérieure des vésicules séminales.

La portion vésicale, longue de 10 à 12 millimètres, chemine d'abord dans l'épaisseur de la couche musculaire de la vessie, rampe ensuite entre cette couche et la tunique muqueuse et s'ouvre à la surface de celle-ci par un orifice taillé en biseau.

La surface interne des calices, du bassinet et de l'uretère, est partout d'un blanc bleuâtre, lisse et humide. Leur structure est la même. Ils sont formés d'une *membrane fibreuse externe*, d'une *couche de fibres musculaires lisses* et d'une *membrane muqueuse*.

La membrane fibreuse se compose de tissu conjonctif ordinaire et de fibres élastiques fines; arrivée au point où ses calices entourent les papilles, elle se continue avec l'enveloppe extérieure du rein. La *couche musculeuse* est très-évidente dans l'uretère; elle présente des fibres externes longitudinales et des fibres internes transversales; au voisinage de la vessie, on trouve, en dedans de ces dernières, une troisième couche formée de fibres longitudinales. Dans le bassinet, les deux couches musculeuses conservent encore la même épaisseur que dans l'uretère; dans les calices, au contraire, elles deviennent de plus en plus minces, pour se terminer au niveau de l'insertion des calices sur les papilles. La *muqueuse* de tous ces organes est mince, assez vasculaire et dépourvue de glandes et de papilles; elle se continue en s'amincissant notablement sur les papilles rénales et s'unit au stroma interne de ces dernières. L'épithélium a de $0^{mm},05$ à $0^{um},09$; il est stratifié et se distingue par la variété de forme et de volume de ses éléments. Les cellules les plus profondes sont petites et arrondies, les moyennes sont cylindriques ou coniques, tandis que celles de la surface sont polygonales et arrondies ou aplaties en formes de lamelles. Ces cellules ont cela de remarquable qu'on y rencontre souvent deux noyaux; on y trouve aussi des granulations arrondies, claires, à contours médiocrement foncés, qui prennent parfois l'aspect de noyaux (A. Kölliker, *Éléments d'histologie humaine*).

Les artères qui viennent se ramifier dans les parois de ces conduits sont nombreuses et grêles. Elles proviennent de l'artère rénale, de l'artère spermatique ou utéro-ovarienne et de l'iliaque interne, de ses branches rénales particulièrement. Les veines sont assez volumineuses et viennent se jeter dans les troncs correspondant aux artères que nous venons de citer. Les nerfs suivent le trajet des artères; ils viennent du plexus rénal, du plexus spermatique ou du plexus hypogastrique.

Les uretères, ainsi que leur structure l'a fait pressentir, sont contractiles à la manière des muscles lisses. Sous l'influence du galvanisme, ces conduits changent de forme et de calibre. De larges et aplatis qu'ils étaient, ils deviennent cylindriques et durs. Ils ressemblent alors au canal déférent. Ces phénomènes ont été maintes fois constatés chez les animaux et sur les suppliciés. Les contractions sont lentes à se produire et les mouvements ont lieu du bassinet vers la vessie.

II. Pathologie. Les maladies de l'uretère sont étroitement liées à celles des reins et de la vessie avec lesquelles elles se confondent dans la pratique. Ces conduits sont le siége des accidents si douloureux qu'on désigne sous le nom de coliques néphrétiques et qui sont dus au passage d'un gravier anguleux cheminant péniblement dans le conduit, sous l'influence de ses contractions.

Parfois ces concrétions s'arrêtent en chemin, grossissent et se transforment en calculs. Elles s'opposent alors au cours des urines et cet arrêt peut être causé par de simples amas de sable ou de petits graviers. C'est le plus souvent à l'entrée de la portion intra-vésicale du conduit que ces obstacles se produisent. Alors la partie située au-dessus se dilate; l'uretère acquiert un volume consirable et devient flexueux. On l'a vu, dans quelques cas, atteindre un calibre égal à celui de l'intestin grêle. Dans d'autres circonstances, au contraire, lorsqu'il cesse d'être parcouru par l'urine, soit à cause d'un obstacle situé à la partie supérieure, soit par suite d'une dégénérescence du rein, il revient sur lui-même et se rétrécit d'une manière notable.

Les lésions traumatiques de l'uretère sont rares. On comprend cependant qu'il peut être atteint, comme le rein, par les instruments vulnérants et par les projectiles. Il peut être lésé dans le cours de certaines opérations chirurgicales et notamment dans l'hystérectomie par la méthode vaginale.

Les uretères ne sont presque jamais le siége d'une inflammation isolée et il est très-rare qu'ils en soient le point de départ. Dans toutes les observations qu'il a recueillies pour la rédaction de sa thèse (*De l'uretérite et de la péri-uretérite*. Paris, 1886), M. Tourneur n'a pas trouvé un seul cas d'uretérite primitive ou essentielle. Ces conduits sont presque toujours atteints par l'inflammation du rein correspondant ou de la vessie, et les symptômes de l'uretérite se confondent avec ceux de la néphrite ou de la cystite concomitantes.

Les cancers du rein, de la vessie, de l'utérus, du rectum, se propagent souvent à l'uretère; il en est de même de la tuberculose, lorsqu'elle envahit ces organes.

Le diagnostic des maladies de l'uretère n'est pas facile. On peut pourtant reconnaître par la palpation, surtout chez les personnes maigres, l'augmentation de volume et la forme en chapelet que présentent souvent ces conduits. La pression développe de la douleur sur le trajet de ces cordons. Un engorgement des ganglions lombaires, certaines névralgies, peuvent induire en erreur, mais on a, pour s'éclairer, l'examen des urines qui sont normales dans ces maladies, tandis qu'elles sont toujours altérées dans les affections chroniques de l'uretère. Le pronostic de celles-ci se règle sur celui de la néphrite ou de la cystite qui l'accompagne. Le traitement est le même que celui de ces affections (*voy.* Reins, Vessie). On a pourtant inauguré, dans ces derniers temps, en Allemagne, une méthode directe et hardie qui n'a pas eu de succès en France : c'est la dilatation de l'uretère à l'aide du cathétérisme, dans les cas d'hydronéphrose et de gravelle avec accumulation de graviers. L'auteur de cette opération nouvelle, G. Simon (d'Heidelberg), la dit facile à pratiquer chez la femme après dilatation préalable de l'urèthre. Comme il n'a pas trouvé chez nous d'imitateurs, nous renverrons pour le manuel de ce cathétérisme à la description qu'en donne l'auteur dans son ouvrage (G. Simon, *Die Sonderung der Harn leiter Chirurgie der Nieren*, Theil II, s. 290).

Le cathétérisme de l'uretère a été pratiqué de haut en bas à la suite de la néphrotomie par des chirurgiens d'Allemagne et d'Angleterre, dans le but de s'assurer qu'il était libre et de le désobstruer au besoin, mais leur conduite

n'a pas encore été imitée en France, du moins nous n'en connaissons pas
d'exemple. Chez un de ses derniers opérés, M. Le Dentu, voyant persister les douleurs lombaires après une néphrotomie totale, a bien eu la pensée de recourir
au cathétérisme descendant, mais il n'a pas donné suite à cette idée et les
crises douloureuses ont persisté.   EUG. ROCHARD.

URÉTHANE. Sous le nom d'*uréthane*, d'*éthyl-uréthane*, de *carbamate
d'éthyle*, d'*éther éthylique d'acide carbamique*, on décrit un médicament nouveau qui a été introduit dans la thérapeutique par von Schmiedeberg (de Strasbourg).

Les uréthanes constituent en chimie un groupe d'éthers qui dérivent de
l'acide carbamique, acide hypothétique qui a la formule suivante : $C(HAzO^2)O^2$;
les rapports intimes qui unissent cet acide hypothétique à l'urée ont fait
donner à tout ce groupe d'éthers le nom qui les caractérise. L'uréthane éthylique
ou éthyl-uréthane est de l'acide carbamique dans lequel un atome d'hydrogène
est remplacé par le radical éthylique C^2H^5; la formule est la suivante : $C^3H^7AzO^2$.

On obtient l'uréthane par plusieurs procédés, soit en chauffant l'urée dans
un excès d'alcool, soit par l'action de l'éther carbamique et chlorocarbamique sur
l'ammoniaque, soit enfin en mettant en contact du chlorure de cyanogène et de
l'alcool ordinaire.

L'uréthane se présente sous forme de beaux cristaux, qui dérivent d'un prisme
rhomboïdal oblique, cristaux gras au toucher, d'une saveur fraîche qui rappelle
celle de l'acétate de potasse; ils sont fusibles vers 60 degrés et distillent à
180 degrés. Cette uréthane est très-soluble dans l'eau, l'alcool et l'éther, à toute
température, ce qui en rend l'administration des plus faciles.

Quoique l'uréthane ait été étudié, en 1833, par Dumas et Cahours, ce n'est
que depuis 1884 que Schmiedeberg a eu la pensée de l'appliquer à la thérapeutique.

Ce qui conduisit Schmiedeberg à expérimenter l'uréthane, c'est une étude
comparée de la puissance narcotique de certains médicaments par rapport à leur
constitution atomique. Il pensa que la fonction d'un radical éthyle ou méthyle
dans la formule de l'acide carbamique devait créer des propriétés hypnotiques à
ce corps, c'est ce qui fit expérimenter sur les animaux l'uréthane. Schmiedeberg
a administré l'uréthane à des grenouilles, à des lapins et à des chiens; ces
expériences physiologiques ont été reprises en France par Eloy, Coze (de Nancy)
et Combemale et Mairet (de Montpellier). C'est sur l'ensemble de ces travaux
que nous pourrons baser l'étude de l'action physiologique de cette substance.

A la dose de 20 milligrammes chez les grenouilles, le carbamate d'éthyle
déprime l'activité cérébrale sans troubler autrement les fonctions organiques et,
quelles que soient les doses administrées, on ne peut déterminer la mort avec
cette substance.

Chez le lapin, lorsqu'on atteint la dose de 1^{gr},25 répétée 3 fois, on détermine
un abaissement de température de plus de 1 degré et les battements du cœur
et les mouvements respiratoires sont accélérés pour les uns et ralentis pour les
autres; de nouvelles recherches sont nécessaires sur ce point, mais tout le monde
est d'accord pour reconnaître la puissance hypnotique de ce corps.

Chez le lapin, 1 gramme d'uréthane par kilogramme du poids de l'animal
produit un état d'assoupissement et de catalepsie dans lequel l'animal reste
plongé pendant six à sept heures. Ce sommeil diffère du sommeil chloralique, en

ce que la sensibilité ne paraît pas atteinte et l'animal se réveille sous l'influence des excitations extérieures. Chez le cobaye les phénomènes sont à peu près analogues à ceux que l'on observe chez le lapin ; cependant la durée de l'engourdissement est moins longue et il suffit d'administrer pour cela de 25 à 30 centigrammes d'uréthane par kilogramme du poids du corps.

Chez le chien, l'action est encore moins intense, et Schmiedeberg a vu de ces animaux absolument rebelles à l'action hypnotique du carbamate d'éthyle. C'est là un fait qui se renouvelle avec beaucoup d'hypnotiques et que nous avons déjà constaté dans nos recherches sur l'hypnone, c'est que, selon l'animal en expérience, les résultats peuvent varier.

Lorsqu'on administre l'uréthane chez l'homme, on observe les phénomènes suivants : à la dose de 3 ou 4 grammes, il se produit un sommeil calme exempt, comme l'a montré Huchard, de rêves et de cauchemars, et qui ne s'accompagne pas de la lourdeur et de la pesanteur de tête que l'on observe si souvent après l'administration des opiacés et du chloral.

Eloy, Huchard, Sticker, ont constaté une diminution dans la respiration, ainsi qu'une diminution dans le nombre des pulsations ; cependant Schmiedeberg a nié à l'uréthane toute action sur les centres circulatoires. La difficulté de retrouver l'uréthane dans les différentes voies d'élimination fait que nous connaissons peu de chose sur le point de son action physiologique et, tandis que Sticker affirme que l'urination et la sudation sont augmentées chez les personnes qui prennent de l'uréthane, Huchard, au contraire, soutient qu'il n'a rien observé de semblable chez les malades auxquels ce médicament était administré.

L'action locale de l'uréthane est presque nulle. Cependant, dans les expériences faites chez les animaux, comme le remarque Éloy, il se produit des chutes de poils ou des eschares, lorsqu'on use de solutions trop concentrées d'uréthane.

Pour terminer ce qui a trait à l'action physiologique, il faut signaler l'antagonisme qui existe entre l'uréthane et la strychnine ; le professeur Coze, qui a bien mis en lumière ce fait, a montré qu'il fallait donner des doses quintuples de strychnine pour produire chez les animaux soumis à l'influence de l'uréthane des accidents convulsifs. Cette action antagoniste de l'uréthane, nous la trouvons presque au même degré avec la paraldéhyde, avec le chloral et avec l'alcool.

Quant aux applications thérapeutiques de l'uréthane, elles sont des plus nombreuses et le nombre des observations est assez grand pour que nous puissions fournir à cet égard des données précises, et nous nous baserons surtout sur les observations publiées par von Jacksch, Myrtle, Huchard, Éloy, Jolly, Riegel, Sticker, Saundry, Mairet et Combemale et par nous-même.

C'est surtout dans les maladies du cœur que l'uréthane a paru donner de bons résultats, qu'il s'agisse d'affections uréthrales ou bien d'affections aortiques. Huchard, von Jacksch, Saundry, Éloy, ont ainsi combattu avec succès l'insomnie qui accompagne les maladies du cœur et en particulier l'insuffisance aortique ; c'est là un point important, puisque le chloral est contre-indiqué dans les affections cardiaques. Dans l'insomnie des tuberculeux, on a obtenu de bons effets nonseulement comme hypnotique, mais encore comme médicament calmant de la toux.

L'uréthane réussit aussi fort bien dans les insomnies nerveuses et même dans les délires partiels. Mairet et Combemale, qui l'ont surtout employé dans diverses formes d'aliénation mentale, ont montré que, si dans les cas où le cerveau est altéré organiquement (démence par athéromasie, démence paralytique), l'uréthane n'a aucune action somnifère, elle paraît agir énergiquement dans l'aliénation mentale fonctionnelle, à condition toutefois que l'insomnie ne soit pas liée à une agitation trop intense.

Enfin, en se basant sur les expériences du professeur Coze, l'uréthane serait applicable au traitement des maladies à forme convulsive, telles que : l'éclampsie, les contractures hystériques et surtout l'empoisonnement par les médicaments tétanisants.

L'uréthane est un médicament purement hypnotique, il est dépourvu de propriétés analgésiques et anesthésiques : aussi, pour combattre l'insomnie qui accompagne la douleur, il se montre absolument inefficace.

En résumé, au point de vue thérapeutique, l'uréthane qui, même à dose élevée, ne produit aucun effet toxique, est un hypnotique qui s'adresse particulièrement à l'insomnie nerveuse, à celle des cardialgies, à celle qui se produit dans l'aliénation fonctionnelle, qui peut aussi combattre les phénomènes de contracture et qui a sa place marqué, à cause de son innocuité, dans la thérapeutique des enfants.

On ignore encore le mécanisme de l'action thérapeutique de l'uréthane, et les expériences physiologiques n'ont pas encore éclairé cette question ; il est probable que, comme tous les médicaments hypnotiques proprement dits, l'uréthane doit être un anémiant de l'axe cérébro-spinal ; seulement cette hypothèse n'est confirmée par aucune expérience.

L'administration de l'uréthane est des plus faciles : soluble en toute proportion dans l'eau, on l'administre en potion.

Voici une des formules de potion proposée par Vigier :

Uréthane.. . . . . 4 grammes.
Sirop de fleurs d'oranger. . . . . 30 —
Eau. . . . . 100 —

On peut remplacer le sirop de fleurs d'oranger par le sirop de menthe, d'anis, de laurier-cerise.

J'ai conseillé moi-même la solution suivante :

Uréthane . . . . 15 grammes.
Eau. . . . . 250 —

De 3 à 4 cuillerées à bouche dans un verre d'eau sucrée aromatisée avec un peu d'eau de fleurs d'oranger.

Quant à la dose à employer, presque tout le monde est d'accord pour conseiller des doses variant entre 3 et 4 grammes que l'on doit donner en une seule fois. DUJARDIN-BEAUMETZ.

BIBLIOGRAPHIE. — VON SCHMIEDEBERG. *De l'action pharmacologique et des usages thérapeutiques de quelques éthers de l'acide carbamique.* — STICKER. *Das Urethan als Hypnotikum.* In *Deutsche med. Woch.*, 1885, n° 45. — HUCHARD. *Action hypnotique de l'uréthane ou carbamate d'éthyle.* In *Bull. de thérapeutique.* — COZE. *Sur l'action physiologique de l'uréthane et son antogonisme avec la strychnine.* In *Bull. de thérap.*, 30 avril 1880, t. CX, p. 337. — VON JASKSCH. *Wiener med. Blätter* et *Centralbl. f. k. Med.*, 1884, p. 184. — MYRTLE. *The Brit. Med. Journ.*, 20 Febr. 1886, p. 343. — SAUNDRY. *The Lancet*, 10 Dec. 1885. — JOLLY. *Jahresbericht der Pharmacotherapie*, 1885, p. 134. — MAIRET et COMBEMALE. *De l'action thérapeutique de l'uréthane.* In *Acad. des sc.*, séance du 5 avril 1886. — VIGIER. *Des préparations d'uréthane.* In Soc. de thér., séance du 26 janv. 1886, et *Bull. et mém. de la Soc. de thér.*, numéro du 28 févr. 1886, p. 17. — DUJARDIN-BEAUMETZ. *Des nouveaux remèdes*, 2ᵉ édit. *Leçons sur les nouveaux hypnotiques.* Paris, 1886. D.-B.

URÈTHRE. **I. Anatomie.** L'urèthre (lat. de *urethra*, de οὐρηθρα, οὐρειν, uriner, Littré) est le canal excréteur de l'urine. Chez la femelle, l'urèthre est indépendant de l'appareil génital. Au contraire, chez la plupart des Mammifères mâles[1], le conduit urinaire emprunte à l'appareil génital sa partie terminale : à l'urèthre proprement dit s'ajoute donc une sorte de sinus génito-urinaire, servant de voie commune à l'urine et au sperme. Cette double destination de l'urèthre chez le mâle nous rend bien compte de son organisation complexe; à un simple conduit excréteur s'est ajouté un appareil tout spécial, l'appareil d'accouplement.

Limites.   L'urèthre chez l'homme s'étend de la partie antérieure et inférieure de la vessie à l'extrémité libre du pénis, où il s'ouvre par un orifice appelé méat urinaire. La limite postérieure peut sembler moins facile à établir. M. Tillaux fait commencer l'urèthre au col de la vessie : or pour lui le col vésical est une région, il présente une certaine étendue, l'*étendue même du sphincter.* Cette interprétation, peut-être plus physiologique, a le tort, selon nous, de rendre arbitraire la délimitation postérieure de l'urèthre : le sphincter en effet embrasse tout le tiers postérieur de la portion prostatique. Faut-il donc abaisser la limite supérieure du canal urinaire à l'extrémité postérieure du verumontanum[2]? Nous préférons faire commencer l'urèthre à *son ouverture vésicale.*

Division.   Réduit à ses tuniques propres, le canal de l'urèthre se compose d'une muqueuse doublée d'une couche de fibres lisses et de fibres élastiques. Ces couches communes s'entourent dès l'origine vésicale d'une gaîne successivement glandulaire, musculeuse, puis érectile : de là une division qu'ont reproduite avec quelques variantes tous les anatomistes, en portion glandulaire ou *prostatique*, musculaire ou *membraneuse*, érectile ou *spongieuse*. La gaîne spongieuse se renfle à ses deux extrémités, le renflement antérieur porte le nom de gland, le postérieur celui de bulbe. Cette division fondée sur la structure est rationnelle; on peut toutefois, suivant le point de vue auquel on étudie l'urèthre, lui préférer la division de Blandin et de Richet en portion mobile ou *pénienne* et portion fixe ou *périnéale*, ou encore, à l'exemple du professeur Guyon, réunir les deux portions, prostatique et membraneuse, en une seule : l'urèthre *postérieur* par opposition à l'urèthre *antérieur* ou spongieux. M. Guyon subdivise celui-ci en quatre régions : la région *naviculaire* enchâssée dans le gland ; la région *pénienne proprement dite;* la région *scrotale* ou portion d'urèthre comprise dans la traversée du scrotum; la région *périnéo-bulbaire.*

Direction.   L'urèthre présente une portion fixe et une portion mobile; la première offre une courbure dont la concavité, dirigée en haut et en avant, regarde la symphyse pubienne; la seconde est rectiligne et pendante quand le pénis est flasque; de leur union résulte un angle à sinus inférieur, et l'ensemble du canal prend ainsi la forme d'une ∽ romaine. C'est là la comparaison classique donnée par Galien, admise par Vésale, J.-L. Petit, etc. (fig. 1). Il est facile d'effacer cet angle en relevant la verge à 45 ou 50 degrés sur l'abdomen; ce même résultat s'obtient dans l'érection, alors le segment pénien se continue en ligne directe avec la partie adjacente du segment périnéal, et une tige rigide peut arriver facilement sous la symphyse jusqu'à la portion membraneuse,

---

[1] Chez les monotrèmes, le canal du pénis ne donne accès qu'au sperme (Milne Edwards).

[2] On peut ajouter que la limite inférieure du sphincter vésical ne peut être facilement établie par la dissection. Nous verrons plus loin que le sphincter lisse s'amincit en bas et qu'une portion de ses fibres est recouverte par le demi-sphincter prostatique.

c'est-à-dire à la limite de l'urèthre antérieur de Guyon; par suite, on peut dire
que l'*urèthre antérieur est droit*, au moins dans cette attitude maintenue du
pénis. Il ressort également de ce qui précède que la direction importante à
déterminer est celle de la portion
fixe ou périnéale de l'urèthre. On
peut arriver à construire le trajet
de l'urèthre périnéal en déterminant, par rapport à la symphyse
pubienne, la situation de trois
points principaux : 1° le col de
la vessie; 2° le point le plus déclive, c'est-à-dire l'union des portions membraneuse et spongieuse;
3° enfin l'union des portions fixe
et mobile. Des méthodes différentes ont été suivies dans la détermination de ces points : les uns
ont eu recours à la congélation,
d'autres à l'action des acides.
MM. Sappey et Richet se sont servis
de tiges rigides enfoncées au-dessus de la symphyse pubienne (Richet) ou à travers elle (Sappey),
afin d'immobiliser le canal dans

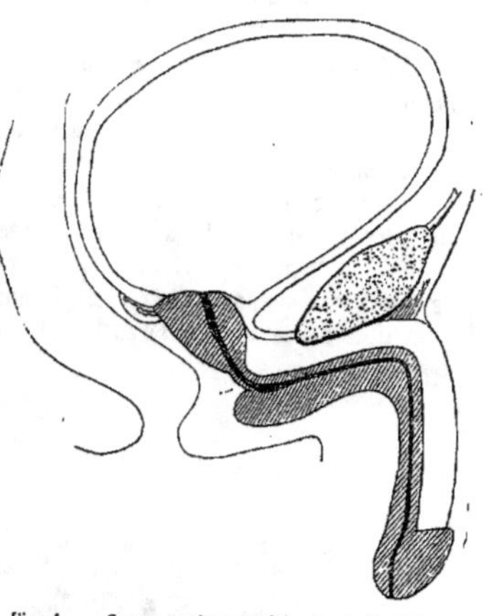

Fig. 1. — Coupe antéro-postérieure de l'urèthre
(figure schématique d'après Sappey).

sa direction vraie, avant toute dissection ou coupe. Les résultats ont été, il faut
bien l'avouer, fort différents.

A. *Col vésical.* 1° *Sa hauteur par rapport à la symphyse.* Sur un
sujet placé dans l'attitude verticale, la ligne horizontale menée par le col vésical
vers la symphyse couperait celle-ci : au-dessus de sa partie moyenne (Jarjavay);
à sa partie moyenne (Blandin, Velpeau); à l'union de son 1/4 inférieur et de
ses 3/4 supérieurs (Sappey); au-dessous du 1/4 inférieur, au niveau du bord
symphysaire inférieur (Richet);

2° *Distance du col à la symphyse.* Cette distance a été évaluée par :

	Millimètres.
Richet, à	15 à 25
Malgaigne	22 à 29
Tillaux	30
Sappey	30 à 34
Jarjavay	30 à 35
Sanson	34

Le professeur Richet, dont les chiffres s'éloignent le plus des résultats trouvés
par les autres anatomistes, admet, d'après des recherches faites avec l'aide de
Bastien, que la position du col vésical est sujette à quelques variations.

En somme, on peut admettre que le col est à 3 centimètres de la face postérieure de la symphyse sur une ligne horizontale coupant celle-ci à l'union de
son 1/4 inférieur et de ses 3/4 supérieurs.

B. *Point le plus déclive.* Le point le plus déclive de l'urèthre, ou jonction
des portions membraneuse et bulbeuse, est situé sur l'axe prolongé de la symphyse, et distant du bord inférieur de celle-ci, selon :

Millimètres.

Sappey, de..	16 à 18
Richet.	15 à 20
Tillaux	20
Jarjavay.	15
Malgaigne.	7 à 11

C. *Point de jonction des portions pénienne et périnéale.* Ce troisième point a moins de fixité. Il est situé à 25 ou 30 millimètres au-dessous de la ligne horizontale, passant par le col (Sappey) à 14 millimètres du bord inférieur de la symphyse.

En réunissant ces trois points par une ligne légèrement courbe, on se fera une idée suffisamment exacte de la direction de l'urèthre (fig. 2). La concavité uréthrale, d'après Gély, « se rapporterait assez sensiblement à une portion de cercle engendrée par un rayon de 6 centimètres, et ne comprendrait pas moins d'un tiers de cette circonférence. » Le professeur Guyon fait observer justement

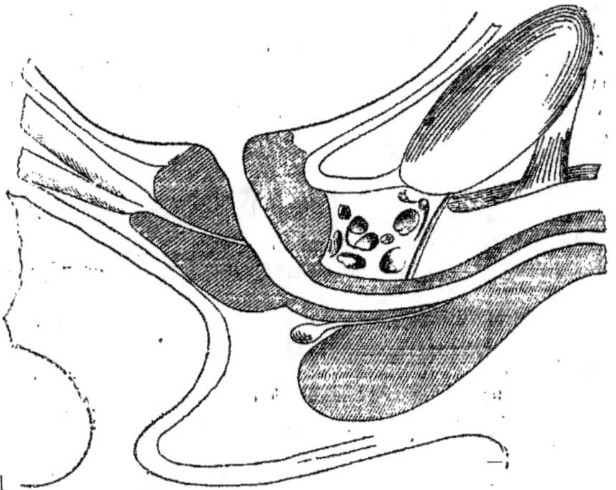

Fig. 2. — Coupe de l'urèthre d'après Sappey.

que la courbe uréthrale est variable : sur un urèthre de jeune homme, il a trouvé un rayon de courbure de 51 millimètres. Sur l'urèthre d'un vieillard, les dimensions de ce rayon montaient à 61 millimètres. Il importe encore de remarquer que la courbure de l'urèthre n'est pas la même pour les deux parois. La paroi postérieure (Jarjavay) se dirigerait d'abord en bas et en arrière jusqu'au niveau du verumontanum, de façon à figurer un angle à sinus antérieur très-obtus chez l'enfant, presque droit chez les personnes âgées. Gély, puis le professeur Guyon, ont insisté sur la différence de direction des deux parois. La paroi antérieure décrit une courbe régulière; la paroi postérieure est une véritable ligne brisée formée de trois portions s'étendant : la première jusqu'à l'ouverture des canaux éjaculateurs; la seconde jusqu'à l'union des portions membraneuse et bulbeuse; la troisième comprend la portion bulbeuse.

Si on compare les trois points de la courbure uréthrale déterminés plus haut, on peut s'assurer que le col est plus élevé que l'angle pénien de 1 centimètre (*voy.* fig. 2), et que la partie déclive de 3 à 4 centimètres. On doit en conclure avec le professeur Sappey que « l'urèthre, après s'être abaissé de 3 à 4 centimètres au-dessous de son point de départ, ne remonte en général que de 1 centimètre pour atteindre l'angle du pénis. » Nous avons dit que l'angle pénien était moins fixe que les autres points de la portion périnéale, on peut en effet l'abaisser de 12 à 15 millimètres, en déprimant la verge avec un instrument droit introduit dans le canal; on redresse ainsi en partie la courbure de celui-ci, et on peut faire pénétrer l'instrument rectiligne jusque dans la vessie, mais en réalité on a fait violence à la direction normale de l'urèthre. Si Amussat a dit une chose vraie en déclarant possible l'introduction d'instruments droits dans la vessie, les conclusions anatomiques qu'il en a tirées relativement à la direction de l'urèthre sont inadmissibles.

Jarjavay a prétendu que l'urèthre n'est pas compris depuis son origine jusqu'à sa terminaison dans le même plan vertical, qu'il décrit, en un mot, des inflexions latérales : d'abord oblique à gauche dans la portion membraneuse, il se porterait à droite de la ligne médiane en avant de la symphyse.

Ces déviations n'ont été vérifiées par aucun autre observateur.

Longueur. Divers moyens de mensuration ont été mis en usage pour arriver à connaître la longueur exacte de l'urèthre : Malgaigne introduisait une sonde en gomme, munie d'un mandrin, puis, la vessie ouverte, il faisait une marque sur la sonde à l'orifice vésical et au méat, et mesurait l'espace ainsi limité. Malgaigne et Richet ont remplacé la sonde par une ficelle, afin d'éviter le redressement des courbures. Dans le procédé de mensuration de M. Sappey, la sonde est introduite d'arrière en avant par le col vésical. D'autres anatomistes ont mesuré l'urèthre préalablement détaché des parties molles et incisé. C'est là évidemment un procédé des plus défectueux. D'autres encore ont mesuré l'urèthre sur le vivant en marquant la sonde au méat au moment où l'écoulement de l'urine indiquait que les yeux avaient franchi le canal vésical (Civiale, Reybard, Tillaux, etc.). On peut se rendre compte des divergences dans les résultats obtenus, en jetant les yeux sur le tableau suivant emprunté en partie à Jarjavay :

	Centimètres.
Heister	32,0 à 35,0
Littre	32,5 à 00,0
Sabatier	27,0 à 32,5
Boyer	27,0 à 32,5
Wathely	21,0 à 32,5
Ducamp	21,5 à 24,5
Lallemand	21,5 à 24,5
Amussat	21,5 à 24,5
J. Cloquet	23,0 à 30,0
Lisfranc	24,5 à 29,5
Cruveilhier	21,5 à 24,5
Blandin	21,5 à 24,5
Malgaigne	14,0 à 16,0
Velpeau	14,0 à 19,0
Mercier	14,0 à 19,0
Pétrequin	16,5 à 17,0
Civiale	13,0 à 19,0
Jarjavay	14,0 à 25,5
Sappey	14,0 à 23,0
Richet	14,0 à 16,0
Tillaux	16,0 à 20,0

En comparant ces deux colonnes on constate que chaque observateur a noté, quel qu'ait été le procédé employé, des différences importantes suivant les sujets : il y a donc des différences individuelles.

En outre, chez le même sujet, l'urèthre peut s'allonger avec l'âge aux dépens de la portion prostatique (Jarjavay), de la portion pénienne (Sappey).

On doit ajouter que, dans les explorations faites sur le vivant, la verge est toujours allongée, par suite d'un état de demi-réplétion des corps caverneux et spongieux.

Ces remarques ne suffisent pas à expliquer les résultats si discordants présentés par les anatomistes; toutefois les précautions prises par Malgaigne, Richet, Sappey, pour se mettre à l'abri des causes d'erreur, et la concordance de leurs résultats, nous permettent de conclure que la *plupart* des urèthres ont de 15 à 17 centimètres. Sur un urèthre de 16 centimètres, la portion prostatique mesure 2ᶜ,7, la musculeuse 1ᶜ,2 et la spongieuse 12 centimètres.

Calibre. « La question du calibre de l'urèthre est une des plus ardues que présente l'anatomie » (Malgaigne). C'est qu'en effet *à l'état de repos* il n'existe pas de canal, il n'y a qu'une fente transversale ou verticale suivant les points où porte la coupe; comme l'a dit Thompson, l'urèthre est une fente capable de distension. A l'*état actif*, au moment de la miction, les parois opposées s'éloignent et limitent alors seulement un canal non uniforme dont il *foudrait* mesurer les diamètres en ses différents points.

Dans un *troisième état*, l'urèthre est susceptible de subir une dilatation considérable, sans que ses parois en soient altérées. Nous devons donc étudier la cavité uréthrale dans trois circonstances différentes : 1º à l'état de repos; 2º à l'état d'activité; 5º à l'état de distension.

1º *Urèthre à l'état de repos* (fig. 5). La lumière du canal est représentée

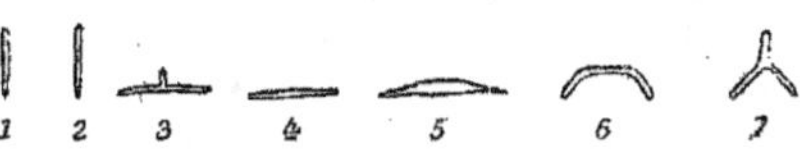

Fig. 5. — 1, méat. — 2, au milieu du gland. — 5, base du gland. — 4, portion pénienne. — 5. au niveau de l'angle uréthral. — 6, près du sommet de la prostate. — 7, au niveau du verumontanum.

par une fente dont la forme est variable suivant les points. Le col est circulaire chez l'homme jeune; chez le vieillard, il prend la forme d'un croissant par suite de la formation d'un lobe médian de la prostate qui soulève la paroi postérieure et forme ainsi une saillie que Lieutaud appelait luette vésicale[1].

Entre le col et le verumontanum, la fente tend à prendre la forme d'une étoile à trois branches, puis devient un simple croissant à convexité antérieure. Dans la portion bulbeuse, au niveau du golfe, les parois de l'urèthre ne seraient pas en contact (Jarjavay), elles décrivent un losange dont les angles latéraux deviennent de plus en plus aigus, si bien qu'au niveau de l'angle uréthral l'urèthre n'est plus qu'une fente transversale. Au niveau de la base du gland une petite

---

[1] Il n'est pas rare d'observer vers la quarantième année la formation d'une fente sur le bord antérieur (Jarjavay). Quelquefois aussi, d'après cet auteur, qui a fait porter ses observations sur quarante-huit pièces, la partie moyenne de la lèvre postérieure fait une saillie non plus courbe, mais angulaire. On a encore observé un orifice en fer de lance, en triangle, etc.

fente verticale s'ajoute à la précédente et prédomine de plus en plus, si bien qu'au milieu du gland la fente uréthrale est devenue purement verticale et reste telle jusqu'au méat.

1° *État d'activité ou calibre naturel.* On s'est efforcé d'obtenir le moule de l'urèthre en poussant dans le canal une matière durcissante avec une force égale à celle de la vessie chassant l'urine. Hâtons-nous de dire que, quels que soient les artifices et les mélanges employés, cire ou plâtre, on est loin d'être certain d'obtenir la distension physiologique. En réalité, les moulages ne donnent que des calibres approchés. Cette méthode nous semble encore préférable à la

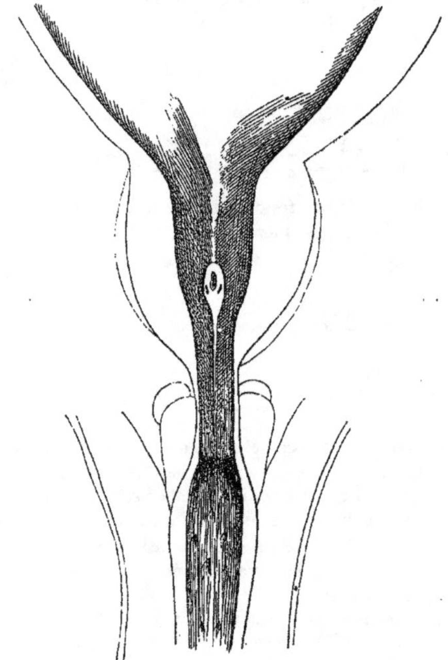

Fig. 4. — Portion périnéale de l'urèthre ouverte par sa face antérieure (d'après Thompson).

mensuration sur un canal incisé et étalé; on mesure ainsi un urèthre passif, alors que l'idée de calibre s'applique à un état d'activité, à l'état de distension physiologique.

En somme, tous ces moyens ont eu surtout pour résultats de permettre d'établir les diamètres *relatifs* des différentes portions du canal. Ainsi on observe que l'urèthre est d'abord étroit au niveau de son orifice antérieur au méat, puis qu'il se dilate en une cavité appelée fosse naviculaire située dans l'intérieur du gland, pour se rétrécir ensuite au niveau de l'angle uréthral. Là il présente à nouveau une portion évasée ou golfe de l'urèthre, fossette, cul-de-sac du bulbe (fig. 4). Un resserrement (collet du bulbe) limite brusquement la fossette bulbaire et marque le commencement de la portion membraneuse, courte, uniforme et étroite. Une nouvelle et dernière dilatation est creusée dans la prostate et se termine par un resserrement, le col vésical ou orifice postérieur. En un mot, l'urèthre présente successivement trois points rétrécis : le méat, le collet du bulbe et le col, et dans leur intervalle trois dilatations : la fosse naviculaire, le cul-de-sac du bulbe, la portion prostatique. « Toutes ces dilatations sont creusées aux dépens de la paroi inférieure, tandis que la paroi supérieure passe à la façon d'un pont au-dessus de ces anfractuosités » (Guyon). M. Sappey évalue le calibre des points les plus étroits de l'urèthre à 15 ou 18 millimètres. Reybard au moyen de la méthode des injections était arrivé aux chiffres suivants :

	Sujets de 70 à 80 ans.	Sujets de 25 à 30 ans.
Derrière la fosse naviculaire.	7,6	7,0
A 12 centimètres du méat.	9,0	8,3
Au bulbe.	10,6	10,3
Dans la région membraneuse.	9,0	8,6
Au centre de la prostate.	12,0	11,6

L'*individualité uréthrale* ressort également bien des mesures prises par Richet sur trois sujets d'âges différents :

	Sujets de 35 ans.	Sujets de 30 ans.	Sujets de 16 ans.
Méat.	15	14	15
Centre du gland	22	18	16
Partie moyenne de la portion spongieuse.	13	15	12
Cul-de-sac du bulbe	21	18	18
Collet.	12	11	9
Partie membraneuse.	13	12	9
Centre de la prostate.	35	20	20
Col	50	26	50

a. Le *méat* présente chez quelques sujets une étroitesse excessive ; en revanche, le resserrement de l'urèthre en ce point semblerait manquer quelquefois, du moins si on s'en rapporte aux recherches de Berkeley Hill, qui trois fois sur quatre-vingt-quinze urèthres a trouvé le méat aussi large que le reste du canal.

b. La *fosse naviculaire (amplius meatus, cavernula, fossula)* a été décrite par Vésale et Morgagni. Considérée comme non constante par Malgaigne, elle a été niée par Amussat et Otis.

Le professeur Sands a tenté d'expliquer ces contradictions. En général, dit-il, la dilatation siége immédiatement derrière le méat, mais parfois le calibre reste uniforme derrière le méat et la fosse naviculaire n'existe que trois quarts de pouce plus loin.

Une autre question est de savoir si cette dilatation existe congénitalement, ou bien si elle n'est pas le résultat d'une distension du canal par l'urine en arrière d'un point rétréci normalement et peu extensible, le méat. C'est là une interprétation qu'ont adoptée plusieurs anatomistes, entre autres Otis, Brown, etc.; ils ont examiné un grand nombre d'urèthres d'enfants et de fœtus, et pas un seul n'a présenté la dilatation naviculaire. Une conclusion tout opposée se dégage des observations de Lockwood (*Saint-Bartholomew's Hosp., Rep.*, 1879) : Lockwood a observé des traces de fosse naviculaire chez un enfant à terme et sur un enfant de trois mois. De même Berkeley Hill en a noté l'existence dans des cas d'hypospadias.

c. Au sortir du gland, le canal conserve un calibre uniforme jusqu'à l'angle uréthral.

d. Là commence la *seconde dilatation* nettement creusée aux dépens de la paroi inférieure, ce qui produit un cul-de-sac contre lequel vont se heurter les sondes, au risque d'une fausse route, si on n'a soin de suivre la paroi supérieure. Le cul-de-sac du bulbe ne se constate pas dans toutes les dissections ; « il est virtuellement constitué chez tous les sujets : il suffit qu'une pression ou une traction s'exerce sur la paroi inférieure de l'urèthre. » (Guyon.)

e. Le *deuxième resserrement* commence brusquement, et mesure 12 à 13 millimètres, c'est-à-dire l'étendue de la portion musculaire. Amussat a décrit au collet du bulbe un faisceau de fibres qui forment une bride demi-circulaire saillante à la paroi inférieure.

f. La *dilatation* prostatique est de forme ellipsoïde, déprimée de haut en bas et allongée transversalement (Sappey).

g. Le *col vésical* a un diamètre notablement plus grand que l'orifice antérieur de l'urèthre. Sappey évalue le diamètre de cet orifice à 7 ou 8 millimètres pendant la miction.

3° *Calibre artificiel.* Nous entendons par là le calibre qu'on peut obtenir en dilatant le canal sans produire de déchirure. Cela revient à déterminer les limites de l'extensibilité de l'urèthre. Reybard a fait ses recherches au moyen d'un dilatateur à deux branches susceptibles d'écartement. Otis, de New-York, a modifié l'instrument de Reybard en multipliant les branches et en les disposant de manière que leur ensemble développé ait la forme d'une petite boule dont on peut faire varier les dimensions. Le but de l'*uréthromètre* est de fournir les dimensions de l'urèthre *sur le vivant*. Ainsi Otis introduit son appareil fermé, puis le développe jusqu'à ce que le patient accuse une sensation de contact (?) ; un index près du manche permet de lire les résultats de la mensuration. Ce même auteur, insistant sur les individualités uréthrales et sur le danger d'appliquer une mesure banale à un urèthre donné, a cherché à évaluer le calibre uréthral sur le vivant, d'après un rapport établi entre la circonférence du pénis et celle du canal. Dans le tableau qu'il donne on peut voir qu'une circonférence uréthrale de 30 millimètres correspondant à une circonférence pénienne de 75 millimètres, à toute augmentation de 6 millimètres du côté du pénis correspond une augmentation de 2 millimètres pour l'urèthre. Des objections peuvent sans peine être accumulées contre un tel procédé : où faut-il mesurer la circonférence pénienne ? celle-ci ne peut-elle subir des variations incessantes du fait de la réplétion plus ou moins complète des aréoles spongieuses, etc. ? Le professeur Sands, voulant évaluer le calibre artificiel de l'urèthre, a eu recours aux injections forcées avec du plâtre ; le professeur Guyon, dans ses expériences entreprises avec Campenon, s'est simplement servi de la série des bougies Béniqué.

Les différents points de l'urèthre ne sont pas également extensibles. La résistance maximum est toujours observée au méat. Richet le regarde comme presque inextensible.

La région pénienne, au contraire, est très-dilatable : sa circonférence a pu être portée sur des sujets jeunes à 30 et 38 millimètres à sa partie moyenne, et à 40 millimètres au cul-de-sac du bulbe, à 20 et 25 au collet (Richet).

Les portions musculeuse et prostatique ont pu atteindre une circonférence de 40 à 45 millimètres. Enfin il résulte des recherches de Dolbeau que la dilatation du col peut être conduite sans déchirure jusqu'à 20 millimètres de diamètre.

En résumé, les points les moins extensibles de l'urèthre sont le méat, qui l'est à peine, et le collet du bulbe [1]; Bumstead et Otis prétendent qu'après le méat le milieu de la portion spongieuse est la partie la moins extensible.

Les limites exactes, en chiffres, de l'extensibilité de l'urèthre, ont fait spécialement l'objet des recherches de MM. Guyon et Campenon.

Ces auteurs ont toujours pu, sur le cadavre, introduire des instruments de 9 millimètres de diamètre (n° 54 Béniqué). « Dans de rares circonstances, on peut franchir cette limite et se rapprocher de 10 millimètres, mais on a aussi observé des fissures et des déchirures qui ont, il est vrai, toujours été limitées à la muqueuse. »

Les chiffres donnés par les auteurs américains sont en général plus élevés. La circonférence de l'urèthre (pour tous, point capital, la question du diamètre d'un urèthre est résolue par son extensibilité) est estimée par :

V. Buren et Keyes, à	30 millimètres.
Weir.	32 à 33 —
Otis..	28 à 40 —
Pease [2].	32 à 33 —

Le professeur Sands, qui a eu recours aux injections forcées, estime à moins le calibre artificiel de l'urèthre.

L'urèthre, dit-il, peut être distendu au delà de 25 millimètres de circonférence, mais il ajoute sagement : Ce n'est pas une raison pour qu'il faille le faire.

RAPPORTS DE L'URÈTHRE. L'urèthre, canal excréteur d'un réservoir situé dans la cavité abdominale, traverse les diverses couches qui forment le plancher de cette cavité : aussi les rapports de l'urèthre sont-ils très-étroitement liés à la description de la région périnéale. Rappelons en peu de mots que chez l'homme l'arcade ogivale limitée par la symphyse et les deux branches ischio-pubiennes, est fermée par deux aponévroses : l'une superficielle ou inférieure, s'insérant à la lèvre externe de l'arc osseux et se continuant en avant avec la gaîne fibro-élastique du pénis; l'autre, dite moyenne ou ligament de Carcassonne, s'attachant à la lèvre interne des branches ischio-pubiennes et au ligament sous-pubien. Les bords postérieurs de ces deux triangles aponévrotiques se recourbent derrière les muscles transverses superficiels, se rejoignent, et limitent ainsi entre eux une loge dite inférieure par opposition à une loge supérieure située au-dessus de l'aponévrose moyenne. Cette aponévrose moyenne, on le sait, n'est pas une simple aponévrose, c'est un plan triangulaire assez épais formé de deux lames fibreuses entre lesquelles on a décrit un muscle, le muscle de Guthrie, des artères, des veines et enfin une portion de l'urèthre membraneux.

Ces préliminaires posés, nous envisagerons successivement les rapports de la portion fixe ou périnéale et les rapports de la portion mobile. Il est entendu que, lorsque nous parlons des rapports de l'urèthre, il s'agit de l'urèthre au complet, c'est-à-dire de l'urèthre entouré de ses gaînes glandulaire, musculaire et spongieuse; il nous paraît impossible de séparer les rapports de l'urèthre de ceux de

---

[1] Le croissant fibreux d'Amussat est probablement la cause du peu d'extensibilité du collet du bulbe.

[2] Quand un chirurgien américain parle d'un urèthre de 30 à 40 millimètres, cela veut dire : « urèthre pouvant être dilaté jusqu'à 30 ou 40 millimètres. »

la prostate ou du bulbe, par exemple; ce sont là des parties constituantes du canal.

La partie périnéale du canal comporte trois portions : la portion prostatique, la portion musculeuse et la portion bulbeuse. La première occupe la loge supérieure du périnée, la dernière la loge inférieure; la portion musculeuse est en partie située dans la loge supérieure, en partie dans l'épaisseur de l'aponévrose · moyenne.

Portion prostatique.   La portion prostatique de l'urèthre est située dans la loge supéreure du périnée, dont l'aponévrose périnéale supérieure de Denonvilliers forme le plafond et l'aponévrose moyenne le plancher; les parois latérales de la loge sont les parois mêmes du bassin dans cet intervalle qui sépare les insertions de l'aponévrose supérieure des insertions de l'aponévrose moyenne.

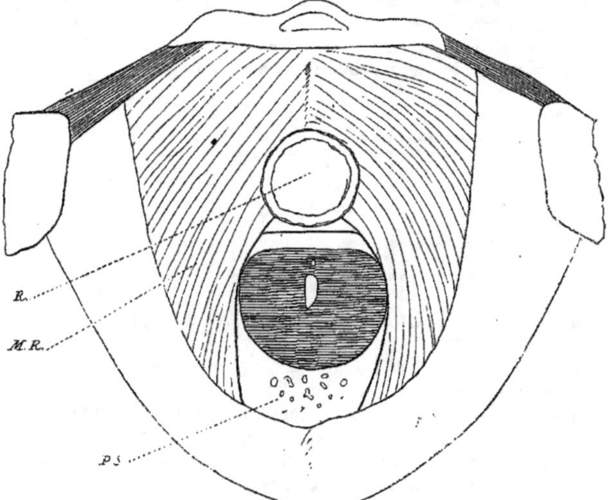

Fig. 5. — Coupe horizontale du bassin (schéma d'après une figure de Tillaux).
R, rectum. — MR, releveur de l'anus. — P,S, plexus de Santorini.

En arrière une lame fibro-musculaire monte du bord postérieur de l'aponévrose moyenne au cul-de-sac péritonéal : c'est l'aponévrose prostato-péritonéale de Denonvilliers. La portion prostatique de l'urèthre n'occupe pas à elle seule la loge supérieure, elle y est embrassée par le bord antérieur du releveur de l'anus, mais une lame fibreuse l'en sépare (aponévrose pubio-rectale).

Il devient facile à présent de décrire la loge dite uréthro-prostatique (fig. 5) : ses parois sont : en haut, l'aponévrose supérieure; en bas, l'aponévrose moyenne; sur les côtés, les lames pubio-rectales; en arrière, l'aponévrose prostato-péritonéale interposée entre la prostate et le rectum; en avant, la face postérieure du pubis. Entre la face antérieure de la prostate et le pubis il existe un plexus veineux (plexus de Santorini) dont les vaisseaux afférents viennent de la vessie, des corps caverneux, du bulbe et du pénis (veine dorsale), et dont les efférents se partagent en deux grands courants veineux : l'un qui suit les branches ischio-pubiennnes (veine honteuse interne), l'autre qui longe les parties latérales de la prostate.

Tels sont les rapports de l'appareil uréthro-prostatique. Quels sont maintenant les rapports réciproques du canal et de la prostate?

La prostate est un organe complexe; on trouve dans son épaisseur un muscle à fibres lisses, le sphincter vésical; un demi-sphincter à fibres striées, et enfin des glandes au milieu d'un stroma de fibres-cellules. Quelle est la disposition de toutes ces parties autour de l'urèthre?

Chez l'homme, le canal traverse la prostate à l'union de son quart antérieur avec ses trois quarts postérieurs (Sappey). Sappey l'a vu répondre une seule fois à sa portion centrale. L'épaisseur du parenchyme prostatique dans les différents sens a été mesurée par beaucoup d'auteurs désireux de savoir quelles dimensions on pouvait donner à l'incision de la prostate dans la taille, sans blesser les plexus périprostatiques. L'importance de ces mesures a été fort exagérée. Nous donnons ici les chiffres obtenus par Senn et par Sappey :

SENN

Rayon médian antérieur.	5	millimètres.
— postérieur.	17	—
— transversal..	15	—
— oblique en bas et en dehors. . .	23	—

SAPPEY

Rayon médian postérieur.	15 à 18	millimètres.
— transversal.	20	—
— oblique..	22 à 25	—

Ainsi donc le canal est entouré de tous côtés par la prostate; l'est-il par du tissu glandulaire?

Chez la plupart des sujets on trouve des glandes tout autour du canal et il faut admettre comme règle que chez l'homme la glande entoure complétement l'urèthre. Mais M. Sappey est trop absolu quand il s'élève contre les anatomistes « qui pensent encore que dans quelques cas on ne trouve pas de glandules dans la paroi antérieure ». M. Robin a observé que chez les jeunes enfants le tissu glandulaire ne se continue *pas toujours* au devant et au-dessus de l'urèthre. Nos recherches ont vérifié cette opinion. Nous avons pratiqué une série de huit coupes transversales et totales sur la prostate d'un enfant de trente-cinq jours dont nous avons pu disposer quelques heures après la mort. Sur toutes les préparations, il existe au devant de l'urèthre tout un segment de prostate dépourvu d'éléments glandulaires : la largeur de ce segment est d'autant moindre qu'on s'éloigne de l'orifice vésical. On y trouve en revanche de nombreux faisceaux musculaires striés à direction transversale.

Chez le *jeune* chat, les lobes glandulaires, bien développés en arrière et sur les côtés, manquent au devant de l'urèthre, mais il existe des glandes à cul-de-sac bifides dans l'épaisseur de la muqueuse. Sur une préparation d'urèthre de chat *adulte*, nous avons aperçu des lobules glandulaires tout autour du canal. Il nous sera peut-être permis de conclure que, sur les jeunes enfants, la glande ne forme dans *certains cas* qu'une gouttière à l'urèthre, mais qu'il est probable qu'avec l'âge cette gouttière se transforme en un canal complet à l'exemple de ce qui paraît s'observer chez le chat.

Constitution du canal prostatique. « Chez l'homme on distingue dans le canal trois portions différemment constituées : une supérieure qui s'étend du col de la vessie à l'embouchure des conduits éjaculateurs, une inférieure et

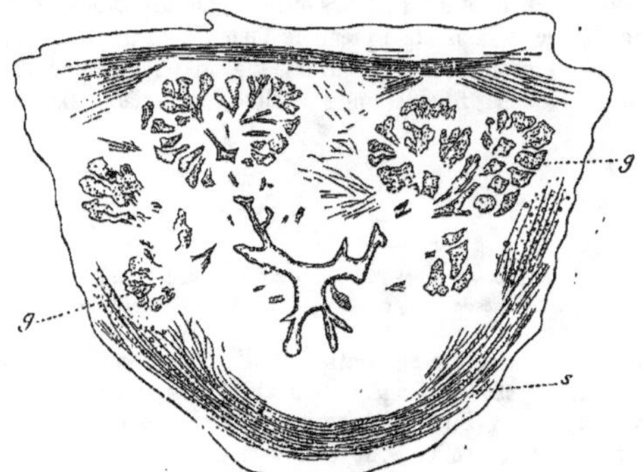

Fig. 6. — Prostate de jeune chat (coupe transversale).
s, sphincter prostatique. — g, glandes.

antérieure et une postérieure. La première est formée par le sphincter vésical et le lobe moyen de la prostate qui double ce sphincter en arrière ; la deuxième complète la paroi antérieure du canal, elle comprend dans sa composition : un muscle à fibres striées, le sphincter de la portion prostatique de l'urèthre, et

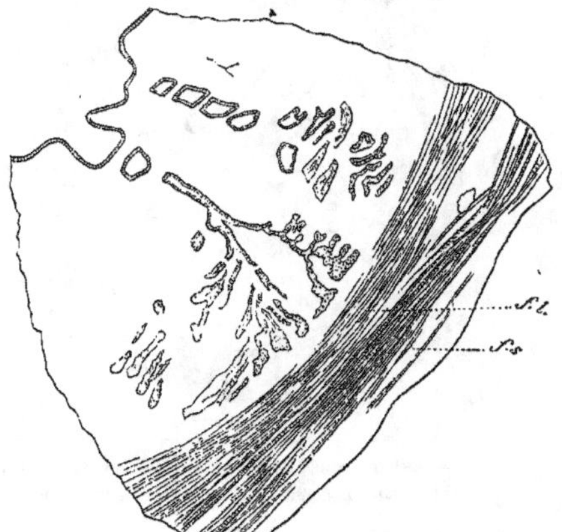

Fig. 7. — Prostate de chat adulte (coupe tranversale).
f,l, fibres lisses. — f,s, fibres striées.

des glandules prostatiques. Le sphincter de la portion prostatique s'étend dans le sens vertical du sphincter de la vessie à la portion membraneuse de l'urèthre ; il présente la figure d'un plan triangulaire dont le sommet se confond en bas avec la portion membraneuse, et *dont la base s'adosse sur la ligne* médiane au sphincter vésical » (Sappey). La troisième portion, postérieure, se compose d'éléments glandulaires plus développés.

Chez le chat, ces différentes parties offrent une disposition plus simple. Une coupe transversale de la prostate prend la forme d'un triangle à angles arrondis dont le sommet serait tourné en avant (fig. 6); l'ensemble de l'organe est entouré d'une couche fibreuse plus épaisse en arrière. On trouve ensuite,

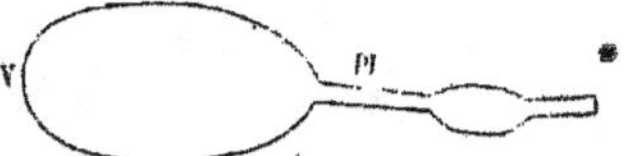

Fig. 8. — Urèthre d'un chat de 2 mois (grandeur naturelle).
V, vessie. — P, prostate. — PI, portion intermédiaire.

en allant de la périphérie au centre, et d'avant en arrière, une couche de fibres musculaires striées dirigées d'un angle postérieur à l'autre et formant par suite autour de l'urèthre comme une sangle contractile à concavité postérieure. A la face profonde de ce muscle strié plus que demi-circulaire on observe une couche circulaire de fibres lisses (fig. 7); les plus internes de ces fibres tendent à devenir obliques et à se séparer en différentes directions

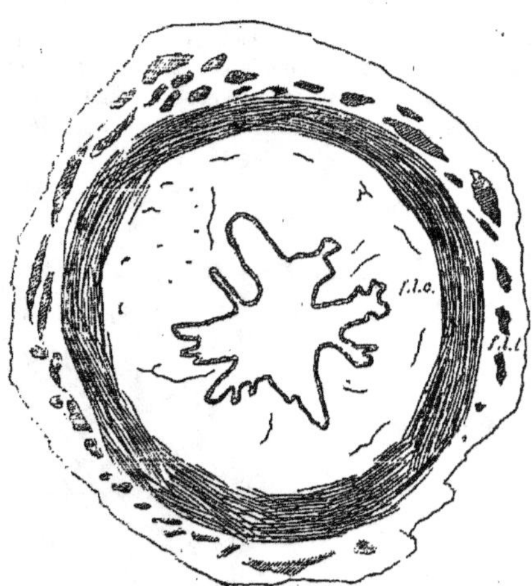

Fig. 9. — Portion intermédiaire à la vessie et à la prostate du chat.
f ll, fibres lisses longitudinales. — f lc, fibres lisses circulaires.

entre les lobes glandulaires. C'est entre la muqueuse de l'urèthre et les fibres lisses qu'est disposé l'élément glandulaire. Chez le jeune chat, il se réduit à deux gros lobes postérieurs et à deux lobes latéraux plus petits. Tous ces lobes de forme pyramidale convergent vers le canal et sont séparés par un feutrage de fibres élastiques et de fibres lisses dissociées ou fasciculées. En résumé, la muqueuse uréthrale est successivement entourée d'une couche glandulaire, d'un sphincter lisse et d'un sphincter strié incomplet. Cette succession de plans ne se retrouve plus, bien entendu, quand on se rapproche du sommet de la prostate ; le sphincter lisse n'existe plus, mais il ressort de cette description que chez le chat les deux sphincters ne sont pas simplement superposés, ils sont en un point concentriques, le muscle volontaire empiète en haut sur l'autre et le recouvre en partie. En outre, le sphincter à fibres lisses forme une couche peu épaisse, il n'a pas la forme d'un bourrelet musculaire comme chez l'homme, c'est ce qui a fait dire à Straus Durckheim, l'auteur d'une remarquable monographie sur l'anatomie du chat : « Quant au renforcement des fibres transversales du canal qu'on décrit dans les ouvrages d'anthropotomie sous le nom de sphincter de la vessie, il n'existe pas dans le chat. » Et plus loin : « Il n'y a pas de sphincter de la vessie. » C'est là une erreur. La vérité est que ce sphincter existe, mais qu'il est autrement disposé que chez l'homme. Chez le chat, la prostate n'est pas contiguë à la vessie (fig. 8 et 9). Déjà la prostate du chien est nettement limitée en arrière par un sillon (fig. 10). Chez le chat il y a plus qu'un sillon, il y a tout un segment de canal mesurant 1 centimètre de longueur sur l'animal de deux mois, c'est-à-dire aussi étendu que le segment prostatique lui-même. Cette portion d'urèthre que nous appellerons *intermédiaire* (fig. 8) est composée en dehors de la muqueuse de deux couches musculaires, l'une interne circulaire, l'autre également épaisse, longitudinale (fig. 9); les fibres lisses y sont groupées en fascicules assez gros que sépare du tissu conjonctif. Le sphincter vésical existe donc, il est même très-développé, seulement, au lieu d'être enchâssé dans l'extrémité supérieure de la prostate comme chez l'homme, il occupe un segment distinct, puis se prolonge en s'amincissant dans la prostate, et disparaît avant d'atteindre la portion membraneuse. On pourrait dire autrement que l'urèthre du chat est un urèthre d'homme dont la portion prostatique a été développée, dont le sphincter vésical a été en partie sorti de la prostate.

D'autre part, cette étude d'anatomie comparée nous prouve que le sphincter vésical appartient bien à l'urèthre. Chez le chat, le sphincter vésical n'est plus un bourrelet dont le rattachement à la vessie ou à l'urèthre soit contestable, c'est bien un segment du canal ; ce n'est manifestement qu'une portion de l'appareil de fermeture dont nous allons retrouver la suite dans la région membraneuse.

La prostate du chien offre une structure un peu plus compliquée. Une coupe

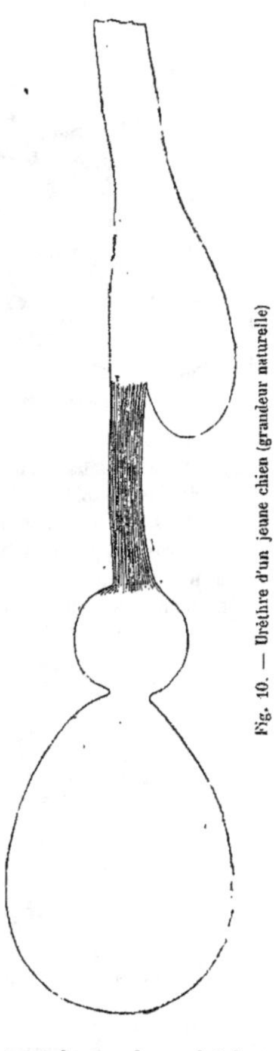

Fig. 10. — Urèthre d'un jeune chien (grandeur naturelle)

faite immédiatement au-dessous de l'étranglement cervical (fig. 11) permet d'observer l'existence d'un sphincter très-épais entourant immédiatement la muqueuse. Ce sphincter ajouté à quelques fibres lisses transversales et à du tissu conjonctif qui l'entoure et le pénètre forme une sorte de cloison triangulaire à base postérieure, interposée entre les deux lobes de la prostate.

Sur les coupes suivantes (fig. 13 et 14) on aperçoit des glandes en dedans

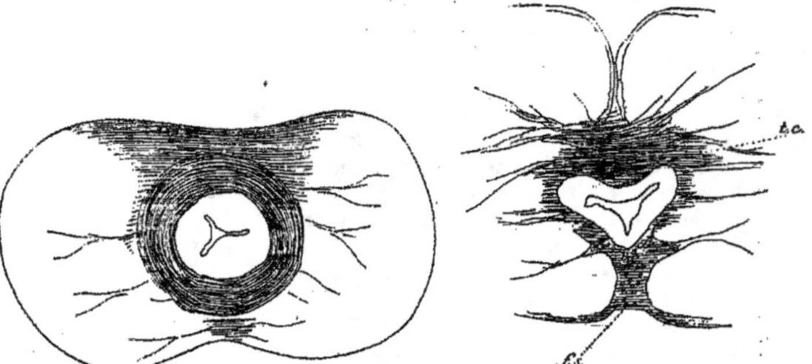

Fig. 11. — Col vésical du chien.

Fig. 12. — *f,s*, coupe de fibres longitudinales. — *t,c*, tissu conjonctif.

du sphincter, dans l'épaisseur de la muqueuse. Ces glandes ont les caractères des glandes extra-sphinctériennes, elles vont se retrouver dans toutes les coupes suivantes, formant comme une couronne autour du canal. Sur le tiers inférieur de la prostate, le tissu conjonctif s'étend sur la ligne médiane et autour de l'urèthre comme une sorte de raphé dans la partie antérieure duquel il est permis d'apercevoir la coupe de fibres striées longitudinales (fig. 12); plus loin

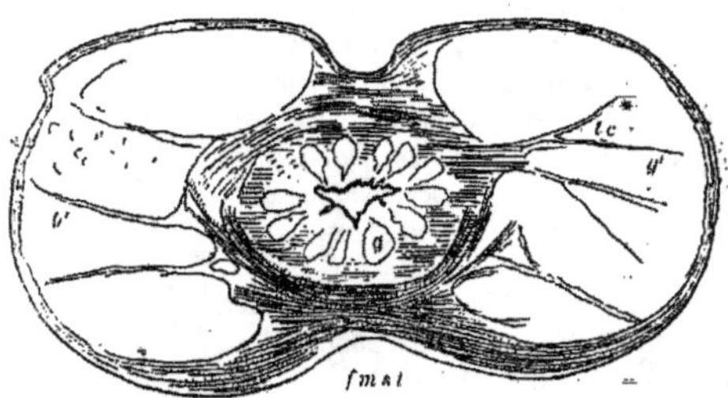

Fig. 13. — *f,m,st*, fibres musculaires striées. — *g*, glandes sous-sphinctériennes. — *g'*, espaces occupés par les masses glandulaires extra-sphinctériennes. — *t,c*, tissu conjonctif.

encore on retrouve quelques petits groupes de fibres longitudinales, mais la plupart sont transversales, ramassées sur la ligne médiane, elles vont en s'éparpillant entre les lobes glandulaires (fig. 13).

Enfin, tout près de la portion membraneuse et dans une très-petite étendue, les fibres striées entourent complétement le canal (fig. 14). Le sphincter prostatique existe donc aussi chez le chien, seulement il ne recouvre pas la prostate,

ses fibres sont comme dissimulées dans son épaisseur et il n'est vraiment périprostatique et superficiel que sur la ligne médiane ; sa situation et sa forme
d'abord circulaire semblent indiquer qu'il n'est que le prolongement, dans
la prostate, du sphincter uréthral, de la région membraneuse.

Chez l'homme, notre série de 8 coupes transversales sur une prostate d'enfant
nous a permis de relever quelques détails intéressants. Sur la coupe numéro 2
(fig. 15), à très-peu de distance, par conséquent, de l'orifice vésical, on voit
apparaître les fibres striées en dehors des fibres lisses et dans la région antérieure. Sur la coupe 3, les fibres striées forment déjà un muscle d'épaisseur
considérable. On peut constater également qu'à leur périphérie les fibres striées
se perdent entre des faisceaux de fibres lisses ; sur la coupe numéro 5, on retrouve
encore des fibres lisses circulaires, puis celles-ci disparaissent, et les fibres
striées se perdent en se dissociant entre les lobules glandulaires : ainsi chez
l'homme ou au moins chez l'enfant nouveau-né les deux sphincters ne sont pas
superposés comme le dit M. Sappey, mais emboîtés en partie ; ce détail déjà

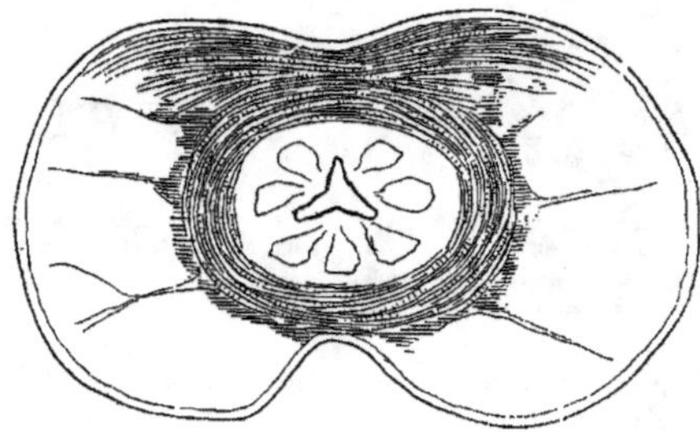

Fig. 14.

observé sur le chat ne pouvait être constaté évidemment qu'à l'aide du microscope.

Si nous passons à l'étude de la situation réciproque des glandes et des sphincters, nous trouvons des différences dans les trois types que nous avons eus en
vue.

Chez le chat, les glandes sont toutes comprises entre la muqueuse et les
sphincters (*voy.* fig. 7).

Chez l'homme la plupart des glandes sont rejetées en dehors du sphincter
vésical. Là où les deux sphincters existent simultanément, les fibres striées, en
s'écartant des fibres lisses et en gagnant plus ou moins éparpillées la face postérieure de la prostate, forment avec le sphincter vésical un angle à sinus postérieur dans lequel sont inscrites les grosses glandes prostatiques.

Rappelons toutefois que les glandules dépendant de la paroi antérieure sont
situées dans l'épaisseur de la musculo-muqueuse.

La même disposition se retrouve chez le chien : la masse glandulaire principale est en dehors du sphincter, mais il existe en dedans de celui-ci de grosses
glandes régulièrement disposées en cercle autour du canal, et absolument semblables aux autres glandes de la prostate.

En résumé, les glandes sont complétement sous-sphinctériennes chez le chat.

Chez l'homme, au contraire, il n'y a en dedans des sphincters que quelques
glandules.

- Chez le chien comme chez l'homme, la masse principale est extra-sphincté-
rienne, il existe des glandes sous-sphinctériennes, mais celles-ci diffèrent de
celles de l'homme par leur disposition régulière et surtout par leur volume
plus considérable.

On pourrait dire que la prostate du chat est la prostate élémentaire et qu'elle
est représentée par la portion sous-musculaire chez l'homme et chez le chien.

Telle est la disposition autour de l'urèthre des parties dont l'ensemble
constitue la prostate. M. Launois a fait remarquer dans une thèse récente que
le tissu conjonctif est disposé en demi-anneau autour de l'urèthre; ce demi-
anneau (fig. 16) enserre l'urèthre, les canaux éjaculateurs et les culs-de-sac voi-

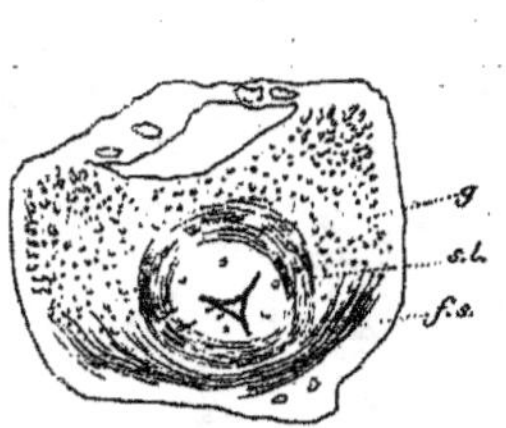
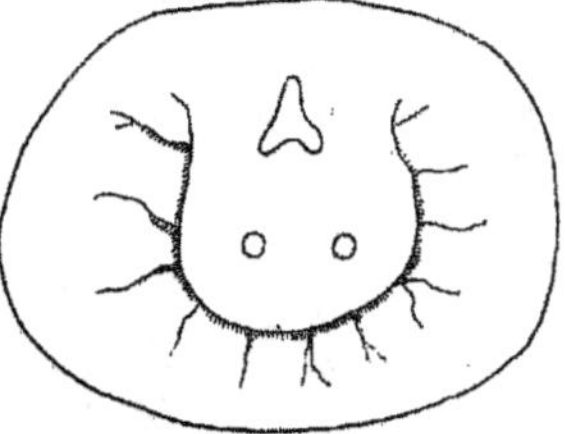

Fig. 15. — Prostate d'un enfant de 35 jours
(à la loupe).

Fig. 16. — Schéma indiquant la disposition du tissu
conjonctif dans la prostate de l'adulte (Th. Launois).

g, glandes. — *s,l*, sphincter lisse. — *f,s*, fibres
striées.

sins, tandis que de sa face externe se détachent en divergeant les cloisons qui
divisent les glandes en lobes.

Surface interne du canal prostatique.   On aurait une idée incomplète des
rapports intrinsèques de l'urèthre prostatique, si l'on n'y ajoutait l'examen du
canal pratiqué en fendant sa paroi antérieure.

Tandis que la paroi antérieure de l'urèthre n'offre à l'observation que quelques
petits orifices, la paroi postérieure présente sur sa partie médiane une saillie
antéro-postérieure appelée verumontanum, « longue de 12 à 14 millimètres,
arrondie en arrière, effilée à sa partie antérieure, qui tantôt simple et tantôt bifide
s'avance jusqu'à la partie membraneuse » (Sappey). Le sommet de cette saillie
est occupé par un orifice, l'orifice de l'utricule prostatique. L'utricule prostatique est une petite cavité longue de 1 centimètre environ, piriforme, à paroi
fibro-élastique, revêtue d'un épithélium cylindrique. La paroi est munie de
glandules que M. Sappey a le premier bien étudiées et dont il évalue le nombre
à 120 ou 150. On sait que l'utricule prostatique n'est autre chose que le vestige des canaux de Müller soudés et persistants à leur partie inférieure, tandis
que leur partie supérieure a disparu.

De chaque côté et un peu en avant de l'orifice utriculaire, mais toujours sur
le sommet du verumontanum, à 2 centimètres de l'ouverture vésicale (Tillaux),
on aperçoit deux petits pertuis : ce sont les orifices des conduits éjaculateurs.
Sur les parties latérales de la paroi postérieure sont disséminées les ouvertures
des glandes prostatiques, elles se remarquent surtout au fond de deux petites
gouttières longitudinales situées de chaque côté du verumontanum.

Portion membraneuse. *Rapports.* La portion membraneuse s'étend du sommet de la prostate au collet du bulbe ; elle forme avec le rectum un espace angulaire à base inférieure ou cutanée dans lequel porte l'incision du chirurgien dans la taille périnéale.

La portion membraneuse n'est pas entièrement comprise dans l'épaisseur de l'aponévrose moyenne, comme le laissent entendre quelques auteurs ; il suffit de se rappeler sa longueur (12 à 15 millimètres) et l'épaisseur du ligament de Carcassonne, pour comprendre que sa partie inférieure seule y est située, tandis que sa partie supérieure occupe la loge supérieure du périnée. On pourrait donc lui considérer deux segments : un segment sus-ligamenteux et un segment intra-ligamenteux.

Le segment sus-ligamenteux est en rapport en arrière avec le rectum dont le sépare l'aponévrose prostato-péritonéale ; en avant avec le plexus de Santorini et le muscle de Wilson situés dans la même loge que lui.

Le segment intra-ligamenteux est en rapport en arrière avec les glandes de Cowper et le bulbe dont l'extrémité renflée en recouvre une partie, tout en en restant séparée par le feuillet inférieur de l'aponévrose moyenne. De tous côtés le segment intra-ligamenteux est entouré par un muscle situé comme lui entre les deux feuillets de l'aponévrose moyenne, ce muscle est connu sous le nom de muscle de Guthrie. La portion membraneuse de l'urèthre est donc en rapport avec deux muscles, les muscles de Wilson et de Guthrie.

La description de ces muscles est intimement liée à l'étude de l'urèthre, elle a donné lieu à tant de controverses, que nous avons cru utile d'ajouter quelques recherches aux travaux de Sappey, Cadiat, Paulet, etc.

Muscle de Guthrie. Le muscle de Guthrie ou transverse profond du périnée de quelques auteurs est généralement décrit comme un plan musculaire étoilé, rayonnant de l'urèthre vers les branches ischio-pubiennes (Richet). Il a la forme d'un triangle dont « les fibres s'insèrent de chaque côté à la lèvre interne de la branche ischio-pubienne, et sur la ligne médiane aux parois de la loge fibreuse et à la portion membraneuse » (Tillaux). M. Sappey refuse à ce muscle les insertions uréthrales : pour lui le transverse profond ou ischio-uréthral s'attache à la lèvre interne des branches ischio-pubiennes d'une part, et d'autre part à la partie médiane d'une lame fibreuse triangulaire recouvrant le muscle et qui n'est autre que l'aponévrose moyenne. De cette disposition M. Sappey conclut que le transverse profond ne possède aucune influence sur le conduit urinaire.

Les observations de M. Paulet sont différentes. M. Paulet, dans une étude intéressante sur l'anatomie comparée du périnée, a décrit chez les Carnassiers un muscle qu'il appelle transverso-uréthral, à forme triangulaire ; « la base du triangle s'insère à la branche ischio-pubienne. Le sommet tourné vers la ligne médiane aboutit à un fort tendon aplati qui se réunit derrière la symphyse à celui du côté opposé. Ce tendon commun croise perpendiculairement la face inférieure de l'urèthre (face antérieure chez l'homme) et adhère intimement par sa face profonde à la portion musculaire du canal tout près de sa jonction avec la portion spongieuse. Ce muscle, en se contractant, rapproche l'urèthre de l'arcade pubienne et en même temps comprime les veines dorsales contre la symphyse : ce serait un muscle érecteur.

Chez l'homme, après avoir enlevé un feuillet de l'aponévrose moyenne, « on aperçoit un plan musculaire à fibres striées s'insérant en dehors sur la lèvre interne de la branche ischio-pubienne ; de là elles se dirigent vers la ligne médiane et forment un triangle dont le sommet s'unit à la face latérale et à la face antérieure de la portion membraneuse, tout près du bulbe. Ce muscle est l'homologue du transverso-uréthral des Carnassiers; il offre la même continuité sur la face pubienne de l'urèthre, les mêmes insertions à cette face, il est comme lui situé entre deux feuillets aponévrotiques » (Paulet).

Ainsi le muscle de Guthrie pour les uns est un muscle uréthral à insertions osseuses (Cruveilhier, Tillaux, Richet, Paulet, etc.), pour les autres un muscle indépendant de l'urèthre (Sappey).

Une troisième opinion a été émise par M. Cadiat, qui sur des coupes totales chez des nouveau-nés n'a rien rencontré qu'on puisse décrire sous le nom de muscle de Wilson ou de Guthrie. En dehors de la gaîne musculaire de l'urèthre, il n'a pas trouvé de muscle intrinsèque allant s'insérer sur les parties périphériques et sur les os du bassin.

Il est un point qu'il est bon avant toute chose de mettre en lumière, c'est

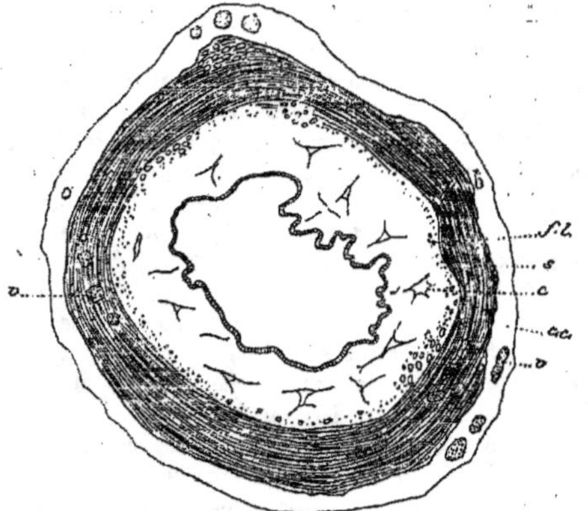

Fig. 17. — Portion membraneuse de l'urèthre du chien.

c,c, couche conjonctive. — s, sphincter uréthral strié. — f,l, couche des fibres lisses longitudinales et des fibres élastiques. — c, espaces lacunaires. — v, gros vaisseaux sanguins.

qu'il existe autour de l'urèthre dans la région membraneuse un sphincter strié indépendant de toute attache pelvienne. Paulet, Chauveau, l'ont constaté chez les carnassiers, il est facile de s'en assurer sur le chat et sur le chien (fig. 17), et par la dissection et par l'étude sur des coupes totales de l'urèthre.

Sur les coupes d'urèthre de chat, on peut voir que la couche des fibres circulaires striées est enveloppée d'une zone conjonctive l'isolant bien complétement. L'existence du sphincter strié s'observe aussi nettement chez l'homme, il y a autour de l'urèthre membraneux une couche aussi bien limitée au dehors qu'en dedans, au moins dans les trois quarts de son étendue.

Quant au muscle de Guthrie, nous avons procédé à son étude de la façon suivante : on sait combien il est difficile de distinguer sur un plan aussi mince, et dans une région généralement teintée de sang sur le cadavre, les fibres musculaires des fibres lamineuses : le microscope seul permet de se prononcer. Nous avons commencé par disséquer l'aponévrose moyenne du périnée en respectant son feuillet inférieur et en réséquant le bulbe et les racines des corps caverneux. Alors nous avons enlevé le feuillet inférieur et recueilli des fibres d'*apparence musculaire*, autour du canal, à une certaine distance et tout contre les branches ischio-pubiennes. Dans ce dernier point, nous n'avons jamais rencontré que des fibres lamineuses.

Comme quelques fibres auraient pu nous échapper malgré le grand nombre de dissociations, nous avons fait la préparation suivante : après dissection préalable comme plus haut, et sur un sujet musclé, nous avons détaché tout le plan du ligament de Carcassonne en rasant la lèvre interne des branches ischio-pubiennes, et nous avons épinglé le triangle de parties molles ainsi obtenu sur un liége. Après avoir laissé séjourner la pièce vingt-quatre heures dans l'alcool, nous avons détaché un segment A B C comprenant une partie de la circonférence de l'urèthre et étendu de celle-ci à la branche ischio-pubienne (fig. 18).

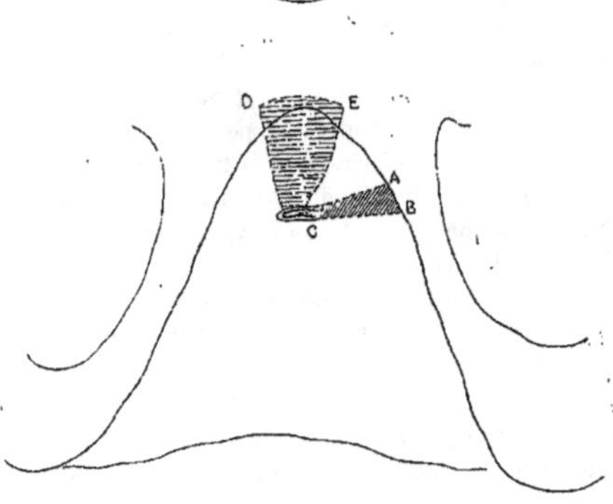

Fig. 18.

Sur les coupes suivant AC faites dans ce segment et comprenant toute l'épaisseur de la loge moyenne du périnée, on aperçoit en dehors de l'urèthre des fibres musculaires striées d'autant plus abondantes qu'on se rapproche du canal, d'autant moins condensées qu'on s'en éloigne. *Toutes ces fibres ont une direction circulaire.* Leur ensemble formerait un prisme à sommet externe, à base appliquée sur l'urèthre.

A l'extrémité de la préparation il n'existe plus trace de tissu musculaire, il n'y a plus que du tissu fibreux au milieu duquel on aperçoit la coupe des vaisseaux et du nerf honteux interne.

Par les coupes totales de l'aponévrose moyenne, de même que par les dissociations, on aboutit donc à cette même conclusion que le muscle de Guthrie ne s'étend pas aux branches ischio-pubiennes.

En outre, les coupes totales nous apprennent que le muscle est d'autant plus épais qu'on se rapproche de l'urèthre, et que ses fibres sont circulaires.

En résumé : 1º le muscle de Guthrie est un muscle différent du sphincter uréthral (contrairement à M. Cadiat), indépendant de l'urèthre, c'est-à-dire ne prenant pas d'insertions sur lui.

2º Le muscle de Guthrie ne prend pas d'insertions directes sur le bassin.

3° Il a la forme d'un prisme dont la base serait appliquée sur l'urèthre, ses fibres ont une direction circulaire, concentrique à celle de l'urèthre, elles sont entourées d'un tissu conjonctif dense qui pénètre entre les faisceaux. En d'autres termes, et comme conclusion, *le muscle de Guthrie est un sphincter surajouté au sphincter uréthral.*

Muscle de Wilson. Le muscle de Wilson a été plus discuté et plus contesté encore que le muscle de Guthrie. « Quant à la lamelle triangulaire que l'on décrit sous le nom de muscle de Wilson, la majorité de ses fibres ont une direction circulaire autour de l'urèthre; les autres n'ont aucune direction déterminée, elle ne présente pas d'insertion sur le pubis ni sur l'urèthre; en un mot, cette lamelle triangulaire, située en avant de l'aponévrose moyenne, est la fin du sphincter externe de l'urèthre » (Cadiat). Ainsi M. Cadiat ne reconnaît pas l'indépendance du muscle de Wilson, ce n'est pour lui qu'une portion du sphincter uréthral, mais au moins a-t-il observé « une lamelle triangulaire décrite sous le nom de muscle de Wilson. » Cette lamelle, M. Paulet lui dénie toute structure musculaire; on a pris pour du muscle du tissu coloré par le sang des veines abondantes de cette région, « le muscle de Wilson n'existe pas; au-dessus du transverse profond et de l'aponévrose moyenne il n'y a plus que la prostate » (Paulet). Et pourtant le professeur Sappey a figuré ce muscle dans son ouvrage d'anatomie, il lui a décrit des insertions : « C'est une lamelle triangulaire : sa base dirigée en avant s'attache au ligament sous-pubien par une expansion fibreuse que traverse sur la ligne médiane la veine dorsale profonde de la verge. Le sommet du muscle se perd sur l'extrémité antérieure de la portion membraneuse de l'urèthre. Ce petit muscle est formé de fibres striées, la direction de ses fibres, qui toutes convergent de la symphyse vers l'urèthre, semble indiquer qu'il a pour attributions de soutenir ce canal et même de le rapprocher un peu de la symphyse » (Sappey). Les descriptions de Richet et de Tillaux se rapprochent de celle de Sappey.

Nous avons vérifié, le microscope en main, sur des coupes et sur des dissociations, que la lamelle triangulaire étendue du ligament sous-pubien à l'urèthre est un muscle, et par conséquent avec Denonvilliers, Sappey, Richet, etc., nous dirons : le muscle de Wilson existe, il a la forme d'un triangle étendu du ligament sous-pubien à l'urèthre.

Pour observer les connexions du muscle avec le squelette et la direction de ses fibres, nous avons procédé comme pour le muscle de Guthrie : après dissection de l'aponévrose moyenne et résection du bulbe, nous avons désinséré latéralement le ligament de Carcassonne et nous avons enfoncé le bistouri dans l'épaisseur même du ligament sous-pubien, de façon à le détacher avec toutes les parties molles comprises entre l'urèthre et lui. Sur le plan triangulaire ainsi obtenu, nous avons détaché et examiné le segment CDE compris entre l'urèthre et le sommet de l'ogive pubienne.

Sur ces coupes, faites suivant la ligne DC, on aperçoit dans l'épaisseur de l'aponévrose moyenne des fibres musculaires transversales : ce sont les fibres antérieures du muscle de Guthrie. Au-dessus de l'aponévrose moyenne, entre elle et l'aponévrose supérieure, il existe des fibres musculaires peu nombreuses, ces fibres n'atteignent pas le ligament sous-pubien, elles en restent séparées par une couche épaisse de tissu fibreux, dense et creusé de grosses veines, qui forme au-dessus du muscle comme une voûte à laquelle ses fibres contractiles vont s'attacher. La direction des fibres est longitudinale ou oblique.

Nous avons donc vérifié au moyen du microscope que chez l'adulte :

1° Le muscle de Wilson existe ;

2° Qu'il ne s'insère au ligament sous-pubien qu'au moyen d'une couche de tissu fibreux creusée de lacunes veineuses ;

3° Que ses fibres sont longitudinales ou obliques.

La description du professeur Sappey est donc exacte en tous points.

Rapports et constitution de la portion bulbeuse. On sait que le bulbe n'est que l'extrémité postérieure renflée de la gaîne spongieuse de l'urèthre. Le renflement bulbaire recouvert du muscle bulbo-caverneux commence en arrière du canal, à 12 ou 15 millimètres de l'anus, puis lui offre une gouttière à concavité supérieure et enfin l'enveloppe de toute part.

Les recherches de Guyon lui ont montré qu' « au niveau du cul-de-sac du bulbe la paroi supérieure est dépourvue de tissu érectile ; elle est en contact avec le tissu fibro-élastique interposé entre elle et l'origine des corps caverneux : à 1 centimètre plus en avant, c'est à peine si une légère traînée rougeâtre passe au-dessus du canal. La disposition reste la même jusqu'au moment où l'urèthre est reçu dans la gouttière formée par l'adossement des corps caverneux ; ce n'est qu'à partir de ce point que la paroi supérieure présente un revêtement manifeste de tissu érectile, encore ce tissu est-il dense et beaucoup moins vasculaire que le tissu spongieux des parties inférieures et latérales de l'urèthre » (Guyon).

La portion bulbeuse se limite à l'angle uréthral. Elle occupe la loge inférieure du périnée et forme le côté commun aux deux triangles ischio-bulbaires.

Le bulbe est recouvert en bas par l'aponévrose périnéale inférieure, en haut il adhère à l'aponévrose moyenne qui le sépare de la portion membraneuse. Dans l'angle rentrant qu'il forme avec celle-ci sont logées les glandes de Cowper. Ces petites glandes au nombre de deux ont le volume d'un pois chez l'homme, elles sont très-développées chez le tigre, le singe, etc., manquent chez le chien et chez l'ours (Milne Edwards). Parfois ces glandes sont les seuls organes annexés à l'urèthre : ainsi chez les Monotrèmes, qui n'ont ni vésicules séminales, ni prostate, ni appendices Weberiens, il y a de chaque côté du cloaque une glande ovalaire dont le conduit excréteur va déboucher dans la partie initiale du canal du pénis (Milne Edwards).

PORTION PÉNIENNE DE L'URÈTHRE. A partir de l'angle uréthral, l'urèthre spongieux occupe la gouttière que forment en s'adossant les deux corps caverneux. Le tout est enveloppé d'une membrane fibro-élastique continue avec l'aponévrose périnéale superficielle (fig. 19). Chez quelques animaux, comme les kanguroos, la gouttière des corps caverneux se transforme en un canal qui engaîne complétement le corps spongieux (Milne Edwards).

La portion antérieure de l'urèthre spongieux est renflée comme la postérieure. Le renflement appelé gland est recouvert d'une muqueuse dermo-papillaire, il occupe la partie supérieure du canal et présente la forme d'un cône dont la base excavée reçoit

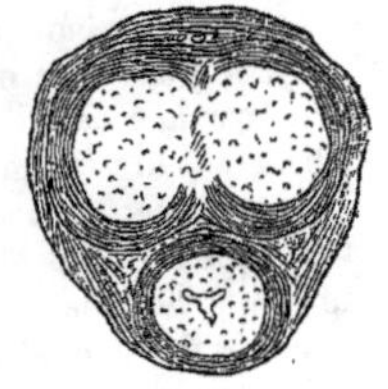

Fig. 19. — Coupe de l'urèthre dans sa portion pénienne (enfant de 35 jours).

la pointe des corps caverneux. Le gland peut être bilobé, ou même fourchu (Monotrèmes, Marsupiaux) ; parfois le canal s'arrête à la base de la fissure médiane dont résulte la bifurcation du gland (Sarigues). Chez l'ornithorhynque, au contraire, l'urèthre se divise en deux canaux dont chacun pénètre chaque branche terminale du pénis (Milne Edwards). La gaîne spongieuse de l'urèthre est constituée par du tissu érectile enveloppé d'une membrane fibreuse. A la face interne de celle-ci on observe une couche mince de fibres musculaires lisses à direction circulaire.

Structure de l'urèthre proprement dit. Les trois portions de l'urèthre sont toutes constituées par une double tunique musculaire et muqueuse. La *tunique musculaire* double la muqueuse et lui adhère intimement; son épaisseur moyenne est de 1/2 millimètre (Sappey); elle est composée de fibres lisses longitudinales, disposées en faisceaux plus ou moins denses que réunit du tissu conjonctif et élastique[1]. Dans la portion prostatique, les fibres lisses, longitudinales, sous-muqueuses, constituent les freins du verumontanum (Sappey). Au contraire, d'après Robin, le verumontanum et ses freins ne seraient aucunement constitués par des fibres cellules longitudinales, mais par du tissu fibreux ayant la même texture que celle de la trame muqueuse. Leur couche est épaisse encore dans la portion membraneuse, elle s'amincit dans la région bulbeuse et se réduit dans la région pénienne à des faisceaux isolés plus ou moins disséminés; la plupart s'observent à la face profonde de la membrane d'enveloppe du corps spongieux, de sorte que sur une coupe on rencontre successivement : la muqueuse, la couche de tissu érectile, des fibres longitudinales fasciculées ou dissociées, une couche de fibres lisses circulaires et enfin la membrane fibreuse d'enveloppe; ces fibres lisses longitudinales disparaissent au niveau de la fosse naviculaire (Pouchet).

Muqueuse de l'urèthre. La muqueuse de l'urèthre s'étend depuis le méat où elle se continue avec celle du gland jusqu'au col vésical où elle fait suite à la muqueuse de la vessie. Elle offre une coloration différente en ses divers points : rouge dans la fosse naviculaire (Bichat) et dans la région membraneuse, elle devient rosée dans la partie spongieuse et presque blanche dans la portion prostatique. Ces différences de coloration sont dues à la stase sanguine dans les parties déclives (Jarjavay, Sappey). Si l'on a soin d'isoler la muqueuse ou d'enlever le sang par une injection d'eau dans les veines, la muqueuse prend immédiatement une teinte uniforme d'un blanc jaunâtre.

Sa consistance est assez ferme; néanmoins, il est assez facile de la pénétrer avec un stylet, l'urèthre résiste assez bien à des tractions exercées longitudinalement.

La surface externe de la muqueuse est intimement unie à la musculeuse et ne peut glisser sur elle. Dans la région spongieuse elle est séparée des fibres lisses par la couche du tissu érectile. Dans la région prostatique la muqueuse adhérerait directement et intimement à la trame de la prostate dans toute la demi-circonférence inférieure d'après Robin et Cadiat. Il nous a paru en effet que les fibres lisses longitudinales étaient clairsemées dans la région antérieure, mais ces fibres existent par petits faisceaux et elles sont interposées entre la muqueuse et la prostate.

La surface interne présente des plis et *sillons* superficiels, des *papilles* et des *orifices*. Sur 70 urèthres, Jarjavay n'a trouvé qu'un urèthre dont la surface muqueuse fût lisse et uniforme. Les *plis* et sillons n'ont rien de constant dans les portions prostatique et musculeuse, ils atteignent leur plus grand développement dans la portion spongieuse, spécialement au niveau du bulbe.

---

[1] Cette couche de fibres-cellules longitudinales sous-muqueuse n'existe pas chez le chat.

Les *orifices* correspondent à l'embouchure des conduits glandulaires, ou à de simples dépressions de la muqueuse.

Dans la portion prostatique nous connaissons déjà les orifices de l'utricule et des conduits éjaculateurs. Les gouttières situées de chaque côté du verumontanum reçoivent les principaux conduits excréteurs de la prostate. On trouve encore des orifices dans les petits sillons qui séparent les freins du verumontanum et sur toute la périphérie du canal.

Dans la région membraneuse, les orifices occupent tout le pourtour du canal, mais se localisent de préférence à la paroi supérieure.

Il en est de même pour la portion spongieuse. Ce sont les orifices de cette portion qui ont été le plus étudiés. Morgagni et à son exemple Jarjavay les ont divisés en foramina et foraminula. M. Sappey y ajoute des orifices moyens. Les foramina, qui devraient être seuls appelés lacunes de Morgagni (Jarjavay) ou sinus, occupent la paroi supérieure en série médiane. Les plus grands ont une forme elliptique et rappellent l'embouchure des uretères dans la vessie. Il résulte de cette disposition de véritables replis ou fausses valvules dont la cavité est dirigée vers le méat.

Une de ces pseudo-valvules est constante, elle siége à la paroi supérieure de la portion glandulaire à 2 ou 3 centimètres du méat. M. A. Guérin l'a décrite le premier à titre de valvule, mais, d'après Jarjavay, Morgagni en avait déjà parlé et Verheyen croyait l'avoir découverte. Ce repli n'est donc autre chose qu'un orifice glandulaire, Jarjavay a néanmoins soutenu que c'était une véritable valvule et qu'elle pouvait exister seule, sans orifice.

Les *papilles* existent sur toute l'étendue de la muqueuse uréthrale. Elles manquent sur le verumontanum (Robin et Cadiat), elles sont petites et écartées dans les portions prostatique et membraneuse, peu nombreuses dans les portions spongieuses, nombreuses en revanche dans la fosse naviculaire et au méat.

Le volume des papilles est plus grand sur les sujets de cinquante ans et au delà, tandis que la muqueuse en est dépourvue pendant toute la vie intra-utérine, excepté au voisinage de la fosse naviculaire (Robin et Cadiat).

Structure de la muqueuse. Les caractères histologiques de la muqueuse uréthrale et des glandes qui en dépendent ont fait l'objet d'un travail important de MM. Robin et Cadiat, c'est à eux que nous avons emprunté une partie des détails qui vont suivre.

La muqueuse uréthrale est une muqueuse dermo-papillaire ; elle se compose d'un chorion et d'un revêtement épithélial ; des glandes multiples viennent déverser leur produit de sécrétion à sa surface.

Épithélium. L'épithélium de l'urèthre est un épithélium stratifié dont l'épaisseur et l'aspect varient un peu suivant les points où on l'étudie ; partout il repose sur une mince membrane hyaline qui lui forme une véritable limitante ou basement membrane. L'épaisseur de l'épithélium est de 90 μ dans la fosse naviculaire (Kölliker), de 25 à 28 μ dans la portion membraneuse, de 40 à 50 μ dans la portion prostatique (Krause).

La muqueuse de l'urèthre continue avec celle du gland au niveau du méat, présente dans le voisinage de celui-ci quelques caractères particuliers ; le chorion est épais, les papilles volumineuses, mais surtout l'épithélium est pavimenteux, stratifié à couche cornée. Puis, à 5 ou 8 millimètres du méat, assez brusquement la couche cornée disparaît, les cellules s'allongent et deviennent prismatiques. La transition entre l'épithélium vésical et l'épithélium prismatique de l'urèthre

nous a paru moins brusque ; peu à peu, à mesure qu'on s'approche de l'ouverture vésicale, les couches épithéliales s'épaississent et les cellules reprennent le
caractère pavimenteux[1].

Dans le reste de son étendue, la muqueuse uréthrale est revêtue d'un épithélium prismatique à plusieurs couches (fig. 20). Les cellules de la couche superficielle sont prismatiques ou pyramidales, souvent leur extrémité *pariétale*
s'effile et s'insinue entre les cellules des couches suivantes. Celles-ci, au nombre
de deux ou trois dans la portion membraneuse, de 4 à 5 et même plus dans les
portions prostatique et spongieuse, se composent de cellules plus petites, à limites
peu nettes. Sur des coupes de la muqueuse elles paraissent arrondies, on n'aperçoit bien nettement que leur noyau, mais, si on profite des accidents de prépa-

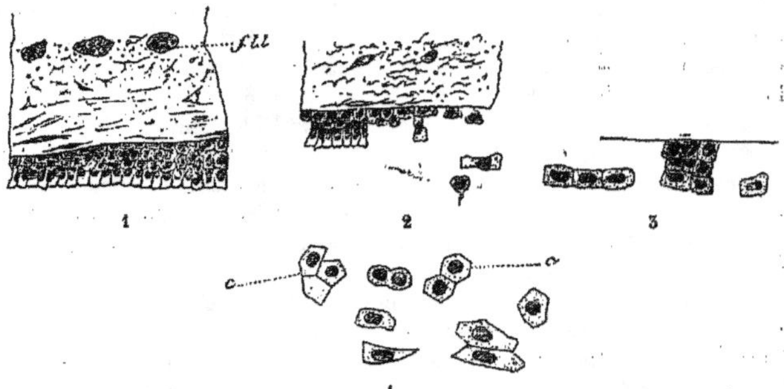

Fig. 20. — 1, muqueuse de la portion prostatique (lapin). — 2, muqueuse de la portion membraneuse
(chien). — 3, portion prostatique (chien) — 4, muqueuse P. Spong. (lapin), dissociation de cellules
obtenues par le raclage ; *c,c*, cellules vues de face.

ration, là où la limitante n'est plus recouverte que par quelques cellules isolées,
on peut constater que le plus souvent leur forme est polyédrique, que quelques-
unes sont anguleuses et présentent de minces prolongements.

Chez le chien et chez le chat, les couches superficielles ne se colorent pas
uniformément par le picrocarmin, la portion de protoplasma qui borde le canal
a une teinte pâle, jaunâtre, tandis qu'autour du noyau et à sa périphérie la cellule
est vivement colorée. Chez ces mêmes animaux, on peut observer un autre détail : la ligne qui limite l'épithélium sur les coupes n'est pas droite, mais festonnée : la surface libre de chaque cellule ne serait donc pas plane, mais légèrement
bombée ; peut-être cette apparence est-elle l'effet des réactifs[2]. En dissociant
l'épithélium de l'urèthre du lapin, nous avons pu observer des petites plaques
épithéliales qui vues de face formaient une sorte de mosaïque ; la plupart des
cellules étaient des polygones à cinq côtés sans grande régularité.

Chorion.   Le chorion de la muqueuse est intimement uni aux parties sous-
jacentes. Rappelons que celles-ci sont dans les régions prostatique et membraneuse une couche de fibres-cellules longitudinales, et dans la région pénienne du
tissu érectile. La face superficielle du chorion offre dans certaines régions mentionnées plus haut de petites élevures ou papilles.

[1] Dans la portion intermédiaire de l'urèthre du chat, l'épithélium est épais et pavimenteux
et rappelle celui du col vésical chez l'homme.
[2] Peut-être résulte-t-elle de la rétraction des parois uréthrales.

Le caractère anatomique essentiel du chorion de la muqueuse uréthrale est sa richesse en tissu élastique. Aucune muqueuse peut-être n'en est plus pourvue; c'est grâce à ce tissu que l'urèthre peut se distendre et passer de l'état d'une simple fente à un calibre de 25 ou 28 millimètres. Le rôle physiologique de l'urèthre et son histoire pathologique même ne peuvent être compris, si l'on ne se pénètre de la constitution élastique de ses parois. Le tissu élastique existe abondamment dans toute l'étendue de l'urèthre, depuis le méat jusqu'au col vésical; il est toutefois moins abondant dans la région sphinctérienne et remplacé en partie par du tissu conjonctif. Pour bien observer la structure élastique du chorion, la préparation la plus simple consiste à bien colorer une coupe fine avec du picrocarmin et à faire agir ensuite l'acide acétique, une fois la lamelle mise en place; on peut encore employer la technique préconisée récemment pour la peau par Balzer, c'est-à-dire colorer les fibres élastiques avec l'éosine, puis faire agir une solution de potasse. Enfin, sans autre réactif que le picrocarmin, lorsque l'action élective de l'acide picrique a bien coloré en jaune la substance élastique, il est permis de voir dans toute l'épaisseur de la muqueuse et dans les tissus sous-jacents un réseau serré de fibres élastiques dont la direction est longitudinale. Ce réseau constitue une sorte de cage élastique, de trame, dans les mailles étroites de laquelle sont disposés les autres éléments, tissu conjonctif et matière amorphe.

Les fibres élastiques de l'urèthre ont presque toutes une direction longitudinale; relativement peu flexueuses, elles se bifurquent, émettent des prolongements fins divisés à leur tour et anastomosés avec les fibrilles voisines. Il en résulte un réseau dont les mailles sont également allongées dans le sens de la longueur. Il nous a paru que dans les couches superficielles de la muqueuse les fibres élastiques étaient moins grosses et que la direction longitudinale était moins accentuée. A la face profonde du chorion, le tissu élastique existe encore et en grande abondance, il se continue avec les fibres élastiques des couches musculaire et spongieuse. Chez le chien, les fibres y sont même plus tassées et les transversales deviennent abondantes par places.

Sur des coupes d'urèthre de jeune chien, nous avons pu suivre le développement du tissu élastique; il nous a paru évident que les fibres naissent aux dépens de cellules à noyaux allongés, à protoplasma peu abondant : ainsi on voit quelques cellules se continuer avec une fibre élastique; dans d'autres où la phase de développement est moins avancée, on aperçoit dans le mince corps cellulaire autour du noyau coloré en rouge de petits grains jaunes et réfringents. Des noyaux servent donc bien de centre de génération aux fibres élastiques, ainsi que l'a dit Robin[1].

Les fibres lamineuses soit sous forme de fibres adultes, soit sous forme de noyaux ou de corps fibroplastiques, sont peu abondantes dans la muqueuse[2].

Quant à la substance amorphe, elle forme à la surface du chorion la couche hyaline sur laquelle repose l'épithélium; elle prend aussi une grande part à la constitution des papilles où l'on trouve en outre quelques fibrilles élastiques

---

[1] Nos observations viendraient en outre à l'appui du développement par des grains; cette idée de grains qui, en devenant coalescents, constituent une fibre, a été émise par Müller et reprise par Ranvier en 1872.

[2] Du moins, dans la muqueuse du chien et du chat, le tissu conjonctif nous a semblé assez abondant sur des préparations d'urèthre d'homme, mais peut-être cet urèthre avait-il été malade antérieurement.

fines et rares, quelques noyaux embryoplastiques et une anse capillaire qui jamais n'atteint le sommet (Robin et Cadiat).

Glandes de l'urèthre. Les glandes de l'urèthre présentent deux variétés : les unes sont des follicules simples ou bilobés, les autres de véritables glandes en grappes (Robin et Cadiat). Il ne faut pas considérer comme des glandes les veines ou lacunes de Morgagni : ce sont de simples enfoncements de la muqueuse avec la même couche hyaline et le même épithélium. *Quelques-uns* de ces enfoncements (Robin et Cadiat) reçoivent des glandes, soit à leur fond, soit sur les côtés.

Les *follicules* existent dans toute la longueur de l'urèthre à partir de 2 ou 5 centimètres du méat jusqu'au sphincter. Ils occupent *l'épaisseur de la muqueuse;* les uns ont la forme de simples sacs cylindriques, les autres sont bilobés ou trilobés; leur paroi se compose d'une couche hyaline tapissée d'épithélium. « L'épithélium est semblable à celui de la muqueuse jusqu'au

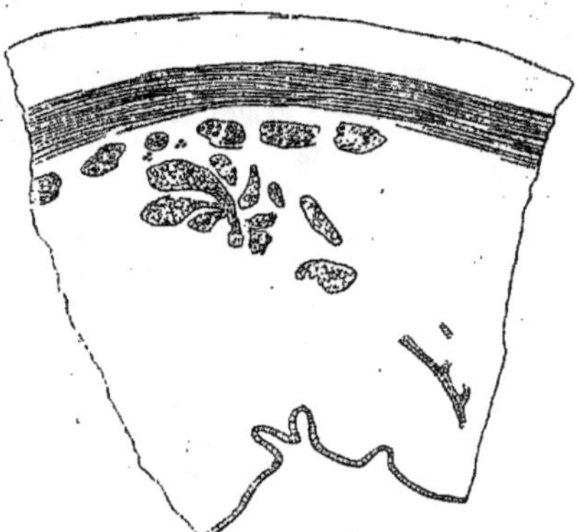

Fig. 21. — Portion membraneuse de l'urèthre du chien.

milieu de la profondeur, il consiste ensuite en une ou deux rangées de noyaux ou de petites cellules polyédriques (Robin et Cadiat).

Les glandes en grappes s'observent dans les trois portions de l'urèthre ; nous avons, chez le chien, constaté l'existence de glandes en grappes dans l'épaisseur même de la muqueuse (fig. 21) ; néanmoins la plupart sont sous-muqueuses, elles sont situées dans l'épaisseur de la tunique musculaire lisse, dans les régions prostatique et membraneuse. Elles empiètent même parfois sur le sphincter uréthral et quelques culs-de-sac apparaissent sur les coupes perdues au milieu de fibres striées (fig. 22). Dans la portion spongieuse, les glandes siégent en plein tissu érectile (fig. 23), et il est bien probable que ce fait n'est pas sans importance au point de vue de leur sécrétion si intimement liée, comme on le sait, à l'état actif du tissu spongieux, à l'érection.

Les *glandes de la portion prostatique* ne sont en réalité qu'une portion même de la prostate, la portion sous-sphinctérienne, la seule existante chez le chat. La structure, et jusqu'aux concrétions qu'on trouve souvent chez l'adulte, sont les mêmes. La paroi glandulaire est composée d'une couche conjonctive fibrillaire et d'une couche épithéliale. L'épithélium se dispose sur deux rangées : une rangée profonde de petites cellules à gros noyaux à protoplasma peu abondant et muni de fins prolongements, et une rangée superficielle (par rapport à la lumière du tube) de cellules cylindriques à contenu granuleux, jaunâtre, et à noyau arrondi et périphérique (Langerhans). Le seul caractère propre aux conduits excréteurs serait pour Langerhans le parallélisme des parois. Au contraire,

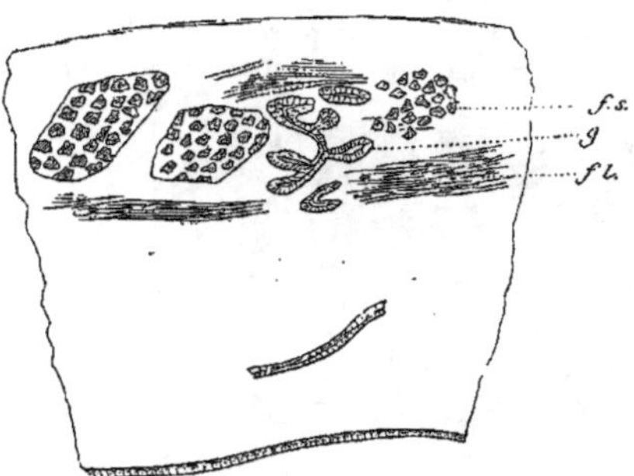

Fig. 22. - Portion membraneuse de l'urèthre d'un enfant de 35 jours (coupe longitudinale).
f,s, fibres striées. — *f,l,* fibres lisses longitudinales. — *g,* glandes.

Launois décrit un épithélium cylindrique à *plateau* dans les canaux excréteurs de la prostate.

Les *glandes de la portion membraneuse* décrites sous le nom de glandes de Littre occupent surtout la paroi supérieure. La plupart sont couchées obliquement et atteignent une grande longueur. MM. Robin et Cadiat en considèrent deux variétés, les unes régulières, les autres, plus nombreuses, irrégulières.

Les *glandes de la portion spongieuse* se font remarquer par l'ampleur de leurs cavités, la grande irrégularité des utricules et la direction oblique des conduits (Sappey). MM. Robin et Cadiat leur décrivent une paroi propre, mince, hyaline, et un épithélium cylindrique dans les conduits, polyédrique dans les culs-de-sac. Sur un urèthre d'enfant, l'épithélium glandulaire nous a paru prismatique plutôt que polyédrique, laissant une petite lumière à la glande, à protoplasma pâle et à noyau petit rejeté contre la paroi propre (fig. 23, 24). Les caractères du protoplasma et du noyau nous paraissent différencier les glandes spongieuses des glandes prostatiques. Du reste, il faut bien le dire, leurs produits de sécrétion ne sont pas identiques : alors que le liquide des glandes spongieuses est limpide, celui de la prostate a un aspect lactescent, blanchâtre, dû à la présence de fines granulations graisseuses en suspension.

Vaisseaux sanguins de l'urèthre. Les artères de l'urèthre proviennent des ramifications des artères de la prostate, des muscles périuréthraux et du corps spongieux. Les artères de la prostate viennent de l'hémorrhoïdale moyenne et surtout de la vésicale inférieure, branche de l'hypogastrique. Celles de la portion spongieuse sont fournies par l'artère bulbeuse, la dorsale de la verge et l'artère caverneuse. L'artère du gland donne successivement six à huit branches qui contournent les corps caverneux et atteignent le corps spongieux dans lequel elles pénètrent.

Les artères caverneuses ne fournissent guère que quelques artérioles qui traversent l'enveloppe du corps spongieux.

Les veines de la portion prostatique se jettent dans les plexus latéraux. Parmi les veines de la portion spongieuse, les unes (celles du gland) se rendent dans la veine dorsale profonde ; d'autres (à la partie moyenne du pénis) « contournent les corps caverneux et convergent vers la veine dorsale profonde comme les barbes d'une plume vers leur tige commune » (Sappey). D'autres enfin, les veines du bulbe, sont tributaires du plexus de Santorini.

Les gros vaisseaux, quels qu'ils soient, ne s'observent que dans les couches

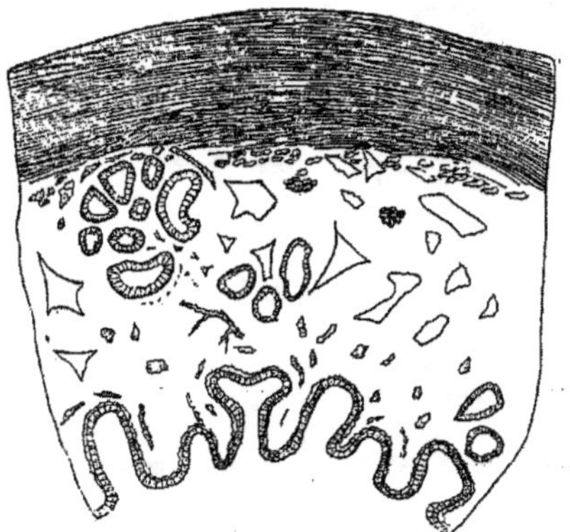

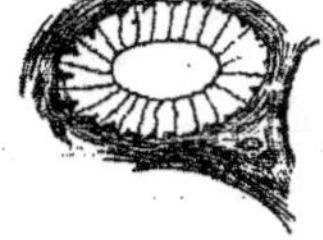

Fig. 23. — Portion spongieuse de l'urèthre d'un enfant   Fig. 24. — Cul-de-sac glandulaire.
de 35 jours (coupe transversale).

extérieures à la muqueuse. Ainsi à la portion membraneuse ils siégent dans la couche celluleuse en dehors du sphincter uréthral, puis se ramifient dans le muscle strié, et ce n'est guère qu'à l'état d'artérioles ou de veinules qu'on les rencontre dans la muqueuse elle-même.

En général, les capillaires en *tubes* ou cylindriques ne font pas directement suite aux artérioles. Dans le tissu spongieux ils émanent des aréoles spongieuses, lesquelles ne sont que des capillaires plus volumineux et d'une forme particulière.

Cette disposition se retrouve dans toute l'étendue de l'urèthre, aussi bien dans les parties prostatique et membraneuse que dans la partie spongieuse. Ainsi, dans ces deux régions, toute la partie profonde de la muqueuse est creusée d'espaces, de lacunes communiquant les unes avec les autres au moyen de capillaires émanés de leurs angles, et donnant naissance aux fins capillaires cylindriques qui gagnent les parties les plus superficielles de la muqueuse (fig. 25). Si la préparation a été faite sur un animal tué par hémorrhagie, on a plutôt sous les yeux une série de fentes et de petits espaces angulaires. Pour bien observer l'importance de ces espaces vasculaires, il faut les étudier sur un animal injecté, et alors on peut s'assurer facilement qu'il existe dans les deux portions profondes de l'urèthre un véritable tissu caverneux. Cette richesse vasculaire de l'urèthre prostatique et membraneux a depuis longtemps frappé les anatomistes, la plupart toutefois l'ont mal interprétée; ils ont considéré ces espaces vasculaires comme un plexus veineux, tandis qu'en réalité il s'agit de véritables capillaires (*voy.* fig. 17 et 25). Qu'on les étudie sur le chien, sur le chat, sur le lapin ou sur l'homme, leur paroi garde la même simplicité, elle se réduit à une tunique endothéliale. A vide, leurs bords sont festonnés, et les noyaux de l'endothélium font saillie dans leur cavité. C'est qu'en effet ces espaces circulaires sont creusés pour ainsi dire dans du tissu élastique qui tend à appliquer leurs parois opposées l'une contre l'autre et à les réduire à l'état de simples fentes. Ce sont des vaisseaux à fonction intermittente et, pour que leur lumière existe toute grande, il faut que violence leur soit faite par la tension sanguine : ne sont-ce pas là les caractères et les attributions du tissu érectile? Les lacunes veineuses sont généralement béantes, toujours prêtes à recevoir le sang impropre aux tissus, et leur endothélium se double d'une mince couche fibrillaire qui manque complétement ici. Pour nous donc, ces espaces lacunaires sont des capillaires comparables aux capillaires qui constituent le tissu érectile[1]; en

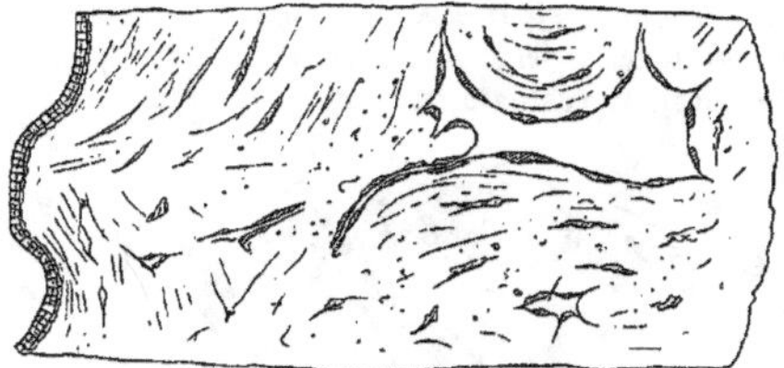

Fig. 25. — Muqueuse de la portion prostatique de l'urèthre du chat.

d'autres termes, une gaîne érectile enveloppe l'urèthre, non-seulement dans la portion spongieuse, mais dans toute son étendue : le corps spongieux n'est qu'une exagération de la structure érectile de la muqueuse, et ce qui le prouve, c'est la difficulté de délimiter la muqueuse du tissu spongieux, c'est la situation des fibres lisses en dehors de ce tissu[2]. En résumé, depuis le col vésical jusqu'au méat, une couche de tissu spongieux située à la face profonde des fibres musculaires lisses engaîne la muqueuse de l'urèthre[3].

Lymphatiques. Les lymphatiques de l'urèthre ont été décrits par Panizza et plus complétement par M. Sappey, auquel nous empruntons tous les détails qui suivent : « Les lymphatiques recouvrent de leurs nombreuses radicules la surface

[1] Kobelt, se basant sur le résultat de ses injections, avait admis l'existence de tissu érectile. dans la portion membraneuse de l'urèthre. Nous croyons être les premiers à démontrer histologiquement ce fait.

[2] De sorte qu'on pourrait dire : pour les trois portions de l'urèthre la muqueuse est tout ce qui est situé à la face profonde de la couche musculaire à fibres lisses.

[3] Il résulte de tout ce qui précède que les trois portions de l'urèthre ne sont pas au point de vue de la structure aussi différentes qu'elles le paraissent au premier abord. Dans chacune d'elles, les tissus érectile, glandulaire et musculaire, se retrouvent. Sappey a déjà fort bien établi qu'il n'y a pas de portion musculeuse dans l'urèthre, toutes le sont. On pourrait dire de même : chaque portion de l'urèthre est munie de glandes ; chaque portion est doublée de tissu érectile ; la division classique de l'urèthre n'est justifiée que par la prédominance du tissu, et il ressort de plus en plus que d'un bout à l'autre l'urèthre chez l'homme est avant tout un canal génital.

interne du canal en formant un long réseau cylindrique qui se continue au niveau du méat avec les absorbants du gland » (Sappey).

Les radicules sont presque sous-épithéliaux au point que leur injection soulève l'épithélium (Pouchet et Tourneux). Du réseau partent deux troncs qui traversent les parois uréthrales au niveau du frein de la verge et se terminent dans le réseau lymphatique du gland. On sait qu'au réseau du gland font suite un, deux ou trois troncs volumineux situés sur la face dorsale de la verge et allant aboutir de chaque côté au ganglion supérieur et externe du pli inguinal.

Nerfs de l'urèthre. Les nerfs de l'urèthre [1] viennent des nerfs de la prostate, c'est-à-dire du plexus hypogastrique et des nerfs du corps spongieux, c'est-à-dire du nerf musculo-uréthral et du nerf dorsal de la verge. Le nerf musculo-uréthral ou périnéal profond passe à travers les fibres du transverse et gagne le bulbo-caverneux ; il fournit un rameau latéral destiné au bulbe, au muscle qui le recouvre et à la muqueuse uréthrale, et un long filet qui chemine sous le bulbo-caverneux, puis dans l'épaisseur de la tunique élastique de la verge pour aller s'épuiser dans la base du gland. Dans ce trajet, ce dernier fournit des ramuscules au corps spongieux et à la muqueuse.

Le nerf dorsal de la verge arrivé au ligament suspenseur se partage en rameaux dont les uns contournent les corps caverneux pour aboutir au corps

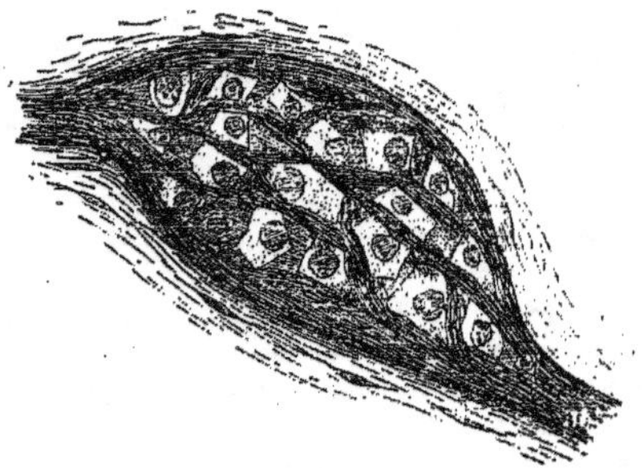

Fig. 26. — Ganglions nerveux périprostatique du chien.

spongieux et à la muqueuse, et dont les autres vont au gland. Les nerfs de la base du gland sont anastomosés en plexus et de ce plexus partent des fibres pour le tissu spongieux et la muqueuse de la fosse naviculaire.

La terminaison des nerfs dans la muqueuse uréthrale est peu connue. Nous avons pratiqué des injections interstitielles d'acide osmique dans le chorion et fait des coupes ; nous nous sommes servi aussi du chlorure d'or (jus de citron, chlorure d'or et acide formique). Nous n'avons pu découvrir de terminaisons dans l'épithélium. Nous avons observé dans l'épaisseur même de la muqueuse des faisceaux renfermant quatre et cinq tubes nerveux à myéline, ou des tubes nerveux isolés atteignant la base des papilles, mais nous n'avons pas réussi à les suivre plus loin. Nous relèverons deux détails qui nous ont frappés, c'est que dans les portions membraneuse et spongieuse du chien les tubes nerveux de la muqueuse ont une direction longitudinale, et que de plus ils décrivent

[1] La description du trajet des nerfs est empruntée à Sappey.

des flexuosités remarquables. Cette disposition est destinée sans doute à leur permettre de suivre l'allongement que subissent la muqueuse et tout le corps spongieux dans l'érection. Enfin des ganglions nerveux paraissent annexés à chaque portion de l'urèthre. Ceux de la portion prostatique sont très-connus et faciles à observer dans le tissu conjonctif qui entoure la prostate du chien (*voy.* fig. 26). Loven en a décrit à la surface postérieure de la portion membraneuse, dans le tissu conjonctif dense de la partie postérieure du bulbe et dans les réseaux qui constituent les nerfs érecteurs et qu'on trouve sur les parties latérales du bulbe (Klein).

Les ganglions nerveux de la portion prostatique siégent dans le tissu conjonctif qui entoure la prostate; nous les avons observés chez le chien, chez l'homme et chez l'enfant nouveau-né.

Chez le chien, ils sont nombreux et de dimensions variables. Quelques-uns sont volumineux et en connexion avec de gros troncs nerveux (fig. 26). Les cellules nerveuses, dont le nombre peut varier de cinq à vingt, sont polygonales; quelques-unes sont nettement bipolaires. Les tubes nerveux intra-ganglionnaires sont pour la plupart des fibres de Remak, elles passent sans ordre entre les rangées de cellules nerveuses et entre quelques cellules d'une même rangée. Un ou deux vaisseaux se distribuent dans les plus gros ganglions et les couvrent d'un réseau capillaire [1].

URÈTHRE DE LA FEMME. L'urèthre de la femme représente l'urèthre postérieur de l'homme, il est situé sur la ligne médiane contre la paroi antérieure du vagin auquel il adhère. Sa *direction* est rectiligne chez quelques femmes; chez la plupart il décrit une légère courbure à concavité antéro-supérieure.

Le col, d'après Étienne, est situé plus bas que chez l'homme; il est à peu près à la hauteur du bord inférieur de la symphyse, à une distance variable de celle-ci. Le col et le canal sont très-mobiles et de situation variable suivant les sujets; Étienne a trouvé le méat tantôt à 5 millimètres au-dessous de l'horizontale pubienne, tantôt à 22 millimètres.

La *longueur* de l'urèthre a été estimée par :

Huschke, à.	40 à 54 millimètres.
Blandin.	27 à 34 —
Malgaigne.	55 —
Cruveilhier.	25 à 55 —
Richet.	27 à 34 —
Sappey.	50 —
Tillaux.	25 à 50 —

Le *calibre* est généralement évalué à 7 ou 8 millimètres; les mêmes difficultés existent dans sa mensuration que chez l'homme. Ce calibre n'est pas uniforme : « Rétréci au niveau du méat urinaire, il s'élargit ensuite graduellement jusqu'à 8 ou 10 millimètres du col vésical où il se rétrécit beaucoup » (Richet). Ce qu'il importe de mentionner, c'est que ce calibre est très-dilatable. On peut y introduire des sondes de 10 et 12 millimètres; on peut en quelques heures le dilater au point d'y faire pénétrer le petit doigt et extraire des calculs assez volumineux.

Rapports. On distingue à l'urèthre deux faces et deux extrémités ou orifices. La face antérieure de l'urèthre répond au bulbe et au constricteur du vagin, qui le séparent du pubis. La face postérieure est unie directement à la paroi anté-

---

[1] Ce détail ne peut être bien vu que sur les coupes un peu épaisses de pièces injectées.

rieure du vagin. En réalité, le canal de l'urèthre fait corps avec le vagin, et la réunion des deux conduits constitue la cloison uréthro-vaginale. L'orifice postérieur est irrégulièrement circulaire. L'orifice antérieur de l'urèthre ou méat est circulaire et lisse dans sa moitié supérieure, hérissé de villosités dans sa demi-circonférence inférieure (Sappey). Il s'ouvre dans le vestibule immédiatement au-dessus du tubercule qui termine en avant la colonne de la paroi supérieure du vagin. Cette ouverture de l'urèthre dans le vestibule s'observe chez presque tous les Mammifères femelles, et même chez certaines, par exemple, chez la lapine, le vestibule génito-urinaire constitue un canal assez long à l'extrémité interne duquel l'uretère vient déboucher. Cependant chez quelques Mammifères, tels que le surmulot, l'urèthre s'ouvre directement au dehors (Milne Edwards).

La *surface interne* de l'urèthre possède une coloration d'un blanc cendré, elle offre des plis longitudinaux et de petits orifices en séries linéaires et tournés en avant.

Structure. L'urèthre de la femme est composée de trois couches :

1° D'une couche externe de fibres musculaires striées circulaires ;

2° D'une couche moyenne de fibres lisses longitudinales ;

3° D'une muqueuse.

La couche musculaire striée s'étend jusqu'au méat ; elle est composée de

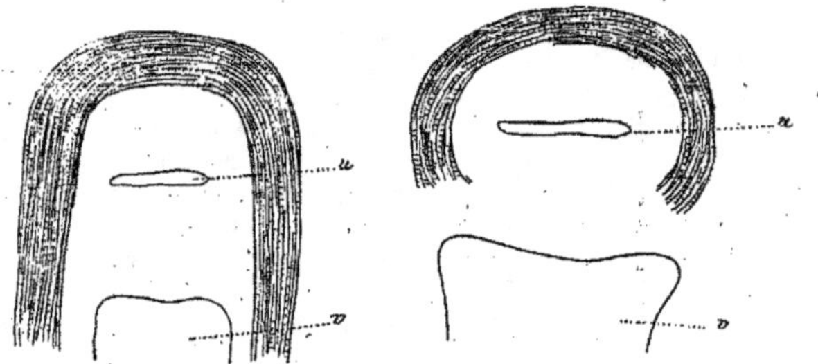

Fig. 27. — Schéma d'après Étienne. — *u*, urèthre. — *v*, vagin.

fibres circulaires, d'après Sappey. Le plus grand nombre de fibres, dit-il, s'enroulent très-régulièrement autour de l'urèthre, les plus superficielles s'en écartent latéralement et inférieurement pour se joindre à celles du vagin. Étienne, qui a pratiqué des coupes d'ensemble chez des nouveau-nés, décrit différemment le muscle strié. Pour lui, il a la forme d'un croissant à sa partie supérieure, la forme parabolique dans sa moitié inférieure. La première n'embrasse donc qu'une partie de la circonférence de l'urèthre, la seconde embrasse à la fois l'urèthre et le vagin (fig. 27).

La forme de ce muscle le rapprocherait ainsi du sphincter prostatique. La couche moyenne est musculaire à fibres lisses longitudinales et non adhérente à la muqueuse comme chez l'homme ; elle en est séparée par du tissu cellulaire lâche, riche en vaisseaux veineux.

La couche muqueuse par sa structure et ses glandes ressemble beaucoup à celle de l'homme. L'épithélium est identique. La trame du chorion est seulement moins riche en fibres élastiques et renferme plus de noyaux embryoplastiques (Robin). La muqueuse se déprime en certains points sans changer de caractère, il en résulte des sinus pris à tort pour des glandes par quelques auteurs. La profondeur de ces sinus peut aller jusqu'à 15 et 25 millimètres ; quelques femmes en possèdent très-peu (Robin). Chez la plupart, d'après Martin et Léger, il est permis d'en observer de seize à dix-huit sur les côtés du méat, sur son tubercule médian inférieur et au-dessus. Le sinus ne présente pas de papilles' dans son intérieur; son orifice au contraire en est souvent entouré comme d'une couronne. Les glandes de l'urèthre sont de deux sortes, des follicules simples et des glandes en grappe moins obliques que dans le sexe masculin.

Les artères viennent de la honteuse interne, de la vaginale et de la vésicale inférieure.

Les veines aboutissent au plexus qui entoure le vagin.

Les lymphatiques gagnent les ganglions des parties latérales de l'excavation pelvienne (Sappey).

Physiologie. L'urèthre est un canal d'excrétion commun à l'urine et au sperme, mais son rôle ne se borne pas à livrer passage au liquide accumulé dans la vessie ou dans les vésicules séminales, il constitue pour ce premier réservoir un véritable appareil de fermeture, il ajoute au liquide fécondant du second les produits sécrétés dans ses glandes. Envisagé comme conduit excréteur, il a un rôle non moins actif; les petits muscles qui doublent ses parois et qui s'échelonnent sur le long trajet à parcourir assurent par leurs contractions brèves et successives l'expulsion prompte et complète de l'un et l'autre liquide.

L'urèthre a des propriétés inhérentes à la constitution de ses parois, il est sensible, élastique et contractile. La *sensibilité* de la muqueuse uréthrale est variable suivant les individus et suivant les régions; il n'est pas de chirurgien qui n'ait été à même de vérifier, en pratiquant l'exploration de l'urèthre au moyen de bougies à boule, la plus grande sensibilité du canal en trois points : le méat, la région membraneuse et le col vésical; peut-être pour ces derniers la sensibilité plus grande accusée par le malade est-elle simplement le fait de l'application plus étroite des parois contractiles sur l'instrument; quoi qu'il ne soit, cette impressionnabilité est susceptible de s'émousser assez rapidement sous l'influence du contact répété de la sonde.

La muqueuse du segment prostatique jouit, d'après Küss, d'une sensibilité spéciale, elle est le siége du besoin d'uriner : « Quand l'urine a trop distendu les parois vésicales, celles-ci réagissent, compriment leur contenu qui alors triomphe de l'élasticité du col et de la prostate, et pénètre dans l'origine de l'urèthre. C'est le contact de cette muqueuse avec l'urine qui produit la sensation du besoin d'uriner...; c'est la perte de cette sensibilité qui est l'origine de l'incontinence nocturne. »

Les résultats de l'exploration de l'urèthre et les faits cliniques viendraient à l'appui de la théorie de Küss; l'objection de Reliquet que la femme n'a pas de prostate et que chez l'enfant la prostate est à peine développée a bien peu de valeur, car dans la théorie de Küss le besoin d'uriner est l'effet de l'ompression non de la glande, mais de la muqueuse du segment prostatique, lequel a son représentant chez la femme.

L'urèthre est élastique. L'organe entier l'est, mais cette propriété appartient surtout à la muqueuse et à la couche qui la double. L'élasticité suppose l'extensibilité et la rétractilité. L'extensibilité de l'urèthre est facile à constater, elle existe dans les deux sens, dans le sens longitudinal et dans le sens transversal. Ainsi l'érection allonge l'urèthre comme le ferait une traction.

La miction écarte les parois accolées et donne un calibre à ce qui n'était qu'une fente. La miction finie, l'érection passée, la rétractilité reprend ses droits. Celle-ci est évidente encore quand on incise l'urèthre en long ou en large, ou quand une sonde est introduite dans la partie spongieuse et livrée à elle-même, on la voit sortir comme expulsée par le retrait élastique des parois uréthrales. Les considérations exposées au chapitre d'anatomie sur les limites de l'extensibilité de l'urèthre, sans danger pour l'intégrité de ses parois, nous dispensent d'y revenir et d'insister davantage. Rappelons seulement qu'il en est de la dilatation par les instruments comme de la dilatation par l'urine; la violence passée, le canal revient sur lui-même, et on peut dire avec le professeur Guyon : « Le calibre artificiel donné à l'urèthre normal par le passage de gros instruments est absolument virtuel. »

L'élasticité n'est pas également répartie dans chaque portion de l'urèthre, elle est spécialement dévolue à la portion spongieuse. Ainsi Guyon a démontré par ses expériences que, tant qu'on ne dépasse pas une traction de 500 à 1000 grammes, l'élongation s'opère aux dépens de l'urèthre spongieux; les portions prostatique et membraneuse n'y prennent qu'une part insignifiante (Guyon). D'après le même auteur, la paroi inférieure est plus élastique que la supérieure, elle s'allonge facilement et vite, tandis que la paroi supérieure « offre une certaine résistance et ne commence à s'allonger sensiblement que sous l'influence d'un poids relativement élevé, 200 grammes, par exemple. » Cette différence d'extensibilité entre les deux parois explique bien la plus grande longueur de la paroi inférieure dans les moulages. D'après Guyon, elle est d'autant plus prononcée que le sujet est plus âgé.

L'urèthre est contractile. Sa contractilité est répartie à l'inverse de l'élasticité : faible, insignifiante dans la portion spongieuse, elle appartient à la région profonde et spécialement à la portion membraneuse. La contractilité est peu marquée à la portion spongieuse : en effet, l'électrisation de cette région ne modifie guère le calibre du canal; il est peu probable que, bien qu'en aient dit Reybard, Hancock, Boyer, Velpeau, Chopart, etc., cette portion de l'urèthre puisse être le siége de spasmes (Malgaigne, Thomson, Sappey, Guyon, Richet).

La région membraneuse possède au plus haut point le pouvoir contractile; pour m'en tenir aux preuves physiologiques, je ne citerai que les variations de perméabilité en quelques heures d'intervalle et les résultats de l'électrisation.

Si on introduit un explorateur à boule métallique dans l'urèthre jusque dans la portion prostatique, on constatera à un moment donné que l'instrument se meut librement; si on fait passer un courant électrique, on perçoit immédiatement que le bout de la sonde est comme immobilisé par une constriction énergique qui cesse avec le courant.

Cette constriction de la région membraneuse s'observe également sur le cadavre, seulement ici la contraction est remplacée par la rigidité cadavérique ; qu'à l'exemple de Richet on introduise le doigt par la vessie dans le col vésical, après avoir traversé la région prostatique qui se laisse dilater sans beaucoup de peine, on sera tout à coup arrêté par le resserrement énergique des fibres musculaires de la région membraneuse.

Le sphincter de la portion membraneuse est le siége par excellence du spasme uréthral. Le col de la vessie est doué aussi de contractilité; quand le cathéter a franchi la région membraneuse, il est arrêté une seconde fois avant de pénétrer dans la vessie.

Aux trois propriétés de sensibilité, d'élasticité et de contractilité, il faut ajouter pour l'urèthre le pouvoir d'absorber les liquides. Le fait a été démontré par les expériences d'Alling. Alling, en effet, a constaté que, si on injecte du sulfate de strychnine dans la vessie d'un chien, en liant le méat sur la sonde, l'animal présente des symptômes d'intoxication. Cette expérience avait fait conclure à Ségalas père et fils, à Bérard et à P. Bert, que la muqueuse vésicale peut absorber. Mais, si on profite du resserrement intervésico-uréthral du chien pour y placer une ligature, l'injection de substances toxiques dans la vessie saine n'est plus suivie d'aucun accident; l'absorption dans la première expérience s'était donc faite dans le segment uréthral de l'appareil urinaire.

Après cet exposé des propriétés de l'urèthre, nous envisagerons le rôle qu'il joue dans l'excrétion urinaire ou miction et dans l'excrétion spermatique ou éjaculation.

Rôle de l'urèthre dans l'excrétion urinaire 1° *Rôle dans la rétention de l'urine.* L'urèthre entier constitue pour la vessie un appareil de fermeture. Ses parois élastiques en effet sont appliquées l'une contre l'autre en dehors même de toute contraction musculaire. L'urine demeure dans la vessie sur le cadavre, à une époque où la rigidité musculaire a disparu. De même, si sur un cadavre datant de plusieurs jours on dissèque le périnée, on observe qu'après avoir coupé l'urèthre au collet du bulbe il s'écoule une certaine quantité d'urine; en supprimant la portion spongieuse, on a supprimé une partie de l'obstacle mécanique. La réalité de cette oblitération passive, anatomique, de l'urèthre, est encore démontrée par les expériences de Gianuzzi et Nawrocki et celles antérieures d'Heidenhain. Après avoir chez un chien introduit un tube dans un uretère et lié l'autre, ces auteurs sectionnent les 3e, 4e et 5e paires sacrées. Ils constatent qu'il faut une pression de 34 centimètres d'eau pour que le liquide s'écoule par le méat (avant la section nerveuse il fallait une pression de 65 centimètres). Or, on sait que la section des nerfs abolit même la tonicité musculaire. Sur l'animal mort, la pression nécessaire était à peu près la même que sur l'animal enervé. De même chez le lapin mâle, il fallait encore une colonne d'eau de 5 centimètres après la mort ou après la section des nerfs. Tous ces faits nous montrent qu'il faut une certaine force à l'urine pour écarter les parois uréthrales et vaincre des résistances purement mécaniques; on ne saurait en être surpris, si on se rappelle la structure élastique de la muqueuse, celle du tissu spongieux, de la prostate et de la couche musculaire elle-même.

L'occlusion de l'urèthre est complétée par la tonicité des muscles péri-uréthraux et renforcée à certains moments par leur contraction réflexe ou volontaire.

A l'état de repos, deux muscles ferment principalement l'urèthre par leurs contractions toniques : ce sont le sphincter uréthral (doublé du muscle de Guthrie)[1] et le col vésical. « Si les parois de l'urèthre sont dans le reste du canal simplement appliquées l'une contre l'autre dans la région membraneuse, elles sont plus qu'appliquées, c'est-à-dire qu'elles sont resserrées par la contraction des fibres musculaires » (Richet). L'occlusion de la portion membraneuse se vérifie à chaque instant en clinique. Dans le cathétérisme simple, on se

---

[1] On pourrait peut-être, en se basant sur la direction de ses fibres, considérer le muscle de Wilson comme un antagoniste du sphincter uréthral et du muscle de Guthrie, par conséquent comme un dilatateur de l'urèthre.

heurte à un obstacle, il y a un léger temps d'arrêt quand la sonde arrive à la région membraneuse. Lorsqu'on pratique des injections uréthrales, tout le liquide revient au méat; il faut, pour qu'il n'en ressorte aucune goutte, que le bout de l'instrument injecteur ait dépassé le sphincter uréthral.

De même, dans les hémorrhagies de l'urèthre antérieur, le sang s'écoule par le méat, il y a uréthrorrhagie. Dans les hémorrhagies de l'urèthre postérieur, le sang rétrograde dans la vessie (Guyon). L'urèthre à l'état de repos est donc fermé à la région membraneuse, il l'est au col vésical; la preuve en est que l'urine ne s'écoule par les sondes que lorsque leur extrémité l'a franchi. Cette double occlusion est due en temps ordinaire à la tonicité[1]. On sait que la tonicité est un acte réflexe, elle disparaît quand on vient à interrompre l'arc diastaltique en un point. Massius a cherché quel était le centre de ce réflexe, il l'a trouvé dans la moelle au niveau de la 4e lombaire. Toute section de la moelle au-dessus de ce point exagérait la tonicité, toute section au-dessous la diminuait. Brongest a supprimé la tonicité du col vésical en sectionnant toutes les racines sensitives au niveau du centre génito-spinal.

La contraction tonique de ce long sphincter étendu de l'orifice vésical au ligament de Carcassonne, jointe à l'élasticité des parois de l'urèthre, assure la fermeture continuelle, ordinaire : mais que la vessie entre en contraction, la tonicité deviendra insuffisante, le col cédera et l'urine écartant les parois du canal s'écoulera au dehors; il y aura miction. Nous pourrons toutefois opposer un nouvel obstacle aux contractions de la vessie, la contraction volontaire du sphincter uréthral. « Ce qui prouve bien que c'est le sphincter membraneux qui s'oppose à la projection de l'urine, quand la vessie entre en contraction, c'est que, si on sonde un individu qui a besoin d'uriner, le liquide se précipite dès que la portion membraneuse est ouverte; bien au contraire, quand le besoin d'uriner n'existe pas, ce n'est qu'après avoir franchi complétement le col que l'urine commence à s'écouler » (Guyon). En résumé, à la simple accumulation du liquide urinaire dans la vessie, l'appareil de fermeture peut opposer : l'élasticité du canal et la tonicité de ses sphincters (col vésical, sphincter prostatique, sphincter uréthral.)

Pour lutter contre la contraction vésicale, il faut la contraction volontaire du sphincter uréthral, renforcée par celle du muscle de Guthrie.

Ces dernières considérations me permettent de compléter la théorie de Küss sur la résistance au besoin d'uriner. « Quand l'urine, après avoir distendu la vessie, a franchi le col, elle développe par son contact avec la muqueuse prostatique la sensation du besoin d'uriner : il en résulte une contraction réflexe du sphincter uréthral et l'urine rétrograde. Les mêmes phénomènes se reproduisent, le réflexe diminue d'énergie et il faut alors l'intervention de la volonté pour lutter au moyen du sphincter uréthral contre l'expulsion de l'urine (Küss). » A un moment donné cette contraction volontaire peut elle-même devenir impuissante, la sensation douloureuse, cuisante, du besoin d'uriner,

---

[1] Nous sommes étonnés de trouver dans Küss une erreur. Küss dit : « La cause principale de la rétention n'est pas le sphincter vésical, ses faisceaux musculaires *sont très peu prononcés* et nous savons de plus qu'un muscle *ne peut être continuellement contracté* »... et plus loin : « ils (les sphincters) oblitèrent, à l'état de repos et en vertu de leur seule élasticité, l'orifice qu'ils circonscrivent ». D'abord les fibres lisses du sphincter vésical sont nombreuses et forment un anneau contractile assez épais. Ensuite la tonicité n'est pas l'élasticité : celle-ci est une propriété passive, anatomique; celle-là est une propriété physiologique, liée à l'intégrité du système nerveux.

entretient et augmente les contractions vésicales, et l'urine s'échappe malgré
tout d'un jet continu, qui décrit une sorte de courbe parabolique et tend à
redresser le canal.

2° *Rôle de l'urèthre dans l'expulsion de l'urine.* Le jet de l'urine est
continu, sans saccades (sauf intervention brusque et volontaire des muscles de
la paroi abdominale et sauf à la fin de la miction). Cette continuité du jet est
attribuable à l'élasticité du canal; ses parois distendues par l'ondée urinaire
réagissent sans pouvoir satisfaire complétement leur élasticité: il en résulte
pendant la miction une régularisation des forces expulsives, une *sorte de tension
urinaire,* conséquence de la lutte entre l'effort expulsif et la résistance offerte
à l'écoulement. Un point du canal se laisse distendre moins que les autres, c'est
justement le méat: l'urine franchit donc à l'extrémité de son parcours une
sorte de défilé, ce qui est une condition, opposée à un plus grand écoulement de
liquide en un temps donné, mais favorable à la vitesse et à la portée du jet[1].

L'urine ne pénètre pas dans les conduits éjaculateurs, grâce à la petitesse de
leurs ouvertures, grâce aussi à la présence du verumontanum : avec sa forme en
carène, cette saillie divise la colonne liquide en deux courants qui sont rejetés
sur les parties latérales.

La fin de la miction est toujours marquée par une série de saccades avec
interruption quelquefois complète du jet entre chacune d'elles. Ces saccades
sont dues aux contractions du muscle bulbo-caverneux intervenant pour expulser
les dernières gouttes d'urine (*accelerator urinœ et spermatis*).

Son mode d'action n'est pas compris de la même manière par les physiologistes.

Pour Béclard (et c'est l'opinion classique), lorsque le rôle de la vessie est
terminé, le muscle bulbo-caverneux et les muscles groupés autour de la portion
membraneuse entrent en contraction pour débarrasser l'urèthre des dernières
gouttes de liquide qu'il contient.

A. Guérin a proposé une autre explication : le bulbo-caverneux n'agirait pas
directement sur l'urèthre, c'est en modifiant la circulation intra-pariétale du
corps spongieux qu'il compléterait l'expulsion. La substance spongieuse, dit
M. Guérin, est tapissée en dehors par une membrane fibreuse *résistante,* en
dedans par une muqueuse qui peut être refoulée; l'injection d'un liquide dans
le bulbe a pour effet d'oblitérer progressivement le calibre uréthral d'arrière en
avant et de chasser le contenu de l'urèthre : c'est ce que fait le bulbo-caverneux.
Guérin a cherché la démonstration de sa théorie dans des expériences cadavériques. Deux canules étant introduites, l'une dans le bulbe, l'autre dans la vessie,
une injection d'eau dans la seconde amène naturellement un écoulement par le
méat : si alors on pousse une injection par la canule bulbaire, on observe
l'accélération du jet uréthral.

Chez la femme l'appareil de rétention est moins perfectionné : l'urine est
souvent expulsée involontairement dans un effort de toux, de rire, etc.

Rôle de l'urèthre dans l'excrétion du sperme. Une première question se
pose : quel est l'état de l'urèthre au moment de l'érection, au moment où va se
faire l'éjaculation? D'après Kobelt, une injection à la cire transformerait
l'urèthre en un tube ouvert depuis son orifice antérieur jusqu'au verumontanum.
Bœckel n'est jamais arrivé à obtenir cette béance au moyen d'injections coagu-

---

[1] On sait en effet que, si on veut encore augmenter cette portée, il suffit de diminuer le
calibre du bout de l'urèthre par une légère pression.

lantes, mais en pratiquant des injections au mercure dans le tissu érectile, et en faisant sécher le pénis il a con-taté sur des coupes que le canal de l'urèthre est ouvert dans la région du bulbe au méat, et que son ouverture a une forme elliptique. Il paraît ressortir du mémoire de Guérin que la réplétion des aréoles du tissu spongieux a pour effet d'accoler les faces opposées de la muqueuse.

Quoi qu'il en soit, l'érection provoque l'activité secrétoire des glandes uréthrales, c'est-à-dire de la prostate, des glandes de Cowper, de Littre, et des glandes de la portion spongieuse. Toutes ces glandes appartiennent bien à l'*urèthre génital*, elles ne fonctionnent que pour l'éjaculation.

Le liquide prostatique, d'un blanc crémeux, se compose d'un fluide incolore tenant en suspension de fines granulations graisseuses et quelques gouttes hyalines d'une substance visqueuse (Robin).

L'humeur des glandes de Cowper, dépourvue d'éléments anatomiques, est hyaline, filante, non coagulée ni striée par l'acide acétique.

L'humeur des glandes uréthrales proprement dites, ou mucus uréthral, est liquide, demi-transparente, grisâtre, tenant en suspension quelques cellules épithéliales et quelques leucocytes (Robin). Le mucus uréthral devient strié sous l'influence de l'acide acétique.

On a vu que les glandes uréthrales sont situées en plein tissu érectile ; on peut admettre que la tension du sang dans les aréoles spongieuses facilite non-seulement l'action secrétoire, mais encore, avec l'aide des fibres lisses du tissu érectile, l'excrétion du produit sécrété. Pour les glandes de Littre, situées la plupart en dehors de la muqueuse, elles ont leur cul-de-sac au milieu des fibres musculaires lisses longitudinales, et quelquefois des fibres musculaires striées de la portion membraneuse. Les glandes de Cowper sont, chez beaucoup d'animaux, comprises entre deux plans musculaires ; quant aux acini de la prostate, ils sont enfoncés au milieu d'un tissu musculo-élastique. On voit par suite que, pour toutes les glandes annexées à l'urèthre et dont le produit de sécrétion doit se mêler au sperme, tout est disposé pour une sécrétion abondante et rapide et pour une excrétion brusque comme l'éjaculation elle-même. L'éjaculation n'est pas seulement l'évacuation du contenu des vésicules terminales, elle résulte d'une série d'évacuations successives ou simultanées d'humeurs dont le mélange constitue le sperme. La secrétation des glandes uréthrale est liée à l'érection et précède l'éjaculation.

Lorsque sous l'influence du spasme vénérien les vésicules séminales contractées ont déversé leur contenu dans la portion prostatique, celle-ci et la portion membraneuse sont remplies et distendues, mais immédiatement, revenant sur elles-mêmes, en vertu de leur élasticité et en vertu des contractions rhythmiques et successives du demi-sphincter prostatique et du sphincter uréthral, le sperme est chassé dans la portion bulbeuse, d'où les palpitations du bulbo-caverneux le chassent à leur tour au dehors de l'urèthre.

Le sperme ne peut refluer en arrière vers la vessie, car tout le segment d'urèthre situé en arrière des conduits éjaculateurs est complétement oblitéré tant par la congestion du verumontanum que par la contraction du sphincter vésical. La force qui projette le sperme résulte donc et de l'élasticité de l'urèthre et des contractions péristaltiques des muscles striés annexés à chaque portion du canal, contractions se faisant toujours dans le même ordre de la prostate au méat.

M. A. Guérin a interprété de la même manière que pour l'urine le rôle du bulbo-caverneux dans l'éjaculation. L'excrétion du sperme est pour lui liée à l'intégrité du tissu spongieux et à la circulation du sang du bulbe vers le gland.

Toutes ces contractions musculaires sont d'ordre réflexe : la sensation qui les provoque est transmise par les nerfs sensitifs du gland au centre génito-spinal dans la moelle lombaire.

Nous ne savons au juste quelle est la physiologie des ganglions périuréthraux : ont-ils un rôle dans l'érection ? Cela est probable[1]. Peut-être doit-on, par analogie, et étant donné leur nombre et leurs dimensions dans le segment périprostatique, les regarder comme affectés en partie au fontionnement des glandes.

QUÉNU.

BIBLIOGRAPHIE. — **Anatomie.** AMUSSAT. *Gaz. des hôpitaux*, 1849. — Du même. *Arch. de méd.,* 1° S., t. IV. — BICHAT. *Anatomie descriptive.* — BLANDIN. *Anat. descriptive.* — BOYER. *Traité d'anatomie*, t. IV. — CRUVEILHIER. *Anatomie descriptive.* — CADIAT. *Muscles du périnée.* In *Journal d'anat.*, 1877. — CADIAT et ROBIN. *Muqueuse et glandes de l'urèthre.* In *Journal d'anat.*, 1874. — CHAUVEAU. *Anatomie des animaux domestiques.* — DENONVILLIERS. Th. inaug. Paris, 1837. — DUVERNEY. *OEuvres anatomiques.* — ÉTIENNE. Thèse de Nancy, 1880. — MILNE EDWARDS. *Anat. et phys. comparées.* — FREY. *Histologie.* — GUÉRIN (A.). *Gaz. méd.*, 1850. — GOSSELIN. *Arch. méd.*, 4° s., t. XX. — GUYON. *Cliniques des maladies des voies urinaires.* — HUSCHKE. *Traité de splanchn.* — HANCOCK. *Journ. of Med.* Londres, 1851. — JARJAVAY. *Anatomie de l'urèthre.* — KÖLLIKER. *Histologie.* — KLEIN. *Stricker's Handbook*, 1871. — LIEUTAUD. *Essais anat.* — LANGER. *Wiener Sitzungsb.*, t. XLVI. — LANGERHANS. *Virch. Arch.*, t. LXI. — LAUNOIS. Thèse, 1885. — LOCKWOOD. *Saint-Barth. Hosp. Reports*, 1879. — MALGAIGNE. *Anat. chirurg.* — MARTIN et LÉGER. *Arch. méd.*, 1862. — MERCIER. *Recherches anat. et path. sur les maladies des organes génito-urinaires*, 1841. — OTIS. *Structure of the Male urethra*, New-York, 1878. — PAULET. *Anatomie comparée du périnée.* — POUCHET et TOURNEUX. *Histologie.* — QUAIN. *Anatomie*, 1882. — ROBIN et CADIAT. *Journ. d'anat.*, 1874. — RICHET. *Anat. chir.* — REYBARD. *Anat. de l'urèthre*, 1853. — RELIQUET. *Maladies des voies urinaires.* — SABATIER. *Traité d'anat.* — SENN. Thèse de doct. en chirurgie de Paris, 1825. — SAPPEY. *Recherches sur la configuration et la structure de l'urèthre*, 1854. — Du même. *Anat. descriptive.* — STRAUS-DURCKHEIM. *Anat. du chat.* — THOMPSON. *Maladies des voies urinaires.* — TILLAUX. *Anat. topogr.* — VELPEAU. *Anat. chir.*

Physiologie. — ALLING. Th. doctorat, 1871. — BŒCKEL. Art. ÉRECTION. In *Dict. de médecine.* — BÉCLARD. *Physiol.* — CARLET. Art. MICTION. In *Dict. Dechambre.* — GIANUZZI et NAWROCKI. *Acad. des sc.*, 1863. — GIANUZZI. *Note sur les n. mot. de la vessie.* In *Acad. des sc.*, 1862. — GUÉRIN. *Derniers temps de l'excrétion de l'urine et du sperme.* In *Acad. méd.*, 1881. — GUYON, *Clinique des maladies des voies urinaires.* — KOBELT. *De l'appar. du sens génital.* — KÜSS. *Physiologie.* — REYBARD. *Anat. de l'urèthre.* — ROBIN. *Traité des humeurs.* — Du même. Art. FÉCONDATION. In *Dict. de Dechambre.* — SAPPEY. *Anat. descriptive.*   Q.

§ II. **Développement.** Il serait difficile de faire bien comprendre le développement embryonnaire de l'urèthre en étudiant cet organe isolément. D'autre part, il est important de tenir compte des connexions que présentent les voies urinaires avec l'appareil de la génération. Il a donc paru préférable d'étudier concurremment la formation de ces diverses parties dans un article d'ensemble au mot URO-GÉNITAL (*Sinus*).   D.

§ III. **Pathologie. Lésions traumatiques.** L'urèthre peut être blessé par des corps étrangers ou des instruments introduits dans sa cavité. C'est ainsi qu'un calcul venu de la vessie s'arrête parfois dans le canal uréthral et y détermine des lésions plus ou moins profondes ; il en est de même des épingles,

---

[1] On sait que les nerfs érecteurs sont de véritables vaso-dilatateurs et que leur action (si on admet le mécanisme de l'interférence) s'exerce sur les constricteurs par l'intermédiaire obligé de cellules nerveuses.

morceaux de bois, etc., introduits par le malade lui-même à travers le méat. Parfois la blessure est occasionnée par une sonde, une bougie, etc., elle prend alors le nom de fausse route.

Ces lésions de l'urèthre seront étudiées à propos du cathétérisme et des corps étrangers. Les véritables lésions traumatiques, les lésions produites par une violence extérieure, sont les plaies de l'urèthre et les contusions ou ruptures de l'urèthre. Celles-ci s'observent le plus fréquemment, leur importance est telle qu'elles méritent d'être décrites en première ligne, et comme il est possible de noter tous les intermédiaires entre la contusion simple et la plaie contuse du canal, nous ferons rentrer dans le même cadre, sous le titre de contusions ou ruptures de l'urèthre, toutes les lésions qui intéresseront en totalité ou en partie la paroi uréthrale.

Ruptures de l'urèthre. Le canal de l'urèthre est constitué, depuis le col vésical jusqu'au méat, par une muqueuse doublée d'une couche musculaire lisse, dont les fibres ont une direction longitudinale. Mais nous avons vu qu'à cette couche commune s'ajoutaient successivement un organe musculo-glandulaire, la prostate, puis des fibres striées qui viennent former comme un collier contractile, au sortir duquel l'urèthre s'enfonce dans une gaîne d'un tissu spécial, le tissu érectile. Cette superposition de tissus différents au canal muqueux a tout naturellement conduit à diviser l'urèthre en trois portions : la portion prostatique, la portion membraneuse ou musculaire et la portion spongieuse.

La distinction entre la portion prostatique et la portion membraneuse n'est pas moins nette, si on envisage les limites créées par les plans aponévrotiques ; tout ce qui est au-dessus du ligament de Carcassone appartient à la portion glandulaire ; la démarcation est plus fictive entre la portion spongieuse et la portion membraneuse, parce que le tissu spongieux commence par se creuser en gouttière à concavité supérieure avant d'entourer complétement le canal uréthral. Toutefois on peut convenir d'attribuer à la portion spongieuse ce qui est au-dessous du ligament de Carcassonne. Il est bon de remarquer que la portion spongieuse de l'urèthre comprend deux parties analogues comme structure, mais différentes comme rapports et surtout comme fixité : une partie est mobile, c'est la portion pénienne qui s'étend jusqu'au ligament suspenseur de la verge ; une partie est fixe, c'est la portion périnéale étendue du ligament suspenseur à l'aponévrose moyenne ; on l'appelle encore portion bulbeuse à cause du renflement important ou bulbe que présente le tissu spongieux à son extrémité postérieure.

Il nous a paru utile de rappeler à cette place ces notions succinctes d'anatomie : elles suffisent pour nous faire comprendre que les contusions de l'urèthre doivent amener des résultats bien différents suivant que le choc atteindra telle ou telle partie plus ou moins mobile, plus ou moins protégée, tel ou tel tissu dont les propriétés physiques et physiologiques varieront elles-mêmes au moment de l'accident. C'est ainsi que la portion érectile pourra être surprise en état de réplétion et de tension, ou en état d'affaissement et de vacuité. De même il est probable que l'état de contraction plus ou moins énergique de la portion musculeuse ne doit pas être sans influence sur la forme et l'étendue des lésions. *A priori*, il résulte de la différence de structure et de rapports des différentes parties de l'urèthre que les lésions anatomiques et le mécanisme ne sauraient être toujours identiques, et qu'une même formule ne saurait s'appliquer à tous les cas.

ÉTIOLOGIE. PATHOGÉNIE. Nous avons à étudier dans ce chapitre les causes qui produisent le plus ordinairement les ruptures de l'urèthre et nous avons à en interpéter le mécanisme.

Pour simplifier l'étude de la question à ce dernier point de vue, nous en étudierons les causes successivement à la région pénienne et à la région périnéale, faisant suivre immédiatement cette énumération de la recherche du mécanisme.

Ruptures de la portion pénienne. Ces ruptures sont rares : les causes en sont prédisposantes et occasionnelles.

Les premières sont l'érection, un état pathologique (inflammation récente, rétrécissement). On comprend, en effet, que l'érection rende plus efficace l'action des violences extérieures ; c'est ordinairement dans le coït que s'observe la rupture.

Dans un cas cité par Demarquay (*Gazette des hôpitaux*, 1849), un jeune homme avait éprouvé la première nuit de ses noces une difficulté extrême à consommer l'introduction pénienne. Voulant quand même surmonter l'obstacle, il se produisit une rupture. On conçoit d'ailleurs que le faux mouvement dans l'acte du coït produise une torsion brusque du pénis comme dans le cas de Colle, cité par Terrillon, et où les accidents furent si graves qu'ils entraînèrent la mort au dixième jour.

La flexion brusque de la verge, la pression sur un obstacle, produisent le même résultat.

Terrillon signale dans sa thèse deux cas de rupture qui s'effectuèrent selon ce mécanisme.

En dehors du coït, les cas ne sont pas rares où la torsion avec la main et les chocs directs ont pu entraîner des ruptures.

Voillemier rapporte l'histoire d'un malade qui, se trouvant en état d'érection, reçut un coup de pincette un peu en avant du scrotum.

Dans ces divers cas, l'érection n'a agi que comme cause prédisposante et l'intervention d'une violence extérieure a paru nécessaire pour produire la rupture.

On pourra rapprocher de ces cas la rupture de la corde dans la chaudepisse cordée.

L'inextensibilité de la muqueuse enflammée donnant à la verge une direction spéciale, il n'est pas rare de voir des malades dans le but de supprimer des douleurs faire des manœuvres brusques avec les mains pour redresser la verge et produire une rupture. Peut-être dans ces circonstances la friabilité de la muqueuse a-t-elle favorisé la rupture, mais on ne peut nier l'action efficace des manœuvres.

Or il existe des cas où l'érection seule dans les circonstances pathologiques précédentes a pu sans causes adjuvantes donner lieu à une rupture spontanée.

M. Terrillon pense expliquer la rupture de la façon suivante : « Sous l'influence d'une érection violente les corps caverneux tendent à mettre le pénis dans la rectitude : la paroi uréthrale devenue inextensible forme corde et ne peut suivre le développement des corps caverneux ; il est facile de comprendre que, si l'érection est rapide et violente, il peut y avoir rupture de l'urèthre. »

Enfin l'on voit des ruptures survenir au niveau d'anciens rétrécissements.

M. Terrillon croit pouvoir mettre en cause le manque d'élasticité de cette paroi du canal. Sans nier ce fait, ne peut-on pas penser qu'elle se fait en arrière du rétrécissement et dans cette portion friable et altérée de la muqueuse où se font si souvent les infiltrations d'urine dans les efforts de miction. Jusqu'à présent, nous n'avons envisagé que les ruptures qui se produisent lorsque la verge est en état d'érection, et je ferai remarquer que, bien qu'elles s'accompagnent le plus souvent de ruptures concomitantes des corps caverneux, accident désigné sans raison par Demarquay sous le nom de pseudo-fractures du pénis, elles s'observent souvent à l'état isolé et méritent bien à ce titre la place que nous leur avons donnée.

Or il existe des cas où la verge *à l'état de flaccidité* a pu être le siége de ruptures par contusion directe. Terrillon en relate plusieurs faits dans sa thèse.

Dans un cas dû à Voillemier, il s'agit d'une rupture par coup de pied de cheval ; dans un autre tiré de la thèse déjà citée de Bollard, un homme de soixante ans fut renversé par une voiture dont la roue lui passa sur les cuisses et atteignit la racine de la verge.

Je veux rappeler en terminant ce cas rapporté par Voillemier d'un individu qui, voulant fermer le tiroir de sa commode, appuya si malheureusement celui-ci avec les cuisses que la verge fut heurtée et se rompit. Quelquefois il s'agit de blessures par projectiles de guerre. Labbé, dans ses *Leçons cliniques*, rapporte un cas de plaie de l'urèthre par un éclat d'obus.

Rupture de la portion périnéale. Tantôt le corps vulnérant est en mouvement, tantôt au contraire il est en repos et n'agit en quelque sorte que passivement ; le périnée vient heurter contre lui.

Dans le premier cas, il s'agit de coups portés à l'aide d'instrument contondant, comme un marteau, un bâton, etc. ; tantôt il s'agit d'un coup de pied d'homme ou de sabot de cheval. L'un de nous a observé à la Charité un douanier qui, dans une lutte avec un contrebandier, avait reçu un violent coup de pied de son adversaire sur le périnée. Un écoulement abondant de sang s'était produit par le méat : le malade venait à l'hôpital trente ans après son accident pour un rétrécissement traumatique infranchissable.

Dupuytren dans son enseignement citait souvent l'histoire d'une femme qui avait donné un coup de sabot à son mari sur le périnée.

Carbonnel rapporte dans sa thèse une observation de Foucher recueillie par Horteloup : il s'agissait d'un malade renversé par une voiture et dont la roue avait passé entre les cuisses en pressant le périnée, les bourses et la verge. Une ecchymose existait au niveau du périnée : il y eut une uréthrorrhagie abondante pendant huit jours ; il se produisit ultérieurement un rétrécissement traumatique infranchissable qui rendit l'uréthrotomie externe nécessaire.

Le plus souvent le corps contondant est passif ; presque tous les cas se rapportent à des chutes à califourchon chez des marins, des charpentiers, des peintres en bâtiment, des cochers, etc., et l'on comprend que pour agir le corps contondant doit présenter un volume assez peu considérable pour lui permettre de franchir le diamètre bi-ischiatique ; ce sont ordinairement des barres de bois ou de fer dans les échafaudages, des roues de voiture. Chopart rapporte le cas d'un charretier qui était tombé à califourchon sur l'essieu de sa voiture.

Les accidents sont fréquents sur les navires. Maheot (th. inaug., 1837) rapporte des cas de chute du haut d'un mât sur une vergue, sur le dos d'une ancre.

Leguerret (th. 1878) signale encore la fréquence de ces ruptures dans le per-

sonnel des matelots occupé aux travaux exécutés dans les bateaux à la demi-
obscurité ; il rapporte des cas de chutes du haut de la mâture sur le rebord des
dunettes ; dans son observation 3, il s'agit d'une chute de 44 mètres sur une
poutre horizontale servant de point d'appui à un navire.

Le professeur Guyon dans ses *Leçons cliniques* cite le cas d'un palefrenier qui
en voulant descendre dans son écurie par une échelle fit un faux pas et tomba
les jambes écartées sur le bord d'un coffre à grains.

M. de Saint-Germain a publié en 1866 à la Société anatomique le cas d'un malade
observé par lui dans le service de Velpeau et qui s'était fait une rupture de
l'urèthre en tombant à califourchon sur une porte demi-ouverte ; plus récemment
Arène (th. 1880) signale le cas d'un jeune garçon de quatorze ans qui fit une
chute sur le banc d'un boulevard.

Pingaud cité par Terrillon signale encore les chutes que font souvent les
cavaliers sur le pommeau de la selle.

Desruelles, chirurgien militaire, dans une monographie publiée dans le *Journal
du Progrès* en 1829, avait déjà signalé l'exercice du cheval comme une des principales causes des déchirures de l'urèthre chez des hommes atteints d'uréthrites
aiguës. Le postillon dont Chopard nous a conservé l'histoire et dont nous parlerons dans la symptomatologie avait également fait une chute sur le pommeau
de sa selle. John Bell dans une note lue à la Société médicale d'Édimbourg en 1881
cite encore le cas d'un dragon qui fut projeté sur le pommeau de sa selle et sur
l'échine d'un vieux cheval osseux. Nous ne pourrions, sans fatiguer l'attention
du lecteur, allonger cette liste déjà trop longue de cas particuliers. Nous avons
eu pour but de montrer que la cause résidait toujours, comme nous l'avons dit
au début, dans une chute à califourchon. Reste à étudier en prenant cette cause
pour type le mécanisme de la rupture.

Cette question, bien qu'étudiée par plusieurs auteurs, n'est point encore complétement élucidée et, malgré les travaux de Franc (th. de Montpellier, 1840),
Thibaut (th., 1863), Larmande (th., 1867), Badin (th., 1870), Cras, dans son
Mémoire, et Terrillon (1878), on doit dire que ce mécanisme est encore entouré
de quelque obscurité. Tous admettent en vérité que l'urèthre est violemment
pressé par le corps contondant contre la portion antérieure des deux os coxaux,
mais on n'a pu encore élucider le point spécial au niveau duquel se fait la pression.

Franc, qui, au dire de Terrillon, est un des premiers qui se soient occupés de
cette question, suppose que, lorsqu'une violence extérieure est appliquée sur
le périnée dans la direction des bourses, les tissus se trouvent tassés vivement
contre l'arcade pubienne, et que de cette action résulte la rupture. Badin (th., 1863)
admet en outre que la face antérieure, le bord inférieur et même la face postérieure, peuvent servir de point d'appui à l'action de la violence. Les auteurs
qui l'ont suivi, Voillemier, Philips, ne précisent rien à ce sujet. Il faut arriver au
mémoire souvent cité de Cras pour avoir quelques détails sur ce point de la
question.

L'auteur rejette l'idée d'une pression sur le bord inférieur de la symphyse :
on comprend en effet que le canal fixé à 2 centimètres environ de ce bord par le
ligament de Carcassonne ne saurait être suffisamment mobilisé pour venir à son
contact ; du reste, dans le cas où cette mobilisation serait possible, n'existe-t-il
pas un épais coussinet de parties molles qui les séparent ?

Poncet et Ollier, dans un travail publié dans le *Lyon médical* en 1871, accusent
cependant, pour les ruptures de la portion membraneuse du moins, le rebord

tranchant du ligament transverse de Henle qui termine, on le sait, le ligament inférieur de la symphyse. Bien que les auteurs aient vérifié expérimentalement ce fait, on ne peut accepter, en raison du peu de développement qu'a ce ligament en général, ce fait comme applicable dans la majorité des cas. C'est donc là un fait intéressant d'expérimentation, mais qu'on doit considérer comme tout à fait exceptionnel. Ajoutons que Terrillon dans ses expériences n'a pu le reproduire.

Cras s'appuie encore sur des données anatomiques pour faire intervenir la face antérieure de la symphyse que Velpeau dans sa thèse bien connue avait déjà incriminée. Il rappelle que dans l'attitude verticale l'axe de la symphyse forme en·avant avec l'horizon un angle à faible sinus. Dans ces conditions il devient nécessaire, pour que le corps contondant vienne frapper la symphyse, que dans la chute le bassin soit incliné en avant.

En effet, dans une chute d'aplomb le coccyx et le sacrum forment un obstacle invincible qui tend à augmenter au fur et à mesure que le bassin s'incline en arrière. Lors donc que le bassin s'incline en avant, la symphyse tend à devenir horizontale et le corps contondant rencontre la symphyse par sa face antérieure. D'après ce qui précède, on comprend en quoi pèche la théorie de Larmande qui admettait un écrasement du canal sur la face postérieure de la symphyse.

Pour Cras, cependant, le mécanisme précédent, quoique très-rationnel, lui semble rare ; lorsque le corps contondant est petit et susceptible de se loger dans l'ogive sous-pubienne, dans ces conditions, loin d'atteindre la ligne médiane d'une façon directe, il longe tout d'abord une des branches ischio-pubiennes et ne rencontre que latéralement l'urèthre qui, refoulé contre la branche ischio-pubienne opposée, se rompt contre la crête osseuse de cette dernière qui joue en quelque sorte le rôle d'arête vive.

Ces faits, acceptés par M. Guyon dans le rapport qu'il fit sur le travail de Cras, ont été vérifiés par Terrillon au moyen de l'expérimentation. Cet auteur accepte les principales conclusions de Cras, mais pense, contrairement à lui, que le mécanisme invoqué par cet auteur, loin d'être rare, s'applique au contraire à tous les corps un peu volumineux qui s'enclavent difficilement sous le pubis.

Mais ne pourrait-on pas, dans les cas où la rupture s'est faite au collet, penser que sans contact osseux l'effet porté sur l'urèthre l'ait fait céder au point où il pénètre dans l'aponévrose, c'est-à-dire à son point fixe?

Il nous reste à parler maintenant du mécanisme des ruptures non plus de la portion bulbaire, mais de la région membraneuse de l'urèthre. Ces ruptures sont le plus souvent consécutives aux fractures du bassin et en particulier de celle du pubis. Le mécanisme est, on le prévoit, bien différent. Tantôt c'est le bord inférieur du fragment déplacé ou une esquille indépendante qui vient léser l'urèthre que le voisinage du squelette et l'immobilité dans l'aponévrose moyenne empêchent d'échapper au traumatisme ; ici, on le voit, il y a contusion directe, et la lésion qui en est la conséquence est plutôt une plaie contuse qu'une véritable rupture.

Mais, dans certains cas, il s'agit bien d'une rupture : alors le mécanisme diffère encore du précédent ; on comprend que dans une fracture du bassin un fragment soit entraîné du côté du bassin : dès lors il y a *traction* exercée sur les parois de l'urèthre par l'intermédiaire du ligament de Carcassonne : de là la rupture. On peut comprendre à la rigueur qu'une disjonction momentanée de la symphyse puisse en dehors de toute fracture produire de même par le mé-

canisme de la traction la rupture de l'urèthre. Bien que Chassaignac considère
le fait comme rare, Terrillon cite cependant dans sa thèse deux cas de Voillemier et de Cocteau (*Soc. an.*, 1863) qui démontrent la coexistence d'une rupture de l'urèthre et d'une disjonction de la symphyse. Bouilly (article Urèthre,
Dictionnaire de Jaccoud) cite le cas d'un jockey qu'il a soigné à Beaujon et
chez lequel on trouva à l'autopsie, en même temps qu'une disjonction des sym-
physes sacro-iliaques, une large déchirure de l'urèthre à la partie supérieure de
la portion membraneuse. Certaines contusions du bassin pourraient dans cette
hypothèse expliquer l'existence des ruptures de l'urèthre. Le numéro du 4 avril
du *Lyon médical* contient un cas publié par le docteur Locquin (de Dijon) et
relatif à un malade chez lequel cette rupture serait survenue à la suite d'un
accident dans lequel il avait eu le bassin pris et serré violemment entre un mur
et une locomotive. L'auteur de l'observation donne à ce sujet une explication
difficile à admettre et nous serions disposé à interpréter le cas par une disjonction momentanée de la symphyse; du reste, le malade a survécu. M. Terrillon
se demande, avec juste raison, si l'on ne pourrait rapprocher de ces faits ceux où
la rupture a été attribuée à la contraction musculaire comme celui dont Thompson nous donne la relation dans son *Traité des maladies des voies urinaires*. Il
s'agissait d'une chute d'une hauteur de plusieurs mètres : le malade était
tombé sur les pieds, les jambes fortement écartées, sans que le périnée eût
porté. Ne faut-il pas penser, comme M. Terrillon, que bien souvent la fracture
existe, mais qu'elle peut être méconnue. C'est ainsi que dans une observation
qui lui a été communiquée par M. Lannelongue on trouve relatée l'histoire
d'un enfant de treize ans qui fut renversé par le volant d'une machine qui le
frappa sur la cuisse gauche.

Bien que le périnée n'eût pas été touché, il y eut une uréthrorrhagie immédiate.

Un examen minutieux permit de reconnaître une sensibilité notable dans la
branche ischio-pubienne du côté gauche vers la partie moyenne. Il existait même
là sur le squelette un peu de gonflement, de sorte que M. Lannelongue fut conduit à penser « qu'en ce point, au moment de l'accident, au niveau de la ligne
cartilagineuse que sépare la branche du pubis de celle de l'ischion, il y a eu une
désunion violente qui a été la cause indirecte de la déchirure uréthrale. En
effet, par suite de cette désunion, on conçoit que des tiraillements violents aient
été exercés sur l'urèthre qui traverse le ligament de Carcassonne et que ces
tiraillements aient amené la déchirure. » Comme on le voit, il a fallu ici un
examen approfondi pour démontrer l'existence de la fracture et son siége. N'en
est-il pas de même dans bien des cas ?

Que penser en somme de ces divergences? Ce qui est important, selon nous,
c'est de savoir qu'en réalité l'urèthre est susceptible de se rompre seul sans
lésion des parties superficielles qui échappent à la rupture grâce à leur souplesse et à leur élasticité. L'intérêt de la connaissance exacte du mécanisme réside
exclusivement en ce qu'il peut conclure à la détermination précise du point de
la rupture. C'est ainsi que Poncet a observé dans ses expériences que toujours la rupture se faisait à la paroi supérieure du canal, d'où la nécessité dans
le cathétérisme de suivre la paroi inférieure, contrairement à ce qui se fait, par
exemple, dans le cas d'hypertrophie prostatique. Mais il est loin d'en être toujours
ainsi, et l'on voit à l'anatomie pathologique qu'en somme les ruptures présentent
un siége et une configuration des plus variables, et qu'on ne saurait en réalité
tirer de la pathogénie des indications précises sur le cathétérisme.

En résumé, la question ne nous semble peut-être pas mériter toute l'attention qu'on lui a portée.

ANATOMIE PATHOLOGIQUE. Chaque partie de l'urèthre peut être contusionnée, mais la portion prostatique, en dehors des cas de fractures du bassin, échappe le plus souvent au traumatisme en raison même de sa situation profonde : aussi Terrillon n'a-t-il pu en recueillir qu'un seul cas. La portion pénienne est protégée par sa mobilité, mais cette mobilité disparaît en partie dans l'érection, les ruptures n'y sont pas exceptionnelles. La majorité des auteurs s'accordent à reconnaître la plus grande fréquence des ruptures dans la portion bulbeuse.

Peut-être MM. Cras et Terrillon ont-ils exagéré le fait. Cette question importante du siége de la contusion uréthrale est des plus difficiles à trancher.

Les autopsies sont très-rares, celles qui existent sont la plupart fort incomplètes : aussi a-t-on cherché à suppléer à cette lacune, d'une part par l'expérience sur le cadavre, d'autre part sur le vivant.

Sans nier l'importance des expériences cadavériques, il nous est permis de faire quelques réserves sur leur valeur absolue : le bulbe maintenu par l'antagonisme des muscles dont l'entre-croisement se fait au devant de l'anus, le bulbe sanglé par son muscle, le bulbo-caverneux, et irrigué par le courant sanguin, ne peut véritablement se présenter au traumatisme dans les mêmes conditions que ce renflement mollasse, mobile, plus ou moins rempli de sang veineux à divers degrés de coagulation qu'on trouve sur le cadavre.

La constatation du siége sur le vivant n'est pas toujours facile, l'intervention n'ayant lieu trop souvent que lorsque les tissus sont déjà modifiés par l'inflammation et l'infiltration d'urine. Il faut néanmoins en tenir compte et, à l'exemple de Cras et Terrillon, nous passerons successivement en revue les données fournies par ces trois méthodes d'investigation.

Résultat des autopsies. Terrillon n'a pu rassembler dans sa thèse d'agrégation que 17 observations avec autopsie, ce sont celles de Bœckel, Maheot, Jolly, de Saint-Germain, Guillot, Tillaux, Guyon, Betton, Carbonnel, Reynaud, etc.

Dans l'observation de *Bœckel* (*Gaz. de Strasbourg*, 1868), le blessé avait fait une chute dans un puits sur une pièce de bois. Outre la déchirure de la portion bulbeuse de l'urèthre déjà constatée sur le vivant, on trouva que la branche droite de l'arcade pubienne avait été brisée en deux fragments.

De Saint-Germain (Soc. anat., 1860). Un garçon pharmacien monte sur une échelle et tombe à califourchon sur une porte ouverte. Le périnée, fut violemment contus. « La portion bulbeuse de l'urèthre était le siége d'une déchirure considérable à bords mâchés, déchiquetés, ayant à peu près 2 centimètres d'étendue et intéressant toute la paroi postérieure du canal en largeur. » « Vers la fin de la portion spongieuse, au-dessus du bulbe, la rupture a 2 centimètres 1/2 de long et, comme elle offre à peu près le même écartement transversal, les bords de la solution de continuité présentent la forme d'un carré, le bulbe a été presque entièrement détruit par le traumatisme. »

Th. Guillot (1868). Chute sur une barre de fer. Une forte perte de substance existe au niveau du collet du bulbe. En ce point, la paroi uréthrale est détruite dans tout son pourtour et toute son épaisseur sur une étendue de 2 centimètres. La partie détruite du canal de l'urèthre est située sous le ligament sous-pubien et en avant de ce ligament. Le bulbe est détruit.

Jolly (Soc. anat., 1866). Coup de pied sur la région périnéale. « L'urèthre incisé offre un peu en avant de la région bulbeuse une rupture transversale complète, et l'écartement des deux bouts a environ 2 centimètres.

Guyon (Soc. de chirurgie, 1876).   L... fait une chute sur un morceau de bois au mois de novembre 1870, il entre à Necker, le 20 octobre 1871, avec un rétrécissement. La déchirure siége en avant du bulbe. Le bout postérieur mesure 9 centimètres, le bout antérieur 11 centimètres. Ils sont écartés l'un de l'autre de 3 centimètres. La déchirure est complète.

Tillaux (obs. recueillie par Quénu, th. Terrillon).   Chute à califourchon sur une planche. Le canal de l'urèthre fut trouvé complétement rompu en arrière de la racine des bourses à l'extrémité postérieure de la portion spongieuse ; une solution de continuité occupait en outre la paroi supérieure de la portion membraneuse.

Betton (*American Journ. of Med. Sc.*, 1836).   Chute à califourchon sur une roue de voiture ; à l'autopsie on trouve la portion membraneuse de l'urèthre déchirée dans l'espace de 2 pouces 1/2. (?)

London Phys. and Med. Journ., 1836.   Coup de pied au périnée ; à l'autopsie on trouva le canal rompu dans sa portion membraneuse.   •

Th. Maheot (1870).   Chute sur un morceau de fer dans la cale d'un navire. Autopsie : le bulbe de l'urèthre est intéressé dans les 2/3 de sa hauteur, l'urèthre est divisé à environ 10 centimètres du méat.

D'après Terrillon, les 8 autres observations ne donnent aucune indication précise du siége. De sorte que, sur 9 observations, 6 sont relatives à des ruptures de la portion spongieuse ; 2 à des ruptures de la portion membraneuse. Dans 1 enfin (Quénu) il y avait deux ruptures occupant l'une la portion membraneuse, l'autre la portion spongieuse. Terrillon conclut que « la plupart des autopsies sont favorables à l'opinion de Cras, c'est-à-dire que le siége ordinaire de la rupture est la portion spongieuse bulbaire de l'urèthre. »

Nos recherches bibliographiques nous permettent d'ajouter deux observations aux précédentes.

Dron (*Lyon médical*, 1871).   Chute sur l'angle d'une table. Au bout de quatre mois il se fit une tuméfaction douloureuse au périnée et un abcès. Une bougie introduite sans tiraillement du pénis rencontra à 14 centimètres un obstacle anfractueux. Le malade était donc déjà atteint d'un rétrécissement dans la portion membraneuse. A l'autopsie, le canal fut ouvert par sa face supérieure ; on vit sur la partie inférieure de la région membraneuse une cicatrice de forme ovalaire de 1 centimètre 1/2 de long sur 4 environ de large.

Bull (*New. York Med. Journ.*, 1879).   Contusion du périnée. L'urèthre était complétement rompu au niveau de la jonction de la portion bulbeuse avec la portion membraneuse et ses extrémités, séparées par un espace d'un doigt, étaient enfoncées. Cette cavité, de la grosseur d'un petit œuf de poule, était en rapport avec la paroi antérieure du ligament triangulaire et limitée en avant par les tissus déchirés et en bouillie du périnée et du bulbe.

En ajoutant ces 2 autopsies nous arrivons à un total de 11 autopsies avec indication du siége de la rupture.

Dans 6, la portion bulbaire était blessée.

Dans 3, la rupture siégeait à la portion membraneuse ; dans l'une d'elles, la dernière, la déchirure occupait l'union de la portion membraneuse avec la portion spongieuse, et enfin, dans notre observation personnelle, les deux portions étaient intéressées.

Il y aurait donc, d'après ces résultats, beaucoup moins de ruptures dans la portion membraneuse que dans la portion bulbaire. En réalité, le nombre des vérifications anatomiques est insuffisant, et, pour connaître la fréquence relative du siége des ruptures, il faut nous adresser à un autre mode d'observation.

Résultat des expériences. Les premières expériences sur le cadavre, à ce point de vue spécial, ont été faites par *Ollier* (*Lyon médical*, 1871). Ollier frappait sur le périnée en déployant une plus ou moins grande force, le sujet étant placé sur le bord d'une table, les jambes écartées. « Dans tous les cas où l'urèthre a été rompu, la déchirure occupait la portion membraneuse à l'union de cette dernière et du bulbe, ou bien encore elle avait pour siége la région bulbaire. »

Les résultats des expériences de Terrillon ont été différents. Dans toutes ces expériences, il a toujours vu que « la rupture avait lieu en avant de l'aponévrose de Carcassonne et que dans tous les cas il restait en avant de cette aponévrose une partie de la muqueuse dont l'étendue variait de 1 à 3 millimètres.

Résultat des observations sur le vivant. L'observation sur le vivant peut être pratiquée dans deux conditions différentes : on peut rechercher le siége de la lésion uréthrale alors que le traumatisme est déjà de date ancienne, et qu'il n'en reste plus que la conséquence, le rétrécissement, ou bien on peut s'efforcer de vérifier, au cours de l'incision périnéale surtout pratiquée de bonne heure et avant toute infiltration d'urine, l'état d'intégrité ou de non-intégrité du bulbe.

La première méthode est peu rigoureuse. Il est souvent difficile d'affirmer que le bout d'une sonde est dans la portion membraneuse et les dimensions des différentes portions de l'urèthre sont trop variables pour que la mensuration puisse servir beaucoup.

La seconde méthode d'observation a parfois toute la rigueur de l'examen sur le cadavre, mais, comme le fait remarquer le professeur Guyon, les observations sont peu nombreuses et celles qui existent ne sont pas toutes probantes.

La plupart sont en faveur du siége dans la région bulbaire.

Manson (th., 1874) cite l'observation d'un malade auquel M. Rochard fit l'incision périnéale. La plaie détergée, on aperçoit dans le fond la sonde métallique complétement à nu, dans une étendue de 4 à 5 centimètres, la section du canal siége au niveau de la portion bulbaire.

Reevan (*British Medical Journal*, 1879). Contusion du périnée par l'extrémité d'une pièce de bois. Le bulbe était détaché de la portion membraneuse de l'urèthre.

Cras (Société chir., 1876). Le tissu érectile du bulbe est complétement divisé en travers à sa partie moyenne.

Broca (cité par Cras), en incisant le périnée quelques heures après l'accident, constate la lésion du bulbe à la partie moyenne. Dans deux opérations, *Guyon* (Soc. chir., 1876) n'a constaté *de visu* qu'une fois la plaie du bulbe. Le bulbe était divisé à la partie moyenne.

Cras (Soc. de chir., 1878). Chute à califourchon. On arrive par l'incision au bulbe dont la coque fibreuse est intacte ; le bout antérieur de l'urèthre divisé correspondait à la région moyenne du bulbe. Terrillon cite encore l'observation de Bœckel, mais elle fait double emploi, puisqu'elle a été déjà rapportée dans les autopsies.

Ollier (th. Terrillon) signale une rupture au niveau du ligament sous-pubien.

Travers (*London Med. and Phys. Journ.*, 1817). Chute sur le périnée. L'urèthre paraît avoir été complétement divisé au bulbe.

Earle (*Lond. Med. and Phys. Journ.*, 1828). Chute sur le bord d'une porte. On sentit nettement la portion membraneuse au fond de la plaie.

Earle. Chute sur un banc de fer. L'ouverture siégeait à la partie postérieure du bulbe.

Carbonnel (th., 1866). Un charron est renversé par une voiture dont les roues lui passent sur le périnée. Six semaines après, symptômes de rétrécissement. Derrière le bulbe au commencement de la région membraneuse on sentait un cordon dur. Foucher fit l'incision périnéale, sur la ligne médiane, au niveau du bulbe et de la région membraneuse, mit le bulbe à découvert, le fendit sur le milieu en se guidant sur la saillie de la sonde cannelée introduite par le méat. Il fit à l'urèthre, immédiatement en avant du rétrécissement, une boutonnière de 1 centimètre. Un stylet cannelé est introduit dans la partie rétrécie et la cicatrice uréthrale est incisée sur ce conduit dans une étendue de 1 centimètre 1/2.

Terrillon (*Jour. des conn. méd.*, 1880). Dans deux observations, le siége bulbaire de la rupture a été très-nettement constaté.

Les observations d'Earle et de Carbonnel sont vagues; il reste 10 observations sur lesquelles 8 indiquent le siége bulbaire et 1 l'union des portions membraneuse et bulbaire.

Ces documents suffisent-ils pour qu'on ait le droit de dire comme Cras : « Toutes les fois que l'examen a été fait attentivement, on a trouvé la région bulbaire atteinte. » L'observation d'Ollier vient au moins prouver que cette proposition est trop absolue.

Il nous paraît préférable de nous rallier à la formule de Guyon : *Dans la plupart des cas, les déchirures de l'urèthre offrent le siége bulbaire.*

Il n'a été question jusqu'ici que du siége des ruptures de l'urèthre sans fracture du bassin ou tout au moins sans fracture primitive. Il peut se faire en effet que le traumatisme, n'ayant pas épuisé son action sur les parties molles du périnée et sur l'urèthre, vienne produire secondairement une fracture du pubis. Il y a dans ce cas indépendance de deux lésions : elles sont produites l'un après l'autre sous l'influence de la même violence, et voilà tout (observation de Bœckel et de Guillot, *loc. cit.*), mais il peut arriver au contraire que la fracture du bassin soit primitive, et devienne la cause de la blessure de l'urèthre. Quel est le siége de la déchirure dans ces derniers cas?

Observation de Cocteau (Soc. an., 1863). Fracture du bassin, disjonction de la symphyse pubienne, rupture de l'urèthre en arrière du bulbe.

Augier (Soc. an., 1874). Disjonction de la symphyse pubienne, fracture de la branche horizontale du pubis et de la branche descendante des deux côtés. La rupture de l'urèthre siége au niveau de la portion membraneuse à 1/2 centimètre en avant du verumontanum.

Girou (Soc. an., 1879). Fragment pubien mobile, écartement de 15 à 20 millimètres de la symphyse pubienne. Le canal de l'urèthre est partout intact, sauf à l'union de la portion membraneuse, il existe là une solution de continuité occupant les 2/5 supérieurs environ de sa circonférence.

Gayet (th., 1878). Fracture du bassin : le trait passe par le milieu des trous sous-pubiens, disjonction de la symphyse. Le ligament de Carcassonne est dilacéré. Il y a déchirure de l'urèthre à 1 centimètre en avant de la face antérieure de la prostate.

Gloaguen (th., 1871).   Fracture comminutive de la branche horizontale du pubis, quelques esquilles, fracture de la branche ischio-pubienne gauche. Déchirure latérale gauche et supérieure de l'urèthre à l'origine de la portion prostatique.

J. Bell (Soc. médico-chir. d'Édimbourg, 1881).   Symphyse pubienne disloquée et déplacée en arrière. L'urèthre était déchiré en travers, à peu près en face du ligament triangulaire.

Voillemier.   Disjonction de la symphyse pubienne, fracture de la partie postérieure du bassin. L'urèthre est rompu en arrière du bulbe.

En résumé, sur 7 observations de fractures primitives du bassin avec déchirure de l'urèthre[1], 7 fois le siége de la lésion uréthrale a été la portion membraneuse. En y ajoutant 8 autres cas analysés dans la thèse de Terrillon, on arrive à un total de 15 cas sur 15, où le siége dans la portion membraneuse est indiqué.

Cette longue discussion sur le siége des ruptures de l'urèthre nous a paru nécessaire en raison de l'importance clinique qui s'y rattache. Les conclusions auxquelles les différents modes d'observation nous ont conduits nous autorisent à nous appesantir principalement sur les lésions observées dans la portion spongieuse et à les prendre comme types de notre description. Nous ajouterons quelques mots sur les lésions de la portion membraneuse et de la portion nienne, et un court chapitre sur les déchirures conséoutives aux fractures du bassin.

Ruptures de la portion spongieuse.   On peut considérer cette portion de l'urèthre comme composée de trois couches ou tuniques : une *interne*, la muqueuse, une *externe*, l'enveloppe fibreuse du tissu spongieux, et une intermédiaire, le tissu spongieux. La plupart des pathologistes se sont basés sur l'intégrité ou la lésion de ces diverses couches pour établir des degrés dans la contusion ou rupture de l'urèthre.

Chopart (1881) signale les cas où la crevasse est incomplète et n'affecte que des tuniques internes de l'urèthre : « alors le sang sort en abondance par la verge et ne s'épanche point dans le périnée. »

C'est ce que répète Gross en 1851 en disant que la blessure peut être limitée à la muqueuse, ou comprendre tous les tissus interposés entre le canal et la surface externe.

Franc en 1840 rapporte une observation de contusion périnéale avec gonflement considérable du périnée et des bourses, gêne dans la miction et absence d'hémorrhagie. Il faut reconnaître, dit-il, que dans ce cas il y a eu simplement contusion et non déchirure du canal, ce qui est de la manière la plus manifeste par l'absence d'hémorrhagie après le traumatisme. Il ajoute que « la tuméfaction brusquement survenue ne permet pas de douter qu'elle ait résulté en grande partie, dès les premiers moments, de l'extravasation sanguine qui a dû se faire dans le tissu spongieux du canal. »

On voit que Franc, d'après cette description, a eu, avant Reybard, l'idée des ruptures intra-pariétaires.

[1] Notons que, contrairement à une remarque de Chassaignac faite à l'occasion de la présentation de la piéce de Cocteau, on a dans les faits cités plus haut rencontré 6 fois sur 7 la disjonction de la symphyse pubienne.

Toutefois Reybard (1853) a eu certainement le mérite d'avoir donné le premier une division bien méthodique des lésions de la portion spongieuse. Il reconnaît aux ruptures de cette portion deux degrés.

Dans un premier degré, on n'observe que la matière d'un petit nombre de cellules spongieuses. « Il se forme ainsi une cavité bornée en avant et en arrière par les cellules restées intactes; en dehors par la membrane fibreuse, paroi inextensible, en dedans par la membrane muqueuse qui est refoulée par l'épanchement sanguin. » Reybard appelle cette variété de rupture rupture intra-pariétaire, terme auquel on a substitué depuis celui de rupture interstitielle.

Deuxième degré. « Lorsque la contusion a été plus violente, les membranes qui renferment entre elles le corps spongieux se déchirent, aux phénomènes de la contusion du premier degré s'en ajoutent d'autres qui sont propres au second et qui varient suivant la déchirure de telle ou telle membrane ou de deux à la fois. » Dans ce dernier cas, « le sang d'un côté coule par l'urèthre et de l'autre s'infiltre en dehors des parois du conduit, jusque dans les couches du périnée où il finit par former une tumeur plus ou moins considérable. » Il a été ajouté bien peu de chose à cette description fort claire.

Le point important, en effet, c'est la conservation ou la déchirure de la muqueuse. Celle-ci déchirée, c'est le passage de l'urine dans le foyer du traumatisme et par suite l'inflammation et le sphacèle probable de ce foyer.

Qu'une dernière barrière, l'enveloppe fibreuse externe, soit détruite, et il s'établira une communication directe entre le canal et le périnée; aux chances d'abcès s'ajouteront les dangers de l'infiltration plus ou moins lointaine de l'urine; c'est à cette déchirure totale des enveloppes que se rapporte le troisième degré de Terrillon.

Nous conserverons la division de Reybard en deux degrés : dans le premier, le tissu spongieux seul est lésé, la muqueuse est intacte; on a une rupture intra-pariétale ou interstitielle. Dans le second, la muqueuse de l'urèthre est intéressée.

Rupture intra-pariétale ou *interstitielle.* La rupture au premier degré (intra-pariétale ou interstitielle) n'est pas sans donner matière à discussion. Reybard et la plupart des auteurs qui l'ont suivi n'ont apporté comme preuves de son existence que des faits cliniques : à la suite d'une contusion sur le périnée, disent-ils, on observe comme seuls symptômes une douleur dans le canal et une gêne dans la miction; si l'on essaie d'introduire une sonde, on est arrêté par un obstacle. Plus tard il peut persister un rétrécissement.

Les observations à l'abri de tout reproche ne semblent pas très-communes. Peut-on, par exemple, ranger dans les ruptures au premier degré l'observation de Cras (Soc. de chir., 1876) où il est dit que dans la soirée de l'accident, le malade étant parvenu à uriner, « les premières *gouttes étaient sanguinolentes?* » Il faut au moins que le malade n'ait pas eu une goutte de sang au méat pour qu'on puisse soutenir que le tissu spongieux seul a été blessé. De même, en l'absence d'hémorrhagie, il n'est pas permis d'affirmer à coup sûr que la muqueuse est saine. Ainsi l'urétrorrhagie a manqué dans les cas où une infiltration d'urine est venue démontrer l'existence d'une crevasse de la muqueuse : témoin l'observation de Cras (Soc. de chir., 1878). Dans un mouvement d'abduction violente, un ouvrier ressentit au périnée une douleur vive, pas une goutte de sang ne se présenta au méat, le lendemain une ecchymose occupait le sillon fémoro-périnéal et la miction se faisait goutte à goutte. Le troisième jour la région périnéale tuméfiée présentait l'aspect de l'infiltration d'urine et on dut inciser.

Dans les faits cliniques rapportés par Terrillon (observations inédites ou observations résumées), nous n'en trouvons pas un seul concluant en faveur de la rupture interstitielle. M. Terrillon a pu, il est vrai, produire celle-ci sur le cadavre, une fois en laissant tomber le corps à califourchon sur une cavité (expér. I), 4 fois en pratiquant des contusions directes sur le périnée (expér. IV, VI, VIII et XI). Mais, encore une fois, s'il est un tissu dont la mort puisse modifier les propriétés et le mode de résistance, rien ne prouve que sur le cadavre le sang accumulé dans le bulbe et plus ou moins altéré trouve à fuir dans les alvéoles les plus proches les mêmes facilités que pendant la vie.

Est-ce à dire que nous osons nier les ruptures interstitielles ? nullement, et du reste Terrillon nous en a fourni une observation probante depuis sa thèse (*Journal des connaissances médicales*, 1880). Un homme âgé de trente ans fait une chute violente et tombe à califourchon sur une barre d'échelle. Douleur vive, impossibilité d'uriner, mais pas d'uréthrorrhagie « à la région périnéale, tuméfaction considérable affectant environ le volume d'une petite orange.

Lorsqu'on fit l'incision périnéale, on reconnut que dans le fond de la plaie le bulbe était fortement distendu par du sang ; son enveloppe était intacte. Il sortait deux foyers sanguins, l'un qui s'était fait dans l'épaisseur même du périnée, l'autre occupant le tissu spongieux du bulbe ; le premier, diffus, avait suppuré, le deuxième, collecté, paraissait avoir surtout produit la compression de l'urèthre. »

Donc les ruptures interstitielles existent. L'observation de Franc et surtout celle de Terrillon le prouvent, mais jusqu'ici le nombre des observations incontestables n'est pas tel qu'on ait le droit d'affirmer la fréquence de cette variété de déchirure uréthrale.

La description anatomo-pathologique des ruptures interstitielles n'a été faite jusqu'ici que d'après les données expérimentales recueillies sur le cadavre.

Ruptures au deuxième degré. La muqueuse est rompue. Il peut se faire que la muqueuse et le tissu spongieux soient seuls contusionnés, la membrane fibreuse étant intacte (deuxième degré de Terrillon). Cras a publié un exemple très-net de cette variété : en pratiquant la section périnéale chez un marin qui avait fait une chute à califourchon sur le périnée, Cras constata que le muscle bulbo-caverneux était contus, mais non déchiré ; on fut obligé de diviser l'enveloppe fibreuse du bulbe avant d'arriver dans une cavité remplie de caillots sanguins et n'étant autre que le bulbe réduit à l'état de coque mince. Le canal était incomplétement déchiré, il restait une petite bande étroite, lisse, représentant évidemment une portion de sa paroi supérieure.

Les ruptures totales offrent naturellement des dégâts plus étendus : le sang provenant du tissu spongieux n'est plus arrêté par l'enveloppe fibreuse du bulbe, il s'épanche dans la loge inférieure du périnée, d'autant plus facilement que le mode même de traumatisme lui a préparé les voies en décollant les tissus : aussi trouve-t-on dans la plupart des observations la mention d'une cavité remplie de caillots sanguins, à limites plus ou moins irrégulières, quelquefois très-vaste et susceptible de loger le poing (observation de de Saint-Germain). Cette cavité s'est principalement creusée aux dépens du tissu spongieux ; on trouve des débris de ce tissu à sa partie antérieure et à sa partie postérieure; l'aponévrose moyenne, si elle a résisté, en forme le plafond ; en bas la limite est variable, l'aponévrose périnéale inférieure pouvant être ou non déchirée.

Si la peau elle-même a été rompue, on a une véritable plaie contuse de l'urèthre.

La poche sanguine peut envoyer des prolongements plus ou moins loin, dans la région périnéale et presque dans les fosses ischio-rectales. Presque toujours on observe des décollements de la peau, avec infiltration de sang et trop souvent infiltration d'urine. Signalons encore le décollement de l'une des racines du corps caverneux et la fracture secondaire du pubis.

Comment se présente la déchirure de l'urèthre au milieu de ces lésions ? La déchirure de l'urèthre peut être complète ou incomplète : dans ce dernier cas une bande de muqueuse réunit encore les deux bouts divisés.

Cras avait exagéré la rareté des ruptures complètes : M. Guyon en a cité un exemple dans son rapport sur le mémoire de Cras. Manson relate dans sa thèse une observation de Richet dans laquelle on aperçoit au fond de la plaie la sonde métallique complétement à nu dans une étendue de 4 à 5 centimètres. M. Cras lui-même a cité un cas de rupture complète (Soc. de chir., 1878). En somme, les exemples n'en sont pas très-rares.

Dans les ruptures complètes, la muqueuse se fronce et se recoqueville, de là une première cause de difficulté pour retrouver la lumière du canal ; en outre, les deux bouts divisés se rétractent et sont comme cachés au milieu des tissus lacérés et infiltrés de sang. On a toujours la ressource, pour trouver le bout antérieur, d'introduire un cathéter par le méat; la recherche du bout postérieur est presque toujours délicate même sur le cadavre. Dans les ruptures incomplètes, la paroi supérieure serait le plus intacte (Cras); l'écartement des deux bouts dépendra nécessairement de la bande d'urèthre restée saine; il était de 2 centimètres 1/2 dans l'observation de M. de Saint-Germain.

Ruptures de la portion membraneuse. Ici la division en degrés n'a plus de raison d'être. On sait du reste peu de chose sur l'anatomie pathologique de ces ruptures.

Elles ne sont pas toujours complètes : témoin les observations de Betton et de Tillaux. Dans cette dernière la déchirure occupait la paroi supérieure. L'écartement des deux bouts dans les ruptures complètes peut être de 1 pouce (obs. de Green, *London Med. and Phys. Journ.*, 1827).

Ruptures de la portion pénienne. L'étude étiologique de ces ruptures expliquera aisément la variabilité de leur siége. On a trouvé des rétrécissements traumatiques de 3 à 4 centimètres 1/2, etc. Dans une observation de Bollard (th., 1875) la rupture eut lieu près du pubis.

La rupture complète dans la région pénienne est exceptionnelle (Terrillon).

La lésion concomitante la plus fréquente est la rupture d'un ou des deux corps caverneux (Terrillon).

Déchirure secondaire de l'urèthre dans les fractures du bassin. Nous avons vu précédemment que toujours la déchirure occupe la région membraneuse (15 fois sur 15).

La déchirure est incomplète ou complète. Dans le premier cas, elle siége tantôt à la partie supérieure (R. Regnault), tantôt à la partie supérieure et latérale de l'urèthre (Ch. Gloaguen). Cette variété de rupture s'accompagne en général de lésions étendues et graves. Du sang s'épanche en abondance et s'infiltre parfois presque dans les fosses iliaques. La déchirure du ligament de Carcassonne est mentionnée dans l'observation de Gloaguen.

Quant aux lésions osseuses, nous nous bornerons à faire remarquer que la disjonction de la symphyse pubienne a été fréquemment notée, que le pubis forme souvent d'un côté un fragment mobile, et que parfois des esquilles ou des fragments du cartilage de la symphyse (J. Bell) ont été détachés. La communication de la déchirure uréthrale avec le foyer de la fracture a été constatée dans l'observation de Gloaguen.

Conclusions. Les ruptures ont été observées dans les trois portions de l'urèthre. Elles sont tout à fait exceptionnelles dans la portion prostatique (1 cas). Leur siége de prédilection est la portion bulbaire : cette dernière proposition paraît démontrée plutôt par l'observation faite sur le vivant au cours de l'incision périnéale que par les autopsies dont le nombre est trop restreint. La rupture de l'urèthre peut être produite par une fracture du bassin, alors elle est dite secondaire et siége dans la région membraneuse.

Rupture de la portion spongieuse. On peut, avec Reybard, leur considérer deux degrés :

Dans le premier (rupture intra-pariétale ou interstitielle), le tissu spongieux seul est contusionné, la muqueuse est intacte. Cette variété de rupture, prouvée par quelques observations bien nettes (obs. de Terrillon, 1880), nous paraît rare.

Dans le deuxième degré (avec ou sans conservation de l'enveloppe fibreuse du bulbe), la muqueuse est déchirée. Il existe entre les deux bouts du canal une cavité pleine de sang où l'urine peut se répandre pour s'infiltrer ensuite plus ou moins loin. La déchirure porte sur toute la circonférence du canal (rupture complète) ou sur une partie seulement (rupture incomplète). Dans celle-ci la rétraction des deux bouts est moins grande, la bande de tissu qui les maintient encore réunis occupe généralement la paroi supérieure.

Les *ruptures de la portion membraneuse* sont incomplètes ou complètes [1].

Les *ruptures de la portion pénienne* sont incomplètes et ont un siége variable.

Les *déchirures de l'urèthre* consécutives à une fracture du bassin s'observent généralement dans les fractures du pubis, leur siége est la portion membraneuse; elles sont incomplètes ou complètes et s'accompagnent de lésions graves des parties molles.

SYMPTÔMES. Les symptômes présentés par les malades atteints de lésions traumatiques varieront nécessairement selon le siége de la lésion et aussi selon son degré.

On comprendra dès lors combien étaient nécessaires les détails dans lesquels nous sommes entrés à propos de l'anatomie pathologique. Pour apporter un peu de clarté dans cet exposé et surtout pour éviter les redites, nous prendrons comme type le cas le plus grave qui puisse se rencontrer en clinique et qui correspond à notre deuxième degré (deuxième degré de Reybard, troisième degré de Terrillon). Nous l'étudierons de plus dans son siége le plus fréquent à la partie bulbeuse. Ces symptômes sont primitifs ou immédiats, consécutifs ou prochains.

Les premiers, les seuls que nous ayons à envisager en ce moment, sont contemporains de la lésion et peuvent être eux-mêmes divisés en phénomènes objec-

---

[1] D'après Ollier, dans les ruptures incomplètes de la région membraneuse, la portion d'urèthre intacte appartiendrait à la paroi inférieure.

tifs ou dépendants de la lésion, et subjectifs ou fonctionnels. Les signes objectifs consistent dans une tumeur siégeant au périnée et une uréthrorrhagie variable.

L'uréthrorrhagie est le premier symptôme qui frappe le malade, mais elle présente des degrés bien dignes d'attirer l'attention du chirurgien. Tantôt le pissement sanguin se borne à quelques gouttes de sang qui tachent à peine le linge du malade, et qui ne sont venues sourdre au méat qu'au moment de l'accident; tantôt, au contraire, le suintement, bien que peu abondant, persiste depuis le début et s'observe encore au moment de l'examen. Dans certains cas enfin, rares à la vérité, l'écoulement se présente sous la forme d'un jet abondant qui ne tarde pas à affaiblir le malade et à causer quelquefois une syncope plus ou moins inquiétante. On comprend que dans ce dernier cas il s'agit non plus d'un écoulement dépendant de la déchirure de la muqueuse, mais bien plutôt de la lésion d'une artère de moyen calibre, la bulbeuse le plus souvent. Terrillon rapporte un cas qui lui a été communiqué par Labbé (*loc. cit.*, p. 215) et relatif à un malade qui, atteint de chaudepisse, se rompit l'urèthre dans un effort de coït et perdit 1 litre de sang. Paul, chirurgien militaire (th. doct., 1874), cite une observation de Gaujot dans laquelle l'hémorrhagie avait duré dix jours et se reproduisait à chaque miction.

Il ne faudrait pas croire que l'abondance du sang soit en rapport avec la gravité de la déchirure : en effet, il n'est pas rare qu'au début de l'hémorrhagie quelques caillots sanguins viennent obstruer le calibre de l'urèthre et produire une hémostase temporaire, ou déterminer le reflux du sang dans la cavité vésicale en forçant en quelque sorte la portion membraneuse. Cette notion est importante à connaître, tant au point de vue du pronostic qu'à celui du traitement. Elle doit nous mettre en garde contre des tentatives irréfléchies de cathétérisme; il n'est pas rare en effet de voir une tentative même modérée de cathétérisme produire sur-le-champ, en dehors de toute fausse route, une hémorrhagie inquiétante chez un sujet qui n'avait rendu au moment de l'accident que quelques gouttes de sang. Elle nous explique encore les recrudescences de l'écoulement, dans les efforts exagérés que le malade fait pour vider sa vessie. On comprendra enfin que l'absence de toute hémorrhagie ne peut renseigner sur la nature de la lésion produite et qu'il est nécessaire de tenir compte des autres signes qu'il nous reste à examiner.

Quand on place le malade dans la position classique de la taille, on reconnaît, avons-nous dit, l'existence d'une tumeur qui n'appartient qu'aux cas graves, et dont la présence est importante à connaître dès le début de l'accident, car, dans les cas que nous envisageons, elle est contemporaine de l'accident, tandis que dans d'autres elle peut n'apparaître qu'à un moment plus ou moins éloigné du début de l'accident et avoir par conséquent une signification bien différente. Elle siége sur la ligne médiane, et sa forme est généralement oblongue; en avant elle se trouve ordinairement limitée par la racine des bourses qu'elle dépasse quelquefois pour s'avancer plus ou moins loin sur la racine de la verge.

Son volume est généralement appréciable; dans quelques cas exceptionnels, elle a pu atteindre des dimensions considérables. Dans le cas souvent cité de Demarquay, elle avait le volume d'un chapeau; elle atteignait celui de la tête d'un fœtus à terme chez le malade de Voillemier; mais ce sont là des cas probablement uniques; le plus souvent elle présente des dimensions beaucoup moindres, quoique ordinairement appréciables à la vue.

À son niveau, la peau présente souvent une coloration ecchymotique qui s'étend en avant sur les bourses pour former ce que l'on a désigné sous le nom d'hématocèle pariétale du scrotum et aussi plus ou moins loin sur la verge. Quelquefois la peau est le siége d'excorations superficielles, rarement on y trouve une véritable plaie, et nous reviendrons ultérieurement sur cette particularité intéressante au point de vue du pronostic.

La consistance de la tumeur présente des caractères variables qui dépendent de sa composition. Tantôt en effet elle est exclusivement formée par le sang épanché ; tantôt à ce sang est venu s'adjoindre une quantité plus ou moins notable d'urine, et qui dépend des dimensions de la plaie uréthrale. Dans le premier cas, la tumeur donne une sensation de mollesse particulière avec crépitation caractéristique; dans le deuxième, on y trouve une rénitence et une élasticité variables, quelquefois une fluctuation véritable, mais c'est encore là un cas rare qui appartient plutôt à l'infiltration que nous étudierons ultérieurement. Au début en effet ce sont les phénomènes de contusion qui dominent : l'attrition des parties molles produit une véritable bosse sanguine comme on en voit dans d'autres points de l'économie, mais qui tire ici son importance de l'existence du tissu spongieux très-vasculaire. Cette tumeur, quand elle existe, indique presque fatalement qu'à son niveau existe la plaie uréthrale, et c'est là une notion importante au point de vue de la conduite à tenir.

Nous pourrions signaler, et pour n'avoir plus à y revenir, les fractures possibles du pubis, mais cet accident est exceptionnel et, quand il se présente, il accompagne surtout des fractures plus graves du bassin. La rupture de l'urèthre siége alors au niveau de la région membraneuse et n'occupe à vrai dire qu'un rôle secondaire dans la symptomatologie de la fracture.

Les *symptômes fonctionnels* sont la douleur et la rétention d'urine. La douleur est le premier en date, et l'on peut dire qu'il manque rarement ; quelquefois il est assez intense pour produire une syncope à laquelle prédispose, il est vrai, l'écoulement sanguin abondant qu'on observe dans certains cas. Quelquefois la douleur est localisée au point contus, ou irradiée dans les régions voisines, surtout la verge, le gland et le testicule, quelquefois vers la région lombaire. Elle peut être continue, mais le plus souvent elle revient sous forme de paroxysmes au moment du passage de l'urine, si la miction est possible. Dans d'autres circonstances, c'est le caillot uréthral déjà mentionné qui donne lieu à des contractions réflexes extra-uréthrales et portant sur les muscles voisins, ou intra-uréthrales et donnant lieu au spasme, qui peut être douloureux ou se borner seulement à apporter un nouvel obstacle à la miction. Il nous reste à étudier un symptôme important qui fournit souvent des indications urgentes, nous avons désigné la rétention d'urine. Si l'on se reporte à l'anatomie pathologique, on peut s'expliquer facilement le mécanisme de cette rétention : la compression exercée sur le canal par l'épanchement dans la rupture interstitielle, la rétraction des bouts du canal dévié, le recroquevillement de la muqueuse, la présence de caillots dans la rupture complète, expliquent bien la fréquence de la rétention. Mais à côté de cette rétention mécanique il ne faut pas oublier le spasme surtout fréquent chez les enfants qui vient se surajouter aux autres causes et nous donner la clef des modalités cliniques de la rétention. On peut dire qu'elle manque rarement : souvent les malades après deux ou trois jours, mais le plus souvent moins, se plaignent de n'avoir pas uriné depuis le début de l'accident. C'est qu'en effet la rétention peut survenir d'emblée.

Dans ces conditions, elle semble due surtout à une dilacération considérable des parois de l'urèthre, lésion sur laquelle nous avons suffisamment insisté à propos de l'anatomie pathologique. Quelquefois elle ne survient qu'après un temps variable; le malade a pu uriner après l'accident, mais tantôt au deuxième jour, tantôt quelques heures seulement après il ne peut plus expulser le contenu de sa vessie. Il est évident qu'alors on ne saurait invoquer la lésion uréthrale elle-même, à moins qu'elle n'ait été modifiée ou aggravée par une tentative maladroite et intempestive de cathétérisme; le plus souvent, cette rétention tardive tient à l'existence de caillots ou à la production d'un spasme réflexe, et ce qui prouve bien la non-existence d'un obstacle persistant, c'est l'intermittence de cet accident.

Cette rétention, par obstacle mécanique temporaire ou permanent, se distingue du reste facilement de l'absence de miction par vacuité de la vessie, car, dans le premier cas, il est facile de reconnaître la réplétion de l'organe par le toucher rectal uni ou non au palper hypogastrique, ainsi que par la percussion abdominale. Nous verrons plus tard l'importance de cette distinction à propos du diagnostic.

Cette rétention est le plus souvent permanente, quelquefois au contraire elle peut disparaître non-seulement pour un temps, mais d'une manière définitive : c'est ce que l'on voit en effet dans quelques cas rares. Aussitôt après l'accident et pendant quelques heures, le malade cesse d'uriner et se plaint d'une pesanteur à l'hypogastre et au périnée, puis spontanément ou sous l'action d'un bain prolongé une miction abondante se fait accompagnée de l'issue d'un caillot; mais c'est là, comme nous l'avons dit déjà, une éventualité rare et·sur laquelle un chirurgien prudent ne devra jamais compter.

Les troubles de miction ne se bornent pas à la rétention d'urine dont nous venons d'étudier les caractères et les causes. On a observé exceptionnellement de l'incontinence d'urine, et Maheot, dans sa thèse, cite un cas dans lequel l'incontinence a suivi immédiatement l'accident. Fleury (de Clermont), cité par Terrillon, a observé un autre fait de ce genre consécutivement à une blessure de l'urèthre par armes à feu. Mais ce fait rentre dans l'histoire des blessures de l'urèthre et ne sauraient nous occuper ici. En somme, le cas de Maheot jusqu'à présent semble être resté unique et nous ne pouvons que nous abstenir de toute hypothèse pour l'interpréter.

Souvent le malade ressent de fréquents besoins d'uriner et ce symptôme est d'autant plus pénible pour lui qu'il se trouve dans une plus grande impossibilité de le satisfaire. Ce ténesme vésical se complique assez fréquemment d'un ténesme rectal caractérisé par une pesanteur spéciale au périnée et par des envies fréquentes d'aller à la selle; la constipation toutefois semble la règle.

Un dernier point à signaler est relatif à l'examen de l'hypogastre. Dans les cas les plus ordinaires, mais surtout au début, lorsque plusieurs heures seulement se sont écoulées depuis l'accident, on constate une tuméfaction globuleuse et médiane dans la région hypogastrique. C'est la vessie distendue par l'urine et qui vient y faire saillie : on y retrouve la matité, la fluctuation profonde ou plutôt la rémittence et les envies d'uriner à la pression. Dans certains cas, malheureusement trop fréquents, malgré la persistance de la rétention, on ne trouve à l'hypogastre aucune tuméfaction appréciable à la vue ou au toucher; on comprend l'importance pronostique qui s'attache à la constatation d'un semblable symptôme, car ici il ne s'agit pas d'une rétention : l'urine ne se forme lus dans le réservoir vésical et, si elle ne s'est pas écoulée au dehors, c'est qu'elle s'est infiltrée à la faveur de la déchirure uréthrale dans les parties molles du périnée.

C'est ainsi que se comportent trop souvent les ruptures uréthrales abandonnées à elles-mêmes. Sous l'influence des efforts brusques d'abord conscients, puis involontaires, que font les malades atteints de rétention d'urine, l'urine s'épanche tout d'un coup dans le tissu cellulaire à la faveur de la plaie uréthrale et en donnant au malade une sensation particulière de soulagement.

Dans certains cas, l'épanchement se produit en dehors de tout effort et même alors qu'il n'existe pas de rétention à proprement parler : au moment de la miction, une certaine quantité d'urine franchit la solution de continuité et pénètre comme précédemment dans le tissu cellulaire, mais, quoi qu'il en soit, dans les deux cas l'infiltration d'urine est constituée; l'urine se répand dès lors dans toute l'étendue de la loge périnéale inférieure, s'il s'agit d'une lésion du bulbe, comme c'est le cas le plus ordinaire.

Cet accident est, on peut le dire, la complication la plus grave à redouter à la suite de la rupture uréthrale.

Il sera surtout à craindre quand le traumatisme n'aura pas produit d'emblée une plaie périnéale susceptible de laisser issue à l'urine. Dans ces cas, par une exception peut-être unique dans l'histoire des plaies contuses, la plaie cutanée, loin d'être une complication fâcheuse, pourra seule, en dehors de l'intervention, protéger le malade contre les dangers de l'infiltration.

Nous n'avons pas, on le comprend, à insister longuement sur l'infiltration d'urine, qui a été décrite dans une autre partie de ce Dictionnaire, néanmoins nous devons dire que l'infiltration n'est grave que par les accidents inflammatoires et gangréneux qu'elle provoque dans les tissus avec lesquels l'urine se trouve en contact. Ces accidents ne se produisent que dans certaines circonstances bien déterminées. Muron, dans sa thèse inaugurale, Menzel, Gosselin et Robin, dans le travail qu'ils ont publié aux *Archives de médecine*, ont démontré que l'urine normale est bien tolérée par les tissus. Ne voyons-nous pas d'ailleurs dans quelques plaies accidentelles et surtout dans les plaies chirurgicales l'urine rester plusieurs mois en contact avec le tissu cellulaire sans y provoquer d'accidents?

Nous pensons d'autre part qu'il faut d'autres conditions pour éviter la complication qui nous occupe. L'une, bien souvent et à juste titre signalée par les auteurs, a trait à la quantité d'urine versée par la plaie. Quand l'urine en effet arrive en petite quantité dans la plaie, si surtout celle-ci est normale et par conséquent acide, le tissu cellulaire subit un travail d'inflammation franche, mais subaiguë, qui aboutit à la sclérose et à la formation d'une barrière infranchissable et protectrice contre l'envahissement de l'urine : dans les conditions inverses, le processus sera d'emblée gangréneux et la limitation sera impossible.

Nous reviendrons sur ces cas dans un instant. On comprendra encore que, toutes choses égales d'ailleurs, le degré de contusion variable, l'irrégularité plus ou moins grande de la plaie, favorisent à un degré différent l'explosion du phlegmon gangréneux.

Ne pourrait-on pas de la sorte interpréter le fait signalé, mais non suffisamment expliqué par les auteurs, de la rareté de l'infiltration d'urine dans les plaies de la portion pénienne de l'urèthre?

Une fois produite, l'infiltration affecte la même marche que lorsqu'elle vient compliquer les rétrécissements.

Si, comme nous l'avons supposé, la lésion intéresse la portion bulbeuse, l'urine ou plutôt le phlegmon diffus, gangréneux, envahira successivement le scrotum, la racine des cuisses, la verge, et en contournant la paroi abdominale remontera plus ou moins haut sur le tronc.

Dans les cas plus rares où la lésion consécutive à une fracture du bassin intéresse la portion membraneuse, la loge périnéale inférieure sera protégée, au moins pour un temps, contre l'envahissement par l'aponévrose moyenne, et l'infiltration se fera dans la loge supérieure, s'étendant sur la portion moyenne dans la loge prostatique, pour arriver au voisinage du péritoine et sur les parties latérales dans l'espace pelvirectal supérieur d'abord, puis quelquefois les fosses ischio-rectales, produisant une variété de cellulite pelvienne, difficile à reconnaître par l'examen direct, mais donnant lieu à des accidents généraux rapidement mortels.

J'ai dit précédemment que dans un certain nombre de faits l'infiltration n'avait été précédée d'aucun effort brusque et qu'elle se produisait petit à petit, lors même qu'il n'existait pas de rétention proprement dite. Il est évident que dans ces circonstances l'étendue de la plaie uréthrale aura joué un rôle important et que, plus elle présentera une étendue considérable, plus l'infiltration sera à redouter.

Il ne faudrait pas croire cependant qu'il y ait une corrélation absolue entre les dimensions de cette solution de continuité et la rapidité de l'infiltration. En vérité, les grandes plaies donneront lieu fatalement, dans des conditions identiques d'ailleurs, à l'infiltration d'urine : mais souvent aussi des petites plaies conduiront également aux mêmes accidents, et c'est là un point qui ne manque pas d'intérêt, au point de vue du pronostic et sur lequel je reviendrai ultérieurement.

J'ai jusqu'à présent envisagé le cas le plus grave, celui où la lésion aboutit à l'infiltration. Mais cette complication n'est pas fatale et, lorsqu'une des conditions précédemment exposées vient à manquer, il peut se produire ou une poche urineuse, comme dans le cas si souvent cité de Chopart, ou le plus souvent un abcès urineux et une fistule consécutive. Dans ces circonstances, ou l'urine était normale, ou bien le tissu cellulaire a subi une de ces inflammations subaiguës qui ont conduit à l'établissement d'une barrière protectrice.

L'abcès urineux survient surtout dans les cas de rupture du deuxième degré ; on comprend même que, quand il n'existe qu'une rupture interstitielle, il puisse y avoir résorption de l'épanchement sanguin et absence de tout accident : mais, si le foyer vient à suppurer, il peut se mettre secondairement en communication avec le canal de l'urèthre, d'où la production de l'abcès urineux comme dans le deuxième degré.

Il ne faut pas croire cependant qu'à telle variété correspond exactement et d'une façon constante une des complications que nous venons d'énumérer. Telle rupture en apparence bénigne peut, au bout d'un temps variable, s'accompagner des complications les plus graves.

Cras et surtout le professeur Guyon ont insisté sur la transformation possible des cas légers dans les cas graves.

Il n'est pas rare en effet de voir un malade présenter dès le début les symptômes les plus bénins : quelques gouttes de sang seulement sont venues sourdre au méat ; le périnée n'est le siège d'aucune tumeur apparente, il n'existe souvent qu'un peu de douleur à la pression ; la dysurie est légère, il n'y a pas de rétentiou; tout d'un coup, soit spontanément, soit à la suite d'un cathétérisme, la rétention apparaît et avec elle, ou peu après, l'infiltration d'urine, amenant à sa suite une tuméfaction envahissante du périnée. Dans un certain nombre de cas, le cathétérisme peut être considéré comme la cause provocatrice des accidents; on comprend aisément qu'une tentative intempestive ou maladroite de cathétérisme puisse, en déplaçant un caillot protecteur ou plutôt en augmentant l'étendue de la déchirure et en déterminant un spasme uréthral, favoriser la pénétration de l'urine dans le tissu cellulaire. Mais souvent aussi dans le cas de transformation spontanée, quand l'inflammation périphérique n'a pu être assez protectrice, la communication secondaire d'un foyer de suppuration avec l'urèthre peut aboutir au même résultat. L'apparition précoce d'un rétrécissement traumatique que nous allons étudier dans un instant ne peut-elle pas, par les efforts qu'il provoque de la part du malade, exagérer, aggraver les lésions situées en avant et amener la rupture de la portion du canal déjà affaibli par le traumatisme.

Comme on le voit, le degré de la lésion et l'étude des symptômes fonctionnels ne peuvent en aucune façon renseigner le clinicien sur ces éventualités possibles : la marche de la lésion est éminemment variable.

Jusqu'ici nous n'avons étudié que les complications susceptibles de menacer la vie à brève échéance, et que nous avons appelées, avec tous les auteurs, complications immédiates. Mais à côté d'elles doivent être placées des complications tardives, ainsi appelées parce qu'elles ne surviennent ordinairement qu'après un temps plus ou moins long, mais qui dans certains cas, par la rapidité de leur apparition, pourraient être envisagées avec les précédentes; néanmoins elles doivent en être soigneusement distinguées, car elles ne visent que les troubles fonctionnels : je veux parler du rétrécissement. Cette coarctation du canal est à ce point fréquente que Bœckel a pu dire, avec raison, que toute rupture de l'urèthre est un rétrécissement en germe. L'époque de son apparition dépend surtout du degré de la rupture. Rapide dans les cas de rupture complète, où il mérite en réalité la dénomination de rétrécissement aigu qu'on lui assigne quelquefois, il peut au contraire n'apparaître que tardivement dans les cas de rupture au premier degré plusieurs mois ou plusieurs années après l'accident. Mais dans certaines circonstances il peut, comme dans les ruptures incomplètes, apparaître dès les premières semaines. Carbonnel, cité par Terrillon, rapporte une observation dans laquelle le rétrécissement se manifesta vers le onzième jour. Budin, dans sa thèse, relate un fait de M. le professeur Le Fort, dans lequel le rétrécissement était infranchissable le vingt-quatrième jour. Dans ses *Leçons cliniques* (2ᵉ édit., p. 177), le professeur Guyon cite également deux cas où six semaines après l'accident chez l'un, quatorze jours après chez le deuxième, le rétrécissement était déjà constitué. L'un de nous observe actuellement à l'Hôtel-Dieu un homme qui se trouve dans ces conditions. A la suite d'une chute légère à califourchon, il avait constaté la présence de quelques gouttes de sang au niveau du méat. Dysurie légère. Pas de tumeur périnéale. A son entrée, une sonde molle du nº 12 avait aisément franchi l'obstacle et permis l'évacuation de la vessie. Le cathétérisme fut répété néanmoins pendant plusieurs jours à chaque miction en raison de la persistance de la dysurie, puis le malade put uriner facilement seul.

Mais, trois semaines environ après l'accident, le malade fut de nouveau repris d'une gêne notable de la miction. La sonde pour la première fois rencontra un obstacle dur et résistant. L'existence d'un rétrécissement devenait évident; depuis ce moment, le malade est soumis chaque jour à une dilatation méthodique.

Nous ne pouvons ici étudier en détail le rétrécissement traumatique, qui sera l'objet d'un chapitre spécial, mais nous devons toutefois en signaler le mode de formation et les caractères cliniques principaux.

Nous avons étudié précédemment, à propos de l'anatomie pathologique, les connexions des deux bouts de l'urèthre dévié et la cavité ou l'espace intermédiaire.

Dès le traumatisme, à moins que les complications ne viennent troubler pour un temps le travail réparateur, cet espace deviendra sous l'influence du sang épanché, du contact de l'urine et aussi spontanément, le siége d'une inflammation subaiguë réparatrice qui amènera la production de bourgeons charnus et la formation d'un tissu inodulaire qui comblera plus ou moins vite la perte de substance. Malheureusement presque fatalement ce travail ne tarde pas à devenir exubérant et, l'inextensibilité du tissu nouveau aidant, donne lieu à la production d'une coarctation latérale ou circonférentielle d'une bride ou d'une corde, selon que la rupture est latérale et partielle. Ce qui distingue, au point de vue spécial où nous nous plaçons, ce rétrécissement du rétrécissement blennorrhagique, c'est que ce dernier est sous-muqueux, tandis que dans la rupture le tissu cicatriciel se substitue à la muqueuse elle-même et enlève à cette portion du canal toute son extensibilité. On comprendra encore que la régularité de cette inodule dépendra le plus souvent de la régularité même du foyer intermédiaire : il n'est pas difficile dès lors d'expliquer dans le cas de rupture complète l'existence au centre de la virole d'un conduit irrégulier anfractueux quelquefois excentré, ne correspondant qu'imparfaitement au calibre de l'urèthre et communiquant souvent avec des poches urineuses voisines. Il faut cependant savoir qu'il est quelquefois possible dès le début, au moyen de la sonde à demeure ou du cathétérisme, de calibrer en quelque sorte ce couloir, de le polir, de l'empêcher de se dévier latéralement. Mais ce sont là des points qui seront plus utilement indiqués à propos du traitement.

A côté des modifications qui se passent dans la cavité intermédiaire, il en est d'autres qui se passent dans les deux bouts de l'urèthre dévié.

Le bout postérieur, surtout dans les ruptures totales, tend à se rétracter sous l'influence du processus réparateur : il adhère par ses bords aux tissus voisins et tend aussi à se rétrécir plus ou moins. Mais c'est au niveau du bout antérieur que les modifications sont les plus notables. Quand il existe un trajet périnéal, l'urine se trouve sollicitée à prendre cette nouvelle voie plutôt que le bout antérieur où commence à se produire un travail semblable à celui que nous venons de signaler pour le bout postérieur. Dès lors le canal, n'étant plus soumis à cette dilatation intermittente pendant la miction, tend à se rétrécir de plus en plus, et la coarctation est telle que le calibre peut se trouver complétement effacé.

En résumé, on voit que ce rétrécissement traumatique, au moins dans les ruptures totales, est produit pas les modifications qui surviennent dans les divers éléments du foyer de la rupture. Toute la symptomatologie reflète les conditions spéciales où la coarctation se produit. Inextensibilité, d'où résistance aux moyens ordinaires de traitement, coarctation progressive et aboutissant à cet état dénommé rétrécissement infranchissable, tels sont les divers points que nous signalons sans y insister davantage.

Est-il besoin de dire encore que la coarctation précédemment étudiée ne donne pas seulement lieu à des troubles de miction, mais qu'elle amène dans l'érection des coudures spéciales qui apportent une gêne notable dans le coït, de même qu'elles le rendent douloureux?

Quelles sont les terminaisons possibles d'une rupture de l'urèthre? Sans parler des cas mortels qui n'arrivent que trop souvent lorsqu'il y a infiltration d'urine, nous devons dire que la maladie qui nous occupe se termine, comme il a été dit précédemment, par l'existence d'un rétrécissement simple ou compliqué de fistules. Ces fistules sont primitives : c'est le plus souvent l'incision périnéale qui est restée fistuleuse et qui persiste surtout quand un traitement n'est pas intervenu à temps pour éviter le rétrécissement du bord antérieur.

Nous n'avons du reste à parler que de celles-ci, car les fistules secondaires se produisent en arrière du rétrécissement traumatique comme elles peuvent se produire à la suite d'un rétrécissement blennorrhagique et par le même mécanisme.

Elles appartiennent donc plutôt aux complications du rétrécissement qu'à celles de la rupture.

En effet, dès que le malade possède son rétrécissement, il est devenu *un urinaire*, selon l'expression consacrée, il se trouve dès lors exposé à cette redoutable série d'accidents qui commencent par la cystite pour aboutir à la pyélite, à la pyélo-néphrite et à ses conséquences; il nous suffira de rappeler que chez lui les accidents seront d'autant plus à craindre que son rétrécissement appartient à la variété la plus difficilement curable par les moyens ordinaires.

Diagnostic. En général le diagnostic d'une rupture de l'urèthre ne présente pas de grandes difficultés. Les commémoratifs, l'existence des trois symptômes qui caractérisent la rupture complète, suffisent bien à la déterminer. Cependant il est loin d'en être de même dans les cas, assez fréquents, du reste, où ces symtômes viennent à manquer.

Comme nous l'avons dit, en effet, il peut n'y avoir aucun trouble de miction, sauf une dysurie légère, la tumeur périnéale peut manquer, l'uréthrorrhagie légère peut avoir échappé à l'attention du malade. Ces cas, nous le savons, ne sauraient désintéresser le chirurgien, puisqu'ils sont susceptibles à un moment de donner lieu aux symptômes et aux complications graves des ruptures totales. L'étude approfondie des circonstances de l'accident, l'existence au niveau du périnée d'une douleur qui peut n'être que légère, mais qui fait rarement défaut, devront être prises en sérieuse considération. Mais ces signes ne peuvent donner que des présomptions, car l'uréthrorrhagie est un résultat nécessaire, un accident fatal et constant de toute rupture de l'urèthre qui a intéressé la muqueuse, et, si l'absence de ce symptôme ne saurait dans aucun cas, comme nous l'avons vu, faire écarter résolûment la rupture, on ne saurait dans ces conditions en affirmer hautement l'existence sans recourir à d'autres signes.

Il y a plus, et les signes que j'ai indiqués plus haut ne pourront dans aucun cas permettre le diagnostic entre la contusion périnéale simple et la rupture interstitielle, car toutes deux sont des lésions extra-uréthrales pour ainsi dire et il n'existe aucun signe pour les différencier, sauf peut-être les cas rares où l'épanchement est si abondant qu'il vient faire hernie dans l'urèthre au point de gêner la miction. Mais la contusion périnéale simple ne pourrait-elle pas, dans des conditions exceptionnelles et en dehors de toute lésion de la paroi uréthrale, produire le même résultat? Malgré l'intérêt qu'il y aurait à distinguer les deux lésions, avouons qu'il n'est pas possible d'y arriver dans l'état actuel de la science. D'autre part, en l'absence d'hémorrhagie, est-il d'autres signes capables de nous renseigner sur la déchirure de la muqueuse uréthrale. L'exploration du canal a été souvent recommandée à cet effet, mais, outre que ce moyen n'est pas sans présenter quelque danger, bien qu'il ne soit nécessaire que dans les cas légers, il faut bien reconnaître qu'il ne peut donner que des renseignements bien vagues sur l'état de la paroi et qu'il ne peut éclairer qu'en ramenant par le méat quelques débris de caillots ou un peu de sang retenu dans le canal.

Dans certains cas, l'obstacle au passage de l'instrument a pu, en l'absence d'uréthrorrhagie, indiquer l'existence d'une rupture interstitielle.

En résumé, le diagnostic restera le plus souvent obscur en l'absence d'écoulement sanguin et nous ne saurions trop recommander au chirurgien la plus grande réserve en matière d'exploration quand les troubles fonctionnels n'exigent pas d'intervention. Inversement l'apparition d'un écoulement sanguin à la suite d'un effort pourrait donner le change et faire croire à une rupture qui n'existe pas. M. Terrillon dans sa thèse cite un exemple intéressant d'un malade qui eut une uréthrorrhagie notable à la suite d'un coït.

L'absence de point douloureux sur le trajet du canal d'une part, l'existence d'une prostatite tuberculeuse d'autre part, firent croire à l'auteur qu'il s'agissait d'une hématurie vésicale symptomatique de la tuberculose, et la marche de l'affection vint lui donner raison. Nous ne voulons du reste signaler qu'un cas exceptionnel.

Une fois la rupture reconnue, il serait intéressant d'en étudier, au point de vue du pronostic, le siége précis. Or l'étude du mécanisme peut suffisamment nous renseigner sur ce point, puisque nous avons déjà démontré plus haut, à l'aide de l'anatomie pathologique et de l'expérimentation, que les déchirures les plus communes, celles consécutives à des chutes à califourchon, siégent au niveau du bulbe, tandis que celles qui compliquent les fractures ou les contusions du bassin intéressent d'une façon constante la région membraneuse. Quant à l'étendue et au degré, malheureusement ce sont là des points qui ne peuvent se reconnaître qu'à l'incision et que l'on ne peut établir *à priori*.

Reste à établir le diagnostic des diverses complications de la rupture. La tumeur périnéale produite par l'épanchement sanguin se distinguera facilement de la tuméfaction qu'amène l'infiltration par le moment de son apparition contemporaine de l'accident, par son peu de tendance à la diffusion, l'absence de tension de chaleur et de douleur spontanée, par l'absence de phénomènes généraux. Dans le cas contraire, son évolution tardive concordant avec l'explosion de phénomènes généraux graves, les phénomènes qui caractérisent le phlegmon diffus gangréneux qui en est l'expression, devront faire songer à l'infiltration.

On établira de même l'existence de la rétention par l'existence de la tumeur à l'hypogastre reconnue par le palper hypogastrique seul ou combiné avec le toucher rectal : cette recherche est importante, l'absence de miction ne pouvant suffire à établir le diagnostic. D'autres fois l'absence de globe vésical concordant avec la suppression de la miction pourra contribuer à établir le diagnostic de l'infiltration quand cette dernière siége au-dessus de l'aponévrose moyenne et ne donne pas lieu aux symptômes que nous avons énumérés plus haut.

Mais, quant à préciser si dans ce dernier cas la rupture s'est faite au niveau de la portion membraneuse ou sur la paroi vésicale, un diagnostic ne nous

semble possible que par l'étude des commémoratifs, à moins qu'il n'existe
pas d'infiltration, auquel cas la présence de la tumeur hypogastrique et la possibilité de ramener de l'urine par le cathétérisme permettra de trancher la
question.

PRONOSTIC. Le pronostic doit être envisagé séparément au point de vue de
l'existence et au point de vue fonctionnel.

Nous passerons rapidement sur la gêne de la miction et du coït.

Les coudures vicieuses pendant l'érection n'existent que dans les ruptures de
la portion pénienne, tandis que les ruptures des portions péniennes et périnéo-
bulbaires, par le rétrécissement qui leur succède, doivent affecter une gêne égale
à la miction.

Bien autrement important à établir est le pronostic au point de vue de l'exis-
ence.

On peut, comme Cras et le professeur Guyon, grouper les différents cas en
trois variétés : cas légers, moyens et graves, mais il faut distinguer aussi les
ruptures selon leur siége.

Comme nous l'avons déjà dit précédemment les ruptures périnéales seules exposent aux complications mortelles; l'infiltration est un fait exceptionnel dans
les ruptures de la portion pénienne. Aussi cette distinction en trois variétés ne
s'applique qu'aux ruptures de la portion périnéo-bulbaire. La première variété
de cas (cas légers) comprend ceux où la miction reste facile et le cathétérisme
possible. Ces cas, nous le savons, supposent ou une rupture interstitielle ou une
simple éraillure de la muqueuse. La guérison se fait vite; l'infiltration est exceptionnelle : le seul danger réside dans la production tardive ou précoce du
rétrécissement. Mais la sécurité dès le début ne saurait être complète, vu la
possibilité même dans ces cas des complications graves ou, en d'autres termes,
de la transformation possible du cas léger en cas grave.

Dans les cas de moyenne gravité, il existe ordinairement une tumeur appréciable au périnée; le cathétérisme est encore possible, mais ici la plaie uréthrale
est plus ou moins vaste; il existe une caverne, en communication avec l'urèthre ;
toutes les conditions pour l'apparition d'une infiltration se trouvent réalisées,
mais ce qui les distingue des cas graves, c'est que le rétablissement du cours des
urines est possible sans intervention chirurgicale : là est, à notre avis, la principale différence.

La triade symptomatique caractérise ordinairement les cas graves. La rétention
d'urine est totale d'emblée, l'uréthrorrhagie est constante, la tumeur périnéale
existe, mais ces signes peuvent se montrer dans le groupe précédent; la seule
différence est que le cathétérisme est impossible et que le rétablissement du
cours des urines exige d'emblée une intervention. Je tiens à faire remarquer
à ce sujet que ce qui aggrave le pronostic dans ce dernier cas, c'est l'intervention
d'un acte chirurgical, et que c'est surtout en tant qu'opération que la gravité de
ces cas se trouve notablement augmentée; le pronostic est aussi d'autant plus
grave que les accidents sont plus pressants et que l'intervention a été plus
tardive.

Lorsque le malade a échappé aux accidents qui compromettent sa vie à brève
échéance, il faut bien dire que le pronostic reste grave en raison du rétrécissement qui ne tarde pas à survenir. Sa rapidité d'évolution, son inextensibilité,
la résistance aux moyens ordinaires de traitement, joints aux complications ordinaires qu'entraîne tout rétrécissement, rétention d'urine, abcès urineux, fistules

rebelles, lésions vésicales et rénales, sont autant de circonstances fâcheuses qui ne laisseront pas que d'assombrir encore le pronostic déjà si grave de la rupture uréthrale.

TRAITEMENT. La rupture de l'urèthre donne lieu à des accidents qui obligent le médecin le plus timide à intervenir tout de suite, mais en l'absence même de ces accidents immédiats le blessé reste sous le coup de complications qui peuvent surgir d'un moment à l'autre et forcer la main au chirurgien. Enfin l'évolution même de la lésion traumatique, son acheminement presque fatal vers le rétrécissement de l'urèthre, créent une autre série d'indications, il s'agit alors du traitement des suites éloignées de la rupture, et celui-ci sera à sa place à l'article RÉTRÉCISSEMENT DE L'URÈTHRE.

Les accidents précoces de la rupture de l'urèthre sont l'hémorrhagie uréthrale, la rétention plus ou moins complète d'urine et l'infiltration d'urine. Ces mêmes accidents peuvent n'apparaître que quelques jours après le traumatisme: alors on peut encore observer la suppuration du foyer de la rupture, la production de décollements et enfin la formation de fistules.

Au lieu d'étudier séparément chacun des moyens employés à combattre ces complications aux diverses périodes où elles se produisent, il nous paraît plus utile de rechercher immédiatement quel traitement on doit opposer à une série de types cliniques.

1° *Ruptures de la portion périnéale de l'urèthre sans fracture du bassin.* A l'exemple de M. Cras et de M. Guyon, nous avons adoptée trois types cliniques : des cas légers, des cas de moyenne quantité, des cas graves.

Cas graves. Ce qui les caractérise, c'est avant tout la rétention complète d'urine, c'est la difficulté considérable et même l'impossibilité du cathétérisme. En même temps on constate la présence d'une tumeur volumineuse au périnée, et l'hémorrhagie uréthrale est parfois assez abondante pour mettre en péril la vie du blessé.

On peut être appelé pour combattre l'hémorrhagie aussitôt après l'accident, ou après que des tentatives imprudentes de cathétérisme ont déplacé des caillots et rappelé ou provoqué pour la première fois l'écoulement de sang. Quoi qu'il en soit, il ne faut considérer l'usage de la glace sur le périnée, la compression de l'extrémité de la verge, etc., que comme des moyens d'hémostase provisoires ; l'arrêt du sang obtenu par sa coagulation dans le foyer et dans le canal aura pour effet d'obstruer celui-ci, et les tentatives de désobstruction ne manqueront pas en général de reproduire l'hémorrhagie. Le meilleur moyen d'arrêter le sang, c'est d'aller au siége même de son écoulement, de faire la section du périnée, voir ce qui saigne, lier les artères qui donnent, appliquer de la glace sur les tissus divisés et au besoin faire directement de la compression. Ainsi, au point de vue hémostatique pur, l'incision du foyer du traumatisme est le meilleur mode de traitement.

La deuxième indication est de faire pisser le malade.

Ici encore l'intervention immédiate est obligatoire, il faut à tout prix obtenir l'évacuation de l'urine de la vessie. « Pisser ou périr » (Heister), voilà l'alternative. Or, pour arriver à la vessie il y a plusieurs voies : on peut choisir la voie naturelle, tenter le cathétérisme, ou bien plonger un trocart dans la cavité vésicale, ou enfin lever l'obstacle à la miction en incisant la poche périnéale. De là trois grandes méthodes de traitement pour les cas graves : le cathétérisme, la ponction vésicale, l'incision périnéale.

Cathétérisme. Il est des cas dans lesquels le cathétérisme est impossible: le bec de la sonde arrive dans une cavité remplie de caillots sanguins, la rupture a été complète, les deux bouts de l'urèthre sont très-écartés, et on conçoit aisément que l'extrémité du cathéter ait peu de chances d'aller s'engager dans l'orifice du bout postérieur rétréci par le recroquevillement des bords, les caillots qui le pressent et le spasme des muscles. D'autres fois, au contraire, le cathétérisme pratiqué par une main habile et prudente a pu s'effectuer sans trop de difficulté. Doit-on se risquer à en courir les chances?

La statistique nous montre que « sur 9 cas traités dès le début par l'emploi de la sonde il y en eut 4 suivis de mort » (Terrillon). Dans les 5 autres, il y eut des accidents du côté du périnée qui nécessitèrent des incisions multiples. Ainsi non-seulement le cathétérisme est difficile est dangereux, mais encore ses résultats, alors que la sonde a été passée facilement, sont mauvais; trop souvent il n'a empêché ni l'infiltration d'urine, ni la suppuration du foyer. Civiale conseillait une grande réserve dans les tentatives de cathétérisme. La grande majorité des membres de la Société de chirurgie, dans une discussion qui eut lieu en 1876 à propos d'une communication de M. Notta, a été plus catégorique, elle a condamné le cathétérisme appliqué aux cas graves. Seul M. M. Sée a trouvé les conclusions de MM. Cras et Guyon trop absolues, et soutenu que « même dans les circonstances les plus graves le cathétérisme fait avec prudence et ménagement peut rendre des services ».

Dans un travail publié récemment par Kaufmann sous l'inspiration de Kocher, nous trouvons une statistique portant sur 208 cas de rupture de l'urèthre. Dans 44 cas le cathétérisme fut employé (la gravité des cas n'est pas spécifiée). Dans une série de 22 il y eut 3 morts, 19 guérisons. Dans les 22 autres observations on fut obligé de renoncer à ce traitement, par suite de complications graves, telles que l'infiltration d'urine (3) et la suppuration (19), qui causèrent la mort de 5 malades.

En résumé, sur 44 malades traités par le cathétérisme, 8 moururent, 17 guérirent après avoir présenté des accidents qui nécessitèrent un autre mode de traitement, 19 guérirent sans complication.

Concluons que le cathétérisme dans les cas graves est parfois impraticable, presque toujours difficile, qu'il est insuffisant et dangereux.

Ponction vésicale. On peut pratiquer la ponction vésicale par le rectum, par le périnée et par la région hypogastrique. Les deux premiers modes ont été exceptionnellement suivis.

La ponction rectale a été pratiquée pour la première fois par Fluraut (de Lyon). Hoin (de Dijon) en a publié deux exemples. M. Terrillon en a recueilli trois dans les publications anglaises. Dans ces 5 cas tous les malades ont guéri. Mais chez un des malades de Hoin il survint un phlegmon du périnée suivi de fistule urinaire. Dans les 3 autres cas recueillis par Terrillon 2 fois on fut conduit à inciser le périnée avant même de faire la ponction; 1 fois l'incision de la fosse ischio-rectale devint nécessaire.

La ponction du périnée a été pratiquée la plupart du temps à travers une plaie périnéale, dans les cas où on n'avait pu découvrir le bout postérieur. Terrillon n'a pu trouver que deux observations où l'on ait pénétré dans la vessie à travers le périnée intact (Sédillot, *Gaz. méd.*, 1854, et Smith, *Arch. méd.*, 1839).

En somme, ces deux modes de ponction ont été trop rarement mis en usage pour qu'on puisse formuler un jugement absolu, et du reste ils ne paraissent présenter aucun avantage sur la ponction hypogastrique.

Ponction hypogastrique. La ponction hypogastrique est de date assez ancienne, elle constitue une méthode de traitement encore recommandée par des chirurgiens éminents et peut du reste dans certains cas servir de méthode adjuvante dans le traitement des ruptures graves de l'urèthre tel que nous le formurons plus tard. Les Anciens pratiquaient la ponction de la vessie par l'hypogastre avec un gros trocart. Actuellement on ponctionne tantôt avec le trocart ordinaire, tantôt avec les appareils à aspiration capillaire.

La ponction capillaire a cet immense avantage qu'elle est absolument inoffensive, si on a soin de se servir d'instruments propres. M. J. Bell (Soc. méd. de chir. d'Édimbourg, 1881) l'a vu faire 40 fois dans un espace que couvrirait un florin. Cet auteur en est très-partisan même pour les cas où la rupture de l'urèthre est compliquée d'une fracture du pubis. Il recommande de faire toutes les huit ou douze heures pendant au moins dix jours une ponction aspiratrice, de façon à ne jamais permettre à une goutte d'urine de passer à travers le sphincter vésical. « Si le médecin n'avait pas le temps de faire cette ponction deux ou trois fois par jour, il devrait ponctionner la vessie par le rectum et laisser le trocart à demeure ».

La ponction hypogastrique répond bien à l'indication de vider la vessie : on a pu espérer qu'en évacuant ainsi journellement l'urine de son réservoir on donnerait le temps à l'épanchement sanguin du périnée de se résorber et aux voies naturelles celui de redevenir perméables. Il est certain que la ponction hypogastrique a donné de bons résultats dans quelques cas, mais trop souvent aussi il y eut ou des accidents mortels (2 fois sur 15 d'après Terrillon) ou des complications qui ont forcé à ouvrir des abcès au périnée.

Dans la statistique de Kaufmann, la ponction hypogastrique fut employée dans 21 cas, il y eut 4 morts et 17 guérisons, mais sur ces 17 malades guéris 3 eurent des abcès urineux et 17 durent subir l'incision périnéale.

On peut dire que la ponction hypogastrique est bonne comme opération d'urgence pour soulager immédiatement un malade atteint de rétention, elle pare à une complication imminente, l'infiltration d'urine, mais pour un temps limité. Elle est incertaine et n'assure pas l'avenir, *ce n'est qu'une opération palliative.* Nous verrons plus loin qu'elle a rendu des services dans des cas difficiles où malgré l'incision périnéale le bout postérieur de l'urèthre n'avait pu être retrouvé. On s'est alors servi du trocart courbe enfoncé dans l'hypogastre, pour introduire une sonde de la vessie dans l'urèthre, on a fait le cathétérisme rétrograde. Dans ces conditions, la ponction hypogastrique n'a plus pour but immédiat d'évacuer l'urine, elle sert à compléter une autre opération préalablement pratiquée, la ponction hypogastrique devient un temps de certaines uréthrotomies externes difficiles.

Incision périnéale. Nous savons déjà que l'ouverture du foyer de la contusion facilite l'hémostase. Cette opération remplit encore bien mieux l'indication capitale d'empêcher l'infiltration d'urine en assurant d'une manière durable son évacuation. Après l'incision de la tumeur périnéale les caillots de sang sont expulsés, la plaie contuse se déterge et l'urine peut en général immédiatement passer du bout postérieur de l'urèthre dans la poche ouverte désormais. L'urine ne peut s'infiltrer, et son contact n'est nullement nuisible à la plaie, à la condition que celle-ci soit franchement ouverte (Guyon). Les accidents graves de rétention, d'infiltration d'urine ou de suppuration d'un foyer anfractueux, sont donc évités. A ce titre, l'incision périnéale simple est donc une bonne méthode déjà de beaucoup supérieure aux précédentes.

Dans certains cas toutefois l'incision simple a été insuffisante pour remédier à la rétention d'urine. De plus, elle ne fait rien pour la reconstitution du canal, elle laisse les deux bouts de l'urèthre divisé se cicatriser comme ils peuvent, c'est une méthode bonne, mais incomplète, ce n'est qu'un premier pas. Pour mener la cicatrisation à bonne fin et pour être sûr que l'urine s'écoulera sans interruption, il faut ajouter à l'incision la recherche des deux bouts, passer du méat dans la vessie une sonde qu'on laissera quelque temps à demeure, jusqu'à ce que le travail de réparation maintenu et guidé par elle ait substitué à la brèche uréthrale un tronçon du canal ; un deuxième temps s'ajoute au procédé opératoire précédent (incision simple), c'est ce qu'on pourrait appeler le *temps de canalisation* du foyer de la contusion uréthrale; la recherche des deux bouts de l'urèthre peut être faite d'emblée immédiatement après l'incision ou ultérieurement. Ce ne sont pas là deux méthodes différentes, ce sont deux façons différentes d'exécuter une même méthode.

En résumé, l'incision périnéale simple est une méthode excellente, mais incomplète, le vrai traitement des cas graves, c'est d'inciser le périnée sans attendre que des accidents éclatent, de rechercher les deux bouts de l'urèthre et d'y mettre une sonde à demeure.

Les chirurgiens ne sont pas arrivés d'emblée à cette thérapeutique, le cathétérisme et la ponction hypogastrique ont eu longtemps de nombreux partisans. Déjà pourtant au milieu du dix-huitième siècle l'incision périnéale immédiate avait été pratiquée par Verguin, chirurgien de l'hôpital de la Marine à Toulon (*Acad. de chir.*, 1757). Ce chirurgien ne put faire pénétrer sa sonde dans l'urèthre, c'est alors qu'il imagina le cathétérisme rétrograde.

Chopart expose bien les avantages de l'incision, « laquelle, permettant aux urines de sortir librement par la crevasse de l'urèthre, remédiera à la rétention en même temps qu'elle fera cesser les autres accidents ou qu'elle en préviendra de nouveaux », mais il n'indique pas nettement d'une part qu'il faut la pratiquer immédiatement et d'autre part qu'il faut mettre une sonde à demeure. En effet, dans les contusions violentes du périnée suivies de rétention d'urine, il conseille « de vider la vessie au moyen de la sonde ; cet instrument employé dans le premier temps de l'accident y pénètre assez facilement parce que les caillots ou le gonflement des parties ne peuvent encore opposer une grande résistance. » De même il ne semble préconiser la sonde à demeure après l'incision que « si après l'incision les urines étaient encore retenues dans la vessie. » Dans la première moitié de ce siècle, la section périnéale d'emblée est pratiquée par Desault, Lallemand, Green et Travers, Ilogs, etc.; mais les observations restent isolées, et en 1838 Liston conseillait encore de tenter le cathétérisme avant d'inciser. Pourtant le précepte de faire une incision précoce était déjà formulé depuis dix ans par Earle « lorsqu'on a quelque raison d'appréhender que l'urèthre a une ouverture soit par ulcération, soit par violence; le plan le plus judicieux est d'ouvrir franchement le périnée, cela est bien mieux que de chercher à introduire des instruments dans la vessie, on ne réussit pas et même, réussît-on, il arrive souvent que la présence d'un corps étranger dans l'urèthre développe de l'irritation et accroît le mal. »

Maheot en 1837 recommande l'incision même dans le cas où on peut pratiquer le cathétérisme, pour empêcher la formation d'abcès et l'infiltration d'urine qui pourrait se faire entre la sonde et le canal.

De même Gross (de Philadelphie [1851]) regarde l'incision « comme le seul traitement rationnel des ruptures étendues de l'urèthre » : « il faut introduire après l'incision une sonde qu'on laisse jusqu'à ce que la plaie soit cicatrisée ».

Il n'est donc pas juste de dire avec Terrillon qu' « il faut arriver jusqu'à Reybard en 1853 pour trouver une indication franchement énoncée ». Reybard en 1853 a chaudement recommandé le débridement de la tumeur, il s'est montré partisan de l'incision, même dans les cas de rupture interstitielle, pourvu qu'il y ait rétention d'urine, mais en somme avant lui Earle, qui opéra dans un cas seize heures après l'accident, Maheot et Gross, avaient posé l'indication de l'incision périnéale immédiate, dans les cas de ruptures graves de l'urèthre.

En 1858, Bryant publie un travail sur l'uréthrotomie externe, il insiste sur les avantages de la section périnéale avec introduction de la sonde dans les traumatismes uréthraux.

A part ce travail et deux observations, l'une de Gosselin, l'autre de Broca, il ne se publie rien d'important sur la question jusqu'en 1868.

Civiale reste dans le vague, « il n'y a point de précepte absolu à tracer ».

Nélaton cite la boutonnière périnéale ou la ponction comme ressources, si le cathétérisme est impossible.

Philipps se rallie à la ponction sus-pubienne.

En 1868, Bœckel fait paraître dans la *Gazette médicale de Strasbourg* un article fort intéressant dans lequel il envisage nettement, un des premiers, le double problème qui se pose au chirurgien. Avant lui on s'est presque uniquement inquiété d'assurer l'écoulement de l'urine et de s'opposer à son infiltration. Pour atteindre ce but, les uns ont employé le cathétérisme, les autres la ponction hypogastrique, quelques-uns mieux inspirés ont recouru à l'incision périnéale. Mais on s'est peu préoccupé des suites éloignées. Bœckel a rappelé heureusement que « toute déchirure transversale de l'urèthre est un rétrécissement en germe ». Or, ajoute-t-il, « je suis arrivé à la conviction que l'uréthrotomie externe doit être appliquée à ces ruptures préventivement et avant la formation du rétrécissement consécutif, au besoin dès le premier jour, et en tout cas aussitôt qu'il se produit une rétention d'urine », et plus loin il ajoute : « Si vous pratiquez une incision dans le foyer urinaire, vous avez de fait atteint le bout postérieur : pourquoi donc s'arrêter après ce premier temps, ne pas écarter les lèvres de la plaie pour voir cet orifice et y introduire la sonde poussée par le méat? »

Désormais la conduite à tenir est donc nettement tracée : il faut non-seulement inciser le périnée, il faut viser l'avenir, s'efforcer de réaliser la restauration du canal en recherchant l'orifice du bout postérieur de l'urèthre et en y plaçant une sonde. Les discussions qui se sont élevées à la Société de chirurgie à l'occasion des présentations de Notta en 1874 et 1775, de Cras en 1876, ont abouti à des résultats conformes aux conclusions de Bœckel. Sauf quelques réserves de M. M. Sée sur le cathétérisme et la défense de la ponction hypogastrique par le professeur Le Fort, la Société de chirurgie a été presque unanime à se rallier à l'uréthrotomie externe faite d'emblée.

Le professeur Guyon, dans un rapport devenu classique sur le mémoire de Cras, s'est particulièrement fait le défenseur de cette méthode qu'il avait déjà soutenue l'année précédente à la Société de chirurgie, et à plusieurs reprises dans des thèses faites sous son inspiration. En outre, M. Guyon est d'avis qu'il ne faut pas remettre la recherche du bout postérieur, et son opinion est partagée par Cras, Rochard et Bœckel (*Gaz. méd. de Strasb.*, 1876) ; l'obstacle n'en reste pas moins à vaincre, et les manœuvres n'en sont que plus longues et plus laborieuses.

La thèse d'agrégation de Terrillon en 1878 est le travail le plus complet sur le sujet. Terrillon a rassemblé 22 cas où l'incision a été faite dans les vingt-quatre premières heures : dans tous, la guérison eut lieu ; sur 14 cas où l'incision fut faite tardivement, il n'y eut qu'une mort, mais la guérison définitive fut retardée.

A l'étranger, Holmes (1870) préconise l'incision pour les cas graves ; Harrison (th. Salviat, 1883) veut que dans tous les cas de contusion de l'urèthre on fasse la section périnéale ; Pirogoff (th. Salviat, 1883) se borne à inciser le périnée.

En Allemagne, Güterbock prescrit formellement l'uréthrotomie externe d'emblée dans tous les cas de lésions traumatiques de l'urèthre au périnée : il ne place pas de sonde à demeure au début (th. Salviat).

Dans la statistique de Kauffmann, l'incision périnéale fut employée dès les deux premiers jours dans 91 cas : 8 morts, 83 guérisons. Dans 30 cas l'incision fut pratiquée à une époque plus éloignée de l'accident : 6 morts, 30 guérisons. En comparant ces chiffres à la mortalité fournie par les autres méthodes, l'auteur arrive à conclure que c'est avec l'incision périnéale qu'on obtient de beaucoup les meilleurs résultats. On peut en rapprocher ce qu'on a observé dans les contusions de l'urèthre avec plaie, souvent la terminaison a été favorable.

5 cas de contusions de l'urèthre accompagnées de lésions de la peau se sont terminés tous les cinq par la guérison (Kauffmann).

Cette longue revue historique, et l'exposé des opinions des chirurgiens avec quelques statistiques à l'appui, viennent justifier les propositions auxquelles nous avait amenés l'analyse critique des méthodes employées pour le traitement des cas graves.

1° Il faut intervenir hâtivement, alors même qu'il n'y a pas d'accidents ;

2° Cette intervention doit être complète, elle doit consister non-seulement à inciser le périnée, mais encore à passer, séance tenante, une sonde d'un bout à l'autre de l'urèthre.

Nous avons toujours supposé jusqu'ici que le chirurgien avait été appelé fort peu de temps après l'accident. Il est évident que l'hésitation lui serait encore moins permise, s'il arrivait auprès d'un blessé déjà en proie à des complications graves du côté du périnée, l'incision serait de rigueur. Les statistiques cités plus haut nous prouvent que même dans ces conditions défavorables la section périnéale a donné de bons résultats.

Après avoir posé et discuté les indications opératoires, nous devons sommairement exposer les moyens de les remplir. Nous décrirons donc brièvement d'abord l'incision périnéale, puis la recherche de l'urèthre dans la plaie et l'emploi de la sonde à demeure.

1° *Incision périnéale.* Le malade est préalablement endormi et placé dans la position de la taille. Cependant Cras ne se sert pas du chloroforme, afin d'utiliser la miction volontaire dans la recherche du bout postérieur.

M. Cras conseille également de ne pas introduire de cathéter dans l'urèthre, dans la crainte de rappeler une hémorrhagie.

Le périnée ayant été rasé, et lavé avec une solution phéniquée, on pratique une longue incision sur la ligne médiane, à égale distance des ischions, depuis le scrotum jusqu'un peu au devant de l'anus[1].

On divise ainsi la peau, les couches sous-cutanées, et on aperçoit l'aponévrose périnéale inférieure, généralement déchirée dans les cas graves. On peut utiliser cette déchirure pour y introduire des ciseaux et achever sa section. On arrive alors sur des caillots dont on se débarrasse au moyen d'une injection froide. On peut apercevoir des débris du bulbo-caverneux, puis on tombe dans une cavité qu'on vide de ses caillots au moyen d'une irrigation antiseptique ; cette irrigation est généralement suffisante pour arrêter le sang. Dans quelques cas on a été obligé de lier une artère bulbeuse ou de faire un peu de compression.

Le premier temps opératoire est accompli : parfois les caillots sanguins jaillissent de la poche périnéale au moment où on l'incise et, la principale cause de la rétention d'urine supprimée, l'urine s'écoule immédiatement.

2° *Recherche du bout postérieur*. Pour découvrir le bout postérieur il faut, suivant les préceptes de M. Guyon, d'abord introduire un cathéter : celui-ci vient buter contre la paroi postérieure de la poche, paroi sur laquelle se trouve l'orifice à découvrir : on place l'index gauche de façon qu'il fasse paroi inférieure et que son extrémité touche le point d'arrêt du cathéter; « le cathéter légèrement ramené en arrière se voit encore dans la déchirure. La sonde qui doit pénétrer dans la vessie est alors présentée dans l'intervalle qui sépare le cathéter du doigt et soutenue par celui-ci, elle est poussée vers la vessie » (Guyon).

Lorsque la déchirure de l'urèthre a été incomplète, il est quelquefois possible de se guider sur la petite bande de paroi supérieure qui reste, pour pénétrer dans la vessie.

La recherche du bout postérieur est quelquefois une opération délicate, mais on en a beaucoup exagéré les difficultés : d'après M. Guyon, elles ne seraient réelles que pour les cas où le traumatisme est ancien.

Pour ces cas difficiles on a recommandé de bien absterger la plaie, et de présenter non plus la sonde, mais un stylet fin ou encore un stylet boutonné, aux dépressions que l'on croit être l'entrée de l'urèthre. L'orifice uréthral est en effet rétréci et peut n'admettre qu'avec difficulté l'extrémité d'une sonde. Quelques auteurs ont même eu recours au petit couteau de Weber pour faire un débridement.

Ces moyens ont-ils échoué, on peut faire exercer une certaine compression sur l'hypogastre et guetter l'issue d'une goutte d'urine. Si le malade n'est pas endormi, on a plus d'avantage encore à l'engager à faire des efforts de miction. Lors même qu'il ne vient pas d'urine, l'effort peut déplacer le bout du canal et le rendre plus évident. Signalons pour en finir avec tous les moyens proposés le changement d'attitude du malade, la recherche sous l'eau au moyen d'une petite carte pliée en gouttière et accolée par un de ses bords à la plaie (th. de Gayet, 1878).

L'orifice uréthral découvert, la sonde en caoutchouc passée de la plaie périnéale dans la vessie, il reste à faire pénétrer l'extrémité périphérique de la sonde dans le bout antérieur de l'urèthre d'arrière en avant et jusqu'à travers le méat. Pour cela plusieurs procédés sont utilisables. On peut introduire une sonde par le méat jusque dans la plaie, et réunir les deux sondes au niveau de celle-ci au moyen d'un fil : le bout vésical de la sonde introduite par le méat

---

[1] M. Lannelongue est d'avis d'agir le plus près possible de l'anus chez l'enfant (Terrillon).

est ainsi relié au bout périphérique de la sonde engagée dans le tronçon postérieur de l'urèthre, et en tirant sur la première on engage l'extrémité périphérique de la seconde d'arrière en avant jusqu'au méat[1] : la sonde primitivement
engagée dans le bout postérieur de l'urèthre se trouve donc parcourir définitivement tout le canal. Au lieu de réunir les deux sondes par un fil, on peut
engager la sonde antérieure dans la sonde postérieure toujours au niveau de la
plaie et retirer celle-ci.

Alquier a recommandé le procédé des trois sondes : il introduit dans le bout
postérieur une grosse sonde en caoutchouc, en fait passer une par le méat ; une
troisième les réunit, puis il tire par le méat et la première sonde introduite reste.

Que convient-il de faire lorsque tous les moyens employés pour découvrir le
bout postérieur ont échoué ?

Le chirurgien possède encore une ressource, il peut tenter le cathétérisme
rétrograde, comme l'a fait Verguin, imité depuis par Giraldès, Lawson, etc.
Chez le malade de Lawson (*Med. Times and. Gaz.*, 1881) l'incision périnéale et
la recherche de l'urèthre dans la plaie avaient été faites le jour même du traumatisme. Dans l'impossibilité de retrouver le bout postérieur, M. Lawson fit
une petite incision longue de un doigt au-dessus du pubis, enfonça verticalement
un trocart dans la vessie et glissa la canule qui fut fixée. Neuf jours après, le
malade ayant été placé dans la position de la taille, le chirurgien fit une incision
sur la ligne médiane du périnée, passa une sonde d'argent dans la canule
hypogastrique et par une petite manœuvre fit franchir le col vésical à l'extrémité de cette sonde. Le bout postérieur de l'urèthre ainsi mis en évidence, on
introduisit une sonde à bout coupé par le méat jusqu'à la plaie périnéale, le
bout du cathéter d'argent fut passé dans l'extrémité ouverte de la sonde en
gomme, et en retirant le cathéter d'argent on entraîna la sonde en gomme
jusque dans la vessie. Le malade guérit.

Nous ne mentionnons que pour mémoire l'incision prérectale pratiquée pour
découvrir la partie postérieure de l'urèthre. Imaginé par Demarquay, ce procédé
ne paraît pas avoir donné de brillants résultats.

Sonde à demeure. Le but de la sonde à demeure est non-seulement de
maintenir béants les deux bouts de l'urèthre et d'assurer la miction, mais
encore et surtout de diriger le travail de cicatrisation. En effet, le bourgeonnement de la poche périnéale livré à lui-même ne manquerait pas de combler
assez rapidement l'espace compris entre les deux bouts de l'urèthre, en ne
laissant pour l'urine qu'un passage irrégulier et tortueux allant du bout postérieur à la plaie périnéale ; le bout antérieur de l'urèthre se cicatriserait de son
côté, en présentant un orifice toujours froncé comme au moment de l'accident,
mais de plus en plus enclin à se rétrécir, étant comme étranglé par le tissu
cicatriciel autour de lui.

Si au contraire on place une sonde à demeure, les bourgeons charnus s'ag-
glutinent autour de celle-ci, se moulent sur elle et, si au bout de quelques jours
on l'enlève, il reste entre les deux bouts écartés un canal de nouvelle formation,
béant, à direction rappelant celle du canal normal. Les parois restent, bien entendu,
des parois en tissu de granulations[2], c'est-à-dire en tissu rétractile, mais il n'est

---

[1] Nous conviendrons d'appeler extrémité périphérique de la sonde l'extrémité ouverte, et
extrémité vésicale celle qui est arrondie et percée d'yeux.

[2] M. Cras prétend qu'au bout d'un certain temps l'épithélium s'étend sur les couches
nouvelles. Ce fait mériterait d'être confirmé par l'observation au microscope.

pas moins vrai que le canal aura été remis en état; au chirurgien de maintenir par un traitement consécutif les résultats acquis.

A côté des avantages de la sonde à demeure, il faut signaler ses inconvénients : on a vu l'ulcération et la perforation de la vessie dans 6 cas (Morel-Lavallée 3, Carbonnel 1, Gosselin 1, Thompson 1), la cystite (Notta, Bœckel), l'uréthrite, l'orchite, les abcès périuréthraux, les spasmes du col vésical (Reliquet, *Gaz. des hôpitaux*, 1874).

La plupart de ces accidents peuvent être évités en prenant les précautions suivantes :

1° D'abord employer des sondes peu altérables, telles que les sondes en caoutchouc rouge. Notta a pu en laisser une à demeure pendant deux mois sans provoquer aucune irritation du canal (Soc. de chir., 1864). Pour les rendre plus faciles à fixer M. Guyon recommande de donner à leur portion pénienne une sorte de rigidité en les recouvrant de collodion : on se sert en général d'une sonde à bout coupé, numéro 17 ou 18;

2° Disposer sa sonde d'une façon convenable : n'en pas laisser un long bout dépasser le col vésical, et incliner la sonde vers un des plis inguinaux de manière à effacer autant que possible l'angle que forme la portion pénienne de l'urèthre avec sa portion fixe, et éviter ainsi une irritation plus facile à se produire au niveau des courbures brusques (Cras).

3° Ne pas laisser la sonde à demeure trop longtemps. Nous avons souvent entendu un de nos maîtres, M. le professeur Richet, insister sur ce point dans ses cliniques : c'est qu'en effet, le moule uréthral une fois obtenu, la sonde n'a plus de raison d'être, elle n'est plus qu'une cause d'irritation et de danger : pense-t-on, en la maintenant, s'opposer à la rétraction du tissu cicatriciel? Le passage précoce du cathéter Béniqué aura bien plus d'avantages.

M. Cras estime à quatre ou cinq jours en moyenne le temps qu'il convient de laisser la sonde; le sixième jour il passe doucement et très-lentement un Béniqué numéro 30; les jours suivants il augmente le numéro du cathéter, en suspendant toute manœuvre dès qu'il se produit le moindre signe d'irritation du canal.

Pour conclure, le traitement des cas graves peut se résumer en quelques mots : inciser la tumeur périnéale, rechercher le bout postérieur de l'urèthre, placer une sonde à demeure dans la vessie et ne l'y laisser que cinq à huit jours, commencer de bonne heure, si l'état du canal le permet, le traitement du rétrécissement traumatique.

A quelques détails près, ces règles thérapeutiques sont suivies par la plupart des chirurgiens français. A l'étranger, l'usage de la sonde à demeure n'est pas aussi universellement adopté. Ainsi König ne place pas de sonde à demeure après avoir incisé le périnée, il se contente de fixer le bout postérieur de l'urèthre à la plaie périnéale au moyen d'un fil. Kauffmann se prononce contre la sonde à demeure dans l'intérêt du traitement antiseptique. Il se contente de traiter plus tard le rétrécissement traumatique comme un rétrécissement ordinaire.

Dans les cas de rupture complète de l'urèthre Kauffmann propose d'instituer immédiatement après le traumatisme un traitement tout différent de ceux dont il a été question jusqu'ici. Le médecin de Zurich a pratiqué des ruptures expérimentales de l'urèthre chez des chiens et il a tenté sur ces animaux d'obtenir au moyen de points de suture la réunion par première intention du canal complétement divisé. Il a obtenu cette réunion sinon dans toute la circonférence, du moins dans sa plus grande partie.

Il conclut de ses expériences que les tentatives de réunion seraient applicables à l'homme. Il faudrait d'abord enlever toutes les parties trop contuses, puis introduire un cathéter dans l'urèthre : alors suturer exactement les bords de la muqueuse avec du catgut et enlever le cathéter. Sur le chien, le tissu cicatriciel résultant de la suture ne formait, trois semaines après, qu'une petite saillie insignifiante.

Cette conduite nous paraît devoir rencontrer chez l'homme de grandes difficultés d'exécution, étant donné l'écartement considérable des deux bouts dans les plaies transversales de l'urèthre ; en outre, vous opérez sur des tissus contus, mauvais pour la réunion ; vous pouvez craindre enfin que vos efforts pour empêcher l'urine de s'écouler par la plaie périnéale n'aboutissent qu'à sa filtration à travers la suture et à la formation d'abcès urineux.

Il est juste de dire pourtant que König, d'après Kauffmann, ayant à soigner chez l'homme des rétrécissements très-serrés, aurait excisé tout le tissu cicatriciel et réuni les deux bouts de l'urèthre par des sutures.

Cependant Lucas Championnière dans un cas récent qu'il a présenté cette année à la Société de chirurgie a pratiqué une réunion immédiate : le tube à drainage qu'il plaça au centre de la ligne de suture fut enlevé le quatrième jour, la réunion était complète au onzième jour et le malade quittait l'hôpital dix-sept jours après l'accident.

Cette pratique avait déjà été recommandée par Daniel Mollière dans les cas de rétrécissements anciens à la suite de l'uréthrotomie externe et après l'excision de la portion rétrécie de l'urèthre (*Lyon médical*, 29 mai 1885).

Cas légers. Un fait les caractérise, c'est la possibilité de la miction ; le cathétérisme est facile, les autres symptômes et signes peuvent être plus ou moins accentués : ainsi l'hémorrhagie se réduit quelquefois à quelques gouttes, d'autres fois elle se révèle et avec une certaine abondance pendant quelques jours (Guyon) ; la tumeur périnéale n'existe pas la plupart du temps. L'indication capitale d'*évacuer l'urine* qui se posait pour les cas graves n'existe plus ici, puisque le malade peut pisser : il n'y a donc plus de raison pour intervenir. Il faut seulement surveiller le périnée, car ces cas légers peuvent répondre anatomiquement à une lésion plus ou moins étendue de la muqueuse : or même avec une simple fissure quelques gouttes d'urine sont susceptibles de s'infiltrer dans le foyer de la contusion et d'y déterminer une inflammation suppurative.

Il est nécessaire d'insister sur ce point : dans ces cas que la bénignité des symptômes nous fait appeler légers en clinique il y a, d'une part, un foyer de contusion peu étendu, je l'accorde, mais renfermant des caillots de sang et des tissus froissés, et d'autre part une petite plaie établissant une communication entre le foyer traumatique et le canal : l'important est que l'isolement du premier se fasse, que la petite plaie uréthrale se cicatrise vite et que la porte soit ainsi fermée aux germes. Il est probable que l'état des urines ne doit pas être sans influence sur la marche de la petite plaie uréthrale, on pourrait peut-être exercer une action salutaire de ce côté en cherchant à rendre les urines acides et aseptiques. Mais avant tout, et même dans un but d'exploration, il faut se garder du cathétérisme. Il est inutile, puisque le malade urine seul ; il est dangereux, puisqu'il peut désunir la petite plaie et surtout devenir pour elle un moyen de contage et de septicémie.

L'expectation armée, telle est ici l'expression qui résume le mieux la conduite à tenir.

Cas de moyenne gravité. La miction volontaire est encore possible, mais elle est gênée; il y a rétention incomplète d'urine, l'urétrorrhagie a pu être assez abondante et le périnée présente ou non une légère tuméfaction. Le cathétérisme est en général facile.

Peut-on s'abstenir comme dans les cas légers? Non, car, si le malade vide mal sa vessie, l'urine pourra à un moment donné s'infiltrer dans le foyer de la contusion. D'autre part, faut-il d'emblée donner issue à l'urine par l'incision périnéale? Quelques chirurgiens, à l'instar de Reybard, sont tentés d'intervenir par la section du périnée dès qu'il y a rétention d'urine; il est certain que cette conduite peut se défendre, et il est instructif d'examiner à l'exemple de Terrillon les résultats obtenus par l'usage de la sonde dans ces cas où la rétention d'urine était incomplète et le cathétérisme facile.

Sur 27 observations, M. Terrillon en a recueilli 12 dans lesquelles il y eut des complications périnéales depuis une tuméfaction passagère jusqu'à l'infiltration d'urine. Il faut donc bien se souvenir que ces cas de moyenne gravité peuvent d'un moment à l'autre se transformer en cas graves (M. Guyon a particulièrement insisté sur ces transformations) et se tenir tout prêt à inciser, dès que les moindres signes d'inflammation se manifestent au périnée. En l'absence de toute complication, l'opinion des chirurgiens en France est qu'il faut pour des cas de moyenne gravité user du cathétérisme.

M. Cras est partisan de la sonde à demeure, il croit qu'elle répond à l'indication d'immobiliser le canal pendant la période d'infiltration plastique en supprimant le spasme du bulbo-caverneux à chaque miction. D'autres lui reconnaissent l'avantage de prévenir le contact de l'urine avec la plaie. M. Guyon établit une distinction importante. Le cathétérisme est facile ou difficile: dans le premier cas on le pratiquera 3 ou 4 fois dans les vingt-quatre heures, dans la seconde hypothèse on laissera une sonde à demeure. Pour arriver dans la vessie, il faut suivre la paroi supérieure de l'urèthre et procéder doucement. M. Guyon recommande de se servir d'une bougie armée dont l'extrémité a été recourbée d'une façon permanente à l'aide du collodion; cette bougie peut devenir le conducteur d'une sonde à bout coupé (Soc. de chir., 1876). M. Cras conseille la sonde en caoutchouc rouge munie d'un mandrin.

La sonde à demeure est loin de toujours s'opposer aux complications et de prévenir la suppuration du foyer. Aussi, quelque conduite que l'on adopte, qu'on sonde plusieurs fois par jour ou qu'on laisse une sonde à demeure, il faut, nous ne craignons pas de le redire, se tenir prêt à inciser à la moindre menace.

En résumé, dans les cas de moyenne gravité, l'incision périnéale immédiate est acceptée par quelques chirurgiens; mais la plupart conseillent le cathétérisme, en recommandant bien de surveiller le périnée[1].

2º Ruptures de la portion périnéale de l'urèthre avec fracture du bassin. L'étude anatomique nous a appris que dans les fractures du bassin la rupture de l'urèthre occupe toujours la région membraneuse et que la fracture du

---

[1] Nous n'avons pas considéré en particulier le traitement des ruptures interstitielles. Si l'absence d'uréthrorrhagie fait supposer l'existence de cette variété, qu'avec Franc nous croyons peu commune, on devra se comporter différemment suivant que le malade urine seul ou qu'il est atteint de rétention. Dans le premier cas, il ne faut rien faire, dans le second, la ponction hypogastrique avec aspiration capillaire est des mieux indiquées : en effet, la partie contuse est à l'abri de l'urine, la muqueuse étant intacte, il ne s'agit donc que de gagner du temps et de permettre à l'épanchement de sang, cause de la rétention d'urine, de se résorber.

pubis s'accompagne souvent de désordres étendus, épanchement de sang, décollements, disjonction de la symphyse pubienne, production d'esquilles, etc. Si, employant la méthode qui nous a servi plus haut, nous analysons les résultats fournis par les divers modes de traitement, nous aurons à conclure qu'il y a beaucoup de morts au passif de chaque méthode thérapeutique. Le cathétérisme reste mauvais comme dans les cas graves, la ponction hypogastrique ou aspiration capillaire a donné quelques succès (thèse de Bollard, obs. J. Bell, *loc. cit.*), l'incision périnéale a été souvent suivie de mort ; plusieurs fois la terminaison a été heureuse (obs. *Med. Times*, 1878 ; — obs. Duplay dans la th. de Terrillon ; — obs. Paget, *Med. Times*, 1865).

En réalité les cas ne sont plus comparables entre eux, et il est probable que la variabilité des résultats obtenus doit surtout dépendre de la diversité des lésions relatives à la fracture.

Quelques auteurs, tel que Maxwell Ross (*Edinb. Journal,* 1881), recommandent la ponction hypogastrique parce que l'incision du périnée transformerait une fracture simple en une fracture compliquée.

Il y a là une grosse erreur : la fracture du pubis est compliquée par le seul fait que l'urèthre communique avec son foyer, et ce n'est pas l'incision du périnée qui viendra rien y changer. Remarquons encore que dans plus d'une observation on a commencé par la ponction hypogastrique qu'on a dû abandonner ensuite pour l'incision du périnée (obs. Duplay déjà citée et obs. Durand, th. 1869). En somme, l'incision périnéale n'ajoute aucune complication à la fracture, elle ne transforme nullement une fracture simple en fracture compliquée, elle ne fait que rendre plus ouverte une fracture qui l'était déjà et écarter de son foyer un agent d'infection de plus, l'urine ; d'autre part, elle est le meilleur traitement de la rupture de l'urèthre. Il faudra donc appliquer les règles que nous avons posées pour les cas graves, en se souvenant seulement que les difficultés seront plus grandes, en raison de la profondeur de la lésion qui siège à la région membraneuse et de la contusion plus forte des parties molles.

Plaies de l'urèthre. Nous n'avons pas à considérer dans ce chapitre les plaies qui portent à la fois sur l'urèthre et les corps caverneux; celles-ci seront étudiées à part sous le nom de plaies de la verge. Nous n'avons pas davantage à étudier ici les fausses routes, plaies spéciales qu'il est dans l'habitude de décrire dans le chapitre des rétrécissements. Ainsi envisagée, la question des plaies de l'urèthre se trouve notablement restreinte.

Ces plaies peuvent se diviser en deux catégories : les plaies produites de dehors en dedans, et celles qui se font au contraire de dedans en dehors.

Ces dernières, qu'on pourrait justement appeler déchirure de la muqueuse, sont consécutives à l'introduction de corps étrangers dans l'urèthre, au passage des calculs vésicaux. Souvent enfin elles sont le fait de manœuvres maladroites et résultent de blessures faites par des brise-pierres ou des extracteurs, s'il s'agit de calculs de l'urèthre.

Les plaies de la première catégorie comprennent les piqûres et les coupures ; limitées au canal, sans blessure concomitante des corps caverneux, elles sont rares.

On comprend en effet, ainsi que le fait remarquer Voillemier, que le canal de l'urèthre, quand la verge est à l'état de flaccidité, doit échapper facilement à l'action des instruments piquants ou tranchants, grâce à ses rapports anatomiques, à son enchâssement dans la gouttière profonde que lui forment les corps caverneux, à l'efficace protection de l'arcade pubienne et de la partie supérieure des bourses.

Les plaies par armes à feu s'accompagnent trop souvent de lésions des corps caverneux pour qu'il convienne d'en distraire l'étude de celle des plaies de la verge.

Les plaies par instrument piquant et tranchant doivent encore être distinguées entre les plaies accidentelles et chirurgicales. Les premières seules devront nous occuper ici.

Au point de vue de l'anatomie pathologique nous dirons que les plaies par instrument piquant et tranchant s'accompagnent toujours d'une plaie correspondante du tégument et placée vis-à-vis d'elle de façon que le calibre du canal communique librement avec l'extérieur. Bien différentes sont les plaies produites de dedans en dehors qui, de même que les ruptures que nous étudierons plus loin, ne s'accompagnent d'aucune lésion du tégument et présentent des symptômes et un pronostic sensiblement semblables à ces dernières dont elles pourraient à ce point de vue être rapprochées.

Les plaies par instrument tranchant sont longitudinales et parallèles à l'axe du canal, perpendiculaires ou transversales et obliques. Les plaies longitudinales sont surtout chirurgicales, les transversales sont toujours accidentelles, et ce sont elles qui le plus souvent s'accompagnent d'une division des corps caverneux.

Elles comprennent elles-mêmes deux variétés, selon qu'elles sont partielles ou totales, c'est-à-dire selon qu'elles divisent ou non la totalité du canal. Leur siége est le plus souvent la portion périnéo-bulbaire ou pénienne; on les observe rarement dans la région prostatique ou membraneuse.

Symptômes. Les symptômes sont ceux de toutes les plaies, mais le fait de la solution de continuité donne lieu à certains symptômes particuliers qui permettent de reconnaître l'existence de cette complication. Aussitôt l'accident, il se produit une uréthrorrhagie quelquefois bornée à l'émission de quelques gouttes de sang, quelquefois plus abondante et affectant la forme d'écoulement continu ou en jet. Les plaies de la portion pénienne fournissent de préférence une hémorrhagie abondante sans gravité du reste. Les troubles de la miction sont rares; ordinairement elle est possible ; au moment où elle se produit, une notable quantité d'urine variant du reste avec l'étendue de la solution de continuité et plus ou moins sanguinolente se fait jour par la plaie.

Quand celle-ci est suffisamment grande, la presque totalité des urines s'y écoule, mais le fait est rare et dans la grande majorité des cas, au début du moins, la perméabilité du bout antérieur permet à une certaine partie de l'urine de s'écouler par les voies naturelles; elle se présente au méat plus ou moins teintée de sang.

La rétention d'urine est rare ; cependant au bout d'un temps variable, très-rarement d'emblée, on voit apparaître une rétention complète ou incomplète, passagère ou exceptionnellement persistante. La présence d'un caillot dans le bout antérieur, lorsque la rétention survient dès le début, le spasme, l'inflammation de la muqueuse dans les cas ordinaires, sont les raisons qui font comprendre l'apparition de ce symptôme. Les complications immédiates et graves y sont rares. L'infiltration d'urine n'est guère à redouter, presque impossible dans les cas de plaie de la portion pénienne, elle est au moins exceptionnelle dans celle de la portion périnéale.

On comprend néanmoins que dans les plaies produites de dedans en dehors l'infiltration puisse être la conséquence de l'absence de plaie cutanée; empressons-nous de dire que, si pour ordre nous les avons placées dans ce chapitre, néanmoins elles se rapprochent trop des ruptures au point de vue des symptômes pour que nous scindions l'histoire commune de leurs complications.

L'accident à craindre est l'apparition plus ou moins rapide d'un rétrécissement traumatique; nous étudierons dans le prochain chapitre les conditions de la production d'une coarctation; qu'il nous suffise de dire ici que les plaies n'y sont pas toutes également exposées. Exceptionnelles dans les piqûres de l'urèthre, rares au moins dans les sections longitudinales, elles appartiennent particulièrement aux divisions transversales soit incomplètes, soit surtout complètes, lorsque les deux bouts du canal sont susceptibles de se rétracter et de créer en quelque sorte une cavité intermédiaire.

Le diagnostic en général facile, l'écoulement d'urine par la plaie, la présence de quelques gouttes de sang au méat, suffiront à établir le diagnostic dans la grande majorité des cas. Quand il s'agit d'une plaie muqueuse simple, le diagnostic présente les mêmes particularités que les ruptures; nous y reviendrons ultérieurement. Le pronostic découle suffisamment de ce que nous avons dit de la marche; essentiellement en rapport avec la production du rétrécissement, il variera nécessairement selon la variété des plaies, et nous avons montré combien sous ce rapport elles différaient; les piqûres sont sans gravité et guérissent en peu de jours. Les sections transversales, avons-nous dit, exposent particulièrement, surtout quand elles sont complètes, à l'apparition de cette complication. Nous verrons plus loin qu'il n'y avait pas lieu d'en étudier spécialement le pronostic; le malade est devenu un rétréci et le pronostic de la lésion est désormais celui du rétrécissement.

TRAITEMENT. Que convient-il de faire en présence d'une plaie de l'urèthre? Faut-il suturer? Est-il nécessaire d'appliquer dès le début une sonde à demeure? Il faut selon nous distinguer les cas et envisager à part les plaies de la région périnéale et celles de la portion pénienne.

Plaies de la portion périnéale. Les plaies opératoires se cicatrisent, on le sait, avec rapidité, le plus souvent sans intervention spéciale; d'autre part on connaît la facilité avec laquelle se produisent les infiltrations d'urine. La suture ne saurait leur convenir; il faut les maintenir largement béantes. Tous les auteurs sont d'accord sur ce point. Convient-il de faire davantage? Voillemier, dans le but d'éviter l'infiltration, croit prudent de placer une sonde à demeure dans la vessie. Bouilly (article URÈTHRE, *Dict. Jaccoud*) conseille de n'en pas mettre. Je me range à son avis, d'autant plus volontiers qu'il n'existe pas de rétrécissement dans la portion antérieure de l'urèthre; ne sait-on pas que le seul obstacle à la cure spontanée des fistules périnéales réside dans l'existence de ce rétrécissement et qu'une fois dilatée la fistule ne tarde pas à s'oblitérer? Je crois même qu'en voulant trop bien faire on s'expose ainsi à faire moins bien, car je ne suis pas persuadé qu'une sonde gênant plus ou moins le passage de l'urine par le méat en facilite l'écoulement par la fistule. Comme on le voit, je ne parle pas de la sonde à demeure au point de l'infiltration, car la marche des plaies opératoires montre combien cette crainte est chimérique. Mais plus tard, comme le conseille M. Bouilly dans l'article déjà cité, et dès que le rétrécissement traumatique apparaît, il conviendra d'avoir recours, non à la sonde à demeure, mais à la dilatation temporaire.

Plaies de la portion pénienne. Dans les plaies de la portion pénienne la conduite à tenir est bien différente.

L'infiltration y est même plus exceptionnelle que dans le cas précédent, mais les fistules y sont à craindre. Il faut donc dès le début songer à cette éventualité et la prévenir par l'uréthrorrhaphie. Nous n'avons pas, on le comprend, à étudier spécialement le point spécial de médecine opératoire ; nous dirons cependant qu'il faut proscrire, contrairement à ce que dit Voillemier, l'emploi de la sonde à demeure après l'uréthrorrhaphie, car, ainsi que M. Verneuil le fait remarquer dans un rapport publié à la Société de chirurgie en 1857, à propos de l'observation si connue de Arlaud, la sonde ne saurait empêcher le contact de l'urine avec la plaie et semble au contraire constituer un sérieux obstacle à la réunion immédiate par l'inflammation uréthrale qu'elle provoque presque fatalement. Voillemier, à la vérité, recommande seulement de la laisser vingt-quatre heures, mais il est préférable de lui substituer, ainsi que le conseille Verneuil, le cathétérisme répété à chaque miction, et ce n'est qu'ultérieurement, lorsque la réunion immédiate aura été obtenue, qu'on pourra comme M. Bouilly recourir à la sonde à demeure, dont le maintien prolongé pourra seul mettre à l'abri du rétrécissement consécutif.

Si l'urèthre se trouvait entièrement divisé et si les bouts fortement rétractés laissaient entre eux une cavité de notable étendue, faudrait-il encore suivre le même précepte que précédemment ? Voillemier n'hésite pas à le dire, mais on comprend qu'à la moindre menace il faudrait alors, ainsi qu'il le conseille lui-même, détruire la ligne de réunion et attendre la réfection du canal, pour songer à traiter ultérieurement la fistule pénienne.   QUENU ET PICQUÉ.

BIBLIOGRAPHIE. — HOIN. *Réflexions sur la rétention d'urine, lorsque le cathétérisme est impraticable.* In *Journ. de Desault*, t. II, p. 281, 1791. — NOEL. *Réflexions et observations sur la ponction de la vessie.* In *Journ. de Desault*, t. II, p. 170. Paris, 1791. — GREEN. In *London Med. and Phys. Journal*, 1827. — EARLE. In *London Med. and Phys. Journ.*, p. 517, 1828. — DESRUELLES. *Mém. sur les déchirures de l'urèthre.* In *Journ. du progrès*, 1829. — VELPEAU. *De la contusion dans tous les organes*, p. 105. Th. de concours. Paris, 1833, in-4°. — BETTON. In *Amer. Journ. of the Med. Sc.*, 1836. — HAYS. *On Laceration of the Urethra.* In *Americ. Journ. of the Med. Sc.*, 1836. — MAHOT. *Des ruptures de l'urèthre.* Thèse de Paris. 1837, in-4°. — LISTON (Robert). *Practical Surgery; Injuries and Diseases of the Genito-Urinary Organs*, p. 398 et suiv., 1838. — FRANC (J.). *Observations sur les rétrécissements de l'urèthre par cause traumatique et sur leur traitement.* Paris, 1840, in-8°. — BRODIE. *Leçons sur les maladies des organes urinaires*, trad. de Patron sur la 3e édit. angl. Paris, 1845, in-8°. — REYBARD. *Traité pratique des rétrécissements de l'urèthre.* Paris, 1853, in-8°. — DEVERS. *Sur le dépôt par épanch. d'urine dans l'apon. périn. infér. à la suite d'une solution de continuité du canal de l'urèthre chez l'homme.* Paris, 1857. — BRON. *Remarques sur le caractère, les causes, la nature et le traitement de la fièvre qui survient après les opérations pratiquées dans le canal de l'urèthre.* Paris, 1858. — BOURGUET (d'Aix). *Mém. sur l'uréthrotomie externe, et Rapport de M. Gosselin.* In *Bull. de l'Acad. de méd*, Paris, 1861. — VOILLEMIER. *Mémoire sur les fractures verticales du sacrum.* In *Clinique chirurgicale.* Paris, 1862. — NOTTA. In *Bull. de la Soc. de chirurg.* Paris, 1863. — REGNAULT. *Des fractures du pubis et de leurs complications.* Thèse de Paris, 1863, in-4°. — THIBAULT. *Des contusions et plaies contuses de l'urèthre.* Thèse de Paris, n° 4, 1863. — GUERSANT. *Notices sur la chirurgie des enfants.* Paris, 1864. — ABOL. *Étude sur l'hématurie.* Thèse de Strasbourg, 1865, in-4°. — BAILLY. Art. BASSIN. In *Nouveau Dict. de méd. et de chirurgie pratiques*, t. IV. Paris, 1866, in-8°. — CARDONNEL. Thèse de Paris, 1866, in-4°. — JOLLY. In *Société anatomique*, 1866. — TEEVAN. In *the Lancet*, t. II, p. 468 et suiv., 1866. — SPIESS. *De l'intervention chirurg. dans la rétention d'urine.* Paris, 1866, in-4°. — LARMANDE. *Considérations sur la rupture de l'urèthre dans la contusion du périnée.* Thèse de Paris, 1867, in-4°. — BŒCKEL (F.). *De l'uréthrotomie externe dans les rétrécissements uréthraux graves ou compliqués.* In *Gaz. méd. de Strasbourg*, nᵒˢ 17, 18, 20 et 22, 1868.— GUILLOT. *De l'uréthrot. ext. sans conducteur.* Thèse de Paris, 1868, in-4°. — POULIOT (G.). *Ponction vésicale hypogastrique.* Thèse de Paris, 1868, in-4°.—SÉDILLOT. *Contributions à la chirurgie* (Voies génito-urinaires), t. II, p. 251. Paris, 1868. — VOILLEMIER. *Maladies de l'urèthre.* Paris, 1868. — BILLROTH. In *Arch. für klin. Chirurg.*, Bd. X, p. 552, 1869. — DURAND. *Quelques considérations sur les fractures du pubis.* Thèse de Paris, 1869, in-4°. — GIRALDÈS. *Leçons sur les maladies chir. des enfants*, 49ᵉ leçon, p. 532. Paris, 1869.—LAFITTE. *Essai sur l'infiltration urineuse.* Thèse de Strasbourg, 1869, in-4°. — BADIN. *Contusions de la portion périnéale de l'urèthre chez l'homme.* Thèse de Paris, 1870, in-4°. — BIRKETT (John). *Injuries of the Pelvis.* In *A System of Surgery Edited by Holmes*, 2ᵈ Edition, vol. II, 1870, in-8°. — COSMOND (Leroy). *Étude sur l'infiltr. urin. dans la loge pénienne.* Thèse de Paris, 1870, in-4°. — MABEOT. *Étude sur la rupture de l'urèthre dans la contusion du périnée.* Thèse de Paris, 1870, in-8°. — HOLMES. *Thérap. des mal. chirurg. des enfants*, trad. franç. par O. Larcher, p. 425. Paris, 1870, in-8°. — GLOAGUEN. *Des complications du côté de l'urèthre chez l'homme dans les fractures du pubis.* Thèse de Paris, 1871, in-4°. — PONCET. *Note sur le siège précis des ruptures de l'urèthre et sur leur mécanisme.* In *Lyon médical*, 1871. — CATHELOTTE. *Contribution à l'étude des abcès urineux du périnée.* Thèse de Paris, nᵒ 478, 1872, in-4°. — CAZAUX (M.). *Des lésions traumatiques de l'urèthre chez l'homme dans la contusion du périnée.* Thèse de Paris, 1872, in-4°. — MUNON. *Pathogénie de l'infiltration d'urine.* Thèse de Paris, 1872, in-4°. — DARTIGUES. *De la rétention passagère de l'urine consécutive à une lésion traumatique ou opératoire.* Thèse de Paris, 1873, in-4°. — DRON. *Contribution à l'étude de l'uréthrotomie externe.* In *Lyon médical*, 16 mars 1873, et Paris, 1873, in-4°. — GASSMANN. *De l'uréthrotomie externe.* Thèse de Paris, 1873, in-4°. — GOSSELIN. *Cliniques chirurg. de l'hôpital de la Charité*, t. II, p. 188 et suiv. Paris, 1873, in-8°. — MANSON. *Considérations sur le traitement des contusions et plaies contuses de la portion périnéale de l'urèthre chez l'homme.* Thèse de Paris, 1874, in-4°. — PAUL (E.). *Quelques considérations sur la rupture du canal de l'urèthre dans la blennorrhagie.* Thèse de Paris, 1874, in-4°. — STEIN (A.-W.). *Retention of Urine.* In *New-York Medical Journal*, May 1874. — BOLLARD. *Études sur les contusions et les plaies contuses de l'urèthre.* Thèse de Paris, 1875, in-4°. — MARTIN. *Étude clinique sur le traitement de quelques complications des rétrécissements de l'urèthre.* Th de Paris, 1875, in-4°. — NOTTA. *Société de chirurgie*, 1875. — VALETTE. *Clinique chir. de l'Hôtel-Dieu de Lyon*, p. 646. Paris, 1875. — BŒCKEL (J.). *Obs. et consid. sur l'opération de la boutonnière dans la contusion du périnée.* In *Gaz. méd. de Strasbourg*, p. 121, 1876. — CRAS. *Mémoire sur les ruptures de l'urèthre.* In *Bull. de la Soc. de chirurgie*, 1876. — GUYON. *Rapport sur le mémoire de Cras. Ibid.*, 1876. — OBISSIER. *Contribution à l'étude des lésions traumatiques de la portion périnéale de l'urèthre chez l'homme.* Thèse de Paris, 1876, in-4°. — RICHET. *Leçons de clin. chirurg.* In *Journ. l'École de médecine*, p. 9 et suiv. Paris, 1876. — PETIT. *Considérations sur le traitement immédiat et consécutif des lésions de l'urèthre à la suite de chutes sur le périnée.* Thèse de Paris, 1877. — CRAS. *Bull. de la Société de chirurgie*, p. 136 et suiv. Paris, 1878. — GAYET (Prud). *Essai sur la recherche méthodique du bout postérieur de l'urèthre dans les effractions traumatiques ou pathol. de ce canal.* Thèse de Paris, 1878, in-8°. — LEQUERNÉ. *Contusions et plaies contuses de l'urèthre, suite de chute sur le périnée.* Thèse de Paris, 1878, in-4°. — BELL. In *New-York Med. Journal*, 1879. — ARÈNE (Léon). *Considérations cliniques sur les lésions uréthrales consécutives aux lésions du périnée.* Thèse de Paris, 1880, in-4°. — TERRILLON. In *Journ. des conn. méd.*, 1880. — GALIBERT (Daniel). *Contribution à l'étude du traitement des ruptures traumatiques de la portion bulbaire de l'urèthre.* Thèse de Paris, 1882, in-4°. — SALVIAT. *De l'uréthrotomie externe d'emblée dans la rupture traumatique de la région périnéale de l'urèthre.* Thèse de Paris, 1883, in-4°. — BOUILLY. Art. URÈTHRE. In *Dict. de méd. et de chir. pratiques*, t. XXXVII, 1885. — *Voy.* les traités spéciaux de CHOPART, CIVIALE, VOILLEMIER, RELIQUET, DELEFOSSE, GUILLON, GUYON, THOMPSON, SIRUS PIRONDI, etc., et les traités généraux de BOYER, BELL, DESAULT, A. COOPER, VIDAL DE CASSIS, HUNTER, GROSS, NÉLATON, FOLLIN et DUPLAY, HOLMES, etc. L. HN.

Corps étrangers. Les corps étrangers que l'on rencontre dans l'urèthre reconnaissent trois origines différentes: 1° ils proviennent de la vessie et sont arrêtés dans leur parcours à travers l'urèthre; 2° ils se sont formés de toutes pièces dans ce canal; 3° ils ont été introduits par le méat. Les deux premières catégories sont constituées par des calculs ou quelquefois par des caillots sanguins; la dernière comprend des corps étrangers d'une variété infinie; c'est de ceux-ci que nous nous occuperons tout d'abord.

L'énumération en est longue. Poulet, dans son *Traité des corps étrangers*, auquel nous ferons de fréquents emprunts, les classe d'après la cause qui en a amené la présence dans l'urèthre et il leur reconnaît une origine tantôt thérapeutique, tantôt érotique ; si nous y joignons l'ivresse et la folie, nous aurons cité à peu près toutes les causes signalées, pour l'urèthre tout au moins.

On comprend facilement qu'un instrument se sépare, se détache pendant les manœuvres du cathétérisme. Ainsi on a trouvé des fragments de sondes d'argent, de gomme, surtout de caoutchouc, des fragments de brise-pierres, de morceaux de nitrate d'argent, d'une curette de porte-caustique, d'un pavillon de sonde anglaise en ivoire, etc.

Les écarts d'imagination qui ont amené des individus à s'introduire dans un but érotique des corps étrangers dans l'urèthre expliquent la variété et la bizarrerie des objets qu'on y a rencontrés. Ce sont des aiguilles, des épingles, des plumes, des porte-plumes, des crayons, des morceaux de bois, de baleine, de craie, un cure-oreilles, un cure-dents, une canule à lavement, une alène de cordonnier, des tuyaux de pipe, des allumettes, des boules de verre, de métal, des épingles à cheveux, des étuis à aiguille, des épis de céréales, des noyaux de fruits, une gousse d'ail, une mèche de coton, une fourchette de 4 pouces, une clef, des vertèbres caudales d'un écureuil, une arête de poisson, etc.

Enfin ceux que, sous l'empire de l'ivresse ou de la folie, des individus ont poussés dans l'urèthre, ne sont pas moins extraordinaires ; ils sont en général plus offensifs. On a trouvé des cailloux, des morceaux de métal, des épingles, des agrafes, etc., etc. ; nous n'en referons pas la nomenclature.

Il est impossible de rien dire sur la forme et la nature de ces objets en général ; on les a divisés en réguliers et irréguliers, classification qui a une certaine utilité pour l'intelligence des symptômes et de la progression de ces corps étrangers. Ils sont d'ordinaire introduits par leur extrémité la plus arrondie, comme lorsqu'il s'agit d'aiguilles ou d'épingles, circonstance qui en rend l'extraction plus difficile. Le volume en est parfois considérable, surtout chez les individus qui sont adonnés à la masturbation et qui par des manœuvres préalables ont élargi progressivement le méat et la partie antérieure du canal. Dans certains cas, leur longueur est telle qu'elle les empêche de pénétrer tout entiers jusqu'à la vessie, comme lorsqu'il s'agit d'un fragment de sonde de 20, 50 centimètres, dont une partie reste forcément dans l'urèthre.

Les corps étrangers ne séjournent pas dans l'urèthre sans y subir des modifications ; sans parler des courbures que les corps mous, tels que les sondes, des morceaux de cuir, acquièrent en s'adaptant aux sinuosités de l'urèthre, d'autres, durs et cassants, des tuyaux de pipe, des morceaux de craie, se fragmentent facilement ; ces particularités doivent toujours être présentes à l'esprit, car le diagnostic s'égare d'autant plus facilement, que les renseignements fournis par le malade sont souvent faux ou incomplets.

Siège. Mobilité. Mode de progression. Il est très-difficile, en raison de la variété des corps étrangers, de dire dans quelle région ils se localisent de préférence. Il existe une différence essentielle entre les corps étrangers d'un volume moyen et de formes arrondies qui jouissent d'une certaine mobilité et ceux que leur volume, leur longueur, leurs aspérités, maintiennent fixés au point où une violence extérieure les a placés ; il n'est pas rare, par exemple, de voir des pointes d'aiguille perforer les parois de l'urèthre ou le gland tout entier, circonstances sur lesquelles nous reviendrons en parlant du traitement. Pour les corps mobiles

seulement, certaines règles existent. Les régions les plus larges de l'urèthre
semblent être celles où se réfugient le plus volontiers les corps étrangers. Cependant on ne voit guère dans la fosse naviculaire, comme le fait remarquer le
professeur Guyon, que des corps étrangers d'un petit volume, tels que des haricots, des agrafes, ou bien ceux qui, également peu volumineux, présentent des
aspérités qui en rendent la progression difficile, comme les épingles, les fragments
de crayon, etc. Le plus souvent c'est dans le cul-de-sac du bulbe qu'ils viennent
butter et c'est par une erreur d'interprétation, selon toute probabilité, que certains auteurs en signalent la présence fréquente dans la région membraneuse.
La plupart de ces corps étrangers, même quand ils sont pointus ou irréguliers,
progressent avec une facilité surprenante ; tous ont une tendance à gagner les
parties profondes, les régions bulbaire ou prostatique, et même à tomber dans
la vessie. Fait curieux à noter : c'est presque toujours contre le courant de l'urine
que les mouvements de ces objets s'effectuent.

De nombreuses théories ont été proposées pour expliquer ce phénomène.
Denucé croit à une action antipéristaltique des parois de l'urèthre qui, semblable aux autres canaux excréteurs, subirait un mouvement de retrait après le
passage du courant liquide ; cette théorie est contredite par l'observation exacte
des faits.

Civiale tenta de démontrer que les corps étrangers suivaient deux voies différentes : s'ils sont introduits par le méat, ils remontent vers la vessie ; s'ils viennent de la vessie, ils descendent jusqu'au méat. Ségalas combattit cette manière
de voir en invoquant diverses raisons tirées de la forme du corps étranger, de la
situation et de l'état de l'urèthre au moment de son introduction.

Philips et Mercier proposèrent des explications plus plausibles : pour l'un, les
fibres musculaires longitudinales réparties sur toute l'étendue du canal sont
les agents de cette progression d'avant en arrière ; Mercier considère la disposition
du col de la vessie comme facilitant l'entrée dans sa cavité des corps longs,
comme les sondes ou les bougies. Foucher et Granjux en montrèrent la raison
qui, selon nous, est la véritable, le premier en faisant intervenir l'érection, le
second en spécifiant le rôle particulier dévolu à chacun des éléments musculaires
de l'urèthre. Fréquemment le corps étranger est introduit pendant l'érection :
supposons qu'il s'agisse d'un corps pointu tel qu'une épingle dont la pointe est
toujours, dans ce cas, dirigée en avant : l'extrémité courbe et mousse de celle-ci
est au moment de l'introduction au niveau de la région pénienne ou tout au plus
scrotale : or, la pointe empêchant l'épingle de progresser en avant, il arrivera
qu'après le retour de la verge à l'état de flaccidité cette extrémité mousse sera
repoussée dans la région bulbaire ou membraneuse. Ce mécanisme de la progression n'est pas toujours aussi facile à saisir ; mais pour les corps petits,
recouverts d'aspérités courtes, il faut se souvenir des érections incomplètes et de
courte durée que détermine la présence des corps irritants dans l'urèthre. On
peut y joindre avec Voillemier les mouvements que le malade imprime à la
verge, les tiraillements qu'il lui fait subir, toutes manœuvres qui agissent comme
les mouvements d'expansion et de retrait pendant l'érection. Quant à l'action
musculaire, elle est double et deux appareils antagonistes agissent tour à tour :
les fibres longitudinales font progresser le corps étranger d'avant en arrière,
tandis que le sphincter intra-uréthral lui oppose une barrière au moins momentanée ; cela est vrai au moins pour les fragments de sondes ou pour les objets
d'une certaine longueur (Poulet).

Quoi qu'il en soit, le corps étranger introduit dans l'urèthre se comporte de trois-manières différentes : ou bien le mouvement de progression en arrière le conduira jusque dans la vessie ; il en sera question à l'article VESSIE de ce Dictionnaire ; ou bien il sera expulsé par le méat, ou il séjournera dans l'urèthre. L'expulsion spontanée est un fait rare ; elle a lieu ordinairement sous l'influence de la miction ; il est nécessaire que le corps étranger soit de petit volume, arrondi ou à parois lubrifiées. Le plus souvent les objets introduits dans le canal y séjournent et donnent lieu à un ensemble de symptômes que nous allons exposer.

SYMPTÔMES ET DIAGNOSTIC. A moins qu'une violence assez considérable n'ait été exercée, il est peu commun d'observer des douleurs très-vives ; d'après la plupart des observations, les souffrances n'apparaissent que dans le cas de corps très-offensifs, comme des épingles ou des objets qui se sont fragmentés après leur introduction ; des érections, fréquentes d'ailleurs, sont alors l'occasion d'un redoublement de douleurs. Le plus ordinairement, c'est un trouble de la miction qui éveille le premier les frayeurs du malade ; tantôt la rétention est complète, tantôt les difficultés sont peu sensibles, suivant la forme et le volume du corps étranger ; ailleurs même la gêne apportée à la miction existe à peine lorsqu'il s'agit d'un corps tubulé, d'un tuyau de pipe, d'un tube de verre qui livre passage à l'urine. L'émission peut être entravée par un autre facteur : par le spasme de la région membraneuse sous la dépendance d'un corps étranger, soit dans l'avant-canal, soit plus souvent dans la région prostatique. On voit signalées des altérations de l'urine, sur la nature desquelles les renseignements sont assez vagues ; il s'agit parfois d'urines sanglantes ; en général l'analyse de la plupart de ces cas montre que l'urine, en balayant le canal plus ou moins blessé, s'est chargée de gouttes de sang provenant de la muqueuse uréthrale ; il en est de même des mucosités, du dépôt blanchâtre et purulent qui provient certainement de l'urèthre. Dans d'autres cas cependant, un corps allongé qui occupe l'urèthre et fait saillie dans la vessie est l'occasion d'une cystite.

Des accidents inflammatoires se montrent plus ou moins vite. Un certain degré d'uréthrite accompagne la présence de tout objet en contact avec la muqueuse ; l'exemple d'une sonde à demeure est là pour le prouver. Ce suintement muco-purulent est quelquefois mélangé de sang.

La fièvre se montre rarement en l'absence d'excoriations ou de plaies de la muqueuse. Dans ce cas elle revêt des types très-différents, tantôt éphémère, tantôt à type rémittent ; ailleurs, par son degré, par sa persistance, par ses exacerbations, elle annonce une forme grave de l'intoxication urineuse. Toutes ces manifestations peuvent être précoces et dépendent alors de la lésion de la muqueuse seule ; celles-ci amènent d'autres complications locales : la verge rouge, tendue, est le siége d'un œdème ordinairement considérable et de douleurs vives, indices d'une inflammation phlegmoneuse simple développée par propagation ; mais, quand la tension, la rougeur, augmentent, et surtout quand les douleurs deviennent plus violentes, c'est que l'urine s'est épanchée dans le tissu cellulaire, et le pronostic s'assombrit singulièrement. Cette infiltration arrive quelquefois spontanément, elle est le plus souvent provoquée par les manœuvres que font les malades, soit pour se soulager, soit pour chercher à extraire le corps étranger. Quand celui-ci occupe la région prostatique, la tension profonde et douloureuse, la propagation aux organes environnants, à la vessie, aux testicules, constituent un ensemble particulier qui sera décrit avec les blessures de la région prostatique. Ailleurs les accidents sont plus localisés ; ils consistent en abcès périuréthraux dans les cas où l'inflammation et l'infiltration sont restées limitées ; ces abcès se forment surtout au niveau des corps pointus tels que des aiguilles qui ont percé la muqueuse. Souvent, lorsque le corps étranger n'est pas éliminé avec l'abcès, il en résulte une fistule consécutive. Ces accidents ont lieu ordinairement à la région scrotale ou périnéale, quelquefois on en a vu dans la fosse ischio-rectale. — Nous signalerons seulement les altérations de l'état général, de même que les lésions secondaires des reins, qui se produisent ici dans les mêmes conditions que pour les autres stagnations d'urine.

Ces symptômes inflammatoires sont loin d'être toujours aussi prononcés et le canal présente ordinairement une certaine tolérance ; suivant ses formes, ses dimensions, le corps étranger finit par se creuser une sorte de loge et il existe des exemples dans lesquels un corps étranger, une aiguille, une épingle ont séjourné deux ans et demi, sept ans, seize ans, dans l'urèthre. Il se forme alors une incrustation périphérique de sels calcaires.

Le diagnostic s'appuiera sur l'étude de ces troubles fonctionnels, beaucoup plus que sur les renseignements fournis par le malade, car ils sont presque toujours entachés d'une erreur, volontaire ou non. Trois points surtout devront être précisés avec soin (Guyon) : forme et nature du corps étranger ; siége de l'obstruction ; état du canal. Les signes physiques sont importants à rechercher ; la palpation permettra d'explorer tout l'urèthre antérieur ; elle devra être faite avec une grande douceur, de peur de fragmenter les corps étrangers cassants ou de perforer la muqueuse. Le toucher rectal est indispensable pour la recherche des corps étrangers profonds ; ce mode d'exploration rendra bien compte de leur présence, mais renseignera mal sur leurs dimensions et leur nature. Beaucoup moins précieux et plus dangereux est en pareil cas le cathétérisme : il ne peut guère que confirmer la présence d'un corps étranger et ne donnera pas d'indications plus précises que le palper et le toucher. En tous cas on devra le faire avec une bougie de gomme à boule olivaire ; la saillie de cette extrémité permettra dans certains cas d'accrocher faiblement les irrégularités du corps étranger et de reconnaître sa forme et sa situation : une sonde métallique, beaucoup plus offensive, ne devrait être employée que si l'on avait besoin de se renseigner sur la consistance du corps étranger. En tous cas, un doigt introduit dans le rectum servira à fixer l'objet et empêchera de le refouler dans la vessie. Quant à l'état du canal, on le constatera par l'étude des troubles fonctionnels, mais surtout par l'exploration à l'aide de la bougie à boule qui indique mieux qu'aucun autre instrument la présence d'un obstacle situé dans le canal et la sensibilité de ce dernier.

Traitement. Quelles que soient les circonstances qui aient amené la présence d'un corps étranger dans l'urèthre, la première indication du traitement est d'agir vite. A l'exemple de Poulet, nous admettrons trois méthodes consistant à : 1° favoriser l'expulsion spontanée ; 2° pratiquer l'extraction par le méat ; 3° créer une voie artificielle.

L'*expulsion spontanée* est favorisée par l'application de divers procédés. On a engagé le malade à retenir longtemps son urine, puis à faire des efforts de miction, procédé qui n'a pas donné beaucoup de succès. Plus utile est la recommandation, faite par Amussat, de pincer les lèvres du méat au moment de l'émission de l'urine, de façon qu'elle distende les parois uréthrales, puis d'écarter brusquement les doigts : la dilatation permettrait d'abord au corps étranger de se dégager et il serait subitement entraîné par le flot du liquide ;

les injections agissent de la même manière. Nous ne rappellerons que pour
mémoire la succion du gland, qui aurait été pratiquée par les Arabes et dont
on trouverait encore des exemples au siècle dernier, méthode justement abandonnée aujourd'hui comme inefficace et répugnante.

L'expulsion spontanée étant très-rarement possible, on exercera l'*extraction
par le méat*. Les manœuvres externes à travers les téguments ou le rectum
seront bonnes pour certains corps peu volumineux et quand les parois uréthrales
ne sont pas tuméfiées.

Avec un doigt placé dans le rectum ou le long de l'urèthre, on essaiera de
repousser le corps étranger vers le méat, ou bien, à l'exemple de Morel-Lavallée,
on refoulera l'urèthre pour que le méat aille au devant de l'objet. Nous pensons
qu'on peut dans certains cas utiliser ces deux modes d'action. Il ne faut pas se
faire illusion sur la valeur de ce procédé qui a donné bien peu de succès et qui
expose à la blessure de la muqueuse non-seulement en présence d'épingles,
d'aiguilles, mais de tout corps offensif ou qui ne jouit pas d'une grande mobilité dans l'urèthre.

Dans la plupart des cas, l'introduction d'instruments dans l'urèthre sera nécessaire. Des crochets ont été proposés. La curette articulée de Leroy d'Étiolles
modifiée par Nélaton a permis d'extraire heureusement des objets d'un petit
volume. Marchettis propose de conduire à l'aide d'une canule une anse de fil
au delà du corps étranger en l'insinuant entre celui-ci et la paroi de l'urèthre,
et de l'attirer au dehors en facilitant son passage avec des injections huileuses.

Voillemier cite un grand nombre de procédés qui ont été inspirés par les
circonstances spéciales. C'est ainsi qu'il retira un fragment de sonde en introduisant une bougie de corde à boyau qui s'y gonfla et présenta assez d'adhérence
avec la sonde pour qu'on pût l'extraire. Perrier réussit à l'aide d'un tire-fond;
ailleurs un fragment de sonde métallique fut engagé dans l'orifice d'une sonde
d'un calibre plus fort, et fut ainsi conduit au dehors. Caudemont retira des
épingles en en fichant la pointe dans une grosse sonde de gomme.

Un procédé des plus anciens, dû à Loyseau, consiste à introduire un stylet
recourbé et à accrocher le corps étranger. Un autre moyen publié récemment
dans *the Lancet* par O. Will est une simplification du procédé de Marchettis :
on introduit une anse de fil d'argent dans l'urèthre, on la conduit derrière un
corps étranger (même derrière un calcul arrêté par un retrécissement) et on
la ramène ainsi au méat. Nous avons hâte d'arriver à l'instrument le plus usuel,
la pince uréthrale, dite pince de Hunter. Elle se compose de deux tiges dont
les extrémités terminées en forme de cuillers s'écartent naturellement grâce à
leur élasticité ; elles sont placées dans une canule qui glisse sur elles ; quand on
pousse la canule vers les cuillers, celles-ci se rapprochent ; quand on la retire
elles divergent en reprenant leur position première. On introduit l'instrument
dans l'urèthre, puis, une fois au contact avec le corps étranger, on éloigne la
canule ; les branches s'écartent ; dans leur intervalle on s'efforce de faire passer
le corps étranger, qui est saisi à l'aide d'un mouvement de propulsion de la
canule qui rapproche les tiges. L'obligation de se servir des deux mains était
un inconvénient et les inventeurs ont été conduits à proposer plusieurs systèmes
que nous ne pouvons décrire, et dont la pince de Collin représente le type le
plus perfectionné. C'est une pince à double articulation qui permet d'agir sur
les mors cannelés qui la terminent au moyen d'un bras de levier très-court.
Une seule des deux branches est mobile. L'instrument est conduit fermé jus-

qu'au corps étranger; on l'ouvre alors et on insinue la branche fixe entre la
muqueuse et lui, puis la branche mobile s'applique sur le corps étranger à l'autre
extrémité de son diamètre. On arrive assez facilement ainsi à le saisir; l'extraction n'est pas toujours possible : la muqueuse est en effet ordinairement enflammée et œdématiée et un bourrelet vient se placer au devant de la pince armée.
Des injections d'huile facilitent le glissement, mais elles permettent parfois
aussi au corps étranger d'échapper. On doit pendant toute la traversée de
l'urèthre appuyer plutôt sur la paroi supérieure de l'urèthre, car la muqueuse
est peu mobile en ce point et ne forme pas de plis qui s'opposent à la progression du corps étranger.

Dans des cas assez fréquents l'objet est amené jusqu'au méat, mais l'étroitesse
naturelle de cette région jointe au gonflement de la muqueuse en empêche la
sortie; le débridement d'une des commissures est indiqué alors, opération qui
ne complique pas le pronostic.

Une manœuvre ingénieuse employée par Boinet est rapportée par Voillemier;
elle constitue un procédé de version : une longue épingle ayant été introduite
dans l'urèthre, il fit saillir à travers les téguments la pointe et toute la longueur

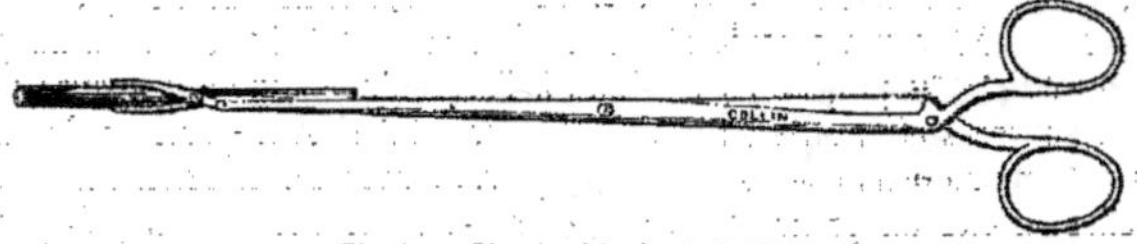

Fig. 1. — Pince uréthrale de Collin.

de l'épingle jusqu'à la tête, puis il repoussa celle-ci dans la direction du méat,
par où elle fut facilement extraite au moyen d'une pince. Le même procédé a
été employé pour les épingles doubles.

Extraction par une voie artificielle. — Les auteurs anciens, Ambroise Paré
entre autres, employaient cette méthode pour l'extraction des calculs : elle
est des plus simples. Elle comprend deux procédés : c'est la ponction, que
nous appellerons avec Poulet le procédé Sue-Dieffenbach, et la boutonnière.

L'extraction par ponction ne peut se faire que lorsque le corps étranger est
pointu et sans renflement, ou muni d'un renflement très-faible à une de ses
extrémités. Quand il siége dans la portion pénienne, le manuel opératoire consiste
à fixer l'épingle avec les doigts, à couder la verge à angle droit; la pointe fait
saillie à travers les téguments et est retirée directement. Le procédé est applicable
aux épingles doubles : on fait saillir les deux pointes en transfixant la peau;
alors on redresse l'épingle au niveau de sa courbure et on la fait sortir comme
une aiguille simple, ou bien on coupe une des branches le plus près possible de
sa partie courbe et on fait sortir celle-ci par un mouvement de bascule.

Au périnée, l'opération est un peu plus compliquée; un doigt est placé dans
le rectum pour soutenir l'épingle et la pousser en avant, tandis qu'avec la main
droite on refoule les téguments d'avant en arrière jusqu'à ce que l'aiguille perfore la peau et apparaisse.

Le plus souvent, quand un corps étranger n'aura pu être extrait par les voies
naturelles, c'est à la boutonnière qu'on aura recours, et cela aura lieu toutes les
fois que l'objet ne sera pas pointu, qu'il sera pourvu d'une tête encroûtée de sels
calcaires, ou enfin qu'il ne jouira d'aucune mobilité dans le canal. S'il siége dans

la portion pénienne, on le fixera à travers les téguments sur lesquels sera pratiquée une incision parallèle à l'urèthre, suffisante pour livrer passage au corps étranger. Il n'est pas nécessaire de faire cette incision très-grande d'emblée, car certains corps peuvent basculer et être retirés suivant leur plus petit diamètre, mais il ne faudra pas craindre de l'agrandir, si on la juge trop petite, car les tractions et les déchirures sont redoutables. Au périnée, la conduite sera différente quand le corps étranger sera assez volumineux pour être senti au dehors et servir de conducteur, ou bien, ce qui est le cas le plus fréquent, quand il sera impossible d'en déterminer la situation à travers les téguments. Dans ce cas, on introduira un cathéter dans l'urèthre et on ira à sa rencontre en incisant couche par couche comme pour l'uréthrotomie externe.

En général, la suture ne doit pas être pratiquée, car elle expose à l'infiltration d'urine. Il n'est même pas nécessaire de placer une sonde à demeure qui détermine tout au moins une uréthrite et qui empêche ainsi la réunion immédiate de la plaie. On peut, à l'exemple du professeur Richet, laisser le malade uriner pendant vingt-quatre heures, puis au bout de ce temps pratiquer le cathétérisme chaque fois que le malade ressent un besoin d'uriner.

Calculs. Nous devons maintenant nous occuper des corps étrangers de l'urèthre, dont la nature et l'origine sont toutes différentes, nous voulons parler des calculs. Sans faire remonter bien loin l'histoire de ces productions, nous en trouvons dans Ambroise Paré (t. III, p. 473) une description fort exacte. Il conseille d'amener le calcul à l'extrémité de la verge « en y jettant huile d'amandes douces ; d'essayer de le tirer avec de petits crochets ; si on ne réussit pas, d'introduire un tire-fond avec sa canule pour comminuer la pierre ; » enfin, dans les cas de pierre volumineuse ou de suppression de l'urine, de pratiquer une incision latérale après avoir tiré fortement la peau de la verge pour que les deux plaies ne coïncident pas. On voit que les indications thérapeutiques sont, sinon recommandables, du moins fort précises. Plus tard nous signalerons seulement les faits de G. Loyseau, de Morgagni; enfin les chirurgiens du dix-huitième siècle, en particulier J.-L. Petit, Saviard, Chopart, Desault. Dans tous ces ouvrages d'ailleurs aucune description, aucun moyen thérapeutique ne mérite une mention particulière.

Les calculs situés dans l'urèthre reconnaissent deux origines distinctes : tantôt ils se sont développés sur place, tantôt ils sont descendus tout formés des voies urinaires supérieures ; ce dernier cas est de beaucoup le plus fréquent. La vessie et les reins peuvent également donner naissance à ces calculs; ceux qui se développent dans la cavité vésicale même ont peu de tendance à s'échapper spontanément; il n'en est pas de même des calculs venus du rein, et rien n'est plus commun que l'expulsion d'un gravier après une colique néphrétique. Mais il peut se faire que pendant le trajet du col vésical au méat celui-ci se trouve arrêté dans l'urèthre par un obstacle normal ou accidentel. L'anatomie nous rend compte des points où nous trouverons de préférence ces calculs, par exemple, dans la fosse naviculaire, en arrière du méat qui possède, comme on le sait, le diamètre le plus petit de tout le canal; la région bulbaire leur présente surtout une cavité naturelle dans laquelle les arrête l'étroitesse normale de la portion scrotale. On les trouve aussi dans la région membraneuse ; cette localisation paraîtrait peu admissible si on ne se rappelait que le siége de prédilection du rétrécissement est la portion bulbaire et que beaucoup de calculs sont retenus par cette barrière accidentelle.

Le petit calibre de l'urèthre chez l'enfant permet de comprendre la fréquence des calculs uréthraux à cet âge; l'engagement est d'ailleurs facilité par le peu de développement de la prostate. Plus tard, d'après les observations publiées, ce n'est pas précisément la vieillesse, mais l'âge mûr, qui tient le second rang de fréquence. La diathèse urique qui se manifeste à cet âge nous en fournit la raison; on peut y joindre la possibilité de rétrécissements.

Nous devons faire une place à part aux calculs qui proviennent de la vessie après leur broiement par un lithotriteur. En général de petit volume, ils sont retenus dans l'urèthre par leurs aspérités; on en a pourtant cité qui dépassaient 2 centimètres de diamètre. Cet engagement des fragments est devenu exceptionnel depuis que les progrès réalisés par la lithotritie permettent d'évacuer la vessie complétement en une seule séance de broiement.

Dans une autre catégorie de faits les calculs se sont formés sur place; la réunion de certaines circonstances est nécessaire pour cela; d'ordinaire, une barrière s'oppose au libre écoulement de l'urine et c'est derrière un rétrécissement que se développent ces concrétions; encore le fait est-il rare, et dans les strictures étroites datant de plusieurs années, aussi bien dans celles qui amènent des désordres considérables dans l'appareil urinaire que dans celles qui sont bien supportées, nous avons trouvé rarement des dépôts calcaires. Cela s'explique facilement: le cours de l'urine est retardé, il est vrai, par un rétrécissement, et après la miction il en séjourne une certaine quantité en amont, mais elle s'écoule involontairement goutte à goutte pendant les minutes qui suivent et il n'y a pas stagnation de longue durée. Tout autre est la disposition des poches urineuses, des fistules anfractueuses dans lesquelles il est fréquent de trouver des calculs. Ceux-ci sont alors ordinairement multiples: Civiale a trouvé une poche urineuse qui en contenait plus de 100. Ailleurs le mécanisme de la formation est tout différent, des concrétions calcaires se sont développées autour d'un corps étranger venu du dehors. Les sondes à demeure se recouvrent avec une grande rapidité de dépôts calcaires; il en est de même des corps complétement abandonnés dans le canal; ils sont en général de petit volume: c'est une épingle, un fragment de bois, etc.

Les calculs de l'urèthre présentent les dimensions et les formes les plus variées. Bien qu'ils soient ordinairement de petite taille, on en a présenté de 6, de 4 centimètres, du poids de 6 grammes (Fig. 2), de 24 grammes, etc. Le calcul le plus remarquable a été extrait en 1820 par Lanzert, professeur à Saint-Pétersbourg; il s'étendait du méat au collet du bulbe et était composé de 6 pièces articulées dont la disposition bizarre est reproduite dans le traité de Voillemier (Fig. 3). Ceux de la portion pénienne affectent une forme plus ou moins irrégulièrement allongée; en général, d'ailleurs, ils se moulent sur la région qui les loge; au niveau du bulbe ils sont plus arrondis et présentent une sorte de collet; beaucoup sont creusés d'une gouttière qui livre passage à l'urine; celle-ci dans les autres cas s'écoule grâce aux irrégularités de leur surface. La région membraneuse est un lieu d'élection pour les calculs volumineux; la facile extensibilité des parois à ce niveau leur permet d'acquérir des dimensions considérables. Nous n'avons pas à parler des calculs de la prostate, ni de ceux qui occupent à la fois la vessie et la partie profonde du canal; ils seront étudiés en même temps que la prostate et la vessie. En revanche, nous citerons, à titre de curiosité, un calcul du prépuce qui avait envoyé un prolongement de quelques centimètres dans l'urèthre.

Les lésions anatomiques de la muqueuse sont très-variables. Tantôt il s'agit
d'une simple rougeur et quelquefois d'une érosion à peine sensible, tantôt on

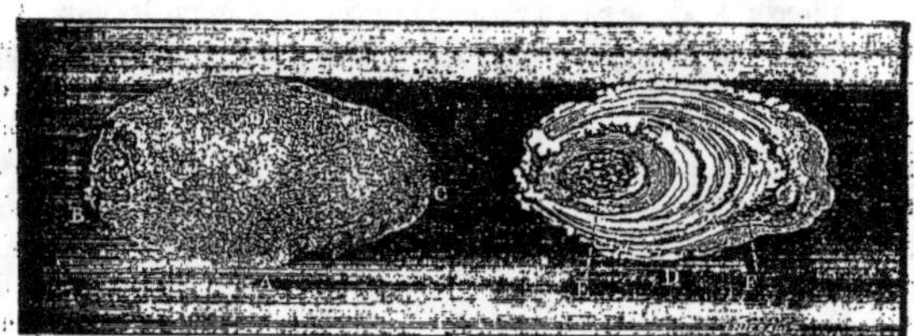

Fig. 2.

trouve une véritable ulcération. Souvent il y a un enchatonnement, les parois
s'étant accommodées à la forme du calcul. Quelquefois un rétrécissement se
forme par suite de l'action ulcérative du corps étranger et Bourdilliat rapporte
un cas très-net de rétrécissement survenu
chez un enfant dans l'urèthre duquel un
calcul s'était arrêté. En arrière du calcul,
le canal est souvent dilaté; des lésions
de la vessie, des uretères et des reins,
s'observent dans les cas anciens; elles
n'ont ici rien de caractéristique.

Les symptômes des calculs varient sui
vant leur forme, leur volume et leur siége.
Les symptômes fonctionnels sont à peu
près les mêmes, quelle que soit la région
où siége l'obstacle. Tantôt la miction est
à peine troublée; si la pierre est petite,
elle ne manifeste sa présence que par une
légère douleur au point où elle s'est arrêtée ou au bout de la verge, ou bien encore
le jet est brusquement arrêté. Ailleurs, si
le calcul est volumineux, les douleurs sont
vives, accompagnées d'érections; plus tard
apparaît un écoulement; la miction surtout est entravée et l'on observe une dysurie intense, parfois même une rétention
absolue, avec gonflement de la région hypogastrique. Dans ces cas il y a à craindre
une infiltration d'urine, car le calcul en
général offensif a pu déchirer la muqueuse
et ouvrir la voie à l'épanchement. Ces deux
formes extrêmes que nous venons de décrire sont exceptionnelles et les cas inter-

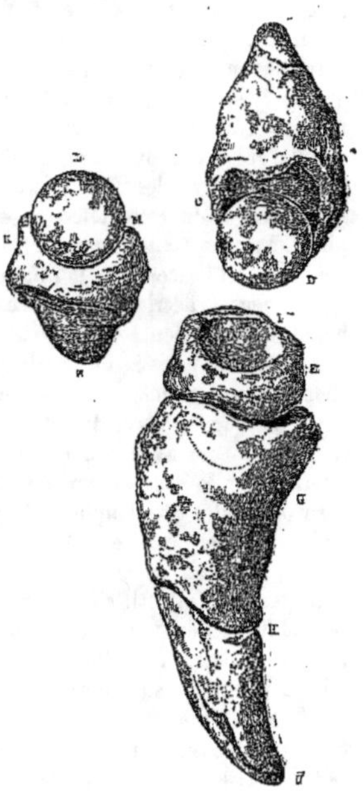

Fig. 3.

médiaires, d'une gravité modérée, sont les plus fréquents. La rétention absolue
est surtout rare et il se fait autour du calcul, quand il est volumineux, un
suintement qui simule une incontinence par regorgement.

Les signes physiques varient suivant les régions. A la région pénienne, un calcul est facilement appréciable à travers les téguments où le doigt rencontre un corps dur, mobile, situé dans l'axe du canal. Dans quelques cas rares, on a la preuve directe de son existence et on l'aperçoit en écartant les lèvres du méat. Le cathétérisme fournit de bons signes ; à l'aide d'un explorateur métallique, on peut quelquefois entendre une résonnance caractéristique au moment où son extrémité touche le calcul : mais le peu de mobilité dont jouissent les instruments introduits dans l'urèthre ne permet pas toujours à l'ouïe de recueillir ce renseignement, et tout se borne à une sensation de frottement : or, on aura cette sensation aussi nette avec une bougie de gomme à renflement terminal, qui permettra même mieux d'apprécier l'épaisseur, les rugosités, les mobilités du calcul, surtout au moment du retrait de l'instrument. Une petite concrétion peut néanmoins passer inaperçue ; elle se manifeste à l'intérieur par une saillie insignifiante et la sonde, en passant au-dessus d'elle, ne donne lieu à la production ni du frottement ni du bruit caractéristiques.

Dans la région bulbaire, le palper donne des renseignements moins précis quand le calcul est peu volumineux ou quand sa présence a déterminé un gonflement inflammatoire un peu étendu. Bourdilliat a observé des calculs assez volumineux, qui sont restés ignorés jusqu'au jour où une opération faite dans un autre but en a décelé la présence à la région bulbaire. Pour le diagnostic de ceux qui occupent la région membraneuse, c'est au toucher rectal qu'il faut avoir recours. Enfin il ne faut pas oublier qu'il se développe dans le scrotum des calculs qui n'ont pas ou qui n'ont plus de communication avec l'urèthre ; l'absence de troubles de la miction permettra d'en faire le diagnostic.

La marche de cette affection est très-variable. Tantôt le début en est des plus brusques ; tantôt, on l'a vu, un calcul reste latent pendant de longues années : c'est l'exception ; le plus souvent, il se manifeste par les symptômes que nous venons de décrire. Dans des cas rares, ceux-ci prennent un caractère inflammatoire très-violent ; sans parler de certaines uréthrites intenses, on a vu des abcès du périnée quelquefois très-étendus et même des calculs éliminés spontanément en même temps que ces collections purulentes.

Ce que nous avons à dire du traitement des calculs est abrégé par les indications que nous avons posées en parlant des corps étrangers en général. L'extraction par le méat devra être tentée tout d'abord. La curette articulée de Leroy d'Étiolles sera employée avec avantage ; pour éviter de blesser les parois de l'urèthre, le professeur Guyon recommande, au moment de l'extraction, d'appuyer sur la face supérieure du calcul à l'aide d'une bougie de cire ; ainsi fixé, il ne peut être offensif pour la muqueuse ; la pince de Hunter, la pince uréthrale de Collin, rendront ici de grands services ; il en est de même des injections d'huile ou d'eau tiède. Enfin on ne négligera pas la dilatation qui, poussée très-loin, a permis l'issue de calculs volumineux. Le volume du calcul ne sera pas un obstacle à son extraction par les voies naturelles, et la lithotritie uréthrale offre une ressource précieuse. Plusieurs instruments ont été inventés dans ce but ; les brise-pierres de Civiale, de Nélaton, de Reliquet, ont permis de broyer les fragments arrêtés. Leur emploi n'est guère possible que dans les cas de calculs de la région prostatique, dont nous ne nous occupons pas à cette place. La grande difficulté de la manœuvre de ces instruments consiste à passer en arrière du calcul pour pouvoir le charger dans la concavité de la branche femelle, sans léser la muqueuse. Ils exigent, comme le fait remarquer Thompson, une grande légèreté de main, et ils peuvent faire plus de mal que de bien. Très-souvent d'ailleurs une pince uréthrale suffira à l'écrasement du fragment engagé.

La présence d'un rétrécissement comporte des indications spéciales. On devra tout d'abord placer une bougie filiforme à demeure, surtout dans les cas où des accidents se sont montrés brusquement au moment de la descente du calcul ; presque toujours il en résulte un soulagement des douleurs et une facilité plus grande de la miction ; on tentera ensuite la dilatation graduelle pratiquée méthodiquement. Enfin l'uréthrotomie interne est indiquée, si la dilatation échoue, malgré les difficultés inhérentes à cette opération faite dans de pareilles circonstances.

La création d'une voie artificielle à travers les téguments est commandée lorsque le calcul a déterminé la production d'une infiltration urineuse ou phlegmoneuse des parois, et souvent, surtout dans la région pénienne, le calcul est extrait par l'ouverture même qui a donné issue au pus ou à l'urine. Il faut également inciser lorsque les tentatives d'extraction ou de broiement sont restées infructueuses, et cela d'autant plus tôt que les manœuvres ont été plus laborieuses et plus prolongées. Mais cette opération ne doit pas être considérée comme inoffensive et souvent il en résulte une fistule pénienne très-difficile à obturer. Nous avons peu de chose à ajouter aux indications opératoires posées à propos des corps étrangers en général Demarquay, en traitant des calculs situés dans la région profonde, précise les règles à suivre pour leur extraction par une voie artificielle ; c'est une véritable taille prérectale qu'il recommande de faire dans ce cas pour livrer un passage suffisant et en même temps pour épargner le bulbe ; néanmoins il incise celui-ci dans les cas où le calcul trop volumineux ne pourrait passer sans produire une déchirure.

La conduite à tenir en présence d'un calcul de la région prostatique est différente sous bien des rapports et sera exposée à l'article Prostate.

Calculs de l'urèthre chez la femme. La grande dilatabilité et la brièveté de l'urèthre chez la femme rendent compte de la rareté des calculs qu'on y rencontre. Encore la plupart de ceux qu'on cite (Morgagni, Larray, Blanche) sont-ils vésico-uréthraux. Il est pourtant des exemples de calculs exclusivement uréthraux. Un d'eux, qui appartient au musée Civiale, occupait l'urèthre et était articulé avec un calcul vésical. La plupart d'entre eux sont de petite taille, et s'arrêtent en arrière du méat ; parfois ils sont multiples. Dans ces cas ils sont ordinairement expulsés spontanément après un séjour plus ou moins long dans le canal. Quand ils s'y accroissent, c'est en repoussant la paroi vaginale de l'urèthre. Les symptômes auxquels ils donnent lieu sont peu marqués tout d'abord, mais au contraire, quand le calcul atteint un certain volume, toutes les observations notent l'existence de douleurs violentes. Citons enfin des accidents, tels que la rupture de la paroi et une fistule incurable, une rupture de l'urèthre pendant le travail, des hémorrhagies, etc.

Le traitement devra tendre tout d'abord à l'extraction directe. La dilatabilité de l'urèthre chez la femme en rend généralement efficaces les manœuvres, malgré l'opinion de Civiale. En cas d'échec, on tenterait de repousser le calcul dans la vessie et de l'y broyer. Enfin, en dernier lieu il faudrait avoir recours à une méthode sanglante. Une incision sur la paroi même de l'urèthre au niveau de la tumeur nous paraît préférable à la taille par le petit appareil, appliquée par Larrey, car celle-ci expose davantage à l'incontinence permanente. E. Desnos.

Bibliographie. — Ambroise Paré. *OEuvres.* Édit. Malgaigne, t. III, p. 473. — Morgagni. *Lettre* 42, § 43. — Petit (J.-L.). *Traité des maladies chirurgicales*, 1774, t. III, p. 12. — Heister. *Institutions de chirurgie*, 1775, t. III, p. 524. — Desault. *OEuvres chirurgicales*,

1803, t. III, p. 270. — AMUSSAT. *Bulletin de l'Acad. de méd.*, avril 1831. — CIVIALE, DUMÉNIL, DENEUX. *Ibid.* — DIEFFENBACH. *Casper's Wochenschrift*, 1842, et in *Arch. méd.*, 1842, p. 489, et 1844, p. 558. — DEMARQUAY. *Bull. de la Société de chirurgie*, 1852. — PAILLET. *Corps étrangers de la vessie et de l'urèthre*. Thè-e de Paris, 1852. — SÉGALAS. *Bull. de l'Acad. de méd.*, octobre 1859. — SÉGALAS, CIVIALE, etc. In *Bull. de l'Acad. de méd.*, juillet 1860. — BOURDILLIAT. *Calculs de l'urèthre*. Thèse de Paris, 1869. — VOILLEMIER. *Maladies des voies urinaires*. Paris, 1868. — RELIQUET. *Traité des opérations des voies urinaires*, 1871. — OGILVIE WILL. *Moyen simple des extract. des calculs uréthraux*. In *Lancet*, 1876, t. I, p. 703. — FOLLIN et DUPLAY. *Pathol. externe*, t. VII, 1884. — POULET. *Traité des corps étrangers*, 1879. — GUYON. *Leçons cliniques sur les maladies des voies urinaires*, 2ᵉ édit., 1885, p. 188 et suiv. — In *Bull. de la Société d'anat., Corps étrangers*, t. IV, p. 173; t. V, p. 354; t. XLII, p. 584; t. XLIX, p. 652; t. L, p. 218. — *Calculs*, t. II, p. 189; t. III, p. 2; t. IV, p. 330; t. XI, p. 66; t. XV, p. 235; t. XVI, p. 12; t. XIX, p. 16; t. XXVII, p. 257; t. XXVIII, p. 115, 151, 221.   E. D.

Rétrécissements. DÉFINITION. Sous le nom de rétrécissement de l'urèthre nous entendons une diminution permanente du calibre de ce canal tenant à la production dans l'épaisseur de ses parois d'un tissu fibreux d'origine soit inflammatoire, soit traumatique. Par là, nous éliminons les rétrécissements dus à une inflammation actuellement aiguë, les rétrécissements spasmodiques, et ceux qui tiennent à la compression des parois par une tumeur du voisinage.

HISTORIQUE. Les auteurs anciens nous ont laissé au sujet des rétrécissements de l'urèthre des indications tellement vagues que nous ne croyons pas devoir rapporter ici deux passages d'Hippocrate reproduits par plusieurs auteurs ; ces citations nous paraissent avoir trait à des tumeurs ou à des abcès de l'urèthre ; d'ailleurs Hippocrate n'a pas dû avoir une notion précise des rétrécissements de ce canal, puisque, dans le livre *Des maladies*, il donne comme exemple de maladresse d'un médecin le fait de sonder sans pénétrer jusque dans la vessie. Nous en dirons autant de Galien (*De locis affect.*, liv. I, ch. 1), dont une prétendue description d'une opération destinée à détruire une « caroncule » peut aussi bien se rapporter à des accidents consécutifs à une fausse route.

Les Arabes ont eu probablement connaissance des rétrécissements et ont dirigé contre eux des moyens curatifs. Rhazès (lib. IX, cap. LXXIII) indique la nécessité du cathétérisme forcé dans certains cas. Quant à un passage d'Avicenne (lib. III, tract. 1), où l'on a voulu voir l'origine première de l'uréthrotomie externe, nous pensons qu'il se rapporte plutôt à la taille. Enfin Malgaigne a retrouvé une indication des carnosités dans Gilbert l'Anglais (treizième siècle), et, dans Jean de Vigo (1460-1520), une allusion au cathétérisme forcé.

Il faut arriver au milieu du seizième siècle pour trouver une description anatomique et symptomatique d'un obstacle siégeant dans l'urèthre ; elle est due à Alphonse Ferri (Lyon, 1553). Mais, s'il parle des excroissances et des fongosités qui siégent dans le canal, il reconnaît quatorze causes aux rétrécissements, parmi lesquelles on trouve l'arrêt et le développement d'un calcul dans l'urèthre, les abcès de la vessie, les plaies et les fractures, etc. On voit combien étaient vagues encore les idées sur ce sujet. Amatus Lusitanus (1550) et Thierry de Hery (1552), cité par Malgaigne, en parlent en termes également peu précis, quoiqu'ils indiquent le moyen de porter un emplâtre jusque sur la caroncule.

Plus intéressantes sont deux citations relevées par Gregory : l'une de Jérôme Cardanus (1540), qui formule nettement la nécessité de l'incision externe « dans l'endroit où se fait ordinairement l'extraction de la pierre » quand l'ischurie est absolue; l'autre, d'un auteur italien également, Durante Scacchi (1596), qui conseille de pratiquer une incision avec un couteau, rougi ou non, jusqu'à ce qu'on mette à nu la caroncule qu'on devra extirper entièrement.

C'est à Ambroise Paré que revient le mérite d'avoir isolé la lésion anatomique et d'avoir donné une description complète et exacte de la maladie. Le jet délié, « fourchu ou de travers, » l'écoulement goutte à goutte « avec grandes épreintes », les rétentions incomplètes, même l'incontinence par regorgement, les complications, fistules, abcès, sont très-exactement décrits en quelques lignes. « Une humeur virulente ulcère en quelques endroits le conduit de la verge ; quelquefois en ces ulcères s'engendre une chair superflue et ils sont d'autant plus difficiles à guérir qu'ils sont plus anciens, « car lors ils sont plus durs et plus calleux, mesme que la pluspart desdites carnosités ont jà pris cicatrice ». L'arsenal instrumental dont Ambroise Paré se servait pour « détruire et comminuer les carnosités » est déjà assez compliqué. Il parle : 1° d'une sonde ou verge de plomb ayant plusieurs aspérités comme une lime ronde, qu'on doit pousser et retourner au milieu des carnosités ; 2° d'une sonde à emporte-pièce composée d'une cupule à bords tranchants qui peut être au moyen d'un fil d'argent éloignée ou rapprochée de l'extrémité également tranchante d'une sonde ; la carnosité saisie entre les deux pièces de l'instrument est ainsi coupée et amenée au dehors ; 3° une sonde dont les yeux à bords tranchants permettent l'engagement des excroissances que l'on excise. On pourrait trouver là l'origine lointaine de l'uréthrotomie interne ; mais dans la pensée de Paré tous ces moyens sont préparatoires et ont pour but de faciliter l'action des topiques. Une longue liste d'emplâtres, d'onguents, d'injections destinées à cautériser, à faire suppurer et cicatriser l'urèthre, termine ce chapitre. Mais ce qu'il importe de noter, c'est la nécessité de terminer le traitement par l'introduction de « verges et sondes de plomb les plus grosses que le patient pourra endurer ».

Pendant presque tout le dix-septième siècle, l'usage de l'instrument tranchant paraît abandonné ou condamné. En 1603, Turquet de Mayenne, appelé à soigner le roi de France Henri IV pour un rétrécissement, avait commencé à détruire la caroncule au moyen d'un cathéter d'argent ; mais la Faculté de Paris intervint, jugea la conduite de Turquet audacieuse et ignorante et le força à s'exiler. G. Loyseau (de Bergerac) continua le traitement en portant sur l'obstacle, à l'aide d'un stylet, de la poudre de sabine incorporée dans du beurre frais. La guérison eut lieu en douze jours.

Les mêmes faits, les mêmes procédés de traitement, le même antagonisme entre la méthode sanglante et la cautérisation, sont reproduits sans beaucoup de variantes par les auteurs de cette époque. Nous ne pouvons cependant passer sous silence l'usage que faisait Fabrice d'Acquapendente (liv. III, ch. xiv) de bougies de cire qui lui permettaient de prendre l'*empreinte de la carnosité*, de charger ce moule d'un emplâtre qu'il reportait exactement sur le point rétréci. Voilà donc, deux cents ans avant Ducamp, une indication très-nette du porte-empreinte et du parti qu'on en pouvait tirer.

À la fin du dix-septième siècle, deux chirurgiens français, Colot (*Traité de l'opération de la taille*, 1727) et Tolet, ont pratiqué l'uréthrotomie externe ; mais Colot se frayait un chemin à travers le périnée, non pas pour sectionner le rétrécissement, mais pour le *dilater* d'arrière en avant ; en même temps il cautérisait les trajets fistuleux. Colot considère cette méthode comme exceptionnelle et conseille d'employer dans la plupart des cas des topiques intra-uréthraux pour détruire les callosités.

Cette dernière dénomination tend peu à peu à se substituer à celle de caroncules et de carnosités à mesure que les lésions anatomiques sont mieux connues.
Morgagni (t. XLII, t. VI, p. 608, trad. Désormeaux) met en doute l'existence
même des carnosités et dit au contraire avoir rencontré souvent des *rétrécissements*, « fibrilles charnues et lignes oblongues blanchâtres obliquement saillantes, se retrouvant souvent dans l'urèthre manifestement rétréci et remplaçant
vraisemblablement certaines érosions ». L'autorité de Morgagni suffit pour faire
rejeter généralement l'idée et le mot de carnosités; Heister, quelques années
plus tard, tentera de les réhabiliter, en disant qu'il en a rencontré souvent dans
l'urèthre de nature analogue à celles de la vessie (?). Goulard emploie encore ce
terme. Mais la plupart des chirurgiens (La Faye, Arnauld, J.-L. Petit, Le Dran)
repoussent l'existence d'une végétation dont la présence dans l'urèthre en diminue le calibre, et voient dans les modifications des parois mêmes du canal la
raison de l'obstacle au cours de l'urine.

Cette conception nouvelle devait conduire à un traitement différent. L'incision
externe trouve des indications de plus en plus nombreuses, et l'opération de la
boutonnière est pratiquée successivement par J.-L. Petit et Le Dran dans des cas,
il est vrai, de rétrécissements infranchissables ou de trajets fistuleux. La Faye
formule, quelques années après (1782), les indications de l'uréthrotomie avec ou
sans conducteur. Néanmoins, cette opération est considérée comme un procédé
exceptionnel et deux méthodes de traitement se partagent la faveur des chirurgiens : la cautérisation dont nous avons vu les origines et la dilatation qui,
après avoir joué un rôle accessoire, devient, entre les mains de Goulard, de
Col de Villars, de J.-L. Petit, etc., la méthode générale.

Elle était partout adoptée quand Hunter fit paraître en 1786 son *Traité de la
syphilis* dans laquelle il fait rentrer, non-seulement la gonorrhée, mais encore
les maladies qui en sont considérées comme un effet. Tout en comprenant l'histoire du rétrécissement dans ce chapitre, il se hâte de déclarer qu'il croit peu à
l'influence de la blennorrhagie sur la production des rétrécissements, se basant
surtout sur ce qu'un grand nombre de personnes ont eu un écoulement et que
la coarctation est un fait relativement rare ; en outre, le siége du rétrécissement
est en général profond et, d'après lui, la gonorrhée ne dépasse pas la portion
pénienne. C'est le traitement qui a dans cet ouvrage la plus grande importance.
Pour Hunter, la dilatation doit être tout d'abord essayée, soit graduelle, soit
permanente, si le malade peut la supporter ; Hunter indique le premier, croyons-
nous, que la bougie n'agit pas uniquement à la manière d'un coin, mais que
cette pression détermine une action du *principe vital* qui a pour objet d'adapter
les parties à leur nouvelle position. Ailleurs, c'est l'ulcération qu'on cherchera
en introduisant avec une certaine force des bougies volumineuses. La troisième
méthode, celle à laquelle Hunter a attaché son nom, est la cautérisation qu'il
réserve d'ailleurs pour les rétrécissements difficilement franchissables. Nous
aurons à y revenir au chapitre du traitement. L'uréthrotomie externe est une
dernière ressource ; il en décrit assez exactement le manuel opératoire. Everard
Home, élève et beau-frère de Hunter, ne fit que reproduire ses idées avec plus
d'exclusivisme relativement à la cautérisation.

En France, la méthode anglaise fut accueillie avec froideur par Desault et
Chopart, qui la jugèrent infidèle ; ils lui préférèrent la dilatation, permanente le
plus souvent, et enfin, dans le cas de rétrécissements très-serrés, des manœuvres
violentes avec une sonde en vrille ou de petit calibre, procédé qui va devenir,

entre les mains de Boyer, le cathétérisme forcé. Ils se montrent peu partisans de l'opération de la boutonnière qu'ils jugent inutile, si l'on incise sur conducteur, dangereuse quand on n'est pas guidé. Chopart condamne également l'introduction d'un instrument tranchant ou piquant dans l'urèthre, toute manœuvre, en un mot, plus ou moins comparable à l'uréthrotomie interne.

Cette opération est, à la fin du siècle dernier, tombée dans un abandon complet, de même que les sondes à dard, les trois quarts, qui sont repoussés par tous les chirurgiens. Des tentatives furent faites de différents côtés, quelques années plus tard, pour sectionner la bride à l'intérieur du canal ; nous en trouvons l'indication dans la thèse de Grégory. John Bell (1806) propose un instrument courbe composé d'une canule de laquelle on peut faire saillir une lancette. Physick (de Philadelphie) avait, quelques années auparavant, inventé un appareil analogue. Dix ans plus tard, on voit en Allemagne deux chirurgiens, Dœrner et Dzondi, reproduire un instrument d'une disposition qui diffère peu des précédentes. Enfin en 1827 Dieffenbach se sert d'un instrument qui a joui d'une certaine faveur, bien qu'il ne différât guère des premiers que par la présence de deux lames latérales au lieu d'une seule. Mais déjà chez nous Amussat avait inventé son coarctotome sur la disposition duquel nous aurons à revenir (*voy.* URÉTHROTOMIE).

A partir de cette époque, les opinions des différents auteurs ont trop d'importance pour que nous puissions les résumer dans une description d'ensemble, et l'exposé de leurs idées, de leurs théories, de leurs découvertes, trouvera sa place aux différents chapitres suivants : nous en rappellerons seulement les principales.

Dupuytren, partisan de la dilatation, reconnut qu'elle n'agissait pas seulement comme moyen mécanique et invoqua l'intervention d'un principe vital. Peu après, Ducamp tâcha de donner au diagnostic une précision rigoureuse ; quoique son porte-empreinte fût défectueux sous bien des rapports, quoique le traitement par la cautérisation auquel il est conduit ait été rapidement abandonné, il faut lui savoir gré d'avoir contribué à l'adoption de méthodes douces et progressives. Lallemand, Ségalas, perfectionnèrent ces procédés ; Leroy d'Étiolles, Nauche, Tanchou, éclaircissent plusieurs points d'anatomie pathologique, pendant qu'Amussat, Civiale, Ricord, proposent des scarificateurs, des coupe-brides, des coarctotomes, qui réalisent un progrès considérable et rendent acceptables les méthodes des scarifications. Reybard, considérant l'insuffisance fréquente de ces dernières, se plaça à un point de vue différent et, pensant qu'il fallait que tous les tissus qui sont englobés par le rétrécissement fussent divisés, proposa de faire de longues et de profondes incisions. En même temps Syme (d'Édimbourg) réhabilitait l'uréthrotomie externe. Ces deux chirurgiens se trouvèrent en compétition devant l'Académie de médecine, qui prit parti pour Reybard en lui décernant le prix d'Argenteuil, en 1852. Cependant la méthode de Reybard présentait de grands dangers, et l'uréthrotomie interne tendait à être délaissée quand Maisonneuve en fit, grâce à son instrument, une méthode qui donna d'emblée de très-beaux résultats et qui, avec quelques modifications de détail, tend chaque jour à s'imposer de plus en plus comme méthode générale.

Holt, puis Voillemier, tentèrent, sinon de lui substituer, du moins de mettre en parallèle avec elle un traitement différent, la dilatation brusque ou divulsion, opération qui entre leurs mains fut suivie de nombreux succès. D'autres méthodes enfin ont été proposées dans ces derniers temps. Nous apprécierons plus loin la valeur de ces différents procédés.

CLASSIFICATION. La plupart des auteurs qui ont écrit sur les maladies de l'urèthre, sinon tous, ont proposé une classification des rétrécissements : aussi ne faut-il pas s'étonner de voir les plus bizarres et les plus fantaisistes. Nous ne nous occuperons que des plus importantes.

Hunter a surtout pour objet de distinguer les rétrécissements du spasme, et il les divise en 3 classes : rétrécissements permanents, spasmodiques, et mixtes, c'est-à-dire, des rétrécissements permanents auxquels s'ajoute du spasme. Ch. Bell accepte cette manière de voir et, se plaçant à un autre point de vue, divise les rétrécissements en dilatables et non dilatables.

Ce n'est qu'à partir de Ducamp que nous trouvons un changement notable dans la façon d'envisager les rétrécissements; l'anatomie pathologique va servir de base. Ducamp admet des rétrécissements par inflammation, par induration des parois, et par brides. Lallemand pense de même, mais il réunit les 2 premières classes en une seule; Amussat reconnaît des rétrécissements valvulaires, par brides, par gonflement chronique, par callosités. A mesure que les examens anatomiques deviennent plus nombreux, les variétés se multiplient. Civiale en admet 5, et Leroy d'Étiolles 9 ; ce sont : les rétrécissements inflammatoires, fongueux, valvulaires et par brides, fibreux, turgescents ou érectiles, ulcérés, végétants, variqueux, cartilagineux.

On voit combien grande était la confusion à cette époque : aussi Cruveilhier, par une sorte de réaction, n'en décrit qu'une seule espèce, le rétrécissement fibreux, ou par transformation fibreuse des parois et des tissus sous-jacents. Cette simplification ne fut guère adoptée par ses contemporains et les divisions et subdivisions continuent à se multiplier; l'élément spasmodique intervient alors presque toujours.

Thompson n'admet qu'une espèce de rétrécissement, au point de vue anatomo-pathologique, mais il est disposé à préférer une classification basée sur les symptômes et il établit 3 classes : 1° rétrécissements simples; 2° sensibles et irritables; 3° contractiles et récidivants. Cette division répond à certaines formes cliniques, mais les signes indiqués sont trop inconstants et sujets à trop de variations pour servir de base à une classification.

La division de Voillemier est plus simple et plus solide; elle s'appuie à la fois sur l'étiologie et sur l'anatomie pathologique et elle comprend deux sortes de classes de rétrécissements inflammatoires qui sont, d'après lui, cicatriciels. C'est également celle qu'adopte le professeur Guyon; toutefois une troisième division lui paraît nécessaire et des rétrécissements *scléro-cicatriciels* doivent être distingués des précédents. Citons enfin de Smet, qui admet les mêmes divisions dans un important mémoire; il désigne les premiers sous le nom de rétrécissements vrais, par opposition aux resserrements dus à l'inflammation, au spasme, aux tumeurs développées à la périphérie de la muqueuse, qui sont pour lui des rétrécissements faux. C'est là une question de diagnostic et non une classification.

Nous en aurions fini, si nous ne devions réserver une place à la classification du professeur Verneuil, qui reconnaît 6 espèces de rétrécissements : 1° par défaut de fonctionnement; 2° tératologiques ou par défaut de développement; 3° cicatriciels ou par perte de substance; 4° par inflammation aiguë ou chronique; 5° néoplasiques; 6° spasmodiques.

Noüs relèverons seulement le dernier terme de cette nomenclature et **nous** dirons en parlant du diagnostic les raisons qui nous empêchent de l'accepter.

Noüs rejetterons donc, comme ne constituant pas un rétrécissement vrai, les accidents dus à l'inflammation aiguë, le spasme, les tumeurs nées soit de la muqueuse, soit des tissus périphériques, de même que les variétés anatomo-pathologiques désignées sous le nom de rétrécissements calleux, fongueux ; les brides et les valvules n'ont pas une importance suffisante pour constituer une classe à part. La forme scléro-cicatricielle que décrit le professeur Guyon est très-réelle, et nous aurons à nous en occuper bientôt, mais elle ne nous est encore que très-imparfaitement connue par des extraits, l'ouvrage qui doit en donner l'exposé étant sous presse ; et nous ne croyons pas pouvoir la reproduire à cette place comme un fait définitivement acquis.

En résumé, nous admettrons 3 classes de rétrécissements : 1° rétrécissements congénitaux ; 2° rétrécissements inflammatoires ; 3° rétrécissements cicatriciels. Les rétrécissements congénitaux devant être traités à une autre place dans ce Dictionnaire (*voy.* Uro-génital), nous ne parlerons que des deux derniers.

Étiologie.   Si nombreuses que soient les causes de rétrécissement invoquées par les auteurs, on est aujourd'hui d'accord pour reconnaître que l'inflammation et le traumatisme sont les deux agents les plus ordinaires de leur production ; c'est d'eux que nous nous occuperons tout d'abord. Ajoutons tout de suite que l'uréthrite est bien plus souvent que le traumatisme l'origine des coarctations.

Nous devons tout d'abord établir une distinction entre les diverses inflammations qui ont l'urèthre pour siége. Il est hors de doute aujourd'hui que, sous certaines influences dont l'étude a été faite ailleurs, un écoulement uréthral peut se produire en dehors de toute contagion vénérienne. Ces sortes d'uréthrites nous semblent avoir peu de part dans la production d'un rétrécissement. Elles sont en général de courte durée et acquièrent une intensité médiocre : or nous verrons quel rôle considérable joue la question de durée. Si rien n'autorise à révoquer en doute leur influence d'une manière absolue, nous devons dire cependant que nous n'en connaissons pas d'exemple probant.

C'est l'uréthrite blennorrhagique qui, dans la grande majorité des cas, sinon toujours, provoque le rétrécissement, et cette fréquence justifie le nom de rétrécissement blennorrhagique si souvent employé. La forme aiguë peut-elle être incriminée ? Il est peu probable que, lorsque cette inflammation aiguë a disparu franchement, elle ait laissé sur un point de la muqueuse des lésions qui évolueront à un moment donné, et on peut admettre dans ces cas une *restitutio ad integrum*. Mais pendant cette période il arrive souvent des complications, un abcès de l'urèthre, une ulcération produite par le cathétérisme, une rupture de la muqueuse pendant une érection ou une reprise du coït ; autant de causes souvent ignorées de rétrécissements ultérieurs.

Presque toujours le rétrécissement succède à une blennorrhagie chronique. On sait combien celles-ci sont tenaces. Dans certains cas, malgré l'absence de signes appréciables, elles subsistent à l'état latent. Les récidives, les contagions entées les unes sur les autres, prédisposent particulièrement aux coarctations. L'étude de l'anatomie pathologique nous fera voir que le siége constant des rétrécissements blennorrhagiques est la région bulbaire : or le cul-de-sac du bulbe (th. de Jamin) est le dernier refuge de la blennorrhagie qui s'y cantonne parfois pendant des années. Le rapprochement de ces deux faits permet d'établir entre eux une relation dont on ne méconnaîtra pas l'importance. Hâtons-nous d'ajouter que la proposition inverse n'est pas exacte et qu'une blennorrhagie chronique ne sera pas fatalement suivie d'un rétrécissement. Des malades ont pu conserver un écoulement pendant toute leur existence sans que le calibre de leur canal en fût altéré. D'ailleurs l'apparition de ces rétrécissements n'est jamais précoce ; il est exceptionnel de les voir apparaître avant les deux années qui suivent l'écoulement ; très-souvent leur évolution est des plus lentes et a demandé dix ou quinze ans. Telle est du moins l'opinion du professeur Guyon. Voici un relevé de 142 cas dans lesquels il a pu préciser l'apparition du rétrécissement à dater, bien entendu, de la première blennorrhagie :

```
Pendant la première année . . . . . . . . . . . . . . . . . .     4
De 1 à 2 ans. . . . . . . . . . . . . . . . . . . . . . . . .    10
     2 à 4 . . . . . . . . . . . . . . . . . . . . . . . . . .    20
     4 à 6 . . . . . . . . . . . . . . . . . . . . . . . . . .    19
     6 à 8 . . . . . . . . . . . . . . . . . . . . . . . . . .    24
     8 à 10 . . . . . . . . . . . . . . . . . . . . . . . . .    16
    10 à 15 et au delà . . . . . . . . . . . . . . . . . . . .    49
```

M. Thompson, d'après le relevé suivant, croit l'apparition un peu plus hâtive. Sur 164 blennorrhagiques, il a vu le rétrécissement survenir :

```
Immédiatement après la blennorrhagie . . . . . . . . . .   10 fois.
Un an après                    —        . . . . . . . . .   71
3 ou 4 ans après               —        . . . . . . . . .   41
7 ou 8 ans après               —        . . . . . . . . .   22
8, 20, 25 ans après            —        . . . . . . . . .   20
```

Ajoutons qu'il n'est pas rare d'en rencontrer dans la vieillesse ; on doit avoir ce fait présent à l'esprit lorsqu'un vieillard, affecté d'une rétention d'urine, offre en même temps des signes d'une hypertrophie de la prostate. C'est d'ailleurs vers l'âge moyen de la vie, entre trente et cinquante ans, qu'on observe le plus grand nombre de rétrécissements.

Après l'inflammation, l'ordre de fréquence nous amène à étudier les lésions traumatiques. Nous serons brefs sur les traumatismes accidentels pour l'étude desquels nous renvoyons à l'article RUPTURE DE L'URÈTHRE. Ce sont des coups portés sur le périnée, des chutes à califourchon, des fractures du bassin, etc. Nous ne devons pas passer sous silence certaines causes auxquelles on doit toujours songer pendant l'interrogatoire d'un malade. Telle est la pratique cruelle et absurde connue sous le nom de *rupture de la corde*. On sait que, dans certaines blennorrhagies très-aiguës, les corps caverneux sont congestionnés et entrent en érection sans que l'urèthre, dont l'extensibilité a diminué par le fait de l'inflammation, puisse s'y prêter ; il en résulte une courbure de la verge qui figure un arc dont l'urèthre forme la corde. En redressant brusquement la verge, on produit une rupture de l'urèthre qui procure un soulagement passager, mais est suivi fatalement d'un rétrécissement à très-bref délai. Avec moins de violence, c'est par le même mécanisme qu'ont lieu les ruptures pendant les tentatives du coït au cours d'une blennorrhagie. Plus fréquemment une fausse manœuvre pendant le coït (Guyon), en dehors de toute inflammation uréthrale, amène une déchirure partielle de la muqueuse et un léger écoulement sanguin, qui la plupart du temps passe inaperçu. C'est pourtant là une cause assez commune de rétrécissements péniens dont on cherche vainement ailleurs l'origine et sur laquelle on ne doit pas manquer d'appeler l'attention des malades. Ils siégent presque toujours à la région scrotale et se développent rapidement. Enfin les *plaies* de la verge intéressant l'urèthre sont suivies d'une production excessive de tissu cicatriciel qui diminue le calibre du canal et quelquefois en amène l'oblitération complète (Guyon, th. de Ladroitte). Les morsures de la verge conduisent au même résultat.

Rarement le traumatisme est chirurgical ; on a pu voir (de Smet) des irrégularités du canal prostatique après l'extraction difficile de fragments de calculs pendant une opération de taille ; cela est tout à fait exceptionnel. Plus fréquents sont les rétrécissements consécutifs aux plaies chirurgicales de la région pénienne faites pour extraire un corps étranger ou après l'amputation de la verge.

Ces accidents sont en somme assez rares ; mais ce qui est trop fréquent, ce sont les lésions produites directement sur la muqueuse pendant des manœuvres malheureuses de *cathétérisme*. Tantôt c'est une déchirure de la muqueuse, l'engagement du bec de la sonde dans le corps spongieux, une fausse route qui aura pour résultat de donner une cicatrice plus ou moins irrégulière ; tantôt la lésion est plus légère, ce n'est qu'une éraillure, une érosion de la muqueuse ; une bride, une saillie légère en sera la conséquence. Dans d'autres cas, la lésion peut être très-étendue et un fragment de calcul engagé dans l'œil d'une sonde ou entre les mors d'un lithotriteur déchire le canal sur une longueur considérable.

Nous ne citerons que pour mémoire les suites malheureuses d'opérations autrefois pratiquées, telles que l'excision, la cautérisation du rétrécissement, qui étaient suivies d'une cicatrice épaisse.

Si nous rappelons maintenant les dommages que peuvent causer à l'urèthre les corps étrangers, nous en aurons fini avec les causes traumatiques. Quel que soit le genre de blessure de l'urèthre, les rétrécissements qui en résulteront auront un caractère commun : c'est la rapidité de leur développement. Cette marche si spéciale qu'on peut dès maintenant opposer à celle des rétrécissements blennorrhagiques en constitue presque un signe pathognomonique.

Un dernier ordre de rétrécissements nous reste à signaler : ce sont ceux qui succèdent à des *ulcérations*. Le chancre uréthral est une rareté pathologique ; il siége presque toujours vers la portion antérieure de l'urèthre, très-près du méat ; on en a signalé de très-profonds ; Voillemier parle même d'un chancre de la vessie. Le développement du tissu fibreux marche vite en pareil cas et le rétrécissement est rapidement constitué. Quant aux cicatrices produites par une ulcération due à la présence d'un corps étranger, nous renvoyons au paragraphe précédent.

Quelques auteurs ont attribué l'existence de rétrécissement à un certain nombre d'autres causes. Lallemand parle de la *masturbation*, Horteloup d'*excès de coït*, d'*érections longtemps prolongées*. La syphilis a été invoquée, et nous entendons ici, non pas le chancre induré, mais des syphilomes de la muqueuse uréthrale. R. Harrisson en cite trois cas. Tout récemment M. de Santi en a présenté une observation à la Société de chirurgie. Chargé de rédiger un rapport sur ce travail, M. Humbert a fait les plus grandes réserves sur l'existence même de lésions de cet ordre ; nous nous y associons pleinement.

Plus importante est la question des *injections* intra-uréthrales considérées comme cause de rétrécissement. Un certain nombre de chirurgiens (Civiale, Vidal de Cassis, Philips, Després, etc.) les regardent comme dangereuses et incriminent surtout le nitrate d'argent, soit parce qu'il permet à l'inflammation de gagner plus profondément la muqueuse, soit parce qu'il y détermine une ulcération. Ces assertions n'ont pas été prouvées et ne peuvent pas l'être. Ce qui semble au contraire certain et ce que montre l'observation clinique (Guyon, Ricord), c'est que le nitrate d'argent est un agent des plus puissants contre l'uréthrite chronique et qu'en faisant disparaître celle-ci il supprime la cause la plus ordinaire des rétrécissements. Seules, les solutions trop concentrées peuvent produire une véritable brûlure du canal et des lésions comme on en voyait survenir après les cautérisations de Hunter et de Ducamp.

En résumé, on voit que les causes des rétrécissements sont au nombre de deux principales, l'uréthrite et le traumatisme, qu'une ulcération, chancreuse le plus souvent, peut par exception produire une cicatrice fibreuse. Les deux relevés suivants que nous empruntons à MM. Thompson et Guyon montrent bien la fréquence relative de ces diverses causes.

GUYON (TH. DE MARTIN)

Rétrécissements blennorrhagiques	187
— traumatiques	27
Cicatrices chancreuses	5
Sur	219 cas.

THOMPSON

Inflammation simple ou blennorrhagique	164
Lésions du périnée	28
Chancres	3
Cicatrice suite de phagédénisme	1
Congénitaux	6
Nitrate de potasse, lithotritie, masturbation	5
Inflammations aigues terminées par résolution	8
Spasme	7
Sur	220 cas.

ANATOMIE ET PHYSIOLOGIE PATHOLOGIQUE. A. *Rétrécissements inflammatoires.* Au point de vue anatomo-pathologique, il est bon de spécifier que nous comprenons sous ce nom les rétrécissements *consécutifs* à une inflammation de l'urèthre.

Siége et nombre. En parcourant les principaux ouvrages sur ce sujet, on ne tarde pas à reconnaître la presque unanimité des auteurs sur la situation profonde des rétrécissements. La région du bulbe même est indiquée comme étant le plus souvent atteinte (Hunter, Chopart, E. Home, Amussat, Ségalas, Ricord, etc.). D'autres parlent de la région bulbo-membraneuse (Boyer, Leroy d'Étiolles, Reybard, Vidal de Cassis). Ailleurs c'est une distance de 11 à 13 centimètres du méat qu'on assigne à la coarctation (Ducamp, Civiale, Philips). Enfin, plus rarement, il est question de la courbure de l'urèthre (Lallemand, Liston). Si le bulbe est le lieu d'élection des rétrécissements, on en trouve dans la région spongieuse, tandis que, au delà du bulbe, ils sont rares, et que la région prostatique est considérée comme indemne, malgré des faits exceptionnels rapportés par Ch. Bell, E. Home, Leroy d'Étiolles, Ricord.

Déjà Philips avait élucidé cette question de topographie par l'analyse de nombreuses pièces anatomiques.

		Centimètres.
Dans 9 cas, la distance était de		2,5
8	—	2,5 à 5
13	—	5 à 7,5
11	—	7,5 à 10
98	—	10 à 11,5
10	—	12,5 à 15
10	—	15 à 17,5

Au-delà de 9 centimètres, la lésion se trouvait, ajoute Philips, dans la courbure du canal.

Thompson, pour plus de précision, a divisé l'urèthre en trois régions : 1° courbe sous-pubienne ; 2° centre de la région spongieuse ; 3° méat à 6 centimètres 1/4 au delà de ce point.

L'analyse de 270 cas lui a montré 320 rétrécissements qui siégeaient :

	Fois.	Proportion.
Dans la région I	215	67 pour 100
— II	51	16 —
— III	54	17 —

Dans la région I, un peu vaguement limitée, c'est la portion bulbaire qui est le plus souvent atteinte ; jamais le rétrécissement ne s'est montré dans la région membraneuse.

M. Guyon s'est attaché à faire voir, aussi bien sur des pièces pathologiques que par une exploration minutieuse et exacte sur le vivant, que tout urèthre rétréci présentait presque toujours une diminution de calibre au niveau du cul-de-sac du bulbe. Ce fait est une des caractéristiques du rétrécissement blennorrhagique. Si d'autres points sont en même temps rétrécis dans l'urèthre antérieur, ils le sont à un degré moindre que dans le bulbe. C'est ce qui résulte de l'analyse de 168 cas que Martin (de Genève) a relevés à l'hôpital Necker ; 31 fois seulement le rétrécissement était unique. Nous verrons plus tard combien il est fréquent, en explorant un malade, de trouver une série de rétrécissements dont le plus serré correspond ordinairement à la partie la plus profonde.

Ces résultats diffèrent sensiblement de ceux de Thompson qui, sur les 270 préparations qu'il a examinées, n'a rencontré que 41 rétrécissements multiples. On s'explique facilement pourquoi, si on considère qu'il s'agissait de 270 pièces anciennes immergées sans doute dans un liquide conservateur. Or, dans ces cas, un rétrécissement, surtout s'il est peu serré, passe facilement inaperçu après que l'urèthre a été fendu suivant sa longueur. Nous nous en sommes assurés en étudiant les pièces des musées Dupuytren et Civiale. Cependant, en recherchant avec soin les traces de la coarctation, soit à la surface de la muqueuse, soit dans le tissu sous-muqueux, il est rare qu'on ne trouve pas, à la région bulbaire en particulier, les vestiges d'une altération qui probablement était plus considérable pendant la vie.

Aussi les rétrécissements blennorrhagiques sont-ils à nos yeux presque toujours multiples. S'il est difficile de préciser le nombre de ces coarctations, nous pouvons, suivant le professeur Guyon, en indiquer le siége le plus fréquent. Après la région bulbaire, c'est la fosse naviculaire, puis la racine de la verge et enfin la région scrotale. M. Thompson, qui les regarde comme uniques ordinairement, n'en a jamais vu plus de 4. Hunter en a compté 6, Lallemand 7, Leroy d'Étiolles 11. Dans ces cas, le calibre tout entier de l'urèthre participe au rétrécissement ; une exploration fait sentir des ressauts et indique la présence de saillies plus ou moins brusques ; mais, en réalité, il s'agit là plutôt d'un urèthre rétréci, suivant l'expression de Voillemier, que de rétrécissements multiples. La portion pénienne peut-elle être atteinte à elle seule ? Landeta, reproduisant les idées du professeur Verneuil, a cherché à montrer que le plus souvent les rétrécissements ne dépassaient pas la région spongieuse, et il a voulu édifier sur cette constatation une théorie que nous exposerons bientôt. Notre réponse est contenue dans l'exposé des faits qui précèdent.

Forme. Trajet. Longueur. Il est difficile de décrire les dispositions extérieures des rétrécissements, parce que les pièces pathologiques ne permettent de les examiner qu'après une incision qui en modifie notablement l'aspect. On a coutume de considérer l'orifice du rétrécissement comme situé au fond d'un infundibulum, plus ou moins long et étroit, à parois tantôt irrégulières, tantôt absolument lisses. Cette disposition existe, mais beaucoup moins souvent qu'on ne l'a dit, et sur beaucoup de pièces il n'y a pas trace d'infundibulum. Les inégalités de la muqueuse augmentent dans les points les plus rapprochés de l'orifice, de telle sorte que celui-ci est souvent masqué par des plis, des saillies de volume très-variable, mais quelquefois assez considérable pour éveiller l'idée de végétations. Des pièces du musée Dupuytren et du musée de Hunter en présentent de beaux exemples. D'autres sont citées par Leroy d'Étiolles, Civiale, Voillemier; Thompson a vu une excroissance granuleuse implantée en arrière du méat proéminer à l'extérieur. Ces productions polypiformes au niveau d'un rétrécissement sont d'une extrême rareté; on peut même se demander, quand le volume en est considérable, s'il ne s'agit pas là de polypes développés spontanément et sans aucun rapport avec un rétrécissement vrai. L'accès du rétrécissement est souvent difficile en raison d'une autre disposition plus fréquente : c'est quand l'orifice n'est pas au centre même du canal, mais bien déjeté vers une des parois de l'urèthre, presque toujours la paroi supérieure, par suite de l'épaisseur plus grande du rétrécissement à la partie inférieure. Ailleurs, lorsque l'infundibulum manque complétement, il existe une sorte de froncement de la muqueuse au niveau du rétrécissement. L'étude de l'orifice postérieur est moins intéressante pour le chirurgien; cet orifice est plus facilement accessible, par suite de la distension fréquente que lui fait subir la pression de la colonne liquide pendant la miction, et l'infundibulum est plus évasé.

La *longueur* d'un rétrécissement est des plus variables; ordinairement *un seul* rétrécissement ne dépasse pas quelques millimètres, mais plusieurs peuvent se développer en des points très-rapprochés et leur fusion donner lieu à une longue bande de tissu fibreux. Certaines pièces montrent en effet des coarctations qui occupent 2 centimètres 1/2 et même 3 centimètres: le trajet en est anfractueux, irrégulier, et offre des parties un peu élargies qui correspondent sans doute aux soudures de différents anneaux fibreux.

La disposition inverse est un peu plus fréquente; le rétrécissement n'est alors constitué que par une très-mince épaisseur de tissus fibreux et on l'a comparé à une bride, à une valvule. Ces formes sont difficiles à retrouver sur le cadavre, car elles disparaissent au moment de la section de l'urèthre. Deux cas de Bardinet présentés à la Société anatomique, différentes pièces des musées Hunter, Dupuytren, Saint-Thomas, ne permettent pas d'en douter, et à l'hôpital Saint-Bartholomew existe une pièce où 12 de ces brides sont échelonnées sur toute la longueur de l'urèthre. Ailleurs la bride est disposée longitudinalement ou plus souvent affecte une direction oblique. Ces pièces constituent-elles des lésions exceptionnelles? A ne considérer que le nombre des cas où l'on a pu constater anatomiquement ce simple adossement de deux feuillets de la muqueuse (car ce n'est pas une fausse membrane, malgré l'opinion de Rokitansky), ces rétrécissements paraissent des raretés: cependant on doit se rappeler qu'ils échappent facilement à l'examen sur une préparation anatomique, et d'autre part on ne peut s'empêcher d'établir un rapprochement entre ces lésions si légères et cette forme clinique de rétrécissements qui se laissent dilater avec une merveilleuse facilité et qui ont quelquefois peu de tendance à la récidive. Quoi qn'il en soit, dans l'état actuel de nos connaissances anatomiques, il faut admettre que le plus ordinairement l'étendue d'un rétrécissement atteint et ne dépasse pas quelques millimètres.

Le *degré* d'un rétrécissement varie à l'extrême suivant la cause qui l'a produit et suivant l'âge de la maladie. Cependant on ne peut établir de proportions à cet égard et souvent un rétrécissement très-ancien admet encore un instrument assez gros. Ceux qui nous occupent en ce moment, et qui relèvent de la blennorrhagie, marchent assez lentement. La diminution progressive de la lumière de l'urèthre subit un temps d'arrêt quand elle est devenue très-étroite, et il est extrêmement rare de voir l'urèthre complétement oblitéré. La raison de la persistance de cette perméabilité n'est pas évidente. Certes le passage de l'urine soumise à une forte pression exerce une action dilatatrice sur les points rétrécis, mais dans certains cas où il existe des fistules en arrière du point rétréci on ne peut admettre cette raison mécanique parce que la plus grande partie et quelquefois la totalité des urines s'écoule par des voies accidentelles. Nous ne nions pas la possibilité de l'oblitération complète de l'urèthre; Ladroitte, dans une thèse récente, en a rapporté plusieurs exemples, mais qui ne sont pas à l'abri de la critique; on ne peut en effet considérer comme concluants que les faits vérifiés par un examen anatomique. Sur le vivant, la résistance qu'oppose un rétrécissement à tout moyen mécanique ne permet pas de conclure que les parois uréthrales sont soudées les unes aux autres.

Quand les rétrécissements sont multiples, ils affectent dans leur ensemble une disposition infundibuliforme, les moins étroits étant en avant et le plus serré étant le plus profond. C'est en effet au niveau du cul-de-sac du bulbe que l'instrument explorateur est arrêté, alors qu'il a déjà subi une série de ressauts dans la région pénienne.

Au-dessous de quelles dimensions dit-on qu'un urèthre est rétréci? Il n'est pas permis, croyons-nous, de faire de réponse précise à cette question, car l'urèthre n'a pas un calibre uniforme sur tout son trajet et les plus grandes différences individuelles existent. Aussi dans un examen anatomique n'est-on autorisé à dire qu'il y a rétrécissement que lorsqu'au point le plus étroit on constate des altérations anatomiques dans la structure de la paroi. Or on a vu, en lisant l'article ANATOMIE DE L'URÈTHRE, le résumé des mensurations d'Otis (de New-York), relatives au calibre normal du canal, qui aurait en moyenne, d'après lui, un diamètre égal à 11 millimètres. Il considère donc comme rétréci tout canal qui ne laisse pas passer une bougie de ce calibre. Nous aurons à revenir sur cette complaisante théorie des rétrécissements larges en parlant des symptômes et du traitement. L'espace nous manque pour discuter ici cette question; nous ne ferons qu'une objection : les lésions anatomiques qu'Otis a constatées au niveau des points rétrécis sont loin de caractériser à nos yeux un rétrécissement.

La *consistance* des rétrécissements présente la même variété que leurs autres caractères extérieurs. Il est certain qu'ils tendent à devenir d'autant plus résistants qu'ils sont plus anciens; quelques-uns cependant restent mous, tout en étant très-serrés. Ils correspondent à la forme fongueuse des anciens auteurs; d'autres au contraire méritent les noms de *fibreux*, *calleux*, propriété si importante aux yeux de certains chirurgiens qu'ils ont voulu en faire une classe à part. Cette dureté est-elle un résultat de l'évolution spontanée de la lésion? Pour

quelques-uns, Amussat et Civiale entre autres, ce serait le résultat de cautérisations ou d'injections caustiques. Toujours est-il que cette induration plus ou
moins grande acquiert une haute importance au point de vue du traitement.
Elle s'étend souvent au delà du rétrécissement à toute la muqueuse de l'urèthre,
qui est alors irrégulière et comme noueuse et oppose au cathétérisme des obstacles très-difficiles à surmonter.

L'*extensibilité* est ordinairement en raison inverse de la dureté; la *rétractilité* est une propriété qui ne se juge qu'après le traitement; les récidives en
dépendent. Quant à l'*élasticité* qu'on a voulu décrire séparément, ce n'est qu'un
degré de la rétractilité; on a cité des rétrécissements qui se laissaient facilement
dilater, mais qui se reproduisaient quelques jours après; on a même dit (Leroy
d'Étiolles) dès le lendemain : il est probable qu'il s'agissait dans ces cas de
spasme de la région membraneuse.

Structure. Nous serons brefs sur les caractères macroscopiques que présente
la coupe d'un urèthre suivant sa longueur au niveau d'un rétrécissement. Le
tissu nouveau constitue une sorte d'anneau ou de cylindre dont les limites se
perdent insensiblement en haut et en bas. Le tissu paraît dur et serré, la coloration en est variable, blanc-jaunâtre vers la lumière du canal, plus foncée à la
périphérie, où l'on voit quelquefois de petits îlots rougeâtres qui sont les
vestiges d'infarctus hémorrhagiques. Leur présence est le point de départ d'un
travail inflammatoire supplémentaire. En dehors divers tissus sont envahis et,
suivant l'âge de la lésion, on y voit participer la muqueuse, le corps spongieux
et même les corps caverneux.

D'assez nombreux examens histologiques ont été faits par les différents auteurs.
De Smet les a rassemblés dans son mémoire; nous les résumerons très-rapidement. On trouve le rétrécissement constitué par du tissu conjonctif à fibres
d'autant plus serrées qu'elles sont plus rapprochées du canal. Elles sont plus
abondantes sur sa paroi inférieure. Des foyers hémorrhagiques se rencontrent
souvent à la périphérie. Les éléments normaux de la muqueuse et du corps
spongieux sont longtemps reconnaissables, mais ils sont envahis à un moment
donné et disparaissent, sauf toutefois au niveau de la surface épithéliale de la
muqueuse où l'on voit ces éléments refoulés et tassés, mais conservant leurs
caractères particuliers. Dans presque tous les urèthres qui sont le siége d'un
rétrécissement, on trouve des plaques minces ou de petites masses arrondies,
irrégulièrement disséminées qui forment de petits soulèvements.

A cette description assez banale et peu précise nous nous empressons de
joindre une analyse d'un mémoire que Brissaud et Segond ont publié sur ce
sujet et qui jette une vive lumière sur la disposition des éléments constitutifs
du rétrécissement. L'urèthre dans toute l'étendue de la portion rétrécie est le siége
d'un processus inflammatoire qui se traduit : 1° sur la muqueuse par une modification de la nature de l'épithélium dont les cellules sont devenues cubiques;
sur le chorion dont la trame épaissie est infiltrée d'un grand nombre d'éléments
embryonnaires; dans les portions fibreuses du rétrécissement par une vascularisation exagérée et une prolifération embryonnaire analogue à celle du chorion.
Quant à la muqueuse elle-même, elle présente un aspect spécial dû à des foyers
de prolifération épithéliale qui forment de petites saillies papilliformes à l'intérieur de la lumière uréthrale.

Sur une coupe pratiquée au milieu du rétrécissement, on distingue à la face
inférieure du canal une surface triangulaire dont le sommet tronqué se confond

avec la muqueuse proprement dite, et qui est entièrement constituée par un tissu fibreux serré, très-dense, et parcourue seulement par quelques vaisseaux capillaires. Du côté de l'albuginée du corps spongieux, cette masse fibreuse s'élargit à tel point que sa base occupe à peu près le cinquième de la circonférence de cette tunique. Par conséquent le corps spongieux de l'urèthre a totalement disparu dans la portion où il est normalement le plus abondant et la muqueuse est reliée par cette sorte de pont fibreux à l'albuginée du corps spongieux.

« De chaque côté de cette bande fibreuse et se confondant insensiblement avec elle par des travées de plus en plus lâches à mesure qu'on s'en écarte, on reconnaît le tissu spongieux dont les mailles sont absolument libres et ne présentent aucune trace d'oblitération soit par un coagulum phlébitique, soit par une prolifération des éléments de leurs parois. Mais ces deux segments latéraux du corps spongieux ne se rejoignent pas à la face supérieure du canal, et là encore on les retrouve séparés l'un de l'autre par un tissu complétement différent du corps spongieux et dont la nature est difficile à déterminer, si l'on ne se sert que de grossissements faibles. A l'aide d'objectifs puissants on s'aperçoit que ce tissu un peu louche est constitué par une intrication intime d'éléments fibrillaires conjonctifs et d'*éléments élastiques* à fibrilles très-fines. Cette zone de tissu élastique, immédiatement appliquée à la face supérieure de l'urèthre, n'appartient évidemment qu'au rétrécissement. On ne la rencontre nulle part ailleurs, sur aucun point de l'étendue du canal soit au-dessus, soit au-dessous du fuseau constricteur. D'ailleurs, comme la zone fibreuse inférieure, elle semble s'être substituée, elle aussi, au tissu spongieux normalement peu abondant qui circonscrit l'urèthre à sa face supérieure. Cette substitution n'est pas totale comme celle de la face inférieure, car, au-dessus des touffes de fibres élastiques dont il vient d'être question, on distingue encore les vestiges de tissu spongieux normal.

« En résumé, le cercle péri-urétrhal comprend quatre segments parfaitement nets : 1° un segment inférieur fibreux; 2° un segment supérieur élastique ; 3° et 4° deux segments latéraux de tissu spongieux respecté. »

A mesure qu'on s'éloigne du point le plus rétréci, on constate que la disposition réciproque des différents tissus reste la même, mais que les deux zones latérales augmentent en haut et en bas aux dépens de la zone élastique et de la zone fibreuse inférieure. Celle-ci finit par ne plus être représentée que par une sorte de bande perpendiculaire à la muqueuse de laquelle elle paraît manifestement émaner. « En ce point la muqueuse présente toutes les modifications qui correspondent à un processus de phlegmasie chronique se propageant par contiguïté aux travées du tissu spongieux, vascularisation exagérée, prolifération d'éléments subissant la transformation fibreuse, multiplication des épithéliums glandulaires, etc.... Mais à ce niveau encore, et ce fait est de la plus haute importance, il ne se passe absolument rien dans le tissu spongieux qui laisse supposer que ce tissu soit le point de départ du processus phlegmasique. »

Dans quel élément de la muqueuse l'inflammation prend-elle son origine ? L'âge de la lésion ne permet pas de répondre exactement à cette question, mais les points auxquels le processus atteint son maximum semblent être les cavités glandulaires. Bien que la paroi supérieure soit la plus riche en glandes, elle est pourtant la moins atteinte par le processus. A cela on peut répondre que la blennorrhagie se localise surtout vers la partie inférieure. Nous aurons bientôt à insister sur l'importance de cette disposition anatomique au point de vue de la pathogénie et du traitement.

Il nous reste peu de choses à ajouter. Deneffe (de Gand) a vu sur une pièce anatomique un rétrécissement assez serré intéressant toute l'étendue de l'urèthre, et il se demande si ce n'est pas là un exemple de l'hypertrophie épithéliale signalée par Lebert. Notons que cette forme est toute différente des dispositions plus communes décrites sous le nom d'urèthres durs, urèthres rétrécis à la surface desquels on trouve toujours quelques ressauts qui sont les vestiges de rétrécissements multiples et autrefois distincts.

Pathogénie. On a vu dans l'historique qui précède que les carnosités, les caroncules, ont joué un rôle considérable comme générateurs des rétrécissements, mais que, depuis le siècle dernier, elle étaient abandonnées. Nous ne reviendrions pas sur cette question, si Thompson n'avait décrit des productions polypeuses comme donnant lieu à des symptômes de rétrécissement, tout en les considérant comme extrêmement rares. Dittel, d'autre part, admet des rétrécissements fibreux liés à la présence de polypes dans l'urèthre. Nous croyons que, si la production fibreuse s'accompagne quelquefois de prolongements qui font saillie dans l'urèthre, ce ne sont que des lésions secondaires consécutives à un rétrécissement déjà formé.

Ces rétrécissements d'origine blennorrhagique ne procèdent que rarement d'une ulcération. Desprès est aujourd'hui le représentant le plus convaincu de cette théorie d'après laquelle une stricture ne peut se développer sans qu'il y ait eu perte de substance de la muqueuse ; pour lui une blennorrhagie guérit ordinairement sans amener d'ulcérations à moins que diverses causes, le coït, les érections, les injections surtout et en particulier les solutions de nitrate d'argent, n'en aient produit ; la cicatrice qui en résulte est l'unique origine du rétrécissement. La description histologique qui précède vient à l'encontre de cette manière de voir ; en outre, de nombreux malades n'ont-ils pas un rétrécissement alors que, pendant le cours de leur blennorrhagie, il n'ont jamais eu d'écoulement sanguin, signe ordinaire d'une ulcération ?

Nous ferons quelques réserves pour les rétrécissements consécutifs à l'uréthrite virulente granuleuse bien décrite par Voillemier et Thiry (de Bruxelles), et à l'étude de laquelle Désormeaux a appliqué l'examen endoscopique. Cette forme, qui ne paraît pas douteuse, est le plus souvent suivie de rétrécissements ; et si l'on admet l'existence de la lésion granuleuse, il est difficile de ne pas croire que la guérison en pareil cas est due à la production d'un tissu de cicatrice. Rien n'empêche d'ailleurs les lésions de l'uréthrite simple, accompagnant les granulations, d'évoluer comme dans la forme ordinaire.

Abstraction faite de ces cas exceptionnels, deux théories principales sont en présence : l'une, ancienne, qui a été admise par la plupart des auteurs, fait commencer à la muqueuse les lésions qui se propagent peu à peu aux tissus ambiants et les envahissent progressivement ; l'autre théorie appartient à M. Alphonse Guérin ; pour lui, le rétrécissement est le produit de l'inflammation du tissu spongieux de l'urèthre. Cette manière de voir repose sur l'examen de 100 sujets qui avaient eu une blennorrhagie et dont 50 portaient un rétrécissement. Pendant la période aiguë d'une blennorrhagie, A. Guérin a vu le bulbe rempli de sang et les mailles les plus rapprochées de la muqueuse contenant de la fibrine décolorée semblable au caillot qu'on trouve dans les veines enflammées. Ce dépôt de lymphe constituerait le point de départ du travail par lequel se produit l'induration partielle du tissu spongieux. Ce serait une espèce de phlébite périphérique. Ses conclusions sont les suivantes : 1° le rétrécissement fibreux ne provient presque jamais de la production du tissu inodulaire; 2° la membrane muqueuse n'est jamais exclusivement le siége d'un rétrécissement; 3° les rétrécissements sont la conséquence d'une lésion située en dehors de la muqueuse; 4° ils sont dus à la rétraction des fibres indurées du tissu réticulaire sous-jacent à la muqueuse.

Mercier accepte cette théorié sur laquelle il surenchérit en poussant jusqu'au bout la comparaison des phénomènes consécutifs à l'uréthrite avec le processus ordinaire de la phlébite. Philips, également partisan de la théorie extra-muqueuse, s'appuie pour la défendre sur les résultats d'injections mercurielles des lymphatiques sous-muqueux. Si l'on enfonce profondément dans la muqueuse et dans les tissus périuréthraux la pointe d'un tube à injection, le métal est arrêté au niveau du rétrécissement; si, au contraire, l'injection est superficielle, on voit se dessiner des arborisations sous la muqueuse, même au point le plus étroit. Cette preuve est loin d'être absolument convaincante, car nous avons vu, d'après les examens histologiques, que la couche superficielle épithéliale de la muqueuse est plus ou moins profondément altérée, mais non détruite.

Sans doute la théorie de Guérin est fort ingénieuse et elle paraît au premier abord reposer sur la constatation des faits anatomiques. En effet, en considérant la plupart des pièces pathologiques, on est frappé de la part que prend à la formation du rétrécissement le tissu spongieux qui est devenu fibreux sur une étendue et une épaisseur considérable; en revanche, la muqueuse paraît à l'œil nu à peine altérée.

Il faut cependant voir les choses de plus près et interpréter les lésions anatomiques. Or, l'étude attentive de ces lésions nous indique la marche qu'elles suivent. En examinant la région malade, on voit que l'épaisseur du tissu envahi diminue vers les extrémités et que bientôt la muqueuse seule subit la transformation fibreuse. Au-dessous d'elle le tissu spongieux est absolument normal, cette intégrité durera plus ou moins longtemps, mais une telle lésion a une tendance fatale à l'extension; un rétrécissement acquis est un foyer d'inflammation chronique qui envahira progressivement et en quelque sorte nécessairement les parties sous-jacentes. La marche en est d'ailleurs lente; il faut un temps toujours assez long, dix-huit mois ou deux ans en moyenne, pour que les lésions de l'uréthrite chronique donnent lieu à des symptômes de rétrécissements. Le processus ne peut que bien difficilement en être entravé, et en parlant du traitement, nous verrons combien il est difficile d'opposer une barrière solide à cet envahissement progressif.

On nous permettra une dernière remarque. Bien qu'il soit difficile de suivre la marche des lésions, il est rationnel d'admettre qu'elles n'affectent pas d'emblée la disposition qu'ont décrite Brissaud et Segond, et que tout d'abord il n'y a qu'une infiltration peu étendue de cellules conjonctives et des fibres de même nature très-écartées. Aussi croyons-nous utile de rappeler, sinon de conserver la distinction établie par M. Gosselin entre les rétrécissements fibroïdes et les rétrécissements fibreux. Dittel fait entre les diverses formes une distinction analogue; au point de vue clinique, elle permet de comprendre les différences si grandes de résistance qu'offrent à la dilatation des rétrécissements semblables en apparence.

Rétrécissements cicatriciels. — Si l'on excepte les corps vulnérants, tels que

des projectiles qui peuvent blesser n'importe quelle région, l'action du traumatisme ne n'exerce pas au hasard sur l'urèthre, et, dans des circonstances déterminées, on est certain de trouver des lésions dans telle ou telle de ses portions :
il y a par conséquent des lieux d'élection pour les rétrécissements traumatiques. La prostate peut-elle en présenter? De Smet cite des cas dans lesquels
l'extraction laborieuse d'un fragment de calcul pendant l'opération de la taille
a amené une déchirure de l'urèthre prostatique et consécutivement un rétrécissement cicatriciel. Rien n'est plus rare et nous n'en avons pas trouvé, pour
notre part, d'observations probantes. La portion membraneuse est atteinte
dans les cas de fractures du bassin; les rétrécissements de la région périnéo-
bulbaire sont consécutifs aux chutes à califourchon. Nous n'avons ici qu'à
limiter exactement la région où le rétrécissement se développe, le mécanisme
de la rupture ayant été étudié ailleurs. Quant à la région pénienne, l'étiologie
nous a appris que les ruptures de la corde donnent lieu à des rétrécissements
péniens en arrière de la fosse naviculaire; les fausses manœuvres du coït, ou le
coït pendant la blennorrhagie aiguë, en produisent dans la région scrotale..

Un des caractères distinctifs du rétrécissement traumatique, c'est d'être unique.
Rarement, dans la région pénienne, pourra-t-on en rencontrer deux à la suite
de la répétition de la même cause. Les développements dans lesquels nous
sommes entrés relativement aux caractères extérieurs des rétrécissements
inflammatoires nous permettront de ne rappeler ici que les différences qu'ils
présentent avec ceux de cause traumatique. L'étendue peut en être considérable dans les régions membraneuse et périnéo-bulbaire, qui sont souvent tout
entières envahies par le tissu cicatriciel. Les orifices sont rarement réguliers et
dans l'axe du canal, et l'infundibulum manque ordinairement. Leur consistance est très-dure et ils ont une tendance à acquérir un degré d'étroitesse
extrême; quelquefois ils s'oblitèrent complétement. Très-rare dans les rétrécissements blennorrhagiques, cette *oblitération complète* est un peu plus souvent
démontrée à la suite d'un traumatisme. Ladroitte en a recueilli dans sa thèse
19 observations : 15 fois l'obstruction siégeait au niveau du bulbe, 1 fois au
niveau du ligament suspenseur, 2 fois sur la portion pénienne, 1 fois à 3 pouces
en arrière du méat; c'est toujours le point où a porté le traumatisme qui est
envahi: dans les 4 derniers cas il s'agissait de traumatismes peu connus,
plaie par arme à feu, par instrument tranchant, morsure. La longueur de
la partie oblitérée est en général de 1 à 2 centimètres, mais on a vu dans
certains cas la moitié et même la presque totalité de l'urèthre remplie par un
cordon fibreux plein. Les altérations des tissus périphériques sont en général
considérables; nous aurons à y revenir. Signalons dès maintenant l'existence
en arrière de l'obstacle de trajets fistuleux qui paraissent nécessaires et constants; cependant une observation de Prô montre qu'un trajet fistuleux col-
latéral a rétabli la communication des parties antérieure et postérieure de
l'urèthre en contournant l'oblitération. Il est probable qu'il s'agissait là d'une
ancienne fausse route.

La cicatrice dont la saillie à l'intérieur du canal constitue le rétrécissement
présente une disposition intéressante à étudier. Dans la première période de
son développement elle occupe rarement toute la circonférence de l'urèthre et
affecte la forme d'une sorte de croissant qui occupe les parois *inférieure* et
latérales. Plus tard la circonférence tout entière est envahie, mais c'est toujours
en bas que le tissu du rétrécissement est le plus épais. L'étendue de la cicatrice,

suivant ses différents diamètres, est d'ailleurs très-variable : elle est peu considérable et peu profonde dans la fosse naviculaire, là où elle succède à des traumatismes relativement légers ; à la région bulbaire au contraire on voit une masse fibreuse qui constitue une cicatrice large, difforme, sillonnée de brides.

Une section suivant l'axe de l'urèthre, portant au niveau du rétrécissement traumatique, permet de voir quelle est l'étendue des lésions et quels tissus ont été englobés dans la cicatrice. Voillemier fait une distinction entre les rétrécissements des régions membraneuse et prostatique (?) et ceux de la région pénienne. Les premiers borneraient leur action à la muqueuse dont les limites ne seraient jamais dépassées par la cicatrice ; dans les rétrécissements péniens, au contraire, le tissu spongieux serait envahi et les corps caverneux eux-mêmes seraient atteints, mais par un processus inflammatoire surajouté. Cette règle n'est pas absolue, et l'étendue des désordres est subordonnée à la violence du traumatisme. Deux pièces du musée Dupuytren montrent qu'après une attrition considérable des tissus du périnée s'est développé un tissu de cicatrice qui non-seulement a envahi et dévié la muqueuse de la région membraneuse, mais aussi la charpente musculaire sous-jacente ; les éléments anatomiques sont méconnaissables. D'autre part, des traumatismes légers de la région pénienne, dont nous allons bientôt parler, n'appellent pas forcément le développement d'un travail inflammatoire dans la région spongieuse.

Des déviations du canal ont été rencontrées dans tous les points de l'urèthre, et elles reconnaissent plusieurs causes : tout d'abord, le traumatisme lui-même, qui a déchiré et déplacé les éléments anatomiques ; en outre, un épanchement sanguin sous-muqueux a généralement lieu au moment de la blessure, il soulève la muqueuse qui reste fixée dans cette position vicieuse après la résorption de l'épanchement ; enfin des abcès conduisent aux mêmes résultats. Dans ces derniers cas, l'induration scléreuse s'étend quelquefois aux corps caverneux, et c'est alors une déviation de la verge tout entière qui en résulte.

Nous n'avons pas à insister sur la structure histologique de ces rétrécissements. On trouve du tissu cicatriciel composé d'un réticulum de fibres blanchâtres entre-croisées de la façon la plus irrégulière et fortement tassées les unes contre les autres. Si le rétrécissement a une tendance à s'accroître rapidement, c'est en vertu de la rétractilité d'un pareil tissu, mais c'est aussi parce que cette cicatrice devient un foyer d'inflammation chronique qui s'étend à la manière des rétrécissements blennorrhagiques.

Les cicatrices de la muqueuse uréthrale sont quelquefois le résultat d'ulcérations. Tantôt elles ont pour cause un chancre, induré presque toujours ; on en a observé dans toute l'étendue de l'urèthre, mais surtout très-près du méat. Le développement de ces rétrécissements est des plus rapides, ils se substituent immédiatement à l'ulcération chancreuse, ils affectent la forme d'un triangle à sommet saillant dans l'urèthre (Voillemier) et intéressent surtout le tissu cellulaire sous-muqueux. La cause la plus fréquente de ces rétrécissements cicatriciels serait, d'après Voillemier, la présence des ulcérations qu'il a constatées à l'orifice des foramina pendant l'uréthrite chronique. Ces petites lésions donneraient naissance à des saillies fort légères et peu résistantes formées seulement par l'adossement de la muqueuse, qui est comme froncée et présente des plis radiés ; elles constituent les brides et les valvules dont nous avons considéré l'origine inflammatoire simple comme peu commune. Ici l'hésitation n'est plus permise, et on y reconnaît bien le processus cicatriciel. Peut-être est-on, en droit de leur assigner en même temps une autre origine ; ces traumatismes légers, résultats de cathétérismes pratiqués au cours d'une blennorhagie, ne produisent-ils pas des soulèvements légers de la muqueuse qui deviennent définitifs après la guérison de l'inflammation? Citons enfin à titre de curiosité pathologique les ulcérations de la région prostatique, dont parle Voillemier, qui auraient amené la soudure des deux lobes latéraux hypertrophiés et par suite un rétrécissement de cette portion de l'urèthre.

Insistons, avant de terminer ce chapitre, sur la marche de ces rétrécissements cicatriciels. Par opposition à la forme inflammatoire, leur évolution est rapide. Sans doute, dans quelques cas exceptionnels, une rupture a pu ne donner lieu à des symptômes de rétrécissement qu'au bout de plusieurs années ; c'est là un fait très-rare. Presque tonjours c'est au bout de quelques mois, après la cicatrisation d'une plaie de la muqueuse, que les rétrécissements se manifestent ; chez certains sujets c'est par jours que l'on doit même compter. L'étendue du traumatisme joue un rôle évident et sur lequel nous passerons rapidement. Mais souvent un traumatisme léger amène très-rapidement une coarctation, surtout dans la région pénienne. Enfin la cicatrice du chancre évolue dans un délai des plus courts.

RÉTRÉCISSEMENTS MIXTES OU SCLÉRO-CICATRICIELS. Sous cette dénomination, le professeur Guyon désigne des rétrécissements qui participent à la fois de la forme blennorrhagique et de la forme traumatique. L'histoire de ces lésions n'a pas encore été publiée, et nous ne connaissons à ce sujet qu'une très-courte analyse faite par Guiard et Jamin dans le *Dictionnaire de médecine et de chirurgie pratiques*. Ils occupent exclusivement la région pénienne où on les rencontre sous forme d'îlots isolés. Quoique très-friables, ils résistent cependant à la dilatation et sont formés d'un tissu cicatriciel très-serré.

Leur origine est simple comme leur structure, et ils naissent à la suite de traumatismes légers survenus au cours d'une blennorrhagie sous l'influence du coït, de la masturbation, d'érections prolongées ou même d'injections : la muqueuse est déchirée en un point, il s'écoule à peine quelques gouttes de sang, mais cette éraillure est suffisante pour déterminer la production rapide d'un rétrécissement qui revêt un caractère particulier.

LÉSIONS CONCOMITANTES. Quand un rétrécissement est constitué et forme un obstacle au cours de l'urine, les troubles fonctionnels qui en résultent déterminent un certain nombre de lésions qui tiennent le pronostic sous leur dépendance.

Ulcérations. Tout d'abord la lutte de l'urine contre l'obstacle amène souvent des ulcérations sur les parois de l'urèthre situées en amont, dont la fréquence a été tour à tour exagérée et mise en doute ; l'examen des pièces de différents musées ne permet pas d'en nier l'existence. Elles occupent la face postérieure du rétrécissement et se continuent en arrière sur une étendue variable : ainsi la région membraneuse et même la muqueuse prostatique pourront être envahies en arrière d'un rétrécissement bulbaire ; toutes proportions gardées, il nous a paru que les rétrécissements péniens en étaient plus souvent accompagnés que ceux des autres régions. L'âge et le degré du rétrécissement jouent certainement un rôle dans leur production, mais l'ulcération ne se produit pas fatalement, et il existe des pièces de rétrécissements très-anciens et très-serrés au delà desquels la muqueuse est saine. Il est regrettable que rien ne permette aujourd'hui de fixer les conditions qui y prédisposent. Ces ulcérations ont une grande importance au point de vue du pronostic ; elles sont très-probablement nécessaires au développement des abcès et des fistules urinaires. Des pièces déposées dans des musées de Londres permettraient d'attribuer dans certains cas une influence salutaire à l'ulcération qui aurait détruit et guéri des rétrécissements : de telles guérisons ont dû être, en tous cas, bien éphémères.

Dilatation de l'urèthre en arrière. Soumise à une pression presque constante, la portion de l'urèthre en amont du rétrécissement finit par céder à cette distension et ses parois s'écartent; mais, pour que cet effet puisse se produire, la muqueuse doit être relativement saine. On peut se rendre compte, en examinant l'hypertrophie musculaire de certaines vessies de rétrécis, du degré que la pression du liquide urinaire atteint parfois. Or, s'il existe des ulcérations de la muqueuse, celle-ci cédera au point malade et on verra se dérouler une série de phénomènes morbides qui aboutissent à l'établissement d'une fistule. Dès lors la pression à laquelle seront soumises les parois sera limitée et la dilatation n'aura pas lieu.

Deux régions surtout, les portions membraneuse et prostatique, sont le siége de cette dilatation qui commence dans le point le plus rapproché du rétrécissement et qui s'étend de proche en proche. Même dans le cas où le rétrécissement est situé près du méat, c'est encore ces deux régions, la région membraneuse surtout, qui acquièrent les plus grandes dimensions. Le tissu spongieux en effet se prête mal à la dilatation. C'est ce qu'une pièce du musée Civiale reproduite dans l'atlas de Guyon et Bazy met en évidence; le sphincter uréthral avait été forcé et ne pouvait plus opposer de barrière à l'urine qui s'écoulait d'une façon continue. Signalons des dispositions exceptionnelles de ces distensions. Au musée de Hunter, on voit un urèthre qui est le siége de rétrécissements multiples et derrière chacun d'eux existe une dilatation très-appréciable. Leur volume extraordinaire a pu être comparé à celui d'une orange (Brodie), d'une tête de fœtus. On est en droit de se demander si ce ne sont pas là des exemples de poches urineuses développées après effraction des parois plutôt que de simples dilatations.

Calculs de l'urèthre. Un des effets de la stagnation de l'urine derrière le rétrécissement est de permettre aux sédiments de s'y déposer et de s'y concréter. Ces faits sont pourtant rares, et parmi ceux qui ont été signalés il est difficile de faire la part des calculs développés sur place et de ceux qui, formés dans la vessie, sont venus s'arrêter à l'obstacle. Les particularités qui ont trait à leur histoire ont été étudiées à l'article *corps étrangers de l'urèthre.*

Poches urineuses, tumeurs urineuses, abcès urineux, infiltration d'urine, fistules. Nous nous bornons à signaler ici ces lésions anatomiques dont la description trouve sa place dans d'autres parties de ce Dictionnaire; nous aurons à en parler à propos de la marche de la maladie.

On a signalé des lésions de la prostate qui seraient sous la dépendance d'un rétrécissement ; sans doute des fistules peuvent la traverser comme les autres parties de l'urèthre; il en est de même du processus congestif qui accompagne si souvent les rétentions d'urine et auquel la prostate prend part comme tout l'appareil urinaire. Mais il ne faut pas voir là une disposition qui favorise l'hypertrophie; cette opinion, admise autrefois, est aujourd'hui universellement abandonnée et ne repose sur aucun fondement. La coexistence d'une hypertrophie prostatique et d'un rétrécissement est au contraire une circonstance assez rare.

Vessie. Les altérations produites par la rétention d'urine sont des plus intéressantes à étudier ; on trouvera à l'article Vessie les développements dans lesquels nous ne pouvons entrer ici. Rappelons seulement, d'après M. Guyon, les différents aspects sous lesquels se présente la vessie à l'autopsie des rétrécis. Tantôt la cavité est agrandie, tantôt elle est diminuée. Quand la vessie est grande avec des parois normales ou amincies, c'est que la distension a été rapide et que le muscle vésical a été forcé ; des parois hypertrophiées indiquent au contraire que la distension s'est faite lentement ; il s'agit là d'une hypertrophie compensatrice destinée à permettre à la vessie de lutter contre l'obstacle. Ailleurs on trouve les vessies petites, revenues sur elles-mêmes, refoulées derrière le pubis ; dans ce cas, tantôt leurs parois sont normales, et alors il existe une fistule ou une poche urineuse qui s'est substituée à la vessie, celle-ci se trouve supprimée physiologiquement ; tantôt le muscle vésical est le siége d'une hypertrophie énorme, son épaisseur contraste avec l'exiguïté de la cavité. Une telle disposition ne se rencontre qu'après des cystites anciennes et intenses qui ont accompagné le rétrécissement.

Uretères et reins. On sait que les uretères et les bassinets finissent par se laisser distendre de proche en proche. Quant aux lésions rénales, congestion d'abord, puis néphrite, tantôt suppurative, tantôt interstitielle, on les trouvera décrites à l'article Reins.

Symptômes. Des *troubles de la miction* constituent presque exclusivement et pendant longtemps les seuls symptômes d'un rétrécissement ; on peut même dire que tous les autres symptômes sont sous la dépendance de lésions concomitantes et non de l'obstacle lui-même. D'ordinaire un rétrécissement passe pendant longtemps inaperçu. S'il est blennorrhagique, on sait que son développement est très-lent ; il peut ainsi acquérir une certaine étroitesse tout en permettant des mictions en apparence normales ; cela tient à l'habitude inconsciente que prend le malade de faire des efforts plus grands et surtout à ce que le muscle vésical, ayant à lutter contre un obstacle qui augmente sans cesse, s'hypertrophie et soumet la masse liquide à une pression plus forte. Il est rare pourtant que certaines difficultés passagères n'apparaissent pas alors sous l'influence de causes congestives, telles que des excès de coït ou de table, l'équitation, une marche forcée, etc. Quoi qu'il en soit, le jet d'urine commence bientôt à se modifier : c'est ce symptôme qui éveille le premier l'attention des malades.

En passant par le rétrécissement, la colonne liquide se déforme de diverses manières. Tantôt le jet est aplati, soit uniformément, soit avec un étranglement au centre. En outre, il se contourne, s'enroule sur lui-même et constitue le jet en vrille ou en tire-bouchon ; ailleurs ce sont deux jets divergents, en fourche. Il ne faut pas attacher trop d'importance à ces modifications. D'abord elles peuvent tenir à la présence de diverses lésions de l'urèthre, telles que des tumeurs polypeuses ou autres ; elles se rencontrent dans l'hypertrophie prostatique, surtout dans les cas de spasme de l'urèthre ; les uréthrites, même chroniques, permettent rarement le passage d'un jet bien régulier. Nous nous sommes même demandé si le jet d'un individu sain ne pouvait pas présenter des aspects analogues et nous avons vu chez plusieurs personnes qui n'avaient aucune affection des voies urinaires un jet aplati et même contourné.

Plus importants sont les renseignements que nous fournit l'examen du volume et de la force de projection du jet. Celui-ci au bout de peu de temps diminue, devient plus délié, et il en résulte une lenteur plus grande dans l'accomplissement de la miction. Là encore, il ne faut pas exagérer la valeur de ce symptôme; nous avons déjà dit que la vessie s'hypertrophiait peu à peu, surtout lorsque le développement du rétrécissement avait été lent. Il y a compensation et le jet reste assez volumineux pendant longtemps. C'est pourquoi le professeur Guyon a coutume de dire qu'on urine avec sa vessie et non avec son urèthre. Peu à peu cependant l'équilibre se rompt; le jet de moins en moins volumineux n'est plus projeté au loin et tombe à quelque distance du méat; c'est ce que les malades expriment en disant qu'ils urinent sur leurs chaussures. A moins d'une coarctation extrême, les efforts augmentent le débit de l'urèthre; ce fait est important à noter chez les vieillards, alors qu'on peut penser chez eux à une hypertrophie prostatique.

A mesure que le rétrécissement se resserre, ces symptômes s'aggravent; le jet devient filiforme, puis l'urine ne tombe plus que goutte à goutte; quelquefois, pendant que ces gouttes s'échappent à la partie inférieure du méat, un jet très-mince peut encore être projeté à quelque distance; ces mictions deviennent de plus en plus lentes et les malades finissent par ne plus pouvoir expulser les dernières gouttes; ils conservent continuellement un besoin d'uriner. Tous ces signes sont variables d'un moment à l'autre, influencés par la congestion de l'appareil urinaire, et ils ne donnent que des présomptions, sinon sur la nature, du moins sur le degré de la maladie.

Un autre symptôme, quelquefois précoce, est une incontinence légère qui ne se manifeste que par un écoulement involontaire à la suite de chaque miction, et qui dépend, dans les cas de rétrécissement confirmé, d'une dilatation en amont de l'obstacle; une certaine quantité d'urine s'y accumule et s'écoule peu après la miction volontaire en obéissant à l'action de la pesanteur. Mais ce signe s'observe quelquefois de si bonne heure, alors que le rétrécissement est très-peu serré, qu'il est difficile de faire intervenir la dilatation en amont; peut-être alors est-ce à une action musculaire spasmodique qu'il faudrait attribuer la rétention passagère de ces quelques gouttes d'urine.

Bientôt la scène change et les phénomènes se multiplient. Les besoins d'uriner deviennent de plus en plus fréquents et plus impérieux; les efforts pour retenir l'urine sont souvent infructueux et elle s'échappe malgré la volonté du malade. Au début cette fréquence excessive n'est pas constante et elle est plus grande pendant le jour, signe important à noter quand le rétrécissement se rencontre chez un vieillard. Bientôt les nuits sont également troublées et les mictions sont nécessaires à de très-courts intervalles; dans ces circonstances, on a vu des malades uriner plus de cent fois en vingt-quatre heures; l'écoulement est alors réellement continu, car il s'échappe toujours quelques gouttes après chaque miction. Ce n'est pourtant pas là l'incontinence par regorgement. Celle-ci reconnaît un mécanisme un peu différent, ou tout au moins elle est l'indice d'un degré plus avancé de la maladie. Elle ne peut avoir lieu que si la dilatation est suffisante pour forcer le sphincter uréthral: c'est donc la région membraneuse qui est alors intéressée; quant au col vésical, il est dilaté à son tour et, bien que son rôle dans la retenue de l'urine soit secondaire, il faut pourtant considérer sa dilatation excessive comme nécessaire à la production de l'incontinence par regorgement. L'action de la pesanteur explique comment, au début, l'incontinence ne se produit que pendant la station debout et le jour seulement. Pendant la nuit le col vésical est dans une situation qui permet l'accumulation d'une grande quantité d'urine sans que le niveau qu'il occupe soit atteint, mais bientôt le col se dilate davantage et en outre la distension de la vessie est habituellement suffisante pour que le liquide puisse s'écouler même pendant le décubitus horizontal ; l'incontinence est alors permanente et continue. Chez les prostatiques la marche est inverse et les malades n'en sont affectés au début que la nuit sous l'influence de poussées congestives.

Des douleurs, tantôt vives, tantôt consistant en une simple pesanteur au périnée, tourmentent. toujours le malade à ce moment ; quelle que soit leur intensité, elle sont plus marquées au moment des mictions et surtout après l'expulsion des dernières gouttes d'urine. C'est qu'alors la rétention de l'urine a amené une uréthro-cystite qui tient ces symptômes sous sa dépendance ; si des altérations de l'urine s'y ajoutent, on aura la certitude que la cystite existe. Or un dépôt se rencontre fréquemment au fond du vase ; tantôt il consiste seulement. en quelques flocons d'un blanc verdâtre ; tantôt au contraire c'est une masse épaisse et visqueuse de muco-pus qui est l'indice de lésions plus étendues de la vessie. Dans quelques cas plus intenses, on voit du sang s'y mêler dans une notable proportion. Si enfin, outre ce dépôt qui s'accumule à la partie inférieure, on voit la masse du liquide présenter un aspect trouble et comme lactescent, on pourra être certain de l'existence d'une néphrite dont ces *urines rénales*, suivant l'expression du professeur Guyon, sont un signe caractéristique.

Quelques phénomènes accessoires viennent s'ajouter aux troubles de la miction. C'est ainsi que certains malades présentent un écoulement uréthral : hâtons-nous de dire que ce symptôme est exceptionnel. Cette opinion est contraire à celle qui a été admise et d'après laquelle tout rétrécissement est accompagné d'uréthrite chronique. Nous retrouvons l'exposé de cette théorie dans la plupart des auteurs du commencement de ce siècle ; elle a été reprise et développée il y a une dizaine d'années par Otis (de New-York), qui a été amené à admettre, pour expliquer les écoulements rebelles, non plus les rétrécissements étroits comme ceux dont nous parlons, mais ce qu'il appelle des rétrécissements *larges* et qui correspondent à un numéro élevé de la filière. L'examen attentif des malades démontre l'inexactitude de cette hypothèse. Sur 61 des rétrécis examinés par Jamin, 4 seulement présentaient un écoulement véritable. La contre-épreuve consistait à explorer l'urèthre des sujets atteints de blennorrhagie chronique: or, sur 103 de ces malades, 10 seulement avaient un rétrécissement. La rareté de cet écoulement laisse à supposer qu'il reconnaît des causes spéciales et que l'urine, stagnant en arrière de l'obstacle, ne suffit pas pour provoquer. Deux causes à nos yeux peuvent être incriminées. D'abord certains malades contractent de nouvelles blennorrhagies ou sont atteints de ces uréthrites à répétition qui se rallument sous la moindre influence. L'écoulement, dans une autre série de faits, nous paraît avoir une valeur séméiologique plus grande ; il indiquerait la présence d'une ulcération qui produirait une sécrétion purulente plus ou moins abondante. Quelques observations détaillées dans le *Bulletin de la Société anatomique* et les observations de l'hôpital Necker ne laissent aucun doute à cet égard, et nous sommes enclins à admettre que c'est là une des conditions nécessaires de l'écoulement uréthral au cours d'un rétrécissement.

L'urine n'est pas seule retenue en arrière d'un rétrécissement étroit. L'issue du sperme est également entravée et il en résulte des troubles de l'éjaculation consistant en des douleurs très-vives et se prolongeant, bien qu'atténuées, un temps assez long dans les régions lombaire et périnéale. Quelquefois même on a constaté consécutivement un écoulement de sang, tantôt pur, tantôt mélangé au sperme.

Le rétrécissement atteint à un moment donné un degré tel que des efforts considérables sont nécessaires pour amener l'expulsion de quelques gouttes d'urine. Le professeur Guyon en a donné une description minutieuse ; il les distingue des efforts auxquels conduisent aussi certaines maladies telles que la présence d'un calcul vésical ou l'hypertrophie de la prostate. Or la caractéristique des efforts faits par des rétrécis, c'est de durer pendant toute la miction, avec des redoublements d'intensité sans doute, mais l'expulsion de l'urine, en si petite quantité que ce soit, exige qu'ils soient soutenus. Il n'en est pas de même chez les calculeux dont les efforts qui dépendent surtout d'une cystite sont plus violents à la fin. Les prostatiques au contraire se livrent au début à un violent effort que provoque le retard de la miction.

Arrivés à cette période avancée de leur maladie, les rétrécis présentent au moment des mictions un aspect lamentable. Ils cherchent instinctivement pour venir en aide à la contraction vésicale insuffisante des positions qui rendent plus efficace l'effort violent auquel ils se livrent. La plupart restent debout, le corps penché en avant, d'autres s'accroupissent inclinant le corps en avant et, pour augmenter l'action de leurs muscles abdominaux, ils saisissent les objets environnants qui peuvent leur fournir un point d'appui. Toutes ces tentatives sont souvent infructueuses ; le malade redouble alors ses efforts, qui produisent dans certains cas quelques accidents tels qu'une congestion vive de la face, puis des syncopes plus ou moins prolongées ; on a signalé des hémorrhagies cérébrales survenues à ce moment. Un phénomène plus fréquent est l'issue des gaz et des matières fécales par le rectum, expulsion favorisée par la pression qu'exerce sur cet intestin le globe vésical distendu. La même scène se renouvelle à chaque instant malgré tous les artifices qu'imaginent les malades ; on en voit qui pratiquent des tiraillements sur la verge, ou qui n'urinent qu'après avoir plongé le gland dans de l'eau froide ; d'autres ont recours à de fréquents bains de siége, mais le soulagement que quelques-uns en éprouvent est momentané, et quelques minutes après les mêmes angoisses se renouvellent.

Il est rare que cet état se prolonge avec la même intensité pendant trèslongtemps ; en effet, même dans les rétrécissements les plus étroits, il y a des rémissions, et les crises violentes ne se reproduisent que sous certaines influences qui relèvent toujours de la congestion, en particulier à la suite d'un excès de table ou de coït, ou le matin après une érection longtemps prolongée. Dans ces cas, il peut survenir une rétention complète et passagère dont la durée, de quelques heures ordinairement, jette le malade dans une situation des plus pénibles ; la gravité devient extrême, si la miction ne se rétablit pas et si la rétention s'établit d'une façon durable ; les accidents terribles qui en résultent, en particulier l'infiltration d'urine et la rupture de la vessie, sont décrites dans une autre partie de ce Dictionnaire.

L'état général du sujet ne tarde pas à s'altérer. C'est le tube digestif dont les fonctions sont troublées les premières. L'appétit devient irrégulier et diminue, les digestions sont pénibles et difficiles, souvent accompagnées de migraine. Bientôt le malade va présenter une série de symptômes qui ne sont pas propres aux rétrécis, mais qui accompagnent toutes les affections où la fonction urinaire est gravement entravée. La langue est rouge et sèche, ainsi que le pharynx, la sécheresse absolue de la bouche rend difficile la déglutition, qui est constamment accompagnée d'une sensation pénible et douloureuse; c'est l'état que le professeur Guyon désigne sous le nom de *dysphagie buccale;* la constipation est la règle.

La fièvre n'est pas un symptôme précoce; en général, elle revient par accès intermittents qui se rapprochent de plus en plus. Ailleurs elle est continue avec des redoublements très-peu marqués. Nous n'avons pas à rappeler ici l'influence considérable qu'a sur la production de la fièvre l'altération des reins, ni celle des manœuvres thérapeutiques sur la détermination des exacerbations fébriles.

Enfin les autres accidents généraux ne sont pas non plus particuliers au rétrécissement; ils conduisent à ce qu'on a appelé la cachexie urinaire; le facies devient pâle et jaune, les yeux se creusent, le nez est pincé, les forces se perdent d'autant plus rapidement que l'appétit est nul et le malade succombe après un coma souvent très-prolongé.

Signes physiques. Si caractéristique que puisse paraître l'ensemble symptomatique que nous avons tracé, il ne donne que des présomptions en faveur d'un rétrécissement; la certitude ne s'obtient que par la constatation des signes physiques, c'est-à-dire par l'exploration directe de l'urèthre.

Des moyens nombreux ont été proposés. Ducamp, Lallemand, ont surtout préconisé l'emploi des bougies porte-empreinte, composées d'une masse de cire qui recouvre un pinceau de fils de soie et qui, appuyée sur l'orifice du rétrécissement, devait s'y ramollir et permettre d'en rapporter le moule. Sans parler des accidents qui en résultaient quelquefois, tels que l'engagement d'un fragment de cire dans le rétrécissement, les renseignements manquaient de la précision qu'on leur attribuait; l'empreinte de dépressions de la muqueuse, du cul-de-sac du bulbe, etc., pouvait faire croire à l'existence d'un obstacle qui n'existait pas. Ce mode d'exploration est aujourd'hui tombé dans l'oubli.

L'endoscope de Désormeaux est destiné à montrer l'orifice du rétrécissement; de plus, il est armé d'un stylet susceptible d'être introduit de suite dans le rétrécissement. Cet instrument, fort ingénieux sans doute, n'est pas d'un maniement commode; beaucoup de raisons qu'on trouvera exposées ailleurs (*voy.* ENDOSCOPE) rendent incertains les renseignements qu'il fournit : il n'a jamais donné que des résultats incomplets.

Nous ne rappellerons que pour mémoire un instrument inventé par Amussat et composé d'un crochet mousse au moyen duquel on accrochait la moindre saillie ou bride des parois de l'urèthre : un simple pli de la muqueuse donnait ainsi l'illusion d'un rétrécissement.

Aujourd'hui, c'est aux bougies de gomme qu'on a toujours recours. Les bougies coniques à bout olivaire, dites dilatatrices, peuvent être employées à la rigueur, mais elles ne donnent que des résultats grossiers, et on ne connaît après leur passage ni l'étendue ni le siége exact d'un rétrécissement. L'instrument le plus exact est une bougie à boule olivaire, dite explorateur; une tige mince et flexible est terminée par une boule et ce renflement brusque laisse une liberté complète au reste de la tige qui transmet fidèlement à la main la sensation des ressauts et des resserrements que rencontrera la boule.

On sera quelquefois guidé dans le choix de l'instrument par les signes fonctionnels. Il importe de commencer toujours par des explorateurs d'un numéro élevé, 17 ou 18, par exemple, avec le parti-pris de n'employer aucune violence et de s'arrêter au premier obstacle. De cette manière, on reconnaîtra des rétrécissements peu serrés, qui passeraient inaperçus, si l'on employait tout d'abord

des explorateurs de moyen ou de petit volume. Ce n'est que lorsqu'on aura
épuisé la série des explorateurs qu'on emploiera un peu au hasard des bougies
filiformes, essayant d'abord les numéros les plus élevés et descendant jusqu'à
ce qu'on puisse franchir l'obstacle. On acquiert à ce moment seulement la certitude de l'existence d'un rétrécissement ; immédiatement après avoir passé
on a un sentiment de liberté et la boule ne paraît plus serrée ; au retour, on
est de même brusquement arrêté, on sent l'instrument traverser un espace
plus ou moins étendu, rigide et comme rugueux, puis un ressaut brusque
au delà duquel l'instrument se retrouve libre. Nous le répétons, cette
sensation de ressaut brusque est nécessaire pour établir sûrement le diagnostic ; on ne peut affirmer l'existence d'un rétrécissement qu'après l'avoir franchi (Guyon).

Le point sur lequel l'instrument vient butter est des plus variables. Souvent c'est
au méat lui-même qu'on est arrêté ; cette atrésie, presque toujours congénitale,
gêne parfois l'exploration en ce qu'elle ne permet pas l'introduction d'une boule
d'un calibre suffisant ; elle offre d'ailleurs peu d'intérêt et est justiciable d'un
traitement des plus simples. A une faible distance de l'orifice externe, la boule
peut être arrêtée ; si l'obstacle est unique, il faut rechercher dans les antécédents du malade un chancre ou un traumatisme ; si au contraire les rétrécissements sont multiples, si surtout leur étroitesse augmente à mesure que la région
explorée est plus profonde, on sera certain d'être en face d'un rétrécissement
blennorrhagique. Dans ces cas, la traversée de la région bulbaire exigera presque
toujours l'emploi d'une boule plus petite que celle des autres points. Ailleurs
enfin l'instrument ne s'arrêtera qu'à la région périnéo-bulbaire ; il y aura lieu
de faire un diagnostic différentiel avec le spasme, souvent fort délicat. Nous
aurons bientôt à en parler.

Ce ne sont pas là les seules sensations qu'on perçoit ; certains urèthres, à la
suite d'inflammations répétées, sont indurés sur tout leur parcours ; la boule
passe difficilement à travers leurs parois où elle est à chaque instant arrêtée
par des nodosités. De tels canaux explorés de dehors en dedans par l'intermédiaire des téguments donnent au doigt la sensation d'un cordon dur et inégal,
dont les épaississements successifs correspondent aux points rétrécis. Cet examen
direct par la palpation est souvent fort utile pour fixer les idées et faire savoir
exactement la région de l'urèthre que traverse l'instrument.

Enfin dans quelques cas aucun instrument, si délié qu'il soit, ne peut franchir un rétrécissement d'une étroitesse extrême ; l'explorateur à boule, même
le plus fin, doit être abandonné ; il faut tâcher de se faire jour à l'aide d'une
bougie filiforme soit directe, soit disposée en vrille ou en baïonnette. Nous aurons à revenir au chapitre du traitement sur la conduite à tenir en face de ces
rétrécissements dits infranchissables.

Diagnostic. Il est un élément auquel on doit apporter la plus grande attention quand il s'agit d'établir le diagnostic d'un rétrécissement : ce sont les antécédents du malade. Il faudra d'abord s'informer des blennorrhagies antérieures,
car cette cause est la plus fréquente, de leur durée, de leurs complications,
puis chercher à savoir si des traumatismes ont porté sur l'urèthre. Et par là
nous n'entendons pas seulement les grandes blessures telles qu'une fracture du
bassin, une chute sur le périnée, mais les saignements en apparence insignifiants
qui ont eu lieu après une fausse manœuvre pendant le coït, ou lorsque le malade
a pratiqué le coït pendant une blennorrhagie, ou après la rupture de la corde ;

enfin il faudra faire le diagnostic rétrospectif d'un chancre intra-uréthral. Si tous ces renseignements sont négatifs, et si l'on a lieu de croire qu'ils sont donnés de bonne foi, les troubles urinaires présentés par le malade reconnaissent une autre origine, car il n'a pas droit à un rétrécissement.

Nous passerons très-rapidement sur certaines causes d'erreur dont on fait acilement le diagnostic différentiel, telles que les calculs vésicaux, la cystite, l'hypertrophie prostatique ; les commémoratifs et un examen attentif les feront écarter. Il en est de même des tumeurs de voisinage comprimant l'urèthre, des corps étrangers et des calculs uréthraux. Signalons toutefois les cas où derrière un rétrécissement s'est engagé un calcul ; le pronostic s'assombrit alors et une intervention des plus rapides est indiquée.

Nous avons hâte d'arriver au point le plus délicat du diagnostic ; dans beaucoup de circonstances, l'obstacle qui arrête la boule en un point de l'urèthre est-il fibreux et constitue-t-il un rétrécissement ou bien est-ce une contraction passagère des éléments musculaires de l'urèthre ? Cette question nous conduit à étudier dans son ensemble le spasme de l'urèthre.

Spasme de l'urèthre. Sous ce nom on désigne une contraction tonique d'un ou de plusieurs éléments musculaires de l'urèthre, qui en rétrécit ou en obture une certaine portion. Ce n'est qu'à partir de Desault et de Chopart qu'on trouve dans les auteurs une notion précise de ce phénomène ; Hunter l'étudia avec soin, mais lui accorda une importance exagérée. Tous d'ailleurs l'admettent après lui jusqu'à Amussat, qui en discute d'abord l'existence et la nie complétement quelques années après. Dans quelle région de l'urèthre rencontre-t-on le spasme ? Il a été longtemps admis dans la région spongieuse par E. Home d'après Hunter, par Civiale, Reybard, Rouget, Jarjavay, etc. ; cette localisation est aujourd'hui considérée comme imaginaire ; l'anatomie n'a permis de reconnaître dans cette région qu'une quantité minime de fibres musculaires et affectant une direction telle qu'elles ne peuvent rétrécir l'urèthre. Cette opinion est celle de Leroy d'Étiolles, Mercier, Vidal de Cassis, Voillemier, Thompson, etc. Enfin le professeur Guyon a démontré que l'électrisation n'y déterminait aucune diminution du calibre. Nous n'insistons sur ces faits, aujourd'hui admis par tous, que pour combattre une opinion émise en 1873 par Stilling, qui assigne aux trabécules du corps spongieux une structure musculaire et les croit capables de déterminer un rétrécissement spasmodique.

Cette contraction se produit-elle au niveau d'un rétrécissement, et l'anneau fibreux qui le forme peut-il se resserrer encore sous l'influence d'une action musculaire périphérique ? Beaucoup d'auteurs l'ont admis ; Dupuytren, Perrève, Civiale, Reybard, en reconnaissent l'existence et conseillent, pour vaincre le spasme, de laisser une bougie en contact prolongé avec le rétrécissement. On est un peu étonné de voir Voillemier, qui nie le spasme de la région spongieuse à l'état normal, en admettre l'existence quand un rétrécissement s'y est formé. Thompson est aussi en contradiction avec lui-même, en refusant une structure musculaire à la région spongieuse et admettant une contraction spasmodique surajoutée au rétrécissement, dans quelque région de l'urèthre que ce soit. Il suffit de se reporter à l'examen histologique de la portion rétrécie de l'urèthre pour s'assurer que ce spasme est réellement impossible. Les modifications passagères du calibre qu'on observe parfois sont sous la dépendance d'un processus inflammatoire ou congestif. De plus, dans les rares observations de rétrécissements de la région membraneuse, on voit signalées la dureté du tissu et sa résistance à la dilatation, mais nulle part de ces resserrements brusques et temporaires qui caractérisent le spasme.

Ainsi, toutes les fois qu'un explorateur sera arrêté dans la région spongieuse, on sera certain qu'il y a un obstacle permanent. Il n'en est pas de même de la région bulbo-membraneuse.

Ici l'accord existe entre les auteurs et tous admettent l'existence d'une contraction des muscles de Guthrie et de Wilson qui peut à un moment donné opposer une barrière infranchissable aux instruments et même à l'urine. Nous ne retiendrons de l'histoire de ce spasme que ce qui a trait au diagnostic du rétrécissement. Une boule exploratrice a franchi librement toute la région pénienne et se trouve brusquement arrêtée au niveau de la région bulbo-membraneuse : s'agit-il d'un rétrécissement du cul-de-sac du bulbe ou d'un spasme à l'entrée de la région membraneuse ? Sans parler des commémoratifs qui mettent sur la voie, il est rare que les rétrécissements blennorrhagiques, arrivés à un degré assez prononcé, ne soient pas accompagnés d'un ou de plusieurs resserrements de la portion pénienne ; ce sont déjà des signes de présomption. Pourtant ceux-ci peuvent manquer. Les sensations perçues alors par l'intermédiaire de l'instrument doivent être enregistrées avec soin. Un arrêt sur le rétrécissement donne lieu à un choc brusque et toujours un peu sec ; lorsque c'est le sphincter inter-uréthral qui s'oppose au passage, on constate une certaine mollesse, une élasticité plus ou moins grande qui cède un peu devant l'instrument et le repousse ensuite. Il faut en outre prolonger ses essais pendant un certain temps, maintenir la boule en contact avec l'instrument en exerçant une pression légère ; tout d'un coup, dans certains cas, on sent l'obstacle disparaître et l'instrument s'engage ; à ce moment le passage provoque une certaine douleur qui manque lorsqu'on traverse un rétrécissement. L'exploration ne doit pas s'arrêter là ; en ramenant l'instrument on éprouve de nouveau une résistance et, si l'instrument est conduit lentement, on peut sentir les contractions musculaires multiples qui lui sont imprimées. A la sortie il n'y a pas de ressaut brusque, mais on sent que la constriction disparaît graduellement. Veut-on essayer de franchir de nouveau ? le plus souvent le spasme a cédé pour un certain temps et on passera facilement, parfois au contraire la contraction du muscle a reparu avec plus de violence et on sera définitivement arrêté ; rien de pareil avec un rétrécissement, les sensations et les difficultés seront toujours les mêmes.

Malgré une longue persistance, il peut se faire que l'obstacle ne cède pas devant la bougie de gomme : on doit alors essayer de présenter à l'obstacle un instrument métallique ; une pression douce permet de faire pénétrer un instrument volumineux avec une facilité remarquable. Ailleurs le sphincter membraneux ne s'écarte que très-peu ; on essaie alors d'introduire une bougie fine sur laquelle on visse, suivant le conseil du professeur Guyon, un cathéter de Béniqué, et au moyen de ce cathétérisme *à la suite* on pénètre toujours à travers la boutonnière musculaire. Souvent tous ces moyens échouent ; il ne faut pas exercer de violence ; on attendra quelques heures, quelques jours même, pour essayer de passer. Enfin il existe des circonstances où l'on doit s'en tenir aux commémoratifs et aux probabilités.

C'est alors que l'étude des causes de ce spasme acquiert une grande importance. Sans parler des affections cérébrales et médullaires qui provoquent parfois un spasme des plus tenaces, nous rappellerons seulement ici que ces causes peuvent siéger au delà et en deçà du sphincter membraneux. Les premières sont les affections vésicales, accompagnées de douleurs, comme la cystite, les calculs vésicaux, la tuberculose uréthro-vésicale; quelquefois une néphrite a produit le même résultat. Ce sont là pour nous les conditions dans lesquelles le spasme se montre le plus volontiers; mais la cause peut en être aussi dans l'urèthre antérieur. Des faits incontestables démontrent qu'une atrésie du méat, un phimosis même, peuvent donner lieu à un spasme intense qui est l'occasion de rétentions d'urine.

Un rétrécissement de la portion pénienne est assurément susceptible de déterminer du spasme. Est-ce toujours la cause de l'arrêt qu'éprouve l'explorateur en avant de la portion membraneuse, quand on a déjà rencontré un rétrécissement dans la portion pénienne? C'est là l'opinion du professeur Verneuil, qui a défendu la théorie du spasme symptomatique du rétrécissement. Dans une communication faite à la Société anatomique en 1866, il s'exprime en ces termes : « En explorant un urèthre atteint de rétrécissement, on est arrêté à une distance minime du méat, à 6 ou 7 centimètres; on franchit ce premier obstacle, puis en poursuivant on rencontre une nouvelle difficulté, à une distance invariablement comprise entre 11 et 13 centimètres. Il y a, en un mot, un premier obstacle variable par son siége, un second au contraire constant. Le premier obstacle est dû à une bride, à une lésion. Mais pourquoi le second obstacle siége-t-il toujours entre 11 et 13 centimètres? C'est que là se trouve la portion membraneuse ayant un appareil contractile. Cela est si vrai que, si nous recherchons ce qui se passe en dehors des cas de rétrécissements, dans un cathétérisme, c'est entre 11 et 13 centimètres que l'on sera arrêté. Chaque fois qu'il y a irritation de la partie antérieure de l'urèthre, la portion membraneuse se contracte et arrête la sonde ».

Deux élèves de Verneuil, Folet et de Landeta, défendirent cette opinion, tout en faisant quelques réserves; mais l'un d'eux, Landeta, en faisant le relevé des autopsies et des opinions des auteurs sur le siége des rétrécissements est en contradiction avec lui-même, car il démontre que le siége presque constant du rétrécissement est la région bulbaire. Plus tard, en 1878, Cornillon tenta de prouver le fait par des résultats d'autopsie, mais nous trouvons également dans ses descriptions anatomo-pathologiques l'existence de rétrécissements fibreux bulbaires qui constituaient certainement un obstacle pendant la vie.

Plus récemment Otis a repris cette théorie; il appelle *uréthrisme* le spasme né sous cette influence, par analogie avec le vaginisme. Pour lui, il existe des rétrécissements spasmodiques de la région membraneuse dus soit à un rétrécissement de l'avant-canal, soit à une atrésie du méat. Or on sait que tout point de l'urèthre qui ne correspond pas au numéro 28 ou 30 de la filière française est à ses yeux un rétrécissement. Cette théorie qui n'est guère admise en Europe a trouvé en Amérique même des contradicteurs passionnés: Sands, entre autres, s'élève contre ces conclusions, surtout contre celles qui sont relatives au calibre du méat, et il cite des accidents survenus à la suite des opérations que recommande Otis.

Quoi qu'il en soit, nous ferons remarquer que l'anatomie pathologique montre que les rétrécissements blennorrhagiques siégent presque toujours à la région bulbaire, et qu'ils sont en général accompagnés d'un rétrécissement pénien; comme il est souvent difficile de distinguer à l'aide d'un instrument explorateur le spasme de la région membraneuse d'un rétrécissement bulbaire, c'est à l'ana-

·tomie pathologique qu'il nous paraît rationnel de se rapporter. Nous admettons, bien entendu, la réalité du spasme lié aux rétrécissements péniens, mais nous le croyons exceptionnel. Il n'est d'ailleurs possible de le constater que lorsque le premier obstacle se laisse franchir par une bougie qui pénètre jusqu'à la région membraneuse. Là, en recueillant les sensations délicates dont nous avons parlé, on pourra reconnaître s'il existe du spasme. Mais, si le rétrécissement est très-serré et ne laisse passer qu'une bougie fine, ce diagnostic nous paraît impossible. Seule l'uréthrotomie peut nous en donner une preuve ; pratiquée dans ces circonstances, la section du rétrécissement antérieur, le seul qu'on ait pu constater directement, est en général suivie de la section d'un second rétrécissement bulbaire plus long et plus résistant.

Otis et d'autres auteurs conseillent comme moyen de diagnostic l'emploi du chloroforme ; nous ne croyons pas beaucoup à son efficacité, car les sphincters résistent longtemps à l'anesthésie, et on ne pourrait pas sans danger la pousser jusqu'à la résolution complète des muscles intra-uréthraux.

Marche. La marche ordinaire d'un rétrécissement est celle que nous avons indiquée en décrivant les symptômes ; on a vu que les premières phases de la maladie passaient en général inaperçues ; qu'ensuite les troubles de la miction se montraient et augmentaient peu à peu, et qu'enfin une série d'autres phénomènes conduisaient le malade vers un état des plus graves. Abandonné à lui-même, un rétrécissement aboutira fatalement à cette dernière période, c'est dire que la maladie est incessamment progressive ; l'anneau fibreux se resserre toujours davantage ; on a signalé des temps d'arrêt dans cette marche, mais le rétrécissement, stationnaire pendant un temps, n'abandonne jamais sa tendance à se rétracter de plus en plus. Ajoutons que les plus grandes différences existent ; l'étiologie nous a appris la différence qui existait entre les rétrécissements blennorrhagiques et traumatiques : les premiers évoluent quelquefois avec une grande lenteur et il n'est pas rare de voir une stricture ne devenir appréciable que quinze, vingt, vingt-cinq ans après l'écoulement qui en est la cause ; les rétrécissements traumatiques apparaissent souvent quelques semaines après l'accident qui a porté sur l'urèthre.

Les complications ne trouvent pas leur place ici ; nous avons indiqué rapidement quelques-unes d'entre elles, telles que l'uréthrite, la cystite, la néphrite, en exposant les symptômes ; quant aux autres, l'infiltration d'urine, les abcès urineux, les fistules, etc., elles font l'objet d'articles spéciaux de ce Dictionnaire.

Le pronostic des rétrécissements dépend surtout des complications qui surviennent et qui mettent souvent en quelques jours la vie du malade en danger ; la nature de la cause productrice, la rapidité de la marche, la tolérance de la vessie et des reins, jouent aussi un rôle considérable. Mais d'une manière générale on doit considérer un rétrécissement comme une affection sérieuse. C'est une maladie essentiellement sujette aux récidives ; on verra, à propos du traitement, qu'aucun des moyens employés ne permet de les éviter ; sans doute un sujet soigneux et attentif qui, après un traitement bien dirigé, prendra la précaution de maintenir la liberté de son canal au moyen de cathétérismes réguliers, aura des chances pour éviter le retour d'un rétrécissement étroit et des accidents qui en dépendent ; mais la récidive est toujours imminente. Remarquons en terminant combien il est peu commun de trouver des vieillards porteurs de rétrécissements ; ce fait, auquel nous ne voulons pas attacher une très-grande importance, tendrait cependant à prouver l'influence fatale de cette affection sur l'économie tout entière.

Traitement. Le traitement des rétrécissements de l'urèthre doit viser un double but : celui de rendre d'abord à ce canal son calibre normal, puis d'éviter les récidives. Si le premier de ces résultats est généralement obtenu, il n'en est pas de même du second, et nous dirons dès maintenant que de toutes les méthodes proposées il n'en est pas une qui puisse prétendre à une guérison définitive.

Un traitement médical des rétrécissements n'existe pas ; on a toujours à observer certaines règles d'hygiène, quelquefois un régime spécial ; des accidents généraux nécessiteront une médication interne, mais ces recommandations sont applicables à une affection quelconque des voies urinaires et nous n'avons pas à y insister. Les rétrécissements relèvent exclusivement de la chirurgie. Or, en présence de plusieurs méthodes qui sont supposées donner des résultats également bons, c'est toujours la plus simple et celle qui expose aux dangers les moins grands qu'il faudra choisir. Il en est une qui à ce titre prime toutes les autres, c'est la dilatation graduelle. Elle constitue par elle-même une méthode excellente, en outre elle sert de complément à toutes les autres.

Nous allons exposer les principales méthodes en passant rapidement sur certaines d'entre elles, qui ont joui autrefois d'une grande vogue, mais qui ne comptent plus aujourd'hui que de rares partisans.

Cautérisation. La cautérisation est la méthode de traitement la plus ancienne. En se reportant à l'historique qui précède, on verra que, si des tentatives de section, de destruction des carnosités, ont eu lieu, elles constituaient des opérations préliminaires destinées à faciliter l'action des caustiques. On verra également que Hunter employait la cautérisation d'une façon méthodique ; mais il ne la croyait pas applicable à tous les cas. Il la réservait pour les rétrécissements difficilement franchissables et préférait la dilatation, toutes les fois qu'il la jugeait possible. Éverard Home généralisa la méthode de Hunter et appliqua le nitrate d'argent à tous les rétrécissements ; 20 à 30 applications de caustique suffisaient en moyenne pour amener la guérison, mais il cite un cas où 1256 séances ont été nécessaires. On juge des désordres qu'un tel traitement devait produire.

Les accidents étaient d'autant plus fréquents que, par ces procédés, on agissait en aveugle, en portant le caustique sur la partie antérieure du rétrécissement et en détruisant successivement d'avant en arrière toute la masse fibreuse. Arnott, en Angleterre (1821), et surtout Ducamp, en France (1822), se proposèrent d'attaquer le rétrécissement à coup sûr et de porter le caustique dans l'intérieur même de la portion rétrécie ; de cette façon le nitrate d'argent, qu'ils employaient exclusivement, ne pouvait agir que sur la région malade. C'est ce que Ducamp appelait la *cautérisation latérale.* Pour atteindre ce but, il prenait d'abord le moule de l'orifice du rétrécissement au moyen d'une bougie porte-empreinte. Une matière malléable, composée de cire, de poix et d'autres substances, recouvrait un pinceau de fils de soie qui terminait lui-même une bougie de gomme. On conçoit comment on pouvait ainsi, malgré d'assez nombreuses causes d'erreur, recueillir une empreinte assez fidèle. Elle servait à guider le porte-caustique, formé d'un stylet résistant, pourvu d'une petite cuvette où l'on déposait du nitrate d'argent et situé à l'intérieur d'une sonde. Quand celle-ci avait butté contre l'obstacle, on faisait saillir le stylet qui s'engageait daus la lumière du rétrécissement; quelques séances de dilatation précédaient toujours l'application du caustique. Lallemand modifia l'instrument, mais non le principe. Ségalas imagina une disposition plus heureuse, qui lui permit de cautériser toute la circonférence du rétrécissement. Enfin Leroy d'Étiolles proposa la cautérisation *latérale rétrograde*, qu'il faisait au moyen d'une canule portée au delà du rétrécissement et munie sur les côtés de 2 ou 3 ouvertures à travers lesquelles on touchait en toute sécurité, à l'aide d'un stylet préparé, tous les points rétrécis et rien que ces points.

Une objection fut faite dès le début à l'emploi du nitrate d'argent, qu'on accusait de produire des cicatrices rétractiles et auquel on voulut substituer la potasse caustique. Whateley (1804) est le premier qui en préconisa l'emploi; pendant longtemps quelques chirurgiens s'en sont servis; Wade (1857) tenta de la réhabiliter; Henry Smith la réservait à quelques cas de rétrécissements rebelles à la dilatation.

Nous n'insistons pas, car la méthode de Ducamp et beaucoup d'autres analogues cédèrent peu à peu le pas aux différents procédés de dilatation et de section des rétrécissements. Néanmoins, de tout temps, certains praticiens se sont servis des caustiques dans des cas déterminés. Thompson, qui les repousse, a néanmoins étudié leur mode d'action et a publié à ce sujet des résultats intéressants. D'après lui, le nitrate d'argent, mis en contact avec une muqueuse pendant trente secondes, produit une tache blanchâtre qui augmente d'étendue et s'épaissit pendant deux à trois minutes; au bout de vingt-quatre heures une pellicule qui s'était élevée peu à peu tend à disparaître et quarante-huit heures après on voit une plaie légèrement déprimée, à laquelle succède une cicatrice sillonnée de brides qui viennent converger vers un point central. La potasse produit une brûlure et des phénomènes inflammatoires très-intenses dès le début; il se forme un point noir entouré d'un exsudat sanguin; les parties voisines sont ramollies et enflammées. Au bout de quarante-huit heures, l'eschare tombe, mais les bords sont épaissis et saillants et la dépression du fond est très-appréciable; quinze jours après l'élévation des bords de la plaie est encore très-sensible.

Il résulte pour nous de ces expériences et de différentes observations publiées qu'un caustique porté dans l'urèthre détermine une série d'accidents fort graves. Ce sont des douleurs extrêmement vives qui peuvent provoquer une syncope; la fièvre est fréquente; des hémorrhagies, constantes, acquièrent parfois une grande abondance. Enfin la tuméfaction de la muqueuse est telle que la dysurie est toujours très-sensible et que souvent on a observé une rétention complète qui a nécessité la ponction de la vessie. Les résultats définitifs ne sont pas de nature à compenser ces dangers; les ulcérations consécutives donnent lieu à des cicatrices plus dures et plus rétractiles que celles qu'on cherche à détruire. De plus l'action du nitrate d'argent est insuffisante pour amener la disparition du rétrécissement malgré les applications les plus multipliées. Aussi est-on en droit de dire que la cautérisation a produit plus de rétrécissements qu'elle n'en a guéri.

Nous ne pouvons passer sous silence l'opinion de Voillemier qui, tout en repoussant la cautérisation comme méthode générale, estime cependant qu'elle rend des services dans les cas où des fistules siégent derrière un rétrécissement cicatriciel. En outre il la conseille contre certains rétrécissements très-sensibles. La raison qu'il en donne est singulière : il croit que la dysurie tient au spasme :

or le caustique produit une eschare insensible et, la douleur étant supprimée, le
spasme disparaît pour un temps tout au moins. Enfin Voillemier, Ricord, attribuent au nitrate d'argent une action modificatrice sur la muqueuse qui favorise-
rait la cicatrisation (?) et viendrait en aide à la dilatation. Il n'est pas irrationnel
de considérer un rétrécissement comme un foyer d'inflammation chronique qui
évolue très-lentement et il n'est pas impossible que le nitrate d'argent, à dose
non caustique, agisse là comme il agit contre une inflammation chronique. Mais
y a-t-il jusqu'à présent une observation qui permette de se rendre un compte
exact de ce processus?

Galvano-caustique chimique. Le principe de la galvano-caustique repose
sur ce fait que les eschares produites par les caustiques alcalins sont souples et
peu rétractiles. Or, après l'application d'un courant continu sur des tissus
vivants, on voit au niveau des électrodes des eschares qui, au pôle positif, sont
comparables à celles que produisent les acides ou le feu et qui, au pôle négatif,
sont semblables à celles qui résultent de l'action des acides. Ainsi, l'électrode
négative donnerait une cicatrice molle, dépressible et douée d'une rétractilité
très-limitée.

Ciniselli imagina la méthode en général; Mallez et Tripier en firent l'application aux rétrécissements de l'urèthre. Leur appareil était composé d'un mandrin
dont l'extrémité ferme, comme un embout, l'ouverture d'une sonde de gomme
destinée à protéger les parties sur lesquelles ne doit pas porter la cautérisation.
Le pôle positif est fixé sur la cuisse. Le professeur Le Fort se sert d'une bougie
à électrolyse analogue, enfin Tripier donne, dans sa thèse, la description d'un
appareil inventé par Jardin et qui reproduit la disposition de l'uréthrotome de
Maisonneuve. Le mode d'action de ces appareils se comprend facilement sans
qu'il soit nécessaire d'insister. Une douleur assez vive se manifeste au moment
du passage du courant, mais elle diminue à mesure que l'eschare devient plus
épaisse; on exerce une certaine pression sur la tige pour la faire progresser,
et, dans un délai qui varie de une à cinq minutes, le rétrécissement est détruit.
La dilatation consécutive n'est pas nécessaire; au bout d'une quinzaine de jours
le calibre de l'urèthre paraît même augmenter à cause de la disparition de
l'inflammation périuréthrale.

Outre Mallez, Dubreuil et Couriard (de Saint-Pétersbourg) se sont montrés
partisans de la méthode, quoiqu'ils ne l'aient employée qu'un petit nombre
de fois. Bien peu de chirurgiens, il est vrai, l'ont essayée; parmi eux, nous
devons citer Moreau Wolf, qui a dû y renoncer après de nombreuses tentatives,
et surtout Gouley et Van Buren (de New-York), qui l'ont abandonnée bientôt.
Le principal avantage que ses auteurs lui attribuent, la souplesse de la cicatrice
consécutive à la cautérisation par les alcalins, compte de nombreuses exceptions.
On sait que des brûlures de la peau, de l'œsophage, produites par ces agents,
ont donné lieu à des cicatrices très-dures et très-rétractiles. Rien ne prouve qu'il
n'en soit pas de même pour l'urèthre. En outre cette méthode, qui nécessite une
instrumentation compliquée, présente plusieurs inconvénients, tels que la douleur, l'hémorrhagie; enfin, les observations publiées ne permettent pas de juger
les résultats lointains. Au contraire, Duplay et Mallez lui-même ont constaté
des récidives à courte échéance et des accidents graves, tels que l'infiltration
d'urine; un cas mortel a été publié.

Dilatation. Le procédé qui consiste à rendre à l'urèthre son calibre normal
en y faisant pénétrer des instruments volumineux a été employé de tout temps.

Toutefois les anciens chirurgiens le considéraient comme accessoire et ils ne l'employaient qu'après des cautérisations. Hunter érigea le premier en méthode la dilatation appliquée aux rétrécissements; il a indiqué les circonstances dans lesquelles elle était applicable. Depuis, tous les auteurs en ont reconnu les avantages et ceux même qui ont recommandé avec le plus de chaleur un procédé qu'ils avaient imaginé ont admis la dilatation avec plus ou moins de restriction.

Nous nous occuperons tout d'abord de la dilatation lente, de celle qui a pour objet de rendre à l'urèthre graduellement et après un certain temps ses dimensions normales ou presque normales.

Pour pratiquer la dilatation, on se sert très-rarement de sondes et presque toujours de bougies molles ou rigides; ces dernières n'étant plus employées que pour la dilatation temporaire, nous en parlerons plus loin.

La composition des bougies molles a été exposée ailleurs (*voy.* art. SONDES BOUGIES); de nombreuses substances ont été employées. Telles sont les bougies de corde à boyau, qui produisaient la dilatation en se gonflant, après avoir franchi le rétrécissement. Plus récemment on a voulu, en se servant de bougies faites d'une tige de laminaria, rajeunir cette méthode. L'inconvénient inhérent à ce procédé est de n'opposer au rétrécissement qu'une force insuffisante pour le dilater, tandis que l'expansion de la tige se fait au-dessus et au-dessous de l'obstacle, à tel point que l'extraction en est parfois difficile; ces instruments sont complétement abandonnés. Les bougies de baleine sont considérées comme dangereuses et leur emploi est limité à un petit nombre de cas dont nous parlerons plus loin; les bougies de cire reconnaissent également des indications spéciales.

C'est donc aujourd'hui presque toujours aux instruments de gomme qu'on s'adresse; Ducamp a proposé des bougies à ventre que ses contemporains ont adoptées; mais leur renflement est trop brusque et la dépression qui lui succède est inutile. En Angleterre, on se sert de bougies qui ont une certaine rigidité, et assez élastiques; plongées dans l'eau chaude, elles ont l'avantage de pouvoir se prêter à toutes les courbures qu'on leur donne et de les conserver après refroidissement. On les considère comme un peu trop offensives. En France, on emploie surtout des bougies flexibles, à extrémité conique, mais dont la pointe est en général pourvue d'un renflement olivaire.

Ce manuel opératoire est des plus simples. On peut se guider, dans le choix du numéro à introduire, sur les symptômes fonctionnels, tout en se rappelant que ceux-ci ne donnent que des probabilités. C'est l'examen préalable de l'urèthre au moyen des explorateurs à boule qui seul donnera une notion exacte sur le degré du rétrécissement et le numéro de la bougie à employer pour commencer le traitement. On saisit la verge de la main gauche, en exerçant sur elle une légère traction destinée à effacer les plis de la muqueuse, et en lui donnant une direction perpendiculaire à l'axe du corps. La bougie est introduite et passe quelquefois sans rencontrer d'obstacle; on en prend alors une d'un numéro plus élevé; quand elle est simplement engagée et qu'elle s'arrête sur un point de sa portion conique, on exerce sur elle une pression *très-modérée;* si elle passe, c'est que le rétrécissement a cédé facilement et le calibre était celui qui convenait; si au contraire la résistance est plus forte, on évite de pousser la bougie avec violence, mais on la retire pour la remplacer par une plus petite. Disons-le tout de suite, dans tous les cas de dilatation lente il faut se garder de violenter les parois uréthrales, et les bougies doivent glisser sur elles à frottement doux.

Souvent les choses ne se passent pas aussi simplement, et l'extrémité des bougies de divers calibres butte contre un obstacle qui tantôt est dû à une action spasmodique (nous n'avons pas à revenir sur ce point), et qui tantôt tient à une étroitesse extrême ou à une disposition particulière des rétrécissements. Nous allons passer en revue les principaux artifices qu'on a imaginés pour surmonter cette difficulté.

Des procédés nombreux ont été proposés pour se frayer un chemin à travers un rétrécissement étroit ou tortueux ; le plus ancien consiste en *injections forcées*. L'huile a été employée et devait primitivement servir de véhicule à diverses substances médicamenteuses, telles que la belladone, l'opium (Sœmmerring). C'est surtout comme moyen mécanique qu'on a utilisé ces injections et alors c'est l'eau dont on s'est servi (Trye, Ségalas, etc.). Amussat ne se fit pas illusion sur la puissance dilatatrice d'un tel agent et, tout en recommandant ce moyen, il indique qu'il a surtout pour but de débarrasser l'orifice des mucosités ou de fausses membranes ; il a obtenu ainsi de nombreux succès. Plus tard, Reybard inventa un appareil composé d'une canule au moyen de laquelle on pouvait injecter dans l'urèthre des liquides soumis à une certaine pression et en même temps chercher à introduire une bougie fine dans l'orifice du rétrécissement. Ailleurs il propose le mercure comme agent dilatateur : une petite quantité en est introduite dans l'avant-canal et, après une pression soutenue pendant une heure ou deux, on pourrait en général s'engager dans l'orifice.

Thompson revient aux injections d'huile, et il recommande d'exercer une pression assez forte jusqu'à ce qu'on éprouve la sensation d'une résistance vaincue ; après quoi on pourra facilement introduire une bougie fine. Le professeur Guyon a employé dans certains cas difficiles la pression hydraulique : une sonde de moyen calibre est introduite en avant du rétrécissement ; une ligature est placée sur la verge ; un tube adapté à l'extrémité de la sonde et communiquant avec un récipient rempli d'eau permet de varier la pression à laquelle on veut soumettre le rétrécissement. Une colonne d'eau de 1 mètre et une demi-heure de pression sont des maxima qu'on ne doit pas dépasser. Tantôt l'obstacle cède peu à peu et le malade se plaint d'un besoin rapidement croissant d'uriner ; tantôt l'irruption de l'eau est brusque et tout à coup le malade accuse des douleurs vives dans la vessie : aussi ne faut-il jamais abandonner le malade pendant tout le temps que la pression s'exerce et être prêt à lui porter secours. Aussitôt que l'obstacle est franchi, il faut essayer d'introduire une bougie fine. On trouvera dans la thèse de Gauron les détails du manuel opératoire. Enfin Duchastelet a imaginé un appareil ingénieux au moyen duquel on peut, mieux qu'avec celui de Reybard, chercher à introduire une bougie fine pendant que le liquide presse sur le rétrécissement.

On a également utilisé la pression du liquide quand elle s'exerce d'arrière en avant, c'est-à-dire qu'on a proposé de tenter le cathétérisme pendant que le malade urine ; tous ces moyens sont bons à connaître et ont donné des résultats satisfaisants.

Des procédés tout différents consistent à exercer sur l'orifice du rétrécissement une pression assez longtemps prolongée avec des instruments rigides. C'est ce qu'on appelle le *cathétérisme appuyé*. D'abord on a essayé (Hunter) de déployer une force suffisante pour amener une ulcération, puis cette manière d'agir est

abandonnée; de n'exercer qu'une compression modérée avec une bougie ordinaire de gomme (Dupuytren, Velpeau); enfin d'exécuter cette même manœuvre
avec des bougies de cire. Ces dernières donnent les résultats de beaucoup les
meilleurs, et nous n'hésitons pas à en recommander l'emploi, à l'exclusion
de toutes les autres. Le manuel opératoire est des plus simples; il suffit de
conduire la bougie de cire jusqu'au rétrécissement et de l'y maintenir appuyée
pendant quelques heures en évitant de déployer une trop grande force. Cette
conduite diffère donc de celle de Dupuytren et de Velpeau, qui conseillaient
de laisser la bougie à demeure pendant vingt-quatre heures en appuyant
fortement sur elle. Comment les modifications de l'orifice se produisent-elles?
Est-ce simplement en déprimant l'extrémité antérieure du rétrécissement et
en créant un infundibulum, ou parce que cette pression longtemps prolongée
fait cesser le spasme, ainsi que le veut Civiale? Y a-t-il là une dilatation vitale dont parlent Hunter, Dupuytren, Velpeau? Enfin le résultat est-il dû à
un effet de l'inflammation, suivant l'opinion de Voillemier? Nous croyons
qu'il se passe là un phénomène analogue à celui qui accompagne la dilatation
progressive, et nous aurons bientôt à examiner les diverses théories qui s'y
rattachent.

La pression hydraulique, le cathétérisme appuyé, ne sont en somme que des
opérations préliminaires destinées à faciliter l'introduction d'une bougie. Malgré
cela, ce temps de l'opération reste souvent difficile. On doit toujours commencer
par essayer un instrument fin et droit. S'il ne passe pas, on peut, comme le
conseille Ducamp, engager dans l'avant-canal un faisceau de bougies fines dont
les extrémités se placent au hasard, et exercer successivement sur chacune
d'elles de petits mouvements de propulsion. On évitera autant que possible de
se servir de bougies de baleine dont l'extrémité rigide et un peu pointue peut
facilement déchirer la muqueuse et créer une fausse route. Sans doute, avec
une grande habitude du cathétérisme, on perçoit les différences des sensations
que donne l'engagement dans le rétrécissement ou sous la muqueuse, mais,
d'une manière générale, nous ne saurions recommander l'emploi de tels instruments qui présentent peu d'avantages sur les bougies de gomme, car,
si leur rigidité est plus grande, c'est une qualité qu'il est prudent de ne pas
utiliser.

De tous les moyens proposés, celui qui donne les meilleurs résultats est
l'emploi de bougies fines à extrémités contournées de diverses manières en
forme de tire-bouchon, de vrille, de baïonnette, puis recouvertes de collodion à
leur extrémité, dans le but de maintenir la courbure qu'on leur a imprimée;
ce sont les *bougies tortillées* dont Leroy d'Étiolles s'est servi le premier. Il est
bon d'avoir à sa disposition des bougies de forme très-variée et de les essayer
tour à tour, tout à fait au hasard. La situation ordinairement excentrique du
rétrécissement, l'accès de son orifice rendu difficile par la présence de brides,
de saillies cicatricielles, tous ces détails d'anatomie pathologique ne peuvent
être reconnus sur le vivant; les bougies tortillées permettent de présenter
l'extrémité de l'instrument sur tous les points et dans toutes les directions, et
on peut avec elles mieux qu'avec d'autres s'engager dans un orifice dont on ne
connaît ni la situation, ni la direction. Curtis a fait voir tout le parti qu'on
pouvait tirer de ces dispositions bizarres.

Nous ne saurions trop insister sur la nécessité de répéter avec la persévérance
la plus tenace ces tentatives de cathétérisme en présence de rétrécissements qua-

lifiés trop rapidement d'infranchissables. Quand l'état local et l'état général restent satisfaisants, il n'est pour ainsi dire pas de limite au temps qu'il est permis
de consacrer à ces préliminaires. Pour notre part nous avons présents à l'esprit
un certain nombre de cas de rétrécissements très-serrés, dans lesquels nous
n'avons pu pénétrer qu'au bout de plusieurs semaines et même de plusieurs
mois : une fois cette première bougie engagée, la dilatation graduelle s'est
faite très-facilement; des trajets fistuleux ont même guéri spontanément après
la dilatation du canal.

Une fois le rétrécissement franchi et une bougie engagée, deux méthodes
s'offrent au chirurgien pour obtenir la dilatation lente et progressive. Dans certains cas il laissera la bougie à demeure, dans d'autres il la retirera après un
temps variable, mais toujours assez court. Il fera dans un cas de la dilatation
lente permanente; dans le second, de la dilatation temporaire. Ces deux méthodes
nous occuperont successivement.

Dilatation lente, progressive, PERMANENTE. Une bougie a été introduite; il
faut avoir soin de la fixer, dans la crainte qu'elle ne soit repoussée ou qu'elle
ne retombe dans la vessie; on aura fait attention, pour ne pas irriter celle-ci, de
ne pas trop enfoncer la bougie dont l'extrémité devra, autant que possible, de
ne pas dépasser le col vésical. La bougie remplit le rétrécissement, mais la
constriction exercée sur elle est des plus légères. Au bout d'un temps très-court,
en trois heures à peine, on éprouve, en faisant exécuter quelques mouvements
à l'instrument, une résistance un peu plus grande et quelquefois alors la
miction est rendue tout à fait impossible. Il suffit, pour obvier à cette
rétention passagère, de retirer la bougie de quelques millimètres; en tous cas,
ce resserrement dure peu, et au gonflement des parois succède une dilatation
qui a pour résultat de rendre la miction plus facile. Malgré la présence du
corps étranger, l'urine s'écoule plus facilement le long de ses parois que lorsque
l'urèthre était entièrement libre.

Un certain degré d'inflammation ne tarde pas à se manifester; un écoulement
purulent plus ou moins abondant se produit pendant les premiers jours, accompagné ordinairement d'une douleur que la présence de la sonde n'avait pas provoquée dès le début. Quelquefois des inflammations de voisinage se manifestent,
telles qu'une cystite, légère et peu tenace, ou une épididymite.

Le temps pendant lequel une mince bougie devra être maintenue en place
varie suivant les phénomènes réactionnels. Voillemier, qui tenait à amener
une suppuration abondante, laissait la première bougie cinq à six jours; ce
délai est exagéré : deux à trois jours suffisent en moyenne. On doit la retirer
plus tôt, si elle est mal supportée et si elle provoque des douleurs. Si la dilatation se fait lentement, on devra au contraire la laisser plus longtemps. Cette
première bougie pourra être remplacée par une seconde d'un calibre supérieur. Les mêmes règles sont applicables, et il faut éviter une constriction
sur l'instrument; ordinairement on peut sauter deux ou trois numéros de
la filière, tout en introduisant dans le canal une bougie qui aura une grande
liberté.

La dilatation permanente n'est pas poussée très-loin en général. On s'arrête
quand on a pu passer un numéro 10 ou 12; c'est une limite que ne dépasse
jamais le professeur Guyon. Il est même rare qu'on aille aussi loin, et la dilatation temporaire peut être commencée avec fruit dès le numéro 7 ou 8. Le
principal avantage de la bougie à demeure est de modifier rapidement les

dispositions physiologiques d'un rétrécissement, surtout quand il est très-étroit. Qui n'a vu des rétrécis en proie à une rétention presque complète, dont la situation a été améliorée en quelques heures par l'introduction d'une fine bougie? Aujourd'hui en effet la dilatation permanente est presque exclusivement réservée aux rétrécissements très-serrés. Elle peut venir en aide à la dilatation temporaire au cours de celle-ci, mais dans des cas spéciaux dont nous aurons à parler.

La pratique de Dupuytren, qui remplaçait la bougie pleine par une sonde-bougie aussitôt qu'il le pouvait, n'a guère de raison d'être, car il ne serait pas sage d'exercer, même dans ce cas, une pression énergique sur les parois du rétrécissement; de plus l'urine s'écoule bien le long d'une bougie filiforme; certains chirurgiens, Gosselin, Voillemier et d'autres, font même jouer au passage du liquide dans la dilatation un rôle dont ils ont exagéré l'importance.

Dilatation lente, progressive, TEMPORAIRE.   Cette méthode consiste en l'introduction dans l'urèthre, à intervalles plus ou moins rapprochés, de bougies de plus en plus volumineuses. Les instruments qu'on emploie sont les bougies de gomme, telles que nous les avons décrites, et des cathéters métalliques. Thompson se sert de sondes coniques en fer, mais en France ce sont des cathéters courbes dits bougies de Béniqué qui sont généralement employés. C'est avec les instruments de gomme que l'on commence presque toujours la dilatation; on doit faire pénétrer l'instrument avec lenteur sans exercer la moindre violence, recueillir avec soin les impressions de contact, de résistance; si la bougie s'arrête, il peut se faire que le bec soit accroché, dans la valvule de Guérin, par exemple; de légers mouvements le dégageront facilement. Pour éviter des obstacles de ce genre, il faut suivre à l'entrée la paroi inférieure; plus loin toute direction est impossible à donner. La progression de la bougie doit être régulière, la main de l'opérateur doit la suivre plutôt que la conduire.

Soit que l'on commence le traitement par la dilatation temporaire, soit que celle-ci ait été précédée par le séjour d'une bougie à demeure, la première séance doit être très-courte. En général une bougie, deux au plus, sont successivement introduites; ce sera le degré de résistance qui fournira les indications. On se rappelera les dangers résultant de la distension violente exercée sur les points rétrécis; une déchirure même des plus légères suffit pour ouvrir la porte à l'empoisonnement urineux: on se gardera donc à tout prix de faire saigner la muqueuse. Le professeur Guyon compare très-justement la pression intra-uréthrale à des médicaments dont on ne doit pas élever la dose jusqu'à la limite où leurs propriétés toxiques peuvent s'exercer : la pression intra-uréthrale veut, elle aussi, être dosée. C'est donc en se guidant sur la sensation du malade, aussi bien que sur ses impressions personnelles, que le chirurgien réglera le nombre de bougies à introduire; il s'informera également de ce qui se sera passé dans l'intervalle des séances.

Combien de temps doit-il s'écouler entre deux séances? C'est encore sur le degré de susceptibilité de l'urèthre qu'il faut se baser; une séance tous les deux ou trois jours est bien tolérée par la plupart des malades. Au commencement d'une séance, on est à même de constater la puissance des moyens de douceur et de voir les progrès accomplis depuis l'introduction de la dernière bougie. C'est toujours en effet par le dernier numéro introduit qu'on doit recommencer une séance : or une bougie qui a paru un peu serrée passe en général, après quarante-huit heures de repos, avec la plus grande facilité. Jamais on ne cherchera à aller vite et même pour les rétrécissements les plus souples on ne dépassera pas la dose dont nous avons parlé.

Chaque bougie d'après cette méthode ne séjourne qu'un temps très-court dans l'urèthre. Quelques chirurgiens, Thompson entre autres, conseillent de la retirer immédiatement après l'avoir introduite. M. Guyon agit de même la plupart du temps et ses résultats sont des plus satisfaisants ; cependant il est bon de savoir que dans certains cas où la dilatation rencontre une grande résistance le maintien pendant un temps variable, de une demi-heure à une heure, d'une bougie qui remplit le rétrécissement, permet au bout de deux ou trois jours de poursuivre de quelques numéros une dilatation qu'on semblait être forcé de suspendre.

Une fois que le rétrécissement a été amené jusqu'à un certain calibre (13 à 15 en moyenne), on préfère en général continuer la dilatation au moyen des cathéters rigides de Béniqué. Ces bougies sont en étain ; elles étaient primitivement plus volumineuses à leur extrémité vésicale. Leur forme présente une double courbure destinée à s'adapter au trajet de l'urèthre ; elle peut d'ailleurs être modifiée par le chirurgien ; la série de ces bougies augmente par gradation très-faible. La différence de diamètre entre deux numéros consécutifs n'est que de 1/6 de millimètre ; c'est la moitié de la filière Charrière, et un numéro 30 Béniqué, par exemple, correspond à un n° 15 Charrière. On agit ainsi avec la plus grande douceur et le maniement de ces instruments exclut tout emploi de la force.

Le professeur Guyon a fait pratiquer à l'extrémité de ces cathéters métalliques un pas-de-vis qui permet de l'adapter à la bougie conductrice de Maisonneuve. Ce cathétérisme à la suite confère une sécurité absolue et met à l'abri des fausses routes ; le calibre est régulièrement cylindrique ; l'extrémité seule est légèrement effilée, afin de ne pas établir un ressaut brusque entre le talon de la bougie et le bec de l'instrument.

La facilité avec laquelle un rétrécissement cède devant les bougies Béniqué ne fera pas oublier que la dilatation, pour être efficace et durable, doit progresser lentement. Aussi, à chaque séance, ne gagnera-t-on que 1 millimètre à 1 millimètre 1/2 au maximum, c'est-à-dire que quatre à cinq bougies seulement seront introduites.

Il ne faut pas non plus chercher à donner à l'urèthre un calibre exagéré, et nous dirions volontiers plus grand que nature ; c'est ce qui arriverait, si l'on se conformait aux préceptes posés par Otis ; d'après lui, il faudrait atteindre aux numéros 32 ou 33 de la filière Charrière. Or, l'étude de l'anatomie de l'urèthre a fait connaître les recherches de Guyon et Campenon sur le calibre normal de l'urèthre. Ces auteurs ont vu des déchirures de la muqueuse suivre l'introduction de bougies Béniqué du numéro 59 ou 60 : voilà donc une limite qu'il ne faudrait jamais dépasser selon nous ; encore est-ce là un calibre artificiel, et on ne doit chercher à y parvenir que dans des cas exceptionnels, lorsqu'on veut pratiquer la lithotritie, par exemple : dans les circonstances ordinaires les n°ˢ 22, 23 ou 24, ne seront pas dépassés. Il suffira seulement de maintenir la dilatation à ce degré et tous les quinze jours, puis tous les mois ou tous les deux mois, et plus tard à des intervalles de plus en plus grands, un cathétérisme devra être pratiqué avec des bougies assez volumineuses, du n° 17 ou 18, par exemple. C'est à ce prix seulement que les malades peuvent compter sur la guérison.

Hâtons-nous d'ajouter qu'il est nécessaire de continuer la dilatation jusqu'à un degré très-rapproché du calibre normal. Ainsi un rétrécissement qu'on ne dilaterait que jusqu'au numéro 14 ou 15 récidiverait bien rapidement, tandis qu'une fois amené au numéro 22 ou 23, on a beaucoup de chances pour que la récidive soit lente ; l'urèthre alors, même quand il s'est de nouveau rétréci, reste plus facilement dilatable.

Le traitement par la dilatation ne marche pas toujours régulièrement. Nous ne reviendrons pas sur les difficultés qu'on rencontre au début, en face des rétrécissements dits infranchissables ; nous rappellerons seulement les complications locales amenées par le passage des bougies, telles qu'une cystite, une épididymite, affections qui peuvent arriver à toutes les périodes du traitement ; elles sont rares quand celui-ci est bien conduit, mais chez certains sujets aucune précaution ne peut les conjurer. Ailleurs on est arrêté non plus par un obstacle permanent, mais par la résistance de la région membraneuse, par le spasme : cet accident est rare, du moins il se produit rarement avec une constance et une durée qui empêchent le passage d'une bougie. Après plusieurs essais, c'est surtout dans les cas où on a lieu de le redouter que l'emploi des bougies de Béniqué sur conducteur est principalement indiqué.

L'accident qui doit être l'objet de la surveillance la plus grande pendant la dilatation graduelle est la fièvre ; c'est là sa principale contre-indication. Si après une séance un accès léger apparaît, il faut y apporter son attention, mais ne pas s'en effrayer ; mais, si cet accès est intense, s'il se reproduit après chaque tentative de cathétérisme, s'il est accompagné de frissons et s'il entraîne des troubles généraux graves, il ne faudra pas hésiter à recourir à un procédé qui n'oblige pas à des manœuvres répétées dans l'urèthre, quelles que soient la souplesse et la dilatabilité du rétrécissement.

Mode d'action de la dilatation lente. Un fait ressort nettement de l'exposé qui précède, c'est que la dilatation, permanente ou temporaire, n'agit pas seulement comme moyen mécanique, car l'élargissement du point rétréci augmente après le retrait de la bougie. Hunter le premier remarqua que les rétrécissements subissent un mouvement d'expansion qui s'accentue pendant les jours qui suivent le passage d'un instrument ; il fit intervenir l'action d'un principe vital qui a pour objet d'adapter les parties à leur nouvelle position *ou* de les faire disparaître par ulcération. Bichat proposa une explication peu différente ; d'après lui, la compression et l'inflammation produites par les bougies déterminent une forte adhérence de la portion rétrécie avec les parties adjacentes, ce qui empêche la récidive.

Dupuytren, qui ne parle pas de Hunter, avança une théorie d'après laquelle la dilatation agirait de deux manières : il lui reconnaît une action mécanique très-faible et une *action vitale*. Ce qu'il y a de peu précis dans cette dénomination n'est guère éclairci par l'explication qu'il en donne. « La dilatation vitale, dit-il, opère, soit en excitant une force d'expansion, soit en déterminant une sécrétion de mucosités et, par suite, le dégorgement des parties. Je suis convaincu qu'il faut admettre quelque chose de vital. Mais est-ce par une sorte de force expansive opposée à la force contractile et provoquée par la présence d'un corps étranger, ou par une sécrétion qui opère une sorte de résolution et qui diminue l'épaisseur des parois de l'obstacle? C'est ce que nous n'oserions décider. »

Les auteurs acceptèrent pendant longtemps cette théorie, et Civiale en fut un ardent défenseur. Cependant l'élément inflammatoire était pour certains d'entre eux un facteur important. Voillemier reconnut deux processus différents suivant le mode opératoire. Dans les cas de dilatation lente progressive, il attribue les phénomènes consécutifs au passage des bougies à l'inflammation. Pour lui, les tissus musculaires et élastiques réagissent sous l'influence de cette inflammation : d'où un resserrement momentané du rétrécissement. Plus tard ces tissus sont envahis par un travail moléculaire qui amène la résorption interstitielle d'une partie de leurs éléments; en même temps ou plus tard, il survient une paralysie inflammatoire des mêmes éléments. C'est là la marche de la *dilatation inflammatoire atrophique*. D'autre part, quand on introduit une bougie volumineuse et qu'on la laisse séjourner longtemps, il se déclare une inflammation intense qui ulcère la muqueuse et détruit le rétrécissement. C'est là ce que Voillemier nomme *dilatation inflammatoire ulcérative*.

Dans aucun cas nous ne saurions considérer l'ulcération comme salutaire; nous avons déjà exposé les raisons qui nous faisaient redouter toute action ulcérative portée sur la muqueuse. Si elle se produit pendant le séjour d'une bougie à demeure, il faut la regarder comme un accident. L'écoulement purulent que détermine cette bougie à demeure n'est nullement symptomatique d'une ulcération, et on lui a attribué un rôle exagéré; les couches extérieures du rétrécissement étant peu modifiées après la dilatation, on en a conclu que les parties internes étaient éliminées, et Thompson, tout en faisant des restrictions, dit qu'il est rationnel de supposer que « la disparition du rétrécissement est due à une désagrégation moléculaire résultant de la désorganisation des tissus qui possèdent un faible degré de vitalité, et déterminée par l'influence de la pression. » Enfin on a prétendu que la présence continuelle d'une sonde excitait d'une manière anormale les vaisseaux absorbants et que, de cette manière, les tissus disparaissaient.

Aucune de ces hypothèses ne nous semble entièrement acceptable. Quand la dilatation est permanente, il peut survenir des phénomènes accessoires, mais au fond le mode d'action nous paraît identique à celui de la dilatation temporaire, et c'est le *contact* d'un corps étranger qui détermine des modifications dans le tissu pathologique.

Sous l'influence d'un agent purement physique, le tissu pathologique s'enflamme; il se ramollit, s'assouplit de telle sorte que l'urèthre devient perméable à des instruments de plus en plus volumineux. Ceux-ci exercent donc une action modificatrice, toute physiologique, et la preuve en est dans les résultats qu'on obtient en maintenant appliqué sur l'orifice un instrument beaucoup trop gros pour s'y engager. On a vu qu'il suffit de quelques heures de pression modérée pour que la lumière du rétrécissement devienne perméable. On ne saurait dans ces cas faire intervenir une action mécanique.

Le professeur Guyon a insisté sur l'inutilité et même les dangers de l'emploi de la force en pareil cas; pour que l'action modificatrice s'exerce, il ne faut pas que le processus qu'elle entraîne amène la destruction des tissus, et le contact sans violence suffit pour déterminer de profondes modifications dans les parties sous-jacentes. Il y a plus : cette action physiologique une fois produite est acquise, sinon définitivement, du moins pour un temps plus ou moins

long, tandis que, dans la méthode de dilatation rapide, on voit entrer en
jeu la rétractilité des tissus pathologiques et le rétrécissement se reformer
au bout de peu de jours, de quelques heures même, d'après certaines observations.

Le fait clinique est donc indéniable, et l'on pourrait appeler ce procédé cathétérisme modificateur, mieux peut-être que dilatateur. Mais, si nous cherchons
une explication des phénomènes constatés, nous serons forcés bien vite de
constater qu'il n'en a guère été émis de plausibles. Faut-il croire que la bougie
épuise mécaniquement par des distensions prolongées ou répétées la rétractilité
du tissu pathologique, ou bien qu'elle la modifie dans sa structure aussi bien
que dans ses propriétés? La bougie à demeure produit-elle une inflammation des
couches superficielles, puis une infiltration des exsudats inflammatoires dans le
tissu du rétrécissement, et enfin le ramollissement des cellules et de la masse
intercellulaire qui annihilerait plus ou moins complétement sa puissance rétractile? Nous devrons attendre que ce travail puisse être saisi en cours d'évolution
ou que des autopsies permettent d'en suivre le mécanisme. Actuellement, on en
est encore réduit aux hypothèses.

Dans l'exposé des procédés suivants, on verra que le principe est tout différent
de celui sur lequel repose la dilatation lente et qu'on y fait appel uniquement
à la force pour rétablir le calibre normal de l'urèthre.

Cathétérisme forcé. Le plus ancien de ces procédés est connu sous le nom
de *cathétérisme forcé*. Desault, Chopart, l'ont recommandé les premiers, mais
c'est surtout Boyer qui en fit une méthode générale. Le manuel opératoire est
des plus simples. Une sonde conique, munie d'un mandrin destiné à en augmenter la solidité, est poussée jusqu'au rétrécissement, puis on exerce sur elle
une pression d'autant plus forte que la résistance est plus grande, jusqu'à ce
qu'elle ait pénétré dans la vessie. Elle est laissée en place trois ou quatre jours,
puis remplacée par une sonde de gomme qu'on change tous les huit jours, en
augmentant chaque fois son calibre. Nous n'avons pas besoin d'insister sur la
gravité des accidents, perforation du bulbe, infiltration, abcès, dont ce procédé
est responsable.

La dilatation forcée, brusque, méthodique, de Mayor (de Lausanne), tout aussi
dangereuse, repose sur la prétendue supériorité des grosses sondes employées
d'emblée dans tous les cas. Mayor passait successivement à travers un rétrécissement une série de sept cathéters, variant de 4 à 9 millimètres de diamètre en
commençant au besoin par une sonde conique « avec laquelle on appuie sur le
rétrécissement en faisant des mouvements de vrille, « comme un artisan poussant
un poinçon dans le trou trop étroit d'un cuir épais. » Nous ne croyons pas
qu'aucun chirurgien ose encore suivre cette conduite. Cependant deux procédés
reposant sur le même principe ont été proposés récemment. L'un est dû à
Hirschberg (de Francfort), qui entreprend de faire la *tunnélisation* du rétrécissement, c'est-à-dire d'en traverser l'épaisseur à l'aide d'un cathéter à pointe
mousse. On appuie sur l'obstacle pendant un temps suffisant pour faire pénétrer
l'instrument de 1 à 3 millimètres, puis on recommence d'autres séances après
quelques jours d'intervalle, jusqu'à ce que le rétrécissement soit franchi. Une
autopsie a fait voir qu'il s'agit dans ce procédé de véritables fausses routes et un
cas de mort est publié par l'auteur.

D'un autre côté, Thiry (de Bruxelles) a préconisé la *dilatation rapide par
compression méthodique, rationnelle, progressive et soutenue.* Nous ne pou-

vons décrire ce procédé qui n'est en somme autre que le cathétérisme forcé, pratiqué, nous le reconnaissons, avec une prudence et des précautions autrefois inconnues. Mais les grandes difficultés de l'opération et l'habileté exceptionnelle qu'elle exige ne sont pas compensées par de sérieux avantages, car elle nous paraît exposer à plus de dangers que les autres méthodes sanglantes, et le traitement consécutif qu'elle réclame est le même.

Dilatation rapide. Sous ce nom on désigne une série de méthodes d'après lesquelles on agit sur l'urèthre par distension ou par expansion, mais qui exigent que le rétrécissement ait été préalablement franchi par un instrument plus ou moins fin ; c'est par là qu'ils diffèrent du cathétérisme forcé.

Le chirurgien qui paraît avoir le premier tenté méthodiquement la dilatation rapide est Luxmoor à l'aide d'un instrument primitif composé de quatre lames susceptibles de s'écarter. Pendant les années qui suivirent, on a proposé un grand nombre d'instruments et de procédés plus ou moins analogues. Nous ne pouvons que signaler ici les principaux d'entre eux. Les uns reposent sur le principe d'écartement de plusieurs lames, soit seulement au niveau du rétrécissement, soit dans toute l'étendue de l'urèthre. Parmi ces derniers figurent ceux de Michelena (1847) et de Rigaud (de Strasbourg, 1849). Deux demi-cylindres, représentant une sonde au moment où ils sont en contact, sont reliés sur toute leur longueur par une série de petites tiges, obliquement situées quand l'instrument est fermé ; le redressement qui s'opère au moyen d'une vis de rappel force les deux moitiés de la sonde à s'écarter ; mais le mouvement de bascule exécuté par les petites tiges fait glisser en sens inverse les deux valves, et il en résulte un tiraillement de la muqueuse dangereux et pénible. L'instrument de Perrève permet d'éviter cet inconvénient, c'est un cathéter composé de deux valves articulées par leur extrémité ; un mandrin introduit dans l'écartement des deux branches le force à s'écarter ; Perrève introduisait successivement plusieurs mandrins de plus en plus volumineux, jusqu'à ce qu'il eût atteint dans une séance un calibre de 6 millimètres. Le défaut de ces instruments était de n'agir que sur deux points de la circonférence de l'urèthre, et d'exercer une traction plutôt qu'une dilatation véritable. Ségalas avait déjà voulu remédier à cet inconvénient en construisant un dilatateur à lames multiples recouvertes par une baudruche destinée à empêcher le pincement de l'urèthre ; Charrière réalisa un progrès en modifiant l'instrument de Perrève, de telle sorte que 4 valves au lieu de 2 sont écartées en même temps.

La dilatation rapide a été essayée au moyen d'instruments tout à fait différents. Le *cathéter composé* de Buchanan (de Glasgow) consiste en une série de cylindres métalliques emboîtés les uns dans les autres, et qu'on introduit successivement dans une même séance. Maisonneuve a proposé un instrument analogue ; il fait passer une bougie fine dans le rétrécissement et à son extrémité il fixe un fil de soie sur lequel il fait glisser une sonde ouverte aux deux bouts et proportionnée au calibre du canal.

Citons enfin deux instruments inventés par Corradi : l'un, le *dilatateur à chapelet*, est d'un maniement fort compliqué. A l'extrémité d'une tige rigide sont fixées de petites perles métalliques augmentant graduellement de volume. On introduit l'extrémité de l'instrument dans le rétrécissement et le fait progresser très-lentement ; un ressaut indique l'engagement de chacune des petites perles, puis on laisse une sonde à demeure dont l'introduction nécessite des manœuvres assez prolongées.

Le *dilatateur à archet* de Corradi est un cathéter courbe de la concavité duquel on peut faire saillir un fil métallique qui sous-tend la courbe de l'instrument. Le cathéter est conduit dans l'urèthre jusqu'à ce que le milieu de la partie incurvée corresponde au point le plus étroit; on exerce alors une traction sur le fil métallique qui doit distendre les tissus qu'il rencontre. Il paraît difficile de régler son écartement, et en tous cas il agit plutôt par section mousse que par dilatation véritable; c'est en somme un uréthrotome défectueux.

Quelque différents que paraissent ces divers instruments, ils concourent tous à un même but : rendre en un temps très-court son calibre normal à l'urèthre. On ne peut douter qu'on y parvienne avec n'importe lequel : mais ce résultat est-il durable, et le rétrécissement se reproduira-t-il moins rapidement qu'après la dilatation lente? C'est le contraire qu'on doit supposer. Bien que beaucoup de chirurgiens prétendent en dilatant brusquement ne pas déchirer la muqueuse, les petites hémorrhagies qu'on observe presque toujours prouvent que cet effet ne peut être évité. Il en résultera donc une cicatrice qui, si légère qu'on la suppose, tendra à amener la rétraction de la partie lésée. De plus, une action rapide et non renouvelée est-elle de nature à produire dans les tissus du rétrécissement les modifications profondes qui en diminuent l'étendue et le degré? L'observation clinique répond négativement.

Des objections plus sérieuses sont tirées des dangers auxquels expose cette méthode. Sans parler des accidents mortels imputables aux instruments de Perrève, de Corradi (infection purulente), ni des hémorrhagies ordinairement abondantes qu'ils provoquent, on est certain de voir après ces manœuvres des accidents inflammatoires. Civiale a depuis longtemps appelé l'attention sur les dangers de la surdistension de l'urèthre; on voit survenir de la douleur, de la rétention d'urine et surtout un état de sensibilité et d'irritation de l'urèthre, tel que pendant longtemps il est impossible de faire le nécessaire pour maintenir le canal au calibre où on l'avait brusquement amené. On en a une preuve en considérant ce qui se passe quand on veut aller trop vite dans la dilatation lente; des phénomènes inflammatoires, souvent un suintement sanguin, se montrent et quand on veut au bout de quelques jours continuer la dilatation, on s'aperçoit qu'on ne peut plus introduire des bougies de numéros aussi forts qu'auparavant.

Le professeur Guyon fait remarquer la différence absolue qui existe entre la déchirure franche et complète de la divulsion qui supprime d'un seul coup l'obstacle, et la distension imparfaite qui blesse le canal sans permettre un facile écoulement de l'urine. Rien ne favorise mieux la pénétration de l'urine au sein des tissus que la présence d'une ou de plusieurs déchirures au niveau ou en arrière d'un rétrécissement qui résiste encore et sur lequel vient porter la pression de la colonne urinaire : or les conditions sont d'autant plus mauvaises alors que la vessie des rétrécis est en général puissante et que la pression s'exerce avec force.

Dilatation immédiate progressive. Maisonneuve, en 1855, a montré un procédé pour dilater les rétrécissements très-étroits; il consiste à visser successivement au talon de sa bougie conductrice une série de bougies de gomme dont l'extrémité est pourvue d'une armature et d'en introduire successivement de plus en plus grosses jusqu'à ce que le rétrécissement soit dilaté en une seule séance. Le professeur Le Fort a remplacé les bougies flexibles par des cathéters métalliques et, sous le nom de dilatation immédiate progressive, a décrit une variété de dilatation rapide qu'il pratique de la façon suivante : il commence par introduire dans le rétrécissement une bougie fine qu'il maintient pendant vingt-quatre heures à demeure. Cette bougie porte à son talon un pas de vis qui permet d'y fixer un cathéter conique en maillechort dont la partie la plus large correspond au numéro 12 de la filière Charrière. La bougie métallique est poussée dans l'urèthre comme dans le cathétérisme *à la suite*, jusqu'à ce que le rétrécissement soit franchi, puis le cathéter est ramené au méat ; on le dévisse alors pour le remplacer par un numéro 17, puis par un numéro 22. Quelquefois, quand le rétrécissement est très-résistant, on n'emploie pas tout de suite les trois cathéters, et on recommence le lendemain. L'opération terminée, on laisse à demeure pendant trois à quatre jours une sonde numéro 16 ou 18, et il n'y a plus qu'à passer au bout de quelques jours des bougies jusqu'au numéro 23 ou 25. Le professeur Le Fort n'a jamais éprouvé d'échecs en employant ce procédé et il le recommande comme plus rapide que la dilatation lente et exposant moins que les autres méthodes aux récidives à bref délai.

Divulsion. L'opération ainsi dénommée par Voillemier consiste à diviser un rétrécissement, brusquement et d'un seul coup, par une pression excentrique. Elle diffère par conséquent de la dilatation rapide dont l'action n'est pas instantanée et par laquelle on se propose seulement d'élargir la stricture avec ou sans solution de continuité de la muqueuse.

Holt (de Westminster) a le premier tenté de rompre brusquement le rétrécissement et il a modifié légèrement à cet effet le dilatateur de Perrève. Des mandrins de dimensions différentes peuvent être introduits pour écarter les tiges de l'in-

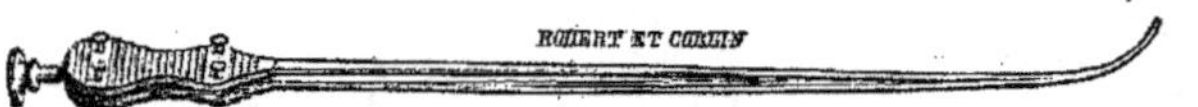

Fig. 1. — Divulseur de Holt.

strument ; le plus gros correspond au numéro 12 de la filière Charrière. Le conducteur ayant franchi le rétrécissement, le mandrin est poussé violemment ; une fois la déchirure produite, Holt exécute les mouvements de latéralité avant de retirer l'instrument, pour agrandir l'écartement de la plaie. On vide la vessie à l'aide d'une sonde qu'on ne laisse pas à demeure.

Le divulseur cylindrique de Voillemier est construit d'après le même principe

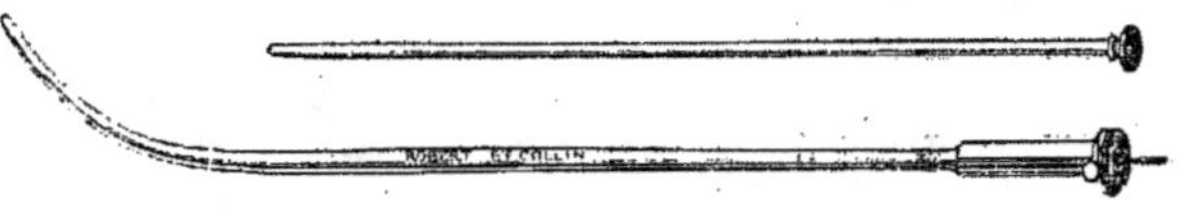

Fig. 2. — Divulseur de Voillemier.

que le précédent ; les lames très-minces forment, une fois appliquées l'une contre l'autre, un petit cathéter de 2 millimètres de diamètre dont l'introduction est facile. Le mandrin est conique et creusé sur ses faces latérales de deux gouttières dans lesquelles s'engagent les tiges conductrices. Le manuel opératoire est facile. Le conducteur étant en place, on pousse brusquement le mandrin, une fois bien engagé dans les rainures, puis on retire séparément, le mandrin d'abord, puis le conducteur. On laisse une sonde à demeure.

La douleur est en général modérée et très-passagère ; l'écoulement sanguin insignifiant s'arrête aussitôt que la sonde est en place. Voillemier recommande de choisir celle-ci de 1 millimètre 1/2 moins grosse que l'instrument armé. Il y a le jour suivant un léger écoulement muco-purulent qui disparaît de lui-même. Au bout de dix à quinze jours, on passe des cathéters Beniqué destinés à calibrer le canal.

Cette opération, qui a toute l'apparence de la simplicité, ne met pas plus qu'aucune autre à l'abri des accidents ; Lhirondel a rapporté dans sa thèse des faits d'accès fébriles, d'infiltration d'urine et même de phlébite, et d'infection purulente. Cependant les accidents sont rares, on doit le reconnaître, et les suites immédiates de l'opération sont satisfaisantes ; nous aurons à apprécier si les résultats sont durables, et si, comme l'uréthrotomie, ou mieux qu'elle, la divulsion ne s'attaque qu'aux points rétrécis en respectant les autres parties de la muqueuse.

Uréthrotomie interne ; uréthrotomie externe. Ces deux méthodes de traitement font l'objet d'un article à part.

Appréciation des diverses méthodes de traitement. Parmi les méthodes que nous venons d'exposer, il en est dont nous ne ferons que rappeler l'existence : telle est la cautérisation. De quelque substance chimique qu'il s'agisse, tout le monde est aujourd'hui d'accord pour reconnaître l'infériorité et les dangers du procédé. Certaines réserves doivent pourtant être faites pour la galvano-caustique ; les résultats qu'ont obtenus Mallez, Le Fort, Gaujot, obligent à lui faire une place, mais, dans leurs observations, des accidents graves sont signalés. et les faits sont encore en trop petit nombre pour permettre de juger de sa valeur au point de vue des récidives ; nous cherchons vainement les avantages qui pourraient la faire recommander.

Quant au cathétérisme forcé, il est tombé dans un légitime oubli ; nous le rappelons cependant à cause des travaux de M. Thiry (de Bruxelles), qui a proposé une méthode analogue au cathétérisme forcé, bien que l'auteur repousse cette assimilation ; nous avons fait connaître les dangers qui y sont inhérents.

La dilatation rapide a conservé des partisans ; quelques chirurgiens, de plus en plus rares, se servent encore des anciens instruments de Perrève, de Rigaud ; d'autres, peu communs en France, des instruments de Corradi. Cette méthode a pour principal défenseur aujourd'hui le professeur Le Fort, qui a modifié l'appareil instrumental et lui a donné le nom de dilatation immédiate progressive. Tout récemment encore, il a déclaré l'employer exclusivement, et a fait connaître les résultats de sa pratique qui sont des plus remarquables, puisqu'il n'a jamais eu de décès et n'a constaté que de rares récidives. En d'autres mains, des accidents, même mortels, ont suivi l'application de cette méthode, et nous avons, quant à nous, observé des rétrécissements qui, dilatés de cette manière, s'étaient reproduits rapidement. L'emploi de la méthode de Le Fort ne s'étant pas vulgarisé, il est difficile de porter un jugement définitif ; quoi qu'il en soit, elle nous semble devoir être plutôt mise en parallèle avec les autres procédés de dilatation que rapprochée de l'uréthrotomie.

En présence d'un rétrécissement, deux manières d'agir se présentent au

chirurgien : emploiera-t-il une méthode de douceur ou une méthode de force ?
Dans le premier cas, c'est la dilatation lente qui s'impose ; dans le second, il
aura à discuter la dilatation rapide, la divulsion, l'uréthrotomie externe et
l'uréthrotomie interne.

La dilatation lente est le procédé de choix dans le traitement des strictures
uréthrales. Si le rétrécissement est très-étroit, c'est la dilatation permanente
qu'on appliquera et une bougie fine sera placée à demeure. Bientôt après, aussitôt que l'élargissement de l'anneau fibreux aura commencé, on essaiera la dilatation temporaire ; celle-ci devra être continuée avec persévérance ; souvent, au
milieu du traitement, les progrès sembleront s'arrêter ; on attendra quelque
temps, on placera au besoin une bougie qui remplira le canal pendant une
demi-heure ou une heure, ou même, si le rétrécissement est encore étroit et
n'admet qu'un numéro 10 ou 12, on reviendra à la dilatation permanente ;
enfin le plus tôt possible les bougies de Béniqué seront employées, surtout dans
les cas de rétrécissements multiples et lorsque le canal a des parois indurées et
manque de souplesse. Il est très-rare qu'il soit indiqué de les laisser séjourner
quelque temps dans l'urèthre ; presque toujours on procède à leur retrait
immédiat. Dans tous les cas, il est prudent de les visser sur une bougie conductrice.

Les règles de prudence formulées plus haut serviront toujours de guide au
chirurgien ; la dilatation graduelle doit être faite lentement. Qu'on ne s'abuse
pourtant pas sur ce mot ; la moyenne du temps nécessaire pour amener au calibre normal un rétrécissement d'une étroitesse assez prononcée, qui admet un
numéro 7 ou 8, par exemple (c'est le cas le plus fréquent), est de trois à quatre
semaines : or, ce qu'il ne faut pas oublier, c'est que pendant toute cette période
le patient n'est pas en général obligé d'interrompre ses occupations ; l'objection
tirée du temps consacré au traitement et de ce que toute une catégorie de
malades ne pourraient pas s'imposer ce sacrifice se retourne donc contre les
partisans des méthodes qui demandent quelques jours de repos au lit, si peu
nombreux qu'on les suppose.

Cependant la dilatation n'est pas applicable dans tous les cas, il existe quelques contre-indications à son emploi. La première de toutes est la fièvre.
Certains malades présentent une susceptibilité telle que la moindre manœuvre
intra-uréthrale détermine chez eux une ascension thermométrique souvent
accompagnée de phénomènes généraux graves. Quels que soient la souplesse
et le calibre du rétrécissement, lorsque ces accidents acquièrent dès le début
une certaine gravité, ou se renouvellent à chaque séance, on suspendra la
dilatation et on attendra quelque temps ; si alors les choses se passent de
même, c'est à l'uréthrotomie qu'il faudra s'adresser. Beaucoup plus rares sont
les cas où la muqueuse saigne au moindre contact et où une hémorrhagie
de quelques gouttes suit chaque dilatation ; la plus grande prudence est
recommandée alors, et si cet accident se reproduisait, on abandonnerait ce
mode de traitement, car il ouvrirait la porte à des complications plus redoutables.

Ailleurs l'engagement de la première bougie est difficile et n'a lieu qu'après
plusieurs tentatives ; il sera bon, en pareille occurrence, de se servir d'une
bougie armée, et, si l'on craint que les manœuvres d'introduction ne soient
par la suite aussi difficiles, impossibles même à un moment donné, il faut
profiter de ce que l'obstacle aura été franchi pour pratiquer séance tenante

l'uréthrotomie interne. On agira de même en présence de fausses routes. La
dilatation est également contre-indiquée lorsque des phénomènes réflexes se
produisent et qu'une rétention passagère accompagne invariablement le passage de chaque bougie : ce sont là les *rétrécissements irritables* dont parlent
des auteurs anglais et auxquels les contacts répétés ne conviennent pas.
De même encore, si les résultats de la dilatation sont trop passagers et
si l'obstacle se reforme au bout de quelques mois, quelques semaines, quelques jours même, on n'hésitera pas à sectionner ces rétrécissements trop
élastiques.

Enfin dans tout un groupe de cas il faut que le traitement soit rapide. C'est
lorsqu'il existe des complications menaçantes. Ainsi une uréthrite, une cystite,
une pyélite, pourront être aggravées par des tentatives répétées, mais c'est surtout la néphrite qui commande une intervention rapide. Toutes les fois qu'il y
aura une fièvre intense, des frissons, de l'inappétence, des douleurs lombaires,
que les urines seront troubles, qu'enfin des signes d'inflammation rénale se
montreront, la prudence consistera non plus à employer une méthode de douceur, mais à faire disparaître brusquement l'obstacle qui est la cause première
des accidents. Il est remarquable de voir alors des malades dont la fièvre était
intense et l'état général mauvais présenter une température à peu près normale
quelques heures après la section du rétrécissement ; on verra à l'article Uréthrotomie interne que c'est là une des indications les plus précises de cette
opération.

En outre, certains rétrécissements opposent toujours une résistance plus ou
moins grande à la dilatation. Ce sont ceux qui succèdent à un traumatisme ou à
une ulcération. On doit pourtant essayer contre eux la dilatation, mais ne pas s'y
attarder et, en cas d'insuccès, employer une des méthodes de force qu'il nous
reste à apprécier.

L'hésitation ne sera pas longue entre l'uréthrotomie interne et la section
externe ; on verra à l'article Uréthrotomie que celle-ci ne trouve que de très-
rares indications (rétrécissement réellement infranchissable, fistules concomitantes, etc.).

Restent donc deux opérations, la divulsion et l'uréthrotomie interne qui, aux
yeux de quelques chirurgiens, reconnaissent des indications analogues et dont
les avantages et les inconvénients se balancent. Nous passerons sommairement
en revue certains points de l'histoire de ces deux opérations.

La divulsion, a-t-on dit, serait réservée plutôt aux rétrécissements souples
et relativement élastiques qui pourtant ne céderaient que difficilement à la dilatation ; elle ne servirait en quelque sorte qu'à brusquer cette dernière. L'uréthrotomie interne conviendrait aux rétrécissements durs et serrés. Nous reconnaissons volontiers l'indication de l'uréthrotomie dans ce dernier cas, mais, si
le rétrécissement est souple, et s'il n'y a pas de complication générale, la dilatation lente devra être poussée avec persévérance ; si elle échoue définitivement,
il y a lieu de craindre de transformer un rétrécissement souple en un anneau
fibreux serré, et à ce point de vue la cicatrice de la section interne est préférable
à une déchirure.

Les difficultés de l'opération n'entrent pas en ligne de compte. Les auteurs de chacune des deux méthodes en ont exagéré la facilité. Voillemier
consacre à peine quelques lignes à la description de l'opération en elle-même,
et Maisonneuve se plaisait, dit-on, à faire pousser la lame de l'uréthrotome

par le patient lui-même. Il suffit d'avoir vu pratiquer ces opérations pour
savoir qu'au contraire il est indispensable d'apporter une attention extrème à leur exécution; les questions de détail sont ici capitales. On a rapporté d'ailleurs de nombreux accidents dus à l'une et à l'autre de ces opérations, mais, somme toute, elles sont regardées comme étant d'une exécution
facile.

Dans la divulsion, bien qu'on ait signalé des cas de phlébite et d'infection
purulente, les accidents généraux sont ordinairement peu graves, mais assez
fréquents; des frissons, de la fièvre, sont souvent signalés, ainsi que des symptômes de néphrite. Les lésions locales sont plus communes ; l'hémorrhagie est,
il est vrai, peu abondante; on a parlé de déchirures de la muqueuse dont quelques lambeaux ont été ramenés au dehors par le conducteur du divulseur. Enfin
Carvalho, Loustau, Lhirondel, décrivent une sorte d'empâtement au niveau de
la racine des bourses qui correspond à une hémorrhagie sous-muqueuse. Ce
fait n'a rien de surprenant, et Voillemier lui-même l'admet en comparant son
procédé à la dilatation rapide.

C'est en effet en produisant une plaie *contuse* qu'agit la divulsion. Holt l'a
avancé le premier. Voillemier reconnaît également qu'il déchire la muqueuse ;
un chirurgien d'Édimbourg, Millar, croit que la divulsion détermine une distension simple de la muqueuse et une dilacération sous-muqueuse des tissus constitutifs du rétrécissement. Cette opinion n'a pas trouvé sa confirmation dans les
autopsies que l'auteur rapporte. Il nous semble donc prouvé que la muqueuse
se déchire. En quel point a lieu cette solution de continuité? les autopsies
peu nombreuses et en général peu détaillées nous renseignent mal à cet égard ;
une des plus probantes se trouve dans l'Atlas de Guyon et Bazy ; on peut voir
sur la pièce qui y est représentée que la déchirure à bords mâchés siége sur la
paroi *inférieure* au niveau de la région périnéo-bulbaire. Une autre est rapportée
dans la thèse de Loustau ; elle a été faite dans le service de Dolbeau, dix-huit
mois après la divulsion ; il y est question de stries blanchâtres parallèles à l'axe
du canal, siégeant à la région bulbaire, contrastant avec la teinte foncée de la
muqueuse, et enfin d'une résistance à la traction dans le sens transversal, plus
grande en ce point que partout ailleurs. Le rétrécissement semble s'être reproduit, puisque « la largeur dans la région pénienne est de 15 millimètres, et
dans la région spongio-bulbaire de 9 millimètres ». Il est permis, toujours
d'après Voillemier, d'assimiler le mécanisme de la divulsion à celui de la dilatation rapide : or des autopsies assez nombreuses ont fait voir dans ce cas
des déchirures qui intéressaient le bulbe. Il semble donc, en se reportant aux
rares pièces pathologiques que nous ayons, que la déchirure de la muqueuse
se fait surtout à la partie inférieure, à l'endroit le plus épais de la partie
fibreuse, dans un tissu qui donnera naissance à une cicatrice très-rétractile.
En est-il toujours de même et, suivant les causes du rétrécissement et sa
résistance, la rupture de la muqueuse n'a-t-elle pas lieu, tantôt latéralement, tantôt sur les parois inférieure ou supérieure? Rien ne laisse présumer
le point qui cèdera et on reste également dans le doute au sujet de l'étendue
de la lésion chirurgicale. Or on sait que la structure et les propriétés de
l'urèthre sont essentiellement différentes suivant les régions, et les résultats
de la divulsion différeront eux-mêmes selon que tel ou tel point aura été
déchiré.

L'uréthrotomie interne a, elle aussi, donné lieu à des accidents graves

Grégory, qui a rassemblé près de 1000 observations d'uréthrotomie externe et presque autant d'uréthrotomie interne, dans le but de prouver l'infériorité de cette dernière, a relaté un certain nombre de terminaisons mortelles à la suite de la section interne : or, en lisant ces observations, nous avons toujours relevé une faute opératoire plus ou moins grave : emploi d'une lame trop grande, introductions répétées de la lame dans l'urèthre, passage d'une sonde trop volumineuse, manœuvres intra-uréthrales intempestives, etc. : aussi peut-on dire que, dans ces divers cas, il faut mettre ces accidents sur le compte de l'opérateur et non de l'opération.

Le mode d'action de l'uréthrotomie interne sera exposé ailleurs; qu'il nous suffise de rappeler qu'on est certain ici d'atteindre le tissu qu'on veut sectionner : c'est ce qu'on ne fait pas avec la divulsion. Il ne faut pas en effet s'attaquer au tissu fibreux qui constitue le rétrécissement, car la cicatrice également fibreuse reproduirait rapidement la stricture; c'est sur la paroi supérieure qu'il faut agir et chercher à agrandir l'urèthre aux dépens du tissu le moins malade. Les recherches histologiques de Brissaud ont montré que cette paroi était composée presque exclusivement de tissu élastique : or, en l'incisant, on détermine l'écartement des deux lèvres de la plaie ; la cicatrice qui en résulte est souple et mince, et on obtient le résultat cherché autrefois par Reybard, car on ajoute réellement une pièce au canal; en outre, cet espace surajouté se prête bien à la dilatation. On en a une preuve clinique en considérant ce qui se passe après une uréthrotomie. Supposons que celle-ci ait été faite avec une lame de 8 millimètres de diamètre : les deux surfaces de section ne représentent donc en totalité qu'une étendue de 16 millimètres. Or, quelques jours après, il est possible d'introduire non-seulement une bougie de 16 millimètres de circon·férence, mais 3 ou 4 numéros passeraient sans qu'on eût à exercer la moindre violence, tant est grande la facilité avec laquelle se laisse dilater le tissu nouveau. Cette propriété ne disparaît pas en général. On trouvera plus loin le résumé de quelques observations de malades revus longtemps après une uréthrotomie. Leur urèthre s'était de nouveau rétréci, mais était resté dilatable, et le passage de quelques bougies a suffi pour lui rendre son calibre normal.

En admettant que la déchirure produite par la divulsion porte exclusivement sur ce tissu élastique, il y aurait lieu de se demander si une plaie contuse donne une cicatrice aussi mince et aussi souple que celle qui répare une plaie par instrument tranchant. Or, nous le répétons, la divulsion agit au hasard sur toute la circonférence du rétrécissement. Une statistique démontrerait peut-être que les récidives ne sont pas plus rapides après elle qu'après l'uréthrotomie, mais il semble certain que le rétrécissement reparaît avec un caractère fibreux peu extensible, ce qui est l'exception après l'uréthrotomie.

Nous avons essayé, en relevant les observations de quelques malades revus à l'hôpital Necker longtemps après l'opération, de nous rendre compte de l'intervalle qui sépare l'époque de la récidive de celle de l'opération, et nous avons trouvé les résultats suivants :

Sur 30 rétrécissements sectionnés et récidivés :

4 sont restés dilatables au bout de.			1 an.
3	—	—	2 ans.
2	—	—	3 —
7	—	—	4 —
3	—	—	5 —

```
5 sont restés dilatables au bout de . . . . . . . . . . .   6 ans.
1             —           —       . . . . . . . . . . . .   7 —
2             —           —       . . . . . . . . . . . .   8 —
2             —           —       . . . . . . . . . . . .  10 —
1             —           —       . . . . . . . . . . . .  15 —
```

Pendant le même laps de temps, 14 malades uréthrotomisés ne pouvaient plus être dilatés et devaient subir une nouvelle uréthrotomie.

Cette récidive avait eu lieu :

```
1 fois au bout de. . . . . . . . . . . . . . . . . . . .   1 an.
1        —        . . . . . . . . . . . . . . . . . . .   2 ans.
1        —        . . . . . . . . . . . . . . . . . . .   4 —
2        —        . . . . . . . . . . . . . . . . . . .   5 —
2        —        . . . . . . . . . . . . . . . . . . .   6 —
1        —        . . . . . . . . . . . . . . . . . . .   9 —
1        —        . . . . . . . . . . . . . . . . . . .  11 —
3        —        . . . . . . . . . . . . . . . . . . .  12 —
1        —        . . . . . . . . . . . . . . . . . . .  18 —
1        —        . . . . . . . . . . . . . . . . . . .  58 —
```

Enfin 4 malades ont subi 3 uréthrotomies à des intervalles de 6 ans, 8 ans, 15 ans, 34 ans; un autre 4 uréthrotomies, un autre 5, dont les 4 premières avaient été faites par Civiale de 1862 à 1866.

Il est difficile de tirer de cet ensemble une conclusion au sujet de la durée de la guérison après l'uréthrotomie, car le plus grand nombre des malades qui ne reviennent pas se présenter à l'hôpital sont sans doute restés guéris; mais c'est là une supposition qu'on ne peut prendre en considération dans une statistique. Quoi qu'il en soit, en n'envisageant que les chiffres rapportés ci-dessus, on peut admettre que le plus souvent les rétrécissements uréthrotomisés restent dilatables, que c'est entre la quatrième et la sixième année qu'ils tendent à se reformer, et qu'enfin c'est entre la sixième et la douzième année que les rétrécissements réfractaires à la dilatation nécessitent une nouvelle section.

Nous croyons devoir reproduire ici quelques-unes des principales statistiques qui ont été publiées au sujet de la divulsion et de l'uréthrotomie.

La thèse de Lhirondel nous fournit les résultats qu'a donnés la divulsion entre les mains de plusieurs chirurgiens. Voillemier, sur 80 opérations, a eu 1 mort; divers chirurgiens (Dolbeau, Dubreuil, etc.) ont fait 19 opérations suivies de succès; la statistique la plus étendue est celle de John Mill qui, sur 120 divulsions, n'a eu que 2 cas de mort. Quant aux 600 divulsions faites par Holt et qui n'auraient donné que 1 décès, nous ne les acceptons qu'avec les réserves qu'on trouvera exposées dans les thèses de Loustau et de Lhirondel, et sur lesquelles nous ne pouvons insister ici. Enfin Le Dentu, sur 26 divulsions, aurait eu 2 décès, et 2 décès également sur 26 uréthrotomies internes.

Les statistiques des uréthrotomies externe et interne nous sont fournies par Gregory ; dans sa thèse, il rapporte 992 cas d'uréthrotomie externe qui ont donné 88 morts, soit 8,87 pour 100, tandis que 915 sections internes ont fourni 46 morts, soit 5 pour 100.

Nous ne suivrons pas Grégory dans les calculs auxquels il se livre pour démontrer que, malgré ces résultats pris en bloc, c'est la section externe qui donne une mortalité minima.

On nous permettra seulement de mettre en relief les relevés de Thompson qui, sur 340 uréthrotomies internes, n'a eu que 6 cas de mort.

Les résultats de la pratique du professeur Guyon ont été déjà exposés par Martinet qui, dans sa thèse, a relevé 250 opérations avec 7 cas de mort. Depuis ce moment, nous avons pu réunir 341 cas d'uréthrotomie interne faite par le professeur Guyon, qui ont donné 13 morts[1].

Cette statistique comprend un certain nombre de morts survenues très-tard, trois, quatre, sept mois après l'opération, et reconnaissant presque toutes des lésions rénales qui préexistaient à l'uréthrotomie. Un cas de tuberculose pulmonaire est même porté au passif de la statistique. Il y a donc une distinction à faire, et dans beaucoup de ces cas on peut dire que c'est malgré l'opération et non pas à cause d'elle que les malades ont succombé. Si on admettait même ces complications à distance, on trouverait que les cas de la thèse de Martinet réunis à ceux que nous avons relevés donnent une proportion de 20 morts sur 591 opérations, soit 3,38 pour 100 de décès. Mais une analyse rigoureuse de ces observations permet de constater que dans 5 cas seulement les manœuvres opératoires doivent être incriminées. D'autre part, le professeur Guyon, dans une communication récente à la Société de Chirurgie, estime que, sur 1000 uréthrotomies internes environ qu'il a pratiquées, 6 décès seulement peuvent être attribués à l'opération elle-même. La mortalité tombe ainsi à 1/2 pour 100.

En terminant, il nous sera permis de résumer ainsi les indications des diverses méthodes applicables aux rétrécissements :

1° La dilatation lente est la méthode de choix ;

2° Quand le rétrécissement résiste ou que des complications générales ou locales contre-indiquent la dilatation, on doit employer l'uréthrotomie interne ;

3° L'uréthrotomie externe est une méthode d'exception ;

4° La divulsion reconnaît des indications analogues à celles de l'uréthrotomie interne, mais elle paraît lui être inférieure sous le rapport de la sécurité et des conséquences éloignées ; néanmoins elle reste préférable aux autres méthodes de traitement.

RÉTRÉCISSEMENTS DE L'URÈTHRE CHEZ LA FEMME. Les rétrécissements de l'urèthre, si communs chez l'homme, sont au contraire d'une extrême rareté chez la femme. Aussi la plupart des auteurs passent-ils ces affections sous silence : Hunter leur consacre quelques lignes en signalant leur peu de fréquence ; Mercier, Thompson, en parlent aussi très-brièvement ; c'est en recueillant les observations éparses que Blum a pu en indiquer les traits principaux ; Newmann a préconisé un mode particulier de traitement et enfin Fissiaux, dans une thèse remarquable, en a donné une étude complète.

Quelques particularités anatomiques doivent être rappelées tout d'abord et seront utiles pour le diagnostic : l'urèthre de la femme est fusiforme, d'après Hybord ; il est rétréci au méat, présente sa dilatation maxima à 5 ou 10 millimètres en arrière et se rétrécit de nouveau ; son diamètre moyen est de 6 millimètres. Sa dilatabilité est très-grande ; elle peut-être poussée jusqu'à un diamètre de 13 millimètres. Guyon a même été au delà. La disposition des plis, qui sont longitudinaux, facilite cette expansion.

On peut diviser les rétrécissements chez la femme en congénitaux et en organiques. Les premiers sont très-rares ; une curieuse observation de Barthélemy Cabrol (1550) a trait à un fait de ce genre ; le sujet ne fut opéré qu'à dix-huit ans et guérit. Blum a observé une bride située à 1 centimètre du méat. Deux

---

[1] Nous ne donnons pas ces chiffres comme représentant la totalité des uréthrotomies faites dans le service du professeur Guyon. Les exigences de la publication de ce Dictionnaire ne nous ont pas permis de compléter ces recherches. La statistique se serait améliorée, car tous les cas de morts, relevés à part, sont certainement compris dans cette énumération.

observations de Churchill nous paraissent se rapporter plutôt à des tumeurs qu'à des rétrécissements.

Les rétrécissements organiques sont de deux sortes : blennorrhagiques et cicatriciels; ces derniers reconnaissent deux origines, un traumatisme ou une ulcération. Les rétrécissements blennorrhagiques seraient, d'après Ricord, plus fréquents qu'on ne le suppose, et, s'ils passent inaperçus, c'est qu'ils ne déterminent que tardivement des symptômes fonctionnels. Cette rareté, au moins relative, tiendrait à la dilatabilité des parois qui céderaient toujours sous l'impulsion de l'urine (Boucher). Mercier voit dans l'urèthre de la femme une région analogue à la portion membraneuse chez l'homme, région où les rétrécissements blennorrhagiques ne se montrent jamais. Pour Thompson, c'est le peu de longueur de ce canal qui lui permet d'échapper aux causes qui déterminent un rétrécissement. De cette opinion se rapproche celle de Blum qui est à nos yeux la plus plausible : c'est que l'uréthrite blennorrhagique dure peu chez la femme; or les rétrécissements sont toujours consécutifs aux uréthrites chroniques. La pathogénie est d'ailleurs la même que chez l'homme. On pourrait croire que l'obliquité plus grande des glandes qui longent la muqueuse crée chez la femme une prédisposition à la chronicité de l'inflammation ; les faits viennent démontrer l'inexactitude de cette hypothèse.

L'action du traumatisme s'exerce sur l'urèthre de la femme presque uniquement pendant l'accouchement. Le mécanisme est ici le même que pour les fistules vésico-vaginales avec lesquelles les rétrécissements coïncident souvent. Peut-être, dans un cas, le forceps doit-il être incriminé; ailleurs c'est un traumatisme direct à la suite d'une blessure par accident. Enfin des corps étrangers déterminent dans l'urèthre des lésions qui aboutissent à la formation d'une stricture. Les ulcérations sont une cause relativement fréquente. A la suite de chancre, Fournier a vu le méat transformé en tissu d'aspect cartilagineux et rétréci; il est bon de se rappeler que souvent de tels rétrécissements sont passagers et disparaissent au moment où l'induration chancreuse se dissipe; les plaques muqueuses végétantes, les chancres phagédéniques (Després), laissent des cicatrices dures et rétractiles. Les nombreux plis de la muqueuse s'accolent pendant la cicatrisation et l'urèthre devient inextensible.

Quoique les rétrécissements puissent siéger sur tous les points du canal, il est cependant des lieux d'élection. Les rétrécissements blennorrhagiques se voient surtout près du méat, à cause de la propagation facile du virus (Fissiaux), surtout à cause de son étroitesse naturelle ; ils sont parfois multiples. Les strictures d'origine traumatique occupent principalement la partie moyenne et postérieure; le passage de la tête du fœtus explique comment le traumatisme agit d'arrière en avant.

Tantôt on rencontre de simples brides tendues de champ ou obliquement ; tantôt c'est un épaississement de tout le canal (B. Brodie). Ailleurs on a signalé deux cas de rétrécissement occupant d'une manière uniforme toute l'étendue du canal. D'après les observations publiées, il s'agit le plus ordinairement d'un anneau fibreux plus ou moins complet.

Les *symptômes* sont lents à apparaître et on ne les constate que lorsque la maladie est confirmée; la facile dilatabilité du canal explique ce retard dans la manifestation. Tout d'abord les femmes n'éprouvent qu'une difficulté peu considérable qui augmente et nécessite bientôt des efforts à la fin de la miction, puis pendant toute sa durée. L'urine ne tombe que goutte à goutte ou en

bavant. A ce moment, le tableau ressemble beaucoup aux symptômes des rétrécissements très-étroits chez l'homme ; des douleurs se montrent au bas-ventre,
aux aines, à la région lombaire ; les envies sont incessantes, d'abord parce que
la vessie est presque toujours remplie, et par le fait d'une cystite qui ne tarde
pas à apparaître. Cette inflammation vésicale est en même temps uréthrale, et
on voit un suintement de muco-pus quelquefois mélangé de sang (Hunter).
Enfin, comme chez l'homme, survient de l'incontinence par regorgement (Carle).

Les signes physiques sont faciles à constater. La sonde introduite par le méat
est brusquement arrêtée ; on pourrait se servir plus avantageusement d'une
bougie à boule olivaire qui donne des renseignements aussi précis que chez
l'homme. Le toucher vaginal permettra quelquefois de sentir un épaississement
au niveau du point rétréci.

La *marche* de la maladie est incessamment progressive et aboutit au tableau
que nous venons de tracer. Des complications sont assez fréquentes ; nous doutons qu'il existe un exemple authentique d'une rupture intra-péritonéale de la
vessie, mais des fistules vésico-vaginales ont été signalées. Fissiaux croit que,
dans ce cas, elles sont consécutives à un abcès de la paroi. Ce qu'on a signalé
plus souvent, c'est une incontinence définitive même après la guérison du rétrécissement (Mercier). Il s'agirait d'une dégénérescence fibreuse du col vésical,
ou bien ce col, trop longtemps dilaté par l'urine, aurait définitivement perdu
sa contractilité.

Le *diagnostic* est en général facile ; le gonflement inflammatoire des parois
uréthrales n'en imposera pas pour un rétrécissement ; les commémoratifs,
l'examen de la vulve, le cathétérisme au besoin, lèveront les doutes. Il en est
de même du spasme dont la soudaineté écarte toute idée d'obstacle permanent.
Plus délicate est parfois la distinction entre un rétrécissement et une tumeur,
un polype, par exemple, et quelques observations de rétrécissements ont certainement trait à des tumeurs. Celles-ci présentent en effet certains symptômes
de strictures et un examen attentif des signes physiques, de la nature de l'obstacle, pourra seul éclairer le diagnostic. Citons enfin une autre cause d'erreur
signalée par Verneuil : c'est une déviation de l'urèthre qui simule une oblitération dans les cas de fistule vésico-vaginale. Une sonde métallique fut arrêtée à
3 centimètres du méat, mais une bougie flexible pénétra profondément ; il ne
s'agissait que d'une coudure brusque du canal.

Le petit nombre d'observations permet difficilement d'apprécier les divers
modes de *traitement*. La plupart de ceux qu'on a employés chez l'homme ont
été essayés chez la femme. La cautérisation n'a pas, croyons-nous, été conseillée
depuis Hunter. Les incisions ont été jugées différemment. Ricord les considère
comme inoffensives ; Blum croit qu'elles sont dangereuses et qu'elles exposent
aux hémorrhagies ; cependant Carle et Thompson ont pratiqué chez la femme
deux uréthrotomies suivies de succès.

L'électrolyse a été employée et Newmann a consacré à ce mode de traitement
un mémoire intéressant dans lequel de beaux succès sont rapportés. Le Blond
s'est servi d'un dispositif spécial de l'appareil de Mallez et Tripier et a eu aussi
des résultats satisfaisants.

La dilatation est-elle plus usitée ? La dilatation graduelle temporaire paraît avoir
été heureusement essayée ; la dilatation permanente est moins bien supportée
et donne lieu à une cystite au bout d'un temps très-court (Demarquay,
Thompson, Curling). La principale objection contre cette méthode est qu'elle se

montre souvent inefficace. On a fait alors de la dilatation brusque ; des accidents graves et même la mort (Verneuil) ont été observés ; on l'a surtout accusée d'amener une incontinence permanente. Par contre, d'assez nombreux chirurgiens (Simonin [de Nancy], Wilmot, Simon [de Heidelberg], Jewet) lui doivent des succès et ont eu des guérisons sans incontinence.

Il nous est presque impossible d'apprécier les différentes méthodes de traitement, car les faits sont en bien petit nombre. Nous croyons que l'électrolyse est possible ici des mêmes critiques que chez l'homme. Les uréthrotomies sont trop rares pour être jugées. Il n'y a pas d'inconvénient à commencer le traitement par la dilatation graduelle, mais, si les accidents causés par la rétention de l'urine sont quelque peu menaçants ou si le rétrécissement ne cède pas, la dilatation rapide, sinon brusque, nous semble devoir être employée. La facilité avec laquelle un urèthre sain se laisse dilater, le peu de fréquence des accidents imputables à cette opération, l'extrême rareté de l'incontinence consécutive, nous feraient incliner vers ce dernier procédé. E. Desnos et Kirmisson.

Bibliographie. — Hippocrate. Trad. Littré. *Prénotions coaques*, t. V, p. 689, et *Aphorismes*, t. IV, p. 553. —Galien, *De locis affect.*, lib. I, cap. i. — Avicenna. Venetiis, 1608, t. I, lib. III, fen. 19; tract. I, p. 882 et 883. — Rhazès. *Libri decem.* Medioliani, 1481, lib. IX, cap. lxxviii, p. 170. — Hier. Cardanus. *Opera*, t. VIII, p. 564. Lugduni, 1663. — Amatus Lusitanus. *Curationum med. centuriæ*, n° 48, p. 514. Burdigalæ, 1620. — Ferri (A.). *De caroncula sive callo*, etc. Lugduni, 1553. — Ambroise Paré. Édit. Malgaigne, t. II, chap. xxiii, p. 564, et in *Introduction*, notice historique sur Jean de Vigo, 1460-1520, Gilbert l'Anglais. Treizième siècle, etc. — Loyseau (G.). *Observat. médic. et chirurg.* Bordeaux, 1617. — Fabrice d'Acquapendente. Liv. III, chap. xiv, p. 424. Lyon, 1666. — Colot (François). *Traité de l'opér. de la taille*, 1727, p. 241-242. — Tolet (François). *Traité de la lithotomie*, 1699, p. 197. — Morgagni. *Du siège et des causes des maladies*, trad. Desormeaux, 1824, l. X, 2ᵉ vol.; l. XXXIV, 5ᵉ vol.; l. XLII, 6ᵉ vol. — Benevoli (A.). *Nouvelles propositions sur la caroncule de l'urèthre appelée carnosité.* Florence, 1724. — Le Dran (F.). *Traité des opérations de chirurgie.* Paris, 1742, p. 368. — Petit (J.-L.). *Mém. de l'Acad. royale de chirurgie*, 1743, t. I, p. 338-340, et *Traité des maladies chirurgicales.* Paris, 1774, t. III, chap. xi. — Astruc. *De Morbis venereis.* Paris, 1740, lib. III, chap. iv, p. 310 et suiv. — Goulard. *Mémoires sur les maladies de l'urèthre.* Paris, 1746. — Bertrandi. *Opérations de chirurgie*, trad. Paris, 1769. — Alliès. *Traité des maladies de l'urèthre.* Paris, 1755. — Heister. *Institutions de chirurgie.* Avignon, 1770, t. III, p. 515. — Guérin. *Dissert. sur les maladies de l'urèthre.* Paris, 1780. — Desault. *Œuvres chirurgicales.* Paris, 1804, t. III, § XX, p. 262. — Whatelet. *An improved Method of Treating Strictures of the Urethra.* London, 1804. — Chopart. *Traité des maladies des voies urinaires.* Paris, 1821, t. II, p. 176 et suiv. — Hunter (J.). *Traité de la syphilis*, traduct. Richelot. Paris, 1858, t. II, p. 575 et suiv. — Home (Éverard). *Practical Observations of the Treatment of Strictures in the Urethra.* London, 1795. — Bell (J.). *Principles of Surgery.* London, 1806, vol. II. — Nauche. *Maladies de la vessie et du méat urinaire.* Paris, 1810. — Luxmoon (Ch.). *Practical Observations on Strictures on the Urethra.* London, 1809. — Bell (Ch.). *Letters concerning the Diseases of Urethra.* London, 1811. — Kleeman. *Diss. de curandis urethræ stricturis chronicis.* Erlangen, 1811. — Arnott (Jam.). *Treatise on Strictures of the Urethra.* London, 1821. — Roux. *Voyage à Londres.* Paris, 1815, p. 313 et suiv. — Sabatier. *Médec. opérat.* Paris, 1814, t. II, p. 306. — Boyer. *Maladies chirurgicales*, 1831, t. IX, p. 217. — Stevens (A.). 1816; Jameson, 1820; Boyers, Warren. 1829; Hoffman. 1838. etc., cités par Gouley. New-York, 1873. — Sœmmerring. *Maladies de la vessie et de l'urèthre*, trad. franç. 1824. — Lisfranc. *Des rétrécissements uréthraux.* Thèse de Paris, 1824. — Amussat. *Rétrécissements*, Acad. de méd., 15 janv. 1829; *Scarifications*, Ibid., 13 août 1829; *Instrum. explorateur.* Ibid., 23 févr. 1830. — *Leçons sur la rét. d'urine causée par les rétrécissements de l'urèthre.* Paris, 1832. — *Du spasme de l'urèthre.* In *Gazette médic.*, 1836. — *Thérapeutique des rétrécissements de l'urèthre.* Paris, 1840. — Patissier. Art. Urèthre. In *Dict. en 60 vol.*, 1821. — Ducamp. *Traité des rétentions d'urine.* Paris, 1825. — Lallemand. *Observations sur les maladies des organes génito-urinaires.* Paris, 1825, et *Clinique médico-chirurg.* Paris, 1845. — Eckstrœm. *Uréthrotomie externe*, analyse in *Arch. de médec.*, 1729, t. XX, p. 118. — Ségalas. *Traité des rétentions d'urine qui se lient au rétrécissement de l'urèthre.* Paris, 1828. Acad. de méd., 19 juillet 1830. — Philips. *A Treatise on the Urethra, its Diseases, Specially Stricture an their Cure.* London, 1832. — Tanchou. *Traité des rétrécissements uréthraux.* Paris, 1835. — Laugier. *Rétrécissements uréthraux et leur traitement.* Thèse de conc. de clinique chirurg., 1836. — Nicod. *Traité des polypes et autres carnosités du canal de l'urèthre.* Paris, 1835. — Velpeau. *Médec. opératoire*, 1839, t. IV, p. 690. — Dieffenbach. *Procédés nouveaux pour des ouv. anorm. de l'urèthre*, trad. in *Arch. gén. de médec.*, 1836, t. XIII, p. 69 et 206. — Mayor.(Math.). *Mém. sur le cathét. simple et forcé et sur les rétrécissements de l'urèthre.* Paris, 1836. — Dupuytren. *Leçons orales de clinique chirurgicale.* Paris, 1839, t. IV, p. 172. — Béniqué. *Moyen de prévenir les rétrécissements.* In *Gaz. méd.*, 1837, n° 47, et *Observations sur le traitement des rétrécissements*, 1844. — Franc. *Observations sur les rétrécissements de l'urèthre par cause traumatique et de leur traitement.* Paris et Montpellier, 1840. — Croxton Foulker. *Instrument pour franchir les rétrécissements.* In *London Med. Gaz.*, 1841. — Civiale. *Anat. pathol. des rétrécissements*, Acad. des sciences, 10 oct. 1842. — Du même. *Cautérisat. des rétrécissements.* Ibid,. 24 oct. 1842. — Du même. *De l'uréthrotomie.* Paris, 1849. — Du même. *Traité pratique des maladies des organes génito-urinaires*, t. I. Paris,. 1837-1842, et 3° édit., 1858. — Ollivier. Art. Urèthre. In *Dict. de méd. en 30 vol.* Paris, 1846. — Vidal (de Cassis). *Traité de pathologie externe.* Paris, 1846, t. V, p. 49. — Dupierris (Martial). *Mém. sur les rétrécissements organiq. du canal de l'urèthre.* Paris, 1847. — Roche, Sanson et Lenoir. *Nouveaux éléments de pathologie médico-chirurgicale.* Paris, 1844, t. IV, p. 597. — Leroy d'Étiolles. *Des angusties ou rétrécissements de l'urèthre.* Paris, 1845. — Du même. *Sur les avantages des bougies tortillées et crochues.* Paris, 1852. — *Scarifications des rétrécissements de l'urèthre.* Académie des sciences, 25 mars 1851. — *Exploration de l'urèthre.* Acad. de méd., 2 déc. 1852. — *Moyen de guérir les rétrécissements fibreux rétractiles au moyen de l'excision.* Acad. de méd., 14 août 1855. — *Siége des rétr. spasmodiques.* Acad. de méd., 12 mai 1857. — Pernève. *Traité des rétrécissements organiques de l'urèthre; dilatation mécanique dans le trait. de ces rétrécissements.* Paris, 1847. — Reybard. *Procédé nouveau pour guérir les rétrécissements de l'urèthre.* Paris, 1833. — Du même. *Mémoire sur le rétrécissement de l'urèthre; expériences sur les animaux.* In *Gaz. médic.*, 1847. — Du même. *Traité pratique des rétrécissements de l'urèthre.* Paris, 1853. — Olivet. *Incision méthodique appliquée aux rétrécissements de l'urèthre* (uréthrotomie de Pétrequin). In *Revue médic.*, 1847. — Syme (James). *On Stricture of the Urethra and Fistula in Perineo.* Edimburg, 1855. — Holt (B.). *Rétrécissements de l'urèthre et le traitement qui leur convient.* In *London Med. Gaz.*, 1848. — Wilmot. *Recherches anatomiques sur le rétrécissement de l'urèthre.* In *Dublin Quarterly Journ. of Med. Sciences*, 1848. — Cruveilhier. *Traité d'anat. pathologique*, 1852, t. II. — Guérin (A.). *Des rétrécissements du canal de l'urèthre.* In *Mém. de la Soc. de chir.*, mai 1854. — Sédillot. *De l'uréthrot. périnéale appliquée aux rétréc. de l'urèthre.* In *Gaz. méd. de Strasbourg*, nov. 1852, p. 379. — Du même. *Méthode de Syme.* In *Bull, de la Soc. de chir.*, 1851, t. II, p. 337. — Doboucht. *Maladies des voies urinaires.* Paris, 1851. — Maisonneuve. *Nouveau procédé pour l'uréthrotomie d'avant en arrière.* Acad. des sciences, 14 mai 1855. — Du même. *Derniers perfectionnements apportés à l'uréthrotomie interne.* Paris, 1879. — José Pro. *Anatomie pathologique des rétrécissements de l'urèthre.* Paris, 1856. — Nélaton. *Éléments de pathologie chirurgicale*, t. V. Paris, 1859. — Rigal. *Nouveau procédé pour l'uréthrotomie d'avant en arrière.* In *Comptes rendus de l'Acad. des sciences*, 1855. — Malgaigne. *Traité d'anatomie chirurgicale.* Paris, 1859, t. II, p. 424. — Verneuil. *Note historique et critique sur l'uréthrotomie externe avant le dix-huitième siècle.* In *Arch. de méd.*, 1857, t. II, p. 328. — Samaniego. *Des rétrécissements en général.* Thèse de Paris, 1859. — Heurteloup. *Rétrécissements de l'urèthre.* Paris, 1859. — Richet. *Traité d'anatomie médico-chirurgicale.* Paris, 1860, p. 723. — Holt. *The Immediate Treatment of Strictures.* London, 1861. — Guillon. *Des rétrécissements de l'urèthre.* Thèse de Paris, 1861. — Dolbeau. *Uréthrotomie interne appliquée à quelques cas de rétention d'urine.* In *Bull. de thérap.*, 1861, p. 258. — Du même. *Uréthrotomie; relevé de 37 opérations.* Soc. de chirurgie, 27 mai 1863; Discussion, mai et juin. — Trélat. *Uréthrotomie; uréthrotomie interne.* Société de chirurgie, mai et juin 1863. — Mercier (L.-A.). *Recherches anat., pathol. et thérapeut. sur les rétrécissements uréthr.* In *Gazette médic.*, 1845. — Du même. *Nouv. observat. sur le cathétérisme et le traitement des rétrécissements réputés infranchissables.* Acad. des sciences, 18 août 1863. — Du même. *Nouvelles sondes et bougies.* Acad. de méd., 1865. — Tillaux. *De l'uréthrotomie.* Thèse de Paris, 1863. — Bron. *Rétrécissement ancien de l'urèthre.* In *Gaz. des hôpitaux*, 1863, p. 470. — Du même. *Urèthr. externe.* In *Lyon méd.*, passim. — Rollet. *Traité des maladies vénériennes.* Paris, 1865, p. 365. — Bourguet (d'Aix). *De l'uréthrotomie externe par section collatér. et par excision des tissus pathologiques dans les cas de rétrécissement infranchissable.* In *Mém. de l'Acad. de méd.*, 1865, t. XXX, p. 934. — Perrin (Maurice). *De l'uréthrotomie interne.* In *Soc. de chirurgie*, 1865, t. IV, p. 162. — Reliquet. *De l'uréthrotomie interne.* Thèse de Paris, 1865. — Du même. *Traité des opérations des voies urinaires.* Paris, 1871. — Du même. *Leçons sur les maladies des voies urinaires*, 1885. — Verneuil. *Siége des rétrécissements du bulbe.* In *Bull. de la Société anat.*, 1866,

p. 173. — Du même. Art. Rétrécissement. In *Dict. encycl. des sc. méd.* — Du même. *Chirurgie réparatrice*, t. I, p. 229. — Du même. *Déviations de l'urèthre chez la femme.* Soc. de chir., 31 mars 1875. — Du même. *Uréthrotomie externe à l'aide du thermocautère.* In *Bull. de la Soc. de chir.*, 1880, p. 197. — Sédillot. *Contribution à la chirurgie.* Paris, 1868. — Bitot. *Du cathétérisme forcé dans les cas de rétention d'urine par obstacles infranchissables.* In *Bull. Acad. de méd.*, 1868, t. XXXIII, p. 793. — Bœckel (E.). *De l'uréthrotomie externe dans les rétrécissements uréthraux graves.* Strasbourg, 1869. — Demarquay. *Uréthrotomie externe sans conducteur.* Acad. de méd., 12 févr. 1867. — Du même. *Maladies chirurgicales du pénis.*, 1877. — Folet. *Étude sur les rétrécissements péniens de l'urèthre.* In *Arch. de méd.*, 1867, t. IX, p. 401. — Dolbeau. *Leçons de clinique chirurg.*, Paris, 1867. — Teevan. *Diagnostic et traitement du rétrécissement de l'urèthre à sa première période*, traduct. de *the British and Foreign Med.-Chir. Review*, July 1867, et in *Arch. de méd.*, 1867, t. X, p. 327. — Du même. *Rétrécissement infranchissable; boutonnière.* In *British Med. Journ.*, April 6, 1878. — Rieger. *Divulseur de l'urèthre.* Acad. de méd., 27 oct. 1868. Discussion : Chassaignac, Ricord, Larrey, etc. — Voillemier. *Traité des maladies des voies urinaires.* Paris, 1868. — Campos-Bautista. *De la galvano-caustique chimique comme moyen de trait. des rétrécissements de l'urèthre.* Thèse de Paris, 1870. — Moreau-Wolf. *Traitement des rétrécissements de l'urèthre par la divulsion rétrograde.* Paris, 1870. — Mallez et Tripier. *De la guérison durable des rétrécissements de l'urèthre par la galvano-caustique chimique.* Paris, 1870. — Mallez. *Thérapeutique des maladies de l'appareil urinaire.* Paris, 1872. — Dittel. *Die Stricturen der Harnröhre.* In *Handbuch der allgemeinen und speciellen Chirurgie.* Erlangen, 1871. — Reverdin. *De l'uréthrotomie interne.* Thèse de Paris, 1870. — Stilling. *Die rationelle Behandlung der Harnröhren.* Cassel, 1871. — De Carvalho-Franco. *De la divulsion appliquée à la guérison des rétrécissements de l'urèthre.* Th. de Paris, 1871. — Franck. *Étude sur les rétrécissements organiques de l'urèthre.* Thèse de Paris, 1871. — Garnier. *De l'uréthrotomie interne sans sonde à demeure.* Thèse de Paris, 1872. — Soteriades. *Étude sur l'uréthrotomie externe pour un rétrécissement traumatique.* Thèse de Paris, 1872. — Salvetat. *Anat. pathol. et traitement des rétrécissements de l'urèthre.* Thèse de Paris, 1872. — Otis. *Remarks on Stricture of the Urethra.* In *New-York Med. Journ.*, Febr. 1872. — Du même. *Stricture of the Urethra.* In *New-York Med. Record*, 1873, p. 223. — Du même. *Uréthrotomie externe et interne combinées.* In *New-York Med. Journal*, 1874, p. 360. — Du même. *Stricture of the Male Urethra.* New-York, 1880. — Loustau. *Étude sur la divulsion des rétrécissements du canal de l'urèthre.* Thèse de Paris, 1872. — Luirondel. *Parallèle entre l'uréthrotomie interne et la divulsion.* Thèse de Paris, 1872. — Berkeley Hill. *Traitement des rétrécissements par l'opération d'Otis.* In *Lancet*, April, 1876, t. I, p. 522. — Furneaux Jordan. *Traitement des rétrécissements (méthode rectale) de l'urèthre.* In *British Med. Journal*, Nov. 1872, vol. II, p. 517. — Du même. *Effets de l'étroitesse congénitale du méat chez l'homme et chez la femme.* In *Lancet*, January 29, 1876, vol. I, p. 169. — Stromeyer Little. *Rétrécissement traité par la méthode de Jordan.* In *Med. Times and Gaz.*, 1873, vol. II, p. 320. — Gaujot et Spillmann. *Arsenal de la chirurgie contemporaine*, 1873. — Gouley. *Diseases of the Urinary Organs.* New-York, 1873. — Du même. *On External Perineal Urethrotomy or an improved Method of External Incision of the Urethra*, etc. New-York, 1869. — Notta. *Mémoire sur l'uréthrotomie.* In *Union médic.*, 1873, p. 369, etc. — Curtis. *Étude sur la dilatation des rétrécissements de l'urèthre.* Thèse de Paris, 1873. — Guyon. *Éléments de chirurgie clinique.* Paris, 1873. — Durand. *De l'électrolyse et de son emploi dans les cas de rétrécissement de l'urèthre.* Thèse de Paris, 1873. — Gassmann. *De l'uréthrotomie externe.* Thèse de Paris, 1873. — Gosselin. *Clinique chirurgicale de la Charité*, 1877, t. II, p. 155 et suiv. — Buren (van). *A Practical Treatise on the Surgical Diseases of the Urinary Organs.* New-York, 1875. — Bouteloup. *Considérat. sur le rétrécissement traumatique de l'urèthre.* Thèse de Paris, 1874. — Teevan. *Uréthrotomie sous-cutanée.* In *Lancet*, Jan. 1875, p. 89. — Lee (S.). *Dilatation par les bougies de laminaria.* In *British Med. Journ.*, 1875, vol. II, p. 425. — Martin (E.). *Étude clinique sur le traitement de quelques complications des rétrécissements de l'urèthre.* Thèse de Paris, 1875. — Martinet. *Étude clinique sur l'uréthrotomie interne.* Thèse de Paris, 1876. — Dudynski. *De la dilatation progressive rapide dans le traitement des rétrécissements de l'urèthre.* Thèse de Paris, 1875. — Virolle. *Du traitement des rétrécissements de l'urèthre.* Thèse de Paris, 1875. — Annandale. *Uréthrotomie externe et interne combinées.* In *Edinburg. Med. Journ.*, 1875, p. 1094, et *Med. Times and Gaz.*, 1873 et 1874, et *Lancet*, passim. — Peyneaud. *De l'uréthrotomie interne à l'hôpital du Midi.* Thèse de Paris, 1876. — Newmann. *Du rétrécissement de l'urèthre chez la femme et de son traitement par l'électrolyse.* In *American Journ. of Med. Sc.*, Oct. 1875, traduit par Lutaud in *Arch. de méd.*, 1876, t. II, p. 45. — Le Garrec. *De l'emploi des bougies de Béniqué dans le traitement des rétrécissements de l'urèthre.* Thèse de Paris, 1876. — Malgaigne et Le Fort. *Manuel de médecine opératoire.* Paris, 1877, p. 544. — Picard. *Traité des maladies de l'urèthre.* Paris, 1877. —

Lund (E.). *Internal Urethrotomy.* London, 1877. — Bocchini. *Dilatateur uréthral de Corradi.* In *il Raccoglitore med.*, janv. 1877. — Bos (A.). *Dilatation rapide des rétrécissements.* Thèse de Paris, 1877. — Le Fort. *Manœuvre permettant de franchir les rétrécissements dits infranchissables.* In *Bulletin général de thérapeutique*, 1877, p. 529. — Després. *Chirurgie journalière.* Paris, 1877. — Berenger-Féraud. *Dilatation de l'urèthre par l'urine elle-même.* In *Bull. gén. de thérapeutique*, 1877, p. 240. — Janicot. *Nouveau mode de traitement des rétrécissements de l'urèthre.* Thèse de Paris, 1877. — Pascalin. *De la dilatation permanente et progressive dans le traitement des rétrécissements de l'urèthre.* Thèse de Paris, 1877. — Tillaux. *Traité d'anatomie topographique.* Paris, 1777, p. 868. —Atkinson. *Rétrécissement; uréthrotomie.* In *Brit. Med. Journ.*, March 16, 1878. — Thiry. *Uréthrite et rétrécissement.* In *Annales de la Soc. de pathol. de Bruxelles*, 1878. — Harrison (R.). *Rétrécissement d'orig. syphilitique.* In *Strict. of the Urethra.* London, 1878. — Spire. *Du spasme de l'urèthre symptomatique.* Thèse de Paris, 1878. — Queudot. *Considérations sur les rétrécissements de l'urèthre.* Thèse de Paris, 1878. — Thiry. *Mémoire sur le cathétérisme dans la rétention d'urine causée par les rétrécissements de l'urèthre.* Bruxelles, 1878. — Mastin. *Rétrécissement de la portion prostat.* In *Boston Med. and Surg. Journ.*, Jan. 26, 1879. — Jean. *De la rétention incomplète d'urine dans les cas de lésions prostatiques et de rétrécissement de l'urèthre.* Thèse de Paris, 1879. — Bryant. *A Manual of the Practice of Surgery.* London, 1879, p. 135. — Guillon (père). *Stricturotomie intra-uréthrale.* Paris, 1879. — Fallot. *Uréthrotomie pratiquée au moyen du thermocautère.* Thèse de Paris, 1879. — Gregory. *De la méthode sanglante dans le traitement des rétrécissements de l'urèthre.* Thèse de Paris, 1879. — Fissiaux. *Des rétrécissements chez la femme.* Thèse de Paris, 1879. — Horteloup. *Uréthrotomie externe.* In *Bull. de la Soc. de chirurgie*, 1879, p. 134. — Smet (E. de). *Des rétrécissements du canal de l'urèthre.* In *Mémoires de l'Acad. de méd. de Belgique*, 1880, t. VI. — Smith. *Précis clinique des affections urinaires chez l'homme,* 1880. — Delefosse. *Leçons cliniques sur l'uréthrotomie interne*, 1880. — Guibal. *Du spasme uréthral.* Thèse de Paris, 1880. — Lefranc. *Contribution à l'étude des rétrécissements traumatiques de l'urèthre.* Thèse de Paris, 1880. — Langlebert (J.). *Nouveaux procédés de dilatation de l'urèthre.* Thèse de Paris, 1880. — Monod (E.). *Étude clinique sur les indications de l'uréthrotomie externe.* Thèse de Paris, 1880. — Brissaud et Segond. *Anatomie pathol. des rétrécissements de l'urèthre.* In *Gazette hebdom. de médec.*, 1881, nº 39. — Thompson (Sir H.). — *Traité pratique des maladies des voies urinaires*, 2e édit. Paris, 1881. — Martin (Ed.). *Méthode sanglante dans les rétrécissements.* In *Revue médicale de la Suisse romande*, févr. 1881, t. I, p. 102. — Roser. *Traitement des rétrécissements incurables de l'urèthre; établissement d'une fistule périnéale permanente.* In *Centralblatt für Chirurgie*, 1881, nº 2. — Hirschberg. *Zur Behandlung der Harnröhren stricturen.* In *Berlin. klin. Wochenschrift*, 10 mai 1880. — Joly (L.). *Divers modes de traitement des rétrécissements organiques de l'urèthre.* Thèse de Paris, 1881. — Tripier. *De l'électrolyse appliquée au traitement des rétrécissements de l'urèthre.* Thèse de Paris, 1881. — Guyon et Bazy. *Atlas des maladies des voies urinaires.* Paris, 1881. — Gauron. *De l'emploi des liquides pour franchir les rétrécissements de l'urèthre.* Thèse de Paris, 1882. — Medard. *Étroitesse du méat chez l'homme.* Thèse Montpellier, 1882. — Dubreuil. *Section de la valvule de Guérin.* In *Gaz. hebd. de Montpellier*, nº 25, 1882. — Lavin (H.). *Diagnostic des rétrécissements de l'urèthre.* Thèse de Paris, 1882. — Pillier. *De l'uréthrotomie externe sans conducteur.* In *Lyon médical*, 1881, p. 535. — Vandenabelle. *Influence de la pression du liquide sur les rétrécissements de l'urèthre.* Thèse de Paris, 1884. — Tilden. *Dix-neuf opérations d'uréthrot. interne.* In *Boston Med. and Surg. Journ.*, Oct. 25, 1883. — Horteloup. *De l'uréthrotomie externe.* In *France médicale*, 1883, p. 686 et suiv. — Jouin. *De la dilatation immédiate progressive.* Thèse de Paris, 1883. — Brame. *Nouveau mode de guérison des rétrécissements de l'urèthre.* In *Revue de thérapeutique médico-chirurgicale*, 15 juin 1884. — Daniel Mollière. *Traitement des rétrécissements cicatriciels de l'urèthre.* In *Lyon médical*, 25 mai 1884, et nº 13, 1885. — Barette. *Diagnostic et traitement des rétrécissements de l'urèthre.* In *Concours médical*, 1884. — Follin et Duplay. *Traité de pathologie externe*, t. VII, 1884. — Liénard. *Traitement des rétrécissements par la dilatation immédiate progressive.* Thèse de Lyon, 1884. — Poulet et Bousquet. *Traité de pathologie externe.* Paris, 1885, t. III. — Guyon (F.). *Leçons cliniques sur les maladies des voies urinaires*, 2e édit. Paris, 1885. — Hartmann. *De la dilatation des rétrécissements de l'urèthre.* In *Annales des maladies des organes génito-urinaires.* 1885, p. 683. — Nélaton et Horteloup. *Éléments de pathologie chirurgicale*, t. VI, 1885. — Thompson. *De l'uréthrotomie interne*, leçons cliniques, trad. par Jamin. Paris, 1888. — Malherbe. *Sur la dilatation mécanique progressive des rétrécissements de l'urèthre.* In *Annales des maladies des organes génito-urinaires*, 1885, p. 693. — Ladroitte. *Étude sur l'oblitération de l'urèthre non congénitale.* Thèse de Paris, 1885. — *Bulletins de la Société anatomique.* Rétrécissements : 1836, p. 17; 1827, p. 84; 1828, p. 2, 217; 1835, p. 12, 69; 1836, p. 236; 1837, p. 164; 1839, p. 9; 1840, p. 79; 1841,

p. 12; 1842, p. 285; 1843, p. 14, 198; 1845, p. 131; 1850, p. 170, 204; 1851, p. 199; 1852, p. 101; 1854, p. 163, 187 et 330; 1855, p. 24, 37; 1857, p. 12, 27, 181, 224 et 282; 1858, p. 441; 1859, p. 109; 1860, p. 57; 1866, p. 338; 1867, p. 89, 173, 305 et 522; 1868, p. 62, 525; 1869, p. 7, 63; 1870, p. 149, 190; 1872, p. 61, 283 et 496; 1874, p. 266; 1876, p. 57, 300; 1877, p. 240; 1879, p. 714, 800; 1881, p. 717; 1883, p. 163, 195; 1884, p. 95. — Uréthrotomie : 1856, p. 66; 1867, p. 294; 1869, p. 131; 1872, p. 224, 318; 1878, p. 503. — Bouilly. *Manuel de pathologie externe*, t. IV, 1886. — Tedenat. *Des rétrécissements de l'urèthre.* In *Montpellier médical*, févr. 1886. — Monod (Ch.). *Du cathétérisme rétrograde.* Rapport lu à la Société de chir., publié in *Annales des mal. des organes génito-urinaires*, mai 1886. — *Traitement des rétrécissements de l'urèthre.* Le Dentu, Le Fort, Després, Kirmisson, Humbert, Lucas Championnière, Trélat. Horteloup, Guyon, etc. Communications et discussion. In *Bulletins de la Soc. de chirurgie*, mai et juin 1886.   E. D. et K.

TABLE DES CHAPITRES

—

URÉTHROSCOPE. *Voy.* Endoscope.

URÉTHROPLASTIE. *Voy.* Urinaire (*Fistule*) et Hypospadias.

URÉTHROTOMIE. Définition. L'uréthrotomie est une opération dans laquelle on incise les parois de l'urèthre, dans le but de rétablir le cours normal de l'urine à travers ce conduit.

Division. Suivant que la section est faite de dedans en dehors, ou de dehors en dedans, on a deux méthodes distinctes, dites, l'une *uréthrotomie interne*, l'autre *uréthrotomie externe*.

A. *Uréthrotomie interne. Historique.* Nous n'avons pas la pensée de faire ici un historique complet de l'uréthrotomie interne. On en trouvera les éléments dans l'article Rétrécissements de ce Dictionnaire, et en outre dans le *Traité des maladies des voies urinaires* de Voillemier. Nous rappellerons seulement que, dans l'ouvrage de Ferri sur les caroncules en 1553, on trouve déjà quelques indications obscures à ce sujet. Les sondes coupantes d'A. Paré destinées à exciser les carnosités peuvent aussi être considérées comme représentant les premiers instruments de section intra-uréthrale. Enfin, en 1795, Physick (de Philadelphie) imagine le premier uréthrotome composé d'une canule et d'un mandrin terminé par une lame pointue, coupant sur les côtés à la manière d'une lancette.

A partir de ce moment, l'histoire de l'uréthrotomie interne peut être divisée en trois périodes :

Dans la première période, on a recours à des instruments qui ne peuvent faire sur l'urèthre que des sections très-superficielles, quelquefois même de simples scarifications. Dans tous les cas, la section ne dépasse pas les limites du rétrécissement; elle mérite le nom de stricturotomie ou coarctotomie qui lui a été donné par Reybard. A cette période se rattachent les instruments imaginés par Arnott en 1819, par Mac Ghie en 1823, par Amussat en 1824, par Leroy d'Étiolles, Guillon, Ricord, etc.

Avec Reybard, en 1833, commence la seconde période de l'uréthrotomie interne. Comme ses contemporains, Reybard avait commencé par pratiquer la stricturotomie; il avait même imaginé des instruments dans ce but. Mais, mécontent des résultats incomplets fournis par cette opération, il conçut le projet hardi de sectionner la paroi uréthrale dans toute son épaisseur. Il imagina à cet effet des instruments d'une grande puissance; il multiplia ses expériences et ses observations, et il les soumit à l'Académie de médecine qui, sur le rapport de Robert, lui décerna, en 1852, le prix d'Argenteuil. En un mot, à la section simple du rétrécissement ou stricturotomie Reybard substitua la section de la paroi uréthrale dans toute son épaisseur, ou uréthrotomie totale, si l'on peut ainsi s'exprimer; méthode plus radicale en apparence, mais aussi pleine de dangers.

La troisième période, qui peut être dite période moderne, commence en 1855, à Maisonneuve. Jusqu'à lui, l'uréthrotomie interne oscillait entre deux excès contraires, les sections faites d'avant en arrière sans guide assuré, qui n'étaient le plus souvent que de simples scarifications, et les sections d'arrière en avant, qui nécessitaient l'introduction dans l'urèthre d'un conducteur si volumineux que la dilatation à laquelle on devait avoir recours pour en faciliter le passage rendait l'uréthrotomie presque inutile. Maisonneuve eut le mérite d'imaginer un instrument dont le maniement simple et facile n'a pas peu contribué à vulgariser l'emploi de l'uréthrotomie. Il se servit d'une petite bougie conductrice filiforme capable de pénétrer dans les rétrécissements les plus étroits, et sur laquelle se visse un conducteur cannelé. Sur ce conducteur, on peut avec sécurité inciser d'avant en arrière le rétrécissement. Maisonneuve communiqua son procédé à l'Académie des sciences, dans la séance du 14 mai 1855. Le 23 du même mois, il l'exposa à la Société de chirurgie où il fut vivement combattu. Depuis lors, grâce à l'impulsion nouvelle donnée par Maisonneuve à l'opération et aux observations qui se sont considérablement multipliées, l'accord est bien près d'être fait entre les divers chirurgiens, et la valeur réelle de l'uréthrotomie interne semble définitivement établie.

Procédés opératoires. La meilleure division à suivre dans l'étude de ces procédés nous semble être celle qui a été employée par Voillemier, qui les classe tous en deux groupes, suivant que la section est faite d'avant en arrière ou d'arrière en avant.

Bien que la section d'avant en arrière ait précédé, dans l'évolution de la méthode, les sections faites d'arrière en avant, nous commencerons cependant par l'examen de ces dernières, pour nous arrêter longuement sur la section d'avant en arrière faite à l'aide de l'instrument de Maisonneuve, qui constitue à l'heure actuelle l'instrument employé par l'immense majorité des chirurgiens.

1° *Incisions d'arrière en avant.* Les procédés de section intra-uréthrale faite d'arrière en avant ont tous un inconvénient qui leur est commun, c'est qu'ils nécessitent une dilatation préalable suffisante pour livrer passage à un instrument d'un certain volume. Or, on se trouve enserré dans ce dilemme : ou l'urèthre se laisse aisément dilater, et l'uréthrotomie est inutile, ou toute dilatation un peu considérable est impossible, et la section intra-uréthrale ne peut être pratiquée. Cependant, comme le dit Voillemier, « l'uréthrotomie d'arrière en avant fut un progrès incontestable à l'époque où l'on ne connaissait que les lancettes de Physick et Mac-Ghie, parce qu'elle mettait à l'abri des fausses routes. Mais avec les instruments perfectionnés que nous possédons aujourd'hui cet accident n'est plus à craindre, et l'uréthrotomie d'avant en arrière reprend tous ses avantages. » Nous décrirons seulement ici quelques-uns des principaux instruments destinés à pratiquer la section intra-uréthrale d'arrière en avant.

Uréthrotome de Ricord. Il se compose d'une lame glissant dans une canule plate ouverte dans toute sa longueur, et terminée par un prolongement en forme de stylet cannelé, long de 4 centimètres, qui lui sert de conducteur. Dans un premier temps, la lame parallèle à la direction de la canule conductrice est poussée d'avant en arrière; elle peut ainsi, en franchissant le rétrécissement, y pratiquer une scarification. Quand elle a dépassé le point rétréci, elle est rendue saillante par un mouvement de bascule qui lui est imprimé, et pendant que l'opérateur l'attire à lui elle sectionne profondément les tissus d'arrière en avant.

Uréthrotome de Charrière. Cet instrument a une grande analogie avec celui de Ricord. Il se compose, comme lui : 1° d'une canule ouverte dans toute sa longueur et terminée par un renflement olivaire avec un prolongement sur lequel on peut visser une bougie conductrice; 2° d'un mandrin portant une lame de même forme et de mêmes dimensions que le renflement olivaire destiné à la recevoir. La bougie conductrice introduite dans la vessie, on visse sur elle la canule, et la lame poussée d'avant en arrière franchit le rétrécissement en y pratiquant une scarification. Le mandrin est ensuite ramené d'arrière en avant, et, pendant ce temps, un mouvement de bascule est imprimé à la lame qui incise profondément le point rétréci, comme dans l'instrument de Ricord. L'adjonction de la bougie conductrice, la forme courbe qu'on peut imprimer à l'instrument, lui donnent quelques-uns des principaux avantages que nous retrouverons dans l'uréthrotome de Maisonneuve.

Uréthrotome de Civiale. Il est composé d'une gaîne portant une rainure longitudinale, et terminée à l'une de ses extrémités par un renflement olivaire dans lequel est cachée la lame coupante. Une fois que l'olive a franchi le rétrécissement, le mandrin qui porte la lame est attiré en avant, et, dans ce temps, celle-ci subit un mouvement de bascule pendant lequel elle s'élève obliquement du fond de l'olive où elle était cachée, et vient sectionner le point rétréci.

Uréthrotome de Reybard. Cet instrument est d'une assez grande complication. Il comprend une canule légèrement aplatie et ouverte dans toute sa longueur, dans laquelle glisse la lame coupante. Sur les faces latérales de l'instrument sont appliquées deux lames d'acier minces et flexibles, qui, s'écartant plus ou moins de la canule, sont destinées à tendre les parois uréthrales. L'instrument fermé est introduit au delà du point rétréci; quand ce point a été franchi, la lame est rendue saillante et sectionne le rétrécissement. Dans un second temps, on rentre d'abord la lame dans sa gaîne, et l'instrument est reporté en arrière du rétrécissement. Puis la lame est rendue de nouveau saillante; les bandes latérales dilatatrices sont écartées de la canule, de façon à tendre les parois de l'urè-

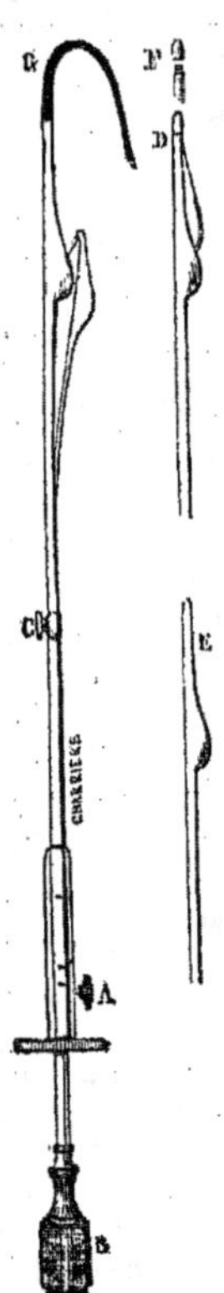

Fig. 1. — Uréthrotome
de Charrière.

thre, et la lame dans son plus grand développement est ramenée d'arrière en avant, en sectionnant la paroi uréthrale dans toute son épaisseur. Ce temps est répété une seconde fois, de sorte que, comme le dit Reybard, l'opération se compose de plusieurs manœuvres distinctes. « Dans la première, on fait la coarctotomie, c'est-à-dire que l'incision ne porte guère que sur le tissu du rétrécissement. Dans la deuxième, on fait la ponction et la section complète des parois uréthrales. Dans la troisième, on réitère cette manœuvre pour compléter l'incision, la régulariser, lui donner toute l'étendue nécessaire » (Reybard, *Traité pratique des rétrécissements*, p. 377). On comprend combien des manœuvres aussi répétées, des sections aussi profondes, présentaient de dangers. Il n'était pas rare d'observer des hémorrhagies formidables, des infiltrations d'urine, des phlébites et de la pyohémie. Lorsque les malades guérissaient, ils présentaient parfois un accident sur lequel Voillemier a appelé l'at-

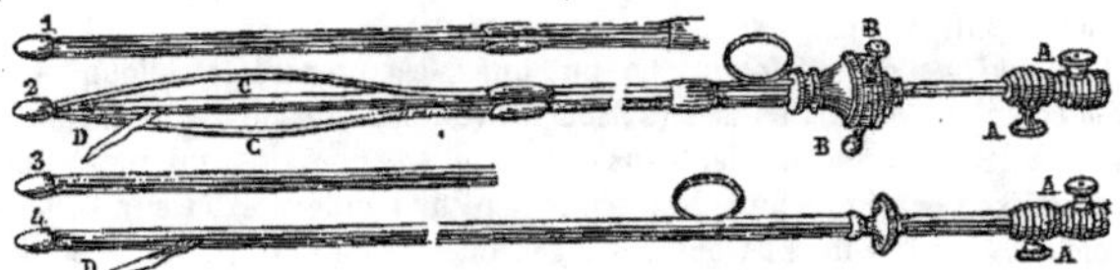

Fig. 2. — Uréthrotome de Reybard.

tention, et dont il donne plusieurs dessins dans son ouvrage; nous voulons parler de la formation de poches urineuses le long de cet urèthre dont la paroi inférieure incisée dans toute son épaisseur jusque sous la peau a complétement perdu son élasticité. Aussi, malgré la récompense dont elle a été l'objet de la part de l'Académie de médecine, la méthode de Reybard est-elle aujourd'hui totalement délaissée.

Uréthrotome de Thompson. La section intra-uréthrale d'arrière en avant est actuellement tombée en désuétude, et nous n'y aurions pas insisté si longtemps, n'eût été la nécessité de montrer les phases diverses par lesquelles a passé la question, et aussi cette circonstance qu'elle est encore vantée par un spécialiste aussi éminent que sir Henry Thompson. Dans les leçons cliniques publiées l'année dernière (1885), Thompson reproche aux uréthrotomes agissant d'avant en arrière comme celui de Maisonneuve d'être des instruments aveugles, ne donnant pas la notion exacte de l'obstacle à sectionner. Il pense, au contraire, qu'en agissant d'arrière en avant, on se rend parfaitement compte de l'étendue et de la profondeur à donner à la section. L'instrument dont il se sert est l'uréthrotome de Civiale auquel il a fait subir d'importantes modifications. Mais, pour conduire l'instrument en arrière du rétrécissement, il faut tout d'abord imprimer au canal une dilatation suffisante. Aussi Thompson place-t-il d'abord une petite bougie à demeure, puis, quand la dilatation est assez grande, il introduit dans l'urèthre son uréthrotome dont le renflement terminal doit pénétrer à 12 ou 20 millimètres en arrière du rétrécissement. L'uréthrotome est ensuite ramené en avant, et, quand il butte contre l'obstacle, on fait saillir la lame qui sectionne les parties dans toute l'étendue où l'on éprouve une résistance. L'uréthrotome de Thompson diffère surtout de l'instrument de Civiale, en ce que le renflement terminal ne fait saillie que d'un côté de la tige, ce qui permet d'accrocher plus aisément d'arrière en avant le rétrécissement;

en outre, la lame, en devenant saillante, demeure parallèle à la gaîne qui l'enfermait, au lieu d'être obliquement inclinée sur elle comme dans l'uréthrotome de Civiale. Déjà Caudmont avait fait subir à l'instrument primitif une modification analogue.

2° *Incisions d'avant en arrière.* Chemin faisant, nous avons noté que certains uréthrotomes, tels que ceux de Ricord et de Charrière, tout en pratiquant une section profonde d'arrière en avant, pouvaient aussi faire une incision légère d'avant en arrière. Dans ce nombre, nous pouvons ranger l'instrument de M. Trélat, qui sectionne également dans les deux sens.

Quant aux divers instruments sectionnant d'avant en arrière, tels que les scarificateurs et coupe-brides d'Amussat, de Dupierris, de Civiale, de Leroy d'Étiolles, de Reybard lui-même, nous n'y insisterons pas, car ils sont aujourd'hui complétement abandonnés.

Nous devons faire une mention spéciale de l'uréthrotome d'Horteloup avec lequel ce chirurgien a obtenu de nombreux succès.

Uréthrotome d'Horteloup. Le but que s'est proposé Horteloup est d'agir directement de dedans en dehors ; son instrument se compose d'un tube creux, ayant la forme d'une sonde, dans lequel glisse une tige qui porte une lame mousse à son extrémité ; une légère pression sur l'anneau extérieur la fait saillir à volonté. Sur le tube se trouve, à 7 centimètres de l'extrémité, une alène qui vient butter contre le rétrécissement et indique bien l'endroit malade. Horteloup emploie, pour faire une uréthrotomie, quatre instruments de différentes grosseurs. Après avoir introduit une bougie conductrice, on visse le premier uréthrotome qu'on fait pénétrer comme une sonde ; lorsque l'alène est arrêtée, on débride le rétrécissement en faisant sortir 2 ou 3 fois la lame et on fait traverser l'alène en poussant légèrement l'uréthrotome. L'instrument n° 1 une fois retiré, on visse successivement sur la bougie conductrice les n°ˢ 2, 3, 4, et chaque fois on ne fait sortir la lame que lorsque l'alène est arrêtée. Il n'est pas toujours nécessaire d'employer les quatre numéros ; souvent le débridement pratiqué avec le n° 2 suffit pour laisser pénétrer une bougie n° 20. Cette bougie varie du n° 16 au n° 22 ; elle est laissée une minute environ en place, après quoi elle est retirée ; l'opération est alors terminée ; Horteloup ne place jamais de sonde à demeure.

Nous nous arrêterons longuement sur l'uréthrotome de Maisonneuve, qui a eu sur les destinées de l'uréthrotomie une influence décisive, et qui, à l'heure actuelle, est presque uniquement employé. C'est à propos de cet instrument que nous décrirons le manuel opératoire de l'uréthrotomie.

Uréthrotome de Maisonneuve. Maisonneuve ne donna pas d'emblée à son instrument les dispositions que nous lui voyons aujourd'hui ; il dut lui imprimer successivement plusieurs modifications. Mais l'idée maîtresse de son procédé, c'est l'emploi du conducteur métallique qui, guidé lui-même par la bougie armée, franchit le rétrécissement et permet de diriger avec sécurité dans son intérieur la lame qui doit l'inciser. Dans sa forme actuelle, l'instrument de Maisonneuve se compose d'un conducteur métallique courbe, pourvu dans toute sa longueur d'une cannelure qui, placée soit sur sa face concave, soit sur sa face convexe, permet de faire porter à volonté l'incision sur la paroi supérieure ou sur la paroi inférieure de l'urèthre. C'est presque toujours sur la paroi supérieure que se pratique aujourd'hui la section intra-uréthrale. A l'une de ses extrémités, le conducteur métallique porte un pas de vis sur lequel vient se fixer une bougie filiforme armée d'un embout métallique. L'autre extrémité du

conducteur est pourvue d'un anneau qui sert à maintenir en place l'instrument
introduit dans l'urèthre. Dans la rainure du conducteur s'engage une lame
coupante portée par un mince mandrin métallique. La forme de la lame est un
des points les plus importants à noter. Elle est triangulaire; la base du triangle repose dans la rainure du conducteur, où elle est maintenue par deux petits
ailerons latéraux qui l'empêchent de se dégager. Le sommet du triangle est
mousse; il est destiné à écarter devant lui la paroi uréthrale sans la sectionner.
Les deux côtés du triangle légèrement excavés sont tranchants, ce qui permet
à l'instrument de sectionner à la fois le rétrécissement d'avant en arrière, lors
de son introduction, et d'arrière en avant, au moment de sa sortie. L'uréthrotome possède encore une longue tige métallique qui, une fois la section faite,
est vissée sur la bougie armée à la place du conducteur et sert à introduire dans
l'urèthre une sonde à bout coupé qui doit être laissée à demeure.

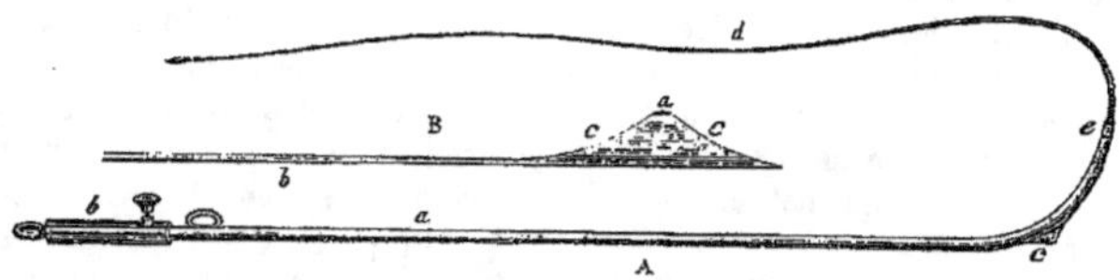

Fig. 3. — Uréthrotome de Maisonneuve.

Diverses modifications ont été imprimées à l'uréthrotome de Maisonneuve.
M. Voillemier a muni son instrument de deux plaques latérales à bords mousses
destinées à protéger pendant son passage à travers l'urèthre la lame qui est
tranchante par tous ses points. L'uréthrotome de M. Sédillot présente une
disposition analogue. Mais ces diverses modifications n'ont pas fait fortune, et
l'instrument de Maisonneuve, tel que nous venons de le décrire, est très-généralement employé aujourd'hui.

Manuel opératoire. L'uréthrotomie interne étant décidée, le malade y est
préparé la veille par l'administration d'un purgatif. Si l'on a lieu de redouter
beaucoup la production d'un accès de fièvre à la suite de l'intervention, on
peut, quelques heures avant l'opération, faire prendre au malade une dose de
50 ou 75 centigrammes de sulfate de quinine.

Au moment d'opérer, le chirurgien doit s'assurer du bon fonctionnement de
l'instrument, car, si l'uréthrotomie interne est une opération qui ne présente
pas de difficultés réelles, elle exige du moins, pour être menée à bien, beaucoup de soin et d'attention. Il faut s'assurer que le conducteur cannelé et la
longue tige métallique se vissent solidement et avec facilité sur la bougie armée.
Il faut également essayer si la sonde à bout coupé glisse aisément sur la tige
et la bougie conductrice; il arrive quelquefois en effet que, par suite d'un vice
de construction, l'extrémité de la sonde à bout coupé est arrêtée au moment où
elle arrive à la jonction de la tige conductrice et de la bougie. C'est là une circonstance qui peut rendre très-difficile ou même tout à fait impossible l'introduction de la sonde à demeure, et qui, par suite, est de nature à compromettre
le résultat de l'opération. La sonde à demeure doit être choisie d'un volume
moyen; elle ne doit pas dépasser le numéro 16 ou 17. En effet, si l'emploi de
cette sonde offre l'avantage de soustraire au contact de l'urine la plaie uréthrale,
il faut bien savoir que parfois une certaine quantité de liquide urinaire s'engage

entre la sonde et les parois de l'urèthre. Or, si celui-ci est distendu par une
sonde d'un trop gros volume, l'urine ne trouvant pas d'issue s'infiltrera dans
les tissus, et ainsi la sonde sera devenue la cause de la production d'une infiltration d'urine qu'elle avait justement pour objet d'empêcher. C'est là un point
sur lequel insiste avec juste raison le professeur Guyon. Quant au choix de la
lame à employer, c'est presque toujours, sauf indications spéciales, la lame de
moyen volume, répondant au numéro 21 ou 23, à laquelle on a recours.

La douleur causée par l'opération est assez minime et d'assez courte durée
pour que, dans l'immense majorité des cas, on puisse se passer de l'anesthésie.
Ce n'est que chez des sujets très-pusillanimes qu'on est obligé de recourir au
chloroforme. Cet agent anesthésique a de plus l'inconvénient de provoquer des
vomissements qui rendent difficile le maintien de la sonde à demeure. Le chirurgien commence par introduire dans la vessie la petite bougie filiforme armée
d'un pas de vis. Si déjà la bougie est en place depuis plusieurs jours, ce qui
arrive dans les cas où le rétrécissement est assez serré pour qu'on ait dû recourir
à la dilatation préalable, il s'assure que la bougie est bien libre dans l'urèthre,
et qu'elle n'est pas, par exemple, repliée sur elle-même, comme la chose a pu
être observée quelquefois. Que la bougie soit introduite au moment même de
l'opération, ou qu'elle l'ait été quelques jours auparavant, le meilleur moyen
pour s'assurer qu'elle est libre dans l'urèthre et qu'elle a bien franchi le rétrécissement, c'est de visser sur la bougie armée la longue tige métallique destinée
à permettre à la fin de l'opération l'introduction de la sonde à bout coupé. La
tige étant vissée sur la bougie conductrice, on lui imprime de légers mouvements alternatifs d'avant en arrière et d'arrière en avant, de façon à s'assurer
que la bougie passe aisément à travers le point rétréci. Ceci étant fait, on
dévisse la tige métallique, et on lui substitue le conducteur cannelé dont
l'extrémité est soigneusement vissée sur la bougie conductrice, et enduite d'un
corps gras de façon à faciliter son introduction. Le conducteur métallique est
introduit dans la vessie d'après les règles générales applicables à tous les cas de
cathétérisme. Souvent au moment où il y pénètre une certaine quantité d'urine
s'écoule en suivant la cannelure dont l'instrument est pourvu. Le chirurgien
confie à un aide l'anneau dont est muni à son extrémité antérieure le conducteur; il devra le maintenir immobile et l'empêcher de suivre le mouvement de
propulsion imprimé à la lame. Puis il engage dans la cannelure du conducteur
la lame tranchante, en ayant soin de faire en sorte que les deux petits ailerons
dont est munie la lame sur ses parties latérales soient bien introduits dans la
cannelure. On est ainsi assuré que les deux instruments, conducteur et lame
tranchante, ne s'abandonneront pas pendant toute la durée de l'opération. Les
choses étant ainsi disposées, le chirurgien saisit de la main gauche la verge en
arrière du gland, et la tend légèrement sur le conducteur, puis, imprimant de
la main droite un mouvement de propulsion à la lame de l'instrument, il l'engage dans le méat, et la dirige d'un mouvement uniforme dans l'intérieur de
l'urèthre jusqu'au niveau du point rétréci. Arrivé sur l'obstacle, le chirurgien
est obligé de presser avec une certaine force sur l'extrémité de la tige portant
la lame, de manière à permettre à celle-ci de franchir le rétrécissement en le
sectionnant. Existe-t-il plusieurs points rétrécis, la même manœuvre est répétée
un certain nombre de fois, deux ou trois suivant les cas, et, si l'instrument est
manié avec une délicatesse suffisante, on se rend très-bien compte et de la
longueur de la section et de la profondeur à laquelle elle a porté. La lame

ayant parcouru toute l'étendue de l'urèthre doit être ramenée d'arrière en avant; souvent au moment où elle arrive sur la partie postérieure de l'obstacle elle subit encore un léger temps d'arrêt, et une seconde section se produit au moment où la lame traverse le rétrécissement. En effet, nous l'avons déjà dit, la disposition de l'instrument de Maisonneuve est telle que la section peut être faite à la fois d'avant en arrière et d'arrière en avant. L'opération terminée, la lame est retirée; le conducteur cannelé est dévissé, on lui substitue la longue tige métallique, et, sur elle, on fait glisser la sonde à bout coupé, qui, convenablement huilée, est introduite jusque dans la vessie. La tige métallique et la bougie conductrice sont alors enlevées simultanément. L'urine mélangée de quelques gouttes de sang s'écoule à travers la sonde qui est fixée en place et dont l'extrémité libre est laissée ouverte dans un urinoir. En agissant ainsi, on se prémunit plus sûrement contre l'infiltration d'urine, qui aurait plus de chance de se produire, si l'on obturait l'extrémité de la sonde par un fausset. La sonde à demeure est laissée en place pendant vingt-quatre ou plutôt quarante-huit heures. Puis elle est retirée, et pendant dix à douze jours on s'abstient de toucher à l'urèthre. Ce n'est qu'après ce laps de temps que l'on commence la dilatation consécutive qui fait partie essentielle du traitement des rétrécissements de l'urèthre par l'uréthrotomie. On permet ainsi à la surface de la section intra-uréthrale de se cicatriser et on n'est pas exposé, en voulant pratiquer trop tôt le cathétérisme, à déchirer et à faire saigner une plaie encore granuleuse. D'autre part, en commençant la dilatation vers le dixième ou douzième jour, on a affaire à une cicatrice qui est encore assez souple pour se prêter aisément à la distension. La dilatation à la suite de l'uréthrotomie interne ne présente rien de particulier. Elle se fait d'après les règles applicables à la dilatation lente et progressive. On se trouvera bien de terminer le traitement par le passage des cathéters Béniqué, qui ont l'avantage d'assouplir les parois de l'urèthre et d'en régulariser le calibre. Si les malades veulent conserver tout le bénéfice de l'opération, ils devront continuer d'une manière suivie l'usage du cathétérisme.

Accidents. L'uréthrotomie interne pratiquée à l'aide de l'instrument de Maisonneuve, et avec les précautions précédentes, qui sont celles indiquées par le professeur Guyon, est, on peut le dire, une opération d'une grande bénignité, et les accidents qui se montraient souvent autrefois à la suite des vastes incisions conseillées par Reybard ne sont plus que de rares exceptions.

1° *Hémorrhagies.* C'était là un des accidents les plus fréquents et les plus redoutables qui venaient compliquer la section totale de la paroi uréthrale dans le procédé de Reybard. Pour s'en convaincre, il suffit de jeter les yeux sur la statistique de ce chirurgien : sur 34 observations, on y voit notées 18 fois de véritables hémorrhagies. Aujourd'hui, cet accident n'est pour ainsi dire plus à craindre. M. Martinet, dans sa thèse de doctorat, 1876, ne rapporte qu'un seul exemple d'hémorrhagie consécutive survenue le quatrième jour après l'opération. Encore faut-il voir là bien certainement un exemple d'hémorrhagie paludéenne. MM. Guyon et Bazy, dans les commentaires dont ils accompagnent les planches de leur Atlas des maladies des voies urinaires, disent que, sur 500 uréthrotomies représentant la statistique de l'hôpital Necker, on ne trouve l'hémorrhagie signalée que 5 fois; et encore, dans ces 5 cas, la perte de sang n'a-t-elle donné lieu à aucune suite fâcheuse.

2° *Infiltration d'urine.* Ce que nous venons de dire des hémorrhagies, nous pouvons le répéter au sujet de l'infiltration d'urine. Commune au temps de

Reybard, où l'incision de l'urèthre s'avançait jusque sous la peau, l'infiltration d'urine est devenue aujourd'hui un accident tout à fait exceptionnel; M. Guyon n'en a observé qu'un seul exemple. Le meilleur moyen de l'éviter, c'est de placer dans l'urèthre une sonde à demeure de moyen volume, dont l'extrémité est laissée ouverte. L'urine trouvant ainsi une issue facile au dehors n'a aucune tendance à s'infiltrer dans les tissus. S'il y avait eu hémorrhagie, et qu'on eût lieu de craindre que la sonde ne fût oblitérée par des caillots, il faudrait la désobstruer à l'aide d'injections d'eau boriquée poussées avec précaution dans son intérieur. Dans un cas, on a trouvé, au-dessus de l'aponévrose moyenne, un abcès urineux en communication avec l'urèthre à travers la section de l'uréthrotomie qui avait porté sur la paroi supérieure.

Enfin, il est un accident signalé par Voillemier : c'est la production de poches urineuses le long du canal. Cet accident est la conséquence de l'incision totale pratiquée par Reybard sur la paroi inférieure de l'urèthre. Cette section complète faisant perdre au canal toute son élasticité lui permettait de se distendre. Avec l'uréthrotomie actuelle, pareil accident n'est plus à redouter.

3° *Prostatite.* Les abcès de la prostate peuvent venir compliquer l'uréthrotomie interne; la thèse de M. Segond en renferme 5 exemples, qui tous se sont terminés par la guérison sans fistule.

4° *Infection purulente.* La statistique de M. Guyon comprend deux morts par pyohémie. L'une d'elles a été observée en 1871 sur un malade opéré à Necker, pendant que les hôpitaux étaient encombrés de blessés de la guerre de 1870 et de la Commune, et que la pyohémie y sévissait à l'état endémique. Dans le second cas, la pyohémie est survenue chez un homme atteint de prostatite avec périprostatite (phlébite suppurée), et il est bien probable que la source de l'infection a été la suppuration intra-veineuse et non la plaie uréthrale. Sir Henry Thompson compte, sur 340 opérés, 3 cas de mort par pyohémie, mais il faut savoir que beaucoup de ces faits remontent à une époque très-éloignée; et il est bien évident qu'à l'heure actuelle l'uréthrotomie interne doit, comme les autres opérations chirurgicales, bénéficier largement de la méthode antiseptique.

5° *Accès de fièvre, néphrite.* À la suite de l'uréthrotomie interne, comme de toutes les opérations sur les voies urinaires, on voit quelquefois se produire des accès de fièvre dite fièvre urineuse. Dans sa thèse, M. Martinet, sur 52 cas d'uréthrotomie interne, en compte 10 où il y a eu de la fièvre; 3 fois l'accès a été très-violent; 3 fois de moyenne intensité; dans 4 cas, il y a eu simple élévation de température sans frisson et sans sueurs profuses. C'est le plus souvent le troisième jour, c'est-à-dire le lendemain de l'enlèvement de la sonde à demeure, que l'accès fébrile a été observé. C'est là encore un argument en faveur de l'emploi de cette sonde. C'est presque toujours chez des malades atteints de néphrite que s'observent ces accès de fièvre; mais la néphrite ne peut être rangée au nombre des complications de l'uréthrotomie interne; tout au plus, dans leur atlas, MM. Guyon et Bazy citent-ils un cas où la néphrite a paru se développer à la suite de l'opération. Dans tous les autres cas, elle préexistait; c'est là, il faut bien le dire, la grande cause de mort à la suite de l'uréthrotomie; sans doute celle-ci ne saurait être innocentée complétement, mais elle ne doit pas non plus être rendue entièrement responsable du résultat fatal. Elle n'a fait qu'imprimer un coup de fouet aux lésions rénales préexistantes, et nous nous associons pleinement aux conclusions de MM. Guyon et Bazy, quand ils disent, en parlant de l'uréthrotomie interne : « La mort, dans les autres cas, est due au progrès des lésions rénales déjà anciennes que portaient les malades et pour lesquelles l'uréthrotomie a peut-être été l'occasion d'une poussée aiguë. C'est l'histoire de ces vieux urinaires arrivés aux dernières limites, chez lesquels une simple rétention d'urine, une cystite légère, font l'effet de la goutte d'eau qui fait déborder le vase ».

Indications et contre-indications. Les indications de l'uréthrotomie interne ont été très-diversement comprises suivant les époques. Tout d'abord, on a voulu poser cette opération en rivale de la dilatation ; on en a même proclamé la supériorité sur les autres méthodes de traitement. On se plaçait, non au point de vue des résultats immédiats, mais bien au point de vue des résultats consécutifs. Les partisans de l'uréthrotomie interne avaient en effet la prétention, en employant cette méthode, d'amener la *cure radicale*, c'est-à-dire de s'opposer à la production de la récidive. Telle était notamment l'opinion de Reybard, et c'est pour cela qu'il préconisait les incisions profondes dont nous avons déjà parlé. Mais les faits se sont bientôt chargés de démontrer que, quel que soit le procédé d'uréthrotomie mis en usage, si profondes que soient les sections, on ne parvient pas d'une manière certaine à empêcher les récidives. Répétons ici ce qui a été dit déjà à propos des rétrécissements de l'urèthre en général : aucune méthode ne peut se poser en méthode de *cure radicale* des rétrécissements. Du moment où un tissu fibreux a envahi les parois de l'urèthre, la rétraction de ce tissu est un fait fatal que rien ne saurait empêcher d'une façon certaine. C'est donc une erreur de poser l'uréthrotomie interne en méthode rivale de la dilatation qui conserve sur elle l'avantage de la bénignité. La question nous semble avoir été posée d'une façon très-nette par M. Trélat dans la discussion actuelle sur l'uréthrotomie interne à la Société de chirurgie (1886) : « L'uréthrotomie, a dit M. Trélat, n'est pas une méthode de traitement : c'est une méthode adjuvante dans le traitement des rétrécissements par la dilatation progressive. »

Et, complétant sa pensée sur la valeur de l'opération, M. Trélat ajoute : « Je crois que, de toutes les méthodes adjuvantes, l'uréthrotomie interne, avec les précautions voulues de l'antisepsie, est la meilleure ». La dilatation est donc toujours la méthode de choix, celle par laquelle il faut commencer. Nous en arrivons ainsi à établir les indications de l'uréthrotomie interne de la façon suivante, et nous dirons : dans la cure des rétrécissements de l'urèthre, l'uréthrotomie interne est indiquée dans tous les cas où la dilatation lente et progressive est *impossible* ou *dangereuse.*

Il est des rétrécissements qui sont tellement durs, tellement fibreux, que la dilatation est véritablement impraticable ; quelque soin qu'on y apporte, celle-ci n'avance pas ; on ne peut, par exemple, dépasser le numéro 9 ou 10 de la filière Charrière, et, dans ces conditions, il est bien évident que, si l'on abandonne le malade à lui-même, la récidive ne tardera pas à se produire, entraînant avec elle à la longue les plus graves accidents. D'autres rétrécissements se laissent bien dilater régulièrement jusqu'à un certain degré, et l'on compte sur la guérison, lorsque des difficultés surgissent. Le rétrécissement qui admettait sans peine un numéro 15 ou 16 ne se laisse plus traverser que difficilement par une bougie d'un plus petit volume, 13 ou 14, par exemple. La cause en est, soit dans la tendance du rétrécissement à revenir sur lui-même, auquel cas le rétrécissement est dit élastique, soit dans l'existence du spasme qui lui est surajouté. Voilà des cas dans lesquels la dilatation est impossible et ne saurait amener la guérison : l'uréthrotomie sera donc indiquée. D'autre part, il est des malades chez qui la dilatation donne lieu à des accès de fièvre incessants dont la répétition devient dangereuse, en déterminant des désordres profonds du côté de la vessie et des reins. Il arrive également que l'état général et local soit tel qu'il faille immédiatement porter secours au malade. Il y a de la cystite, de la néphrite, de la rétention d'urine; le rétrécissement très-étroit ne saurait se laisser dilater facilement; il faut aller vite; l'uréthrotomie interne devient ici une véritable opération d'urgence. Quant aux contre-indications, elles sont limitées aux cas dans lesquels l'introduction du conducteur est absolument impossible, auquel cas le rétrécissement est dit infranchissable. Cette circonstance se retrouve dans un certain nombre de rétrécissements traumatiques, et d'une manière tout à fait exceptionnelle dans les rétrécissements d'origine blennorrhagique. A coté des faits de rétrécissements infranchissables, il existe un certain nombre de cas dans lesquels l'introduction du conducteur est bien possible, mais le rétrécissement est extrêmement dur et serré, il est accompagné d'une énorme induration périnéale et de fistules multiples, de sorte qu'au lieu de faire deux opérations, l'une s'adressant au rétrécissement, l'autre à l'induration et aux fistules périnéales, il vaut mieux pratiquer une opération unique et recourir à l'uréthrotomie externe.

Valeur thérapeutique. L'étude des statistiques démontre que l'uréthrotomie interne est une opération bénigne. Déjà Voillemier évaluait la mortalité à la suite de cette opération à 1 pour 30, c'est-à-dire un peu plus de 3 pour 100.

La statistique du professeur Guyon fournit aussi une mortalité de 3 pour 100 [1]. Il est bien peu d'opérations chirurgicales qui aient un chiffre de mortalité aussi faible, et la signification de ce chiffre devient encore plus favorable, si l'on réfléchit qu'en France nous réservons l'uréthrotomie interne pour les cas graves qui échappent à la dilatation.

La statistique de Thompson fournit des chiffres encore plus favorables : sur 540 malades opérés par lui, six seulement ont succombé, ce qui donne une mortalité inférieure à 2 pour 100. Mais il est juste de dire que le chirurgien anglais reconnaît à l'uréthrotomie interne des indications beaucoup plus larges que celles que nous lui assignons en France, et qu'il traite par l'incision intra-uréthrale beaucoup de cas favorables que nous estimons justiciables de la dilatation. Quant aux résultats éloignés, il est bien évident que l'uréthrotomie interne n'assure pas la guérison définitive, puisqu'un certain nombre de malades ont dû subir une seconde, et même exceptionnellement une troisième uréthrotomie. Mais chez la plupart de ceux qui, ayant négligé de recourir au cathétérisme, avaient laissé se produire une récidive, on a pu constater qu'à la suite de l'uréthrotomie interne l'urèthre reste pendant très-longtemps dilatable. L'anatomie pathologique en donne la raison : sur l'urèthre de malades qui ont succombé plus ou moins longtemps après l'uréthrotomie interne on voit dans le point où a porté la section un losange formé par un tissu cicatriciel plus mince et plus souple que le tissu fibreux du voisinage. C'est bien, suivant l'expression de Reybard, comme une pièce nouvelle qu'on a ajoutée à une doublure trop étroite. Pour obtenir autant que possible ce résultat favorable, il faut faire porter

---

[1] Nous prions le lecteur de se reporter à l'art. RÉTRÉCISSEMENT. Il y trouvera exposées les raisons qui nous font considérer ce chiffre comme exagéré. De plus, pendant que cet article était sous presse, M. Guyon a fait, à la Société de Chirurgie, une communication de laquelle il résulte que la proportion des décès *imputables à l'opération* ne dépasse pas 1/2 pour 100. Cette proportion est établie sur 1000 uréthrotomies qu'il a faites.

la section dans le point où le tissu fibreux est le moins épais. Or, pour les rétrécissements blennorrhagiques, ce point, c'est la paroi supérieure de l'urèthre.
C'est donc, comme l'a fait remarquer le professeur Guyon, une raison qui s'ajoute à toutes celles qui militent déjà en faveur de l'uréthrotomie pratiquée sur
la paroi uréthrale supérieure, savoir la brièveté plus grande de cette paroi, et
l'appui que lui prête la cloison des corps caverneux.

B. *Uréthrotomie externe*. L'opération de la boutonnière périnéale que les
chirurgiens pratiquaient dans un grand nombre de circonstances pour donner
issue à l'urine peut être considérée comme l'origine de l'uréthrotomie externe,
de même que les sondes coupantes destinées à l'excision des carnosités représentent l'origine de l'uréthrotomie interne. Mais la boutonnière ne saurait être
confondue avec l'uréthrotomie externe. Cette dernière opération est en effet applicable seulement aux rétrécissements. J.-L. Petit avait bien compris les avantages de la boutonnière appliquée à ce cas spécial des rétrécissements, lorsqu'il
dit : « Tous ceux à qui j'ai fait la boutonnière, à l'occasion de la rétention
d'urine, ont recouvré la liberté du canal, *lorsque l'obstacle s'est trouvé compris
dans l'incision* ». Au milieu du dix-huitième siècle, l'uréthrotomie externe
jouissait d'une certaine faveur, lorsqu'en France, sous l'influence de Desault,
de Boyer et de Roux, qui préconisaient le cathétérisme forcé, elle tomba dans un
complet discrédit. En Angleterre, plusieurs chirurgiens, Arnott, Brodie, Liston,
Hunter, s'efforcèrent de la préconiser. Mais ce fut vraiment Syme (d'Édimbourg)
qui, en 1844, par l'extension qu'il lui donna, par les règles qu'il formula pour
son exécution, en fit une méthode nouvelle. Sédillot, en France, tenta la réhabilitation de cette opération. Depuis lors, de nombreux travaux ont été publiés
sur la question, parmi lesquels nous citerons les mémoires de Foucher, de
Goyrand, de Bourguet (d'Aix) ; la thèse d'agrégation de Tillaux, en 1863 ;
un mémoire de Eug. Bœckel, en 1868, et enfin de nombreuses thèses, entre
autres celle de Dudon, en 1867, celle de Grégory, en 1879, de Eug. Monod,
en 1880.

Division. Suivant qu'un instrument conducteur peut ou non être introduit
dans l'urèthre, l'uréthrotomie externe comprend deux procédés distincts :
1° l'uréthrotomie externe sur conducteur ; 2° l'uréthrotomie sans conducteur.

1°. *Uréthrotomie sur conducteur*. Syme enseignait qu'il n'y a pas de rétrécissements infranchissables ; que, dès lors, il est toujours possible d'introduire
dans l'urèthre un conducteur sur lequel on incise la paroi uréthrale de dehors
en dedans. La section pratiquée de cette manière lui semblait le traitement le
plus sûr et le plus efficace des rétrécissements de l'urèthre. Pour cette opération,
le malade est couché sur le dos, les cuisses fléchies sur l'abdomen dans la position nécessaire à la taille périnéale. Un cathéter courbe portant sur sa convexité
une cannelure est introduit dans l'urèthre. Le chirurgien pratique sur la ligne
médiane du périnée une incision longue de 3 à 4 centimètres. Lorsqu'il est
arrivé sur l'urèthre, il saisit de la main gauche le manche du cathéter ; de la
main droite il tient son bistouri, le tranchant dirigé en haut, et, lorsqu'il est
arrivé sur la cannelure du cathéter qu'il a recherchée avec l'extrémité de l'index,
il sectionne d'arrière en avant le rétrécissement. L'opération terminée, une sonde
à demeure est introduite dans la vessie. Nous pensons avec Voillemier qu'il est
préférable de rechercher la cannelure du cathéter avec l'ongle de l'indicateur
de la main gauche, et de sectionner le rétrécissement d'avant en arrière avec le
bistouri dont le tranchant est dirigé en bas.

Lorsque le rétrécissement est très-serré, on ne peut introduire le cathéter cannelé jusque dans la vessie. On peut alors recourir au procédé conseillé par Gouley (de New-York), c'est-à-dire introduire d'abord dans le rétrécissement une petite bougie filiforme de baleine, qu'on engage dans un petit pont que porte à son extrémité libre le cathéter métallique. Le cathéter est poussé jusqu'au rétrécissement; grâce à la présence de la petite bougie, on introduit dans ce dernier l'extrémité d'un bistouri de Weber, et l'on incise ainsi le rétrécissement de dedans en dehors. On peut encore sur une bougie filiforme préalablement introduite faire glisser dans le rétrécissement l'extrémité d'une sonde cannelée, sur laquelle on incise avec le bistouri le point rétréci.

2° *Uréthrotomie sans conducteur.* Lorsqu'il est impossible de franchir le rétrécissement à l'aide d'un instrument quelconque, l'uréthrotomie externe devient une opération beaucoup plus difficile à pratiquer. Dans ces cas, l'on introduit aussi profondément que possible une sonde en avant du rétrécissement, on incise l'urèthre au niveau de l'extrémité terminale de cette sonde, et l'on cherche l'orifice du bout postérieur de l'urèthre dans lequel on engage une petite bougie. Quelque soin qu'on apporte à cette recherche, qui exige beaucoup de temps et de patience, bien souvent on échoue. On a conseillé de laisser le malade se réveiller, et de chercher l'orifice de l'urèthre pendant que le patient fait effort pour uriner. Enfin, quelquefois tous les moyens échouent, le chirurgien est obligé d'abandonner l'opération. Pendant les jours suivants, il recommence ses recherches, et parfois il est assez heureux pour découvrir l'orifice uréthral qui lui avait échappé pendant une première opération. La recherche du bout postérieur de l'urèthre, voilà donc la véritable pierre d'achoppement de l'uréthrotomie externe.

Voillemier, cherchant à classer les différents procédés qui ont été employés, les range en deux groupes : 1° la section d'emblée du rétrécissement; 2° la section du rétrécissement avec opération préalable sur l'urèthre.

a. *Section d'emblée du rétrécissement.* La section faite directement de dehors en dedans sur le tissu du rétrécissement lui-même est une opération qui ne doit pas être conseillée. Elle serait en effet de nature à exagérer les difficultés plutôt qu'à les diminuer, puisqu'elle ne peut fournir aucune indication sur le siége probable de l'orifice uréthral. Les deux seules observations où elle ait été employée sont loin d'être probantes. Elles perdent beaucoup de leur valeur lorsqu'on les examine avec soin. Dans la première, en effet, celle de Molins, il s'agit purement et simplement d'un cas de boutonnière périnéale, puisque jamais le cours normal de l'urèthre ne fut rétabli. Dans la seconde observation, celle de Levannier (de Cherbourg), il s'agissait d'un rétrécissement cicatriciel produit par une plaie de balle. Peut-être dans ce cas le tissu cicatriciel ne comprenait-il pas l'urèthre dans toute son épaisseur. Quoi qu'il en soit, voici comment Voillemier décrit le manuel de cette opération : « Le manuel de cette opération consiste, dit-il, à faire une incision longitudinale d'étendue variable sur la ligne médiane de la verge ou du périnée, dans le point où l'on suppose que le rétrécissement existe, en ayant soin de le dépasser en avant et en arrière. On coupe la tumeur fibreuse en allant à petits coups, avec l'espérance de rencontrer l'urèthre dans son centre. Si on le découvre, on introduit dans sa cavité un stylet cannelé, sur lequel on achève de diviser le rétrécissement. Dans le cas contraire, on se contente de creuser une gouttière assez profonde pour qu'elle se trouve de niveau avec les portions antérieure et postérieure de l'urèthre. Cela fait, on place une sonde à demeure dans le canal, jusqu'à ce que la cicatrisation de la plaie soit complète ».

b. *Section du rétrécissement avec opération préalable sur l'urèthre.* C'est en réalité l'opération de Syme telle que nous l'avons décrite, dans laquelle on commence par ouvrir sur le cathéter cannelé l'urèthre en avant du rétrécissement pour chercher ensuite l'orifice de ce dernier qui n'a pu être franchi.

Nous devons encore signaler ici bon nombre de procédés auxquels leurs auteurs ont été conduits par les difficultés de l'opération.

Uréthrotomie en deux temps (Civiale). Civiale a préconisé une uréthrotomie externe faite en deux temps. Le premier jour, il incisait seulement la peau et les callosités jusqu'au canal et au rétrécissement ; vingt-quatre heures après, il incisait le canal et plaçait la sonde à demeure.

Uréthrotomie externe au thermocautère (Verneuil). En 1880, M. Verneuil a communiqué à la Société de chirurgie deux cas d'uréthrotomie externe faite à l'aide du thermocautère. Dans les deux cas, au bout de quatre à cinq jours, les plaies étaient recouvertes de bourgeons charnus du plus bel aspect. M. Verneuil recommande l'emploi du thermocautère en pareil cas comme rendant à la fois l'opération plus facile et plus innocente. Ces observations ont fait le sujet de la thèse de M. Fallot, publiée la même année.

Uréthrotomie sous-cutanée (Syme, Teevan). Teevan recommande dans la *Lancet* de 1877 un procédé qui a déjà été mis en usage par Syme. En effet, dans la partie antérieure de l'urèthre, ce dernier chirurgien faisait une véritable uréthrotomie sous-cutanée. Un conducteur étant introduit dans l'urèthre, il pratiquait à la peau une ponction en avant du point rétréci ; par l'orifice de cette ponction il glissait un bistouri à lame étroite qui divisait le rétrécissement sans agrandir la plaie cutanée. Teevan, après avoir fait une incision périnéale à ciel ouvert, fit au niveau du scrotum et de la portion pénienne une incision sous-cutanée du rétrécissement.

Combinaison de l'incision interne avec l'incision périnéale (Otis). Otis a conseillé d'associer l'uréthrotomie interne à l'uréthrotomie externe. Il commence par pratiquer une petite ouverture périnéale, par laquelle il fait pénétrer une bougie dans la vessie. Sur cette bougie il visse le conducteur de Maisonneuve qui lui sert à pratiquer une uréthrotomie sur la paroi supérieure. Il a rapporté des succès obtenus par cette méthode, qu'a suivie également avec succès Annandale.

Excision ou résection du rétrécissement. Dans le but d'éviter la rétraction tenant à l'existence du tissu cicatriciel, on a conseillé d'exciser complétement le tissu fibreux constituant le rétrécissement. Plusieurs opérations de cette nature ont été pratiquées par Robert, par Jules Roux, Bourguet (d'Aix), Voillemier, Levannier, Labbé. Cette opération peut présenter une certaine difficulté. Lorsque le rétrécissement siége dans la portion pénienne de l'urèthre, la cicatrice n'est pas bornée au tissu spongieux, elle envahit les parties voisines. Sur son malade, Voillemier n'a pu enlever que partiellement le noyau fibreux constituant le rétrécissement. Pour l'exciser entièrement, il aurait dû intéresser profondément les corps caverneux. Dans la région bulbaire ou membraneuse, on rencontre des difficultés de même nature ; il est très-difficile de distinguer ce qui appartient à la paroi uréthrale d'avec les tissus indurés. On est exposé à enlever une trop grande étendue de parties molles, et Voillemier cite le cas d'un malade sur lequel on avait pratiqué cette opération, qui est resté plus d'un an dans son

service. La réunion ne s'était pas opérée, et l'urèthre privé de sa paroi inférieure restait ouvert dans une étendue de plus de 5 centimètres. L'opération
n'est pas d'ailleurs sans gravité, puisque, sur 5 cas, Voillemier en rapporte
deux qui se sont terminés par la mort. Dans l'un, la terminaison fatale est
due à un érysipèle; dans l'autre, à la pyohémie. D'ailleurs, la prétention de
s'opposer par ce procédé à la récidive n'est nullement justifiée. En effet, la
perte de substance de la paroi uréthrale devra nécessairement se combler par
un tissu de cicatrice. Aussi ne sera-t-on pas étonné de voir se produire à bref
délai une récidive. Dans le cas de J. Roux, deux mois après l'opération, il y
avait déjà retour de la coarctation à l'endroit où le canal avait été réséqué;
trois ans plus tard, la gêne de la miction conduisit à pratiquer une uréthrotomie interne. Pour ces divers motifs, l'excision du rétrécissement est une
méthode qui ne semble pas devoir être conseillée.

Formation d'un canal latéral. Il en est de même de la formation d'un
canal latéral conseillée par Bourguet (d'Aix). « Quand, dit cet auteur, on ne
peut franchir un rétrécissement, on peut passer à côté, faire une voie nouvelle
collatérale et plus ou moins parallèle, sans se préoccuper du rétrécissement
qui reste alors sur un des côtés de la plaie. » Sans doute, comme le fait remarquer Voillemier, un canal nouveau formé artificiellement dans l'épaisseur du
périnée peut jusqu'à un certain point remplacer l'urèthre, mais ce procédé a
un inconvénient grave, c'est de placer le nouveau canal en dehors de la direction de l'urèthre normal. Cette circonstance peut rendre très-difficile, ou même
complétement impossible, un cathétérisme ultérieur.

Incision de la région membraneuse. Déjà Guthrie, cité par Thompson,
avait recommandé, dans les cas où l'on ne peut trouver le bout postérieur, de
ponctionner la région membraneuse pour introduire une sonde dans la vessie.
Demarquay a donné le même conseil. Il fait une incision courbe analogue à
celle de la taille périnéale, et arrive couche par couche entre le rectum et le
bulbe jusqu'à la pointe de la prostate. On ponctionne alors la portion membraneuse, et l'urine est évacuée par une sonde conduite immédiatement dans la
vessie. L'incision faite à l'urèthre sert à conduire d'arrière en avant un stylet
dans le bout postérieur.

Cathétérisme rétrograde. Il est enfin une dernière ressource qui a été conseillée dans les cas où le bout postérieur de l'urèthre ne peut pas être découvert :
c'est le cathétérisme pratiqué de la vessie vers l'urèthre, ou cathétérisme rétrograde. Dans un récent mémoire des *Archives de médecine* (1883), le professeur Duplay a rappelé que cette opération dont l'idée première appartiendrait à
Verduc, d'après Sédillot, a été pratiquée pour la première fois en 1757 par
Verguin, chirurgien de l'hôpital de Toulon. Ayant dû faire à un malade la
ponction de la vessie par l'hypogastre, il se servit plus tard de l'orifice créé
par cette ponction pour introduire d'arrière en avant un cathéter de la vessie
dans l'urèthre. Souberbielle (1815) alla plus loin : il conseilla de faire dans des
cas analogues la ponction de la vessie au-dessus du pubis dans le but spécial
d'introduire la sonde à travers le col vésical. Plus tard, Chassaignac, Sédillot,
Voillemier, Guersant, Gundon, Buck, pratiquèrent également le cathétérisme
rétrograde à travers une fistule hypogastrique. En 1883, Duplay, frappé des
services rendus à l'heure actuelle par la taille hypogastrique et de la bénignité
de cette opération, conseilla d'y avoir recours pour pratiquer le cathétérisme
rétrograde. Déjà son exemple a été suivi par plusieurs chirurgiens, entre autres

Cauchois et Douart, qui ont communiqué leurs observations à la Société de chirurgie où elles ont été l'objet d'un fort intéressant rapport de la part de Monod (1886). Il est donc permis de conclure à l'heure actuelle que dans l'uréthrotomie externe, lorsque les recherches les plus patientes n'ont pu conduire à découvrir le bout postérieur, on devra recourir au cathétérisme rétrograde pratiqué soit à travers une fistule hypogastrique préexistante, soit au moyen de la taille sus-pubienne. Cette opération mérite la préférence sur la ponction de la région membraneuse conseillée par Demarquay comme étant d'une exécution plus simple, sans être plus dangereuse. M. Monod note dans son rapport que jusqu'ici la taille hypogastrique pratiquée dans le but de permettre le cathétérisme rétrograde n'a jamais été suivie de mort.

Soins consécutifs et accidents de l'uréthrotomie externe. Une fois l'opération terminée, il faut introduire dans la vessie une sonde à demeure. Pour cela, on peut employer différents artifices, tels que celui qui consiste à placer d'abord dans l'urèthre antérieur une bougie filiforme à laquelle on attache la sonde introduite dans le bout postérieur qui est ainsi ramenée d'arrière en avant à travers le méat. Inversement, on peut, sur une bougie filiforme, faire glisser dans le bout postérieur une sonde à bout coupé préalablement introduite dans la portion antérieure de l'urèthre. La sonde à demeure est laissée en place jusqu'à ce que la plaie de l'uréthrotomie externe soit réduite à un simple trajet fistuleux. A ce moment, comme le fait remarquer Voillemier, il est plus avantageux de la retirer pour hâter les progrès de la cicatrisation.

Quant aux accidents de l'opération, le seul qui doive nous arrêter, c'est l'hémorrhagie. Elle a pris quelquefois des proportions considérables dans le cas où le bulbe a été sectionné. Si la ligature des artères ne suffisait pas à arrêter le sang, il faudrait recourir au tamponnement de la plaie pratiquée autour de la sonde à demeure. L'infiltration d'urine n'est pas à redouter dans les cas où on laisse largement béante la plaie périnéale. Quant aux autres accidents de l'uréthrotomie externe, ce sont ceux de toutes les plaies en général; nous n'avons pas à y insister.

Indications. Après ce qui a été déjà dit des rétrécissements de l'urèthre et de l'uréthrotomie interne, nous ne nous arrêterons pas longtemps sur les indications de l'uréthrotomie externe. Elles sont relatives à deux ordres de faits : les traumatismes de l'urèthre et les rétrécissements.

Dans les traumatismes graves du périnée, caractérisés par l'évacuation de sang par l'urèthre, la rétention d'urine, la formation d'une tumeur périnéale, l'uréthrotomie externe d'emblée s'impose au chirurgien.

En effet, si l'on se contente d'inciser la tumeur périnéale, on devra, les jours suivants, aller à la recherche du bout postérieur qui présentera alors de bien plus sérieuses difficultés. Il est donc préférable de faire immédiatement une opération qui s'imposerait plus tard. Mais souvent le malade ne se présente pas au chirurgien immédiatement après l'accident. Lorsqu'il est observé, il a déjà de l'infiltration d'urine; l'opération s'impose encore dans ces cas, mais elle est beaucoup moins efficace que l'uréthrotomie externe d'emblée. Eug. Monod, dans sa thèse de 1880, nous en donne la preuve, puisque, sur 8 cas d'uréthrotomie externe pratiquée tardivement, cet auteur en a trouvé 4 où l'opération resta incomplète, à cause de l'impossibilité où l'on fut de passer une sonde dans la vessie. Enfin, il est des cas auxquels M. Eug. Monod donne le nom d'uréthrotomie externe retardée : ce sont les cas de ruptures périnéales de moyenne gravité. Dans ces cas, le chirurgien observe le malade : s'il voit les symptômes s'aggraver, si la rétention d'urine survient, si la tumeur périnéale augmente, il est conduit à pratiquer l'uréthrotomie externe. Il se trouve alors dans des conditions analogues à celles qui existent dans l'uréthrotomie externe faite d'emblée, c'est dire que ce sont là encore des circonstances favorables.

Quant aux rétrécissements de l'urèthre, ils donnent bien plus rarement que les traumatismes de ce conduit l'indication de l'uréthrotomie externe. L'opération de Syme appliquée à la majorité des rétrécissements ne saurait être admise, les différents procédés de dilatation et l'uréthrotomie interne suffisant la plupart du temps en pareil cas. Voillemier est même allé jusqu'à déclarer que, « lorsqu'il est possible d'introduire dans l'urèthre une bougie, si petite qu'elle soit, il n'hésite pas à dire que l'uréthrotomie externe est contre-indiquée. » C'est aller trop loin ; à côté des rétrécissements infranchissables dont la plupart sont d'origine traumatique, il est un certain nombre de rétrécissements très-étroits, durs, fibreux, qui ont déjà récidivé plusieurs fois, soit après l'uréthrotomie interne, soit après la dilatation, qui sont accompagnés de fistules multiples et d'indurations périnéales considérables, pour lesquels l'uréthrotomie externe est indiquée. Nous sommes donc amenés à élargir les indications de l'uréthrotomie externe dans les cas de rétrécissement, et nous dirons : L'uréthrotomie externe sans conducteur est applicable à tous les cas de rétrécissements infranchissables. L'uréthrotomie externe sur conducteur doit être faite dans un petit nombre de cas de rétrécissements très-durs, très-étroits, compliqués de fistules anciennes avec indurations périnéales profondes, qui sont réfractaires aux autres méthodes de traitement. E. Desnos et Kirmisson.

BIBLIOGRAPHIE. — *Voy.* RÉTRÉCISSEMENTS.

URIAGE (Eaux minérales d'). *Hypothermales, chlorurées, sodiques fortes, sulfureuses faibles*, dans le département de l'Isère, arrondissement de Grenoble. La station de Gières-Uriage, à 6 kilomètres de l'établissement, est la première après Grenoble sur le chemin de fer de Chambéry. Uriage est l'un des points les plus pittoresques de la vallée de Vaulnaveys, à 414 mètres au-dessus du niveau de la mer, au pied du versant occidental des Alpes du Dauphiné, sur la route de la Savoie qui suit la rive gauche de l'Isère jusqu'au pont de Sonnant, où elle passe sur la rive droite. Le climat de cette station, dont l'établissement est ouvert du 15 mai au 30 septembre, est celui des contrées qu'environnent de hautes montagnes. L'air est calme pendant le jour, mais, au moment où les rayons du soleil inondent la vallée, ouverte du nord au sud seulement, aucun souffle ne vient adoucir les chaleurs excessives qui font un contraste souvent dangereux avec la fraîcheur du matin et du soir. Deux sources émergent d'un terrain de transport, et plus profondément des schistes argilo-calcaires à bélemnites du lias : elles se nomment *source principale* et *source ferrugineuse*. Nous nous occuperons surtout de la première, la seconde n'étant qu'exceptionnellement utilisée.

Source principale ou sulfureuse. Elle a été l'objet de travaux considérables entrepris dès 1825 et terminés en 1847. Avant eux la source formait un petit lac sulfureux ; maintenant elle se rend à l'établissement dit *ancien* par un tuyau de plomb formant siphon dont la petite branche s'enfonce à 8 mètres dans le sol. Par suite de ce transport, elle a un peu perdu de sa limpidité, de sa température et de sa minéralisation. La température de l'eau du bassin est actuellement de 26° (au lieu de 27° à 28°). Réaction acide; bulles gazeuses. Cette eau alimente les baignoires, les douches d'eau à sa température native, et les chaudières où elle est chauffée à la vapeur. La source donne 3000 hectolitres d'eau en vingt-quatre heures, c'est-à-dire une quantité quatre fois plus considérable qu'avant les travaux de captage. Sa densité est de 1.0084, et son analyse chimique, faite en 1864 par J. Lefort et confirmée par M. Péligot en 1883, donne par litre les principes fixes et gazeux qui suivent :

Chlorure de sodium	6,0569
— potassium	0,4008
— lithium	0,0078
— rubidium	traces impond.
Iodure de sodium	
Sulfate de chaux	1,5205
— magnésie	0,6048
— soude	1,1875
Bicarbonate de soude	0,5555
Hyposulfite de soude	indices
Arséniate de soude	0,0021
Sulfure de fer	impond.
Silice	0,0790
Matière organique	indices
Total des matières fixes	10,4149
Gaz. { azote	19cc,5
{ acide carbonique libre	3 2
{ — sulfhydrique	7 3
Total des gaz	30cc,0

Source ferrugineuse. Elle émerge du rocher à 6 mètres de la précédente. Elle n'est pas gazeuse, elle tient en suspension des flocons jaunâtres. Pas d'odeur, goût styptique, ferrugineux, sans aucune saveur salée ou hépatique. Réaction acide; température peu constante : nous avons trouvé 13°,8 centigrade, l'air de sa galerie étant de 22°,3 centigrade. Sa densité est de 1.0007, et son analyse chimique a été faite en 1864 par M. J. Lefort, qui a trouvé dans 1000 grammes de son eau les principes suivants :

Bicarbonate de chaux	0,1015
— fer	0,0204
Sulfate de chaux	0,0960
— magnésie	0,0585
— potasse et ammoniaque	
Azotate de chaux	traces impond.
Arséniate de fer	
Chlorure de sodium	0,0088
Silice	0,0132
Matière organique	indices
Total des matières fixes	0,2984
Gaz. { azote	16cc,3
{ oxygène	3 2
{ acide carbonique libre	6 5
Total des gaz	26cc,0

ÉTABLISSEMENT. Il se compose de deux buvettes, dont une pour les indigents, de salles d'inhalation de gaz et d'eau pulvérisée, de gaz et de vapeur, de cabinets de bains et de douches, et comprend un pavillon d'hydrothérapie et des appareils de chauffage destinés à élever la température de l'eau chlorurée sulfureuse.

La buvette des pauvres a deux tuyaux toujours ouverts, l'un pour l'eau de la boisson, l'autre utilisé surtout par les indigents et les malades du pays en applications locales sur leurs plaies et le plus souvent sur les yeux affectés d'inflammation.

La buvette de l'établissement est dans une galerie vitrée parallèle aux bains des dames, close et chauffée au besoin. L'eau est reçue dans une vasque qui la distribue par des robinets de cuivre non fermés. Cette eau est à une température de 23°,6, celle de la Trinkhalle étant de 22°,2. Dans un angle à droite coule une fontaine d'eau douce.

Salles d'inhalation de gaz et d'eau pulvérisée. Deux pièces, dont une réservée aux dames, servent à la respiration du gaz et de l'eau pulvérisée. Elles sont dallées de planches espacées de 1 centimètre, afin que l'eau ne puisse y séjourner, et remplies d'une atmosphère fortement sulfureuse. Huit appareils sont installés dans chaque pièce; ils sont assez spéciaux et doivent être indiqués : ceux du milieu, pour obtenir le dégagement gazeux et les autres pour la fragmentation de l'eau. Les premiers sont composés de plateaux circulaires superposés et de dimensions progressivement décroissantes à partir du haut de la tige qui les supporte. L'ajutage de cuivre qui la termine est percé d'ouvertures capillaires par lesquelles s'élèvent à 40 centimètres de hauteur des jets qui tombent en pluie dans le plateau supérieur, d'où l'eau descend goutte à goutte dans le deuxième et dans le troisième. Les autres appareils pulvérisent l'eau minérale et se composent d'une tige de cuivre creuse à robinet garni à sa partie supérieure de boutons de platine et ayant une seule ouverture. La colonne d'eau lancée avec force au moyen d'une pompe de six atmosphères se brise sur un disque de platine et est réduite en poussière, après avoir été réchauffée par son passage dans un manchon rempli de vapeur. L'atmosphère est ordinairement entretenue à une température de 25° centigrade.

Salle d'inhalation de gaz et de vapeur. Une vasque de zinc et un manchon de cuivre criblé d'ouvertures capillaires par lesquelles passe l'eau dont les petits jets s'élèvent à 1ᵐ,10 constituent l'appareil de cette salle. L'eau, pendant son ascension et surtout dans sa chute, laisse dégager ses gaz : l'odorat le perçoit aisément, quoique d'une manière moins sensible que dans la salle précédente. L'ouverture du tuyau toujours béant par lequel arrive la vapeur est à la partie inférieure du piédestal central et presque à fleur de ses dalles. Un thermomètre fixé à 1ᵐ,80 de hauteur montre que la température de la pièce est toujours de 28° centigrade. Deux rangs de gradins sont établis de façon que plusieurs malades puissent prendre au même moment une inhalation à une température variable, puisque la vapeur est d'autant plus chaude qu'ils s'élèvent davantage.

Salles de bains et de douches. Cette partie de l'établissement est divisée en deux sections pour les bains des pauvres et les bains des payants. Le premier, installé depuis 1879, dans un pavillon spécial, comprend, outre la buvette, au 1ᵉʳ étage dix cabinets de bains et deux cabinets de douches, et au 2ᵉ étage, deux grandes salles précédées de vestiaires et occupées par les malades qui doivent transpirer après leur douche. La division des payants contient, dit M. Niepce, cent quarante-deux cabinets; cent vingt-deux servent aux bains, quatorze aux grandes douches et six aux douches ascendantes. Neuf de ces cabinets ont des douches en jet plein, à grille en arrosoir, pour les cavités faciales, vaginales, etc. Les salles de bains sont de chaque côté d'un couloir et chacune d'elles est éclairée et ventilée par une fenêtre. À chaque baignoire il y a quatre robinets,

deux pour l'eau minérale plus ou moins chauffée, et deux pour l'eau douce
froide ou chaude. Les cabinets de grande douche sont précédés d'un vestiaire
et garnis d'un lit de bois placé sous le tuyau de la douche descendante, afin
que les malades s'étendent pour recevoir alternativement un jet d'eau chauffée
ou à la température originelle de l'eau chlorurée sulfureuse. Le préposé à cette
partie du service règle l'application des douches et masse sous l'eau ceux auxquels cette prescription a été faite par le médecin.

Appareils de chauffage, bassin de préparation des douches. L'eau chlorurée sulfureuse d'Uriage est chauffée, avant d'être employée en bains et en
douches, dans un réservoir recouvert de planches juxtaposées, afin que la vapeur
puisse s'échapper et ne pas surchauffer l'eau qu'elle vient de traverser. Cette
division est complétée par les vingt-neuf bassins pour la préparation des grandes
douches. Chacune des séparations des douches complètes contient 800 litres d'eau.
Dix-sept ont une dimension moitié moindre et alimentent les demi-douches,
seize sont réservées aux salles du vieux bâtiment et une au bain des indigents.

Mode d'administration et doses. Il n'y a pas plus d'une vingtaine d'années
que l'eau de la source principale d'Uriage est administrée aux doses convenables, et les paysans en font encore un usage immodéré. L'emploi de la source
chlorurée sulfureuse doit être commencé à petites doses, un verre ou un verre
et demi au début en deux fois, le matin à jeun et à un quart d'heure d'intervalle. Il est bien rare qu'il faille dépasser six verres par jour.

Emploi thérapeutique. Lorsque cette eau est conseillée à petite dose, elle
constipe presque toujours, et son effet est celui qui se produit invariablement à
toutes les chlorurées fortes, pures ou même composées. Comme toutes les chlorurées fortes encore, les eaux d'Uriage purgent lorsqu'elles sont administrées à
dose un peu considérable. Dans l'un comme dans l'autre cas, l'appétit et la soif
sont augmentés, la digestion se fait mieux et plus vite. Elles ont un effet tonique
et reconstituant. De plus, leur action diffère des eaux chlorurées sodiques, en ce
qu'elles exercent une stimulation du système nerveux. Elles ne sont pas diurétiques ; elles ne poussent aux urines que quand on en a consommé une grande
quantité et que la température de l'air est relativement basse. De même, elles
ne sont diaphorétiques que dans les temps chauds et peuvent alors produire la
poussée, mais c'est surtout quand elles sont employées à l'extérieur et à l'intérieur. L'eau d'Uriage en bains et en douches d'une température médiocrement
élevée est tonique ; si les bains sont frais, leur effet est calmant ; très-chauds,
ils débilitent. Ils agissent comme les bains avec les eaux chlorurées fortes, seulement l'eau d'Uriage chauffée à la température du bain a un effet reconstituant
et plus marqué que celui des eaux de la plupart des autres stations. L'effet
purgatif et l'effet diurétique, ce dernier se prolongeant deux heures en général
après l'immersion, sont manifestes chez les malades qui, buvant peu d'eaux
minérales, sont soumis aux bains et aux douches. C'est dans ces cas aussi
qu'on observe quelquefois des démangeaisons, de l'érythème, des papules,
des vésicules et même quelquefois des furoncles. Il faut ajouter que les picote-
ments et les démangeaisons de l'enveloppe cutanée se montrent surtout au début
du traitement, tandis que les manifestations éruptives apparaissent le plus souvent après la première période, c'est-à-dire du quinzième au vingtième jour, et
sont un indice de saturation minérale. La poussée est un phénomène fréquemment observé à Uriage, surtout dans les affections humides de la peau, et il y
est regardé comme un signe favorable. Il se produit le plus souvent pendant

la durée du traitement, mais on doit savoir qu'il est quelquefois consécutif à la post-cure et qu'il peut apparaître après le départ des malades de la station. Les eaux d'Uriage à l'intérieur, et lorsqu'elles sont en même temps administrées à l'extérieur, agissent notablement sur l'écoulement périodique des femmes et sur le flux hémorrhoïdal des deux sexes.

Les inhalations aux salles de respiration déterminent à peu près les mêmes effets qu'aux autres stations où ce mode de traitement est employé. L'expérience l'a démontré. Il existe néanmoins pour les eaux d'Uriage une exception concernant la phthisie pulmonaire. Celle-ci, non-seulement n'est pas améliorée, mais bien aggravée par le séjour des poitrinaires dans l'atmosphère sulfureuse des eaux chlorurées d'Uriage. Dans toutes les autres affections des voies respiratoires, cette médication semble moins agir par la vertu de ses chlorures que par celle de son gaz hydrosulfurique, et en effet une sensation de douce chaleur à la périphérie du corps, une dyspnée et une toux légères, sont les premières sensations éprouvées par ceux qui arrivent dans cette atmosphère nouvelle. La circulation générale est activée, le pouls est plus accéléré, plus plein, plus développé. S'il survient de la céphalalgie, il est prudent de suspendre le traitement. Sous l'influence de cette action générale, les crachats sont plus abondants et la toux plus fréquente pendant les premiers jours chez les personnes qui portent une affection ancienne des voies aériennes, mais l'expectoration devient plus facile, diminue peu à peu et disparaît tout à fait, si ces symptômes n'indiquent pas la présence de tubercules.

Avant d'entrer dans des détails plus particuliers sur l'emploi thérapeutique des eaux d'Uriage, qu'on nous permette de dire que nous ne les assimilons aucunement avec d'autres hydrologistes aux eaux d'Aix-la-Chapelle. La thermalité est différente; élevée à Aix, elle est faible à Uriage. A la première station, le *Kesselbrunnen*, qui est la plus chargée des sources, renferme par litre 2,63940 de chlorure de sodium, tandis que la source principale d'Uriage en contient 6,0569. L'eau d'Aix est plus chargée d'hydrogène sulfuré que l'eau d'Uriage, et cette dernière ne renferme pas trace d'hydrogène protocarboné, alors que l'analyse de Liebig en révèle 1,82 pour 100 dans la *Kaiserquelle* d'Aachen. En un mot, l'une (Aix) est *hyperthermale, chlorurée sodique moyenne, sulfureuse forte*, tandis que l'autre est *hypothermale, chlorurée sodique forte et sulfureuse faible*.

Les indications dont nous avons encore à parler sont relatives aux maladies de la peau, aux manifestations scrofuleuses, à la débilité de l'enfance, au rachitis, aux affections syphilitiques et subsidiairement aux rhumatismes, aux affections nerveuses, à certaines affections stomacales et intestinales et à certaines maladies des voies aériennes et de l'utérus.

Les affections cutanées, quelles qu'elles soient, relèvent des eaux d'Uriage, mais la durée de leur cure est indéterminée : elle doit être quelquefois de deux mois et même davantage. Pour beaucoup de malades aussi, plusieurs saisons sont nécessaires, pendant trois ou quatre années de suite. Les malades doivent être avertis encore que leurs accidents herpétiques, au lieu de diminuer pendant leur séjour, augmentent quelquefois. L'amélioration ne se fait sentir qu'assez longtemps après. Comment les eaux d'Uriage agissent-elles dans les dermatoses? Est-ce par leur principe sulfureux? Est-ce par le chlorure de sodium? Est-ce enfin par la réunion de ces deux éléments?

Les sulfureux sont pour ainsi dire le spécifique des affections de la peau, et les eaux d'Uriage doivent agir comme les eaux sulfureuses toutes les fois qu'il est besoin de combattre l'état local, mais, lorsque le médecin a affaire à une manifestation cutanée subordonnée à une diathèse, ou qui est sous la dépendance d'une constitution lymphatique ou scrofuleuse, ce que nous avons dit des eaux d'Uriage contre le lymphatisme et la scrofule établit qu'elles agissent surtout comme chlorurées. Lorsque les accidents du tégument externe relèvent de l'un ou de l'autre de ces états, et cela n'est pas rare, c'est à la fois comme sulfureuses et comme chlorurées fortes qu'elles agissent. Nous ne nous étendrons pas sur les maladies cutanées qu'améliorent ou guérissent les eaux d'Uriage ; nous nous bornons à rappeler que l'emploi de ces eaux convient aux affections eczémateuses sèches ou humides de l'acné, de l'impétigo, du prurigo, de l'ichthyose, du lupus et de certaines formes de la teigne. M. le docteur Doyon fait toutefois remarquer que la forme sécrétante et humide des maladies cutanées est la plus promptement amendée. Le traitement externe est surtout indiqué alors et il faut prescrire les grands bains, les douches d'eau générales ou locales, en rayon ou en arrosoir, et d'une température plus ou moins élevée, suivant la forme, l'ancienneté du mal et le tempérament plus ou moins excitable des malades. Ces derniers doivent aussi, suivant les circonstances que le médecin peut apprécier seul, être envoyés, soit aux salles d'aspiration, soit aux bains ou aux douches de vapeur forcée. Si l'eau en boisson est moins nécessaire à une bonne cure, il est cependant des cas où le traitement interne est indispensable.

Les eaux d'Uriage donnent d'excellents résultats dans le lymphatisme et la scrofule, et elles agissent principalement alors comme eaux chlorurées fortes, légèrement iodurées. Nous savons que leur élément sulfureux est un motif de plus pour justifier leur action. Nous aurons l'occasion de parler d'eaux minérales simplement sulfurées et à peine chlorurées, Baréges, par exemple, qui ont une efficacité incontestable dans les accidents scrofuleux. Mais elles sont des polysulfurées et Uriage est une sulfureuse trop faible pour que ce principe y soit autre chose qu'un adjuvant utile.

L'action reconstituante de ces eaux les rend très-salutaires dans l'anémie, la débilité, et presque spécifiques contre le lymphatisme et la scrofule. Aucune autre station ne donne des effets plus marqués et plus prompts. Dans ce dernier cas, l'emploi intérieur doit être recommandé alors concurremment avec l'usage externe. Dans la scrofule des membranes muqueuses accessibles, l'application des eaux produit de bons résultats encore toutes les fois qu'un traitement sulfureux peut venir en aide au traitement chloruré. Ainsi, dans les catarrhes du conduit auditif liés ou non à une altération osseuse de l'oreille interne, dans les ophthalmies, dans les catarrhes de la membrane de Schneider, dans les leucorrhées scrofuleuses, la boisson, les bains généraux et locaux, les douches générales et partielles des eaux ou de la vapeur d'Uriage, le séjour dans les salles d'inhalation, ont le plus souvent une action très-favorable, bien que cependant moins sûre que dans les accidents scrofuleux cutanés.

« Si la scrofule de la peau et des muqueuses, dit V. Gerdy, est aisément modifiée par l'action des eaux, il n'en est pas de même de la scrofule des glandes, ou des engorgements strumeux qui se manifestent le plus ordinairement dans les ganglions du col, des aisselles, des aines, etc. » Il est incontestable cependant que les eaux d'Uriage en boisson, mais surtout en bains et en douches, donnent souvent alors d'excellents résultats. Il faut dire seulement que, dans ces circonstances, les eaux des stations chlorurées fortes comme celles de Nauheim et de Kreuznach sont d'un emploi beaucoup plus sûr. Ces dernières ont une réputation si justement méritée qu'elles doivent être préférées dans les manifestations scrofuleuses arrrivées à leurs dernières limites.

Les eaux d'Uriage ont une action à peu près infaillible contre le simple lymphatisme ; elles agissent à l'égal des plus actives et il n'est pas de saison où de jeunes enfants ne soient transformés, pour ainsi dire. Elles rendent de très-utiles services aussi dans la syphilis récente, ancienne, ou même larvée. Les malades supportent mieux les mercuriaux et les iodurés. Elles agissent alors plutôt comme sulfureuses que comme chlorurées, en empêchant ou en retardant la salivation. Elles ont l'effet tonique et reconstituant des chlorurées chez ceux qu'une affection vénérienne avait profondément débilités ou fait arriver jusqu'à la cachexie. L'eau d'Uriage amène à la peau des manifestations syphilitiques quelquefois si bien masquées, que les plus habiles ne pouvaient que les soupçonner auparavant.

En tête des indications secondaires de ces eaux doit se placer le rhumatisme sous toutes ses formes. Voici pourquoi : les eaux agissent principalement alors par leur hyperthermalité, et les eaux d'Uriage sont hypothermales, moins fortes d'ailleurs, comme chlorurées, que beaucoup d'autres, et en outre plus faibles comme sulfureuses que la plupart de celles de la France elle-même. Ces restrictions faites, les eaux d'Uriage rendent pourtant certains services contre les accidents rhumatismaux que les bains, les douches d'eau et de vapeur ordinaire, n'avaient pu guérir. Les mêmes remarques doivent être faites à propos des névroses qui sont la conséquence d'une anémie ou d'une cachexie auxquelles les eaux d'Uriage peuvent être utilement opposées. Seulement, la température relativement basse de la source sulfureuse n'a plus d'inconvénient comme dans le rhumatisme ; elle est au contraire favorable pour le traitement de troubles morbides auxquels les bains peu chauds et les douches fraîches conviennent toujours. Toutes les fois que les difficultés de la digestion ont pour cause une paresse de l'estomac ou de l'intestin, l'action stimulante de cette eau chlorurée sulfureuse sur le tube digestif ranime sa vitalité, augmente, modifie ses sécrétions, et ramène une assimilation qui ne se faisait plus qu'incomplétement avant l'administration des eaux d'Uriage en boisson, en bains et surtout en douches écossaises. Ces mêmes eaux, employées principalement à l'intérieur, sont très-efficaces dans les inflammations chroniques simples des voies aériennes, et c'est leur principe sulfureux surtout qui leur donne leur activité. Il faut ajouter à l'eau en boisson les inhalations de gaz et de vapeur, lorsque les laryngites et les bronchites ont une certaine acuïté, tandis qu'il faut conseiller les inhalations de gaz et d'eau pulvérisée lorsque ces maladies sont chroniques. Les bains et les douches d'eau rendent peu de services alors, et l'on ne doit y avoir recours que si l'on veut obtenir avec l'eau très-chaude une révulsion puissante sur les membres inférieurs. Nous avons dit plus haut que la présence de tubercules contre-indique l'emploi des eaux d'Uriage. Elles doivent être proscrites aussi dans toutes les affections organiques du cœur et des gros vaisseaux, lorsqu'il est important de ne pas suractiver la circulation générale et d'éviter les ruptures du cœur ou des artères, des hémorrhagies ou des congestions des organes essentiels à la vie, tels, par exemple, que le cerveau et le poumon. Mais, dans les affections des valvules cardiaques qui ont une cause rhumatismale, les bains avec l'eau d'Uriage modérément chauffée ralentissent les mouvements du cœur et semblent donner des résultats favorables, en ce sens que les malades se trouvent soulagés pendant leur traitement, passent

mieux l'hiver après la cure et reviennent chercher, à la saison suivante, une
amélioration plus grande. Il n'y a pourtant jamais guérison complète, lorsque
l'endocardite est constatée de manière à ne laisser aucun doute. C'est au docteur V. Gerdy que revient l'honneur d'avoir signalé l'effet favorable des eaux
d'Uriage dans les maladies du cœur d'origine rhumatismale. Ce sont les bains
généraux et les douches qui améliorent surtout les indurations valvulaire consécutives à un rhumatisme articulaire aigu, rendant aux mouvements du cœur
et au passage du sang une régularité et une facilité qu'ils avaient perdues quelquefois depuis longtemps.

Les eaux de la source chlorurée sulfureuse d'Uriage en boisson, en bains, en
douches et en injections, agissent à la manière des préparations ferrugineuses
chez les jeunes filles dont les époques sont retardées, trop peu abondantes, ou
au contraire trop fréquentes ou trop copieuses. Les eaux d'Uriage à l'intérieur
et à l'extérieur agissent comme toniques et reconstituantes, et ne tardent pas à
régulariser les fonctions utérines nouvellement établies. Les injections et les
douches ascendantes vaginales sont utilement employées encore dans les engorgements et dans certaines tumeurs de la matrice ou de ses annexes, mais à la
condition expresse dans ce dernier cas qu'il y ait aménorrhée ou dysménorrhée,
car, s'il y a métrorrhagie, le traitement est formellement contre-indiqué. Termi-
nons en disant que l'action locale excitante et tonique des eaux d'Uriage est très-
utilement mise à profit dans l'abaissement et les déviations utérines. Seulement,
le traitement, pour rester efficace, doit être longtemps continué, et les malades
doivent être averties que l'amélioration n'est durable qu'à la condition qu'elles
éloignent au retour les causes qui ont déterminé ces déplacements utérins.

La *durée de la cure* est de vingt jours le plus souvent. Plusieurs malades
font deux demi-saisons séparées par un intervalle de quelques semaines.

On n'*exporte* pas l'eau d'Uriage.   A. ROTUREAU.

BIBLIOGRAPHIE. — GUY-ALLARD. *Dictionnaire historique et géographique*, URIAGE ET SES EAUX.
Grenoble, 1684. — GUÉTARD. *Minéralogie du Dauphiné. Uriage, source et bâtiments romains.*
Grenoble, 1770. — NICOLAS. *Histoire des épidémies du Dauphiné, source d'Uriage, établissement des Sarrazins et maladreries.* Grenoble, 1781. — CARRÈRE. *Catalogue raisonné des
eaux minérales, renseignements sur Uriage.* Grenoble, 1793. — EYMARD. *Album du Dauphiné,
eaux minérales et vaste établissement d'Uriage.* Grenoble, 1820. — BILLEREY (premier
médecin inspecteur des eaux et de l'établissement d'Uriage). *Chauffage et action des eaux
d'Uriage.* Grenoble, 1821.— GERDY (Vulfranc). *Étude sur les eaux minérales d'Uriage.* Paris,
1849. — DOYON (A.). *Uriage et ses eaux minérales.* Paris, 1865, 2ᵉ édit. refondue. Paris,
1884. — DU MÊME. *De l'herpès récidivant des parties génitales.* Paris, 1868. — DU MÊME. *Du
traitement des maladies de la peau par les eaux minérales et, en particulier, par les eaux
d'Uriage (Isère).* Paris, 1869. — DU MÊME. *Le lymphatisme. Hyg. préventive et trait. par
les eaux d'Uriage.* Paris, 1873. — — NIEPCE (A. fils). *Uriage et ses eaux.* Nice, 1873. — DU
MÊME. *Sulphureous Muriat sodic Waters of Uriage*, en anglais. Londres, 1874. — DU MÊME.
De l'eczéma et du psoriasis traités par les eaux d'Uriage. Nice, 1875. — DU MÊME. *Du
phimosis symptomatique du diabète sucré.* Lyon, 1876.   A. R.

URINAIRE DE MALABAR. Nom vulgaire du *Phyllanthus urinaria* L.,
plante de la famille des Euphorbiacées (*voy.* PHYLLANTHUS).   ED. LEF.

URINAIRES (VOIES). § I. **Anatomie comparée.** Chez les Invertébrés,
le développement des organes urinaires est mal connu, et nous n'insisterons
que peu sur leur conformation chez l'adulte.

A. *Cœlentérés.* On ne connaît d'organes excréteurs spéciaux que chez quelques-uns d'entre eux. Il existe dans les filaments mésentériques des Actinies

des conformations dures et concrétionnées où V. Carus a signalé [la présence
de la guanine. Chez les Porpites, la même substance existe dans un organe spongieux situé sous le réservoir d'air de forme discoïdale (Kölliker).

B. *Échinodermes.* On observe chez les Astéries des cæcums glandulaires
interradiaux que leur situation dans le voisinage de l'anus a fait regarder comme
des organes de nature excrétoire.

C. *Vers.* Chez les Vers segmentés, l'appareil excréteur revêt la forme de
canaux se répétant par paires dans chaque segment (*organes segmentaires*) et
débouchant au dehors par des pores cutanés. Le système ainsi constitué (*système
aquifère*) se trouve en rapport, par des orifices internes, avec la cavité générale, mais, si celle-ci n'est pas distincte, ils forment des culs-de-sac plus ou
moins ramifiés se distribuant dans le parenchyme. Chez les Vers non segmentés,
l'appareil excréteur est constitué par des canaux longitudinaux (*vaisseaux
aquifères*), ouverts ou fermés à leur extrémité interne, suivant la présence ou
l'absence d'une cavité générale.

D. *Arthropodes.* Chez les Insectes, les Arachnides et les Myriapodes, l'appareil urinaire est représenté par des tubes filiformes (*canaux de Malpighi*),
terminés en culs-de-sac et débouchant dans l'intérieur du tube digestif. Chez
les Péripatides, les organes excréteurs sont constitués par des tubes segmentaires analogues à ceux des Annélides et s'ouvrant par autant d'ouvertures à la
surface des téguments. Chez les Crustacés, les organes urinaires s'ouvrent aussi
directement à la surface des téguments. Ces organes sont désignés sous le nom
de *glandes vertes* chez les Crustacés supérieurs; on les voit, chez l'Écrevisse,
sous la forme de deux corps ovalaires d'un vert bleuâtre, en avant de l'estomac;
leur canal excréteur aboutit de chaque côté à la base de l'antenne externe.

E. *Mollusques.* Chez les Céphalopodes, l'organe rénal est représenté par des
corps spongieux qui entourent les gros troncs veineux et sont renfermés dans
deux cavités dont les orifices sont situés sur les côtés du rectum. Chez les
Gastéropodes, le rein est constitué par une glande située dans le voisinage du
cœur et pourvue d'un canal excréteur qui s'ouvre à côté de l'anus. La disposition
du rein est à peu près la même chez les Ptéropodes, mais ses parois sont contractiles, particularité qui s'observe aussi chez quelques Hétéropodes. Chez les Scapho-
podes, l'organe rénal est pair et offre deux orifices sur les côtés de l'anus. Chez les
Lamellibranches, le rein, appelé encore *organe de Bojanus*, forme une masse paire
de glandes parfois soudées sur la ligne médiane; il est situé à la paroi dorsale
du corps, au-dessous du péricarde, avec lequel il communique de chaque côté.

F. *Vertébrés.* Tous les embryons de Vertébrés possèdent des organes excréteurs rappelant les organes segmentaires des Vers, disposition qui, rapprochée
de la segmentation du squelette et des muscles du tronc, sert de base à la
théorie des métamères ou des somites, qui considère les Vertébrés comme ayant
les Vers parmi leurs ancêtres. Trois paires d'organes rénaux se développent successivement, mais ne coexistent en pleine activité chez aucun Vertébré : 1° le
rein céphalique (*pronephros*); 2° le rein médian (*mesonephros* ou *corps de
Wolff*); 3° le rein postérieur (*métanephros*, ou *rein définitif*). Les reins céphaliques sont situés dans le voisinage du cœur; ils s'observent chez les Anamniens
et disparaissent de bonne heure, mais cependant persistent chez la Myxine. Ils
sont formés par un système de tubes parallèles terminés, du côté interne, par
des *glomérules*, c'est-à-dire par des cæcums renflés dont chacun enveloppe un
petit peloton artériel; du côté externe, ils débouchent dans un canal excréteur

(*conduit segmentaire*) aboutissant à la terminaison de l'intestin ou s'ouvrant derrière l'anus. Quand les reins céphaliques s'atrophient, les corps de Wolff se développent à la partie dorsale de l'embryon, de chaque côté de la colonne vertébrale. Ils sont constitués de la même manière que les reins céphaliques, et chez les Poissons leur canal excréteur est le conduit segmentaire ; mais, chez les autres Vertébrés, celui-ci se divise longitudinalement en deux autres conduits : le *canal de Wolff*, qui devient le canal excréteur du corps de Wolff, et le *canal de Müller*, qui perd toute connexion rénale. Chez les Poissons et les Batraciens, les corps de Wolff persistent toute la vie et servent à l'excrétion urinaire ; chez les Batraciens, le canal de Wolff sert à la fois à l'émission de l'urine et du sperme, le canal de Müller devenant l'oviducte. Chez les Amniens, le corps de Wolff disparaît et ne tarde pas à être remplacé par le métanephros ou rein proprement dit. Celui-ci provient d'un bourgeon creux qui se développe sur la partie inférieure du canal de Wolff, et ce dernier conduit devient le canal déférent.

a. *Poissons*.   Les reins sont simples ou lobés, constitués par les corps de Wolff et toujours situés au-dessus de la vessie natatoire. Les uretères s'ouvrent habituellement, chez les Poissons dépourvus de cloaque, dans une vessie urinaire qui débouche au dehors par un orifice situé derrière le pore sexuel ou confondu avec lui. Chez les Dipnoïens et les Plagiostomes, les uretères s'ouvrent dans le cloaque.

b. *Batraciens*.   L'appareil urinaire présente deux reins habituellement indivis et deux uretères s'ouvrant dans le cloaque par une paire de pores dorsaux en avant desquels débouche la vessie. Chez la Grenouille, les canaux efférents des testicules traversent le rein avant d'arriver dans l'uretère.

c. *Reptiles*.   Les reins sont souvent lobés, les uretères débouchent isolément dans le cloaque sur la paroi antérieure duquel se trouve une vessie urinaire, chez les Chéloniens et les Sauriens. Il n'y a pas de vessie urinaire chez les Crocodiliens et les Ophidiens.

d. *Oiseaux*.   Les reins sont habituellement divisés en trois lobes. Les uretères débouchent à la partie supérieure du cloaque, en dedans des pores génitaux. La vessie urinaire fait toujours défaut, l'urine s'accumule dans le cloaque, où elle constitue une pâte blanchâtre qui renferme une grande quantité d'urate d'ammoniaque et forme la base du *guano ;* elle est expulsée au moment de la défécation.

e. *Mammifères*.   L'appareil urinaire, qui sera étudié en détail chez l'Homme, aux divers mots qui lui correspondent dans ce Dictionnaire, se compose des reins, des uretères, de la vessie et de l'urèthre.

Les reins sont placés dans l'abdomen, de chaque côté de la colonne vertébrale. Leur forme est habituellement celle d'un haricot dont l'échancrure (*hile*) est située en dedans et occupée par une poche membraneuse en forme d'entonnoir (*bassinet*). Ils peuvent être simples (Homme, Porc), lobulés (Bœuf) ou lobés (*Cétacés*). Ils se composent essentiellement de petits tubes (*canalicules urinifères*), qui sont rectilignes à leur partie interne (*tubes de Bellini*), en anse à leur partie moyenne (*tubes de Henle*) et plus ou moins contournés à leur partie externe ou périphérique (*tubes de Ferrein*). Celle-ci se termine par une dilatation cupuliforme (*capsule de Bowman*), qui enveloppe un petit peloton artériel (*glomérule de Malpighi*), pour former avec lui un corpuscule (*corpuscule de Malpighi*), dont le canalicule urinifère est le canal excréteur. Les tubes de Bellini forment, par leur réunion, des pyramides (*pyramides de Malpighi*), dont les sommets (*papilles*) sont entourés de petits cônes membraneux (*calices*) s'ouvrant dans le bassinet.

Chez les Monotrèmes ou Mammifères ovipares, il existe un cloaque et la vessie est reliée à cette cavité par un canal génito-urinaire dans lequel s'ouvrent les uretères et les conduits génitaux.   G. CARLET.

§ II. **Physiologie.** On donne le nom de voies urinaires à l'ensemble des canaux que parcourt l'urine, depuis le moment où elle est sécrétée jusqu'à son expulsion définitive, et on l'a appliqué par extension à l'appareil urinaire lui-même. Cet appareil se compose de deux organes sécréteurs, les reins ; de leurs conduits excréteurs, les uretères ; d'un réservoir commun, la vessie ; d'un canal excréteur définitif, l'urèthre. Des articles spéciaux ont été consacrés à l'étude de chacun de ces organes (*voy.* REINS, URETÈRES, VESSIE, URÈTHRE) : il ne nous reste donc, avant d'aborder l'étude générale des maladies des voies urinaires, qu'à jeter un coup d'œil rapide sur l'ensemble de la fonction.

La sécrétion urinaire est la plus abondante de l'économie et la seule qui soit purement excrémentitielle. Elle a pour but d'éliminer de l'organisme les substances introduites dans le sang et qui ne sont pas de nature à être assimilées, d'évacuer les principes provenant de la décomposition des tissus et de la métamorphose des aliments albuminoïdes. C'est dans les reins que cette séparation s'effectue. Son mécanisme a été exposé à l'occasion de la physiologie de ces organes.

L'urine sécrétée, comme il a été dit à l'article REIN, chemine dans les tubes urinifères, s'écoule par les papilles, dans les calices, dans le bassinet et dans l'uretère qui leur font suite. Sous l'influence de la contraction de ces conduits auxquels l'action de la pesanteur se joint dans la station verticale, elle arrive dans la vessie d'une manière continue, s'y accumule et la distend. Elle ne peut refluer dans les uretères, par suite d'une disposition anatomique signalée à l'occasion de ces conduits. La portion vésicale longue de 10 à 12 millimètres chemine obliquement entre les tuniques du réservoir, de telle façon que la distension de celui-ci a pour effet d'appliquer fortement l'une contre l'autre les deux parois opposées de l'uretère et d'empêcher le retour de l'urine. Dans les cas de rétention, la dilatation de ce canal n'est pas due au reflux du liquide, mais aux quantités nouvelles que le rein sécrète sans cesse et qui, ne pouvant plus pénétrer dans le réservoir, s'accumulent de proche en proche dans l'uretère, le bassinet et les calices.

La vessie, en se remplissant, augmente de volume, refoule les organes voisins, sort de la cavité pelvienne et proémine dans la région hypogastrique. Le besoin d'uriner se fait alors sentir. Lié à une sensation interne qui part de la vessie, mais dont le siége est dans le système nerveux, il n'a pas toujours pour condition absolue la réplétion de cet organe, car, dans l'état pathologique, il devient souvent irrésistible, alors que le réservoir vésical ne contient que quelques gouttes d'urine.

L'émission de l'urine est volontaire ; elle est déterminée par la contraction de la tunique musculaire de la vessie, aidée des muscles abdominaux. Cette tunique est épaisse, les trois couches qui la constituent sont disposées de façon à embrasser le fond et les côtés de l'organe, en venant se fixer sur le col vers lequel elles poussent le liquide. Elles ont pour antagoniste le sphincter de l'orifice

uréthral qui, dans l'intervalle des mictions, s'oppose à l'écoulement permanent
de l'urine. Lorsque la volonté intervient, il se relâche ainsi que les muscles du
périnée et le liquide s'écoule. Lorsque la vessie est vide, ces muscles, groupés
autour des parties profondes de l'urèthre, se contractent de nouveau et expulsent
les dernières gouttes de l'urine.

§ III. **Pathologie.** I. Pathologie générale. Nous n'avons pas à nous occuper de l'*urine*, qui fera l'objet d'un article spécial, mais il est indispensable de faire observer que cette sécrétion, par son importance, par les variations
continuelles qu'elle présente et qui portent à la fois sur sa quantité et sur sa
composition, par l'étendue et l'activité de son appareil, expose celui-ci à de
nombreuses et graves maladies. Elles sont en effet assez fréquentes et assez
particulières pour constituer un groupe en pathologie et une spécialité dans la
pratique. Nous ne les envisagerons qu'à un point de vue tout à fait général.

Étiologie. Les affections des voies urinaires sont plus soumises que beaucoup
d'autres à l'influence du sexe, de l'âge, des climats et des saisons.

Elles sont beaucoup plus communes chez les hommes que chez les femmes :
cela s'explique par la vie plus calme, plus sédentaire, de celles-ci, par leurs
habitudes de sobriété, leur régime moins excitant, et surtout par la disposition
anatomique de leur appareil urinaire, l'extrême brièveté du canal de l'urèthre
et l'absence de prostate. Elles sont également moins graves en raison de la facilité plus grande que ces mêmes dispositions donnent aux explorations et aux
opérations chirurgicales.

Bien qu'on puisse les observer à tous les âges, elles sont le triste apanage de
la vieillesse. Les maladies de la vessie surtout sont le supplice d'un grand
nombre de vieillards. Avec les années, la vessie perd de son ressort et de son
énergie, la prostate augmente de volume et de densité; l'obstacle grandit en
même temps que décroît la force qui doit en triompher : de là des difficultés
dans la miction dont nous parlerons à propos de la rétention d'urine. C'est
aussi l'âge de prédilection des calculs et des cystites chroniques.

Les climats jouent un rôle important dans la production de ces maladies. Les
inflammations chroniques, les affections calculeuses, sont beaucoup plus communes dans les contrées du Nord, dans les pays froids et humides, que dans les
pays chauds et secs. C'est une condition dont nous tiendrons compte lorsque
nous parlerons du traitement. Pour les mêmes raisons, l'hiver est la saison
redoutée par les gens atteints de ces maladies; ils craignent surtout l'humidité
et le froid aux pieds. Les professions sédentaires, celles qui forcent à rester
longtemps assis et à résister souvent au besoin d'uriner, prédisposent aux affections qui nous occupent. Le régime et la nature des boissons dont on fait
habituellement usage ont aussi leur influence, mais sur certaines de ces maladies
en particulier, la gravelle, par exemple.

Symptomatologie. Les maladies des voies urinaires, quelque variées qu'elles
soient, ont une physionomie particulière et présentent des symptômes qui les
rapprochent, en leur donnant un air de famille. La douleur dans quelque point
du trajet des voies urinaires et les troubles de la miction s'observent dans tous
les cas, mais à des degrés divers. Dans les affections des reins, la douleur siége
dans la région lombaire. Elle est sourde, continue, gravative. Lorsque c'est de
l'uretère qu'elle part, dans les cas, par exemple, où la muqueuse de ce conduit
est labourée par un gravier anguleux qui chemine péniblement vers la vessie,

elle est déchirante et se produit par élancements. Elle s'accompagne parfois de ténesme vésical ou rectal et provoque par sa violence des phénomènes sympathiques, tels que la nausée et les vomissements. Quand c'est la vessie qui est malade, les douleurs ont le caractère d'épreintes, de ténesme et s'accompagnent d'un besoin irrésistible d'uriner. Enfin, quand c'est le col qui est intéressé, lorsqu'un calcul rugueux pèse sur lui, par exemple, la douleur se transporte au bout du gland. Ce phénomène sympathique a de l'importance chez les enfants, et, lorsqu'on les voit se tirailler incessamment le prépuce, il y a lieu de soupçonner la présence d'un calcul vésical.

C'est surtout dans les maladies de la vessie que la douleur a de l'importance en séméiotique; elle éclate surtout à l'occasion de la miction. Elle atteint son summum d'intensité dans les cystites franches, aiguës; je ne parle pas, bien entendu, de la douleur cuisante de la blennorrhagie. parce que ce n'est pas, à proprement parler, une affection des voies urinaires.

Lorsque la douleur dans la miction est causée par la présence d'un calcul, elle ne s'établit que graduellement, à moins pourtant qu'elle ne survienne brusquement à la suite d'une secousse violente. Dans ce cas, la pierre occupait auparavant une situation qui la rendait inoffensive; elle s'est déplacée brusquement et est venue se placer près du col. Dans les affections organiques, la douleur ne se montre que très-tardivement. Lorsqu'elle tient à une sorte de névralgie vésicale, comme cela se produit chez certaines personnes impressionnables, elle éclate avec le besoin d'uriner et cesse aussitôt qu'il est satisfait, sauf à recommencer aussitôt que la vessie contiendra une petite quantité d'urine. Chez les calculeux, c'est l'émission des dernières gouttes qui est pénible et se transforme en un véritable ténesme vésical au moment où la vessie, s'étant vidée, s'applique sur la pierre et la presse contre le col. Dans les cystites chroniques, elle dure pendant tout le temps de la miction et se prolonge assez longtemps après. Il est même des cas où il n'y a pas de repos dans les intervalles. Lorsque le catarrhe vésical est lié à une hypertrophie de la prostate et s'accompagne de rétention d'urine, comme cela arrive si fréquemment chez les vieillards, le besoin d'uriner est incessant comme la douleur qu'il provoque. On voit ces malheureux se promener pendant des nuits entières, en retenant leurs cris, attendant le médecin qui doit les sonder et comptant les minutes. Le cathétérisme les soulage un instant ou du moins diminue l'intensité des épreintes, mais il irrite la vessie et, quand il est trop souvent répété, comme cela arrive chez les malades qui se sondent eux-mêmes, il exaspère la cystite.

Dans les affections des voies urinaires, la miction n'est pas toujours douloureuse, mais elle est toujours modifiée. La fréquence du besoin d'uriner est un des symptômes du début. On l'observe même à l'état normal chez la plupart des hommes âgés. Il est rare qu'après la soixantaine on ne s'éveille pas une ou deux fois la nuit pour le satisfaire, et cela en dehors de toute lésion de l'appareil. Cependant la fréquence du besoin, pendant la nuit, en l'absence de tout autre symptôme, doit éveiller l'attention sur la possibilité d'une hypertrophie de la prostate. On l'observe pourtant assez fréquemment dans quelques affections d'une autre nature. C'est un des phénomènes morbides qu'accusent le plus souvent les hypochondriaques, parce que leurs préoccupations se portent très-souvent sur l'appareil urinaire. Il faut se tenir en garde contre leurs assertions, pour ne pas se livrer à des explorations qui ne sont jamais inoffensives et que ces malades réclament avec une grande insistance. La miction fréquente s'observe également chez les ataxiques. Dans sa thèse inaugurale, le docteur Greffier a montré que, dans près du tiers des cas, les troubles de la miction précèdent les premiers symptômes qu'on regarde comme signalant le début de l'ataxie locomotrice. Parfois c'est un retard dans la miction, plus rarement des douleurs fulgurantes ou au contraire de l'anesthésie, qu'on observe dans la vessie et dans l'urèthre ; mais, lorsqu'on y porte une attention suffisante, il est rare de ne pas constater, dans cette maladie, quelques troubles des fonctions urinaires, en l'absence de toute altération de l'appareil. Il en est de même de la dyspepsie. Presque toujours ceux qui en sont atteints éprouvent des besoins fréquents d'uriner après les repas. Ces trois catégories de malades sont désignées sous le nom de *faux urinaires* par M. le professeur Guyon, à l'excellent ouvrage duquel nous empruntons ces détails de séméiologie. Le besoin d'uriner après les repas s'observe aussi dans les affections de la vessie et ne saurait avoir par conséquent une valeur pathognomonique. Chez les calculeux, c'est la marche, la station verticale prolongée, l'exercice du cheval, les mouvements de la voiture, qui éveillent le besoin fréquent d'uriner. Il cesse au contraire par le repos et surtout par le décubitus dorsal. Ce caractère permet de distinguer les calculeux des prostatiques qui sont surtout incommodés pendant le séjour au lit, par suite de la congestion que cette attitude détermine vers le petit bassin.

Le besoin d'uriner est quelquefois tellement impérieux que le malade ne peut y résister et qu'il n'a pas le temps de prendre les dispositions nécessaires. Cela arrive surtout pendant le sommeil et le malade mouille son lit. Cet accident, qui s'observe souvent dans la cystite, tient à ce que les vessies enflammées se refusent à la distension et la moindre accumulation d'urine détermine des contractions énergiques contre lesquelles le sphincter ne peut pas lutter. Il ne faut pas confondre cet état avec l'incontinence. L'urine ne s'écoule pas en dehors de toute participation de la volonté et d'une façon inconsciente ; elle s'échappe malgré la résistance du malade. Les deux ordres de symptômes que nous venons d'étudier se complètent par l'examen des urines. Elles sont toujours modifiées dans les maladies de cet appareil. Leur étude sera faite dans un autre article (*voy.* URINE) ; nous ne devons nous en occuper qu'au point de vue de la séméiologie générale. Leur aspect, en dehors même de toute analyse chimique, est un élément de diagnostic des plus précieux. La quantité qui en est rendue dans la journée, leur densité, leur transparence ou leur aspect louche, leur couleur, les dépôts qui s'y forment par le refroidissement, sont des indices qui trompent rarement. Il faut savoir toutefois que certaines altérations très-prononcées de l'urine peuvent coïncider avec une intégrité parfaite de l'appareil qui la produit. L'abondance extrême du liquide et la présence du sucre qui sont des signes certains du diabète, l'anurie qu'on observe dans certaines maladies graves, les urines boueuses, troubles, briquetées, qui signalent le déclin des accès fébriles, les urines safranées des maladies du foie, sont des exemples de ces variations que la sécrétion peut présenter, sans que la fonction urinaire soit altérée et ses organes compromis. Il arrive même parfois qu'elles peuvent contenir du sang dans ces conditions ; cependant sa présence est presque toujours l'indice d'une lésion du rein ou de la vessie.

L'hématurie peut s'observer dans un grand nombre d'affections différentes et ne peut par conséquent conduire d'emblée à un diagnostic précis. Lorsque le sang est intimement mêlé à l'urine et s'écoule pendant toute la miction, l'attention doit se porter sur une maladie du rein ; s'il s'y joint des douleurs lombaires,

si la teinte est bien uniforme, les présomptions deviennent plus fortes; si au
contraire les urines se foncent davantage et deviennent plus rutilantes à mesure
qu'elles s'écoulent, si les dernières parties contiennent plus de sang et s'il existe
par ailleurs des signes de cystite, il y aura lieu de penser que c'est la vessie
qui le fournit. L'hématurie vésicale peut se produire toutes les fois qu'il y a
congestion ou inflammation de la muqueuse de ce réservoir. Dans la cystite chronique, le sang gagne le fond du vase et se mélange au pus sous forme de stries
dont la coloration et l'abondance sont en rapport avec l'intensité de l'inflammation. Chez les prostatiques, l'hématurie est surtout nocturne, comme la douleur
et pour la même raison. Chez les calculeux, elle se produit au contraire à la
suite de la marche, de la course, par le fait des secousses de la voiture, et cesse
par le repos et le décubitus dorsal. Dans les affections organiques, telles que la
tuberculose et le cancer, les hématuries sont fréquentes et graves. Dans le cancer
elles sont d'autant plus abondantes que la maladie approche de sa fin, tandis
que dans la tuberculose c'est tout le contraire. Dans le fongus bénin, elles sont
de plus en plus copieuses et ne s'accompagnent généralement ni de douleur, ni
de cystite.

La présence du pus dans l'urine est au contraire le signe certain d'une maladie des voies urinaires. Il peut provenir de toutes les parties de leur étendue.
Lorsque la quantité en est extrêmement abondante, et qu'on en trouve pendant
des mois entiers, il est à peu près certain que le malade est atteint de pyélite.
Dans la cystite purulente, au contraire, le pus est en plus petite proportion,
souvent mêlé à des stries sanguinolentes, et il a plus de viscosité. Le pus est
facile à reconnaître dans l'urine. Par le repos, il forme au fond du vase un
dépôt crémeux analogue au pus des abcès, dont la couleur varie du jaune clair
au blanc grisâtre, et qui laisse au fond du verre et sur la paroi où il a coulé
des traces d'un jaune verdâtre. Il suffit d'agiter le vase pour qu'il se mêle à
l'urine, tandis que le mucus qu'on rencontre souvent en si grande abondance
chez les vieillards atteints de catarrhe vésical forme, par le refroidissement, une
masse transparente, gélatineuse, qui flotte au milieu du liquide et ne peut plus
se mêler avec lui et dont la viscosité est telle que, lorsqu'on le transvase, le
dépôt se déplace en bloc et s'échappe pour ainsi dire du vase qui le contenait
aussitôt que la majeure partie en a franchi les bords. Cet état ne s'observe que
dans les vieux catarrhes de la vessie; chez les jeunes sujets et lorsqu'il n'y a
qu'un commencement de cystite, ainsi que cela arrive souvent par la propagation
d'une blennorrhagie, les urines sont troubles, louches, mais après quelques
instants de repos elles s'éclaircissent en laissant tomber au fond du verre un
dépôt blanc, farineux et sans viscosité.

Les urines alcalines et ammoniacales au moment de l'émission sont toujours
l'indice d'une cystite déjà ancienne. L'ammoniaque en effet est le produit de la
transformation de l'urée en carbonate d'ammoniaque sous l'influence du pus et
des ferments qu'il renferme. Il suffit souvent, pour en déterminer la production,
que la vessie ne se vide que d'une manière incomplète. Le séjour permanent
d'une certaine quantité d'urine dans son réservoir ne tarde pas à l'enflammer et
la transformation de l'urée est d'autant plus prompte que cette inflammation
est plus vive.

Les sédiments urinaires, les dépôts salins, ont également pour le diagnostic
une valeur considérable, mais nous n'en dirons rien, parce que leur étude sera
faite dans l'article suivant.

Les phénomènes généraux ne sont pas en rapport avec les troubles de la fonction, dans les maladies des voies urinaires. On est souvent étonné de voir coïncider un état de santé très-supportable avec des lésions sérieuses de cet appareil. Des vieillards, en proie aux plus vives douleurs, n'urinant qu'avec la plus grande difficulté, atteints depuis de longues années de catarrhe vésical, continuent à remplir leurs emplois, sortent, vaquent à leurs affaires et, dans l'intervalle de leurs crises, ont encore une existence passable. La fièvre ne s'observe généralement que dans l'état aigu, ou dans les recrudescences qui sont si fréquentes dans l'état chronique. Nous ne parlons évidemment pas des circonstances dans lesquelles la résorption des principes de l'urine donne lieu à la fièvre toute spéciale dont nous nous occuperons plus loin.

Diagnostic. S'il est généralement aisé de reconnaître les maladies des voies urinaires de toutes les autres, il n'est pas facile de les distinguer entre elles et d'en poser le diagnostic différentiel. Cependant les moyens de s'éclairer sont plus nombreux que dans la plupart des affections des autres appareils. Indépendamment de l'exploration des malades, on a l'examen des urines et enfin le cathétérisme qui, dans certains cas, lève tous les doutes.

L'examen du malade par la vue et le toucher ne fournit pas d'indications bien précises. Les reins sont profondément situés dans la région lombaire et presque inaccessibles ; la vessie elle-même est cachée dans le petit bassin ; mais, lorsqu'elle est distendue par l'urine, elle dépasse la symphyse et remonte dans l'hypogastre, où la percussion permet d'en reconnaître les limites et d'apprécier la quantité de liquide qu'elle contient. L'examen du périnée fournit souvent des renseignements utiles : enfin le toucher anal fait reconnaître le volume, la consistance, la forme de la prostate, et est le moyen d'exploration le plus précieux dans les maladies de cet organe.

Les renseignements fournis par le malade sur les sensations qu'il éprouve, sur la façon dont la miction s'opère et les conditions qui l'influencent, sont en général plus utiles pour le diagnostic que l'exploration directe. Il faut toujours se tenir en défiance contre les exagérations, les idées préconçues, les préjugés et les théories des malades ; il faut savoir les interroger. C'est tout d'abord sur le commémoratif qu'il faut porter son attention. Un très-grand nombre de cystites reconnaissent pour cause première une blennorrhagie parfois très-ancienne. Le patient en compte souvent plusieurs dans son passé, et c'est parfois la première en date, celle à laquelle il attache le moins d'importance, qui a été le point de départ des accidents, soit par sa propagation à la vessie, soit en amenant un rétrécissement qui est devenu, à la longue, la cause d'une cystite ou d'un catarrhe vésical.

Les lésions traumatiques, les coups, les chutes que les malades invoquent si volontiers, n'ont pas, à beaucoup près, autant d'importance. Il n'y a guère que les chutes sur le périnée et les ruptures de l'urèthre qu'elle peuvent provoquer qu'il faille faire entrer en ligne de compte, et ces accidents sont extrêmement rares, lorsqu'on les compare à la fréquence des blennorrhagies. Il faut être prévenu toutefois que, en dehors de ces deux causes, il n'y a pas de rétrécissement possible.

Après le commémoratif, l'attention se porte sur les symptômes existant actuellement, le siége et l'intensité des douleurs, le moment où elles se produisent et les troubles de la miction sur lesquels nous avons longuement insisté. Il faut enfin examiner l'ensemble de l'économie et se préoccuper des états diathésiques qui ont pu faire naître ou aggraver l'affection urinaire, ou qui peuvent fournir une indication pour le traitement. La tuberculose et la scrofule, la goutte et le rhumatisme, doivent surtout attirer l'attention du médecin, en raison de leur coïncidence fréquente avec certaines altérations des reins. On sait que la néphrite interstitielle et les calculs s'observent souvent chez les goutteux ; que le rhumatisme et la gravelle urique marchent souvent de concert.

L'examen des urines complète le plus souvent le diagnostic, mais, s'il suffit dans certains cas de constater les caractères physiques de ce liquide, d'en apprécier la quantité et la densité, d'observer les dépôts qui s'y forment, il est le plus souvent nécessaire de procéder à son analyse chimique et d'examiner au microscope les sédiments et les dépôts. Ces deux modes d'investigation et les résultats qu'ils peuvent fournir seront étudiés dans l'article suivant (voy. Urine).

Le cathétérisme est le dernier élément de diagnostic dont il nous reste à parler. Il ne doit être qu'un moyen de contrôle, qu'une façon de reconnaître l'exactitude des données recueillies antérieurement et de lever tous les doutes. Il ne faut pas y procéder à la légère et s'en aller, une sonde à la main, à la découverte d'une maladie dont on ne soupçonne pas la nature. Le cathétérisme, quelque habilement pratiqué qu'il soit, n'est jamais absolument inoffensif et est quelquefois dangereux. Il est à peine besoin de dire qu'il ne peut être utile, à titre de moyen explorateur, que dans les maladies de l'urèthre, de la vessie et de la prostate. Les affections qui en réclament le plus impérieusement l'emploi sont les rétrécissements de l'urèthre, les hypertrophies de la prostate et les calculs de la vessie. On peut toutefois, à l'aide du cathétérisme, constater le degré de sensibilité et de contractilité ainsi que l'ampleur de ce réservoir ; on peut apprécier l'épaisseur de ses parois, les dispositions anormales de sa cavité, reconnaître les fongosités et les tumeurs qui s'y sont développées. Pour explorer l'urèthre, on se sert de bougies coniques ou à boules, à l'aide desquelles on arrive à mesurer la longueur et le calibre des rétrécissements, leur degré de résistance et leur siége. Pour explorer la prostate et la vessie, on se sert d'instruments métalliques dont la forme et le degré de courbure varient suivant l'âge des sujets et la maladie qu'il s'agit de diagnostiquer. Enfin, pour la recherche des calculs et leur mensuration, on a recours à des intruments empruntés à l'arsenal de la lithotritie. Les règles qui président à ces opérations ont été formulées dans des articles précédents (voy. Cathétérisme, Lithotritie).

Pronostic. Les maladies des voies urinaires ne sont pas aussi graves que pourrait le faire croire l'importance de la fonction et de l'appareil. Beaucoup d'entre elles sont, comme nous l'avons dit, compatibles avec un état de santé supportable, et constituent plutôt des infirmités que des maladies. Les rétrécissements de l'urèthre, les catarrhes de la vessie, sont dans ce cas, et pourtant avec les années ces affections, en apparence peu redoutables, portent à la constitution une atteinte profonde et finissent par abréger l'existence, lorsqu'on ne parvient pas à en triompher. Le pronostic est d'autant plus sévère que l'organe est plus profondément situé ; les inflammations des reins sont plus graves que celles de la vessie et surtout que celles de l'urèthre, parce que l'intervention de la thérapeutique y est moins efficace. Il est inutile d'ajouter que l'âge, la constitution du sujet et la nature de la maladie, sont les considérations de premier ordre sur lesquelles doit se baser le pronostic, et les progrès récents de la thérapeutique en ont notablement atténué la gravité.

TRAITEMENT. Le traitement des maladies des voies urinaires est tributaire des trois grands moyens de guérir : de l'hygiène, de la médecine et de la chirurgie. Leur importance relative dépend de la période à laquelle est parvenue l'affection contre laquelle on est appelé à lutter.

Dans les maladies aiguës, il est rare que la chirurgie ait à intervenir et c'est surtout aux agents de la thérapeutique ordinaire qu'il faut avoir recours. Le repos au lit, la diète, les boissons adoucissantes et parfois très-légèrement diurétiques, les grands bains et les bains de siége, les petits lavements laudanisés, les onctions belladonées et les cataplasmes, sont les moyens sur lesquels il faut le plus compter. A cette période, il est également nécessaire, dans bien des cas, de recourir aux émissions sanguines locales. Elles sont tombées dans un discrédit immérité, qui s'explique par l'abus qu'on en faisait il y a un demi-siècle, mais contre lequel il est indispensable de réagir. Si la saignée est rarement nécessaire, les ventouses scarifiées et surtout les applications de sangsues à l'hypogastre, à l'anus ou au périnée, suivant le cas, sont absolument indiquées dans les affections très-aiguës de la vessie ou de la prostate.

Quant aux bains, ils conservent leur utilité à toutes les périodes de ces maladies et y rendent toujours les plus grands services, tant par leur action sédative et le bien-être qu'ils causent que par les modifications qu'ils impriment à l'urine, dont ils augmentent la quantité, et qu'ils rendent beaucoup moins irritante. Les grands bains longtemps prolongés sont un moyen de premier ordre dans les affections dont nous nous occupons et ils sont préférables aux bains de siége, à cause de leur action plus étendue et surtout de l'attitude qu'exigent ces derniers et qui, en plaçant les organes malades dans une situation déclive, augmente les congestions dont ils sont le siége.

Dans les maladies chroniques, le traitement est plus compliqué. Il faut faire entrer en ligne de compte les habitudes du malade. L'habitation des pays froids et humides est absolument contraire à la guérison de ces affections. Il suffit parfois pour en triompher d'aller vivre sous un climat moins rude. Les bords de la Méditerranée et l'Algérie conviennent très-bien à ces malades. Lorsqu'il leur est impossible d'émigrer il faut qu'ils se résignent à prendre pendant l'hiver les plus grandes précautions contre le froid et l'humidité et surtout à en préserver les extrémités inférieures. Il suffit parfois d'avoir les pieds mouillés pour éprouver une recrudescence dans les vieilles cystites.

L'usage des caleçons de flanelle et des chaussures imperméables est indispensable dans ces cas. Ces précautions peuvent paraître bien minutieuses, mais l'expérience des médecins et des malades en a sanctionné l'utilité.

Le régime a la même importance. Il suffit parfois d'un excès de table pour faire repasser une cystite chronique à l'état aigu ; c'est le plus souvent à la suite d'excès alcooliques, que les hommes atteints de rétrécissements de l'urèthre cessent brusquement de pouvoir uriner.

La vie trop sédentaire, la position assise prolongée, ne conviennent pas dans ces affections, à moins qu'il ne s'agisse de calculeux à l'égard desquels nous avons fait précédemment nos réserves. Un exercice modéré, une habitation bien exposée, sont des conditions à rechercher, ainsi que le calme et le repos de l'esprit et du corps. Il est à peine besoin de dire qu'il faut autant que possible éviter les voyages. Bien des rétentions d'urine ont pris naissance en chemin de fer. L'impossibilité de céder au besoin d'uriner quand il se manifeste, la congestion de la prostate et du col vésical que la trépidation et la position assise ne tardent pas à amener, expliquent suffisamment cette influence fâcheuse des longs trajets sur les voies ferrées.

Le régime qui convient à cette période doit être fortifiant. Des repas réguliers, une alimentation variée et réparatrice, l'usage des vins généreux, se substituent tout naturellement alors à la diète un peu sévère imposée par les accidents du début. C'est aussi le moment où réussissent les tisanes de houblon, de bourgeons de sapin, l'eau de goudron, et enfin les préparations balsamiques, telles que la térébenthine, qui trouve son indication dans l'état catarrhal chronique de toute l'étendue des voies urinaires, dans la pyélite, la cystite et même dans les blennorrhagies anciennes. L'amélioration qu'elle produit, dans ces cas, est souvent précédée d'une exacerbation passagère : aussi faut-il administrer le remède avec précaution, en évitant d'élever trop promptement les doses, et préférer la térébenthine cuite, parce qu'elle est débarrassée d'une partie de son essence.

Enfin, c'est dans les maladies chroniques des voies urinaires que se pose la question des eaux minérales. Elle est souvent résolue bien à la légère par les médecins et par les malades, qui se privent souvent de leurs conseils et s'y rendent en suivant leur inspiration. C'est la cause de bien des mécomptes et les insuccès, les aggravations qui se produisent si souvent dans les stations thermales et qui compromettent une médication des plus salutaires, sont dues dans bien des cas à ce qu'on l'a employée sans discernement et avant d'avoir nettement posé ses indications.

Les eaux thermales sont absolument inutiles dans les calculs vésicaux. On a cru jadis que les eaux de Vichy pouvaient les dissoudre parce qu'on en avait vu se désagréger à la suite d'un long séjour dans un liquide alcalin. On oubliait ou du moins on ne tenait pas compte des transformations que les eaux subissent dans l'économie, avant d'arriver dans le réservoir de l'urine. A Contrexéville on a eu la même prétention et l'expérience a fini par en faire justice. Tout le monde sait aujourd'hui que les calculs ne se dissolvent pas; il faut les broyer ou les extraire. La gravelle au contraire est une des maladies qui relèvent le plus directement de la médication minérale. La gravelle urique qu'on appelle également acide et qui est de beaucoup la plus commune réclame l'emploi des eaux alcalines, bien qu'on ne pense plus aujourd'hui qu'elles vont se combiner directement avec l'acide urique pour former un urate de soude soluble. Ce sont les eaux de Vichy et de Vals qui sont indiquées en pareil cas; Vichy surtout par la variété de ses sources attire un grand nombre de graveleux ; nous croyons toutefois, avec M. Durand-Fardel, que des eaux bicarbonatées plus faibles, que des sources calciques comme celles de Pougues et de Condillac, pourraient également rendre de bons services.

La gravelle phosphatique ou alcaline est toujours liée au catarrhe des voies urinaires et les eaux alcalines y sont absolument contre-indiquées. Ce sont les eaux froides et faiblement minéralisées de Contrexéville, de Vittel et d'Évian, qui conviennent en pareil cas. Ces eaux se prennent à haute dose. A Contrexéville, on commence par trois verres de 250 à 300 grammes et on augmente chaque jour, jusqu'à dix ou douze verres, qu'on ingurgite le matin avant le premier repas. Cette quantité considérable d'eau froide se supporte facilement et détermine un effet diurétique dont on comprend l'énergie. Sous son influence, le sable, les graviers de toute sorte, les produits de sécrétion les plus variés, sont entraînés par ce torrent de liquide; les douleurs de rein et les coliques néphrétiques cessent rapidement. Ce n'est pas une action purement mécanique qu'exercent ces eaux ; elles tonifient, elles excitent les conduits de l'urine. Ce lavage continu produit une action sédative sur la muqueuse de tout l'appareil et substitue au contact irritant d'une urine rare, épaisse, chargée de sédiments, celui d'un liquide relativement clair et moins offensif. Il est bon d'ajouter que les boissons abondantes sont contre-indiquées dans tous les cas où il y a un obstacle mécanique à l'émission des urines et où le malade est forcé de se sonder fréquemment.

Dans le catarrhe vésical et la cystite chronique, les eaux diurétiques dont nous venons de parler ne produisent qu'un lavage et qu'un bien-être momentanés. L'affection est trop ancienne, la sécrétion qu'elle entraîne trop abondante, pour pouvoir être modifiée par de pareils moyens. Il faut agir sur la muqueuse elle-même et c'est alors que les eaux sulfureuses trouvent leur indication. Dans les cystites purulentes surtout, les sources sulfurées légères donnent de bons résultats quand on les emploie avec circonspection, car rien n'est plus facile que de faire repasser une cystite chronique à l'état aigu.

Les moyens de la chirurgie ne s'adressent qu'aux maladies de l'urèthre, de la prostate et de la vessie. C'est d'abord le cathétérisme évacuateur indispensable dans la rétention d'urine et très-utile dans certaines cystites chroniques où la vessie ne se vide pas complétement, où les parties qui restent dans le bas-fond, après la miction, s'altèrent et deviennent une cause d'irritation nouvelle. Ce sont les injections intra-vésicales que le cathétérisme rend possibles et qu'on utilise très-fréquemment depuis quelques années. Ces injections sont simplement détersives lorsqu'il s'agit seulement de laver la vessie ; elles deviennent médicamenteuses quand il est nécessaire de la modifier. Les eaux minérales, l'eau de goudron, les solutions d'acide phénique, d'acide borique et même de nitrate d'argent, ont été employées dans ce but (*voy*. CYSTITE).

La chirurgie intervient également d'une façon très-efficace dans le traitement des rétrécissements (*voy*. URÈTHRE), dans celui des calculs (*voy*. LITHOTRITIE, TAILLE) et même dans les affections du rein. Pendant longtemps elle s'est bornée à l'ouverture des abcès, à l'extirpation des calculs rénaux, mais depuis quelques années elle s'est enhardie, et aujourd'hui l'extirpation du rein a été fréquemment pratiquée avec un plein succès (*voy*. NÉPHROTOMIE).

II. PATHOLOGIE SPÉCIALE. Il nous reste à parler d'un certain nombre d'accidents ou de complications qu'on peut observer dans le cours de la plupart des maladies des voies urinaires, qui n'appartiennent d'une manière spéciale à aucune d'elles et qui par conséquent n'ont pas été étudiés dans les articles précédents ; nous passerons successivement en revue : la rétention et l'incontinence d'urine, l'infiltration et la fièvre urineuses.

A. RÉTENTION D'URINE. La rétention d'urine est une complication qui peut se produire dans la plupart des affections des voies urinaires, un symptôme qui peut s'observer en dehors de toute maladie de cet appareil. Il importe donc tout d'abord d'en bien préciser les causes et le mode de production.

ÉTIOLOGIE. L'impossibilité d'émettre, par les voies naturelles, l'urine contenue dans la vessie, peut tenir à une lésion des centres nerveux, à un obstacle mécanique situé en dehors des voies urinaires, ou à une maladie de celles-ci.

Toutes les maladies de l'encéphale et de la moelle qui empêchent la sensation du besoin d'uriner d'arriver aux centres nerveux et de provoquer un mouvement réflexe peuvent produire la rétention d'urine. Les lésions traumatiques marchent en première ligne, quel que soit le centre sur lequel elles ont porté. Tous les chirurgiens connaissent ces rétentions irrémédiables et non senties qui accompagnent les fractures et les luxations du rachis, avec lésion de la moelle. Les blessures qui atteignent directement celle-ci, qu'elles soient produites par un projectile ou par une arme blanche, produisent le même effet. Une rétention d'urine momentanée s'observe assez souvent à la suite de contusions des lombes ou de la hanche, de même qu'après les grandes opérations chirurgicales. On peut rapprocher des cas précédents la paraplégie confirmée qui survient à la suite du mal de Pott. C'est de la même façon que la rétention d'urine se produit dans les maladies de l'encéphale et de ses enveloppes, ainsi que dans les fièvres graves. C'est en particulier dans la fièvre typhoïde à forme adynamique qu'on rencontre cette complication. Elle s'observe parfois aussi dans la péritonite chronique et plus rarement dans la métro-péritonite aiguë. Dans ces maladies qui sont étrangères à notre sujet, le diagnostic est en général tellement facile qu'il est inutile de nous y arrêter, et nous n'en avons parlé que pour mémoire ; mais il est indispensable de dire quelques mots sur la rétention d'urine des ataxiques, parce que cette cause n'est pas toujours reconnue et que des erreurs sont souvent commises.

Les troubles de la miction précèdent quelquefois les autres dans la sclérose de la moelle, ou du moins apparaissent en même temps que les symptômes du début. Ils sont contemporains des douleurs fulgurantes dans les membres inférieurs. Les malades qui ne soupçonnent pas la gravité de leur état sont étonnés de ressentir de la difficulté, des douleurs, des caprices, des retards dans l'émission des urines ; d'autres ont perdu la sensation du besoin et n'urinent que par raison. Il en est enfin qui n'y parviennent qu'au prix des plus grands efforts et en prenant des positions bizarres. Ces malades attribuent d'habitude leur difficulté d'uriner à un retrécissement ou à une affection de la prostate et, comme ils ont souvent dans leurs antécédents des excès vénériens ou des blennorrhagies, le médecin est disposé à partager leur erreur qui se dissipe du reste à la première exploration.

Les obstacles à la miction provenant de causes situées en dehors des voies urinaires, sont les déplacements osseux ou les infiltrations sanguines provenant d'une fracture du bassin, les tumeurs, les néoplasmes de l'excavation pelvienne, les tamponnements du vagin ou du rectum, les opérations pratiquées au voisinage de l'anus et qui ont pour résultat de déterminer un gonflement congestif ou inflammatoire.

Dans toutes ces conditions, le mécanisme est le même et la rétention d'urine provient de la déviation ou de la compression de l'urèthre. C'est par une cause analogue qu'elle est produite dans les ruptures traumatiques de ce canal qui surviennent à la suite d'une chute sur le périnée et qui ont été étudiées dans un article précédent (*voy.* Urèthre).

Cette élimination faite, nous pouvons aborder l'étude des rétentions causées par des maladies des voies urinaires et qui sont de beaucoup les plus fréquentes.

Celles-là reconnaissent deux ordres de causes bien différentes : les unes sont de nature inflammatoire, congestive et spasmodique ; les autres sont produites par des obstacles tels qu'un rétrécissement, une hyperthrophie de la prostate ou la présence d'un caillot, d'un calcul, engagés dans le col de la vessie. L'élément inflammatoire et plus encore l'élément congestif jouent un rôle important dans toutes les rétentions d'urine, en se surajoutant à une lésion antérieure, mais ils peuvent la déterminer par eux-mêmes en dehors de cette lésion. Il en est de même de l'élément spasmodique. Chez certains sujets très-impressionnables, le sphincter de la vessie n'est pas soumis d'une manière complète à l'empire de la volonté. Il leur est toujours possible de retenir leurs urines ; mais il ne dépend pas d'eux de les émettre, lorsqu'ils en éprouvent le besoin. La présence d'un tiers, la crainte d'être surpris, le bruit, le mouvement, suffisent pour qu'il leur soit impossible, malgré les plus grands efforts, d'expulser une goutte d'urine. Il en résulte souvent pour eux de sérieux embarras dans certaines conditions de la vie et surtout en voyage. D'autres ne peuvent pas uriner dans le décubitus dorsal, et s'ils sont atteints d'une blessure qui les empêche de se lever, d'une fracture des membres inférieurs, par exemple, il devient indispensable de les sonder. Ces sujets ne sont ni des névropathes ni des timides. Ce n'est pas un sentiment de pudeur qui les retient. C'est un état spasmodique du col de la vessie dont leur volonté ne peut pas triompher, et ces gens, d'une impressionnabilité particulière, sont beaucoup plus communs qu'on ne le croit généralement. Bien que cet état spasmodique puisse exister seul et à l'état physiologique, il est beaucoup plus commun de l'observer comme complication d'une irritation vive de l'urèthre ou du col de la vessie. Ainsi, dans les uréthrites suraiguës, lorsque le malade laisse échapper les premières gouttes et qu'elles franchissent le col de la vessie, il en résulte parfois une douleur tellement vive que le sphincter se contracte spasmodiquement et que la miction s'arrête. On parvient presque toujours à en triompher avec un peu de patience, en plaçant le malade dans un bain ; mais il n'y en a pas moins eu pendant un certain temps rétention d'urine et, dans ce cas, elle est d'autant plus pénible que le besoin devient très-promptement impérieux, et qu'on hésite à recourir au cathétérisme dans un canal aussi irrité et aussi sensible. Le même mode de rétention peut s'observer chez les gens atteints d'une uréthrite d'intensité ordinaire ou arrivée à son déclin, lorsqu'ils se livrent à des excès de boissons, plus souvent encore à la suite d'injections antiblennorrhagiques trop énergiques ou poussées avec trop de violence. Cela s'observe surtout après les injections préservatrices. Les gens qui ont de fortes raisons pour redouter un écoulement uréthral cherchent souvent à s'en préserver par ce moyen, après un coït suspect. Dans la crainte de manquer le but, ils cherchent à faire pénétrer le liquide le plus profondément possible. Ils l'obligent à franchir l'entrée de l'urèthre profond, à pénétrer de vive force dans la région prostatique et parfois jusque dans la vessie. Cette imprudence a souvent les conséquences les plus graves : il en résulte des cystites, des prostatites très-rebelles, et M. Guyon cite, dans ses leçons de clinique, le fait d'un homme ayant passé la cinquantaine sans avoir éprouvé le moindre trouble dans les fonctions urinaires et chez lequel cette funeste manœuvre fit naître une prostatite phlegmoneuse, diffuse, dont la mort fut le résultat. L'abus des injections irritantes et même des antiblennorrhagiques dans le cours d'une uréthrite, les excès de coït chez les sujets dont le canal est resté extrêmement irritable après des écoulements répétés, provoquent aussi parfois la rétention spasmodique. Enfin Civiale accuse les lésions profondes du rein, de la prostate, la pierre, la gravelle, de la produire assez souvent. On conçoit en effet qu'un gravier, qu'un fragment anguleux de calcul, s'engageant dans le col de la vessie, puissent provoquer, par l'agacement qu'ils y occasionnent, une contraction spasmodique du sphincter antérieur de la vessie, c'est-à-dire des fibres les plus profondes de la partie musculeuse de l'urèthre, car c'est là, d'après M. Guyon, le point où se produit le resserrement. C'est à ce spasme qu'est due la difficulté qu'on éprouve souvent à sonder des calculeux chez lesquels on avait antérieurement réussi à la première tentative. C'est encore lui qui oppose un obstacle momentané à l'entrée des bougies, dans certains rétrécissements. Il suffit alors de laisser l'instrument en contact avec le point contracté pour le voir se relâcher au bout de quelques instants, et la pénétration s'opère d'elle-même. Des tentatives de cathétérisme faites avec brusquerie, l'abaissement prématuré lorsqu'on se sert d'une sonde métallique, peuvent froisser la portion sous-pubienne de l'urèthre et causer une rétention que l'excès de distension de la vessie peut parfois produire à lui seul.

Dans la plupart de ces cas, l'élément spasmodique n'est que surajouté à l'état congestif ou inflammatoire, mais c'est lui qui cause la rétention et c'est contre lui qu'il faut lutter.

Les rétentions d'urine dont il nous reste à parler sont celles qui se produisent dans les affections chroniques des voies urinaires et qui tiennent à un obstacle matériel et permanent qui s'oppose à l'expulsion du liquide. Les rétrécissements marchent en première ligne. Ils peuvent être de deux ordres : traumatiques ou blennorrhagiques. Les premiers sont de beaucoup les plus rares. Ils se forment rapidement, arrivent sur-le-champ au degré qu'ils doivent atteindre; ils sont uniques et durs comme le tissu cicatriciel qui les forme. Les rétrécissements blennorrhagiques sont beaucoup plus lents dans leur évolution. Il est rare d'en voir dans le cours des deux premières années qui suivent la blennorrhagie initiale; ils sont multiples dans la majorité des cas, plus souples que les coarctations traumatiques et d'autant plus serrés qu'ils sont plus profonds. Ils sont donc en général faciles à reconnaître et d'ailleurs le malade en indique le plus souvent le point de départ. Je n'insisterai pas davantage sur un sujet qui a été traité dans l'article précédent (voy. URÈTHRE).

De toutes les variétés de rétention d'urine la plus commune est celle qui tient à l'hypertrophie de la prostate. L'augmentation progressive de volume de cette glande est normale dans la vieillesse et, comme en même temps la vessie perd de sa contractilité, l'obstacle s'accroît en même temps que la force diminue, il arrive un moment où celle-ci est impuissante à en triompher et la rétention d'urine s'établit. Cela n'arrive qu'à la longue. Lorsqu'elle se produit, le malade éprouvait depuis longtemps une certaine difficulté à rendre les dernières gouttes d'urine, de la faiblesse dans le jet et des besoins fréquents pendant la nuit, puis, sous l'influence d'une cause quelconque, il survient un peu de congestion ou une inflammation légère de la prostate, de la vessie ou des reins, et la rétention se produit. C'est souvent une simple infraction aux lois de l'hygiène qui amène cette crise. C'est un refroidissement des pieds, l'impossibilité dans laquelle le malade s'est trouvé d'uriner au moment voulu; c'est une alimentation trop copieuse ou trop excitante, un léger excès de table, l'absence d'exercice ou le décubitus prolongé. Tout cela, survenant dans l'état que j'ai décrit tout à l'heure, suffit pour provoquer une difficulté croissante de la miction, si c'est la prostate qui se congestionne, et des douleurs en urinant, si c'est la vessie. Il est rare du reste que l'état de la première ne réagisse pas sur celui de la seconde, et les reins se prennent souvent à leur tour. Leur participation à la congestion générale des voies urinaires se traduit par une activité sécré-

toire plus grande et presque exclusivement nocturne, qui vient accroître encore
la fréquence des besoins d'uriner déjà causée pendant la nuit par le décubitus
dorsal. La plupart du temps la rétention d'urine, chez ces malades, commence
par être incomplète : cela s'explique par la lenteur avec laquelle procèdent les
causes qui s'opposent à l'émission des urines. D'abord la couche musculaire
perd peu à peu de sa puissance, malgré l'épaississement de ses parois. Cet
épaississement s'observe dans le cas de rétrécissement comme dans celui d'hypertrophie de la prostate; mais, dans le premier cas, la vessie n'est pas distendue, elle est plutôt petite que grande, le développement de sa paroi est
uniforme et régulier, il n'y a pas de colonnes ou bien elles sont peu prononcées.
Dans l'hypertrophie de la prostate, au contraire, la vessie est presque toujours
agrandie et le développement de la couche musculaire est irrégulier. De nombreuses colonnes font relief à l'intérieur du réservoir et les fibres charnues,
très-développées au niveau de ces saillies, font presque complétement défaut
dans les intervalles où la paroi vésicale réduite à la muqueuse et aux couches
cellulaires est singulièrement amincie. Alors les efforts continuels faits par le
malade distendent de plus en plus ces points affaiblis, les cellules se creusent
chaque jour davantage, la distension fait des progrès et bientôt l'équilibre entre
la force de la vessie et la résistance du col est rompu. Chez les rétrécis, au
contraire, la tunique musculaire uniformément renforcée augmente d'énergie,
à mesure que l'obstacle se prononce, et c'est là ce qui rend leur situation meilleure; il faut ajouter qu'ils sont en général plus jeunes. Les maladies de la
prostate sont l'apanage de la vieillesse et, à cet âge, l'énergie musculaire, qu'elle
soit ou non sous la dépendance de la volonté, est facilement vaincue. Toutefois
l'affaiblissement de la contractilité vésicale ne joue pas un aussi grand rôle que
le développement de la prostate dans la production de la rétention d'urine, et ce
qui le prouve, c'est que celle-ci ne s'observe jamais chez la femme. L'hypertrophie peut porter sur le lobe moyen, sur les lobes latéraux, ou sur les trois
à la fois. Dans tous les cas, le canal est allongé et parfois sa longueur est
doublée. Son orifice est toujours relevé par la déviation angulaire de la paroi
inférieure de l'urèthre, qui se redresse brusquement au niveau de la glande
et forme un coude pour rejoindre l'orifice vésical. Les déviations latérales
sont causées par le développement des lobes. Quand l'hypertrophie est générale
ou lorsqu'elle porte uniquement sur le lobe moyen, il y a deux routes pour
entrer dans la vessie; elles se présentent sous la forme de deux larges rigoles,
et parfois il y en a trois, quand le lobe moyen est lui-même creusé d'une gouttière médiane. La déviation est unilatérale et l'entrée unique, lorsque le développement a porté sur un seul des lobes latéraux. La paroi supérieure conserve dans tous les cas son intégrité de forme et de structure.

L'hypertrophie s'accompagne le plus souvent d'induration ou de friabilité,
qui augmentent les difficultés du cathétérisme, et, dans tous les cas, le bas-fond
de la vessie se creuse et se déprime derrière la prostate tuméfiée, et favorise
ainsi la stagnation de l'urine dont le cathétérisme, même a parfois de la peine
à triompher. Nous nous bornerons à ces indications indispensables pour comprendre le mécanisme de la rétention d'urine, en renvoyant à l'article PROSTATE
pour tout ce qui a trait à l'anatomie pathologique de cette glande.

Enfin la rétention d'urine peut être causée par un corps étranger venu du
dehors ou formé dans les voies urinaires et placé de façon à obstruer le canal
ou le col de la vessie. On sait combien sont variés et bizarres les corps étran-

gers qu'on a rencontrés dans l'urèthre et dans la vessie chez des sujets appartenant aux deux sexes. Nous ne les énumérerons pas, parce que cela n'a pas trait à la question. Lorsqu'ils sont entrés dans la vessie, ils ne tardent pas, si on les abandonne, à servir de noyau à un calcul. S'ils s'arrêtent dans un point du canal et s'ils sont de forme à l'oblitérer complétement, c'est la rétention d'urine avec toutes ses conséquences et avec des indications particulières que nous préciserons plus loin.

Quant aux corps étrangers nés dans les voies urinaires, ce sont ou des caillots ou des calculs. Il se forme des caillots dans presque tous les cas d'hémorrhagie rénale ou vésicale un peu abondante, mais il est rare qu'un caillot vienne s'adapter au col vésical à la manière d'un bouchon et l'oblitérer complétement. Le plus souvent il s'engage dans l'urèthre, s'effile, se segmente et est expulsé après quelques efforts. Presque tous les hématuriques ont éprouvé ce petit accident et ils ne s'en effrayent pas, parce qu'ils s'en rendent compte et savent comment le faire cesser. Le plus souvent l'arrêt se produit lorsqu'ils urinent debout et il leur suffit de se coucher sur le dos, et parfois d'élever le bassin en mettant les jambes sur un meuble plus élevé que le lit, pour faire retomber le caillot dans le bas fond de la vessie et rétablir le cours des urines. Le courant le ramène bien, il est vrai, vers le col, mais il s'est ramolli, fragmenté, il n'est plus poussé avec violence et il franchit l'obstacle sans difficulté.

Le cas est plus sérieux lorsque l'obstruction est due à un calcul, mais il faut qu'il soit petit pour s'engager dans le col, et qu'il n'y ait que peu ou point de relief prostatique, condition sans laquelle la pierre reste dans l'excavation du bas-fond de la vessie. De plus, les malades, instruits par la douleur, savent prendre, en urinant, l'attitude nécessaire pour empêcher leur petit calcul de s'engager ainsi.

SYMPTÔMES ET DIAGNOSTIC. La rétention d'urine peut être complète ou incomplète. Dans le premier cas, il ne s'écoule pas une goutte de liquide de la vessie, malgré tous les efforts du malade, et ce réservoir se distend jusqu'au moment où le chirurgien intervient. Dans le second, le malade peut uriner encore, mais il ne parvient pas à vider sa vessie. Il y a stagnation de l'urine et le plus souvent altération de celle-ci. La seconde forme conduit souvent à la première, toutes deux peuvent survenir brusquement ou arriver à la longue et par les progrès de la maladie.

La rétention d'urine complète et aiguë est presque toujours précédée par un état congestif ou inflammatoire ; l'élément spasmodique vient s'y surajouter, lorsqu'il est provoqué par une des causes que j'ai précédemment énumérées (blennorrhagie récente, injections trop énergiques ou poussées avec trop de violence, explorations faites sans ménagements, distension prolongée de la vessie) ; alors, l'impossibilité d'uriner devenant absolue, l'angoisse physique et morale du malade parvient rapidement à son comble. Des douleurs partant de l'hypogastre vont s'irradiant jusqu'au périnée, à l'extrémité du gland et à la région lombaire. Elles augmentent de minute en minute et le besoin d'uriner devient incessant, intolérable. Le malade anxieux, agité, fait entendre des plaintes, des gémissements, et s'épuise en efforts infructueux. Il se cramponne à tout ce qui l'entoure, passe automatiquement la main sur la verge, le périnée, l'hypogastre. Il prend les positions les plus étranges et tombe haletant sur son lit. Au bout de quelques instants, il se relève et renouvelle les tentatives sans plus de résultat. C'est l'angoisse douloureuse poussée jusqu'au paroxysme et quelquefois jusqu'au délire, par le fait seul de la douleur et sans que l'urémie y soit pour rien, car il suffit de sonder le malade pour faire cesser les aberrations auxquelles il est en proie et pour calmer la torture qui les a provoquées. Dans aucune maladie l'anxiété et la souffrance n'arrivent à ce degré, dans aucune la venue du médecin n'est saluée avec autant de joie et la reconnaissance des malades ne trouve jamais pour s'exprimer des accents aussi profondément convaincus que ceux qui leur viennent aux lèvres lorsqu'ils entendent le bruit que fait le jet d'urine en tombant dans le vase destiné à le recevoir. Tous les chirurgiens ont pu faire la même remarque et cette reconnaissance, quelque éphémère qu'elle soit, donne la mesure de la souffrance endurée et du service rendu.

La rétention d'urine qui s'observe dans les maladies chroniques est moins pénible parce qu'elle survient peu à peu, que la vessie s'habitue à la distension et le malade à la sensation qui en résulte. On en voit qui restent sans uriner pendant de longues heures, quelquefois pendant une journée entière, et qui n'en souffrent pas trop cruellement. Cette tolérance suppose une absence complète d'inflammation dans la vessie. Lorsque la cystite intervient, les urines s'altèrent, les douleurs deviennent vives, les besoins incessants et les efforts involontaires. Le malade ne peut pas s'empêcher de pousser, bien qu'il ait conscience de l'inutilité de ses tentatives.

La rétention d'urine incomplète peut s'établir brusquement ou peu à peu. Elle peut être aiguë ou chronique. Dans le premier cas, elle survient dans des conditions analogues à celles que nous avons énoncées plus haut; seulement le malade conserve la faculté d'excréter encore une petite quantité d'urine, au prix d'efforts multipliés, il en éprouve un soulagement de bien peu de durée, mais qui lui permet pourtant de patienter et d'attendre les secours de la chirurgie.

La rétention incomplète chronique est beaucoup plus commune et plus facile à supporter. Il est des malades qui ne vident pas leur vessie et qui n'en ont pas conscience, jusqu'au jour où la cystite se met de la partie. C'est le plus souvent à la suite des rétrécissements et des hypertrophies de la prostate que cette forme de rétention s'établit. La vessie se fatigue à lutter contre l'obstacle, elle perd de son ressort; sa contractilité diminue et les muscles de l'abdomen deviennent impuissants à expulser une dernière portion de liquide qui séjourne dans le bas-fond de ce réservoir. Peu à peu cette quantité augmente, il arrive un instant où la vessie est toujours pleine et où la miction n'évacue que la quantité qui distend le réservoir; le malade n'urine plus que par *regorgement*. Cet état mène le plus souvent à la rétention complète.

La rétention d'urine n'est pas d'un diagnostic difficile. Le plus souvent le malade met le médecin sur la voie et le supplie de le débarrasser. Dans tous les cas, l'examen le plus superficiel fait reconnaître la réplétion de la vessie. Son globe distendu remplit l'hypogastre, s'élève parfois jusqu'à l'ombilic. La saillie ovoïde qu'il forme est visible chez les sujets maigres et facile à constater et à limiter par la palpation et par la percussion chez tous les malades.

La rétention incomplète n'est pas aussi facile à reconnaître. Les malades n'en ont pas toujours conscience, surtout dans les affections chroniques; la quantité d'urine stagnante ne suffit pas pour faire remonter le globe vésical au-dessus du pubis; cette stagnation n'est pas toujours douloureuse et parfois les urines restent normales au moins pendant les premiers temps, jusqu'à la cystite. M. Guyon, au livre duquel nous avons déjà fait tant d'emprunts, donne comme signes de cet état, la polyurie nocturne et les troubles digestifs persistants. Pour lui, lorsqu'un malade a pendant la nuit de fréquentes envies d'uriner et qu'il rend plus de 1 litre de liquide, c'est un signe presque certain que sa vessie se vide mal et, lorsqu'il s'y joint une dyspepsie persistante, les présomptions deviennent plus fortes encore. Du reste, comme cet état ne s'observe guère que chez des hommes âgés, atteints d'hypertrophie de la prostate, le toucher rectal combiné avec le palper hypogastrique éclaire la situation et permet en même temps d'apprécier approximativement la quantité de liquide que renferme le réservoir urinaire. Cette exploration n'échoue que chez les sujets très-gras qui ont les parois abdominales et le périnée très-épais. Enfin le cathétérisme pratiqué immédiatement après la miction lève tous les doutes. Il donne la notion de l'obstacle, de la quantité d'urine contenue dans la vessie et du degré de contractilité qui reste à celle-ci. Les urines stagnantes sont habituellement chargées. Le premier jet, qui s'échappe encore avec assez de force, contient le plus souvent du pus, puis le liquide devient clair et les dernières parties redeviennent purulentes. On ne peut les évacuer qu'en pressant fortement sur l'hypogastre et en engageant le malade à pousser. Les urines ainsi obtenues deviennent très-promptement alcalines. Pour apprécier la contractilité de la vessie, il faut se livrer à une exploration nouvelle, avec la sonde d'argent à petite courbure, qui permet de reconnaître les plis, les saillies, la consistance des parois, ainsi que les tumeurs et les corps étrangers que la poche peut contenir.

Il ne suffit pas de savoir qu'on a affaire à une rétention d'urine et qu'elle est complète ou incomplète, il faut encore en reconnaître la nature et rechercher quelle est la cause qui s'oppose à la miction. Ce diagnostic différentiel, indispensable pour instituer le traitement, n'est pas toujours facile. Lorsqu'il s'agit d'une rétention causée par une lésion des centres nerveux et coïncidant avec l'intégrité de l'appareil urinaire, le doute n'est guère possible. Le malade lui-même informe le médecin de l'impossibilité dans laquelle il se trouve d'expulser ses urines et, s'il n'a plus conscience de ses impressions, les personnes qui l'entourent fournissent ce renseignement. Le palper et la percussion abdominale le confirment et le cathétérisme évacuateur lève immédiatement tous les doutes, en même temps qu'il fait cesser la complication.

Dans les lésions traumatiques de l'urèthre, la chute faite sur le périnée, la tuméfaction qu'on y observe, l'ecchymose des bourses, l'issue du sang par le méat, éclairent suffisamment le diagnostic. Il est plus difficile chez les ataxiques, on s'y méprend parfois et on croit avoir affaire à une hypertrophie de la prostate, mais il suffit de pratiquer le toucher rectal pour être éclairé.

Lorsque la rétention d'urine se produit chez un sujet atteint de rétrécissement de l'urèthre, elle vient peu à peu, elle s'annonce par la diminution du jet qui devient peu à peu filiforme, par les retards dans la miction, les efforts qu'elle nécessite, les gouttes d'urine qui tombent sur les chaussures du malade, en même temps qu'un jet très-grêle s'échappe encore avec force du méat. Puis viennent des rétentions temporaires. Le malade attend, prend patience, réussit quelquefois à la faveur d'un grand bain ou d'un bain de siége, puis un jour vient où, à la suite d'un voyage, d'un dîner prolongé, d'un excès de table ou de coït, la rétention s'établit définitivement, et c'est alors que la chirurgie intervient. Si le malade est jeune, s'il a eu des blennorrhagies et que les choses se soient passées comme nous venons de le dire, il y a de grandes présomptions en faveur d'un rétrécissement. L'explorateur du reste lèvera tous les doutes et

fera connaître le nombre, le siége et le calibre des coarctations ; il faudra y
procéder avec les précautions indiquées dans de précédents articles (*voy.* CATHÉ-
TÉRISME, URÈTHRE).

La rétention d'urine d'origine prostatique se reconnaît à d'autres signes.
L'âge des sujets, la fréquence des besoins d'uriner pendant la nuit, la difficulté
de la miction, les attitudes bizarres qu'elle exige mettent le chirurgien sur la
voie. Le toucher rectal, combiné avec la palpation abdominale et le cathétérisme
explorateur, complètent l'examen et confirment le diagnostic.

Lorsque l'obstacle à la miction provient d'un calcul, ou d'un fragment de
calcul engagé dans l'urèthre, l'attention est encore éveillée par les commémoratifs. Le malade a rendu des graviers ou bien on a constaté chez lui la présence
d'une pierre dans la vessie ; enfin il a subi une ou plusieurs opérations de lithotritie, à la suite desquelles un fragment a pu rester dans le réservoir urinaire.
Dans ce cas, lorsque la rétention provient d'un engagement de cette nature,
elle a été précédée le plus souvent par un trouble de la miction qui ne s'observe
d'habitude que chez les calculeux. C'est l'interruption brusque du jet d'urine
au milieu et surtout vers la fin d'une miction régulière. Ce symptôme est considéré comme pathognomonique, même par les malades. Il a, lorsqu'il existe, une
valeur très-réelle, mais il ne s'observe que chez un petit nombre de calculeux.
Cela se conçoit. Pour qu'une pierre vienne ainsi s'appliquer, comme une soupape, sur l'orifice interne de l'urèthre, il faut qu'elle soit petite, mobile, et que
le bas-fond de la vessie ne soit pas trop déprimé. Ces conditions sont bien rarement réunies chez les anciens calculeux. On ne les rencontre que chez les
enfants ou chez les jeunes gens. Ceux-ci peuvent voir leur jet brusquement
interrompu, même avec un gros calcul, parce que chez eux la vessie est petite,
très-contractile ; ses parois sont régulières, sans cellules ni colonnes, l'orifice
est en situation normale, souple et dilatable, et tous les efforts poussent la pierre
sur lui.

Chez les calculeux, la brusque interruption du jet ne s'observe que lorsqu'ils
urinent dans la position verticale. Lorsqu'ils se mettent sur le dos pour
s'acquitter de cette fonction, la pierre retombe dans le fond de la vessie et le
liquide s'écoule sans intermittence. Les malades le savent et prennent d'eux-
mêmes cette attitude.

En somme, l'interruption du jet ne se produisant que dans la position verticale est un signe d'une telle valeur que, lorsqu'on le constate et que la première
exploration n'a pas fait découvrir une pierre, M. Guyon donne le conseil de continuer les recherches sans se déconcerter. De même, lorsqu'un malade a été
brusquement atteint de rétention d'urine et qu'il compte dans ses antécédents
ce phénomène de l'interruption brusque du jet, on est à peu près certain qu'on
a affaire à un calcul engagé dans le col, et il faut agir en conséquence.

PRONOSTIC. La rétention d'urine n'est qu'un symptôme : son pronostic est
fondé par conséquent sur la gravité de la maladie qui la cause. Cependant il
est certain que dans la majorité des cas elle deviendrait mortelle, si l'art
n'intervenait pas. La vessie distendue au summum finirait par se rompre et il
en résulterait une infiltration d'urine et une péritonite suraiguë qui emporterait
le malade en quelques heures. Cet accident est extrêmement rare aujourd'hui et
ne s'observe que quand une cystite chronique a affaibli la résistance des parois
vésicales. Jamais M. Guyon ne l'a vu survenir dans son service, même alors que
la vessie, parvenue aux limites extrêmes de la distension, en arrivait à contenir

2 litres 1/2 et même 3 litres de liquide. Dans quelques cas, avant d'en arriver là, le malade urine par regorgement, à force d'efforts, et la thérapeutique a presque toujours le temps d'intervenir. La rétention d'urine complète et aiguë n'est pas même la plus grave ; l'art a les moyens d'en triompher : c'est la rétention incomplète, parfois latente, toujours insidieuse, qui compromet le plus souvent la vie par les désordres qu'elle amène à la longue dans l'économie tout entière. C'est alors que survient cet état d'affaissement, de délabrement de la santé générale, que Civiale a si bien décrit à l'occasion de la stagnation de l'urine, et qui s'observe surtout lorsque la vessie ne réagit pas et qu'il y a rétention incomplète avec distension. La réplétion exagérée et habituelle du réservoir urinaire s'accompagne invariablement de la dilatation des uretères, des calices et des bassinets, et souvent même de l'atrophie des reins réduits à une coque mince et présentant les lésions caractéristiques de la néphrite interstitielle. L'appareil urinaire ainsi altéré est prédisposé aux inflammations que la cause la plus légère peut provoquer, qui, partant de la vessie, s'étendent rapidement jusqu'au rein et amènent le plus souvent la mort à bref délai. Les urines ne présentent pas toujours de troubles caractéristiques dans ces circonstances ; elles sont habituellement claires, abondantes, aqueuses, et s'élèvent parfois à 3 ou 4 litres par vingt-quatre heures. Dans des circonstances plus rares, elles sont troubles et renferment du pus ; c'est qu'alors la cystite commence à intervenir. Parfois, enfin, elles sont teintes par le sang qui provient d'une exhalation due à l'hyperémie vasculaire à laquelle la distension excessive a donné lieu.

Les malades sont minés par l'empoisonnement urineux à forme lente, chronique, sans réaction fébrile marquée et caractérisée seulement par les troubles digestifs et par l'altération générale de l'économie. Ils jaunissent, deviennent pâles, amaigris ; leurs digestions sont lentes, paresseuses ; la dyspepsie se prononce de plus en plus, et cependant ils ne souffrent pas et leur attention n'est pas portée sur leurs fonctions urinaires. Ils ont, disent-ils, la vessie paresseuse, mais ils ne s'en préoccupent pas et sont loin de se douter que tout les phénomènes qu'ils ressentent sont sous la dépendance de la réplétion constante du réservoir urinaire. Cette forme insidieuse de rétention d'urine est la plus dangereuse et celle dont le traitement doit être conduit avec le plus de précaution, comme nous le dirons bientôt.

TRAITEMENT. En présence d'une rétention d'urine, le médecin a deux indications à remplir : la première, la plus urgente, c'est de faire uriner le malade ; la seconde, c'est de prévenir le retour de l'accident auquel il vient de remédier, en faisant disparaître la cause qui l'a produit.

Dans toutes les rétentions liées à une maladie des centres nerveux ou placées sous la dépendance d'une fièvre grave, la première indication est facile à remplir. Il suffit de pratiquer le cathétérisme évacuateur. L'urèthre est libre, la vessie saine ; le col n'offre pas de résistance et la sonde entre sans rencontrer d'obstacle. On vide la vessie deux ou trois fois par vingt-quatre heures, jusqu'à ce qu'elle ait repris ses fonctions, si la lésion qui l'a paralysée est de nature curable. Lorsqu'on se trouve en présence d'une rupture traumatique du canal, la conduite à tenir est plus délicate, mais elle a été tracée dans l'article précédent (*voy.* URÈTHRE).

Les rétentions dont il nous reste à exposer le traitement sont celles qui surviennent brusquement dans le cours d'une affection aiguë des voies urinaires et qui reconnaissent pour cause un état congestif, inflammatoire ou spasmodique; celles qui résultent d'un rétrécissement du canal ou d'une hypertrophie de la prostate et enfin celles qu'on rencontre chez les calculeux.

Les premières réclament surtout un traitement médical. Déterminées le plus souvent par une violence faite au canal ou à la vessie, elles pourraient s'exaspérer encore sous l'influence de l'introduction d'une sonde. Avant d'en venir là, il faut recourir à un traitement plus doux. Le grand bain est le moyen par excellence; le calme qu'il amène, le soulagement qu'il procure, suffisent parfois pour faire cesser le spasme qui est venu se surajouter à l'inflammation. Le malade urine dans son bain et en sort soulagé, la vessie vide et l'esprit tranquille. Dans quelques cas, lorsqu'il s'agit d'une blennorrhagie ou d'une cystite très-aiguë, chez un sujet jeune, vigoureux et sanguin, on se trouve très-bien, lorsque le grand bain n'a pas réussi, de faire une application de sangsues au périnée et de remettre le malade dans l'eau immédiatement après; enfin chez les sujets très-nerveux, très-irritables, les petits lavements laudanisés à 15 ou 20 gouttes produisent les meilleurs résultats.

Ce n'est qu'en présence de l'insuffisance de ces moyens qu'il faut recourir au cathétérisme. Ce n'est pas sans inconvénient qu'on introduit une sonde dans la vessie d'un homme atteint de blennorrhagie aiguë. C'est une manœuvre extrêmement douloureuse, quelle que soit l'habileté de celui qui la pratique. Elle augmente toujours l'irritation du canal; de plus, comme le fait observer M. Guyon, on s'expose à déterminer une cystite blennorrhagique par une inoculation dont la sonde peut devenir l'agent. Le cathétérisme en pareil cas demande de grandes précautions. Il faut d'abord explorer le canal avec soin pour s'assurer qu'il n'existe pas un rétrécissement antérieur à la blennorrhagie aiguë qui a causé la rétention. Si l'on en reconnaissait un, il faudrait se conduire comme nous le dirons tout à l'heure. Dans le cas contraire, avec de la douceur on réussit toujours à arriver dans la vessie. Il faut parfois s'arrêter un certain temps devant l'obstacle et attendre que le spasme cesse; c'est une affaire de patience et il importe surtout de ne rien brusquer.

Lorsque la rétention d'urine survient peu à peu, à la suite d'un rétrécissement dont le calibre se resserre de plus en plus, et qu'elle éclate à l'occasion d'un voyage en voiture, d'un excès de table ou de coït, alors la situation est plus grave et il n'en est guère de plus pénible pour le chirurgien. Le malade attend le plus souvent pour réclamer son intervention que la vessie soit pleine. Il a fait auparavant tous les efforts imaginables, il a eu recours aux pratiques qui lui avaient réussi jusqu'alors, de telle façon que, lorsque le médecin arrive, il n'y a plus de temps à perdre. L'angoisse du malade est à son comble, la vessie remonte à l'ombilic et le rétrécissement est extrêmement serré. Autrefois c'était une situation plus difficile encore pour les chirurgiens, qui n'avaient que des bougies mal fabriquées et de gros calibre et qui avaient à opter entre le cathétérisme forcé et la ponction de la vessie avec le trocart. Aujourd'hui ils ont à leur disposition des instruments de tous les calibres et, s'ils ne parviennent pas à les faire entrer dans la vessie, ils peuvent recourir à la ponction aspiratrice, qui est aussi inoffensive que l'autre était dangereuse. Elle est du reste rarement nécessaire; avec du temps, de la persévérance, on finit presque toujours par faire passer une bougie conique des n°⁵ 3, 4 ou 5. Plus petites, elles n'offrent pas assez de résistance et se replient dans le canal. Lorsque le rétrécissement est franchi, le danger est conjuré. L'urine ne tarde pas à s'écouler

très-lentement entre les parois du canal et la petite bougie et, lorsqu'on la
retire, la vessie se vide par un jet soutenu. Alors le traitement médical fait
le reste et on a du temps devant soi pour triompher du rétrécissement lui-même,
à l'aide des moyens exposés dans un autre article (*voy.* Urètire). Lorsque la bougie n'entre pas d'emblée, on réussit parfois à la faire pénétrer en la présentant
à l'obstacle et en pressant doucement sur lui. C'est ce que M. Guyon appelle
le *cathétérisme appuyé*. Quelquefois aussi on réussit avec des bougies tortillées
ou infléchies à leur extrémité. Enfin, lorsque tout a échoué, il reste la ressource
que nous avons indiquée, la ponction à l'aide du trocart capillaire et l'aspiration de l'urine par la méthode de M. Diculafoy. L'opération est facile à faire,
elle est sans danger et on peut la renouveler plusieurs fois, si le cas l'exige.
M. Guyon la préfère avec raison à l'emploi de la petite sonde métallique préconisée par les chirurgiens anglais et surtout à l'uréthrotomie externe sans
conducteur, ou à la boutonnière pratiquée en arrière du rétrécissement.

Quand la rétention d'urine est due à une augmentation de volume de la
prostate, les indications varient suivant qu'il s'agit d'une inflammation aiguë ou
d'une hypertrophie amenée par l'âge. S'il s'agit d'une prostatite franche, il ne
faut pas compter sur les moyens médicaux. Ce ne sont plus que des adjuvants et
le cathétérisme évacuateur est indispensable. La sonde en caoutchouc rouge,
souple, élastique, convient admirablement dans ces cas; elle se glisse, se faufile
à travers l'obstacle et ne cause jamais de dégâts; cependant M. Guyon lui préfère
la petite sonde béquille à un seul œil, et les numéros 14, 15 ou 16 lui paraissent
les meilleurs; nous pensons que cela tient à son extrême habileté et que les
praticiens ordinaires feront bien d'essayer d'abord de la sonde en caoutchouc.

Le cathétérisme, dans ce cas, n'est qu'un palliatif. Il permet d'attendre que
l'inflammation de la prostate se dissipe ou se termine par suppuration. Cette
terminaison est la plus fréquente, et on ne doit pas attendre l'ouverture spontanée
de l'abcès. Lorsque le toucher rectal fait reconnaître la fluctuation, il ne faut
pas hésiter à pratiquer la ponction sur le point fluctuant avec les précautions
qui ont été indiquées à propos des abcès de la prostate (*voy.* ce mot).

Lorsqu'il s'agit au contraire d'une hypertrophie de cette glande survenue lentement avec les années, la rétention d'urine a suivi la même marche et il n'y a
pas à compter sur la guérison. L'étendue de l'obstacle, la résistance du col
épaissi, l'affaiblissement de la vessie et l'habitude de la congestion qui se renouvelle toutes les nuits, rendent la rétention irrémédiable et la transforment en
une infirmité dont il faut que le malade prenne son parti. Il importe de recourir
de bonne heure aux moyens qui peuvent le soulager et lui permettre de vider
périodiquement sa vessie. C'est dans ce cas que la sonde en caoutchouc rouge
rend les plus grands services. Grâce à sa flexibilité, on peut la confier aux malades. Dans quelques cas privilégiés, ils parviennent à se passer du chirurgien,
mais le plus souvent son intervention est nécessaire. Parfois, au bout de quelques jours, le canal est irrité et ne laisse plus passer la sonde. Il faut alors l'armer d'un mandrin qui lui communique la rigidité nécessaire et qui permet
de lui donner une courbure en rapport avec la forme du canal que l'exploration
a révélée. Souvent on est obligé de recourir dès le début aux instruments
courbes ou coudés qui permettent de suivre la paroi supérieure du canal et
d'éviter les reliefs que la prostate hypertrophiée forme sur la paroi inférieure ou
sur les parties latérales du canal. Les sondes à béquilles, les sondes bicoudées,
sont en général celles qui réussissent le mieux; parfois au contraire ce sont les

sondes à grande courbure qui permettent de pénétrer. Quelle que soit la forme
de la sonde, il faut éviter les gros calibres et ne pas dépasser le numéro 17
de la filière de Charrière. Indépendamment de la facilité plus grande de leur
introduction, les algalies de ce diamètre ont l'avantage de vider lentement la
vessie, et rien n'est plus dangereux qu'une évacuation trop rapide. L'urine,
d'abord limpide, se colore à la fin en rose de plus en plus foncé, et le malade
soulagé au début commence à éprouver du malaise et bientôt de la douleur à
mesure que cette coloration sanguine se prononce. Rien ne dispose davantage
à la cystite. Il faut sonder le malade couché, pour éviter les syncopes qu'on
observe assez fréquemment chez les vieillards quand on les sonde debout. Elles
sont parfois mortelles et, toutes les fois que la distension a été poussée un peu
loin, on doit laisser la vessie se vider toute seule, sans efforts de la part du
malade, sans pression de la part du chirurgien.

L'évacuation ne doit pas seulement être lente et partielle, il faut encore
qu'elle soit *antiseptique*. La sonde doit être lavée avec une solution d'acide
borique à 4 pour 100 et enduite de vaseline blanche ou d'huile phéniquée au
dixième. Lorsque l'évacuation est jugée suffisante, on pousse dans la vessie 60 à
150 grammes de la solution d'acide borique à 4 pour 100 et on l'y laisse mêlée
à la portion d'urine qu'on n'a pas voulu évacuer. On continue à pousser l'injection, en retirant la sonde, afin de laver le canal.

Dans les cas de rétention d'urine d'origine prostatique, il n'y a pas à compter,
avons-nous dit, sur le rétablissement spontané de la miction : il faut donc choisir
immédiatement entre les deux moyens qui se présentent d'assurer l'évacuation de la
vessie. Il faut se décider à placer une sonde à demeure, ou se résoudre à sonder le
malade plusieurs fois par jour, à moins qu'il ne soit parvenu à se sonder lui-même,
ce qui l'expose à la tentation de revenir trop fréquemment au cathétérisme et de
fatiguer son canal. Les deux méthodes ne sont pas indifférentes ; le cathétérisme
répété est la règle, la sonde à demeure n'est qu'une exception, qu'un expédient
provisoire. Toutes les fois que la sonde passe facilement, sans irriter le canal et
sans le faire saigner, il faut s'en tenir au cathétérisme répété, que ce soit le
chirurgien ou le malade qui le pratique ; mais, quand l'introduction de la sonde
est difficile, douloureuse, qu'elle s'accompagne d'un écoulement de sang, comme
cela arrive chez les gens à prostate très-vasculaire, il faut recourir à la sonde à
demeure. Il en est de même lorsqu'après une série d'introductions faciles le
canal devient réfractaire et ne se laisse plus traverser, bien·qu'on ait changé
d'instrument et modifié la manœuvre. Dans tous ces cas, la sonde à demeure
rétablit le calibre et la rectitude du conduit qu'elle traverse et, lorsqu'elle y a
séjourné pendant quelques jours, elle permet de revenir au cathétérisme périodique. Il n'est pas possible d'établir de règle invariable pour l'intervalle qui doit
séparer ces petites opérations. Il y a des vessies beaucoup plus tolérantes les
unes que les autres, et il suffit habituellement de sonder les malades quatre fois
par vingt-quatre heures ; il est des cas où on est dans l'obligation de le faire
toutes les quatre heures et même parfois toutes les deux heures.

On comprend que, dans ce cas, si le malade ne parvient pas à se sonder lui-
même, le chirurgien, qui ne peut pas passer sa vie entière près de son lit, est
bien forcé de lui appliquer une sonde à demeure. Celle-ci, nous l'avons dit, n'est
jamais qu'un expédient auquel on s'empresse de renoncer aussitôt que le cathétérisme répété devient possible, mais, quant à celui-ci, il ne faut permettre que
très-tard aux malades de s'affranchir de son obligation. Ils ont une grande ten-

dance à s'y soustraire aussitôt qu'ils peuvent évacuer, sans lui, une certaine quantité d'urine. Les efforts qu'ils font pour cela congestionnent la prostate et la
vessie qui bientôt s'enflamme et réagit sur le rein, puis, lorsqu'il faut revenir au
cathétérisme, on éprouve plus de difficulté à le pratiquer. La convalescence doit
être à ce point de vue l'objet d'une surveillance attentive.

Quelque soin qu'on y apporte, ces manœuvres prolongées finissent presque
toujours par irriter l'urèthre et la vessie. Le cathétérisme répété, comme la sonde
à demeure, donnent le plus souvent lieu à la cystite. Sous son influence, les
urines s'altèrent, deviennent troubles et ammoniacales. Il faut alors recourir aux
injections. L'eau pure, les décoctions émollientes ou narcotiques, peuvent être
utilisées pour cela, à la condition d'avoir été portées à l'ébullition et soigneusement filtrées. On emploie ces liquides tièdes ; on les injecte très-lentement, en
ayant soin de ne pas distendre la vessie, et on ne fait qu'une ou deux injections
par jour.

Lorsque les urines sont fortement ammoniacales, l'acide borique est le modificateur le plus avantageux. Il arrête la fermentation et s'emploie à la dose de
2 à 4 grammes pour 100 grammes d'eau. Il faut, bien entendu, faire concourir,
avec les injections antiseptiques, le traitement que nous avons formulé plus haut
en parlant des maladies des voies urinaires en général.

Il arrive parfois, dans les hypertrophies de la prostate, comme dans les rétrécissements, qu'on ne puisse parvenir à pénétrer dans la vessie : il faut alors
faire dans le premier cas comme dans le second et, sans s'obstiner à des tentatives qui pourraient endommager gravement l'urèthre ou la prostate, recourir à
la ponction aspiratrice capillaire. On peut, comme nous l'avons dit, la renouveler aussi souvent qu'il est nécessaire. M. Guyon rapporte un cas dans lequel
M. Bergonier (de Rambouillet) y est revenu 28 fois en vingt et un jours et a eu le
bonheur de sauver son malade, chez lequel toutes les tentatives de cathétérisme
avaient échoué. Après la vingtième ponction il se remit à uriner spontanément.

Nous avons dit qu'il était rare que l'obstruction du col vésical par un caillot
et la rétention d'urine qui en résulte nécessitassent l'intervention chirurgicale.
Il suffit, en effet, le plus souvent de faire coucher le malade sur le dos pour
déplacer le caillot et de le faire boire abondamment, pour en amener la dissolution. Le grand bain est, dans ce cas, un puissant auxiliaire. Il ne faut pas,
dans le cas d'hématurie, se hâter d'intervenir, surtout lorsque le sang provient de
la vessie. Il arrive souvent en effet que les yeux de la sonde se laissent boucher
par les caillots. Si on les déplace, en poussant une injection, on ajoute aux
angoisses du malade en augmentant la quantité de liquide que renferme sa
vessie, et aussitôt que le jet de liquide cesse de le repousser le caillot retombe
sur l'œil de la sonde comme une soupape. Si l'on prend le parti de pratiquer
une aspiration avec une seringue adaptée à la sonde, on extrait parfois le caillot,
mais il peut être bientôt remplacé par un autre et toutes ces manœuvres sont
favorables à l'entretien ou au renouvellement de l'hémorrhagie. A moins de nécessité absolue, il vaut mieux ne pas intervenir, se borner à tenir le malade couché
sur le dos, à lui administrer des boissons délayantes et, si les douleurs et les
épreintes sont trop vives, lui faire prendre des lavements laudanisés ou même
lui pratiquer une injection hypodermique de chlorhydrate de morphine.

Une conduite analogue s'impose, lorsqu'au lieu d'un caillot c'est un calcul
ou un fragment de calcul engagé dans le col qui cause la rétention d'urine. Dans
ce cas, on n'a pas à espérer, il est vrai, la dissolution du corps étranger, mais on

peut favoriser son déplacement, en faisant coucher le malade sur le dos. C'est une position que les calculeux prennent du reste d'eux-mêmes, instruits par l'expérience. Presque toujours alors le calcul se détache au bout de quelques instants de repos, il tombe dans le bas-fond de la vessie et le malade peut uriner, à la condition de conserver la position horizontale. Si le calcul reste dans sa position, il suffit de le repousser avec une sonde à bout arrondi.

Quand le corps étranger s'est enfoncé dans la portion profonde de l'urèthre, il n'y a plus à espérer qu'il puisse rentrer de lui-même dans le réservoir urinaire, il faut l'y repousser à l'aide d'une sonde métallique. S'il est engagé dans la portion pénienne, on en pratique l'extraction d'après les principes qui ont été exposés à l'occasion des corps étrangers de l'urèthre. C'est également là qu'on a indiqué le moyen de les extraire de la fosse naviculaire lorsqu'ils y sont parvenus (*voy.* URÈTHRE). Enfin, dans le cas où un calcul est arrêté derrière un rétrécissement, il y a lieu de s'occuper de celui-ci et d'en triompher à l'aide de la dilatation ou, si le cas presse, à la faveur de l'uréthrotomie interne.

Le traitement de la rétention d'urine incomplète est basé sur les mêmes principes. Qu'elle soit aiguë ou chronique, elle a la plus grande tendance à persister et à devenir complète : il faut donc intervenir sans retard. Dans le cas de rétention aiguë, il faut d'abord recourir au traitement médical antiphlogistique et calmant : les bains, les cataplasmes, les boissons délayantes, les lavements opiacés et même, dans certains cas, les applications de sangsues au périnée, doivent précéder le cathétérisme ; ces moyens en dispensent même quelquefois. Sous leur influence, la vessie se vide mieux, le globe vésical diminue de volume, la douleur disparaît et parfois la guérison peut se produire, mais dans la plupart des cas on n'obtient qu'un soulagement. Le globe vésical reste tendu et le cathétérisme périodique devient nécessaire. Il l'est toujours dans la rétention incomplète chronique. Dans ce cas, la vessie tend à plonger dans l'excavation pelvienne ; c'est son bas-fond qui se creuse et qui remplit la concavité du sacrum. Pour obtenir l'évacuation complète, il est nécessaire de ne pas trop enfoncer la sonde. En général on trouve 2 ou 300 grammes d'urine trouble accumulée dans le bas-fond. Il ne faut pas s'obstiner à le vider jusqu'à la dernière goutte. Il est préférable de laver la vessie avec une solution d'acide borique, ainsi que nous l'avons indiqué plus haut, et d'en laisser une partie dans le réservoir urinaire.

Dans la dernière forme de rétention d'urine incomplète dont nous avons parlé et que M. Guyon considère comme la plus grave et la plus insidieuse de toutes, ce ne sont pas les troubles des fonctions urinaires qui appellent l'attention, ce sont ceux des voies digestives. Ces malades sont dyspepsiques au plus haut degré et c'est par l'altération de l'appareil gastro-intestinal que se traduit l'empoisonnement urineux. Ils sont pâles, jaunes, amaigris, mais ils ne souffrent pas, et cependant leur vie est à la merci du plus léger accident et le traitement est d'une difficulté extrême. La première tentative de cathétérisme peut être suivie d'une cystite suraiguë qui s'étendra rapidement jusqu'aux reins, à travers les uretères et les calices dilatés, et qui enlèvera le malade en quelques jours. Si l'on n'intervient pas, la distension ne fera que s'accroître et l'intoxication urineuse finira par enlever le malade.

Le traitement, plutôt médical que chirurgical, doit être conduit avec une circonspection extrême. Il faut d'abord relever les forces, à l'aide d'une alimentation appropriée, des toniques, des amers, des frictions ou des lotions stimulantes sur la peau, et attendre qu'on ait atteint le but pour commencer le traitement local. C'est dans ce cas que l'évacuation *successive* et *antiseptique* est d'absolue nécessité. On ne retire d'abord que le tiers ou le quart de l'urine et on ne le fait qu'une fois par jour. Peu à peu on rapproche les cathétérismes et on augmente la quantité d'urine extraite, mais on n'arrive que très-lentement à l'évacuation complète. Alors on a soin d'introduire dans la vessie, après l'avoir vidée, une solution tiède d'acide borique à 4 pour 100. Il faut aussi apprendre au malade à se sonder lui-même, car dans ces cas il est sans exemple que la miction spontanée se rétablisse.

Lorsque ces malades doivent guérir, on s'en aperçoit à l'amélioration des fonctions digestives, mais pendant toute la durée du traitement leur vie est en danger et parfois leur état est si grave que le chirurgien doit s'abstenir de tout traitement local, dans la crainte de hâter la mort du malade par une intervention intempestive.

B. Incontinence d'urine. — C'est l'écoulement involontaire et inconscient de l'urine. Elle est le plus souvent liée à une affection des voies urinaires, mais elle peut être essentielle. Nous nous occuperons d'abord du premier cas qui se rapproche de ceux que nous venons de passer en revue.

L'incontinence d'urine liée à une altération des voies urinaires peut s'accompagner de rétention d'urine ou en être exempte.

La première s'observe chez les sujets atteints de rétrécissement de l'urèthre ou d'hypertrophie de la prostate et n'est qu'une complication de ces maladies. Nous en avons dit un mot, en parlant des sujets qui urinent par regorgement. C'est en effet de cette façon que se passent les choses. C'est l'excès de distension qui force l'obstacle opposé par le col : dès lors l'urine filtre, pour ainsi dire, à travers le rétrécissement ou les sinuosités du canal en partie bouché par la prostate, et s'échappe goutte à goutte par le méat. Cette incontinence implique deux conditions organiques sans lesquelles elle ne saurait exister : l'affaiblissement de la contractilité de la paroi vésicale et la perméabilité faible, mais persistante, du canal.

Au début, l'incontinence est diurne chez les rétrécis et nocturne chez les prostatiques, mais avec le temps ces distinctions s'effacent et l'infirmité se manifeste dans les deux cas, la nuit comme le jour. Il faut cependant tenir grand compte de ce commémoratif, car il met sur la voie de la maladie initiale et peut diriger le traitement.

Le diagnostic de cette affection n'est pas difficile. Indépendamment du commémoratif, le palper abdominal et le toucher rectal font facilement reconnaître le globe vésical à l'état de réplétion constante; le pronostic et le traitement sont les mêmes que ceux de la rétention d'urine dont l'incontinence n'est qu'une complication.

Il arrive parfois, bien que le cas soit fort rare, que la miction par regorgement s'opère à la suite d'une distension de la vessie de nature paralytique et indépendante d'une lésion de la prostate et du canal. Dans ce cas, la conduite à tenir est la même que celle que nous avons tracée en parlant du traitement de la rétention d'urine causée par une lésion des centres nerveux.

L'incontinence d'urine sans rétention est beaucoup plus rare. Il faut, pour que le liquide traverse le réservoir sans s'y arrêter, que l'occlusion de l'urèthre soit devenue impossible. C'est ce qui arrive lorsqu'une pierre ou un fragment de calcul s'engage dans le col et le maintient béant sans l'oblitérer. Cette incontinence mécanique réclame le même traitement que la rétention produite par la même cause. Si le décubitus dorsal ne suffit pas pour déplacer le calcul ou le fragment, il faut s'armer d'une sonde métallique et le repousser dans la vessie.

Le même effet se produit quelquefois chez les tuberculeux, mais par un mécanisme opposé. Il n'est pas dû à l'oblitération imparfaite du col avec perméabilité sur un point, mais à sa destruction par les ulcérations qui succèdent à la fonte des tubercules et qui sont quelquefois assez profondes pour simuler une petite vessie placée au devant de la grande. Dans ces conditions, l'urine ne peut plus être retenue; elle s'écoule incessamment et la vessie est toujours vide. Cette infirmité ne se produit qu'à une époque avancée de la maladie et n'en est pas d'ailleurs un symptôme constant. Elle est au-dessus des ressources de l'art et ne réclame d'autres soins qu'un traitement général reconstituant.

La thérapeutique est tout aussi désarmée en présence de l'incontinence avec vacuité constante de la vessie, qu'on observe parfois à la suite des opérations chirurgicales qui ont intéressé le col de la vessie. Elle était très-fréquente autrefois après la taille ; elle l'est beaucoup moins depuis qu'on a perfectionné les procédés opératoires; cependant les malades y sont encore exposés lorsque le col a été déchiré à la suite de manœuvres violentes auxquelles il a fallu recourir pour extraire un calcul trop volumineux par une taille périnéale.

L'incontinence traumatique s'observe assez fréquemment chez la femme à la suite de la dilatation forcée du canal de l'urèthre.

Abandonnée à elle-même, l'incontinence traumatique persiste indéfiniment et n'a aucune tendance à la guérison. Les traitements médicaux sont sans action. Toutefois M. Guyon dit avoir retiré de bons effets de l'électrisation locale et directe.

Dans la majorité des cas, c'est une infirmité à laquelle il faut que le malade se résigne et à laquelle il ne peut opposer que des palliatifs, consistant dans l'emploi de moyens mécaniques, d'appareils prothétiques destinés à empêcher l'écoulement incessant de l'urine. Chez les hommes, on avait recours autrefois au constricteur de l'urèthre d'Heister; on préfère en général aujourd'hui l'urinal portatif en caoutchouc suspendu à une ceinture, embrassant la verge à sa base et se prolongeant dans le pantalon, sous la forme d'un sac long et étroit. Cet appareil est très-commode et très-usité. Chez les femmes, la difficulté est plus grande. Tous les appareils compressifs sont incommodes et manquent leur effet. Les éponges, les linges dont elles se garnissent, se laissent promptement traverser. Quelques-unes parviennent à retenir le liquide à l'aide d'un urinal à diaphragme, en forme de nacelle embrassant exactement les parties externes de la génération et fixé à une ceinture par deux boutons placés l'un vis-à-vis du pubis, l'autre à la hauteur du sacrum; mais, chez la plupart, les cuisses sont constamment mouillées; le contact de l'urine irrite la peau et finit par l'excorier. De là l'horrible infirmité dont étaient affligées les femmes atteintes de fistules vésico-vaginales, avant que Jobert de Lamballe prouvât qu'on peut les en débarrasser par une opération. Sa méthode, perfectionnée par les chirurgiens d'Amérique, est passée définitivement dans la pratique et donne chaque jour les plus admirables résultats.

L'incontinence d'urine, qui ne s'accompagne pas de lésions matérielles des voies urinaires, s'observe à l'état momentané et transitoire dans l'ivresse profonde, dans certains états spasmodiques, d'une manière définitive chez les paraplégiques et les hémiplégiques; on la rencontre dans les fièvres graves et enfin on l'observe sous une forme particulière et avec une fréquence bien autrement grande chez les enfants. Dans la plupart des cas où elle existe chez l'adulte, elle s'accompagne de réplétion de la vessie; c'est lorsque celle-ci est distendue que les malades urinent par *regorgement* goutte à goutte et sans s'en douter. Dans l'hystérie et dans l'épilepsie, au contraire, la vessie est à l'état de vacuité parfaite.

L'incontinence infantile est toute spéciale. Elle coïncide avec une intégrité parfaite de l'appareil urinaire et se rattache à un trouble de la motilité. Il est rare qu'elle apparaisse dans la première enfance; il est plus rare encore qu'elle se manifeste après la puberté. En général, elle commence vers quatre ou cinq ans et il n'est pas aussi habituel qu'on le pense de la voir céder lorsque les organes génitaux se développent. Elle persiste souvent, même après l'apparition des règles.

L'incontinence infantile est surtout nocturne. Deux ou trois fois par nuit les petits malades urinent à plein jet, dans leur lit, sans en avoir conscience et sans se réveiller. Dans le jour, ils peuvent retenir leurs urines; toutefois, chez la plupart d'entre eux, il existe ce que M. Guyon appelle une fausse incontinence, c'est-à-dire qu'il leur faut satisfaire le besoin à l'instant même où il se produit, sous peine d'uriner dans leurs vêtements.

Cette incontinence se rapproche de celle des épileptiques, avec cette différence que chez ces derniers elle est irrégulière, ne se produit qu'à intervalles plus ou moins éloignés et s'accompagne au réveil d'une sensation de fatigue et d'un air d'hébétude.

L'étiologie de cette affection est inconnue. L'incontinence nocturne s'observe avec le même degré de fréquence dans les deux sexes. Elle paraît liée à certains troubles nerveux constatés chez les ascendants. L'irritabilité exagérée de la vessie invoquée par Desault, qui s'est le premier occupé de la question et qui faisait aussi une certaine part à la paresse des enfants, n'est qu'une hypothèse, de même que la tonicité excessive des fibres musculaires dont parlait Trousseau. Ce qui paraît le plus positif, c'est l'atonie du sphincter vésical et son défaut d'énergie volontaire. Ils semblent démontrés par les déclarations mêmes des petits malades, qui se plaignent de ne pouvoir se retenir, et par les résultats du cathétérisme explorateur qui franchit les parties profondes de l'urèthre et le col vésical sans rencontrer de résistance, enfin par les excellents effets qu'on obtient de l'électricité appliquée à la région sphinctérienne, comme nous le dirons bientôt.

L'incontinence d'urine est le plus souvent incurable chez l'adulte; chez les enfants, elle cède habituellement à la puberté, bien que le fait ne soit pas aussi constant qu'on le croyait autrefois; elle peut même guérir sous l'influence d'un traitement bien dirigé.

Les moyens qu'on lui a opposés prouvent, par leur multiplicité, que la maladie est extrêmement difficile à guérir; il en est un grand nombre qui sont tombés en désuétude. On a renoncé aux cantharides, aux moxas, aux vésicatoires; on ne croit plus guère aux toniques ni aux eaux thermales. La belladone, la strychnine et le bromure de potassium parmi les médicaments, l'hydrothérapie, les douches périnéales froides, l'électrisation localisée et les pointes de feu sur le périnée, sont les moyens qui inspirent aujourd'hui le plus de confiance. La belladone a été préconisée par Trousseau. Il l'employait pour diminuer la tonicité exagérée des fibres musculaires de la vessie et la prescrivait à dose progressive, en commençant par 1 centigramme et en allant jusqu'à 10, 15 et

même 20 centigrammes au besoin. Nous avons souvent obtenu de bons résultats
de l'emploi de ce traitement. Lorsqu'il pensait au contraire que l'incontinence
était due au défaut d'énergie du col vésical, Trousseau administrait pour la
réveiller le sirop de strychnine, en commençant par 1 milligramme du principe
actif et en augmentant la dose suivant le besoin. Cette méthode est devenue
classique et produit souvent la guérison, lorsqu'on y joint la stimulation locale
dont nous allons parler. Le bromure de potassium trouve exceptionnellement
son emploi chez les enfants très-nerveux et lorsqu'on suppose que l'incontinence d'urine peut être sous la dépendance d'une des grandes névroses que
nous avons indiquées.

Les moyens locaux dont il nous reste à parler sont, en premier lieu, les
douches froides sur le périnée. Il n'est pas de traitement plus indiqué à tous les
points de vue. Il calme le système nerveux et réveille la contractilité des
muscles; il fortifie les enfants et ils le redoutent, ce qui n'est pas une mauvaise
chose, car il y a souvent un peu de paresse dans leur fait. Lorsque ce moyen
échoue, il faut recourir alors à l'*électrisation directe* par la méthode de M. Guyon.
On se servait de ce moyen avant lui, mais on se bornait à appliquer les
conducteurs sur le périnée, les lombes ou l'hypogastre, tandis qu'il porte
directement un des réophores à travers l'urèthre, jusqu'à la partie membraneuse du canal, pendant que l'autre pôle est appliqué immédiatement au-dessus
du pubis. L'appareil est fort simple, et nous renverrons pour sa description
au livre du savant professeur. Le courant fourni par une petite pile à induction
doit être assez faible et les intermittences ne doivent pas être trop rapprochées.

L'effet du courant électrique est instantané. L'explorateur est introduit sans
fournir la sensation d'aucune résistance et, si pendant que le courant passe on
cherche à retirer l'instrument, on le sent étroitement saisi par le canal et
presque immobilisé. Une fois le courant interrompu, il recouvre sa liberté. Il y
a là, comme dit l'auteur, l'épreuve et la contre-épreuve.

En général, l'incontinence diminue dès la première séance; quelquefois même
elle cesse complétement. Dans la majorité des cas, il suffit de douze à quinze
jours pour assurer la guérison. C'est donc là un traitement rationnel, énergique
et rapide; malheureusement, on ne peut y recourir que chez les garçons.
L'ignorance du point précis à électriser, chez les petites filles, a empêché jusqu'ici de le leur appliquer d'une façon raisonnée. Cependant M. Guyon a obtenu
des résultats encourageants, chez quelques-unes d'entre elles, en appliquant
étroitement le talon de la boule de l'explorateur contre l'orifice vésical.

Les pointes de feu appliquées sur la région périnéale sont également un bon
moyen de réveiller la tonicité du sphincter vésical, mais elles constituent
surtout une ressource précieuse dans le cas de simulation dont il nous reste à
parler.

L'incontinence d'urine est une des infirmités qu'on simule le plus souvent
pour se faire exempter du service militaire ou pour se faire renvoyer des écoles
de l'État. Le nombre des jeunes conscrits qui ont recours à cette fraude a
considérablement diminué depuis que les exigences du service se sont atténuées,
mais, à l'époque du premier Empire, alors que tous les hommes valides étaient
sous les drapeaux, les hôpitaux militaires étaient encombrés de conscrits se
disant atteints d'incontinence nocturne d'urine. On en voit encore quelques-uns
de temps en temps dans les hôpitaux maritimes, et les mousses simulant cette

infirmité pour se faire renvoyer dans leurs familles ne sont pas rares. Cette fraude n'est pas difficile à démasquer. En ce qui a trait aux jeunes soldats, il faut faire observer d'abord que l'*incontinence* d'urine est rare à l'âge qu'ils ont atteint. Sur mille jeunes gens, dit Percy, il s'en trouve à peine un dans le monde qui ait cette incommodité. Lorsqu'elle est réelle, la verge est pâle, le gland surtout, parce qu'il est toujours baigné et en quelque sorte macéré par l'urine qui sort sans interruption et goutte à goutte. Il suffit pour reconnaître la réalité de la maladie d'essuyer l'orifice de l'urèthre avec un linge. Si l'affection est réelle, on voit bientôt perler une goutte de liquide sans que le sujet fasse le moindre effort. Dans le cas contraire, il ne sort rien et on s'aperçoit à l'action des muscles abdominaux, à la suspension de la respiration, que le simulateur se livre à des efforts impuissants. Enfin, s'il reste des doutes, il suffit de le surprendre dans son premier sommeil et de lui introduire une sonde dans la vessie. Si l'on y trouve de l'urine amassée, c'est que l'incontinence est feinte. On peut aussi lasser la patience des gens qui cherchent à vous tromper, à l'aide de moyens de traitement douloureux. C'est dans ce sens qu'agissent les pointes de feu appliquées sur la région périnéale. Elles sont indiquées comme moyen de réveiller la tonicité du sphincter et en même temps elles sont un objet d'effroi pour les petits malades, surtout quand ils savent qu'on doit les employer pendant longtemps. Je préfère cette pratique à celle dont parle Percy et qui consistait à donner au simulateur une vingtaine de coups de nerf de bœuf sur les reins, sous prétexte de les fortifier et de redonner du ton à la vessie, en prévenant en même temps le prétendu malade qu'il en recevrait autant tous les matins jusqu'à guérison.

C. Infiltration d'urine. Cet accident est caractérisé par l'épanchement de l'urine dans le tissu cellulaire. Il a pour conditions une lésion plus ou moins étendue des canaux que ce liquide parcourt à l'état normal, et sa sortie brusque en quantité suffisante pour envahir rapidement les parties voisines de la perforation. Lorsque l'urine s'écoule en très-petite quantité, elle forme lentement un foyer qui s'enkyste et donne lieu tantôt à un abcès urineux, tantôt à une tumeur de même nature.

Étiologie. Tous les points de l'appareil urinaire, y compris le rein, le bassinet, les calices et l'uretère, peuvent laisser échapper l'urine et donner lieu à son infiltration. Les plaies et les ruptures de la vessie en sont fatalement suivies. Dans ce cas, l'épanchement se fait dans le péritoine ou dans le tissu cellulaire sous-péritonéal, et alors les accidents locaux et généraux sont si graves et si rapides qu'ils sont le plus souvent au-dessus des ressources de l'art; mais l'infiltration la plus fréquente est celle qui se fait dans le tissu cellulaire du périnée et qui a pour cause une rupture de l'urèthre. Cette rupture peut être la conséquence d'une lésion traumatique et les conséquences en ont été exposées dans l'article précédent (*voy.* Urèthre). Elle peut se produire en arrière d'un rétrécissement et c'est de beaucoup le cas le plus commun. Voillemier a bien expliqué le mécanisme de cette rupture spontanée. Il a bien prouvé que les ulcérations qui siégent au-dessus d'un rétrécissement ne sont jamais assez profondes pour laisser passer l'urine. Il faut que le canal se rompe, et cet accident est préparé de longue main par la dilatation qui se forme derrière tout rétrécissement un peu serré. L'urine séjourne dans cette petite poche, y dépose des sédiments qui l'irritent; elle s'amincit, devient friable, perd de sa résistance et finit par éclater sous l'action d'un effort que fait le malade pour évacuer sa vessie. Parfois

la rupture est hâtée par la présence d'un gravier ou d'un petit fragment de
calcul qui vient se loger dans le rétrécissement et en oblitérer complétement la
lumière ; parfois c'est une ulcération siégeant au niveau de la dilatation qui en
amincit et en affaiblit la paroi ; dans quelques cas enfin la perforation est produite par une sonde ou par une bougie qui a fait fausse route.

Dans toutes ces circonstances, la lésion intéresse l'urèthre antérieur et se
trouve ordinairement à l'union de la portion bulbaire et de la portion membraneuse. La marche de l'infiltration est alors différente de celle qu'elle suit,
lorsque c'est la prostate ou la partie postérieure de la région membraneuse qui
a été ouverte.

Dans ce dernier cas, l'urine s'échappe dans le tissu cellulaire de la loge supérieure du périnée, entre l'aponévrose moyenne d'une part, l'aponévrose supérieure et le muscle releveur de l'anus de l'autre. Ces dernières parties empêchent
le liquide de remonter du côté du bassin et le forcent à se porter en arrière. Il
gagne alors le tissu cellulaire placé au devant du rectum, celui des fosses ischio-
rectales, et peut se propager dans le tissu cellulaire sous-cutané, après avoir
gagné, en arrière du muscle transverse, le point de jonction des aponévroses
superficielle et moyenne. L'infiltration se montre d'abord à la marge de l'anus
et à la partie postérieure du périnée, puis le liquide traverse quelques-unes
des éraillures de l'aponévrose moyenne, tombe dans la loge inférieure du périnée
et se comporte comme dans le cas où la perforation siége à l'union de la portion
membraneuse et de la portion bulbaire et où l'urine arrive d'emblée dans cette
loge. Alors elle ne peut se porter, ni en arrière parce qu'elle est arrêtée par la
jonction des deux aponévroses qui se réunissent derrière le muscle transverse,
ni en haut à cause de la résistance qu'oppose l'aponévrose moyenne ; en bas
elle est retenue par l'aponévrose superficielle, mais rien ne lui fait obstacle en
avant. L'infiltration s'étend alors dans le tissu cellulaire qui double l'aponévrose
superficielle, gagne celui du scrotum, de la verge et de la paroi abdominale.
Elle peut même s'étendre jusque dans la région lombaire ; nous l'avons vue remonter jusqu'à l'aisselle. Elle a plus de difficulté à descendre du côté de la
cuisse ; elle est arrêtée par les adhérences du *fascia superficialis* abdominal à
l'arcade fémorale, mais elle peut arriver dans la région des flancs, contourner
la fosse et l'épine iliaques et arriver, par cette voie détournée, jusqu'à la partie
interne de la cuisse, parfois même à sa région antérieure. Ce trajet a été très-
bien décrit par M. Richet dans les *Annales de chirurgie*.

L'infiltration est d'autant plus rapide que la perforation est plus large et le
rétrécissement plus serré. Or, les premières gouttes d'urine qui s'épanchent
autour de la fissure amènent une inflammation et un gonflement qui achèvent
de rendre le rétrécissement imperméable et, comme d'une autre part l'urine
trouve une voie plus facile, rien ne passe plus par le canal ; le malade urine
par le fait dans son tissu cellulaire qui se remplit rapidement. Dans le cas, au
contraire, où le canal est encore perméable et où la fissure est extrêmement
petite, l'urine n'y passe que goutte à goutte et à d'assez longs intervalles, pour
ne former qu'un foyer limité qui devient, suivant les cas, un abcès urineux ou
une tumeur de même nature.

SYMPTOMATOLOGIE. Lorsque l'urèthre se rompt, si la perforation est de quelque
étendue, le malade éprouve un soulagement marqué. Le besoin d'uriner cesse,
la saillie que faisait la vessie dans la région hypogastrique s'affaisse, et il apparaît en même temps une tuméfaction dans la région périnéale. Ce gonflement

augmente rapidement, à mesure que l'infiltration fait des progrès, et il suit la marche que nous avons indiquée plus haut. Les bourses, la verge, les régions inguinale et hypogastrique, deviennent le siége d'un empâtement œdémateux quelquefois énorme. Les bourses deviennent grosses comme la tête d'un fœtus; la verge et le prépuce se tuméfient comme dans l'anasarque. Cet œdème, d'abord indolent et souple, devient dur, douloureux. Les parties où il siége prennent une teinte livide, sombre, érysipélateuse. Des taches cuivrées, puis violacées et noirâtres, apparaissent çà et là et la pression y fait reconnaître une crépitation fine. Le scrotum, sous la percussion du doigt, rend un son tympanique. A ce moment, la gangrène du tissu cellulaire est déjà complète et celle de la peau commence à se faire par places. Tous les points que l'urine a touchés sont en effet voués fatalement à la mortification. L'infiltration gagne de plus en plus, si l'on ne se hâte pas de donner issue à l'urine, à l'aide d'une incision périnéale pénétrant jusqu'à la perforation; elle gagne sans cesse de nouvelles parties qui passent par les phases précédemment indiquées, tandis que, dans celles qui ont été primitivement envahies, les eschares se détachent et tombent. Le tissu cellulaire mortifié est éliminé à son tour sous forme de longs filaments blanchâtres; un pus grisâtre, fétide, s'écoule par toutes ces solutions de continuité, avec quelques bulles de gaz. Les pertes de substance qui résultent de cette détersion sont parfois très-étendues; la verge, les testicules, sont souvent mis à nu; mais, lorsque le malade ne succombe pas, des bourgeons charnus de bonne nature s'étalent sur toutes ces surfaces et la cicatrisation s'opère avec rapidité.

Quel que soit le siége de l'infiltration, elle s'accompagne toujours de phénomènes généraux d'autant plus graves qu'elle est plus rapide et plus étendue. L'invasion est généralement signalée par un violent frisson qui apparaît au moment où l'urine commence à couler dans le tissu cellulaire, puis la chaleur survient; le pouls devient petit, serré, fréquent; la langue se sèche et le malade tombe dans un état marqué d'adynamie. Il succombe souvent, sans réaction sensible, à la marche rapide des accidents; parfois il traverse cette période et s'éteint plus tard épuisé par l'abondance de la suppuration, par la diarrhée, par la fièvre hectique et les eschares du sacrum.

Le pronostic dépend de la vigueur du malade, de l'étendue de la perforation et de l'état des reins. Lorsque l'infiltration est causée par une rupture traumatique de l'urèthre, elle est beaucoup moins grave que lorsqu'elle survient chez un sujet dont les voies urinaires sont depuis longtemps altérées par des lésions anciennes. Enfin l'issue est également subordonnée à la bonne direction du traitement. Il n'est pas de cas où la vie du malade soit plus complétement entre les mains du chirurgien qui le traite.

TRAITEMENT. Dans l'infiltration d'urine, il y a deux indications à remplir, l'une immédiate, urgente, c'est de donner issue à l'urine à sa sortie de la perforation et d'arrêter sur-le-champ son épanchement dans le tissu cellulaire; l'autre, qui peut être différée, consiste à rétablir son cours normal.

Pour remplir la première, le chirurgien, aussitôt que l'accident est reconnu, et le diagnostic n'en est pas difficile, doit placer le malade dans la position de la taille, les cuisses fléchies et écartées, et pratiquer, sur la région périnéale, à sa partie médiane et en suivant le raphé, une incision longue et profonde. Il faut continuer à diviser les tissus œdématiés, lardacés, qu'on rencontre, couche par couche, toujours dans le même sens, jusqu'à ce que le bistouri tombe dans la poche où s'abouche la rupture et qu'il s'en écoule un mélange infect d'urine et de pus. Il faut parfois pénétrer à 7 ou 8 centimètres de profondeur pour atteindre ce foyer, mais il est indispensable d'arriver jusqu'à lui. On peut alors être rassuré sur l'état du malade. Lorsque l'on a opéré à temps, lorsque l'infiltration n'a pas encore fait de progrès, la guérison est à peu près certaine. Le malade urine à l'aise par cette sorte de vulve qu'on lui a pratiquée et il ne passe plus une goutte de liquide dans le tissu cellulaire.

On conseille en général de pratiquer d'autres incisions sur les parties déjà atteintes par le liquide pathologique et œdématiées, sur le scrotum, le fourreau de la verge, les régions inguinales. Elles sont moins nécessaires. Tout ce que l'urine a touché est fatalement voué au sphacèle et les débridements n'y peuvent rien. Ils ont même l'inconvénient de donner lieu parfois à des hémorrhagies difficiles à arrêter au milieu de tissus aussi compromis. Ils ouvrent la porte à l'absorption des produits septiques toujours à craindre dans des régions aussi abondamment pourvues de vaisseaux lymphatiques. Pour éviter ces accidents, M. Bouilly conseille de pratiquer ces débridements avec le thermocautère, mais nous trouvons plus simple de s'en dispenser lorsqu'on le peut. L'essentiel, c'est de pratiquer l'incision périnéale médiane, la boutonnière, sans perdre un instant. On peut ensuite laisser les choses suivre leur marche. Toutefois, si l'on n'avait pas été appelé à temps, si l'infiltration avait acquis de trop grandes proportions, on pourrait être forcé de pratiquer ces sections pour conjurer les progrès de la gangrène et en éliminer les produits. Alors le thermocautère nous semblerait, ainsi qu'à M. Bouilly, préférable à l'instrument tranchant. Dans ce cas, de larges injections antiseptiques doivent être pratiquées tous les jours et des drains doivent être passés, sous tous les points décollés, pour assurer l'écoulement des liquides. En même temps, un traitement général réparateur sera institué pour soutenir les forces du malade.

La seconde indication, celle qui consiste à rétablir le cours des urines, est plus difficile à remplir, mais on a du temps devant soi. Il est évident qu'il faut attendre, pour s'en occuper, que la situation générale se soit sensiblement améliorée. Le malade urinant facilement par le périnée, il n'y a pas lieu de se presser. Si la rupture est large et le rétrécissement serré, comme c'est le cas le plus ordinaire, il faut d'abord triompher de celui-ci, soit par la dilatation progressive, soit par l'uréthrotomie interne. Lorsqu'on y est parvenu, on se met à la recherche du bout postérieur du canal et, comme les parties se sont détergées, on y arrive assez facilement, en cherchant le point par lequel sort l'urine. Lorsqu'on a reconnu cet orifice, qu'on s'est assuré qu'il est assez large pour permettre d'introduire dans la vessie un instrument d'un certain calibre, on prend une sonde en caoutchouc ou en gomme élastique de petite dimension, on l'introduit dans la partie antérieure du canal, on la fait ressortir par la plaie du périnée, puis on en introduit l'extrémité dans le bout postérieur et on la pousse dans le réservoir vésical. On la laisse à demeure et l'on en augmente progressivement le calibre, jusqu'à ce que le canal soit rétabli dans ses dimensions et que la perforation soit réduite dans les siennes. Il est rare que celle-ci se ferme tout à fait et on a le plus souvent affaire à une fistule consécutive (*voy.* Urinaires [*Fistules*]).

D. Tumeurs urineuses. On donne ce nom à des cavités de petite dimension qui communiquent avec l'urèthre et dans lesquelles l'urine séjourne dans l'intervalle des mictions. Il en existe deux espèces distinctes : l'une, résultant d'une dilatation du canal, consiste en une poche située derrière un obstacle tel qu'un rétrécissement ; l'autre est constituée par de petites tumeurs ou nodosités sous-cutanées, adhérentes à l'urèthre et qui se sont formées dans le tissu cellulaire périuréthral, à la suite d'une petite infiltration d'urine. Dans le premier cas, la tumeur est formée par le canal lui-même ; dans le second, elle résulte d'une perforation et se trouve en dehors de l'urèthre.

Les tumeurs de la première espèce siégent toujours derrière un obstacle. Tantôt c'est un rétrécissement, tantôt un calcul engagé dans l'urèthre, parfois une étroitesse congénitale du méat ou une faiblesse originelle des parois uréthrales, comme chez un enfant dont Chopart cite l'observation. Dans un cas remarquable rapporté par Hendriksz, la dilatation de l'urèthre s'était produite derrière un repli valvulaire situé dans le voisinage du méat et dont le bord libre regardait en arrière ; on ne pouvait vider la tumeur qu'en la saisissant à pleines mains et en exerçant une forte compression. Chez ces deux malades, la tumeur s'étendait depuis la partie antérieure des bourses jusqu'à la base du gland.

Lorsque la dilatation et la tumeur qui en résulte sont produites par un rétrécissement, elles siégent presque toujours dans la région périnéale. Leur développement est très-lent ; leurs dimensions toujours réduites, et leur volume ne change pas. Elles ne sont pas difficiles à reconnaître ; elles se présentent sous la forme d'un renflement ovoïde, allongé, indolent, souple et sans changement de couleur à la peau. Au moment où le malade urine, il sort par le méat un jet très-fin de liquide, tandis que la tumeur du périnée se tend et augmente de volume, sous l'influence des efforts que fait le malade. Après la miction, la poche revient sur elle-même et une certaine quantité d'urine s'échappe involontairement. Quand le malade presse sur la tumeur, il la vide ; le liquide qu'elle contenait sort par le méat ; la poche une fois évacuée, on ne sent plus rien, ou seulement un peu d'induration due à l'épaississement du tissu cellulaire voisin.

De pareilles tumeurs peuvent exister longtemps sans inconvénients et ne constituent alors que de légères infirmités, mais parfois la muqueuse s'altère par le séjour de l'urine et des sédiments qu'elle dépose ; elle se ramollit et se déchire sur un point. Il se produit alors un abcès urineux, ou même une infiltration véritable.

Lorsqu'on se trouve en présence d'une affection semblable, il faut, après s'être enquis du commémoratif, procéder au cathétérisme explorateur. Lorsqu'on a reconnu l'obstacle, il faut le combattre. S'il s'agit d'un calcul, il faut l'extraire ; s'il s'agit d'un rétrécissement, le dilater ou pratiquer l'uréthrotomie. L'obstacle supprimé, le canal tend à reprendre ses dimensions et la poche tend à disparaître ; cependant il est bon, pendant quelque temps, d'empêcher l'urine de passer par l'urèthre, dont les parois sont affaiblies, en pratiquant le cathétérisme trois ou quatre fois par jour ou en plaçant une sonde à demeure.

Les tumeurs urineuses dues à une perforation du canal ont leur siége dans le tissu cellulaire périuréthral. Elles se présentent sous la forme de saillies ou de nodosités placées sous la peau et adhérentes à la paroi externe de l'urèthre. Elles sont dures, indolentes, sans changement de couleur à la peau. Tantôt on n'en trouve qu'une, tantôt il y en a deux ou trois, à distances variables les unes des autres. Leur volume varie depuis celui d'un pois jusqu'à celui d'une noix. Leur accroissement est très-lent. Elles finissent parfois par disparaître. D'autres fois elles s'enflamment et alors elles peuvent donner lieu à un abcès

urineux qui s'ouvre, se vide et guérit, sans laisser dans la majorité des cas de
fistule après lui, ou se fait jour du côté du canal.

Ces petites tumeurs doivent être abandonnées à elles-mêmes tant qu'elles ne
provoquent pas d'accidents. On a renoncé à l'emploi des onctions mercurielles
et des cataplasmes émollients auxquels on avait recours autrefois, pour tâcher
d'obtenir la résolution. Si elles étaient gênantes par leur volume ou par leur
siége, ce qui arrive parfois quand elles sont situées dans la région périnéale,
on pourrait essayer de la compression sur une sonde à demeure ; enfin, lorsqu'elles s'enflamment et donnent lieu à un abcès, il faut les traiter comme nous
le dirons tout à l'heure.

E. Abcès urineux. — On donne ce nom aux abcès qui résultent d'un épanchement d'urine dans le tissu cellulaire. Ils constituent un état intermédiaire entre
les petites tumeurs par perforation dont nous parlions tout à l'heure et l'infiltration urineuse par laquelle nous avons commencé. Le point de départ est le
même. C'est toujours une perforation qui se produit sur un point quelconque
du parcours des voies urinaires. Si c'est une simple fissure, une érosion qui
laisse à peine sourdre une gouttelette d'urine de loin en loin, le tissu cellulaire
s'enflamme à un degré qui ne va pas jusqu'à la suppuration : il forme une
barrière qui a le temps de se consolider et il peut se produire une des tumeurs
précédemment décrites. Si la perforation est un peu plus large et la quantité
d'urine un peu plus considérable, l'inflammation du tissu cellulaire arrive
promptement à la suppuration et alors il se forme un abcès urineux ; enfin, si
la rupture est étendue, que l'urine en sorte abondamment, elle ne laisse pas le
temps à l'inflammation de lui constituer un obstacle, elle envahit rapidement
et de proche en proche le tissu cellulaire, et alors on se trouve en face de
l'infiltration urineuse telle que nous l'avons décrite, avec son extension rapide
et toutes ses conséquences. L'abcès est à l'infiltration ce que le phlegmon circonscrit est au phlegmon diffus.

Les abcès urineux, comme l'infiltration, peuvent se produire sur tous les
points de l'appareil urinaire. On les rencontre comme elle, à l'hypogastre, à la
suite des perforations de la vessie, de la ponction avec un gros trocart, ou de
la taille suspubienne. Parfois, dans ces circonstances, le liquide chemine sur
les côtés du réservoir urinaire, dans le tissu cellulaire sous-péritonéal, glisse
au devant du muscle iliaque et vient former collection dans la région qui lui
correspond, mais, dans la plupart des cas, on observe ces abcès à la région
périnéale. Leurs causes, leur siége et leurs manifestations, sont soumis aux
mêmes règles que l'infiltration urineuse. Ils succèdent dans l'immense majorité
des cas à une perforation située derrière un rétrécissement et se montrent au
périnée, sous la forme d'une tuméfaction arrondie, se développant dans la direction de l'urèthre, allant de l'anus vers le scrotum et faisant corps avec la verge
qui y paraît comme enchâssée. Tantôt ce gonflement est douloureux et rouge
dès le début, tantôt il commence par être indolent et incolore, pendant les
premiers jours, et ne s'enflamme qu'ultérieurement. Dans le premier cas, sa
marche est celle des phlegmons ordinaires. Au bout de quelques jours, les
douleurs, les élancements, les battements, diminuent, on sent de la fluctuation,
on pratique une incision et il s'en écoule un pus fétide mélangé à l'urine.
Lorsqu'on laisse marcher les choses, une plaque gangréneuse apparaît sur un
point qui se perfore, le foyer se vide par l'ouverture spontanée et on peut
apprécier alors la profondeur du décollement et l'étendue des désordres qui se

sont produits. Le développement de ces abcès aigus s'accompagne d'un état fébrile très-prononcé, de phénomènes généraux graves qui rappellent le début de l'infiltration urineuse.

Dans quelques cas, au contraire, la maladie a une marche essentiellement chronique. La tuméfaction périnéale reste indolente, se développe lentement, et il s'écoule un temps très-long avant que la fluctuation apparaisse; parfois au lieu de marcher vers la peau, comme les abcès aigus, ceux dont nous nous occupons laissent fuser le pus et l'urine dans le tissu cellulaire et il se produit une infiltration avec toutes ses conséquences; lorsque l'abcès s'ouvre à l'extérieur, comme, à chaque miction, il s'écoule un peu d'urine par l'ouverture, il s'établit le plus souvent une fistule urinaire. Toutefois, lorsque la fissure qui a donné naissance à l'abcès est très-petite, elle se ferme avant que l'incision soit cicatrisée.

Il arrive parfois que l'abcès s'ouvre du côté du canal. La guérison complète est alors plus difficile. L'urine s'accumule et séjourne dans la cavité de l'abcès; elle l'irrite et l'entretient, et on a beaucoup de peine à lutter contre cette disposition fâcheuse.

Le diagnostic n'est pas toujours facile, dans ce sens qu'on n'est pas sûr qu'un abcès qu'on observe au périnée contienne de l'urine. Il peut se rencontrer dans cette région des phlegmons et des abcès idiopathiques. Les commémoratifs et le cathétérisme peuvent dans ce cas lever les doutes. S'il y a un rétrécissement, il est presque certain qu'on a affaire à un abcès urineux. Un diagnostic précis n'est du reste pas nécessaire, puisque l'indication est la même dans tous les cas. Il faut ouvrir largement l'abcès, quelle que soit sa nature, aussitôt qu'on a le moindre indice de fluctuation, et traverser, sans hésitation, les tissus indurés et œdématiés qu'on rencontre. Dût-on pénétrer jusqu'à 5 ou 6 centimètres de profondeur, il faut arriver au foyer et donner issue aux liquides. La nécessité d'agir ainsi est aussi urgente que dans les cas d'infiltration, car il ne faut pas oublier que les abcès peuvent y conduire quand on n'intervient pas à temps. Lorsque l'abcès est vidé, on reconnaît sans peine sa nature, en voyant sourdre l'urine par l'incision, au moment de la miction; on prend alors pour empêcher l'établissement d'une fistule, ou pour en obtenir la guérison, les mesures indiquées dans l'article précédent (*voy.* Urinaires [*Fistules*])..

Les abcès à marche chronique n'exigent pas une thérapeutique aussi active. On peut leur opposer les résolutifs, les grands bains, les cataplasmes, mais, quand ils augmentent manifestement de volume, même sans présenter de phénomènes inflammatoires très-prononcés, il faut se comporter comme dans le cas d'abcès aigu.

F. Empoisonnement urineux. Nous venons de passer en revue les accidents que cause l'urine, lorsqu'elle sort de ses voies normales pour pénétrer dans les tissus voisins; nous allons étudier maintenant ceux qu'elle provoque lorsqu'elle est résorbée, ou lorsque ses principes ne peuvent pas être éliminés du sang. Dans les deux cas, il en résulte une altération de ce liquide, un véritable empoisonnement.

Le plus souvent cette intoxication se manifeste sous la forme d'accès fébriles, bien que le contraire puisse arriver dans des cas de la plus haute gravité. C'est donc l'histoire de la fièvre urineuse que nous allons faire d'abord.

Étiologie. Les maladies des voies urinaires sont celles dans lesquelles la fièvre s'allume le plus facilement. Elle se montre, sous forme d'accès, sous le moindre prétexte. Il suffit de l'opération la plus insignifiante pour la provoquer.

Une tentative de cathétérisme faite avec tout le soin et toutes les précautions possibles peut être suivie d'un accès de fièvre, même alors qu'il n'y a pas eu de résistance et que le malade n'a éprouvé aucune douleur.

Le traitement des rétrécissements par la dilatation pure et simple donne un accès de fièvre sur six introductions de bougies, d'après la statistique produite par M. Guyon. On n'est jamais certain d'éviter cet accident, mais il est presque fatal toutes les fois qu'on a employé la force pour faire pénétrer l'instrument, qu'on s'est servi de trop gros calibres, ou qu'on a trop rapproché les séances. La fièvre peut s'allumer même lorsqu'on n'a fait que présenter la bougie devant un rétrécissement infranchissable, ou lorsqu'on a laissé séjourner pendant quelque temps dans le canal une bougie qu'on y a introduite sans difficulté; *à fortiori* si elle n'y a pas pénétré librement. D'une manière générale du reste, ainsi que le fait observer M. Guyon, on ne doit laisser à demeure dans le canal que les instruments qui s'y meuvent très-librement.

L'uréthrotomie interne fait éclater l'accès fébrile plus souvent encore que la dilatation. Sur une statistique de 300 opérations pratiquées à l'hôpital Necker, la fièvre a été indiquée 100 fois, c'est-à-dire dans le tiers des cas. Chez les uréthrotomisés elle se présente toujours avec les mêmes caractères. C'est l'accès aigu, franc, avec ses trois stades, simulant à s'y méprendre un accès paludéen. Il est beaucoup plus fréquent quand on ne place pas de sonde à demeure, après l'incision du canal, que lorsqu'on a recours à cette précaution. Ainsi M. Gosselin, sur 35 opérations faites à la Charité, a vu la fièvre survenir 18 fois et 10 fois sur 14 cas où il n'avait pas mis de sonde à demeure, tandis que M. Guyon, qui l'applique toujours, ne constate d'accès qu'une fois sur trois, et c'est presque toujours à la fin du second jour ou dans le courant du troisième, c'est-à-dire au moment où il retire la sonde à demeure. Celle-ci ne doit jamais être assez grosse pour remplir le canal; elle doit y entrer sans frottement et y séjourner sans distension, c'est le moyen le plus sûr d'éviter les accès de fièvre. La qualité des urines n'a pas autant d'influence qu'on pourrait le croire sur l'apparition de cet accident. Il manque souvent chez des sujets dont les urines sont fortement ammoniacales; cet état ne constitue assurément pas une condition favorable, mais il ne faut pas le considérer comme une contre-indication.

Le cathétérisme évacuateur tel qu'il se pratique chez les malades atteints d'hypertrophie de la prostate est souvent suivi d'accès de fièvre. Il est rare qu'un homme qu'on sonde tous les jours ne subisse pas cet accident de temps en temps: *à fortiori*, lorsqu'il se sonde lui-même et qu'il le fait maladroitement.

De toutes les opérations qui ont les voies urinaires pour théâtre, celle qui provoque le plus sûrement la fièvre, c'est la *lithotritie*. Nous n'avons presque pas souvenance, dit M. Guyon, d'un opéré qui n'ait pas eu, soit à une séance, soit à une autre, une poussée fébrile. Les deux premières y exposent plus que les suivantes et les accès deviennent d'autant plus rares et plus légers que le traitement est plus avancé. L'intensité de la fièvre est dans un rapport constant avec l'importance du traumatisme. Plus la séance a été laborieuse, plus elle a été prolongée, et plus l'accès sera fort. C'est pour cela qu'il diminue de violence, lorsque les séances se multiplient, les premières étant toujours les plus pénibles. Il arrive souvent que, dans leur intervalle, l'engagement d'un fragment dans l'urèthre et les déchirures qui en résultent provoquent un accès plus violent que la manœuvre opératoire elle-même. Cet accès est aussi beaucoup plus brusque et plus court; la fièvre succède presque immédiatement à l'expulsion d'un gros fragment.

Dans tous ces cas, il est évident que l'apparition de la fièvre après le traumatisme est causée, ou tout au moins favorisée, par le contact de la plaie et de l'urine, contact intermittent dans l'urèthre et continu dans la vessie; toutefois, il ne faudrait pas croire que le traumatisme soit absolument nécessaire pour faire éclater la fièvre. Elle peut naître spontanément et en dehors de toute intervention chirurgicale ancienne ou récente. C'est surtout dans les affections chroniques qu'on la voit apparaître et c'est une particularité spéciale à ce genre de maladies. Les lésions franchement aiguës, les affections rapides, la provoquent rarement, quel que soit l'organe dans lequel elles se montrent, qu'il s'agisse de la prostate ou de la vessie. Lorsqu'il survient un état fébrile, au cours d'une uréthrite, d'une cystite ou d'un phlegmon prostatique, il n'a rien de spécial et · est de tout point semblable à celui que ferait naître un état phlegmasique quelconque. Dans les blennorrhagies les plus violentes, dans les cystites les plus douloureuses, il est rare que la fièvre s'allume. Les tracés fournis par le thermomètre montrent que la température s'élève à peine de quelques dixièmes de degré, dans les inflammations récentes du réservoir urinaire. Il en est de même dans les rétentions d'urine subites. Dans la forme chronique de cette dernière affection, au contraire, rien n'est plus commun que d'observer des accès de fièvre.

Les mêmes considérations s'appliquent à l'abcès urineux. Ils ne provoquent d'accès fébrile. avec frisson intense, que lorsqu'ils surviennent chez des malades atteints depuis longtemps d'affection des voies urinaires, ou quand l'abcès est la conséquence d'une manœuvre chirurgicale. La fièvre qui se manifeste pendant l'évolution de celui-ci n'a rien de spécial et l'incision la fait cesser, comme dans les phlegmons ordinaires, toutes les fois qu'il n'existe pas de complication capable de l'entretenir. L'infiltration de l'urine elle-même ne provoque pas un mouvement fébrile en rapport avec la gravité des désordres qu'elle cause et l'importance des accidents locaux. Dans ce cas, en effet, l'absorption des éléments de l'urine n'est que secondaire, et c'est à l'inflammation, à la suppuration, à la destruction du tissu cellulaire, qu'il faut attribuer la fièvre qui n'a rien de spécial. Si l'on observe un violent frisson dans ces conditions, ce n'est pas le début d'un accès urineux qu'il signale, c'est le plus souvent l'invasion de l'infection purulente.

· Il en est tout autrement pour les maladies chroniques. Celles-ci sont longtemps apyrétiques. Il y a une période d'immunité qui est beaucoup plus longue dans le cas de rétrécissement que dans celui d'hypertrophie de la prostate, parce que, comme nous l'avons dit précédemment, la stagnation de l'urine avec ses conséquences survient plus promptement chez les derniers que chez les premiers, et que tout ce qui exagère d'une façon même passagère la gêne au cours des urines et la difficulté de leur émission, a pour conséquence l'apparition ou le retour de la fièvre, dans les maladies dont nous nous occupons. Dans la cystite chronique, c'est la stagnation de l'urine qui donne la fièvre, et dans les états morbides qui prédisposent à cette complication, la plus légère tentative chirurgicale suffit pour la faire naître.

Les calculeux sont souvent exempts de fièvre et de troubles digestifs, jusqu'à une époque très-avancée de leur affection; toutefois certains d'entre eux y sont très-sujets et présentent de bonne heure le facies caractéristique de l'intoxication

. urineuse chronique. Chez ces derniers, la susceptibilité des organes est telle qu'on ne saurait apporter trop de précautions, lorsqu'il s'agit de commencer le traitement ou de se livrer à une simple exploration. Il n'est pas extrêmement rare de voir des calculeux qui n'ont jamais eu ni frisson marqué, ni malaise, tant qu'ils ont été livrés à eux-mêmes, et qui sont pris d'accès formidables après une simple exploration.

Enfin, pour terminer cette revue des maladies chroniques, ajoutons que les affections organiques telles que le cancer et le tubercule ne déterminent par elles-mêmes que la fièvre hectique et la cachexie qui leur sont propres.

SYMPTOMATOLOGIE. La fièvre urineuse a des caractères spéciaux, mais elle ne se présente pas toujours sous le même aspect. M. Guyon en distingue deux formes : la forme aiguë et la forme chronique. La première présente elle-même deux types distincts. Dans le premier, la fièvre apparaît brusquement, sous l'aspect d'un accès franc, régulier, en tout semblable à un accès paludéen. Le frisson ouvre la scène ; il est plus ou moins long, plus ou moins violent, mais il ne fait jamais défaut. Très-fugace chez quelques sujets, il dure chez d'autres jusqu'à deux ou trois heures. Quelquefois il n'est caractérisé que par des malaises, un peu d'horripilation, quelques frissons partiels ; dans d'autres cas, il est d'une intensité telle que le malade claque des dents, fait trembler son lit, a la face violette et les extrémités glacées. Plus le frisson est prononcé et plus l'accès est sérieux. Pendant qu'il dure, la température centrale s'élève jusqu'à 40 ou 41 degrés ; lorsqu'il va cesser, le malade en est averti par des bouffées de chaleur qui surviennent de temps en temps, puis le second stade commence. La peau devient brûlante sèche ; le facies s'anime ; les yeux deviennent brillants ; l'angoisse, l'anxiété, diminuent ; la respiration devient plus facile. Ce stade a une durée variable, mais toujours moins longue que celle du premier, et le troisième stade, celui que caractérise la sueur, lui succède souvent sans transition marquée. A mesure que la peau s'humecte, le calme renaît et le malade accuse une sensation de bien-être et de détente. La sueur est souvent assez abondante pour ruisseler sur tout le corps et pour mouiller le linge, les draps et les matelas.

Tout cela dure de six à vingt-quatre heures et, l'accès fini, il ne reste plus au malade qu'un peu de fatigue et de courbature. C'est exactement ainsi que se comporte le premier accès de fièvre intermittente, chez les individus qui arrivent dans un milieu paludéen et, si le commémoratif ne venait pas en aide au médecin, il pourrait très-aisément s'y tromper.

L'accès urineux franc est le moins grave. Lorsque les trois stades se sont régulièrement succédé, on peut être sans inquiétude, mais, s'il en est autrement, la défervescence n'est pas finie, ce n'est pas une apyrexie franche et les accidents vont recommencer. Cela est surtout à craindre lorsque le frisson a été violent et prolongé, que les sueurs ont été peu abondantes et de courte durée.

Les accès urineux, comme les accès paludéens, peuvent présenter les complications de la fièvre pernicieuse. C'est tantôt du délire qui parfois est assez violent pour effrayer l'assistance. Il éclate pendant le stade de froid, et il cède avec la défervescence, sans augmenter la gravité du pronostic. Fréquemment, ce sont des troubles digestifs, des nausées, des vomissements très-rebelles ou de la diarrhée parfois aussi abondante que dans un accès cholériforme. La respiration et la circulation peuvent également présenter des phénomènes insolites, de l'oppression, de l'étouffement, des irrégularités du pouls, des bruits anormaux, etc.

L'accès urineux franc est souvent solitaire et, quand il se reproduit, c'est avec moins de violence. En général, la fièvre disparaît après deux ou trois accès. Dans le second type de la forme aiguë au contraire, les accès se répètent et parfois la fièvre prend le caractère continu, avec des exacerbations périodiques; ce qui frappe dans ce cas, c'est le défaut de proportion dans les différents stades, leur irrégularité et la tendance vers la marche continue. Dans ces accès incomplets, le frisson est violent, prolongé, la chaleur tardive, la sueur à peine marquée, souvent partielle. Les complications sont plus fréquentes, plus insidieuses. Elle portent le plus souvent sur l'appareil digestif. La langue se sèche, rougit, la salive devient rare et acide; parfois la muqueuse buccale se recouvre de muguet; parfois les malades se plaignent de la gorge et s'imaginent qu'ils ont contracté une angine à la suite d'un refroidissement. Les vomissements et la diarrhée marchent de pair avec les symptômes qui précèdent. Ils n'ont rien de régulier; ils cessent parfois pour revenir avec plus de force et peuvent avoir une intensité telle qu'ils prennent le caractère cholériforme. Les troubles de l'intelligence sont plus rares que dans le cours d'un accès franc; l'appareil respiratoire au contraire est souvent atteint, et ce ne sont pas seulement des troubles fonctionnels qu'on observe de ce côté; on constate souvent de la congestion à la base des deux poumons, parfois même de véritables pneumonies.

Les urines sont rares pendant la fièvre et deviennent abondantes quand l'accès a passé. Les douleurs de reins ne se constatent qu'exceptionnellement et la pression sur la région lombaire ne les provoque pas. L'analyse des urines n'apprend rien de particulier. D'autres complications, qui sont l'apanage presque exclusif de ce type, se montrent du côté de la peau, du tissu cellulaire sous-cutané, dans les articulations et dans la profondeur des membres. Ce sont des éruptions, des indurations inflammatoires circonscrites et aiguës, des douleurs rhumatoïdes, parfois aussi des suppurations dans le tissu cellulaire, les masses musculaires, les articulations ou la parotide.

Les cas où une grande articulation comme le genou s'enflamme et se remplit de pus, après un simple cathétérisme, ne sont pas communs. Ils ont été longtemps méconnus. C'est Velpeau qui a signalé le premier, en 1853, le rapport qui les unit à la fièvre urineuse, et Civiale publia, vers la même époque, un certain nombre de faits du même genre. Velpeau n'hésitait pas à attribuer ces grandes suppurations à la résorption des principes de l'urine. Les articulations le plus fréquemment atteintes sont le genou, l'épaule et le cou-de-pied. Velpeau a été obligé une fois d'ouvrir les deux articulations tibio-tarsiennes. Le malade guérit avec une double ankylose. Ces graves complications ne sont pas toujours funestes. Sur 26 cas, Civiale a obtenu 11 guérisons définitives, constaté 13 décès et perdu de vue 2 malades.

Les abcès du tissu cellulaire et des muscles sont rarement mortels. Il n'en est pas de même de ceux qui siègent dans les parotides. Ils ne surviennent qu'à la dernière période et sont d'un pronostic aussi grave que dans les maladies infectieuses.

M. Guyon, aux leçons cliniques duquel nous avons déjà fait tant d'emprunts, ne pense pas que ces suppurations suffisent pour faire admettre une forme pyohémique de la fièvre urineuse. Dans ces maladies, on observe quelquefois la pyohémie, mais elle diffère complètement, par ses manifestations et surtout par sa terminaison, de la fièvre urineuse avec suppuration. Pour la même raison, M. Guyon ne croit pas pouvoir admettre une forme pernicieuse de la fièvre dont il est question, malgré les accès foudroyants dont elle est quelquefois accompagnée.

L'inflammation du tissu cellulaire sous-cutané ne se termine pas toujours par la suppuration. Elle donne fréquemment lieu à des indurations phlegmoneuses qui se terminent par la résolution. Les douleurs dans la continuité des membres sont vives; la pression les réveille et on ne constate pourtant aucune tuméfaction. Elles siégent de préférence aux membres inférieurs.

La durée de la fièvre urineuse est à peu près constante et très-courte dans le premier type, ainsi que nous l'avons vu; dans le second, elle est éminemment variable. Elle dure de cinq à vingt jours. Il est très-rare de la voir dépasser ce terme, parce qu'en général la mort a lieu auparavant. Cette terminaison, très-rare dans le premier type, est assez fréquente dans le second. Lorsque la guérison doit survenir, la défervescence est lente et progressive et ne s'accentue d'une manière bien nette qu'après de nombreuses oscillations. Elle n'est définitive que lorsque la température s'est maintenue, pendant deux ou trois jours, à quelques dixièmes de degrés au-dessous de la normale. La température fournit en général d'excellentes indications pour le pronostic, mais il faut beaucoup d'expérience pour savoir tirer parti de ces tracés. Les leçons cliniques de M. Guyon fournissent sous ce rapport d'excellentes indications dans le détail desquelles nous regrettons de ne pouvoir entrer.

La forme chronique ou lente de la fièvre urineuse peut succéder à la première et c'est le type que nous venons de décrire en dernier lieu qui y conduit, mais elle peut aussi s'établir d'emblée. Elle peut même passer inaperçue jusqu'au jour où il survient un grand accès. Dans ce cas, c'est encore la température qui donne l'éveil. On voit alors se détacher d'un tracé uniforme, mais pourtant toujours supérieur à la normale et n'offrant que de faibles oscillations, de grandes ascensions brusques, se produisant à quelques jours d'intervalle. Ces accès sont le plus souvent provoqués. Ils peuvent rester solitaires, et alors la fièvre reprend son type continu, ou se répéter à d'assez courts intervalles pour déterminer la mort. Celle-ci peut arriver sans que de semblables exacerbations se soient produites. La continuité de l'état fébrile suffit pour l'amener. Ces petites fièvres lentes ont facilement raison des constitutions les plus robustes; elles sont plus à redouter, avec leur marche insidieuse, que les manifestations plus bruyantes de l'intoxication urineuse. Souvent les malades ne souffrent pas, on les croit sans fièvre, et pourtant ils maigrissent; leurs traits s'altèrent; ils jaunissent et, lorsqu'on vient à leur mettre le thermomètre dans le rectum, on est tout étonné de le voir monter à 38°,5 ou 39 degrés et le malade lui-même en est tout aussi surpris.

Dans la forme chronique où les grands accès font défaut, la fièvre est reléguée au second plan; ce sont les troubles digestifs qui dominent la scène, et cet état conduit par une transition insensible aux cas beaucoup plus rares, mais absolument incontestables, où l'empoisonnement urineux suit son cours sans aucune manifestation fébrile. C'est alors la dyspepsie qui appelle l'attention. L'appétit diminue d'abord, plus devient nul; les digestions sont pénibles, laborieuses; les malades ne peuvent commencer leur repas sans que le sang leur monte au visage, tandis que les extrémités restent froides. La langue est saburrale, couverte d'un enduit épais, jaunâtre, plus prononcé le matin. La bouche est pâteuse, souvent sèche; la soif marche de pair avec l'anorexie; le malade jaunit et s'amaigrit peu à peu. Tous ces symptômes vont s'aggravant en même temps que les forces diminuent. Cet état s'observe souvent dans les affections anciennes où toute l'étendue des voies urinaires est compromise et surtout lorsqu'il y a stagnation et altération de l'urine. Ce n'est donc pas l'intensité de la fièvre, c'est la gravité de l'empoisonnement urineux et les lésions profondes qui l'ont amené qui doivent servir de base au pronostic, toujours très-réservé dans les vieilles maladies urinaires.

Pathogénie. Avant d'aborder le traitement, il est indispensable de dire un mot des théories qui ont été proposées pour expliquer la production de cette fièvre urineuse à caractères si tranchés. Nous ne mentionnerons que pour mémoire celles qui ont perdu toute créance; on ne cite plus aujourd'hui qu'à titre de document historique l'opinion de Reybard adoptée par Bonnet (de Lyon), ainsi que celle de Chassaignac. Les deux premiers, frappés de la prostration que cause la fièvre urineuse, la rapprochèrent de celle qu'amènent les grands traumatismes. C'était, pour eux, une dépression considérable des forces, une défaillance nerveuse avec impuissance générale, déterminée par la douleur perçue par l'urèthre. Chassaignac plaçait le point de départ de la maladie dans les tissus si vasculaires qui entourent la muqueuse uréthrale et n'y voyait qu'une phlébite. Aujourd'hui deux théories restent en présence et renferment probablement chacune une part de vérité : la première attribue les accidents à la pénétration directe de l'urine dans les vaisseaux; l'autre rejette cette absorption et invoque, pour expliquer la fièvre, la rétention des matériaux de l'urine dans le sang, par suite de la suspension de l'élimination rénale.

La théorie de l'absorption urineuse a été formulée pour la première fois par Velpeau et développée par le docteur Perdrigeon, son élève, dans sa thèse inaugurale soutenue en 1853. Elle a été défendue depuis par Maisonneuve et par M. de Saint-Germain qui, comme M. Perdrigeon, a consacré sa thèse à soutenir les idées de son maître. Sédillot et M. Reliquet s'en sont déclarés partisans. C'est elle qui rend le mieux compte du plus grand nombre des faits observés et notamment de tous ceux qui se rapportent à la fièvre urineuse provoquée. Lorsqu'on voit celle-ci succéder à une exploration laborieuse, à une uréthrotomie interne, à une séance trop prolongée de lithotritie, il est impossible d'invoquer la suspension de la fonction rénale. Il est évident que c'est le contact de l'urine avec une plaie, une érosion, une déchirure qui l'a provoquée. Dans l'uréthrotomie interne, elle éclate, lorsqu'on retire la sonde à demeure et que celle-ci cesse d'obturer l'incision. Dans la lithotritie, l'absorption se fait par les nombreuses érosions vésicales produites par les aspérités des fragments et baignées nécessairement par l'urine. La fièvre survient en général huit ou dix heures après l'opération. Elle est plus prompte lorsqu'il s'agit d'un calcul ou d'un fragment anguleux engagé dans l'urèthre et éraillant la muqueuse.

L'explication dans ces traumatismes est facile, mais l'absorption urineuse ne peut pas rendre compte des cas dans lesquels la fièvre éclate en dehors de toute action chirurgicale. Lorsqu'un simple cathétérisme, lorsqu'une exploration qui a été faite sans douleur et sans difficulté, lorsqu'une séance de lithotritie qui n'a pas amené une goutte de sang, provoque un violent accès de fièvre, on ne peut pas le mettre sur le compte d'une absorption que rien n'explique. Il en est de même dans les circonstances où la fièvre se montre en l'absence de toute opération. La théorie rénale au contraire rend un compte satisfaisant de ces faits. Elle a été mise en avant par le professeur Verneuil en 1856, adoptée depuis par Bron, par Philips, par Mauvais, et soutenue avec conviction par Marx, par Dolbeau et par Malherbe. Ces derniers ont d'abord montré que, dans les autopsies faites à la suite de décès causés par la fièvre urineuse, on rencontrait toujours des lésions rénales, tandis que les petites plaies de la vessie invoquées par M. de Saint-Germain ne s'observaient presque jamais; ils ont ensuite prouvé, en s'appuyant sur les expériences de Claude Bernard, que l'urée augmentait d'un manière très-notable dans le sang, après la néphrectomie, qu'il en résultait des accidents sérieux et que ce principe était éliminé par les sécrétions gastrique et intestinale. Faisant l'application de ces faits à la fièvre urineuse, ils en ont conclu que celle-ci était le résultat de la suspension momentanée des fonctions des reins déjà malades. Lorsque ces organes sont depuis longtemps altérés, leur impressionnabilité devient extrême; elle se traduit par l'arrêt de leur fonction et les symptômes de l'empoisonnement éclatent. Dans la forme continue rémittente de la fièvre urineuse, il est à penser que ce sont les lésions rénales qui entretiennent l'état fébrile et les accidents urémiques.

Enfin il est des cas où les deux explications pourraient être invoquées avec autant de vraisemblance l'une que l'autre. Dans la forme chronique que nous avons décrite, il y a tout à la fois des lésions rénales assez avancées pour suspendre ou du moins pour entraver sensiblement l'élimination de l'urée, tandis que la vessie est assez malade pour absorber les matériaux de l'urine altérée par une stagnation constante. Kuss et Susini ont démontré en effet, par des expériences sur le cadavre et sur les animaux vivants, que la muqueuse vésicale est dépourvue de tout pouvoir absorbant, tant qu'elle est à l'état sain, mais qu'elle se laisse traverser aussitôt que son épithélium a été détruit par l'inflammation, par un traumatisme, ou par un simple froissement.

En résumé, chacune des deux théories rend compte d'une partie des faits, sans pouvoir les expliquer tous : il faut donc, jusqu'à ce que la lumière soit complétement faite sur la question, les conserver toutes deux. Il est logique d'admettre que l'intoxication peut être causée tantôt par l'absorption de l'urine par une plaie ou par une muqueuse dépouillée de son épithélium et tantôt par la rétention des matériaux de l'urine dans le sang, par suite de lésions rénales qui en empêchent l'élimination. On pourrait même expliquer, par cette différence d'origine, les dissemblances que nous avons signalées dans la marche des accidents; les accès urineux francs, la forme aiguë de la fièvre urineuse révélant une absorption rapide, opérée par la surface d'une lésion traumatique récente; la forme chronique au contraire se rattachant plus naturellement à l'action lente, comme elle, des matériaux de l'urine séjournant dans la masse du sang, par suite d'une élimination incomplète accomplie par des reins altérés. Enfin il est probable que, dans certains cas, les deux modes d'intoxication fonctionnent à la fois et unissent leurs effets pour produire des accidents plus graves.

Traitement. On voit, d'après ce qui précède, que la fièvre urineuse est le plus souvent provoquée : il faut donc, avant tout, éviter avec soin les causes qui la font naître. Il est encore plus facile de la prévenir que d'en triompher. Le traitement doit donc être préventif et curatif.

Le traitement préventif a un côté chirurgical et un côté médical. Le premier embrasse tout ce qui est relatif aux précautions minutieuses qu'exigent les opérations qu'on pratique sur cet appareil si délicat. M. Guyon les a exposées dans ses leçons cliniques avec une connaissance approfondie du sujet. Les conseils de son expérience ne sauraient être trop médités par les chirurgiens. Nous ne ferons guère que les résumer dans ce qui va suivre, en adoptant la même méthode que lui.

Avant l'opération, il faut d'abord se préoccuper du moment opportun pour intervenir, ne s'agît-il que d'une simple exploration. Il faut, sous peine d'être arrêté par des accidents fébriles, attendre que les organes soient reposés avant de les soumettre au contact des instruments. Il faut savoir résister à l'impatience des malades qui voudraient qu'on les opérât sur-le-champ, les uns parce que le temps les presse, que leurs occupations les réclament, les autres parce qu'ils ont hâte d'en finir avec une opération qu'ils redoutent et à laquelle ils ont eu de la peine à se résigner. Ils arrivent parfois de loin et descendent de wagon, lorsqu'ils vont consulter le chirurgien; la fatigue du voyage, la congestion que les secousses ont imprimée à la prostate, dans la position assise, tout cela les prédispose à la fièvre et exige un repos de plusieurs jours, si l'on ne veut pas s'exposer à des accidents. Quelques malades reviennent des eaux thermales de Contrexéville ou d'Évian; ces eaux se prennent à haute dose, l'appareil urinaire est fatigué par la quantité de liquide qui l'a traversé et demande encore plus de ménagements qu'après un voyage ordinaire.

Lorsqu'il s'agit simplement d'explorer le canal, on peut se montrer moins sévère, mais, s'il est nécessaire de pénétrer dans la vessie, trois ou quatre jours passés à la chambre, dans un repos complet ou dans un demi-repos, sont absolument nécessaires et le chirurgien, sous ce rapport, doit se montrer intraitable. Il arrive souvent qu'on triomphe, par un repos prolongé, d'une susceptibilité qui, au début, rendait toutes les tentatives périlleuses. C'est surtout pour les calculeux que la temporisation est nécessaire, tant qu'ils continuent à aller et à venir, à travailler et à vaquer à leurs occupations, la pierre agace continuellement la vessie et la maintient dans une intolérance pour les instruments qui cède avec le repos et les grands bains. S'il ne s'agit que d'un rétrécissement, on peut procéder assez rapidement à l'exploration et même à la dilatation; mais toutes les fois qu'il est question de lithotritie, il faut non-seulement laisser reposer le malade, mais encore habituer les organes au contact des instruments. Civiale a donné à cet égard des conseils qui n'ont rien perdu de leur importance avec les progrès de la lithotritie. Il recommandait de procéder graduellement, avec une extrême lenteur, sans mouvements saccadés, même pour l'introduction d'une simple bougie, *à fortiori* lorsqu'il s'agissait d'instruments volumineux et rigides comme ceux qu'exige le broiement de la pierre. La première règle dans toutes les manœuvres, si l'on veut éviter de provoquer un accès de fièvre, c'est de ne jamais employer la force même au degré le plus minime, qu'il s'agisse de traverser un rétrécissement ou d'explorer la cavité vésicale. Il faut consulter les organes et tenir compte plus encore de leur résistance à la main du chirurgien que de la douleur accusée par le malade. Cette dernière est variable, individuelle, et peut être exagérée; l'autre est le signe certain d'une difficulté opératoire qu'il faut tourner, combattre par la patience, mais qu'il ne faut pas vaincre par la force. Le conducteur le plus sûr des instruments qu'emploie la chirurgie urinaire, c'est la sensation qu'ils permettent de percevoir: la patience et la douceur sont les seuls moyens de triompher des obstacles, et il faut savoir renoncer à atteindre le but et à poursuivre une manœuvre opératoire, plutôt que de faire courir au malade les chances d'un accès fébrile, dans le but de sauvegarder un amour-propre mal placé.

Les mêmes règles doivent guider le chirurgien pendant les manœuvres opératoires. Leur durée doit être aussi courte que possible, surtout lorsqu'elles ont la
vessie pour théâtre ; ce précepte n'est pas incompatible avec le précédent. La
lenteur dans l'action permet d'éviter les fautes et de ne pas perdre de temps ;
c'est en lithotritie surtout qu'on arrive, avec le calme mesuré d'une main assurée,
à faire beaucoup de besogne en quelques minutes. Les opérations qui se pratiquent sur l'urèthre ne peuvent pas toujours être conduites avec rapidité. Il est
parfois indispensable de pénétrer dans la vessie et il faut y mettre le temps
nécessaire ; mais c'est alors surtout qu'il faut éviter d'employer la force et résister
à la tendance qu'on éprouve malgré soi à y recourir, quand l'instrument ne
marche pas au gré de l'impatience du chirurgien et du malade. Les rétrécissements surtout ne demandent pas à être forcés ; mieux vaut les sectionner nettement avec l'uréthrotome que de les dilater quand même à l'aide de bougies trop
grosses et laissées trop longtemps en place. La section nette et la rapidité de la
manœuvre donnent à l'uréthrotomie interne une supériorité considérable sur la
dilatation forcée, telle que la pratiquait Perrève, au point de vue qui nous occupe.

La douleur doit toujours être évitée ou atténuée autant que faire se peut,
mais son influence sur la provocation de la fièvre est beaucoup moindre que celle
des froissements et des contacts prolongés. Ce ne sont pas les malades qui souffrent le plus, pendant les opérations, qui ont le plus souvent la fièvre. Cependant,
lorsqu'on peut l'épargner au patient en recourant à l'anesthésie, il n'y a pas de
raison pour lui en refuser les bienfaits ; il y a même des cas où le chloroforme
permet d'éviter la fièvre, c'est celui des calculeux atteints de cystite. Il importe
de les débarrasser en une fois et ils ne pourraient supporter une séance longue
et douloureuse sans la payer d'un accès de fièvre, s'ils n'avaient pas été endormis.
M. Guyon se loue également beaucoup chez les sujets très-sensibles d'une injection hypodermique de morphine, à la dose de 1 ou 2 centigrammes, faite une
demi-heure avant la séance. Elle ne peut pas remplacer le chloroforme, lorsqu'il
existe une cystite très-douloureuse, mais elle est véritablement prophylactique,
au point de vue des accès de fièvre. Le chloroforme est du reste indispensable
aux longues manœuvres nécessitées par le broiement et l'extraction immédiate
des fragments, dans l'application de la méthode de Bigelow. La lithotritie ainsi
pratiquée exige sans doute une longue séance, mais elle laisse la vessie complétement vide, dans le calme et le repos, tandis qu'avec les anciens errements,
on la laissait pleine de fragments anguleux, dont les aspérités l'irritaient bien
autrement que le contact des instruments maniés par une main exercée, à
l'abri du sommeil anesthésique. La meilleure garantie contre la fièvre urineuse
est le débarras immédiat de la vessie, ainsi que l'a démontré Bigelow.

Après l'opération, il ne reste plus à prendre, pour prévenir les accès fébriles,
que des précautions d'hygiène. Il faut avant tout éviter les refroidissements. Le
plus léger suffit pour provoquer un accès. C'est pour cela qu'il ne faut pas transporter les malades immédiatement après l'opération. Il est préférable de les
laisser dans le lit où ils l'ont subie, de les recouvrir immédiatement et de leur
donner une boisson chaude additionnée d'eau-de-vie. Il est quelquefois nécessaire de les entourer de boules d'eau chaude, pour faire naître une légère transpiration. Les infusions aromatiques conviennent au début ; il faut les donner
tièdes le premier jour et à la température de l'appartement dès le lendemain ;
plus tard les tisanes diurétiques, les eaux faiblement minéralisées, trouvent leur
emploi. Il est inutile d'ajouter que les malades doivent éviter tout mouvement

qui pourrait irriter les organes en souffrance, que les lithotritiés en particulier doivent garder le lit et n'uriner que couchés sur le dos, pendant les deux ou trois jours qui suivent l'opération.

Le traitement médical a moins d'importance que les précautions chirurgicales, lorsqu'il s'agit de prévenir la fièvre urineuse. Il se borne même à quelques prescriptions un peu banales. Purger les malades, s'il existe de l'embarras gastrique, et relever les voies digestives à l'aide des amers, administrer des boissons très-légèrement diurétiques et insister sur l'usage des grands bains pour étendre et délayer les urines; calmer l'excitation nerveuse à l'aide du bromure de potassium à la dose de 2 à 4 grammes dans les vingt-quatre heures ; diminuer l'éréthisme local à l'aide d'injections sous-cutanées de morphine, de lavements laudanisés, de suppositoires à la belladone, et enfin administrer le sulfate de quinine, voilà quelles sont les ressources dont la médecine dispose pour prévenir la fièvre urineuse.

Le sulfate de quinine jouit d'une réputation méritée dans le traitement et même dans la prophylaxie des accès fébriles. Pour ce qui concerne la fièvre paludéenne, ses vertus ne sont pas contestées ; en est-il de même pour la fièvre urineuse ? M. Guyon n'en paraît pas persuadé. Il l'administre pour l'acquit de sa conscience et pour rassurer les malades convaincus des vertus antipyrétiques de ce médicament, mais il n'y compte pas pour prévenir la fièvre. Il est certain qu'aux doses où il l'administre il n'a rien à en attendre. Il en donne 20 centigrammes la veille au soir et 20 centigrammes le matin même de l'opération. Il faudrait tripler cette dose pour produire un effet sérieux, et nous pensons comme lui qu'il est plus sûr d'éviter les froissements, les déchirures qui provoquent les accès de fièvre, que de se reposer sur le sulfate de quinine du soin de les prévenir. Nous dirons tout à l'heure que ce médicament retrouve toute son efficacité après les accès et pour en empêcher le retour.

Lorsque la fièvre urineuse est déclarée, on peut la combattre par des moyens empruntés à la médecine ou par des opérations, le traitement curatif est, en un mot, médical et chirurgical.

L'accès franc régulier, celui sur lequel la thérapeutique a le plus de prise, se juge par des sueurs profuses : il faut donc avant tout favoriser celles-ci. Aussitôt que le frisson apparaît, on étend sur le malade des couvertures de laine, on l'entoure de boules d'eau chaude et on lui administre une boisson diaphorétique. Celle que préfère M. Guyon est le thé additionné de rhum dans une très-forte proportion. L'habile chirurgien de l'hôpital Necker n'hésite pas à faire prendre à ses malades de 100 à 120 grammes de rhum dans un litre de thé. Aussitôt que le troisième stade commence, il leur administre le sulfate de quinine à la dose de 20 centigrammes toutes les heures, jusqu'à ce qu'ils en aient pris 1 gramme et même plus. Assurément nous n'avons pas la prétention de critiquer la manière de faire de M. Guyon, mais, si nous nous en rapportons à ce que l'expérience a appris aux médecins qui exercent dans les pays chauds palustres, touchant la façon d'administrer le sulfate de quinine, nous préférerions en donner 1 gramme en deux prises séparées par un intervalle d'un quart d'heure, aussitôt que la sueur apparaît. C'est de cette façon qu'on le fait prendre dans la fièvre intermittente et l'accès urineux ressemble tellement à un accès palustre qu'ils doivent à notre avis être traités de la même manière. Comme dans la fièvre intermittente encore, nous pensons qu'il faut y revenir les jours suivants en diminuant les doses et en les donnant au même moment, jusqu'à ce que le retour de la fièvre ne soit plus à redouter. Aussitôt qu'elle est coupée et pour peu qu'il y ait d'embarras gastrique, il est bon de recourir à un purgatif salin. Si l'état saburral et l'inappétence persistent, il faut revenir à ce moyen, en prescrivant en même temps les toniques et particulièrement l'extrait de quinquina.

A l'aide de ces moyens, on triomphe des accès fébriles réguliers et on parvient souvent à continuer un traitement qu'il semblait d'abord indispensable de suspendre ; mais, si la fièvre résiste, si elle affecte de la tendance à prendre le type continu, il y a d'autres indications à remplir. C'est alors sur les voies digestives qu'il faut porter son attention. Dans la plupart des cas, l'inappétence est absolue ; la constipation rebelle, en même temps que les urines diminuent et que les douleurs rénales se prononcent. La quantité des urines diminue, sans tomber pourtant beaucoup au-dessous d'un litre ; c'est à l'alimentation surtout qu'il faut veiller, et la diète lactée est le moyen le plus sûr de soutenir les forces sans fatiguer le tube digestif. On peut prescrire 1 ou 2 litres de lait par jour, et M. Guyon se trouve bien d'y ajouter une certaine quantité d'eau-de-vie, une cuillerée à dessert par grand verre. Il recommande également l'extrait de quinquina pris dans du café noir, à la dose de 4 à 8 grammes par jour. Les lavements sont donnés concurremment et, si la constipation y résiste, un verre d'eau purgative ou une petite dose d'huile de ricin en ont facilement raison.

Les douleurs de reins sont combattues par les ventouses sèches, par de larges cataplasmes émollients et même, si leur intensité l'exige, par les ventouses scarifiées, à la condition toutefois que l'état des forces le permette. Si l'acidité de la salive est très-prononcée, on se trouve bien de couper le lait avec de l'eau de Vichy qui en rend la digestion plus facile. On revient aussitôt qu'on le peut au régime ordinaire, mais il faut le faire progressivement, en tâtonnant, et ne permettre les aliments solides que lorsque la sécrétion salivaire a repris son caractère normal. Le vin de Bordeaux remplace alors l'eau-de-vie avec avantage.

Il peut paraître étrange de parler du traitement chirurgical de la fièvre urineuse, puisque nous avons vu que les opérations ont souvent pour effet de la faire naître et qu'on la considère, avec raison, comme une contre-indication momentanée à toute tentative chirurgicale ; il est cependant des cas où elle peut devenir la raison déterminante de cette intervention. Lorsqu'un malade atteint de rétrécissement ou d'hypertrophie de la prostate ne vide qu'incomplétement sa vessie, l'urine y stagne, s'altère et allume la fièvre, comme nous l'avons dit précédemment. Dans ce cas, une uréthrotomie qui lève l'obstacle à la sécrétion peut faire cesser la fièvre en en supprimant la cause. Il en est de même de l'introduction d'une sonde à demeure chez un prostatique. La lithotritie au contraire réclame, pour être pratiquée sans danger, une apyrexie complète, tant la fièvre est prompte à s'allumer après les manœuvres laborieuses qu'exige le broiement. Si la fièvre survient dans le cours du traitement, après une première séance, ce n'est pas une raison pour renoncer absolument à cette méthode, pourvu que l'accès ait été franc, court, et n'ait pas laissé de traces ; mais, quand il s'agit de la forme lente et chronique, les voies urinaires sont souvent le siége de lésions assez profondes pour contre-indiquer toute opération. Il faut dans ce cas se régler sur le type de la fièvre, sur l'état des voies digestives, sur les altérations de l'urine, pour choisir la méthode à employer et même pour décider la question de savoir s'il n'y a pas lieu de s'abstenir de toute intervention chirurgicale.

Il nous reste à dire quelques mots des cas où l'empoisonnement urineux se produit et suit son cours, sans déterminer de réaction fébrile. C'est alors, comme nous l'avons dit, par des troubles digestifs qu'il se traduit. C'est tantôt de la dyspepsie, tantôt de l'embarras gastrique avec anorexie, nausées, vomissements ; parfois de la constipation, plus souvent de la diarrhée et, dans quelques cas plus rares, de simples migraines. Ce sont assurément là des symptômes qui peuvent appartenir à d'autres maladies, mais dans celles des voies urinaires ils ont des caractères particuliers que nous allons indiquer. C'est une rougeur et une sécheresse spéciales de la langue qui lui a fait donner par M. Guyon le nom de langue *urinaire*. Elle est collante, parfois brillante, lisse comme à la fin des dysenteries chroniques, ou parcourue par des sillons longitudinaux qui semblent la rétrécir. Le malade avale avec peine ; la parole est hésitante, la voix faible, enrouée ; la déglutition des aliments solides si difficile qu'ils deviennent un objet de dégoût. Le pharynx, la cavité buccale, offrent le même caractère de rougeur et d'acidité, et se couvrent souvent de plaques de muguet. L'amaigrissement, la faiblesse, se prononcent, sous l'influence de la dysphagie, et l'inanition vient joindre ses effets à ceux de l'empoisonnement urineux.

Dans ces conditions, il faut attendre le relèvement des forces et le hâter par un régime approprié, avant d'entreprendre le traitement chirurgical. Il faut surtout se défier des vomissements. Ils sont beaucoup plus dangereux que la diarrhée. Il n'est pas rare de les voir durer jusqu'à la mort des malades, qui succombent sans fièvre et avec un refroidissement progressif. Cet état s'observe surtout chez ceux qui vident mal leur vessie ; nous l'avons déjà indiqué à propos de la rétention d'urine chronique ; ce sont ceux-là qui deviennent jaunes, chez lesquels la peau flasque et aride ne se couvre jamais de moiteur et qui, bien que continuant à vaquer à leurs occupations, à voyager même, sont en proie à cette cachexie urinaire si redoutable qui contre-indique toutes les opérations. Il arrive fréquemment qu'ils ne soupçonnent pas la cause de leurs souffrances et qu'ils oublient de mentionner une certaine difficulté dans l'émission des urines. Il est donc indispensable d'interroger, à ce point de vue, les gens qui présentent les signes de ce dépérissement spécial. Une fois l'attention éveillée, rien n'est plus simple que de reconnaître la vérité par le palper hypogastrique, le toucher rectal et le cathétérisme au besoin. Nous avons déjà indiqué l'extrême gravité de la cachexie urinaire, et fait pressentir la nécessité d'en conduire le traitement avec la plus grande prudence. Il est extrêmement difficile de préciser le moment où la chirurgie peut intervenir, sans compromettre la vie du malade ; et pourtant il est des cas où seule elle peut remédier aux accidents généraux, en supprimant la cause qui les a fait naître et les entretient.

Dans la plupart des circonstances, il faut commencer par le traitement médical, et nous en avons déjà esquissé les principaux traits. Les laxatifs, les amers, la diète lactée, en forment la base. Les frictions sèches ou aromatiques, le massage, les bains simples et médicamenteux, l'hydrothérapie, sont d'utiles adjuvants. Les eaux minérales, et en particulier l'eau de Vichy, y trouvent fréquemment leurs indications. M. Guyon n'a pas eu à se louer de l'acide salicylique, ni du salicylate de soude ; l'usage de l'acide benzoïque lui a paru presque toujours entravé par le mauvais état digestif et, quant à l'acide borique, il réserve son opinion. C'est dans l'hygiène et dans la médication évacuante qu'il a le plus de confiance.

L'alimentation surtout doit être attentivement surveillée. Lorsque la diète

lactée et les amers ont amené un commencement d'amélioration, qu'on s'est
rendu maître de la diarrhée, on permet progressivement une alimentation plus
réparatrice, les œufs, le poisson, les jus et la pulpe de viande, avec un peu de
vin vieux de Bordeaux, et, à mesure que les forces du malade se relèvent, on tâte
sa susceptibilité au sujet des opérations qui sont indispensables à sa guérison,
mais dont on compromettrait le succès en voulant les pratiquer de trop bonne
heure.

Eug. Rochard.

URINAIRES (Fistules). Sous le nom de *fistule urinaire*, on désigne tout
orifice ou trajet, accidentel et permanent, qui donne passage à l'urine.

On trouvera exposées, dans une autre partie de cet ouvrage (*voy.* l'article
Fistules), les lois d'anatomie et de physiologie pathologiques qui président à
l'état fistuleux en général, et qui s'appliquent par conséquent à la permanence
d'une solution de continuité intéressant un point quelconque des voies urinaires,
quelle qu'en soit d'ailleurs la nature. Qu'il nous suffise de rappeler ici que
toute fistule est caractérisée anatomiquement par ce fait bien mis en lumière
par le professeur Verneuil, que les bords de l'orifice ou les parois du trajet qui
la constituent opposent l'une à l'autre des surfaces recouvertes soit d'épiderme,
soit d'épithélium, c'est-à-dire *non susceptibles d'adhésion*. Toute fistule vraie
est donc par sa nature même définitive. C'est là le trait distinctif qui sépare la
simple *solution de continuité* de la fistule, et l'on commettrait un véritable abus
de langage, si l'on prononçait, comme on est souvent tenté de le faire, le nom
de fistule urinaire en présence de tout passage anormal de l'urine.

Est-ce à dire que nous devrons rayer de notre cadre tous les cas auxquels ne
s'applique pas rigoureusement la définition que nous venons de donner des
fistules? Ce serait, pensons-nous, tomber dans une exagération inverse, au grand
détriment de la clinique. Le réservoir urinaire a été ouvert à la suite d'un traumatisme ou d'une cystotomie, par exemple ; l'urine s'écoule encore par la plaie
le quinzième ou le vingtième jour : s'agit-il d'un simple retard dans la cicatrisation ou la fistule est-elle définitivement établie? On comprend que, dans bien
des cas, la distinction soit difficile à faire. Entre la plaie et la fistule existe un
élément variable, contingent, la *durée*, qu'il est impossible de déterminer
mathématiquement à l'avance. Aussi croyons-nous répondre aux exigences de la
pratique en admettant, à côté des fistules proprement dites ou permanentes,
une autre variété de fistules urinaires que M. Verneuil a appelées *temporaires;*
celles-ci seraient encore susceptibles de guérison spontanée et, dans le cas contraire, on devra leur appliquer les mêmes règles thérapeutiques qu'aux fistules
définitives.

Ainsi définies, les fistules urinaires comprennent des variétés de lésions nombreuses et donnant lieu à des considérations très-différentes aussi bien au point
de vue anatomique que sous le rapport de la clinique. Dans l'étude d'ensemble
que nous avons à présenter de faits aussi disparates, il nous a paru que la classification la plus simple comme la plus rationnelle est celle qui a pour base le
point d'origine de la fistule. C'est la classification adoptée dans les ouvrages les
plus récents, notamment dans le *Traité classique* de Follin et Duplay.

Nous décrirons dans quatre chapitres distincts les :

I. Fistules du rein;

II. Fistules de l'uretère;

III. Fistules de la vessie;

IV. **Fistules de l'urèthre.**

Une variété importante de fistules urinaires est propre au sexe féminin. Nous l'étudierons dans un chapitre spécial, sous le titre de :

V. **Fistules urinaires chez la femme.**

CHAPITRE PREMIER. **Fistules du rein.** Les fistules rénales sont relativement rares. Bien qu'on les connaisse depuis longtemps, elles n'ont pas été l'objet de descriptions spéciales dans les ouvrages classiques. Les auteurs se contentent d'en signaler l'existence à titre de complication possible dans certaines affections du rein. Les fistules d'origine calculeuse ont surtout attiré l'attention. Rayer leur a consacré dans son livre une intéressante étude, et plus récemment Melchior Torrès, dans son consciencieux travail sur les calculs du rein, a réuni les principaux documents connus sur ce point de pathologie urinaire.

Au point de vue de l'Étiologie, on peut diviser les fistules rénales en deux grandes variétés :

a. Les *fistules traumatiques*, qui succèdent à une lésion directe, accidentelle ou chirurgicale de l'organe ;

b. Les *fistules symptomatiques* ou *secondaires*, qui sont la conséquence plus ou moins éloignée d'une affection inflammatoire ou organique du rein.

a. *Fistules traumatiques.* Il est exceptionnel de voir une fistule du rein s'établir d'emblée à la suite d'une plaie de cet organe produite par un *instrument piquant* ou même *tranchant*. Il importe tout d'abord de faire une distinction entre les cas où la région du hile a été atteinte et ceux où la substance même du rein a été intéressée. Dans le premier cas, il est presque impossible de dire si le siége exact de la lésion se trouve au niveau du bassinet ou de l'uretère. Nous rapporterons plus loin un fait de ce genre, récemment observé dans le service du docteur Demons. Ce diagnostic différentiel n'a d'ailleurs qu'une importance secondaire, les blessures de l'uretère et du bassinet présentant des symptômes et des indications presque identiques. Nous renvoyons donc au chapitre des fistules de l'uretère l'étude de cette variété de fistules rénales.

Lorsque le traumatisme a porté sur le parenchyme rénal, on voit s'écouler par la plaie du sang pur ou mélangé d'urine. Nélaton fait remarquer que ce dernier symptôme des blessures du rein dépend en grande partie de l'état de l'uretère. Ce canal est-il oblitéré par un caillot? La totalité de l'urine sortira par la plaie. Si l'uretère est libre, on n'observera généralement pas d'issue anormale de l'urine.

Les *déchirures du rein*, les *plaies contuses* de cet organe, ne deviennent que rarement l'origine de fistules, temporaires ou permanentes. Dupuytren a observé chez un blessé de juillet 1830, qui avait reçu un coup de feu dans le flanc, l'écoulement d'urine par l'ouverture d'entrée du projectile. « Plus tard, ajoute-t-il, nous apprîmes que la plaie était tout-à-fait cicatrisée ». Baudens, qui a rencontré plusieurs cas de blessures du rein par armes à feu, n'a jamais constaté de fistule urinaire à l'extérieur; cependant, dans un cas, il a pu introduire le doigt jusqu'au milieu de la substance corticale. Legouest confirme à son tour la rareté de l'écoulement d'urine hors des voies naturelles à la suite des coups de feu qui intéressent le rein.

Les fistules que nous venons de signaler succèdent d'emblée au traumatisme, dont elles sont une conséquence directe. On pourrait, pour rappeler ce mode de début, leur ajouter le qualificatif de *fistules immédiates* ou *directes*. Il existe une autre variété de fistules traumatiques, moins rares que les précédentes, qu'il conviendrait, en raison de leur pathogénie, de désigner sous le nom de *fistules médiates* ou *indirectes*. Nous faisons allusion aux cas où la suppuration envahit le foyer traumatique à la suite d'accidents inflammatoires qui succèdent à la blessure. La plaie extérieure donne alors écoulement à du pus, qui peut être consécutivement mélangé d'urine, et reste fistuleuse pendant un temps plus ou moins long. Parfois la fistule urinaire ne s'établit qu'après une série d'abcès à répétition. Enfin l'on voit, dans un certain nombre de cas, se former, entre le rein et la plaie extérieure, un foyer plus ou moins vaste qui se remplit à la fois d'urine et de pus et ne se vide qu'avec difficulté. Cette variété de fistules *pyo-urinaires* peut être rapprochée, au point de vue anatomique comme au point de vue clinique, des fistules pyo-stercorales, distinctes des fistules stercorales proprement dites, et sur lesquelles l'attention a été attirée dans ces dernières années.

Aux fistules rénales traumatiques il faut rattacher les *fistules opératoires*, qui succèdent à l'opération de la néphrotomie, quel que soit d'ailleurs le but chirurgical de cette dernière, débridement d'un foyer de suppuration intrarénale ou bien extraction d'un calcul. M. Ledentu a communiqué à l'Académie de médecine (février 1881) un cas de fistule réno-lombaire consécutive à une intervention de cette nature.

b. *Fistules symptomatiques* ou *secondaires*. Toutes les inflammations suppuratives du rein et du bassinet peuvent se terminer par l'établissement d'une fistule. Quelle que soit la cause de la collection purulente, les rapports anatomiques du rein expliquent suffisamment que celle-ci puisse se faire jour soit à l'extérieur, ce qui est le cas le plus fréquent, soit dans un viscère plus ou moins rapproché. On a vu les abcès du rein s'ouvrir dans le duodénum, dans le gros intestin, dans l'estomac, et même dans le poumon. Le tableau suivant résume les principales variétés de fistules rénales au point de vue de leur siége :

I. *Fistules néphro-cutanées*. . . .	Variété commune. .	*Lombaires.*
	Variétés rares.. . .	*Iliaques.*
		Hypogastriques.
		Inguinales.
II. *Fistules néphro-viscérales*. . .		*Rectales.*
		Coliques.
		Duodénales.
		Gastriques.
		Bronchiques.

Dans un bon nombre des cas compris dans cette énumération, il s'agit plutôt de fistules *purulentes* que de fistules urinaires proprement dites. En effet, la sécrétion urinaire, par suite de la désorganisation plus ou moins complète du rein malade, se trouve abolie, et le trajet fistuleux ne livre passage qu'à du pus. Ces cas, souvent embarrassants dans le diagnostic différentiel des suppurations pelviennes, ne doivent pas nous arrêter. Nous ne pouvions cependant les passer sous silence, car, lorsque le foyer de suppuration est limité, la portion saine du tissu rénal continue à sécréter, et la fistule une fois constituée donne issue à de l'urine plus ou moins mélangée de liquide purulent.

On a vu exceptionnellement un *rein flottant* se compliquer d'accidents aboutissant à une fistule. Post, chirurgien américain, a rapporté tout récemment l'observation d'une femme qui, après avoir souffert pendant sept années de vives douleurs dans la région lombaire gauche, présenta une tumeur fluctuante à l'hypogastre; une incision pratiquée en avant du carré des lombes donna issue à un flot de pus et mit à jour les calices du rein. La cicatrisation se fit peu à peu, mais il resta une fistule permanente par laquelle l'urine s'écoulait en moindre quantité que par l'urèthre.

C'est surtout dans les cas de *pyélo-néphrite calculeuse* qu'on a rencontré des fistules à la fois purulentes et urinaires du rein. La pathogénie de cette complication est facile à comprendre, aussi bien que la diversité du siége de l'ouverture anormale. Le calcul, véritable corps étranger, détermine une inflammation suppurative de voisinage (néphrite et périnéphrite); le rein, atteint d'hydronéphrose et converti dans les cas extrêmes en une vaste poche multiloculaire pleine de pus, d'urine et de graviers, contracte des adhérences avec les parties voisines et, selon le point où se fera l'ouverture, on sera en présence d'une fistule cutanée ou viscérale.

Leroy d'Étiolles, dans son *Traité de la gravelle*, cite plusieurs exemples de la première variété, qui est la plus fréquente. Ces fistules *cutanées* se forment habituellement à la région *lombaire*, l'abcès d'origine rénale se faisant jour à travers le triangle de J.-L. Petit. On peut les rencontrer également dans le flanc, à l'hypogastre; on a même vu le pus fusant le long du psoas, franchir l'arcade de Fallope, et l'orifice anormal siéger à la racine de la cuisse. Tel était le cas observé par M. Ledentu, qui pratiqua la néphrectomie pour une volumineuse hydronéphrose coïncidant avec une fistule urinaire inguinale. Parfois on constate sur le même sujet des orifices multiples occupant des régions différentes. C'est ainsi qu'un malade de Leroy d'Étiolles portait une fistule urinaire dans la région lombaire et une seconde dans le pli de l'aine.

Les fistules *viscérales* sont plus rares. Melchior Torrès a réuni dans sa thèse 6 observations de fistules réno-intestinales et 2 observations de fistules réno-bronchiques. Une de ces dernières, communiquée par Marcet à la Société anatomique, est particulièrement remarquable. Il y avait une double fistule rénale, le côlon et le poumon droit communiquant à la fois avec la cavité de l'abcès. Dans tous ces cas, la mort est survenue par suite de l'abondance de la suppuration.

Quel que soit le siége de la fistule, il importe de faire ressortir, au point de vue anatomo-pathologique, les variétés qu'on observe dans le mode de communication entre le rein d'une part, le tégument externe ou les viscères voisins d'autre part. Tantôt la communication est *directe*, grâce à des adhérences qui unissent intimement le rein soit à la peau, soit à un organe adjacent; tantôt elle est *indirecte*, et se fait alors par l'intermédiaire d'un ou plusieurs espaces cavitaires, dans lesquels il n'est pas rare de rencontrer des corps étrangers, notamment des calculs.

Le DIAGNOSTIC des fistules néphro-cutanées est parfois très-simple et s'impose en quelque sorte de lui-même. Tel sera le cas d'une fistule lombaire à trajet direct, par lequel on voit s'écouler d'une manière continue du pus mélangé d'urine. Si l'on introduit un stylet ou une sonde dans l'orifice anormal, on constate que l'instrument se dirige vers le rein. Souvent même on perçoit un choc caractéristique produit par le contact d'un calcul qui se trouve soit enclavé dans le tissu rénal, soit engagé dans le trajet fistuleux. Ce dernier fait n'est pas très-rare; Leroy d'Étiolles dit l'avoir observé quatre fois.

Dans d'autres circonstances, le diagnostic présente de réelles difficultés. Lorsque, par exemple, l'orifice fistuleux siégera loin de la région rénale et donnera passage à un liquide purulent où l'urine ne se trouve qu'en proportions à peine appréciables, on pourra penser à un abcès par congestion ou à une suppuration pelvienne d'autre origine que de source rénale. C'est alors qu'il faudra remonter avec le plus grand soin aux débuts du mal, s'enquérir minutieusement des antécédents, et reconstituer autant que possible la marche clinique de l'affection. Dans certains cas, l'odeur urineuse du liquide qui sort par la fistule mettra sur la voie du diagnostic. A défaut de ce symptôme, il sera toujours indiqué de faire l'analyse du liquide recueilli, et on recherchera s'il ne renferme pas de l'urée. La palpation attentive du trajet fistuleux pourra également fournir d'utiles indications, en permettant de sentir un cordon dur se dirigeant vers le rein.

Lorsque la fistule s'ouvre dans l'intestin ou dans les bronches, le diagnostic n'est généralement établi qu'à l'autopsie. Cependant les accidents graves que le malade aura présentés du côté des reins, l'odeur urineuse qu'exhale la matière purulente évacuée par le rectum ou par les bronches, parfois son mélange avec des calculs uriques, pourront faire soupçonner, pendant la vie, la véritable nature de l'affection.

Les indications thérapeutiques fournies par les fistules rénales varient essentiellement suivant la nature de la lésion. On s'attachera tout d'abord à découvrir la cause qui entretient l'écoulement anormal, conformément au principe qui domine toute la thérapeutique des fistules en général.

Si la fistule, lombaire ou abdominale, a suivi immédiatement un traumatisme de la région du rein, on est en droit d'espérer qu'elle sera temporaire : il faudra donc attendre un certain temps la guérison spontanée qui sera favorisée, si la fistule est étroite, par des cautérisations légères de l'orifice et par l'application d'un pansement légèrement compressif. On s'assurera au préalable qu'il n'existe dans le trajet aucun corps étranger capable d'entretenir par sa présence la fistule. Lorsque, au bout de plusieurs semaines, la cicatrisation spontanée n'a pas eu lieu, on peut considérer la fistule comme permanente. En présence d'une fistule rénale de cette variété, qu'elle soit d'ailleurs traumatique ou opératoire, le seul moyen dont dispose le chirurgien pour débarrasser le malade d'une infirmité aussi pénible est l'extirpation du rein lésé. Nous apprécierons plus loin la néphrectomie appliquée aux fistules de l'uretère. M. Demons (de Bordeaux) a pratiqué tout récemment cette opération dans un cas de fistule rénale traumatique qui siégeait à la région lombaire. Le malade a quitté l'hôpital complétement guéri. Ce succès remarquable joint aux beaux résultats que la néphrectomie a donnés, pendant ces dernières années, dans le traitement des fistules urétérales nous autorise à dire que les fistules traumatiques du rein ne sont plus désormais au-dessus des ressources de l'art.

Lorsque la fistule est consécutive à une suppuration intra-rénale ou péri-rénale, la première indication est de s'opposer à la stagnation du pus, en assurant un libre écoulement à ce liquide soit par la dilatation du trajet, soit par des débridements convenables. Une large incision sera de rigueur dans les cas de fistules pyo-urinaires où il existe une cavité plus ou moins vaste intermédiaire au rein et à l'orifice cutané. On préfèrera, pour la pratiquer, le thermo-cautère à l'instrument tranchant.

Le traitement des fistules rénales d'origine calculeuse ne rentre qu'indirectement dans notre sujet. L'indication capitale étant d'extraire les corps étrangers qui entretiennent la fistule, les moyens dirigés contre cette dernière complication se confondent avec la thérapeutique que réclament les calculs rénaux (*voy.* l'article REINS). Nous nous bornerons à rappeler que les diverses opérations qui s'adressent à la néphrite calculeuse ont pour but : 1° la recherche du corps étranger ; 2° son extraction simple ou son brisement avec ou sans dilatation ou débridement préalable du trajet fistuleux (Melchior Torrès).

Lorsque la pierre est profondément logée dans la substance rénale, ou fixée dans les calices ou le bassinet, il sera nécessaire de recourir à une opération plus radicale. Le chirurgien aura alors le choix entre la taille rénale ou *néphrotomie* et l'extirpation totale de l'organe ou *néphrectomie*. De ces deux opérations que nous n'avons pas à décrire ici, la première sera suffisante, si le trajet fistuleux est court, direct, et si l'exploration de la fistule permet de reconnaître que la substance du rein n'est pas trop profondément désorganisée. Dans le cas contraire, il y aura tout avantage à recourir d'emblée à l'intervention la plus radicale.

CHAPITRE II. FISTULES DE L'URETÈRE. Les fistules de l'uretère sont rares et elles étaient jusqu'à ces derniers temps assez mal connues. Bérard le premier signala en 1841 un cas de fistule urétéro-utérine, dont il fit l'objet d'une minutieuse analyse. Depuis lors, plusieurs observations se sont produites qu'on trouve éparses dans les recueils scientifiques. Mais il n'existait aucun travail d'ensemble sur ce point de la pathologie urinaire. L'année dernière, un élève de la Faculté de Bordeaux, le docteur Biar, prenant pour point de départ un fait remarquable dont il avait été témoin dans le service de son maître, le professeur Lannelongue, et le rapprochant des observations connues, réussit à grouper 59 cas de fistules urétérales, et fit de cette étude le sujet de sa thèse inaugurale. Dans la description qui va suivre, nous ferons à cet intéressant travail de nombreux emprunts.

ÉTIOLOGIE. Au point de vue de la pathogénie, on peut distinguer trois catégories de fistules de l'uretère :

a. *Fistules puerpérales.*

b. *Fistules traumatiques.*

c. *Fistules organiques.*

a. La majorité des cas publiés se rapportent à des fistules urétérales consécutives à un accouchement laborieux ; encore sont-elles très-rares. Les rapports anatomiques de l'uretère dans la partie pelvienne de son trajet expliquent la possibilité de la compression subie par ce canal entre la paroi postérieure du petit bassin et la tête fœtale. La fistule se produit ici par le même mécanisme que celui de la fistule vésico-vaginale.

Cette première classe de fistules de l'uretère (*fistules puerpérales*) se rattache donc entièrement, sous le rapport de la pathogénie, au chapitre des *Fistules urinaires chez la femme*. Cependant, comme elles présentent, une fois constituées, les mêmes symptômes et les mêmes indications thérapeutiques que les autres variétés, nous avons pensé qu'elles se trouveraient mieux à leur place dans une étude d'ensemble des fistules urétérales.

Un fait qui ressort des observations connues, c'est que la fistule puerpérale de l'uretère se rencontre plus fréquemment à gauche qu'à droite, et qu'elle survient de préférence chez les multipares, dont les accouchements antérieurs ont été laborieux. Chez cette catégorie de femmes, en effet, les inflammations chroniques du côté des organes du petit bassin amènent un certain degré de fixation de l'uretère par l'épaississement du tissu cellulaire ambiant et l'empêchent, par conséquent, de fuir devant la compression, comme il le ferait à l'état normal.

On peut rapprocher de cette variété de fistules le cas, sans doute unique, publié par Landau, dans lequel une lésion de l'uretère a été produite non plus par la pression fœtale, mais par celle d'un pessaire; une fistule urétéro-vaginale s'ensuivit.

b. Les fistules de l'uretère peuvent reconnaître une origine traumatique, soit qu'il s'agisse d'une lésion accidentelle (*fistule traumatique*), soit que le canal ait été atteint par le chirurgien dans le cours d'une opération (*fistule opératoire*).

Les fistules traumatiques proprement dites sont très-exceptionnelles, en raison de la situation profonde de l'uretère qui le protége contre les agents vulnérants.

On a vu cette lésion se produire à la suite de coups de couteau reçus dans le dos. Nous avons déjà signalé cette étiologie dans le cas de M. Demons : le couteau enfoncé obliquement dans la région dorsale avait traversé la base du poumon gauche et atteint le rein, vraisemblablement vers l'origine de l'uretère. Holmes rapporte un fait où le blessé avait également reçu un coup de couteau à la hauteur de l'épine iliaque postéro-supérieure; il persista pendant quelque temps un suintement de liquide limpide à travers une petite fistule qui finit par se fermer spontanément. Dans un cas du professseur Le Fort, communiqué en 1880 à l'Académie de médecine, la fistule avait succédé à un coup de tranchet que le blessé s'était donné, pour se suicider, au-dessous des fausses côtes droites, à 4 centimètres environ de la ligne médiane.

Les *fistules opératoires* de l'uretère ne sont pas absolument rares. Les rapports qu'affecte ce conduit, dans la dernière partie de son trajet, avec la paroi supérieure du vagin, expliquent qu'il puisse être atteint pendant l'opération de la *fistule vésico-vaginale*. Bandl en a cité deux cas.

Dans ces dernières années, où la chirurgie abdominale a pris une telle extension, il n'est pas surprenant que les exemples d'une semblable complication se soient multipliés.

C'est surtout dans le cours d'*ovariotomies* qu'on a l'occasion d'observer cet accident. Le fait est arrivé à des chirurgiens tels que Simon, Nussbaum, Billroth. On ne saurait donc accuser ici la maladresse ou l'inadvertence de l'opérateur. Les adhérences intimes qui peuvent exister entre l'uretère et le kyste fournissent une explication suffisante de l'accident que nous signalons. M. Terrillon a attiré l'attention sur ce fait, que la blessure de l'uretère est beaucoup plus à redouter lorsque le kyste se trouve inclus, primitivement ou secondairement, dans le ligament large : la paroi kystique se met alors en contact immédiat, et sans l'intermédiaire du péritoine, avec le conduit excréteur de l'urine. La pathogénie de la fistule après la section de ce dernier est facile à comprendre : l'urine, cheminant entre les couches du tissu cellulaire, provoque la formation d'un abcès qui laissera, après son ouverture spontanée ou artificielle, un orifice fistuleux. Quant au siége de cet orifice, il peut occuper un point quelconque de la paroi abdominale. C'est au niveau de la cicatrice de l'ovariotomie qu'on l'a rencontré le plus souvent.

Dans l'opération de l'*hystérectomie*, l'uretère est plus exposé encore, à cause des manœuvres nécessaires pour détacher les ligaments larges d'un utérus qui s'abaisse mal. Biar a réuni 4 cas de fistules produites dans ces conditions. Un des plus intéressants est le fait de Bœckel, communiqué à la Société de chirurgie en 1884. Pendant l'opération survint une hémorrhagie qui obligea le chirurgien à laisser, pendant plusieurs heures, une pince à forte pression dans la plaie. Le troisième jour on constatait un écoulement d'urine continu par le vagin ; la pince avait évidemment saisi l'uretère et déterminé sa mortification.

C'est par un mécanisme semblable que se produisit la fistule dans le cas tout récent de M. Lannelongue (de Bordeaux). Le ligament large du côté droit avait été comprimé pendant l'opération par une forte pince à mors allongés : dix jours après, on s'aperçut que les draps de la malade étaient constamment mouillés par un liquide d'odeur urineuse.

c. Il existe enfin une troisième catégorie de fistules urétérales, qu'on peut appeler *fistules organiques* et qui résultent de la destruction de la paroi du canal par envahissement d'un processus ulcératif (cancer de voisinage, dégénérescence tuberculeuse). On a vu la perforation se faire de dedans en dehors ; Bang a cité un cas d'ulcération tuberculeuse primitive de l'uretère, ayant déterminé une fistule urétéro-duodénale constatée à l'autopsie.

On conçoit que des calculs de l'uretère puissent amener un résultat analogue. Nous n'avons pas trouvé d'exemple de cette complication, mais les auteurs s'accordent à l'admettre comme possible. La perforation une fois produite entraînera naturellement la formation d'un abcès urineux dans le tissu cellulaire ambiant et une fistule consécutive.

ANATOMIE PATHOLOGIQUE. Au point de vue du *siége*, les fistules urétérines doivent être divisées en deux grandes classes :

a. Les *fistules externes* ou *urétéro-cutanées.*

b. Les *fistules internes*, dont les seules importantes sont les *fistules urétéro-utérines* et *urétéro-vaginales.*

a. L'*orifice cutané* peut être *lombaire* ou *abdominal*. Il est en général unique. On a noté cependant la présence de deux orifices, comme dans le cas du professeur Le Fort, où il existait à la fois une fistule lombaire, et une autre au-dessus du pli de l'aine.

L'*orifice interne* répond à la partie supérieure de l'uretère qui présente presque toujours une solution de continuité complète.

Entre ces deux orifices existe un *trajet* plus ou moins long et irrégulier. Lorsque l'orifice cutané siége sur la paroi abdominale, il n'est pas rare de rencontrer une disposition spéciale du trajet fistuleux, que nous avons déjà signalée à l'occasion de certaines fistules rénales. L'urine en s'accumulant en un point plus ou moins rapproché de la solution de continuité de l'uretère y détermine un abcès urineux qui est la première phase de la formation de la fistule. Il en résulte qu'entre les orifices externe et interne existe une cavité intermédiaire, à parois quelquefois très-épaisses, qui sert de réceptacle à l'urine. Le bout inférieur de l'uretère qui devrait, semble-t-il, s'oblitérer à la suite de l'établissement de la fistule, reste cependant dans une certaine mesure perméable, comme le prouvent plusieurs faits où cette recherche a été pratiquée après la mort.

b. Les fistules de la seconde classe, qui font communiquer l'uretère avec l'utérus ou le vagin, présentent des caractères anatomiques différents. Elles occupent la portion inférieure de l'uretère. Leur trajet, loin d'offrir les diverticules que nous signalions plus haut, est généralement très-court. Dans les fistules urétéro-vaginales, les deux orifices sont tellement rapprochés que les muqueuses urétérale et vaginale semblent se continuer l'une avec l'autre. L'orifice accessible à la vue est très-élevé, situé au fond du vagin et latéralement. Il a l'apparence d'une fente oblique qui suit la direction de l'uretère.

Il n'est pas très-rare de voir coexister une fistule urétéro-vaginale avec une fistule vésico-vaginale. Dans cette variété de fistule, qu'on peut appeler *vésico-urétéro-vaginale*, on voit l'uretère s'ouvrir sur le bord même de l'orifice qui fait communiquer la vessie et le vagin.

Nous ne citerons que pour mémoire les cas très-exceptionnels de fistules organiques qu'on a signalées entre l'uretère et une portion de l'intestin (fistules urétéro-duodénales, urétéro-rectales).

SYMPTÔMES ET DIAGNOSTIC. Le symptôme fondamental d'une fistule de l'uretère est l'*écoulement permanent d'urine*, soit par l'orifice cutané, si la fistule est abdominale ou lombaire, soit par le vagin, si elle est vaginale ou utérine. En général, l'odeur nettement urineuse du liquide écoulé indique sa provenance. S'il reste quelque doute, on pourra s'assurer, par l'analyse comparative du liquide recueilli au niveau de l'orifice anormal et dans la vessie, que l'élimination de médicaments qu'on retrouve facilement dans l'urine, comme le salicylate de soude, par exemple, se fait également par les deux voies.

L'urine rendue par la fistule présente des caractères particuliers qui n'ont pas échappé aux observateurs, notamment à Bérard. Elle est claire, transparente et d'une faible densité. Un autre caractère qui était très-évident dans le cas de M. Lannelongue, c'est la proportion minime d'urée que contient le liquide ainsi rendu. Se fondant sur les exemples connus d'abaissement du chiffre de l'urée à la suite d'une augmentation de pression dans l'uretère, M. Biar émet l'hypothèse qu'à la suite d'une solution de continuité les propriétés contractiles du canal auraient pour effet de réduire son calibre. Quelle que soit la valeur de cette interprétation, le fait que nous signalons mérite d'attirer l'attention et appelle de nouvelles recherches.

Lorsque l'orifice anormal vient à s'oblitérer momentanément, on voit survenir des douleurs lombaires, et souvent des symptômes généraux alarmants qui cessent avec la disparition de l'obstacle. Dans l'observation de M. Lannelongue il a suffi, pour calmer des accidents de cette nature, d'enlever un tampon qui obturait l'orifice vaginal de la fistule.

Un symptôme non moins important que l'incontinence pour le diagnostic, c'est la persistance d'émissions volontaires d'une urine normale. Les mictions sont seulement plus espacées, la vessie mettant plus de temps à se remplir. Comme il est facile de le prévoir, la quantité d'urine rendue en vingt-quatre heures par la voie naturelle représente environ la moitié de la proportion normale. Dans son observation souvent citée de fistule vésico-utérine, Bérard raconte qu'aussitôt après une miction il fit placer sa malade sur un vase dans le but de recueillir tout le liquide qui s'écoulait par le vagin. Elle y resta deux heures, au bout desquelles on la sonda : la quantité d'urine retirée de la vessie se trouva exactement la même que celle contenue dans le vase.

Un moyen beaucoup plus simple que le précédent, qui sert à fixer le diagnostic différentiel entre une fistule urétérale et une fistule de la vessie, consiste à pratiquer des *injections colorées* dans le réservoir urinaire. L'uretère est-il seul intéressé? le chirurgien qui explore le fond du vagin, pendant qu'on fait l'injection, verra s'écouler, soit par l'orifice fistuleux (fistule urétéro-vaginale), soit par le col utérin (fistule urétéro-utérine), un liquide absolument incolore. Le contraire ne pourrait se produire que dans le cas où l'uretère serait atteint au niveau même de son abouchement dans la vessie. C'est ce qui avait lieu dans un fait présenté, en 1870, à la Société de chirurgie, par M. Duplay : ce chirurgien avait naturellement porté le diagnostic de fistule vésico-vaginale. Un procédé des plus sensibles pour pratiquer le genre d'exploration qui nous occupe, lorsqu'on est en présence d'une fistule cutanée, c'est d'injecter, à l'exemple du professeur Le Fort, une solution d'iodure de potassium dans la vessie, puis de badigeonner les bords de l'orifice avec une solution de nitrate de plomb; s'il existe la moindre communication entre la vessie et le trajet fistuleux, on constatera au niveau de l'orifice un précipité d'un jaune intense.

L'*exploration directe de la fistule* à l'aide de stylets ou de sondes doit être complétement proscrite pour les fistules cutanées. Dans le cas de fistule urétéro-vaginale, au contraire, ce mode d'investigation servira à éclairer ou à confirmer le diagnostic. La malade étant placée dans la position genu-pectorale, on fait soulever la paroi vaginale postérieure avec un spéculum de Sims. L'orifice de la fistule étant alors bien apparent, on cherche à y engager un stylet, qui pénètre en général facilement et profondément en suivant la direction un peu oblique de l'uretère. On constate à ce moment que l'instrument n'est pas libre comme il le serait dans une cavité. Si l'on essaye d'amener ce dernier à la rencontre d'une sonde métallique introduite dans la vessie, on n'arrive pas, malgré les plus patientes recherches, à produire le contact. Enfin, vient-on à remplacer le stylet par une sonde de très-petit diamètre, on verra sourdre goutte à goutte un liquide clair et transparent.

L'ensemble des signes que nous venons d'exposer suffira le plus souvent pour conduire au diagnostic d'une fistule de l'uretère.

Une fois établie, la lésion qui nous occupe ne présente aucune tendance à la guérison spontanée. Dans un cas de fistule urétéro-utérine, Hahn, cité par Biar, vit l'écoulement par l'orifice du col cesser au bout de quelques mois. Mais le fait doit être considéré comme tout à fait exceptionnel, et l'on peut dire que cette affection est incurable par les seuls efforts de la nature. Hormis certaines fistules traumatiques qui se compliquent de stagnation d'urine et de pus au sein des tissus, les fistules de l'uretère ne menacent pas directement l'existence et sont même compatibles avec une santé satisfaisante. En revanche, elle constituent, à l'instar des fistules urinaires en général, une infirmité des plus pénibles, source pour la malheureuse patiente de constantes tortures tant physiques que morales.

TRAITEMENT. Les cas sont encore trop peu nombreux et souvent trop dissemblables pour qu'on soit autorisé à formuler des règles précises de traitement applicables aux fistules de l'uretère. L'étude des observations publiées nous montre des tentatives plus ou moins hardies, plus ou moins ingénieuses, qui ont été suivies de résultats immédiats variables. Mais ce qui nous manque pour pouvoir porter dès aujourd'hui un jugement sur les procédés divers mis en œuvre, notamment sur le plus important d'entre eux, la néphrectomie, ce sont les résultats définitifs, la connaissance de l'état exact des malades un certain temps après l'opération. Quoi qu'il en soit, l'affection est assez sérieuse pour justifier les efforts qui ont été tentés, et pour ne pas se résoudre à rester inactif devant une infirmité aussi déplorable. Cela dit, nous nous bornerons à un simple exposé des faits.

Au point de vue des indications opératoires, il importe de distinguer les cas dans lesquels les *bouts de l'uretère sont inaccessibles* (fistules urétéro-cutanées et urétéro-utérines) et ceux où ils sont au contraire *accessibles* (fistules urétéro-vaginales).

1. *Fistules urétéro-cutanées.* Lorsqu'on se trouve en présence d'une fistule résultant d'un traumatisme, soit accidentel soit opératoire, qui fait communiquer l'uretère avec le tégument externe, il n'existe qu'un moyen curatif, qui consiste à supprimer la sécrétion urinaire du côté lésé en extirpant le rein. Simon (de Heidelberg) pratiqua le premier, en 1869, cette opération, de propos délibéré, sur une femme atteinte de fistule urétéro-abdominale consécutive à une ovariotomie. Depuis lors cet exemple a été suivi un certain nombre de fois. En réunissant la statistique publiée par Marduel dans le *Dictionnaire de médecine et de chirurgie* (article Reins) et celle plus récente dressée par Biar dans sa thèse, on arrive à un total de *douze* néphrectomies pratiquées pour diverses variétés de fistules de l'uretère. Ces 12 opérations donnent, au point de vue des résultats, 9 *guérisons* (cas de Simon, Sweifel, Czerny, Spiegelberg, Crédé, Stark, Starck, Bœckel, Demons) et 5 *morts* (cas de Le Fort, Bardenhauer, Billroth). Ces chiffres sont assez encourageants, pensons-nous, pour légitimer une intervention, si téméraire qu'elle puisse paraître, dans des cas qui resteraient, sans cette opération, au-dessus des ressources de l'art.

Exceptionnellement, lorsqu'il existe dans le voisinage de la vessie, entre cet organe et l'orifice cutané, une poche où s'accumule l'urine, on pourrait imiter la pratique qui a réussi à Nussbaum. Elle consiste à ponctionner la vessie avec un gros trocart au niveau de la cavité accidentelle, puis à faire passer par l'ouverture ainsi produite un gros drain ressortant par l'urèthre, destiné à recueillir l'urine versée dans la poche par l'uretère sectionné. C'est, en un mot, le procédé que nous étudierons tout à l'heure sous le nom de *création d'un uretère artificiel.*

Ce cas excepté, on est en droit de considérer, d'après les résultats connus jusqu'à ce jour, la néphrectomie comme la méthode de choix dans le traitement des fistules urétéro-cutanées. On peut dire que cette variété de lésion constitue, pour une opération dont la valeur est encore très-contestée parmi les chirurgiens, une de ses indications les plus précises.

2. *Fistules urétéro-utérines.* Comme dans la variété précédente, la situation inaccessible de l'uretère lésé ne permet pas d'agir directement sur la fistule. D'ailleurs, l'orifice utérin de celle-ci fût-il situé assez bas pour devenir accessible à la vue après la dilatation préalable du col, on ne pourrait songer à imiter la pratique qui a été conseillée dans certaines fistules vésico-utérines et qui consiste à tenter l'avivement direct de l'orifice et la suture. On serait en effet retenu par la crainte d'oblitérer l'uretère et de s'exposer à des accidents graves d'urémie. Pour combattre l'incontinence dans des cas semblables, le chirurgien n'aura le choix qu'entre les procédés suivants : *suture du col utérin; — oblitération transversale du vagin, avec établissement d'une fistule vésico-vaginale artificielle; — néphrectomie.*

Nous ne faisons que signaler ici les procédés des deux premières catégories qui ont pour but d'amener une occlusion partielle ou totale des voies génitales et sur lesquels nous aurons l'occasion de revenir avec plus de détails en traitant des fistules de la vessie chez la femme. Qu'il nous suffise de dire que le cléisis génital appliqué au traitement des fistules urétéro-utérines est une opération rationnelle qui a été couronnée quelquefois de succès; mais elle ne paraît devoir être justifiée que par l'âge avancé de la malade, et ne saurait dans aucun cas être regardée comme une méthode générale de traitement. Quant à la suture du col, elle a été suivie d'un résultat favorable entre les mains de Duclout; il est vrai que d'autres chirurgiens ont complétement échoué dans des tentatives analogues. Faisons observer qu'avant d'entreprendre une opération de cette nature, il faut être sûr que le bout inférieur de l'uretère est resté perméable; il serait facile de s'en convaincre en obturant momentanément le col et en recherchant si la quantité d'urine rendue par la miction se trouve augmentée de ce fait.

Reste enfin la néphrectomie. Zweifel l'a pratiquée avec un plein succès dans un cas de fistule urétéro-utérine, après avoir vainement tenté d'oblitérer le col par la suture. Il serait prématuré de comparer ce mode d'intervention aux précédents, mais en nous fondant sur les résultats enregistrés plus haut, nous pensons que la néphrectomie est destinée à devenir la méthode de choix dans le traitement des fistules urétéro-utérines aussi bien que des fistules urétéro-cutanées.

5. *Fistules urétéro-vaginales.* L'orifice de la fistule étant, dans cette variété de lésion, accessible, on peut songer à agir directement sur ses bords. Il faut reconnaître cependant que les tentatives faites dans ce sens, telles que les cautérisations, les divers procédés de suture, ont ordinairement échoué. La première condition, pour entreprendre avec quelque chance de succès l'obturation de l'orifice fistuleux, est d'assurer au préalable une libre communication entre l'uretère lésé et la vessie. On peut arriver à ce résultat par la *création d'un uretère artificiel* suivant l'ingénieuse méthode qu'a imaginée Landau. Le chirurgien allemand conseille de faire par la fistule le cathétérisme du bout inférieur de l'uretère avec une petite sonde molle, et d'aller chercher la sonde dans la vessie pour la faire sortir par l'urèthre, de faire ensuite le cathétérisme du bout supérieur de l'uretère en y faisant pénétrer l'extrémité de la sonde qui demeure libre dans le vagin. La continuité du canal de l'uretère est, dès lors rétablie; il ne reste plus qu'à faire l'avivement des bords de la fistule et à les réunir perpendiculairement à son grand axe. Si l'on ne parvenait pas à faire le cathétérisme du bout inférieur, il faudrait, d'après Landau, l'inciser dans toute son étendue et transformer ainsi la fistule urétéro-vaginale en une fistule vésico-vaginale à l'extrémité supérieure de laquelle s'ouvrirait l'uretère.

M. Lannelongue (de Bordeaux) a récemment exécuté une opération qui doit être rapprochée de la précédente et qui mérite d'être connue. Une sonde en gomme est tout d'abord introduite dans le bout supérieur de l'uretère, puis, à l'aide d'un gros trocart courbe introduit par l'urèthre et dont on dirige la course à l'aide de l'index qui est dans le vagin, on perfore la paroi postérieure de la vessie vis-à-vis de la fistule, immédiatement au-dessus de la voûte du vagin. Dans un troisième temps, on va saisir avec une longue pince toujours introduite par l'urèthre et engagée dans l'ouverture artificielle de la vessie l'extrémité libre de la sonde urétérale. Celle-ci étant ramenée dans la vessie et ressortant par l'urèthre, la communication entre l'uretère et le réservoir urinaire se trouve de fait rétablie; on procède alors à la suture. Si l'on obtient la fermeture de la fistule, l'urine qui tombera du bout supérieur de l'uretère sur la voûte du vagin devra suivre désormais l'unique voie qui se présente devant elle, l'ouverture artificielle, qui la conduira dans la vessie. Bien que cette opération fort ingénieusement conçue n'ait pas été suivie de succès dans le cas dont nous avons été témoin, nous ne pourrions que conseiller de nouveaux essais d'un procédé aussi rationnel, renvoyant au travail de M. Biar pour les détails de technique opératoire.

Les moyens ayant pour but de rétablir directement le cours de l'urine ont-ils échoué? il resterait encore la double ressource du cléisis génital et de la néphrectomie. Cette dernière opération pratiquée trois fois pour des fistules urétéro-vaginales a donné trois succès.

CHAPITRE III. Fistules de la vessie. Les fistules vésicales ne sont pas rares et peuvent se rencontrer dans des conditions très-diverses. Les rapports anatomiques de la vessie permettent une communication anormale de cet organe soit avec la surface cutanée du corps, soit avec un viscère creux de voisinage. Il existe donc, à ce point de vue, deux grandes classes de fistules :

1° **Les fistules externes ou vésico-cutanées;**

2° **Les fistules internes,** qui comprennent les *fistules vésico-intestinales,* les *fistules vésico-utérines* et les *fistules vésico-vaginales.*

Ces deux dernières variétés constituent une affection toute spéciale qui mérite d'être envisagée à part; nous renvoyons leur étude au chapitre des *fistules urinaires chez la femme.* Nous rejetons également de notre cadre les *fistules congénitales* de la vessie dont il sera question à propos des vices de conformation de cet organe.

Enfin, il existe une variété intéressante de fistules vésicales, les *fistules urinaires ombilicales,* qui rentreraient logiquement dans notre sujet, mais qui ont été très complétement décrites dans cet ouvrage à l'article Ombilic.

Nous aurons donc à étudier ici les *fistules vésico-cutanées* d'une part, et les *fistules vésico-intestinales* d'autre part.

Si ces deux ordres de lésions demandent à être nettement séparés au point de vue de l'étude clinique et des indications thérapeutiques, les circonstances étiologiques qui leur donnent naissance ne justifient pas cette distinction.

Étiologie et pathogénie. Les fistules de la vessie reconnaissent une double origine: *traumatisme* ou *ulcération.* L'ulcération elle-même peut être *simple,* qu'elle succède à un processus inflammatoire ou à un sphacèle de la paroi, ou bien elle est *diathésique.* Nous rangerons donc, au point de vue pathogénique, les fistules vésicales sous ces trois chefs : fistules traumatiques, fistules par ulcération simple, fistules diathésiques.

Fistules traumatiques. Toutes les plaies du réservoir urinaire, qu'elles soient produites par un instrument tranchant ou par un corps contondant, peuvent entraîner directement une fistule urinaire. Si la fistule est cutanée, elle offre une tendance à se fermer spontanément, à moins qu'elle ne soit entretenue par un corps étranger, comme on l'observe fréquemment à la suite des plaies par armes à feu. Au contraire, lorsque la lésion a intéressé l'intestin, la fistule persiste indéfiniment. Nous nous bornons à signaler cette conséquence des traumatismes vésicaux, renvoyant pour leur étude au chapitre des plaies de la vessie.

A côté des traumatismes proprement dits figurent, parmi les causes de fistules vésicales, les traumatismes opératoires, nous voulons parler des ouvertures de la vessie pratiquées par la main du chirurgien soit dans un but thérapeutique, soit par accident. Les fistules produites de ce chef, qu'on peut appeler *fistules opératoires,* sont devenues plus fréquentes depuis l'extension qu'a prise la chirurgie abdominale. Nous ne rappelons que pour mémoire la possibilité d'une ouverture fistuleuse permanente à la suite de la ponction hypogastrique et du séjour prolongé d'une canule dans la plaie. Chopart en rapporte un exemple.

On a également observé cette complication après la ponction de la vessie par le rectum et surtout après la taille recto-vésicale; cette opération, qui n'a plus d'ailleurs qu'un intérêt historique, était suivie de fistule 20 fois sur 100, d'après le relevé de Thompson. Les fistules vésicales sont au contraire assez rares à la suite des tailles périnéales. Des recherches consignées par Chauvel dans son article CYSTOTOMIE, il résulte que la taille prérectale exposerait plus que les autres méthodes à une fistule persistante. La difficulté qu'éprouve à se recoller la paroi antérieure du rectum, dénudée dans une grande étendue, explique la fréquence relative de cette complication dans la taille de Nélaton, ou les procédés qui en dérivent. Sur 5 opérations Dolbeau comptait 4 fistules.

Signalons par contre la rareté des fistules qui succèdent à la taille hypogastrique. Bouley qui a consulté pour sa thèse des matériaux nombreux sur la question n'a pas vu signalé un seul cas de fistule persistante. Dans la statistique de Gunther qui comprend 260 opérations on relève 1 cas de fistule vésicale, qui finit par se fermer au bout d'un certain temps.

Les rapports anormaux que la vessie peut contracter avec la paroi abdominale antérieure, les adhérences accidentelles qui l'unissent aux tumeurs du petit bassin, rendent compte de la lésion possible de cet organe au cours d'une opération dans la région, d'une ovariotomie, par exemple. La suture immédiate a pu parer dans un certain nombre de cas aux conséquences prochaines de l'issue de l'urine, mais on a observé quelquefois une fistule secondaire, suite d'un insuccès partiel de la suture. Gaillard Thomas cite un cas de fistule vésico-abdominale qui reconnaissait une semblable origine. Il peut arriver d'ailleurs que le chirurgien établisse volontairement une fistule hypogastrique temporaire, lorsque l'étendue de la plaie vésicale laisse des doutes sur les chances d'une réunion complète : c'est la pratique que suivit M. Pozzi dans un cas fort intéressant de lésion de la vessie au cours d'une ovariotomie (*Annales des maladies des organes génito-urinaires*, 1883).

Ce n'est pas seulement dans les grandes opérations abdominales que la blessure de la vessie peut donner lieu à une fistule urinaire : on a vu cet accident se produire après l'ouverture de collections péri-vésicales. Le professeur Verneuil, en débridant avec l'écraseur linéaire des trajets fistuleux situés à l'hypogastre, consécutifs à un phlegmon profond de la région, vit tout à coup s'échapper un flot d'urine. Malgré une suture de Gély immédiate, il persista une fistule urinaire hypogastrique qui se rétrécit spontanément et fut oblitérée plus tard par une cautérisation au thermocautère (fait cité par Bouilly dans sa thèse).

Enfin la lésion qui nous occupe peut être le résultat d'une erreur de diagnostic : c'est ainsi qu'on a ouvert la vessie herniée, prise pour un abcès de la région de l'aine : il en est résulté une fistule inguinale.

Fistules par ulcération simple. Les fistules vésicales de cette catégorie reconnaissent des causes très-variables. Nous citerons en premier lieu l'*inflammation*, qu'elle siége primitivement dans la vessie ou que son point de départ soit extra-vésical. Lorsque un abcès urineux ou une collection purulente quelconque siége au voisinage de la vessie, on conçoit la possibilité de perforations consécutives qui font communiquer la cavité vésicale soit avec l'extérieur, soit avec l'intestin. Il nous suffira de nommer les péricystites, les phlegmons de la cavité de Retzius, beaucoup plus rarement les abcès des parois vésicales, enfin la grande classe des suppurations pelviennes (pelvi-péritonites, abcès développés au voisinage d'un rétrécissement de l'intestin, ou même d'une invagination intestinale restée latente, etc.). Citons enfin, dans cet ordre de faits, les communications qu'on peut voir s'établir entre la vessie et un kyste de l'ovaire, lésion qui a été bien étudiée par M. Terrillon, dans son récent travail sur les *Rapports des kystes ovariques avec les organes urinaires*. La communication peut être simple et donner lieu à une fistule interne à laquelle conviendrait le nom de *vésico-ovarienne*. Dans certains cas rares, la lésion se complique d'une fistule cutanée ou intestinale. Nélaton rapporte un fait singulier qui appartient à Larrey : une femme portait un kyste pileux de l'ovaire qui s'ouvrit à la fois à l'hypogastre et dans la vessie ; une concrétion calcaire tombée du kyste et bouchant le col vésical avait forcé les urines à s'échapper par l'ouverture de l'hypogastre après avoir traversé le kyste ovarique. D'autre part, dans sa thèse sur les fistules vésico-intestinales, Blanquinque cite un cas où l'ovaire gauche était converti en une poche purulente ouverte à la fois dans la vessie et dans l'S iliaque.

L'ulcération vésicale n'est pas toujours de cause purement inflammatoire.

L'*infiltration d'urine* d'origine vésicale, quelle que soit d'ailleurs sa cause, laisse assez fréquemment à sa suite des fistules multiples. Nous n'avons rien de spécial à dire sur le mécanisme de leur production qui appartient à l'histoire de cette complication commune à des affections très-diverses.

Le contact prolongé d'une sonde trop profondément enfoncée dans la vessie, des corps étrangers, des calculs, peuvent amener directement une perforation aboutissant à une fistule, généralement vésico-rectale. Caudmont a rapporté à la Société anatomique l'observation d'un malade qui s'était introduit un porte-plume dans la vessie : une fistule vésico-intestinale s'ensuivit.

Dans un certain nombre de cas, le point de départ du processus ulcératif siége dans l'intestin. Le plus souvent ce sont des corps étrangers qui sont la cause première de la perforation intestinale (pépins, noyaux de fruits, vers intestinaux, etc.). Blanquinque a rassemblé dans sa thèse un certain nombre de ces faits curieux qui ne touchent d'ailleurs qu'indirectement à notre sujet.

Enfin nous devons signaler à cette place l'affection très-rare sur laquelle Mercier a le premier attiré l'attention et connue sous le nom d'ulcère perforant chronique. Dans un cas cité par cet auteur, l'ulcération s'est terminée par une fistule vésico-rectale.

Fistules diathésiques.   Sous ce titre nous désignons les fistules qui reconnaissent pour origine un processus destructif lié à l'évolution d'une lésion cancéreuse ou tuberculeuse. Dans les faits de cet ordre, l'établissement de la communication anormale n'a pas d'autre valeur clinique que celle d'un épiphénomène survenu dans le cours de la maladie principale et qui reste, comme cette dernière, au-dessus des ressources de l'art. C'est ainsi qu'un cancer du rectum, de la prostate, peut envahir et perforer la paroi vésicale. De même on voit une ulcération diathésique de la vessie détruire successivement les parois du réservoir urinaire et de l'intestin, réunies par des adhérences. Lorsqu'il s'agit de tuberculose vésicale, la fistule s'établit en général par le mécanisme suivant : des phénomènes de péricystite surviennent, puis un abcès se forme qui va s'ouvrir parfois à l'hypogastre, à l'ombilic, ou même au périnée, plus souvent dans le rectum et le vagin.

Les variétés de fistules que nous venons de passer en revue se rencontrent bien plus fréquemment chez l'homme que chez la femme. Cette prédisposition du sexe masculin est en rapport avec les circonstances qui président à leur formation.

Nous devons mentionner, en terminant, une variété toute spéciale de fistules vésicales, qu'on pourrait appeler *fistules artificielles* ou *thérapeutiques*. Nous faisons allusion à une méthode de traitement de la cystite chronique qui consiste à établir une fistule dans le but d'assurer l'issue continuelle de l'urine. Cette pratique, dont l'idée n'est pas nouvelle, a été remise en honneur dans ces dernières années par quelques chirurgiens étrangers, Sims, Emmet, Montrose, Pallen, en Amérique; Thompson, en Angleterre; Dittel, en Allemagne. Elle est encore peu usitée en France. Thompson a bien caractérisé le mode d'action de la fistule artificielle : elle favorise la guérison en « supprimant les fonctions de la vessie comme réservoir », en assurant, par conséquent, un repos absolu et prolongé de l'organe. Ajoutons qu'elle facilite singulièrement les lavages répétés et l'emploi d'une médication topique. L'opération a été surtout pratiquée chez la femme et c'est toujours la voie vaginale qui a été choisie. Chez l'homme, on s'est adressé tantôt à la fistule périnéale, tantôt à la fistule hypogastrique. Nous n'avons pas à discuter ici la valeur ni les indications d'une semblable intervention. S'il faut en croire un récent travail d'Horovitz, élève de Dittel, travail basé sur 58 observations, la fistule vésicale artificielle a donné des résultats très-encourageants et mérite d'être mise sérieusement à l'étude.

Rappelons enfin, pour ne rien omettre, les procédés de communication recto-vésicale qu'on a proposés comme traitement de l'extroversion de la vessie. Lloyd imagina de créer une fistule à l'aide d'un trocart, Holmes au moyen d'une pince qui devait mortifier toutes les parties comprises entre le rectum et la vessie. Ces diverses tentatives n'ont pas donné des résultats assez satisfaisants pour qu'elles méritent d'être renouvelées.

ANATOMIE PATHOLOGIQUE. Les fistules vésicales se prêtent mal à une description anatomique générale à cause des nombreuses variétés qu'elles présentent au point de vue du siége, de la forme et de la dimension des orifices, de la longueur et de la direction du trajet.

Les fistules cutanées ont été rencontrées sur tous les points de l'abdomen et même du tronc ; leurs siéges de prédilection sont l'hypogastre, l'ombilic, le pli de l'aine, le périnée, et même la marge de l'anus lorsque la fistule succède à une infiltration d'urine qui a gagné les fosses ischio-rectales. Il n'est pas rare, dans le cas d'infiltration urineuse, de voir des ouvertures multiples qui occupent des régions différentes. L'*orifice* est tantôt placé au sommet d'un bourgeon rougeâtre, tantôt à fleur de peau ou bien au fond d'une dépression.

La communication entre la vessie et l'intestin se fait le plus souvent au niveau du rectum (fistule vésico-rectale). On a vu la fistule intéresser l'intestin grêle, le cæcum, l'appendice vermiculaire, enfin le côlon. Dans un travail intéressant, Putégnat a réuni huit observations de *fistules côlo-vésicales*.

L'*orifice intestinal* présente des dimensions très-variables. Nous venons d'observer une pièce anatomique appartenant à un sujet atteint d'une fistule vésico-rectale d'origine tuberculeuse, et mort dans le service de notre ami André Boursier: l'ouverture admettait la pulpe de l'index. Malgré la largeur de cet orifice, on ne constatait pas de hernie de la muqueuse vésicale, fait qui a été noté dans plusieurs observations et que nous retrouverons à l'occasion des fistules vésico-vaginales. L'*orifice vésical* occupe un siége variable. Dans le cas de fistules consécutives à un processus inflammatoire, on le trouve de préférence sur le segment supérieur de la vessie; les fistules diathésiques intéressent plutôt le segment inférieur. L'orifice est parfois un peu difficile à trouver, étant caché au fond d'une dépression de la muqueuse.

Signalons les lésions de rectite et de cystite, qu'il est fréquent de rencontrer à l'autopsie.

Une distinction importante, parce qu'elle fournit des indications au traitement repose sur la disposition anatomique du *trajet fistuleux*. Tantôt il y a communication *directe* ou presque directe entre la vessie et la région intéressée : le trajet est alors très-court, il peut même ne pas exister. Tantôt, au contraire, la communication n'a lieu que *par l'intermédiaire d'un abcès;* dans ce cas le trajet est plus ou moins long, présentant sur son parcours une ou plusieurs dilatations irrégulières, où peuvent stagner du pus mélangé à de l'urine, parfois même des corps étrangers. On retrouve là, comme nous l'avons déjà fait remarquer pour les fistules du rein et de l'uretère, une disposition tout-à-fait analogue à celle qu'affectent les fistules pyo-stercorales. Elle existait dans le cas de Boursier dont il a été question plus haut : la vessie petite, revenue sur elle-même, présentait au niveau de sa base une large ulcération entourée d'un semis de granulations miliaires ; l'ulcération infundibuliforme communiquait avec une cavité dont était creusée la prostate, et dans cette cavité venait s'ouvrir l'orifice rectal de la fistule.

Symptômes et diagnostic. *Fistules vésico-cutanées.* Le principal symptôme est l'*écoulement d'urine* par l'ouverture fistuleuse, écoulement tantôt *continu,* tantôt *intermittent.* Ces différences tiennent d'une part à l'état de l'urèthre, d'autre part au siége qu'occupe l'orifice anormal sur la paroi vésicale. Si la voie d'excrétion est obstruée, toute l'urine s'écoulera par la fistule d'une manière continue. Dans le cas contraire, une partie seulement de ce liquide passera par l'ouverture fistuleuse, et, si celle-ci siége un peu haut, l'écoulement sera intermittent. On comprend aisément, en effet, que plus la fistule occupera un point élevé du réservoir urinaire, moins il y aura d'incontinence. La miction, et d'une manière générale tout effort, augmentent la force de l'écoulement anormal.

Il est rare que le diagnostic de cette catégorie de fistules soulève quelques sérieuses difficultés. L'odeur caractéristique qu'exhale le malade sans cesse souillé par l'urine, la rougeur et l'état d'irritation de la peau entretenus autour de l'orifice, permettent de reconnaître à première vue la nature réelle du liquide écoulé, qu'il soit pur ou mélangé de pus.

Lorsque la fistule siége au périnée, elle pourrait être prise pour une fistule de l'urèthre. L'hésitation ne sera pas de longue durée, si l'on constate un écoulement d'urine *continu,* ce qui s'observe presque toujours dans le cas de fistule vésico-périnéale, en raison de la situation peu élevée de l'orifice vésical. Nous verrons que les fistules uréthrales ne donnent lieu à un écoulement d'urine qu'au moment des mictions.

Dans les cas exceptionnels où le caractère précédent ferait défaut, les résultats fournis par des injections colorées, pratiquées alternativement par la fistule et par le méat, permettront de juger la question.

Fistules vésico-intestinales. Une communication permanente entre la vessie et l'intestin entraîne comme conséquences cliniques : d'une part, le passage de l'urine par l'anus, d'autre part, l'émission de gaz et de matières fécales par l'urèthre. C'est en effet ce double phénomène qu'on observe dans les *cas types*, à trajet direct et largement ouvert.

Mais il s'en faut que les signes soient toujours aussi nets, particulièrement au début de l'affection, et la symptomatologie de ces fistules est loin d'être uniforme.

Tantôt c'est l'apparition d'une certaine quantité d'urine à l'orifice anal, pendant la miction, qui attire tout d'abord l'attention du malade. Ce symptôme peut persister seul. Un fait intéressant qui a été noté dans la plupart des observations, c'est qu'il n'existe pas, dans cette variété de cas, d'incontinence proprement dite. Le sphincter anal continuant à exercer son rôle s'oppose à l'écoulement permanent de l'urine qui s'accumule dans le rectum et que le malade rend volontairement à des intervalles variés. Le malade tuberculeux que nous avons eu l'occasion d'observer à l'hôpital Saint-André gardait facilement ses urines pendant deux heures ; au bout de ce temps, il urinait en quantité à peu près égale par l'urèthre et par l'anus. Ajoutons que ce malade restait habituellement couché ; dans la position verticale, il se produisait une incontinence relative. On conçoit que cette sorte de *miction rectale* s'accomplisse plus ou moins parfaitement selon l'état du sphincter anal. Sous l'influence des phénomènes de rectite que détermine à la longue le contact de l'urine, le sphincter se relâche et l'incontinence devient complète.

Dans d'autres circonstances, c'est le passage inverse qui est seul observé, nous voulons dire le rejet par l'urèthre du contenu intestinal. L'émission de gaz au moment de la miction, ou la présence dans l'urine d'un corps étranger de provenance alimentaire, quelquefois d'un lombric, vient inopinément établir le diagnostic. Souvent, au début, la *pneumaturie* est seule constatée. Les gaz sortent à la fin de la miction, en produisant un sifflement ou en éclatant avec bruit. La quantité de gaz, rendue à chaque miction, est très-variable ; ils peuvent même disparaître momentanément. Après une période plus ou moins longue de pneumaturie, on voit souvent apparaître des matières stercorales. Celles-ci sont en général délayées dans des urines épaisses et fétides, facilement reconnaissables ; dans certains cas un examen minutieux est nécessaire pour constater leur présence. Sans parler des vives douleurs qu'entraîne la cystite ainsi provoquée, d'autres causes de dysurie ne tardent pas à se montrer. C'est ainsi que des corps étrangers venus de l'intestin peuvent s'arrêter dans l'urèthre et donner lieu à des rétentions d'urine, ou bien ils deviennent le noyau de calculs vésicaux.

Les variétés anatomiques que présentent les dimensions des orifices, leurs rapports réciproques, la direction du trajet fistuleux, rendent suffisamment compte des variétés cliniques qu'on observe dans le passage anormal soit de l'urine, soit des matières intestinales. Mentionnons en outre une disposition curieuse que peuvent offrir les orifices et qui a été plusieurs fois relevée, nous voulons parler de l'ouverture *oblique* de la fistule à travers les parois de la vessie et de l'intestin. Il en résulte la formation d'une *valvule* plus ou moins complète, tout-à-fait comparable au mode d'abouchement de l'uretère dans la cavité vésicale. Cette disposition explique que tantôt l'urine passe seule dans l'intestin et que tantôt le passage inverse soit seul possible. Le fait anatomique que nous signalons rend également compte de certains cas, surprenants au premier abord, où la vessie et l'intestin communiquaient à la fois avec un foyer purulent du petit bassin, sans que les contenus de ces deux organes aient pénétré dans le foyer.

Le DIAGNOSTIC d'une fistule vésico-intestinale est établi par la constatation même du symptôme caractéristique, passage de l'urine par le rectum ou de matières intestinales par l'urèthre. Lorsque ces symptômes existent, réunis ou isolés, le diagnostic ne consiste plus qu'à fixer le *siége* de la communication. A ce point de vue, les fistules qui nous occupent peuvent être divisées en *fistules accessibles* et *fistules inaccessibles*. Pour ces dernières, on n'aura le plus souvent que des présomptions sur la partie exacte du tube intestinal qu'elles occupent. Quant aux fistules de la première catégorie, c'est-à-dire les fistules vésico-rectales, les divers moyens d'exploration du rectum, tels que le spéculum et surtout le toucher, renseigneront sur la situation de l'orifice, sur sa forme, ses dimensions, sur l'existence possible d'une hernie de la muqueuse vésicale, etc. La seule erreur qu'on pourrait commettre serait de confondre une fistule vésico-rectale avec une fistule uréthro-rectale. Nous établirons ce point de diagnostic à propos de cette dernière affection.

Dans les cas rares où l'émission de gaz par l'urèthre constitue l'unique symptôme d'une communication vésico-intestinale, il ne faudra pas oublier que ce signe n'a pas une valeur pathognomonique : on a cité dernièrement des faits qui prouvent la possibilité du développement spontané de gaz dans la vessie. Des observations réunies par Guiard dans son intéressant travail sur *la pneumaturie essentielle* il résulte que ce phénomène, d'ailleurs extrêmement rare, survient exclusivement chez les glycosuriques. Nous doutons qu'il puisse jamais provoquer une hésitation sérieuse au sujet du diagnostic d'une fistule vésico-intestinale. En l'absence d'autres signes, l'odeur caractéristique des gaz émis par la verge suffirait, en cas de fistule, à éclairer le chirurgien. Bien que l'analyse des gaz ainsi rendus n'ait jamais été faite, à notre connaissance, l'auteur d'une thèse récente sur la pneumaturie, M. Alem, fait remarquer qu'ils contiennent très-vraisemblablement du sulfhydrate d'ammoniaque; c'est au moins ce que tendrait à prouver la teinte noire qu'on a constatée quelquefois sur la sonde d'argent à la suite du cathétérisme. Quoi qu'il en soit, nous devions signaler un fait aujourd'hui bien établi, c'est que la pneumaturie n'est pas synonyme de communication vésico-intestinale.

PRONOSTIC. Les *fistules vésico-cutanées* n'entraînent pas des conséquences graves pour la santé des malades. On a cité des cas de fistules datant de dix-sept ans (Demarquay), et même de trente ans (Richerand), compatibles avec un état général satisfaisant. En revanche, elles constituent, au même titre que les autres variétés de fistules urinaires, une infirmité des plus pénibles. Dans certains cas elles peuvent guérir spontanément, mais cette heureuse terminaison ne saurait être espérée que pour les fistules traumatiques ou opératoires. Encore faut-il que l'ouverture vésicale présente de petites dimensions et que le trajet fistuleux ne soit pas compliqué. Toutes les fois que la fistule succédera à une inflammation suppurative et qu'il existera une cavité plus ou moins irrégulière entre la vessie et le siége cutané de la fistule, il ne faudra pas compter sur la guérison spontanée. La présence d'un obstacle au cours normal de l'urine, siégeant au niveau de la prostate ou du canal de l'urèthre, diminuera encore les chances d'un semblable résultat.

Les *fistules vésico-intestinales* comportent un pronostic beaucoup plus sérieux, tant au point de vue de leur influence sur la santé générale que sous le rapport de l'insuffisance des moyens thérapeutiques qui leur sont applicables. Beaucoup de chirurgiens ont considéré cette lésion comme étant au-dessus des ressources de l'art.

La gravité propre aux fistules sterco-urinaires provient de plusieurs causes. En premier lieu, il faut tenir compte des désordres entretenus du côté du rectum et de la vessie par le contact d'éléments étrangers : rectite et diarrhée rebelle, cystite purulente et douleurs vives qui l'accompagnent, uréthrite, complications rénales, voilà autant de facteurs qui concourent à produire une cachexie rapide et qui assombrissent un pronostic déjà grave, dans bien des cas, au moment où la fistule s'est déclarée. D'autre part, il n'est pas rare de voir surgir une complication redoutable et qui menace à bref délai l'existence, nous voulons parler de la péritonite. Cet accident reconnaît pour cause une extension de la perforation par suite des progrès du processus ulcératif, ou bien encore une obstruction du canal intestinal au-dessous de l'orifice fistuleux.

C'est dans les conditions pathogéniques qu'on devra chercher les principaux éléments du *pronostic*. Comme nous l'avons signalé pour les fistules cutanées, les fistules vésico-intestinales d'origine traumatique offrent un caractère de gravité relativement moindre que les fistules d'origine inflammatoire. Les rares observations de guérison spontanée se rapportent pour la plupart à des perforations qui reconnaissent la première origine. Blanquinque en a réuni quatre cas; Duménil en cite deux autres dans une communication au Congrès de Rouen en 1885. Cauchois a rapporté, devant le même Congrès, deux faits analogues. Enfin, dans une discussion à la Société de chirurgie en 1884, M. Guéniot a dit avoir observé une semblable terminaison. Tous ces faits prouvent donc qu'il ne faut pas désespérer de la cure spontanée de ces fistules. Mais cet heureux résultat ne sera possible que dans certaines conditions spéciales et malheureusement exceptionnelles, par exemple, lorsque la fistule est très-étroite, lorsque l'urine seule passe par le rectum, ou réciproquement les gaz seuls dans la vessie, enfin, comme le fait remarquer Winkel dans une observation citée par Duménil, lorsque le trajet fistuleux est creusé au travers d'exsudats inflammatoires dont la rétraction peut être cause de l'oblitération du double orifice. L'espoir d'une terminaison favorable n'est évidemment admissible que pendant un certain délai, difficile d'ailleurs à préciser, mais qui n'excède pas une ou deux années.

Il est à peine besoin d'ajouter que les fistules diathésiques sont absolument incurables comme les lésions organiques qui leur ont donné naissance.

Indications thérapeutiques. *Fistules vésico-cutanées.* Nous retrouvons ici les indications générales qui dominent le traitement de toute fistule urinaire.

Premièrement on s'assurera si l'urine trouve un libre écoulement du côté de l'urèthre; dans le cas où l'on rencontrera quelque obstacle, le premier soin sera de rendre au canal son calibre normal.

En deuxième lieu, on cherchera à détourner l'urine du trajet fistuleux en plaçant une sonde à demeure. Le siphon vésical, dont il sera question à propos des fistules uréthrales, remplira mieux encore cette seconde indication. Nous verrons que certaines fistules peuvent se fermer spontanément grâce à ce simple moyen. Le plus souvent, il sera nécessaire de lui associer une action *directe* sur l'orifice anormal.

L'orifice est-il de petites dimensions, on essaiera des divers procédés de cautérisation (nitrate d'argent, thermocautère ou galvano-cautère). Si la fistule est plus large, on pourra tenter de faire l'avivement des bords et la suture. Enfin on aura recours à l'autoplastie dans les cas de perte de substance étendue. M. Ledentu fait remarquer que les chances de succès de la suture sont plus sérieuses lorsque la vessie occupe une situation déclive par rapport au point intéressé des téguments.

Si l'on soupçonne sur le trajet de la fistule l'existence d'une cavité où séjourne du pus mélangé à l'urine, il faut débrider largement ce foyer, retirer les corps étrangers, s'ils existent, et exercer une compression méthodique sur le trajet ainsi détergé.

Fistules vésico-intestinales. Les indications restent les mêmes, mais elles sont plus difficiles à remplir. Quand on s'est assuré que la voie est libre du côté du rectum aussi bien que de l'urèthre, les efforts du chirurgien doivent tendre à détourner du trajet fistuleux les produits excrémentitiels. Si c'est l'urine qui passe par le rectum, nous avons vu qu'on pouvait obtenir ce résultat par la sonde à demeure ou le siphon vésical; mais l'embarras commence lorsqu'il s'agit de détourner les matières intestinales. On s'appliquera d'abord à rendre aussi inoffensif que possible un contact presque inévitable. De là l'utilité des lavements fréquents, des injections répétées de liquides désinfectants dans le rectum et dans la vessie. Duchaussoy a obtenu par ces moyens simples la guérison d'une fistule consécutive à une tumeur inflammatoire du petit bassin. Dans le cas de M. Guéniot, le seul traitement consista à placer la malade dans une *position* telle que les gaz intestinaux, suivant la remarque du chirurgien, ne passaient plus par l'urèthre. La guérison fut complète au bout de cinq à six mois.

La difficulté qu'on éprouve à détourner les matières intestinales de la fistule a conduit quelques chirurgiens à proposer, dans les cas de ce genre, la *colotomie*. Duménil (de Rouen) appliqua le premier, en France, cette opération au traitement des fistules vésico-intestinales. Dans le mémoire qu'il a publié dans la *Revue de chirurgie* (1884), cet auteur a réuni 12 cas, tous recueillis dans la littérature allemande ou anglaise. Depuis lors il a présenté un nouveau fait personnel à la Société de chirurgie. Le chiffre des opérations publiées jusqu'à ce jour s'élève donc à 14. Lorsqu'on analyse ces faits au point de vue des résultats thérapeutiques, on constate tout d'abord qu'on n'a pas obtenu une seule guérison *complète*, c'est-à-dire l'oblitération de la fistule suivie du rétablissement du cours des matières par les voies naturelles (dans un cas de Holmes, on signale un *rétrécissement notable* du trajet). En revanche, 8 fois sur 14 l'opération fut suivie d'une amélioration marquée des symptômes (atténuation ou disparition des douleurs pendant la miction, des accidents graves de cystite, modification favorable de l'état général). Dans quelques observations, il y eut une survie de cinq et six ans.

La raison qui rend la guérison complète à peu près illusoire, c'est l'impossibilité presque absolue où l'on se trouve, avec l'opération classique de l'anus contre nature, d'empêcher le passage dans le bout inférieur de l'intestin, et par conséquent dans le trajet fistuleux, d'une certaine quantité de matières. Pour obvier à cet inconvénient, ne pourrait-on pas imiter la conduite de Ballance qui, après avoir suturé le bout central à la plaie abdominale, oblitéra, suivant le procédé de Madelung, le bout périphérique? Nous pensons avec Duménil qu'il faut rejeter ces tentatives d'oblitération dont les résultats sont peu encourageants (2 cas de mort sur 2 opérations) et qui, dans le cas peu probable où elles seraient suivies de succès, condamneraient le patient à garder toute la vie son anus artificiel.

Quant à la question de savoir s'il convient de préférer, dans le cas spécial qui nous occupe, l'anus iliaque ou l'anus lombaire, nous n'avons rien de particulier à en dire; l'application de la côlotomie aux fistules vésico-intestinales ne fournit pas en effet d'arguments spéciaux aux partisans ni aux adversaires de l'une ou l'autre méthode. M. Duménil fait cependant remarquer avec raison que, lorsque le siége de la fistule n'aura pu être déterminé d'avance, on aura d'autant moins de chances d'ouvrir l'intestin au-dessous de l'orifice anormal qu'on pratiquera la section plus haut. A ce point de vue l'anus lombaire doit mériter la préférence.

En résumé, la création d'un anus artificiel, chez les malades atteints de fistules vésico-intestinales est une opération rationnelle et recommandable lorsque les troubles fonctionnels sont intolérables, et lorsqu'ils persistent depuis plusieurs mois sans aucune tendance à l'amélioration. En se décidant à cette intervention, le chirurgien sait qu'il n'amènera pas la guérison de la fistule, il ne fera que substituer une infirmité à une autre, mais une infirmité beaucoup plus supportable que la première.

Lorsque la fistule siége assez bas dans le rectum pour être *accessible* à la vue, on est autorisé à tenter une action directe sur l'orifice. C'est aux divers procédés de *cautérisation* qu'on aura surtout recours. Quant à la *suture*, elle sera le plus souvent inapplicable à cause des difficultés que présenterait l'opération dans un espace aussi restreint que le rectum. D'ailleurs, l'opération fût-elle possible, les conditions défavorables créées par le double contact de l'urine et des matières fécales rendraient très-aléatoire le succès de la réunion.

Si la fistule siége très-près de la marge de l'anus, comme c'est le cas ordinaire dans les perforations de l'intestin consécutives à la taille, on pourra suivre la pratique recommandée par Desault, qui consiste à sectionner tous les tissus compris entre l'ouverture du rectum et celle du col vésical, comme si l'on opérait une fistule à l'anus à long trajet. On pourrait citer quelques observations, entr'autres une de M. Guibout, favorables à cette manière de faire.

Il est à peine besoin d'ajouter qu'en présence de fistules qui ont succédé à des lésions organiques le traitement se réduit à des soins de propreté. Cependant, lorsque les douleurs sont intolérables, on serait autorisé à détourner le passage des matières dans la vessie par la création d'un anus artificiel.

Nous ne terminerons pas cette rapide revue des moyens proposés contre les fistules urinaires de la vessie sans poser une simple question, déjà formulée par M. Ledentu devant la Société de chirurgie. En présence d'une affection aussi sérieuse, lorsqu'on aura acquis la conviction que tous les modes d'intervention connus ont échoué ou demeurent inapplicables, ne serait-on pas autorisé à tenter un dernier effort? Les succès, qui deviennent tous les jours plus nombreux, obtenus dans le champ de la chirurgie abdominale, les perfectionnements apportés dans ces derniers temps aux procédés de cystorrhaphie, ne pourraient-ils pas faire songer, sans témérité excessive, à attaquer directement par la taille hypogastrique et par la suture de l'orifice vésical certaines fistules inaccessibles et réputées jusqu'à ce jour incurables? N'ayant aucun fait à citer à l'appui de cette idée qui reste encore dans le domaine de la théorie, nous nous bornons, comme nous le disions tout à l'heure, à poser la question. L'avenir se chargera peut-être de la résoudre; elle nous paraît, en tout cas, justifiée par

la gravité inhérente à l'affection que nous avons en vue. Dans le même ordre
d'idées nous devons signaler les tentatives faites, chez la femme, par Simon
(d'Heidelberg). Ce chirurgien a proposé d'agir directement sur l'orifice vésical de
la fistule en se servant d'un spéculum qu'il introduit dans l'urèthre préalablement dilaté. Les résultats qu'il a obtenus par ce procédé ne sont point favorables, mais ils ne permettent évidemment pas de préjuger ceux que donnerait
la suture faite par la voie hypogastrique.

CHAPITRE IV. FISTULES DE L'URÈTHRE. Il ne sera question dans ce chapitre
que des fistules uréthrales *chez l'homme*. Cette variété de lésion, qui présente
une importance beaucoup moindre chez la femme, trouvera sa place dans l'étude
générale des fistules urinaires propres au sexe féminin.

Nous devons, avant d'aborder notre sujet, une mention spéciale aux *fistules
congénitales* de l'urèthre, ne fût-ce que pour justifier l'exclusion dont elles
seront l'objet dans cette étude. Les lésions qu'on a quelquefois désignées sous
ce nom ne sont pas, en effet, des fistules proprement dites, mais bien plutôt
des vices de conformation plus ou moins complexes : aussi est-il plus rationnel
de rattacher leur étude à celle des vices de conformation de l'urèthre (*voy*. ÉPI-
SPADIAS, HYPOSPADIAS). Tout au plus devons-nous rappeler, comme rentrant dans
notre cadre, les variétés très-rares d'hypospadias dans lesquelles, l'urèthre et le
méat étant bien conformés, il existe une simple ouverture congénitale de la
paroi inférieure du canal. Jarjavay, dans une planche de son mémoire sur
l'Urèthre chez l'homme, représente un cas où l'on observait, au siége ordinaire
de l'hypospadias balanique, un petit orifice arrondi qui ne pouvait recevoir
qu'un stylet de trousse; mais, en avant de cet orifice, le canal existait et abou-
tissait au méat normal. Bouisson cite également un fait où, « l'orifice normal de
l'urèthre existant, sa paroi inférieure était comme *percillée*. » Le professeur
Guyon a considéré ces faits, dans sa thèse d'agrégation, comme constituant une
variété d'*hypospadias balanique incomplet*. Nous n'avons pas à étudier leur
pathogénie et, quant au traitement qu'ils réclament, il est de tous points comparable à celui qui s'adresse aux fistules acquises.

A côté de ces faits il en est d'autres où il existe une ouverture anormale de
l'urèthre avec conservation du canal, et qui n'ont avec l'hypospadias que l'analogie. Il s'agit bien ici de véritables *fistules congénitales*, et non d'un arrêt de
développement. Par suite d'une occlusion existant dans un point du canal,
l'urine qui, comme l'a démontré Depaul, est déjà sécrétée et excrétée pendant
la vie intra-utérine, se crée un *canal de dérivation*. Dans une observation de
Lacroix où l'urèthre présentait deux ouvertures, le méat était obturé par une
membrane que l'urine pouvait refouler et faire saillir à l'extérieur. Dans un
autre cas rapporté par Holmes, il existait chez un nouveau-né quatre ouvertures
au périnée par lesquelles s'échappait l'urine ; l'enfant étant mort, on reconnut
que la partie antérieure de l'urèthre était le siége d'un rétrécissement très-
étroit. M. Guyon et plus récemment M. Cocteau ont cité dans leurs thèses
d'agrégation d'autres faits du même genre. Les considérations qui précèdent
suffisent pour bien marquer la place des fistules congénitales de l'urèthre :
nous les laisserons donc en dehors de notre étude et nous n'aurons en vue, dans
la description qui va suivre, que les fistules accidentelles.

DIVISION. Les fistules de l'urèthre se divisent en deux grandes classes, suivant qu'elles établissent une communication entre le canal et la surface, exté-

rieure du corps (*fistules uréthro-cutanées*), ou bien entre l'urèthre et le rectum
(*fistules uréthro-rectales*).

La classe des fistules uréthro-cutanées comprend elle-même deux variétés
importantes à distinguer au point de vue de l'étiologie, du pronostic et des
indications thérapeutiques. Cette distinction repose sur la différence du siége
qu'occupe l'orifice externe de la fistule. Tantôt celle-ci s'ouvre au scrotum, au
périnée, ou bien plusieurs orifices existent à la fois au niveau de ces deux régions
(*fistules uréthro-périnéo-scrotales*) ; tantôt la lésion intéresse la région pénienne
(*fistules uréthro-péniennes*).

Tel sera donc le plan que nous suivrons dans notre description :

I. *Fistules uréthro-périnéo-scrotales;*

II. *Fistules uréthro-péniennes ;*

III. *Fistules uréthro-rectales.*

I. Fistules uréthro-périnéo-scrotales.   ÉTIOLOGIE.   Les fistules qui appartiennent à ce groupe sont les plus communes de toutes les fistules de l'urèthre.

Elles succèdent dans la grande majorité des cas à un *rétrécissement* du canal.
Il n'est pas de variété de stricture qui mette à l'abri de cette complication ;
toutefois les rétrécissements *cicatriciels*, en raison de leur évolution rapide et
du degré de coarctation qu'ils entraînent, prédisposent spécialement aux fistules.
Nous n'avons pas à étudier en détail les altérations anatomiques qui accompagnent la stricture, soit au niveau des parois uréthrales, soit dans les tissus
environnants, et qui préparent la formation de la fistule. Tous ces faits se rattachent à l'histoire des *rétrécissements de l'urèthre* (*voy.* URÈTHRE). Entre les
états morbides caractérisés par ces termes, *stricture uréthrale* et *fistule périnéale*, se place une série d'actes intermédiaires fort importants à connaître, mais
qui ne rentrent pas directement dans notre sujet.

Nous nous bornons à considérer la fistule comme la conséquence d'une des
complications connues du rétrécissement (abcès urineux, infiltration d'urine).

La communication avec l'extérieur une fois établie soit par l'évolution naturelle de la lésion, soit par la main du chirurgien, on comprend que, l'obstacle
uréthral persistant, l'urine ait une tendance à suivre le canal de dérivation qui
lui est ouvert : peu à peu le trajet s'organise et la fistule se trouve définitivement constituée.

Il arrive fréquemment que les fistules liées aux rétrécissements de l'urèthre
soient *multiples*. Tantôt plusieurs ouvertures cutanées s'établissent d'emblée :
c'est ce qu'on observe, par exemple, à la suite d'une infiltration d'urine lorsque
le tégument a été détruit sur plusieurs points à la fois. Plus souvent les trajets
ne se forment que successivement ; un premier abcès a donné naissance à un
seul orifice fistuleux ; bientôt, sous l'influence de la stagnation des liquides dans
un trajet irrégulier, de nouveaux abcès se développent et deviennent le point de
départ de trajets secondaires. C'est par ce mécanisme que se multiplient la plupart des fistules périnéales.

Les *traumatismes* sont exceptionnellement l'origine des fistules périnéo-scrotales. Il importe de distinguer à ce point de vue les *plaies simples*, ne se compliquant pas d'infiltration d'urine, des plaies qui présentent cette complication.

Les premières, qu'elles soient accidentelles ou opératoires, restent rarement
fistuleuses. L'opération de la boutonnière périnéale, l'uréthrotomie externe, ne

donnent généralement pas lieu à cette complication. Nous avons cependant pu relever, dans un travail antérieur, un certain nombre de cas de fistules persistantes à la suite de cette dernière opération (*Étude clinique sur les indications de l'uréthrotomie externe*). Peut-être faut-il tenir compte, pour expliquer l'absence de réunion de la plaie dans certains cas exceptionnels, de l'état de l'urine qui baigne constamment ses bords; inoffensif lorsqu'il a sa composition normale, ce liquide cesse de l'être lorsqu'il est chargé de mucus et de pus.

Quant aux solutions de continuité de l'urèthre postérieur *qui s'accompagnent d'infiltration d'urine*, deux éventualités peuvent se présenter : ou bien on applique la méthode de traitement nettement formulée par Cras et universellement adoptée aujourd'hui, c'est-à-dire l'incision médiane profonde et hâtive, ou bien l'intervention chirurgicale est différée. Dans le premier cas, la persistance d'une fistule sera peu à redouter. Cette complication sera la règle, au contraire, lorsque de larges pertes de substance auront déterminé des ouvertures multiples. Rappelons que, dans les cas de cette nature l'établissement de la fistule est singulièrement favorisé par la rapidité avec laquelle se forme le rétrécissement cicatriciel du canal.

Les *inflammations* diverses des follicules et des glandes de l'urèthre peuvent devenir l'origine de fistules. La communication s'établit, dans ces cas, par l'intermédiaire de petits abcès glandulaires ou périuréthraux qui s'ouvrent à la fois dans le canal et à la surface cutanée. Ainsi s'expliquent les faits exceptionnels de fistules survenues dans le cours d'uréthrites aiguës ou chroniques. L'inflammation de la glande de Cowper peut donner lieu à un semblable résultat. Reliquet, dans un travail récent sur les fistules uréthrales non urinaires, rapporte plusieurs observations de fistules glandulaires de l'urèthre permettant au liquide injecté par l'orifice cutané de pénétrer dans le canal, sans que l'urine passe de l'urèthre vers la peau. Cette particularité intéressante tiendrait à la disposition anatomique du canal excréteur de la glande dans sa portion intrauréthrale. On comprend néanmoins la facilité qu'aurait une fistule, existant dans ces conditions, à se transformer en fistule urinaire proprement dite. De son côté, Englisch (de Vienne), qui a fait tout dernièrement une étude spéciale des glandes de Cowper, a montré que l'inflammation de ces organes s'accompagnait fréquemment d'abcès périuréthraux, origine possible de fistules urinaires.

Les *abcès de la prostate* fusent parfois vers la région périnéale antérieure; si le pus se fait jour en même temps du côté du canal, les conditions anatomiques d'une fistule uréthro-périnéale se trouveront réalisées. Segond a publié dans sa thèse inaugurale la description d'une pièce anatomique qu'il a disséquée et qui offrait une disposition semblable.

Certaines fistules reconnaissent pour origine des *calculs* de l'urèthre. Tantôt ce sont de petits graviers qui ont pris naissance dans les glandules uréthrales et qui déterminent leur ulcération, suivie elle-même d'abcès périuréthraux ou d'infiltration d'urine, aboutissant à une fistule complète. Dans d'autres circonstances, il s'agit de fragments de calculs engagés dans le canal et arrêtés au niveau d'un rétrécissement; le corps étranger se creuse alors une petite fossette sur la paroi inférieure de l'urèthre et, l'ulcération de la muqueuse venant à se produire, la pathogénie de la fistule est la même que dans le cas précédent. Enfin, on a vu des fistules persister après les incisions pratiquées sur le canal dans le but d'extraire un calcul; cet accident ne s'observe guères que lorsque l'extraction a été laborieuse et s'est accompagnée de contusion des bords de la plaie.

L'*état général* peut-il avoir une influence sur la formation des fistules uréthrales? Cette question encore peu étudiée mérite qu'on s'y arrête. Cocteau rapporte dans sa thèse deux faits, peu concluants, à la vérité, de William Colles, qui seraient favorables à cette hypothèse. Englisch (de Vienne) a décrit sous le nom de *périuréthrite tuberculeuse* une affection spéciale qu'on rencontre chez les tuberculeux et chez les individus prédisposés à la tuberculose. Il apparaît au niveau du triangle bulbo-uréthral un gonflement, correspondant au siége des glandes de Cowper, qui s'étend avec une grande lenteur vers la profondeur, d'une part, pour amener des perforations multiples de l'urèthre, d'autre part vers la peau, donnant lieu à une cavité remplie de fongosités. On comprend qu'il puisse en résulter des fistules plus ou moins complexes.

La *syphilis* paraît également jouer un rôle dans le développement de certaines fistules uréthrales. La perforation de l'urèthre chez la femme à la suite d'ulcérations syphilitiques de ce conduit est un fait généralement connu. Cette pathogénie est plus difficile à admettre chez l'homme. Suivant Sœmmerring, le mercure suffirait à faire disparaître certaines fistules chez des sujets syphilitiques. Les travaux de Fournier ne laissent pas de doutes sur la nature spécifique de certaines gommes développées autour du canal, et nous verrons que ces lésions peuvent devenir l'origine de fistules péniennes.

Ces quelques faits, qui appellent de nouvelles recherches, suffisent pour qu'on admette, à côté des fistules uréthrales de cause locale, un groupe distinct pour les *fistules diathésiques.*

ANATOMIE ET PHYSIOLOGIE PATHOLOGIQUES. Les fistules de la région postérieure de l'urèthre nous offrent à considérer : un *orifice interne* ou *uréthral;* un ou plusieurs *orifices externes* ou *cutanés;* un *trajet,* simple ou compliqué.

L'*orifice interne* est ordinairement unique. Quelquefois cependant la paroi inférieure du canal présente des pertuis multiples qui aboutissent à un même trajet ou à une cavité commune (poche urineuse, abcès urineux). Dans la grande majorité des cas, l'orifice profond de la fistule siége *en arrière du rétrécissement,* dans la partie de l'urèthre comprise entre le bulbe et le col de la vessie. Exceptionnellement on a vu la fistule s'ouvrir *en avant* du point rétréci. Quant aux dimensions de cet orifice, elles sont très-variables : il est large et évasé, s'il y a eu perte de substance.

L'*orifice externe* ou *cutané* est rarement unique. Nous avons vu que les ouvertures pouvaient être multiples d'emblée, à la suite d'une infiltration d'urine; plus souvent elles s'établissent successivement après une série d'abcès. Elles peuvent occuper tous les points du périnée ou du scrotum, être médianes ou latérales. C'est le siége ordinaire des fistules de l'urèthre postérieur, mais il n'est pas rare de voir l'ouverture se faire en d'autres points plus ou moins éloignés du siége de la lésion. Ces siéges anormaux des orifices cutanés sont en rapport avec la marche exceptionnelle que suit quelquefois l'infiltration d'urine; il est important de les connaître au point de vue du diagnostic. Nous citerons, par ordre de fréquence, la marge de l'anus, le pli de l'aine, les différentes régions de la cuisse, le genou, la région fessière au voisinage du grand trochanter, les lombes, l'hypogastre. Cruveilhier cite un cas de fistule uréthrale s'ouvrant près de l'angle inférieur de l'omoplate.

Les orifices multiples sont parfois séparés par des intervalles variables de peau saine; d'autres fois, ils sont réunis au sommet d'une masse fongueuse unique. Chaque orifice s'ouvre en général sur une petite végétation rougeâtre, arrondie en cul de poule; dans d'autres cas, il est caché sous un froncement de la peau. Les dimensions varient entre le diamètre d'une soie de sanglier et celui d'une petite sonde.

Le *trajet* peut être *simple* ou *compliqué*.

Cas simples. Le trajet, quand il est direct, présente une direction plus ou moins rectiligne. Sa longueur peut varier, suivant son degré d'obliquité, de 3 à 10 centimètres. Il forme sous la peau une corde dure, appréciable au toucher. Plus souvent il est irrégulier, tortueux, coupé par des embranchements, qui se terminent en cul-de-sac ou aboutissent à des cavités pleines d'urine et de pus. A la longue, la surface interne du trajet se recouvre, en totalité ou en partie, d'une couche épithéliale de formation nouvelle, qui devient un des principaux obstacles à la guérison. Cette *épidermisation* a été constatée histologiquement par Pozzi pour les fistules anales et par Charles Monod pour les fistules recto-vulvaires.

Cas compliqués. On s'accorde à désigner ainsi les fistules qui s'accompagnent de modifications plus ou moins profondes des tissus adjacents. La grande importance qu'offrent ces altérations au point de vue du traitement justifie cette distinction toute pratique. Elle répond à la division de Thompson en fistules *simples* et *indurées*.

Dans un premier degré l'induration, d'abord limitée aux parois des trajets, s'étend au tissu cellulaire des bourses et du périnée. Le contact prolongé de liquides irritants qui finissent par imbiber les parois des trajets fistuleux détermine une inflammation lente, une sorte de sclérose chronique des tissus. Il en résulte des déformations variables, des bosselures et des dépressions qui englobent une étendue plus ou moins grande de la région et modifient l'aspect des parties.

A un degré plus avancé, ces indurations deviennent lardacées, comme fibro-cartilagineuses (*callosités* des anciens auteurs), et peuvent acquérir un développement excessif. Roux parle, dans une de ses leçons cliniques, d'un prélat qui avait le scrotum et les alentours criblés d'une trentaine de trajets fistuleux : l'intumescence de la région présentait le volume d'une tête d'enfant.

Enfin on rencontre, dans certains cas, non plus des lésions inflammatoires diffuses, mais de véritables *tumeurs* isolées. Voillemier a fait l'ablation d'une tumeur de cette nature : l'examen histologique rapporté par Cocteau montra qu'il s'agissait d'un *myome fibreux*. Nous avons observé nous-même à l'hôpital Necker un exemple remarquable de cette variété de lésion. Un homme de cinquante-cinq ans présentait, au périnée, une tumeur plus grosse qu'un poing d'adulte, indolente, blanchâtre, d'un aspect assez analogue à celui d'une chéloïde. Elle était divisée par un sillon antéro-postérieur en deux lobes inégaux et implantée par un pédicule rétréci immédiatement en arrière de la racine des bourses. Le pédicule semblait faire corps avec les tissus très-indurés qui englobaient la portion correspondante de l'urèthre. On voyait groupés autour de sa base les orifices de sept trajets fistuleux. M. Charles Monod pratiqua au thermocautère l'ablation de la masse morbide qui se trouva être, après examen histologique, un *fibrome éléphantiasique* (cette observation est rapportée en détail dans notre thèse, p. 97, et dans les *bulletins de la Soc. anatom.*, octobre 1879).

Les fistules périnéo-scrotales peuvent encore se compliquer de la présence de *corps étrangers*, tels que séquestres, balles, fragments de sonde, calculs. Nous avons vu comment ces derniers pouvaient devenir le point de départ de fistules. En dehors de ce rôle pathogénique, il n'est pas rare de voir des fragments calculeux, de provenance vésicale ou uréthrale, s'engager dans les sinuosités d'un trajet déjà existant. Exceptionnellement ces concrétions se formeraient, sur place, au sein même de la fistule. Plusieurs faits rapportés par Louis, Covillard, Civiale, ne laissent pas de doute sur la réalité de ce mode d'origine. A côté de cette variété de complication nous devons signaler l'*incrustation calcaire* des parois du trajet fistuleux ; celle-ci est due à la précipitation des sels de l'urine qui se décompose par son séjour dans les tissus. On voit assez souvent la plaie de la taille périnéale devenir le siége de cette lésion, et rester pour cette raison fistuleuse. L'incrustation calcaire peut se prolonger jusque dans l'intérieur de l'urèthre et même jusqu'au col de la vessie.

SYMPTÔMES ET DIAGNOSTIC. Le symptôme le plus important et qui permet à lui seul de reconnaître une fistule uréthrale est l'*écoulement anormal de l'urine pendant la miction*. Ce signe, généralement très-facile à constater, présente dans son mode d'apparition des variétés cliniques assez nombreuses. Tantôt la totalité de l'urine passe par l'orifice ou les orifices anormaux ; plus fréquemment, il n'en sort par cette voie qu'une partie, l'autre portion étant rendue par l'urèthre. Dans certains cas, quelques gouttes seulement d'urine s'écoulent par la fistule à la fin de la miction ou peu de temps après. Cette faible quantité de liquide venant à se mêler au pus que sécrète le trajet, les caractères de l'urine se trouvent plus ou moins masqués par ce mélange, et l'on peut concevoir des doutes sur son passage réel à travers la fistule. Dieffenbach a conseillé dans ces cas de comprimer le gland pendant la miction ; si la communication avec le canal existe, on forcera ainsi l'urine à refluer par les ouvertures cutanées.

Dans l'intervalle des mictions, on voit sourdre par les orifices un liquide muco-purulent, en proportions très-variables. S'il existe un ou plusieurs clapiers, des pressions exercées à leur niveau augmenteront momentanément l'écoulement de matière.

L'*issue du sperme* par la voie anormale a été notée dans un certain nombre d'observations. On comprend qu'il existe à cet égard, comme pour l'écoulement d'urine, de nombreuses variétés individuelles qui dépendent du degré de la stricture uréthrale, des dimensions de l'orifice interne de la fistule, de sa direction, etc.

Nous avons suffisamment insisté en traitant de l'anatomie pathologique sur les *signes objectifs* des fistules uréthrales postérieures : siége ordinaire ou exceptionnel des orifices externes, présence d'un cordon ligamenteux répondant au trajet fistuleux dans les cas simples, indurations et déformations de la région dans les cas compliqués. Ajoutons une remarque commune à toutes les fistules urinaires, c'est que les parties du tégument qui sont en contact avec l'urine sont le siége d'érythème et d'excoriations plus ou moins douloureuses.

Le diagnostic sera complété par l'*exploration directe* du trajet, qu'on devra toujours combiner avec le cathétérisme uréthral. La connaissance exacte du degré de perméabilité du canal fournit, dans l'espèce, des indications de premier ordre. L'introduction d'un stylet ou d'une sonde cannelée dans les trajets fistuleux permettra d'apprécier leur longueur, leur direction, la présence possible de diverticules, de clapiers, de corps étrangers. Dans bien des cas cependant ce mode d'exploration ne donnera que des résultats incomplets, les sinuosités du trajet ne permettant pas à l'instrument de le parcourir dans toute son étendue. Il sera alors utile de recourir à l'*injection de liquides colorés* qu'on pratiquera alternativement par le méat et par les orifices cutanés.

Il est rare que l'ensemble des signes précédents ne conduise pas sûrement au diagnostic d'une fistule de l'urèthre; la détermination exacte des particularités anatomiques ou des complications propres aux cas très-divers qu'on rencontre en pratique ne sera le plus souvent qu'une question de recherches plus ou moins laborieuses.

Les fistules périnéales qui s'abouchent dans la vessie seront aisément différenciées de celles qui s'abouchent dans l'urèthre par ce fait que l'écoulement d'urine est *continu* dans le premier cas, tandis qu'il a seulement lieu *pendant la miction* dans le second. Le même caractère empêchera de confondre une fistule uréthro-hypogastrique (dont Valette a publié un exemple remarquable) avec une fistule vésicale s'ouvrant au-dessus du pubis. La pratique des injections colorées lèverait les doutes, s'ils existaient.

Les fistules urinaires du périnée, qui s'ouvrent au voisinage de l'anus, pourraient être confondues avec des fistules d'origine *rectale*. En général, le diagnostic se fait facilement par l'examen attentif des liquides déversés au dehors. Cependant il peut se présenter des cas où l'hésitation est permise. Nous avons vu que les caractères du liquide urinaire n'étaient pas toujours assez évidents pour qu'on pût affirmer une communication uréthrale; d'autre part, on sait que l'issue de gaz par une fistule périnéale n'est pas un signe absolu de communication avec le rectum. Foubert, dans son *Mémoire sur les grands abcès du fondement*, a rapporté plusieurs faits qui prouvent les difficultés que peut soulever ce diagnostic. Cocteau cite dans sa thèse le fait d'un malade qui portait sur le scrotum et à la racine de la verge cinq ou six orifices fistuleux, et chez lequel M. Verneuil diagnostiqua un rétrécissement syphilitique du rectum, accompagné de fistules multiples. D'une façon générale, en dehors de l'examen des liquides, le diagnostic se basera surtout sur la direction des trajets qui convergent vers le rectum ou vers l'urèthre, suivant la variété de la fistule. Rappelons qu'une fistule périnéale peut n'être qu'un embranchement d'une fistule uréthro-rectale; nous aurons l'occasion de revenir sur cette disposition en étudiant cette dernière affection.

Enfin on a vu s'ouvrir à la région périnéo-scrotale, plus souvent à la région inguinale, certaines *fistules ossifluentes* entretenues par une lésion osseuse de voisinage. La nature du liquide qui s'en écoule, la sensation spéciale que fournit le stylet explorateur en arrivant sur un os dénudé, empêcheront de les confondre avec des fistules uréthrales, alors même que ces dernières renfermeraient dans leur trajet un corps résistant comme un calcul.

Pronostic. La gravité des fistules uréthro-scrotales et uréthro-périnéales dépend de circonstances diverses et dont les effets combinés sont parfois difficiles à bien apprécier. La durée de la maladie, l'état local de l'urèthre et des régions adjacentes, enfin l'état général du sujet, forment les principaux éléments du pronostic. Un rétrécissement du canal étant la cause la plus commune de ce genre de fistules, le pronostic de cette dernière affection se confond avec celui du rétrécissement qui lui a donné naissance : il devra par conséquent bénéficier des progrès accomplis dans le traitement curatif et surtout préventif des strictures uréthrales en général, et des rétrécissements traumatiques en particulier. Sans doute on rencontre encore en pratique et l'on rencontrera toujours un nombre relativement grand de cas très-difficiles à guérir, mais il est permis d'avancer que la proportion des fistules réputées jadis incurables a sensiblement diminué.

Les fistules périnéales, envisagées au point de vue de leur *influence sur la santé générale*, constituent toujours une affection pénible, souvent sérieuse, qui peut même menacer l'existence. Nous n'insisterons pas sur les souffrances morales qu'endure le patient, devenu un objet de dégoût pour lui-même et pour son entourage. Si l'on y joint les douleurs physiques provoquées par l'érythème et les ulcérations qu'occasionne le contact de l'urine, on comprend que chez certains sujets âgés ou déjà affaiblis ces deux ordres de causes suffisent pour assombrir le pronostic. Il y a plus : les malades sont exposés à tous les dangers de la résorption des produits putrides, qui sont formés par le mélange de l'urine et du pus séjournant dans les cloaques des trajets fistuleux. Il en résulte une *intoxication lente* qui, chez un malade du professeur Guyon, se révélait par une diarrhée incoercible d'origine manifestement septique.

Signalons enfin, à titre de fait très-exceptionnel, mais utile à connaître, la possibilité d'une *dégénérescence épithéliale* des trajets. Poncet et Guiard ont dernièrement appelé l'attention sur cette complication de certaines fistules urinaires. Déjà Demarquay citait dans son livre un cas de cancroïde de l'urèthre ayant débuté au niveau d'une fistule périnéale.

TRAITEMENT. Deux grandes indications dominent toute la thérapeutique des fistules uréthrales :

Rétablir le cours normal de l'urine;

Agir directement sur les trajets fistuleux.

De ces deux indications, la première est la plus importante ou du moins celle qu'il faut toujours commencer par remplir, car les moyens qu'elle met en œuvre peuvent suffire à amener la guérison. Le rétablissement du cours de l'urine implique lui-même deux ordres d'indications : *lever l'obstacle uréthral, s'il existe; — empêcher l'urine d'arriver dans la fistule.*

Nous aurons donc à envisager successivement : 1º les *moyens dirigés contre l'obstacle;* 2º les *moyens propres à détourner l'urine de la fistule;* 3º les *moyens dirigés contre les fistules elles-mêmes.*

1º *Moyens dirigés contre l'obstacle.* Nous n'avons pas à passer en revue les nombreux moyens employés contre les rétrécissements de l'urèthre, non plus qu'à discuter leur valeur comparative. Nous attachant à rester sur le terrain purement clinique, nous montrerons seulement les indications spéciales qui ressortent de la présence de fistules.

Dans une première catégorie de cas, la fistule est unique, ou il n'existe qu'un petit nombre d'orifices fistuleux; les lésions périnéales sont récentes, sans indurations profondes et étendues, la plus grande partie de l'urine passe habituellement par le méat. Dans les cas de ce genre, la *dilatation progressive*, ou, si cette dernière échoue, l'*uréthrotomie interne*, suffiront le plus souvent à assurer une prompte guérison. On trouvera à cet égard des observations aussi nombreuses que concluantes dans les travaux de Cocteau, de Martin, de Pauffard.

Des caractères opposés distinguent un autre groupe de faits : longue durée des lésions périnéales, existence d'orifices fistuleux multiples, indurations très-marquées, passage habituel d'une grande quantité d'urine par les fistules. A ces caractères des fistules peuvent correspondre des états divers du canal :

a. Ou bien on se trouve en présence d'un *rétrécissement infranchissable* qui est presque toujours d'origine traumatique. Dans ce cas, on n'a pas l'embarras du choix pour la méthode qu'il convient de préférer : c'est l'*uréthrotomie externe sans conducteur* qui s'impose comme l'unique moyen propre à assurer la restauration du canal. Il va sans dire qu'on cherchera toujours à profiter d'un trajet fistuleux pour introduire dans le bout postérieur de l'urèthre un instrument qui servira de guide précieux pendant le cours de l'opération.

b. D'autres fois, l'exploration de l'urèthre permet de reconnaître qu'il n'existe pas un rétrécissement serré ; le calibre du canal est suffisamment large pour permettre un libre écoulement de l'urine, et cependant les fistules périnéales persistent, sans qu'elles présentent aucune tendance à se fermer. C'est ici que surgit la seconde indication que nous étudierons tout-à-l'heure, la modification des parois de la fistule, devenues par leur nature impropres à une cicatrisation régulière.

2° *Moyens propres à détourner l'urine.* Si la restauration du canal peut amener à elle seule, dans certains cas particulièrement favorables, la cicatrisation des fistules, le plus souvent l'urine continue à s'y engager en partie, et il faut aider ce liquide à reprendre sa voie naturelle. De là l'indication complémentaire du détournement des urines qu'on cherche à obtenir soit par la *sonde à demeure*, soit à l'aide du *cathétérisme répété*.

L'une et l'autre méthode ont leurs partisans et leurs adversaires. Jusqu'au milieu de ce siècle, on se servait presque exclusivement de la sonde à demeure dans tous les cas de fistules au périnée et au scrotum, lorsqu'il se produisit un revirement d'opinion contre ce mode de traitement. Mercier, l'un des premiers, l'accusa de produire une série d'accidents graves. Un certain nombre de chirurgiens à sa suite, Velpeau, Phillips, Reliquet, arrivèrent à proscrire complétement la sonde à demeure qu'ils proposèrent de remplacer par le cathétérisme fait à chaque miction. Au nombre des partisans les plus convaincus et les plus autorisés de cette dernière méthode, nous devons citer le professeur Thompson. Après avoir développé les raisons qui, selon lui, rendaient la sonde à demeure impropre au traitement des fistules (facilité avec laquelle l'instrument se dérange, persistance du passage de l'urine entre les parois du canal et la sonde, etc.), le chirurgien anglais s'exprime en ces termes : « J'ai pris l'habitude d'apprendre au malade à passer lui-même sa sonde, ce qu'il fait chaque fois qu'il a besoin d'uriner, nuit et jour, pendant plusieurs semaines..... Je ne puis trouver de mots suffisants pour dire le succès qui a suivi ce traitement si simple ». Velpeau exprimait, il y a plus de quarante ans, une opinion identique sur les avantages du cathétérisme intermittent (*Dictionn. de médecine*, t. XXVI, p. 142).

Ce n'est pas le lieu de discuter à cette place une question de pratique aussi controversée ; nous ne nous arrêterons pas davantage à décrire les règles d'application de la sonde à demeure, condition indispensable de son action efficace. Qu'il nous suffise de dire que ces deux moyens thérapeutiques, sonde à demeure et cathétérisme répété, ont donné chacun d'excellents résultats, et que l'adoption exclusive de l'un d'entre eux serait aussi exagérée que sa proscription absolue. C'est au praticien qu'il appartient de faire un choix, sans parti-pris et selon les indications qui peuvent surgir au cours du traitement, entre deux ressources thérapeutiques également précieuses. Souvent même il sera utile de les associer, de substituer, par exemple, au bout d'un certain temps, les sondages fréquents au cathéter laissé en permanence.

Le professeur Panas a imaginé un ingénieux perfectionnement de la méthode de traitement par la sonde à demeure ; il consiste dans l'emploi du *siphon vésical*. Une sonde de petit calibre étant introduite dans la vessie, où elle doit faire le moins de saillie possible, on lui adapte un tube en caoutchouc de 1ᵐ,20 de longueur environ, dont l'extrémité inférieure est tenue immergée au fond d'un vase placé sous le lit du malade et à moitié rempli d'eau. Le siphon une fois amorcé, soit naturellement par les contractions vésicales, soit par quelques pressions exercées de haut en bas sur le tube, si la vessie est inerte, le malade n'a plus d'effort à faire, l'aspiration étant suffisante pour maintenir la vessie vide. L'auteur d'une thèse intéressante sur le siphon vésical, Gripat, a cité des faits qui ne laissent pas de doute sur les bons effets qu'on peut retirer de son emploi. Nous pensons que cet appareil très-simple n'a pas attiré toute l'attention qu'il mérite.

Au nombre des moyens proposés pour détourner les urines de la fistule, signalons en terminant la *compression* exercée directement sur l'orifice au moment de la miction. En 1855, Diday (de Lyon) guérit un malade auquel il recommanda l'usage d'un ballon de caoutchouc gonflé d'air et appuyé sur le périnée pendant chaque miction. Depuis lors Maréchal a obtenu deux succès au moyen de la compression digitale. Ses observations ont fait l'objet d'un rapport de M. Delens à la Société de chirurgie en 1877. Il faut, d'après l'auteur, mesurer l'effort compressif sur les sensations éprouvées dès le premier effort de la miction, s'en tenir au nécessaire pour empêcher toute infiltration, enfin soutenir, pendant tout le temps que la vessie se contractera, une compression égale et dirigée autant que possible sur le point d'abouchement uréthral des divorticules périnéaux. On voit que cette méthode exige un ensemble de précautions assez minutieuses qu'on ne saurait attendre que de malades intelligents. Ajoutons qu'elle offrira quelques chances de succès seulement dans les cas simples et récents.

3° *Moyens dirigés contre les fistules.* Il importe, avant d'aborder cette partie du traitement des fistules périnéo-scrotales, de faire une remarque générale. Les moyens que nous allons passer en revue et que la nécessité de la description nous oblige à étudier *séparément* sont presque toujours, en pratique, ou *combinés* entre eux ou bien *associés* aux divers modes d'intervention dont il a été déjà question. En d'autres termes, si la restauration du canal et le détournement des urines peuvent suffire à amener la guérison de certaines fistules, l'action directe sur les trajets fistuleux ne saurait se passer des moyens du premier ordre.

Nous mentionnerons pour mémoire les *topiques résolutifs*, tels que cataplasmes, onguent mercuriel, bains prolongés, qui peuvent rendre des services en cas de poussées inflammatoires, mais sur lesquels on aurait tort de trop compter, comme le faisait Boyer, pour amener le ramollissement d'indurations confirmées.

Les moyens thérapeutiques qui s'adressent directement aux fistules ou aux masses fistulaires comprennent : *a.* les *injections ; b.* les *incisions simples; c.* les *cautérisations; d.* les *excisions* ou *exérèses.*

a. Injections. On pousse dans les trajets fistuleux des injections simplement *irritantes*, comme la teinture d'iode, une solution d'acide phénique au millième, de la teinture de cantharides (Thompson), ou des injections légèrement *caustiques*, une solution de nitrate d'argent au cinquantième, par exemple. On doit injecter quelques gouttes du liquide modificateur tous les jours ou tous les deux jours. Le professeur Guyon a obtenu de bons résultats de la teinture d'iode ainsi employée. On conçoit que cet ordre de moyens ne soit applicable qu'aux fistules récentes, lorsque le travail réparateur semble stationnaire.

b. *Incisions.* Cette méthode consiste à fendre le trajet ou les trajets fistuleux sur une sonde cannelée poussée aussi loin que possible par leur orifice externe. Une semblable opération répond à des indications multiples : évacuer les clapiers que traversent si souvent les fistules, — réunir en une plaie unique plusieurs trajets distincts, — débarrasser le trajet des corps étrangers qui peuvent l'encombrer ou des incrustations qui le tapissent, — enfin modifier, par le fait même du débridement, les tissus indurés qui entourent la fistule. A ce dernier point de vue, nous avons cherché à montrer dans notre thèse (*Étude clinique sur les indications de l'uréthrotomie externe*) que l'opération de Syme, ou section de dehors en dedans de l'urèthre sur conducteur, convenait généralement aux rétrécissements compliqués de fistules anciennes avec indurations périnéales profondes : l'opération satisfait du même coup aux deux conditions requises pour la guérison de ces cas difficiles, la restauration du canal et l'action chirurgicale directe sur les tissus pathologiques. Pour augmenter encore l'efficacité de cette action locale, quelques chirurgiens, au nombre desquels se trouve le professeur Verneuil, ont conseillé de pratiquer l'incision du périnée à l'aide du thermocautère. On combine alors la section simple avec un autre agent thérapeutique dont nous allons parler, la cautérisation.

c. *Cautérisation.* Très-souvent employée contre les fistules périnéales ou scrotales, la cautérisation comporte des modes d'application différents. En première ligne il faut signaler le procédé de Bonnet (de Lyon), que ce chirurgien a exposé à la Société de chirurgie en 1855. Après avoir débridé très-largement les fistules, quels que fussent leur nombre et leur longueur, il soumettait toutes ces surfaces saignantes à la cautérisation au fer rouge. « On a dû dans quelques cas, dit-il, éteindre jusqu'à douze ou quinze cautères dans les anfractuosités de la plaie ». Philipeaux, élève de Bonnet, assure dans son *Traité de la cautérisation* que cette méthode, effrayante au premier abord, a donné entre les mains de son auteur de beaux résultats. Un procédé de cautérisation diamétralement opposé, sous le rapport de la simplicité et de la bénignité apparente, est le procédé conseillé par Thompson. Il consiste à faire pénétrer très-doucement et aussi loin que possible dans le trajet un stylet d'argent flexible, revêtu de nitrate d'argent fondu. Entre ces deux modes d'application extrêmes viennent se ranger tous les procédés usuels de cautérisation. Nous devons une mention spéciale à l'anse galvano-caustique qui, outre sa malléabilité, offre l'avantage de pouvoir être introduite *à froid* dans les sinuosités de la fistule.

Le plus souvent, dès qu'il s'agit de cas rebelles, on *associe la cautérisation aux incisions.* Les débridements nécessaires sont d'abord faits avec l'instrument tranchant, puis on touche au thermocautère les surfaces mises à nu. C'est en somme la pratique de Bonnet, mais débarrassée de ce qu'elle avait d'absolu et d'excessif dans son application.

Le professeur Guyon recommande de faire précéder la cautérisation d'une manœuvre analogue à celle qu'on pratique aujourd'hui en présence d'une cavité tapissée de fongosités : nous voulons parler du *raclage,* à l'aide d'une curette tranchante, de la surface interne des trajets. On s'attachera à enlever par ce moyen la plus grande étendue possible de la pseudo-muqueuse qui les recouvre.

d. *Excisions.* L'indication d'exérèse est évidente dans les cas exceptionnels où il existe au périnée une tumeur nettement limitée. Nous avons cité un exemple remarquable d'extirpation faite dans ces conditions et avec un plein succès.

Certains chirurgiens ont voulu faire de l'exérèse une méthode générale de traitement des fistules périnéales accompagnées d'indurations. C'est ainsi que Ledran et plusieurs de ses contemporains enlevaient la plus grande partie des tissus indurés. Cette pratique, condamnée par Desault, était presque entièrement abandonnée lorsque Voillemier tenta de la remettre en honneur en 1874. Ce chirurgien, constatant la lenteur ou l'insuffisance des ressources thérapeutiques dans les cas compliqués, propose de pratiquer l'*excision*, non-seulement des trajets fistuleux, mais d'*une partie du périnée*. Son but est d'établir une voie large et directe faisant communiquer au dehors la perforation du canal. Nous renvoyons à l'intéressant travail qu'il a publié dans la *Gazette hebdomadaire* le lecteur désireux de s'éclairer sur les détails de son procédé et le manuel opératoire qu'il recommande. Si nous ajoutons que dans dix cas Voillemier a obtenu la guérison complète, on ne saurait nier que la pratique de ce chirurgien mérite une sérieuse attention.

Tout dernièrement, D. Mollière, appliquant l'exérèse au *traitement des rétrécissements cicatriciels compliqués de fistules*, exposait à la Société des sciences médicales de Lyon son procédé ainsi conçu : *Premier temps*. Extirpation de tous les tissus cicatriciels appartenant soit à l'urèthre, soit au périnée. *Deuxième temps*. Suture sur une sonde des deux portions de l'urèthre, à l'aide de fils métalliques passant *sous* la muqueuse. *Troisième temps*. Suture superficielle du périnée. La guérison, ajoute l'auteur, est rapide, même dans les cas où de grands délabrements ont été nécessaires. Nous ne contestons pas les avantages théoriques de cette méthode, mais un plus grand nombre de faits nous semble nécessaire pour qu'on puisse juger sa réelle valeur.

Arrivés au terme de cette longue énumération des procédés thérapeutiques qui s'adressent aux fistules périnéo-scrotales de l'urèthre, essayons de résumer brièvement les indications pratiques qui se dégagent de cette étude.

On commencera avant tout par rendre au canal son calibre normal en dilatant ou en incisant le rétrécissement, s'il existe. Dans les *cas simples*, c'est-à-dire lorsque la fistule est unique, récente et non indurée, il est de règle que la guérison soit obtenue par ce seul moyen.

Dans les cas plus compliqués, mais encore relativement récents et ne s'accompagnant pas d'indurations très-profondes et très-étendues, l'indication de restaurer le canal reste la même. Ce premier temps du traitement une fois assuré, on empêchera avec persévérance l'urine de s'engager dans le trajet soit par la sonde à demeure, soit par le cathétérisme répété, suivant les cas. Enfin on sera autorisé, si la cicatrisation se fait trop attendre, à modifier les parois du trajet par des injections irritantes (teinture d'iode) ou par des cautérisations légères.

Dans les *cas très-compliqués* avec fistules anciennes, multiples, donnant passage à une quantité d'urine proportionnellement grande, et accompagnées d'indurations très-profondes et très-étendues, il faut encore combattre le rétrécissement et détourner l'urine à l'aide de la sonde, mais en outre agir directement et énergiquement sur les tissus malades : débrider les trajets fistuleux, réunir par le bistouri les orifices cutanés, racler avec la curette toutes les anfractuosités de la plaie, toucher les surfaces saignantes au thermocautère. Si ces moyens échouent, on devra recourir à l'excision des parties indurées ; y recourir même d'emblée, lorsque l'état avancé des lésions ne permet pas d'espérer une modification quelconque dans la vitalité des tissus. Lorsque les parois mêmes de l'urèthre sont englobées dans le tissu cicatriciel, comme c'est le cas dans les rétrécissements traumatiques, on pratiquera l'uréthrotomie externe, avec ou sans exérèse.

Nous insistons en terminant sur un principe de thérapeutique chirurgicale qui ne saurait être nulle part mieux à sa place. Dans le traitement des fistules urinaires en général et de celles de l'urèthre en particulier, il faut savoir se tenir en garde contre les règles de conduite absolues. S'il nous est permis de faire ici une citation personnelle, nous appliquerons aux fistules périnéales ce que nous disions à propos des rétrécissements de l'urèthre. « Dans cette matière le point essentiel et, nous le reconnaissons, le plus difficile, c'est de bien distinguer les cas très-divers qui se présentent dans la pratique et de rechercher les indications spéciales que tel ou tel fait particulier comporte » (thèse citée, p. 86).

§ II. **Fistules uréthro-péniennes.** Ce groupe de fistules mérite une description spéciale en raison des différences notables qui le distinguent du précédent au point de vue de l'étiologie, de l'anatomie pathologique et des indications thérapeutiques.

Étiologie. Beaucoup plus rares que les fistules périnéo-scrotales, les fistules péniennes de l'urèthre peuvent reconnaître la même origine et succéder à des rétrécissements, à des traumatismes, à des inflammations déterminant la suppuration des glandules uréthrales ou des abcès périuréthraux, enfin à l'ulcération du canal par un corps étranger ou un calcul. Dans cette étiologie banale, il faut relever les causes vraiment spéciales à la variété de lésion qui nous occupe. Celles qu'on observe le plus fréquemment sont les suivantes :

a. Les *plaies contuses*, surtout celles qui s'accompagnent d'une perte de substance, comme c'est le cas ordinaire pour les *plaies par armes à feu.*

b. Les *larges plaies par instrument tranchant*, pratiquées dans un but de mutilation et dont il existe d'assez nombreux exemples.

c. L'*étranglement circulaire de la verge* par un anneau ou un lien fortement serré. Cette étiologie, qui appartient en propre aux fistules de la région, s'observe assez fréquemment chez les enfants, et même chez les adultes. La chute de l'eschare laisse à sa suite une perforation plus ou moins étendue du canal. D'autres fois la constriction ne joue qu'un rôle indirect dans la production de la fistule, celle-ci succédant à l'infiltration d'urine qui se produit derrière l'obstacle.

d. La *blennorrhagie* s'accompagnant de l'inflammation suppurée d'une glandule uréthrale. Un certain nombre de fistulettes péniennes ne reconnaissent pas d'autre origine[1].

---

[1] D'après quelques auteurs leur pathogénie pourrait être un peu différente. Le point de départ de la fistule ne serait plus une uréthrite glandulaire proprement dite, mais bien l'inflammation d'un follicule clos compris dans l'épaisseur de la muqueuse enflammée. L'évacuation de ce petit foyer purulent, suivant la marche suivie par le pus formé dans sa cavité, donnerait naissance à une fistule borgne ou complète.

Quelle que soit l'origine de ces trajets, on comprend que la blennorrhagie, une fois cantonnée dans ces étroits diverticules, s'y éternise en dépit du traitement le mieux dirigé. Dans un travail tout récent sur les fistules juxta-uréthrales du méat, M. Jamin a bien montré le rôle que celles-ci jouent dans la persistance de la blennorrhée. E. M.

e. Le *chancre mou,* compliqué de phagédénisme, et affectant la forme dite *térébrante,* la lésion s'étendant plus en profondeur qu'en largeur. Ricord, Fournier, citent un certain nombre d'exemples de cette variété de chancre ayant abouti à la perforation de l'urèthre. La fistule, dans ce cas, siége généralement sur la paroi inférieure du canal, près du frein, plus rarement sur les parois latérales.

f. Enfin nous devons une mention spéciale parmi les causes possibles de fistules péniennes aux *lésions syphilitiques tertiaires.* On les observe sous deux formes différentes qui peuvent aboutir l'une et l'autre à la perforation du canal : les *ulcérations syphilitiques de l'urèthre,* dont l'existence est aujourd'hui bien démontrée, et la forme plus rare que Fournier a le premier signalée et dont Ozenne a donné une bonne description dans la *Revue de chirurgie* (1883) sous le nom de *gommes de la verge.* Celles-ci occupent la muqueuse du gland et du prépuce, le fourreau de la verge, les corps caverneux, ou le canal même de l'urèthre, et l'on a vu leur ulcération secondaire entraîner des fistules péniennes.

g. Remarquons, en opposition avec ces faits, que, dans les cas relativement si fréquents de *cancroïde du pénis,* l'urèthre reste presque constamment indemne. Demarquay n'en a noté la lésion que 2 fois sur 112 observations. Le cancer de la verge peut cependant devenir indirectement cause de fistules : en effet, lorsque le néoplasme arrive à obturer le méat, on voit des ouvertures de dégagement se former consécutivement sur le trajet du canal ou à la surface du gland.

ANATOMIE PATHOLOGIQUE. Les caractères anatomiques des fistules péniennes sont très-différents de ceux que présentent les fistules périnéo-scrotales. On ne rencontre pas ici ces trajets sinueux et multiples dont les prolongements se perdent dans des tissus indurés. Très-souvent le *trajet* manque complétement ; s'il existe, il est très-court, rectiligne ; sa direction est perpendiculaire à l'axe du conduit, ou oblique d'arrière en avant. Dans les fistules offrant une certaine largeur, on voit les deux orifices se confondre par une véritable soudure de la muqueuse et de la peau, l'épithélium se continuant directement avec l'épiderme, comme au niveau d'un orifice naturel.

L'*orifice interne* infundibuliforme, évasé du côté du canal, se rétrécit pour se continuer avec le trajet ou avec l'orifice cutané. Cette disposition tient, d'après Voillemier, à l'oblitération et à la disparition du tissu spongieux de l'urèthre autour de la fistule. On aperçoit souvent, formant le fond de l'ouverture, la muqueuse de la paroi supérieure, faisant ou non saillie, sous forme d'un bourgeon charnu.

L'*orifice externe,* presque toujours conique, peut occuper tous les points de la région, du méat au scrotum. Ses dimensions sont très-variables, depuis un orifice imperceptible jusqu'à une large ouverture intéressant une grande portion de l'urèthre. Dans quelques cas on le trouve enfoncé, déprimé sous un repli de la peau. Ses bords très-minces ont un aspect lisse et pâle. Ce n'est que rarement qu'on les voit entourés de bourgeons charnus ou de callosités.

SYMPTÔMES ET DIAGNOSTIC. La symptomatologie des fistules péniennes est fort simple. *Passage de l'urine* à chaque miction, en quantité variable selon la largeur de l'orifice, *issue du sperme* par la même voie, tels sont les seuls symptômes importants à signaler. La simple vue permettra le plus souvent de constater le siége, les dimensions, la forme d'une fistule pénienne. Le cathétérisme du canal joint à l'exploration directe du trajet permettra de contrôler ou de compléter le diagnostic. On ne devra jamais négliger de se rendre un compte

exact de l'état de l'urèthre, soit en avant, soit en arrière de la fistule ; nous
verrons tout à l'heure l'importance pratique de ce précepte.

Si la fistule est très-petite, comme dans les cas de fistulettes succédant à la
blennorrhagie, on peut concevoir des doutes sur la communication uréthrale.
Il sera alors utile de comprimer le méat en invitant le malade à faire des efforts
pour uriner ; on pourrait même faire au préalable une injection colorée dans
le canal, de manière à rendre plus aisément appréciable l'apparition de quelques gouttes de liquide au niveau de l'orifice cutané.

Pronostic. Les fistules péniennes ont rarement un retentissement fâcheux
sur l'état général. A ce point de vue elles sont moins graves que les fistules
périnéo-scrotales, qui exposent bien davantage à des complications locales ou à
des altérations secondaires du côté de la vessie et des reins. Le pronostic n'en
est pas moins sérieux en raison des difficultés qu'on éprouve à débarrasser les
malades de leur infirmité. Pour arriver à ce résultat plusieurs interventions
successives sont souvent nécessaires ; encore les succès définitifs ne sont-ils
trop fréquemment que partiels. Il est à noter que la largeur de l'ouverture ne
joue qu'un rôle secondaire dans le pronostic opératoire : on doit s'attendre à
des échecs avec de petites fistules comme avec des grandes. Ajoutons que, dans
certains cas, des opérations malheureuses n'ont pour résultat que d'agrandir
l'orifice fistuleux. Le peu d'épaisseur des tissus qu'on cherche à réunir, l'impossibilité qu'on éprouve, quelle que soit la méthode employée, à protéger la
plaie contre le contact de l'urine, la difficulté d'immobiliser la région opérée en
raison des variations physiologiques dans le volume de l'organe, sont autant de
causes qui compliquent le traitement et compromettent le succès d'opérations
les mieux conduites. Il faut également tenir grand compte, dans l'appréciation
des chances de réussite, d'une série de circonstances secondaires qui exercent
une influence plus ou moins décisive sur le résultat final. Au nombre de ces
dernières nous mentionnerons l'état général du malade, le degré de docilité
qu'il présente, et surtout l'état local de l'urèthre. Dans un mémoire fort instructif
publié en 1862, le professeur Verneuil a appelé l'attention sur le rôle que joue
le *rétrécissement* qui complique certaines fistules uréthro-péniennes. Reverdin,
reprenant les idées de M. Verneuil au dernier congrès de Genève, considère que
cette complication trop souvent méconnue a été la cause véritable du plus grand
nombre des insuccès observés. La question mérite de nous arrêter un instant.

Il est très-fréquent de voir le travail de cicatrisation qui suit une perte de
substance de l'urèthre conduire à un double rétrécissement du canal. Ces rétrécissements, qui portent sur chacun des deux segments du canal venant s'abou-
cher dans la perforation, sont surtout marqués à la suite des plaies contuses,
de la constriction du pénis, de toute cause, en un mot, entraînant une mortification de la paroi ; ils appartiennent à la classe des rétrécissements cicatriciels,
dont on connaît la marche rapide et la résistance à la dilatation. La conséquence
de ces faits est facile à déduire : l'urine, trouvant un obstacle à son écoulement
du côté du méat, fera effort sur la région opérée. Ainsi s'expliquent, d'après le
professeur Verneuil, beaucoup d'échecs opératoires (sutures ou autoplasties).

Malgré les réserves que nous venons de faire, il est légitime de tenir le plus
grand compte des progrès accomplis de nos jours dans les opérations anaplastiques sur l'urèthre, et l'on serait presque en droit de dire qu'avec de l'adresse
et de la persévérance il est bien peu de fistules péniennes dont le chirurgien ne
parvienne à triompher.

TRAITEMENT. Les moyens proposés dans ce but sont très-nombreux. La description détaillée de chaque procédé appartient à la médecine opératoire et dépasserait les limites d'une étude d'ensemble comme la nôtre. Beaucoup d'entre eux d'ailleurs n'ont plus qu'un intérêt historique. Nous nous attacherons surtout à rester sur le terrain pratique et à faire connaître les modes de traitement qui sont, de l'aveu général, réellement utiles.

Il importe de faire ressortir tout d'abord une différence essentielle qui sépare, au point de vue des indications thérapeutiques, les fistules qui nous occupent des fistules périnéo-scrotales. Tandis que la restauration du canal jointe au détournement des urines constitue, pour cette dernière variété, la plus importante et parfois l'unique méthode de traitement, pour les fistules péniennes au contraire, c'est l'action chirurgicale directe sur l'orifice anormal qui passe au premier plan. Est-ce à dire que les indications précédentes perdent ici leur valeur? Une semblable opinion serait une erreur grave. S'il est toujours nécessaire de s'adresser à la fistule elle-même, il ne s'ensuit pas que l'état du canal et la facilité avec laquelle peut s'écouler l'urine soient des éléments négligeables. Nous venons de voir le rôle important que le professeur Verneuil attribue à l'oubli de cet ordre d'indications dans les insuccès opératoires. Il faudra donc ne pas perdre de vue les complications uréthrales, surtout en présence d'une fistule consécutive à la mortification du canal. C'est dans ces cas qu'un *traitement préliminaire* s'impose. Il consistera le plus souvent, comme le conseille M. Verneuil, dans la section de dehors en dedans et aussi bien *en avant* qu'*en arrière* de la virole indurée qui confine à la fistule. Parfois l'obstacle au libre cours de l'urine se trouvant à l'entrée du canal, le débridement du méat ou même la circoncision deviendront les opérations préliminaires indiquées.

On peut réunir les procédés opératoires qui s'adressent à la fistule elle-même sous trois chefs qui constituent autant de méthodes :

1° la *cautérisation;*

2° la *suture* (*uréthrorrhaphie*) ;

3° l'*autoplastie* (*uréthroplastie*), comprenant un grand nombre de procédés secondaires.

1° *Cautérisation.* La cautérisation sous toutes ses formes peut être, à elle seule, une méthode curative. On s'est servi dans ce but des divers agents chimiques ou physiques : le nitrate d'argent, l'acide nitrique, le chlorure de zinc, la teinture d'iode ou de cantharides, ou bien encore un stylet rougi, la fine pointe d'un thermocautère, l'anse galvano-caustique. Nous avons vu traiter avec succès par ce dernier moyen, dans le service du professeur Guyon, de petites fistules péniennes consécutives à la blennorrhagie. Quel que soit l'agent employé, il faut cautériser *légèrement* et *également* les bords de l'orifice cutané, sans toucher à la muqueuse de l'urèthre. Sinon, en cas d'échec, l'opération n'aura fait qu'agrandir la perforation.

La cautérisation, comme l'a bien montré A. Cooper, n'a quelque chance de succès qu'à la condition que le trajet fistuleux soit creusé dans une portion de tégument assez souple, lâche et épaisse à la fois, pour pouvoir être facilement attirée vers l'orifice. Dans les conditions contraires, lorsqu'il y a, par exemple, soudure entre la peau du pénis et la muqueuse uréthrale, ce mode d'intervention sera plus nuisible qu'utile. On s'explique ainsi la guérison par les caustiques de quelques fistules assez larges et l'impossibilité de combler certains pertuis très-étroits (Cocteau).

La cautérisation a encore été employée, non plus comme méthode curative, mais comme opération préliminaire à la suture. On se propose par ce moyen de créer autour de la fistule des surfaces bourgeonnantes qui seront ensuite rapprochées. C'est en somme le premier acte du procédé anciennement connu de *réunion immédiate secondaire* que le professeur Verneuil a récemment préconisé dans le traitement des fistules vésico-vaginales. Dieffenbach a publié plusieurs observations de cautérisation ainsi combinée à la suture. Les résultats ne sont pas, à vrai dire, encourageants : presque toujours les lèvres de la plaie furent coupées prématurément par les fils. Si l'on voulait recourir à la réunion secondaire après cautérisation, il serait peut-être préférable, comme le conseille Cocteau, d'appliquer, après le développement des bourgeons charnus, des serres-fines à larges mors.

2° *Uréthrorrhaphie.* La méthode de la suture appliquée aux fistules uréthropéniennes a suivi exactement la fortune de la même méthode appliquée aux fistules vésico-vaginales.

Dans l'un et l'autre cas, aussi longtemps qu'on se contentait d'aviver les *bords mêmes* de la fistule, c'est-à-dire d'enlever simplement l'ourlet formé par la peau et la muqueuse soudées ensemble, on n'obtenait que des échecs. Du jour où Voillemier et Verneuil appliquèrent les premiers aux fistules péniennes le principe établi par les chirurgiens américains pour les fistules vaginales, c'est-à-dire l'*avivement oblique* et l'*affrontement par de larges surfaces*, les succès se multiplièrent.

Laissant de côté les procédés de suture plus ou moins ingénieux qui ne reposent pas sur ce principe et qui sont, à juste titre, complétement délaissés, nous résumerons les caractères essentiels de l'uréthrorrhaphie telle qu'on la pratique aujourd'hui et d'après la description même que M. Verneuil a donnée de cette opération en 1862 : « L'*avivement* devra être large pour que l'affrontement soit étendu ; cet avivement, fait en dédolant, sera très-superficiel ; il ne devra porter que sur le tégument et ne pas intéresser la muqueuse uréthrale. La plaie ainsi produite aura l'aspect d'un entonnoir très-large au dehors et n'ayant au fond que les dimensions de la fistule. »

La *suture* sera faite avec des fils métalliques, dont les avantages sont aujourd'hui démontrés. Voillemier employait la *suture entortillée;* le professeur Duplay recommande le procédé qu'il a décrit pour le traitement de l'hypospadias, c'est-à-dire la *suture enchevillée à un seul fil.* Le professeur Verneuil se sert de la *suture à points séparés.* Il insiste sur la nécessité de multiplier les points de suture, de manière qu'ils soient très-rapprochés : il importe donc de choisir des fils d'argent de petit diamètre. Les points d'entrée et de sortie doivent être à une certaine distance des bords saignants, et, précaution capitale, les fils doivent pénétrer *jusqu'à la muqueuse uréthrale exclusivement*, puis ils seront serrés, même au prix d'une traction énergique, de façon à rapprocher exactement les surfaces avivées. Si la tension des lèvres est par trop grande, on devra avoir recours aux incisions latérales et parallèles à la plaie conseillées par Dieffenbach.

« L'application d'une plaque de plomb perforée, dit M. Verneuil, sera utile pour protéger la ligne de réunion et soutenir les nœuds du fil d'argent. La sonde sur laquelle on fera la suture sera retirée de bonne heure aussitôt que l'uréthrite apparaîtra. Les sutures pourront être maintenues longtemps en place. En cas d'insuccès de la réunion immédiate, il ne faudra pas désespérer de la cicatrisation secondaire. » Dans tous les cas, si l'on s'est conformé aux préceptes précédents, on est en droit d'attendre un *succès partiel* qui simplifiera une opération consécutive.

3° *Uréthroplastie.* Lorsque la paroi uréthrale a subi une vaste perte de substance, la simple suture n'est plus applicable; il faut lui substituer une méthode plus compliquée qui a pour base la nécessité de former des lambeaux, l'*uréthroplastie.* Ici les procédés abondent : il nous suffira de rappeler qu'on a employé tour à tour tous les procédés connus d'autoplastie. Nous nous contenterons de signaler les plus importants au point de vue pratique, renvoyant, pour les détails opératoires, aux ouvrages spéciaux et aux monographies, entre autres à celle de Cocteau qui en a fait une étude très-complète.

Tous les procédés d'uréthroplastie peuvent être rangés en deux grandes classes qui constituent deux méthodes distinctes :

A. La *méthode indienne;* B. la *méthode française* ou méthode ancienne deCelse.

A. La *méthode indienne* consiste « dans la formation d'un lambeau pris sur une région voisine et *renversé* de manière que sa surface saignante soit en .ontact avec les bords de la perte de substance préalablement avivés » (Cocteau). A cette méthode qui n'a plus guère qu'un intérêt historique appartiennent les opérations d'Astley Cooper, qui emprunta le lambeau à la *région scrotale,* de Delpech, qui taillait un lambeau *inguinal,* enfin de Jobert, qui le prenait aux régions *crurale* et *abdominale.*

B. La *méthode française,* qui doit ce nom aux développements qu'elle a pris entre les mains de chirurgiens français, est caractérisée par la formation de lambeaux qu'on *déplace par glissement.* Les nombreux procédés qui s'y rattachent peuvent être divisés en *deux catégories,* suivant que l'affrontement se fait *par les bords* seulement ou *par des surfaces.*

a. Nous ne citerons que pour mémoire les tentatives d'uréthroplastie, poursuivies surtout par Dieffenbach, consistant dans la dissection d'un ou de plusieurs lambeaux, soit latéraux, soit antérieur et postérieur, qu'on décolle dans la région qui entoure l'orifice et qu'on *réunit bord à bord.* S'il y a tension, on pratique des incisions libératrices. Dans ce procédé, l'insuccès est la règle, ce qu'expliquent suffisamment les conditions éminemment désavantageuses de l'affrontement linéaire : difficulté de réunir exactement des bords très-étroits, filtration facile de l'urine à travers la plaie, etc.

b. Les procédés de la seconde catégorie, infiniment supérieurs, sont fondés sur le principe de *l'adossement de larges surfaces,* principe universellement adopté aujourd'hui dans le traitement des fistules en général. Nous répétons qu'il n'entre pas dans notre plan d'en donner une description détaillée; signalons seulement les principaux :

Lambeau simple (Delpech, Jobert). On dissèque un petit lambeau d'un côté de la fistule, on excise le lambeau ainsi formé, puis on fait du côté opposé une dissection semblable d'un lambeau plus étendu qu'on ramène sur la surface dénudée.

Dédoublement et adossement des surfaces (Nélaton). On avive les bords de la fistule, on pratique des incisions transversales intéressant la peau et le tissu sous-cutané de la verge au delà des limites supérieure et inférieure de la perforation, et à une distance de 2 centimètres en moyenne ; on détache complétement la peau des tissus sous-jacents, en partant des bords de la fistule pour arriver jusqu'aux incisions ; cela fait, on attend quelques jours sans tenter de réunion immédiate, puis, au moyen de deux ou trois épingles, on réunit les surfaces granuleuses en les adossant.

Thécoplastie de l'urèthre ou *uréthroplastie par invagination* (Gaillard, de Poitiers). On pratique au niveau des extrémités de la fistule deux incisions circulaires, et l'on enlève la peau qui se trouve ainsi cernée, puis on décolle circulairement la peau soit en avant, soit en arrière de la plaie, et on la ramène sur le bord opposé de l'incision en fixant sa surface saignante sur la face externe du tégument avivé. On invagine, en d'autres termes, l'un dans l'autre les deux manchons cutanés séparés par la plaie circulaire.

Ce procédé nous amène aux procédés modernes qui ont donné jusqu'ici le plus de succès et qui doivent incontestablement être préférés d'une façon générale : nous voulons parler des procédés d'*autoplastie à doublure* ou à *double plan de lambeaux.* Arlaud appliqua le premier à l'urèthre cette opération que Roux (de Brignolles) avait déjà appliquée avec succès à une fistule aérienne. Son observation, souvent citée depuis lors, fut l'objet d'un remarquable rapport de M. Verneuil à la Société de chirurgie en 1857. Ayant à traiter une fistule de la partie moyenne de la verge, Arlaud tailla deux lambeaux, un pénien, un autre scrotal. Ce qu'il y eut de particulier dans sa manière de faire, c'est qu'au lieu de réunir simplement ces lambeaux par leur face profonde il les fit *chevaucher :* après avoir avivé la surface cutanée du lambeau scrotal, il appliqua le lambeau pénien *par-dessus* le biseau saignant du précédent. Le principe de l'autoplastie à double plan de lambeaux se trouve tout entier dans cette courte description. M. Verneuil a bien montré les avantages inhérents à cette méthode opératoire ; un des plus importants est assurément de favoriser mieux que tous les autres procédés le succès de la suture, grâce à l'imbrication des lambeaux.

Il est facile de concevoir, le principe une fois admis, que les modes d'application pourront varier à l'infini suivant les cas particuliers de la pratique : de là des dérivés nombreux du procédé employé par Arlaud. Mentionnons spécialement la variété d'autoplastie dans laquelle les parois de l'urèthre sont reconstituées en grande partie par la face externe de la peau, et que Reybard a proposé d'appeler *uréthroplastie épidermique.* L'opération de Sédillot peut être considérée comme un type du procédé en question. Ce chirurgien tailla de chaque côté de la fistule deux petits lambeaux quadrilatères, adhérents aux bords de l'orifice, les renversa en dedans et les sutura sur la ligne médiane, leur face épidermique regardant l'urèthre, la face saignante en dehors ; il restait ainsi à découvert une plaie sur laquelle fut ramené un large lambeau disséqué du côté du prépuce. Rappelons que le professeur Duplay a appliqué avec succès un procédé d'uréthroplastie analogue à la restauration du canal dans l'hypospadias. M. Robert, du Val-de-Grâce, a dernièrement envoyé à la Société de chirurgie une observation de fistule traitée d'après le même principe et qui provoqua une intéressante discussion sur les avantages de la méthode.

Il est à peine besoin d'ajouter que le lambeau destiné à former le plan superficiel sera emprunté à des régions différentes suivant le siége de la fistule : à la peau du prépuce, si la fistule est voisine du gland, à celle du scrotum, si l'ouverture se trouve près de la racine de la verge. Cette facilité de varier, suivant les indications, la taille du lambeau, permet d'étendre considérablement le champ d'une semblable opération.

Quel que soit le procédé auquel ils aient eu recours, tous les chirurgiens se sont préoccupés d'empêcher le contact de l'urine avec la plaie. Divers moyens ont été proposés dans ce but.

La *sonde à demeure* a été pendant longtemps mise en usage d'une manière à peu près exclusive. Cependant elle présente de sérieux inconvénients, qui ont été bien mis en lumière de nos jours, et sur lesquels nous avons déjà attiré l'attention en traitant des fistules périnéales. En premier lieu, la sonde à demeure n'est nullement une garantie contre le passage de l'urine, qui arrive toujours à se frayer une voie entre l'instrument et les parois du canal. De plus, le cathéter devient pour la plaie uréthrale, selon la juste comparaison de Ducamp, ce qu'un pois est pour celle d'un cautère ; elle détermine à la longue de l'uréthrite et, à sa suite, la suppuration des lambeaux. A ce double point de vue le *cathétérisme intermittent*, fait avec une sonde molle chaque fois que le malade a besoin d'uriner, offre sur le moyen précédent d'incontestables avantages. En revanche, on comprend que le passage répété d'un instrument, quelque douceur qu'on y apporte, ne soit pas sans inconvénients pour le succès de la suture. Cette pratique sera d'ailleurs difficilement applicable chez de très-jeunes sujets ou chez des malades indociles.

On a essayé de tourner la difficulté en créant, en arrière de la fistule, une voie artificielle pour l'écoulement de l'urine par l'opération de la *boutonnière périnéale*. L'idée de cette opération, anciennement employée en vue d'objets différents, a été émise par Louis dans le but spécial de créer un canal de dérivation pour les urines. Elle fut reprise par Viguerie et plus tard par Ségalas, Ricord et Goyrand (d'Aix). Dès lors cette méthode entra dans la pratique et on lui doit un certain nombre de succès. On a objecté à la boutonnière qu'elle n'empêchait pas l'urine de venir mouiller la plaie, l'expérience démontrant qu'une partie du liquide suivait la paroi supérieure du canal. On ne saurait nier cependant que cet inconvénient soit beaucoup moins prononcé qu'en l'absence de canal de dérivation. On pourra d'ailleurs le diminuer encore en exerçant une *compression* modérée sur l'urèthre en avant de la sonde fixée au périnée.

Lorsqu'il y a déjà une fistule périnéale, le canal de dérivation se trouve exister de fait, et il sera toujours indiqué de s'en servir, comme le fit Nélaton, pour détourner les urines. La dilatation d'une fistule préexistante, de manière à pouvoir y fixer une sonde, constitue à ce point de vue une opération préliminaire des plus utiles.

Un dernier moyen du même ordre consiste dans la *ponction de la vessie*. Malgaigne avait déjà conseillé de laisser dans l'ouverture sus-pubienne une sonde à demeure jusqu'à la guérison de la fistule uréthrale. Tout récemment M. Tillaux a proposé devant la Société de chirurgie la ponction répétée du réservoir urinaire avec un fin trocart aspirateur, pendant les premiers jours qui suivent l'uréthroplastie. Une semblable pratique n'est assurément pas irrationnelle, et peut devenir une ressource dans certains cas exceptionnels, mais on ne saurait faire de la ponction de la vessie une méthode générale de détournement des urines, comme le reconnaît M. Tillaux lui-même. Elle serait impraticable, par exemple, chez les enfants ou chez les malades indociles.

Après avoir énuméré les nombreux moyens qui s'adressent aux fistules uréthropéniennes, nous est-il possible de poser, sous forme de conclusions, quelques règles destinées à guider le praticien dans son choix? Nous tenterons de le faire, non sans répéter qu'il n'est pas possible d'embrasser dans un coup d'œil d'ensemble les cas très-divers qui se rencontrent en clinique, et que, par conséquent, les règles que nous posons ne sauraient présenter un caractère absolu.

A-t-on à traiter une *fistule très-petite*, un simple pertuis, on tentera d'abord la cautérisation, de préférence avec la pointe du thermocautère ou l'anse gal-

vano-caustique. Si l'on échoue, on fera l'uréthrorrhaphie suivant les règles anaplastiques aujourd'hui adoptées pour le traitement des orifices fistuleux (avivement large et superficiel).

C'est encore à l'uréthrorrhaphie ainsi comprise qu'on aura recours en présence
d'une fistule circulaire ou infundibuliforme, de *dimensions moyennes*, c'est-
à-dire n'excédant pas 5 millimètres de diamètre, et dont les bords mobiles se
laissent aisément rapprocher.

Lorsque la fistule est plus étendue et s'*accompagne d'une perte de substance*,
les avis sont partagés sur le meilleur mode de restauration. Nous pensons, avec
le professeur Verneuil, que ces perforations même étendues seront le plus souvent justiciables de la suture, à la condition qu'elles soient dirigées suivant l'axe
de l'urèthre et que les bords soient susceptibles d'être mis en contact *sans trop
de difficultés*.

L'uréthroplastie sera réservée aux cas où, en raison des *grandes dimensions* de
la fistule, des *adhérences* et du *peu d'extensibilité* des tissus périphériques,
l'étoffe manque absolument pour combler la perte de substance. On choisira
alors, de préférence, un des procédés d'autoplastie à double plan de lambeaux.

C'est dans des cas exceptionnels et devant l'insuccès avéré des moyens thérapeutiques précédents qu'on aurait recours à la boutonnière périnéale pour
dériver les urines. La sonde à demeure ou le cathétérisme répété, selon les cas,
suffiront le plus souvent à remplir ce but.

En somme, la méthode générale de traitement des fistules péniennes, celle
qui devra toujours être la *méthode de choix*, c'est l'uréthrorrhaphie avec avivement large et sutures métalliques très-rapprochées les unes des autres.

L'uréthroplastie, d'une exécution plus difficile, plus grave et surtout plus
incertaine dans ses résultats, restera la *méthode d'exception*.

III. **Fistules urèthro-rectales**. Étiologie. Les fistules de cette variété sont
les plus rares des fistules de l'urèthre. Elles reconnaissent des origines diverses :
traumatique, inflammatoire ou diathésique.

Le *traumatisme* est une des causes de cette lésion le plus fréquemment
observée. La fistule peut succéder à un traumatisme *accidentel*, comme une
plaie du rectum, de la prostate, de l'urèthre, ou bien elle est le fait d'un traumatisme *opératoire*. Mentionnons, dans le premier ordre de causes, l'introduction
dans le rectum ou dans l'urèthre de corps étrangers pointus, tels qu'aiguilles,
épingles, crayons, etc. Au nombre des traumatismes opératoires il faut signaler
les *fausses routes*, soit que le patient lui-même pousse maladroitement une sonde
de l'intérieur de l'urèthre dans le rectum, comme un malade dont Thompson
rapporte l'exemple, soit que le bec du cathéter, conduit par la main du chirurgien, aille se perdre dans la cavité d'une prostate déformée et perfore la paroi
rectale. Un semblable accident s'observe surtout chez les tout jeunes sujets et
s'explique par la grande laxité des tissus à cet âge.

La blessure du rectum est encore une complication assez souvent notée de la
taille périnéale. Si, dans certains cas, elle doit être mise au compte d'une maladresse chirurgicale, il faut savoir qu'elle est survenue entre les mains des opérateurs les plus habiles. Deschamps, Thompson, ont chacun blessé *quatre fois* le
gros intestin. Le grand développement qu'offre l'ampoule rectale chez le vieillard, parfois l'oubli de vider l'intestin, sont les causes ordinaires de cet accident
opératoire. Sous le rapport de l'influence qu'a le procédé de taille employé sur

la fréquence de la lésion, il est certain que l'intestin est plus exposé dans les tailles à incision longitudinale ou médiane (taille bilatérale, taille prérectale) que dans la cystotomie latéralisée.

Les *abcès de la prostate* sont une cause de fistules uréthro-rectales peut-être plus ordinaire que le traumatisme. On sait en effet que, parmi les terminaisons des abcès prostatiques, l'*ouverture simultanée dans le rectum et dans l'urèthre* n'est pas très-rarement observée. Les parois du rectum, progressivement amincies sous l'influence du travail inflammatoire ou du processus ulcératif lorsque l'abcès est tuberculeux, finissent par se perforer. Segond rapporte dans sa thèse plusieurs cas de ce genre. On a encore noté l'ulcération du rectum à la suite d'un calcul de la région prostatique.

Plus rarement la lésion suit une marche inverse : c'est alors un abcès stercoral qui vient s'ouvrir dans l'urèthre.

Enfin la *dégénérescence cancéreuse du rectum* et celle de la *prostate* peuvent établir une communication entre la cavité intestinale et le canal.

ANATOMIE PATHOLOGIQUE. L'*orifice uréthral* de la fistule est généralement unique, étroit, situé le plus souvent dans la région prostatique, sur l'un des côtés du verumontanum ; plus rarement on le trouve dans la région membraneuse.

L'*orifice rectal* a un aspect très-variable suivant que la fistule a succédé ou non à une perte de substance. Dans le premier cas, on voit une perforation plus ou moins vaste. Si, au contraire, la fistule est d'origine traumatique ou inflammatoire, on trouve généralement un orifice étroit, situé au centre d'une fongosité rougeâtre, quelquefois caché dans un repli de la muqueuse. Cet orifice peut être entouré de callosités lorsque la lésion est déjà ancienne.

Le *trajet fistuleux* est le plus souvent dur, donnant au toucher la sensation d'une corde. Sa cavité admet un stylet de trousse ou une petite sonde. Il est en général rectiligne et obliquement dirigé de haut en bas et d'avant en arrière. Un fait important à noter au point de vue de ses conséquences cliniques, c'est que l'orifice rectal occupe une situation déclive par rapport à l'orifice uréthral. On voit, dans certains cas, le trajet se bifurquer et envoyer un prolongement inférieur qui vient s'ouvrir à la peau : la fistule est à la fois uréthro-rectale et uréthro-périnéale.

La muqueuse rectale est le siége d'une vive irritation, souvent d'excoriations. La région anale présente des lésions semblables.

SYMPTOMATOLOGIE ET DIAGNOSTIC. Il est facile de déduire de la nature même de la lésion les symptômes fonctionnels qui caractérisent une fistule uréthro-rectale : ceux-ci consistent dans le passage à travers la communication anormale du contenu de l'urèthre d'une part, de l'intestin d'autre part.

a. Le *passage de l'urine par le rectum* est le signe le plus constant, celui qui d'ordinaire attire le premier l'attention du malade. La quantité de liquide qui s'écoule par cette voie est très-variable suivant le diamètre des orifices de communication, la direction du trajet, etc. Parfois le malade perd la totalité des urines par le rectum ; d'autres fois il n'en passe qu'une faible proportion. Un fait important pour le diagnostic, c'est que l'écoulement anormal se produit seulement au *moment des mictions*. Exceptionnellement on a vu l'urine s'accumuler dans la cavité intestinale et n'être rendue qu'après un certain intervalle.

Si la fistule est consécutive à un abcès de la prostate, ouvert simultanément dans l'urèthre et dans le rectum, il s'écoule par cette dernière voie du pus qui se mélange à l'urine pendant les mictions. La proportion de matière purulente

qui passe par l'intestin est en général sensiblement plus forte que celle qui est
rendue par l'urèthre.

Il est rare que le passage de l'urine n'entraîne pas à la longue des phénomènes
de rectite avec excoriations douloureuses et ténesme.

b. Un autre signe, d'une recherche délicate, mais qu'on trouve noté dans un
certain nombre d'observations, est la *sortie du sperme par le rectum*. C'est
généralement *au moment de l'éjaculation* qu'on l'observe. Dans un cas rapporté
par Gosselin, le sperme sortait en très-petite quantité par l'urèthre ; le reste
filai dans le rectum, infirmité qui rendait le jeune malade impropre au mariage.
Ce phénomène grave par ses conséquences ne semble se produire que dans les
cas de fistules à orifice uréthral large, ou coïncidant avec un rétrécissement
serré du canal. Il faut évidemment, pour qu'il ait lieu, que l'orifice uréthral
siége en avant de l'embouchure des canaux éjaculateurs. Lorsque ces derniers
organes ont été eux-mêmes intéressés, à la suite d'une suppuration prostatique,
par exemple, l'écoulement de sperme par le rectum peut se faire *en dehors de
toute érection*. Lallemand rapporte l'observation d'un officier de marine de vingt-
cinq ans atteint de fistule uréthro-rectale, et chez lequel il se faisait chaque
jour, sans érection préalable, un écoulement de sperme par l'anus.

c. Il est plus rare de voir le passage inverse avoir lieu, c'est-à-dire le contenu de l'intestin s'engager dans l'urèthre. Nous avons donné plus haut la raison
de ce fait en signalant les dispositions réciproques des deux orifices de la fistule.
Ce second ordre de signes peut cependant exister, et l'on trouve relevées dans
les observations des particularités cliniques intéressantes. Tantôt on voit sortir
par l'urèthre, au moment de la défécation, des *matières fécales* en quantité
variable ; ce phénomène ne se produit guère que lorsque les matières sont
liquides. Cependant on a observé des cas où des matières *solides* étaient expulsées
par le méat. D'autres fois, ce sont des *corps étrangers* alimentaires ou de différente nature. Un malade de Bégin rendit par l'urèthre un os avalé peu de temps
auparavant. Segond cite le cas d'un homme porteur d'une fistule uréthrorectale
en même temps que d'un rétrécissement syphilitique du rectum, et chez lequel
on constata l'issue par le méat du cérat introduit avec les mèches dilatatrices.

La sortie des *gaz intestinaux* par l'urèthre a été également observée. Nous
avons suffisamment insisté sur ce phénomène à l'occasion des fistules vésico-
rectales. Chez un malade du professeur Guyon, le passage des gaz s'accompagnait
« d'un bruit singulier, d'une sorte de sifflement dont le malade s'étonnait fort ».

Les signes fonctionnels que nous venons de passer en revue, lorsqu'ils se
rencontrent simultanément ou même à l'état isolé, suffisent presque toujours
pour porter le diagnostic de fistule uréthro-rectale. Mais il est nécessaire, surtout
en vue des indications thérapeutiques, de les compléter par l'*exploration
physique*.

Les divers moyens employés pour l'exploration du rectum et de l'urèthre en
général trouvent ici leur application. Le *toucher rectal* conduira d'emblée sur
l'ouverture, s'il existe une perte de substance appréciable ; dans le cas contraire,
il fera reconnaître une ou plusieurs petites saillies indurées répondant aux
orifices de la fistule. L'application du *speculum ani*, ou mieux de la *valve de
Sims* qui déprime fortement la paroi rectale postérieure, permettra de confirmer
et de préciser ce premier examen. Si l'on invite le malade à uriner, on pourra
voir l'urine sortir par l'orifice rectal. Pour s'éclairer sur la direction, l'étendue
du trajet, et surtout sur le siége de l'orifice uréthral, on sera autorisé à faire

pénétrer dans l'orifice rectal un stylet, droit ou recourbé, qu'on poussera doucement à la rencontre d'un cathéter préalablement introduit dans l'urèthre.
L'exploration directe du canal à l'aide de son endoscope a permis à Desormeaux
de préciser le siége exact de l'orifice uréthral.

On ne pourrait confondre une fistule uréthro-rectale qu'avec une *fistule
vésico-rectale*. L'écoulement anormal *intermittent* dans le premier cas, *continu*
ou du moins indépendant de la miction dans le second, constitue en général
un caractère différentiel suffisant. Ce signe n'a cependant pas une valeur
diagnostique absolue; nous avons dit, en effet, qu'on pouvait exceptionnellement observer le passage de l'urine par le rectum, en dehors de la miction,
dans certaines fistules uréthro-rectales. Aussi devra-t-on, en cas de doute, s'a-
dresser à des moyens très-simples de contrôle, comme des injections de liquides
colorés faites soit dans le rectum, soit dans l'urèthre, soit dans la vessie elle-
même. On pourra encore combiner le toucher rectal avec l'exploration directe
du trajet par le stylet, et déterminer ainsi le point de rencontre du stylet et
du cathéter introduit dans l'urèthre : si ce point se trouve situé *en avant de la
prostate*, on en conclura qu'il s'agit d'une fistule uréthro-rectale; s'il est *en
arrière*, on aura affaire à une fistule qui intéresse la vessie.

Lorsqu'il existe un trajet secondaire s'ouvrant au périnée (*fistule uréthro-
recto-périnéale*), il faudra, pour établir le diagnostic, comprimer avec le doigt
l'ouverture périnéale pendant la miction, et s'assurer en même temps si l'urine
s'écoule par l'anus. On aura recours au même procédé pour s'assurer si l'urine
provient d'une fistule uréthro-périnéale dont le trajet s'ouvre très-près de
l'anus, qu'on pourrait appeler *uréthro-anale*, ou d'une fistule communiquant
avec la cavité même du rectum.

Pronostic. Une fistule uréthro-rectale constitue une affection sérieuse à des
points de vue divers. Il est à peine besoin d'insister sur le caractère particulièrement pénible des symptômes auxquels elle donne lieu. Sans parler des souffrances morales, communes à toutes les variétés de fistules urinaires, les phénomènes isolés ou associés de rectite et d'uréthro-cystite que détermine le contact
prolongé d'éléments anormaux sont la source de tortures physiques et peuvent
même amener un état de marasme avancé. Le pronostic est encore assombri par
ce fait que les chances de guérison par l'intervention chirurgicale sont minimes,
trop souvent on se trouve en présence d'une infirmité incurable.

Pour juger la question de pronostic, il faut tenir grand compte de la *cause*
de la lésion. Les fistules d'origine traumatique, celles qui succèdent à un abcès
chaud circonscrit de la prostate, offrent des conditions relativement favorables
sous le rapport de la curabilité. Il n'en est plus de même pour les fistules qui
font suite à des suppurations prostatiques diffuses, ou qui s'accompagnent de
cavernes tuberculeuses, à plus forte raison de dégénérescences cancéreuses de
la prostate ou du rectum. Toutes choses égales, le pronostic est d'autant plus
grave que la lésion est plus ancienne et la perte de substance plus large.

Traitement. Les considérations qui précèdent font tout d'abord ressortir
l'importance des *mesures préventives* qui pourront, dans un certain nombre de
cas, s'opposer à une aussi fâcheuse complication. C'est ainsi que, dans l'opération de la taille, on ne devra jamais perdre de vue la blessure possible de l'intestin et l'on s'efforcera, au moyen de l'indicateur gauche introduit dans le
rectum, d'éloigner la paroi de l'instrument tranchant. C'est surtout en présence
d'un abcès prostatique que l'intervention du chirurgien peut avoir, dans l'espèce,

un effet réellement préventif. Segond a justement insisté dans sa thèse sur la nécessité d'une *incision hâtive*, c'est-à-dire pratiquée *au premier indice de suppuration*. « Attendre la fluctuation vraie pour intervenir, c'est inciser trop tard ». Cette incision devra se faire par le périnée, couche par couche, en suivant les règles posées pour le premier temps de la taille périnéale. Sans doute, comme le fait remarquer Segond dans un mémoire récent adressé à la Société de chirurgie, l'opération ainsi comprise n'éviterait pas l'ouverture consécutive du côté de l'urèthre, mais la fistule uréthro-périnéale qui résulterait de cette complication serait infiniment moins grave que la fistule uréthro-rectale succédant à l'ouverture spontanée ou artificielle de l'abcès dans le rectum.

Aux indications thérapeutiques ordinaires des fistules uréthrales (rendre au canal son calibre normal, s'il y a lieu, pour assurer un libre écoulement à l'urine ; empêcher ce liquide de venir au contact du trajet fistuleux ; agir directement sur la fistule) s'ajoute une autre indication spéciale qui n'est pas la moins difficile à remplir : soustraire la fistule au passage des matières fécales et des gaz intestinaux.

Dans les cas les plus simples, lorsque la fistule est récente et ne s'accompagne pas de perte de substance, la guérison spontanée a pu être observée. Chez un malade de M. Guyon, elle eut lieu en six semaines. Mais cette terminaison heureuse est si exceptionnelle qu'on n'est pas en droit d'y compter et que, dans aucun cas, elle ne saurait justifier l'abstention.

Les procédés à mettre en œuvre pour satisfaire aux indications rappelées plus haut seront plus ou moins compliqués, suivant que le cas particulier auquel on aura affaire sera lui-même plus ou moins complexe. Le plus souvent, on devra associer plusieurs moyens que nous sommes obligé de décrire séparément. On commencera toujours par les plus simples.

Le *simple détournement de l'urine* peut amener la guérison. Thompson relate un fait intéressant où il a obtenu ce résultat par la *position* donnée à son malade. Celui-ci, qui était un jeune officier, consentit à se coucher sur le ventre pour uriner et à ne jamais émettre une goutte d'urine dans une autre position. Au bout de quelques semaines, il était parfaitement guéri. Ce détournement de l'urine sera plus simplement obtenu par la sonde à demeure, ou mieux encore par le cathétérisme répété à chaque miction.

Il est moins aisé, avons-nous dit, *d'empêcher l'accès des gaz et des matières dans la fistule*. Une première précaution toujours utile est de faciliter les garde-robes à l'aide de lavements. On devra aussi, par tous les moyens en usage, faire cesser la diarrhée lorsqu'elle existe. Enfin les irrigations rectales et uréthrales fréquentes seront employées avec avantage.

Divers moyens plus ou moins ingénieux ont été essayés dans le but de s'opposer au passage des matières en obturant l'orifice rectal et en exerçant même une certaine compression sur le trajet fistuleux. On a proposé l'introduction de grosses mèches fréquemment renouvelées ; ce moyen, en général très-mal supporté, va précisément à l'encontre de son but, puisqu'il favorise la rétention des matières et des gaz. Le même reproche ne saurait être adressé au maintien dans le rectum d'une grosse sonde ouverte aux deux bouts. Cocteau conseille dans sa thèse, mais sans observation à l'appui, un procédé qui serait pour le moins rationnel, s'il était démontré que le malade peut impunément en supporter l'usage. Il consisterait à introduire dans le rectum « une canule d'argent longue d'environ 15 centimètres, garnie d'une chemise et munie au dehors de deux anneaux pour recevoir des liens se fixant à un bandage de corps. Entre la canule et la chemise on introduit de la charpie de manière à exercer une compression douce et régulière ».

On peut dire qu'en règle générale les moyens précédents sont ou mal supportés ou inefficaces, et il devient presque toujours nécessaire d'*agir directement sur le trajet fistuleux*.

L'orifice rectal est-il de petites dimensions, *sans perte de substance*, on s'adressera d'abord aux différents procédés de *cautérisation*, nitrate d'argent, stylet rougi, pointe fine du thermocautère, anse galvano-caustique. M. Guyon a obtenu la guérison d'une fistule uréthro-rectale, qui datait de plus d'un an, en pratiquant à l'aide du thermocautère trois cautérisations à huit jours d'intervalle. Thompson donne la préférence à l'anse galvano-caustique qui permet d'approprier la forme du double fil métallique à la direction du trajet fistuleux et de ne porter le fil au rouge que lorsqu'il est convenablement disposé. Chez un jeune homme qui avait gardé une fistule uréthro-rectale à la suite de la taille, le chirurgien anglais réussit, par ce moyen, à diminuer rapidement la quantité d'urine qui passait par l'intestin.

Lorsqu'il y a *perte de substance* proprement dite, on doit recourir à une *opération sanglante*.

La fistule est-elle de *dimensions moyennes*, on pourra tenter une opération semblable à celle en usage pour les fistules vésico-vaginales. Le malade étant placé dans la position de la taille, le champ opératoire convenablement éclairé grâce à la valve de Sims, on pratique un avivement large et superficiel autour de l'orifice, puis on réunit les surfaces opposées au moyen de fils d'argent fins et rapprochés. Si bien conduite qu'ait été cette opération difficile, si minutieuses que soient les précautions prises pour pratiquer la suture, il faut malheureusement reconnaître que l'échec de la réunion immédiate est la règle. Peut-être trouverait-on plus d'avantages, comme le fait remarquer Segond, à essayer la réunion immédiate *secondaire*, telle que la préconise le professeur Verneuil.

Dans les cas de *fistule très-large*, la méthode précédente, qu'on pourrait appeler la méthode ordinaire, devient insuffisante. L'*autoplastie* se présente alors comme dernière ressource. Malgré les conditions particulièrement défavorables qui semblent s'opposer à son succès, cette méthode a cependant fourni au professeur Duplay un résultat des plus encourageants. « J'ai taillé, dit-il, sur un des côtés du rectum, un large lambeau muqueux qui, disséqué et laissé adhérent sur un des bords de la fistule, a été ensuite renversé et suturé par son bord libre à la demi-circonférence de la fistule préalablement avivée ». On trouvera, dans une intéressante thèse de Devin, la description complète du procédé opératoire.

L'occlusion directe de la fistule au moyen de la suture ou de l'autoplastie n'est pas le seul mode d'intervention chirurgicale qu'on ait proposé contre les fistules uréthro-rectales. Astley Cooper imagina, dans un cas de ce genre, une opération à coup sûr ingénieuse et qui mérite d'être connue, bien que les éléments nous manquent pour juger de sa réelle valeur. Ce chirurgien eut l'idée de décoller l'une de l'autre les parois uréthrale et rectale au moyen d'une incision périnéale divisant en travers le trajet fistuleux. Le rapport des deux orifices étant ainsi changé, l'urine cessa de passer dans le rectum pour s'écouler par la plaie du périnée. Celle-ci se cicatrisa graduellement ; il en fut de même de l'ouverture rectale et la guérison resta complète.

Nous ne signalerons que pour la condamner avec la plupart des chirurgiens la pratique conseillée par Desault, et avant lui par Pouteau, qui consiste à inciser le sphincter anal et la partie inférieure du rectum jusqu'à l'orifice de la fistule. Les auteurs de ce procédé se proposaient d'ouvrir une large voie aux matières intestinales et de permettre par leur détournement du trajet fistuleux une oblitération plus facile. Nous ne pensons pas que personne se soit rangé à cette opinion.

Il est cependant un cas où une intervention de cette nature pourrait être admise et nous semblerait même rationnelle : c'est lorsqu'une fistule uréthro-rectale offre un embranchement périnéal. Dans ces conditions, si l'orifice rectal n'est pas trop élevé et l'orifice cutané pas trop éloigné de l'anus, on sera autorisé à faire l'opération classique de la fistule à l'anus. Une sonde cannelée sera introduite dans le trajet périnéal jusque dans le rectum, et l'on incisera toute l'épaisseur des tissus intermédiaires. C'est la pratique que préconise Charles Monod, dans un mémoire récent, pour la cure des fistules recto-vulvaires et recto-vaginales inférieures (*Annal. des mal. gén.-urin.*, 1883). Il est légitime d'admettre que, les matières n'ayant aucune tendance à refluer vers l'urèthre, l'écoulement de l'urine étant d'ailleurs assuré par le cathétérisme, la fistule se trouverait dans des conditions favorables pour la cicatrisation. Peut-être même pourrait-on tenter, à la suite de ce délabrement en apparence considérable, la *réunion des surfaces* soit immédiate, soit secondaire, suivant le procédé généralement adopté aujourd'hui pour la périnéorrhaphie. Il faudrait seulement, pour que cette tentative ait quelque chance de succès, avoir soin d'enlever par le grattage toute l'étendue de la surface suppurante qui va du périnée au rectum. Nous n'avons pas d'observation à citer à l'appui de l'opinion que nous avançons, mais, par analogie avec les faits cités par Charles Monod dans son travail *Sur les fistules recto-vulvaires*, une semblable manière d'agir nous paraît ici justifiée.

En résumé, qu'on se contente de procédés simples et non sanglants ou qu'on ait recours à des opérations plus compliquées, le traitement d'une fistule uréthro-rectale est toujours fort incertain dans ses résultats ; pour quelques succès, il faut s'attendre à essuyer bien des revers. Cependant cette affection entraîne de si sérieux inconvénients qu'elle justifie de la part du chirurgien une grande persévérance et même une certaine hardiesse dans ses tentatives. D'ailleurs, s'il obtient rarement un plein succès, il peut légitimement espérer que ses efforts seront couronnés d'un succès relatif. En présence d'une infirmité aussi pénible, c'est déjà un résultat enviable et consolant que de rendre tolérable la position de son malade.

CHAPITRE V. FISTULES URINAIRES CHEZ LA FEMME. — Parmi les fistules urinaires qu'on rencontre chez la femme, les unes reconnaissent les mêmes causes ou relèvent des mêmes indications thérapeutiques que les fistules similaires chez l'homme. Les fistules vésico-cutanées, par exemple, les fistules rénales, un certain nombre de fistules urétérines, rentrent dans cette catégorie et ne comportent pas de description spéciale. Mais il existe une grande classe de fistules urinaires chez la femme qui doivent être étudiées à part en raison des particularités que présentent leur pathogénie et surtout leur traitement.

Le plus souvent consécutives à un accouchement, les fistules de cette catégorie sont produites par une lésion des parties molles fortement comprimées entre la tête fœtale et la ceinture osseuse du bassin. Suivant le siège de cette lésion, on peut observer plusieurs variétés de fistules qui font communiquer l'urèthre, la vessie ou les uretères, avec un point du canal génital.

Les fistules qui sont le plus fréquentes et le plus importantes à connaître au point de vue pratique sont les *fistules vésico-vaginales*. Nous consacrerons à leur étude la plus grande partie de ce chapitre, nous réservant de passer rapidement en revue, dans un paragraphe spécial, les variétés plus rares.

Fistules vésico-vaginales. ÉTIOLOGIE. On distingue sous le rapport de l'étiologie deux variétés de fistules vésico-vaginales : celles qui sont liées directement ou indirectement à la parturition (*fistules puerpérales*), et celles qui en sont indépendantes (*fistules non puerpérales*).

1. *Fistules puerpérales.* La grande majorité des fistules vésico-vaginales rentre dans ce groupe. La solution de continuité est, en général, la conséquence directe de l'accouchement. Si la compression que subit la vessie entre le crâne du fœtus et la paroi antérieure du bassin est suffisante pour déterminer la mortification des tissus, une fistule se produira au moment de la chute de l'eschare. La fistule s'annonce habituellement du *troisième* au *huitième jour* après la délivrance par un écoulement involontaire d'urine. Cependant il n'est pas rare d'observer un retard dans la chute de l'eschare : c'est ainsi qu'on a vu la fistule se produire seulement au bout d'un mois et même de cinq semaines. L'élément pathogénique qui joue le rôle le plus important dans la production de cet accident provient de la *durée de la pression*. Aussi doit-on ranger au nombre des *causes prédisposantes* toutes les circonstances signalées en obstétrique comme favorisant la lenteur du travail, étroitesse congénitale ou acquise du bassin, gros volume de l'enfant, inertie utérine. L'état de plénitude de la vessie augmente encore les chances d'une pareille complication. Tous les auteurs compétents sont unanimes pour attribuer une part prépondérante à cet ordre de causes. Sur 58 cas de fistules analysés par Baker-Brown, 47 fois le travail avait duré plus de vingt-quatre heures. De là le précepte donné par les accoucheurs de ne pas laisser séjourner la tête plus de deux heures dans l'excavation après qu'elle a franchi l'orifice utérin.

Les fistules puerpérales peuvent encore être le résultat d'une *intervention obstétricale*. Elles se rencontrent alors dans deux conditions différentes :

a. Ou bien la perforation est *consécutive* à une contusion de la cloison vésico-vaginale produite par un instrument (forceps ou céphalotribe) et reconnaît le même mécanisme que dans les cas précédents. Remarquons en passant que, parmi les fistules qui succèdent à une intervention il en est un grand nombre qui ne sont pas imputables à cette dernière ; il peut très bien se faire, en effet, que le *retard* apporté à cette intervention soit seul responsable. Aussi le médecin appelé tardivement pour terminer un accouchement laborieux devra-t-il prévenir son entourage de cette éventualité pour n'être pas accusé à tort d'avoir produit la fistule.

b. D'autres fois il s'agit d'une déchirure *immédiate*, produite par les instruments au moment de leur application. On a vu le forceps passer à travers le bas-fond de la vessie, ou bien cet instrument, échappant brusquement pendant des tractions énergiques, aller perforer le réservoir urinaire. Budin, qui a rapporté dans sa thèse d'agrégation plusieurs faits de ce genre, cite entr'autres un cas où l'opérateur, croyant pratiquer la crâniotomie, ouvrit la vessie par erreur.

2. *Fistules non puerpérales.* Les causes qui peuvent, en dehors de celles que nous venons d'énumérer, produire une communication entre le vagin et la vessie, sont relativement rares et très diverses. Leur action s'exerce soit du vagin à la vessie, soit en suivant la marche inverse.

Signalons, à titre de faits exceptionnels, certains traumatismes, tels qu'une chute sur un corps pointu. Dans un cas souvent cité de Jobert, le vagin et la vessie furent traversés, dans une chute de cheval, par un crayon à pointe aiguë.

La contusion des bords de la plaie peut expliquer, dans les cas précédents, la persistance de l'ouverture anormale. Il n'en est généralement pas de même pour les traumatismes chirurgicaux qui intéressent la paroi inférieure de la vessie. Aussi observe-t-on rarement une fistule à la suite de la taille vaginale. Les faits relevés par Malgaigne ont bien montré le peu de fondement des craintes que cette complication inspirait aux anciens chirurgiens. Aujourd'hui que la cystotomie vaginale a été appliquée, au moins à l'étranger, au traitement de certaines formes de cystite chez la femme, on cherche, au contraire, à se mettre en garde contre l'oblitération trop rapide de la plaie.

Plus souvent on a vu une fistule succéder au séjour prolongé d'un corps étranger dans le vagin, d'un pessaire, par exemple.

La paroi vésicale peut encore être envahie par les progrès d'une dégénérescence cancéreuse qui a débuté par le canal génital. Cette complication, qui passe souvent inaperçue au milieu des symptômes graves que présente la maladie, joue quelquefois un rôle favorable en mettant brusquement fin aux phénomènes de dysurie qui accompagnent fréquemment le cancer utérin.

Les perforations qui s'étendent de la vessie au vagin sont ou *traumatiques* (corps étrangers pointus introduits dans la vessie, blessures de l'organe par cathéters, lithotriteurs), ou consécutives à des *ulcérations produites par des calculs.* Dieffenbach, Baker-Brown, ont cité des exemples de ce dernier ordre de causes. Dans un cas du professeur Guyon, on voyait à l'œil nu le calcul à travers une ouverture de la largeur d'une pièce d'un franc; la pierre obturait assez complétement l'orifice pour que l'incontinence fût modérée.

Rappelons enfin l'influence possible de *causes générales* dans la production de fistules vésico-vaginales. Les gangrènes du vagin qu'on observe quelquefois dans le cours de fièvres graves aboutissent à des fistules étendues.

ANATOMIE PATHOLOGIQUE. Les fistules vésico-vaginales présentent de grandes variétés au point de vue du siége, de la forme, des dimensions, qui se prêtent mal à une description générale.

Le *siége* varie suivant que les conditions de l'accouchement ont amené la compression de tel ou tel point de la paroi vaginale. La fistule peut être *antérieure*, lorsque l'orifice vaginal est situé près de la vulve, ou *profonde*, quand il occupe la partie la plus reculée du vagin.

La *forme* est également très-variable. L'orifice peut être arrondi, ovale, elliptique, en croissant, triangulaire, linéaire. Ses bords sont tantôt minces et tranchants, tantôt épais et rugueux. On peut encore les trouver, à l'examen, ramollis ou indurés, pâles ou congestionnés. Ces différences tiennent surtout à la durée de la lésion.

Sous le rapport des *dimensions* on observe tous les degrés, depuis un orifice punctiforme, à peine visible, jusqu'à une vaste ouverture intéressant toute la cloison et confondant dans un véritable cloaque les cavités vésicale et vaginale.

On peut les diviser, pour les exigences de la pratique, en *fistules petites* admettant un stylet de trousse, *fistules moyennes* donnant passage à une sonde de femme, *grandes fistules* qui laissent pénétrer le doigt, enfin *fistules énormes* qui s'accompagnent d'une destruction presque complète de la cloison.

Les *parties voisines* sont le siége de lésions variées.

Les *organes génitaux externes* sont humides, d'un rouge pâle, souvent recouverts d'une éruption vésiculaire ou d'érosions plus ou moins profondes. On observe souvent aussi sur ces parties des excroissances, des végétations.

Le *vagin* présente, pour peu que la lésion soit un peu ancienne, des indurations, des brides ou de véritables bandes cicatricielles, qui produisent un rétrécissement plus ou moins marqué du canal, et qui jouent un rôle important au point de vue des indications thérapeutiques. La paroi vaginale est parfois tapissée de concrétions urinaires.

La *vessie*, dont le rôle fonctionnel se trouve compromis, subit une diminution variable dans sa capacité. Lorsque la fistule offre de grandes dimensions, on constate un prolapsus de la muqueuse vésicale qui fait hernie dans le vagin.

L'*urèthre* présente dans certains cas un rétrécissement qui peut aller jusqu'à l'oblitération complète.

SYMPTOMATOLOGIE. — Le symptôme primordial qui caractérise une fistule vésico-vaginale est l'*écoulement de l'urine par le vagin*. On observe d'ailleurs d'assez grandes variétés dans le degré de l'incontinence et son mode de production. Tantôt la majeure partie ou la totalité des urines s'écoule par le vagin, tantôt il n'en passe qu'une faible proportion. De même l'écoulement anormal peut être permanent ou seulement intermittent. Telle position comme la station verticale ou le décubitus latéral fait cesser l'incontinence qui reparaît au contraire dans le décubitus dorsal. Ces différences tiennent à la dimension et surtout au siége de la fistule, sans qu'il soit possible cependant d'en tirer une conclusion positive relativement à la situation exacte de l'orifice vésical.

L'*odeur urineuse* que répandent les malades, la constatation des lésions inflammatoires que nous avons signalées sur les organes génitaux externes et la partie supérieure des cuisses, mettent le chirurgien, dès le premier abord, sur la voie du diagnostic. Il ne reste plus qu'à compléter ce dernier par l'*exploration directe de la fistule*.

Le procédé le plus commode pour pratiquer l'examen est de faire placer la malade dans la position genu-pectorale et d'écarter la paroi postérieure du vagin à l'aide d'un spéculum univalve, comme celui de Sims. La fistule est-elle grande ou même de dimension moyenne, elle apparaît aisément à la vue et il est facile de préciser ses rapports à l'aide du toucher vaginal combiné avec l'introduction d'une sonde métallique dans la vessie. Lorsque la fistule est petite, elle peut échapper à la simple inspection des parties. Il faut alors recourir à des injections de liquides colorés par des substances diverses, telles que l'iode, l'indigo, l'encre de Chine, le permanganate de potasse, ou plus simplement des injections de lait qu'on pratique au moyen d'une sonde introduite dans l'urèthre. La malade étant dans la position indiquée et le spéculum en place, le chirurgien recherchera le point par où le liquide injecté s'échappe dans le vagin. Le siége de l'orifice une fois découvert, l'exploration directe à l'aide d'un stylet fin auquel on pourra donner des courbures variées fournira des indications sur la direction de la fistule, sa longueur, etc.

. Les fistules vésico-vaginales exercent, à la longue une influence plus ou moins fâcheuse sur l'*ensemble de l'organisme*.

Un premier trouble fonctionnel qu'il est très-fréquent d'observer chez les malades de cette catégorie est une *constipation* opiniâtre. On a proposé des explications différentes de ce symptôme, telles qu'une contracture du sphincter anal irrité par le contact incessant de l'urine, ou bien encore une déperdition des liquides de l'économie par le fait de l'augmentation de la sécrétion urinaire. Nous pensons avec M. de Sinéty que la constipation est surtout due à la manière de vivre des malades, condamnées par leur infirmité à passer leur existence assises ou couchées.

Des troubles divers de la *menstruation* accompagnent fréquemment les fistules urinaires. Tantôt les règles font complétement défaut, tantôt elles sont irrégulières ou douloureuses. Sur 60 observations recueillies par Kroner à la clinique gynécologique de Breslau, on n'a noté que 14 fois le retour d'une menstruation normale à la suite d'accouchements compliqués de fistules. D'après cet auteur, la dysménorrhée ou l'aménorrhée pourraient se rattacher, au moins dans un certain nombre de cas, au traumatisme obstétrical qui a produit la fistule et qui fait sentir son influence jusque sur les tissus utérins et péri-utérins. Un fait intéressant à signaler, c'est qu'on a vu assez souvent l'opération suivie du retour des règles, quel qu'ait été d'ailleurs le résultat thérapeutique de l'intervention. Il semble que l'acte opératoire ait pour effet de rappeler les phénomènes congestifs, momentanément déviés.

L'influence des fistules sur les *fonctions génitales* est variable. La conception est possible et la grossesse peut suivre son cours normal. Courty cite le cas d'une femme qui avait eu six enfants depuis la formation d'une très-large fistule. Cependant il résulte des observations de Kroner que la stérilité est fréquente chez les malades atteintes de cette lésion. Il ressort aussi des faits réunis par cet auteur que, lorsque la grossesse se produit, il est relativement rare qu'elle arrive à son terme normal. Quant à l'accouchement, s'il est quelquefois facile et spontané, il arrive bien plus souvent qu'il ne puisse se terminer sans intervention ; cette complication est le fait, non pas de la fistule, mais du rétrécissement des voies génitales qui l'accompagne.

En dehors des troubles fonctionnels que nous venons de signaler, on observe habituellement, lorsque la lésion dure depuis un certain temps, un retentissement sur la *santé générale*. Les malades perdent le sommeil, deviennent pâles, maigres, et présentent tous les signes de la chlorose. Aux souffrances physiques causées par l'irritation permanente des parties génitales viennent se joindre des souffrances morales plus pénibles encore. L'odeur repoussante qu'exhalent ces malheureuses, en dépit du soin qu'elles prennent à se garnir d'éponges et de linges, en font un objet de dégoût pour leur entourage et pour elles-mêmes. Toute relation sociale devenant impossible pour elles, elles s'isolent de plus en plus et tombent dans une tristesse profonde qui les conduit trop souvent à l'hypochondrie, à l'hystérie, parfois même aux idées de suicide. Cet état d'esprit explique suffisamment l'énergie avec laquelle on les voit réclamer une intervention, quelle qu'elle soit, et le courage persévérant avec lequel elles s'y soumettent.

Pronostic. Le pronostic des fistules vésico-vaginales, il y a une trentaine d'années, passait à juste titre pour très-sérieux. Les malades, abandonnées à leur malheureux sort, étaient vouées à la série des troubles graves que nous venons d'énumérer. L'affaiblissement progressif et, chez quelques sujets prédisposés, le développement d'une phthisie, conséquence de mauvaises conditions hygiéniques, amenaient insensiblement les patientes à la terminaison fatale. Un semblable état de choses a complétement changé depuis les progrès réalisés dans la cure des fistules vésico-vaginales. Aujourd'hui qu'il est de règle d'opérer toutes les fistules (à de rares exceptions près), on arrive presque toujours à supprimer ou tout au moins à atténuer considérablement les fâcheuses conséquences de cette infirmité.

Cependant, en dehors de toute intervention, il faut savoir que la lésion en elle-même peut être la cause accidentelle ou déterminante d'accidents graves. Le professeur Richet a publié l'observation d'une femme atteinte de fistule vésico-vaginale chez laquelle une simple exploration au spéculum détermina une péritonite mortelle. Ce chirurgien pense que l'exploration vaginale a déterminé dans ce cas « une sorte d'érysipèle interne » dont le point de départ a été la fistule. De son côté le professeur Verneuil a cité à la Société de chirurgie plusieurs cas où des malades, atteintes de la même affection, ont succombé à des accidents de forme urémique : dans ces faits on avait noté des troubles du côté des urines, tels que gravelle ou albuminurie, et l'autopsie a démontré des lésions anatomiques du rein. On trouvera des exemples analogues dans la thèse d'A. Bonnet (Paris, 1879), qui a bien montré les rapports de cause à effet qui peuvent exister entre une fistule vésico-vaginale et certaines lésions des reins ou des uretères.

Des faits de ce genre sont à la vérité exceptionnels, mais ils doivent être connus des praticiens pour les rendre circonspects dans l'exploration d'une fistule, surtout si les conditions nosocomiales se trouvent être mauvaises, et pour les engager avant une intervention quelconque, si insignifiante qu'elle paraisse, à examiner avec soin l'état des reins.

Ces réserves faites, on peut dire que le pronostic des fistules vésico-vaginales est lié aux chances de succès que présente l'opération pour chaque cas particulier. A ce point de vue les fistules qui sont rapprochées de la vulve, et par conséquent d'un abord facile, sont moins sérieuses que les fistules profondes, surtout lorsque ces dernières intéressent le col utérin (*variété vésico-utéro-vaginale*, dont il sera question plus loin). La dimension relativement grande de la fistule, lorsqu'elle n'atteint pas des proportions exagérées, n'est pas un obstacle à la guérison. Il ne faut pas croire en effet que les chances de succès soient toujours en rapport avec la largeur de l'ouverture : on voit assez souvent les cas les plus rebelles coïncider avec des orifices très-petits. Le succès opératoire dépend en grande partie des complications locales que nous avons signalées plus haut, telles que brides cicatricielles, adhérences, atrésie du vagin. Enfin, l'élément le plus sérieux du pronostic réside dans l'état général que présentent les malades au moment où elles viennent réclamer l'intervention chirurgicale.

TRAITEMENT. Il est aujourd'hui bien démontré qu'une fistule vésico-vaginale peut *guérir spontanément*. Les faits communiqués à la Société de chirurgie par Dolbeau, Verneuil, ne laissent pas de doute à cet égard. Nous rappellerons également les cas très-exceptionnels, mais positifs, cités par Winckel, où l'on vit des fistules se cicatriser spontanément à la suite d'accouchements ultérieurs. L'interprétation de ces faits reste encore à trouver. Comme l'a bien mis en lumière le professeur Verneuil dans un mémoire lu à la Société de chirurgie, il faudrait bien connaître la physiologie pathologique de l'occlusion spontanée pour s'efforcer d'imiter le procédé naturel en appliquant des moyens propres à le favoriser. Les moyens dits *adjuvants* ayant pour but de détourner l'urine, comme la position donnée à la patiente (décubitus abdominal), le tamponnement du vagin avec de la charpie ou de l'amadou, enfin la sonde à demeure, ont sur la guérison spontanée une influence contestable. Malgré les résultats favorables attribués par quelques auteurs, notamment par Debout, à l'emploi de la sonde à demeure, le chirurgien que nous citions tout à l'heure a estimé que les cas de guérison sont aussi communs sans cet instrument qu'avec son aide. Ce point de l'histoire des fistules vésico-vaginales, dont l'importance pratique n'échappera à personne, appelle donc de nouvelles recherches. Mais, quelles que soient les conditions qui la produisent, cette heureuse terminaison ne pourra évidemment être attendue qu'aussi longtemps que la fistule ne sera pas devenue *anatomiquement* permanente. Ce dernier état est constitué, après un délai d'ailleurs variable, lorsque les deux muqueuses, vésicale et vaginale, s'étant rejointes, forment par leur soudure un ourlet muqueux définitif (Verneuil). La guérison ne sera désormais obtenue qu'au prix d'une intervention active.

Le traitement chirurgical des fistules vésico-vaginales comprend deux grandes méthodes :

A. La *méthode directe* qu'on peut encore appeler la *méthode ordinaire*, applicable à la généralité des cas qu'on rencontre en pratique;

B. La *méthode indirecte* ou *méthode d'exception*, qui convient à un certain nombre de cas particuliers.

A. Méthode directe. Elle comprend elle-même deux procédés : 1° un procédé non sanglant, la *cautérisation ;* 2° un procédé sanglant, la *suture*. On peut y joindre sous le nom de *procédé mixte* un troisième procédé qui n'est qu'une combinaison des deux précédents.

1° La *cautérisation*, si la fistule est très-petite, peut être à elle seule une méthode curative. Le manuel opératoire est des plus simples : on introduit dans l'orifice soit un crayon de nitrate d'argent taillé en pointe, soit un stylet rougi, soit la pointe fine du thermocautère, soit enfin l'anse galvano-caustique. L'opération est renouvelée tous les huit jours environ ; la malade doit garder le lit pendant deux ou trois jours entre chaque attouchement.

Cette méthode a trouvé des avocats convaincus à l'étranger, surtout en Italie et en Belgique. Un élève de M. Verneuil a rassemblé dans sa thèse les principaux documents qui touchent à la question (thèse de Boulay, 1876). Il est bien certain que la facilité d'exécution, la bénignité des suites, plaident en faveur de ce genre d'intervention, qu'on n'hésiterait pas à accepter comme méthode de choix, en dépit de sa lenteur, s'il était vraiment efficace. Malheureusement il n'offre quelques chances de réussir que dans un petit nombre de cas exceptionnellement favorables (fistule récente, très-étroite). Dans ces cas eux-mêmes, il est permis de se demander si la cautérisation présente autant de sécurité que la suture au point de vue de l'avenir.

En somme, la cautérisation est bien moins une méthode curative qu'un moyen adjuvant utile, soit de la guérison spontanée, soit même de la méthode sanglante, lorsque la suture a été suivie d'un succès partiel.

2° *Avivement et suture.* L'opération de la fistule vésico-vaginale est une conquête de la chirurgie moderne. Il est peu d'histoires plus intéressantes et plus instructives à la fois que celle des phases diverses par lesquelles est passée cette branche de la thérapeutique, depuis les tentatives malheureuses du début jusqu'au degré de perfectionnement qu'elle a atteint de nos jours. La question a été traitée de main de maître et avec la précision scientifique qui le caractérise par le professeur Verneuil dans une série d'articles et de mémoires que leur auteur a réunis dans le premier volume de sa *Chirurgie réparatrice*. Nous puiserons largement à cette source dans le rapide exposé qui va suivre.

On doit distinguer deux périodes dans l'histoire du traitement des fistules vésico-vaginales :

a. Une *période ancienne* ou *française;*

b. Une *période moderne* ou *américaine.*

a. La *période française* vit éclore de très-nombreux procédés qui n'ont plus, pour la plupart, qu'un intérêt historique. On les trouve exposés avec détails dans un travail qui est comme le reflet des opinions courantes à l'endroit des fistules vésico-vaginales, il y a environ quarante ans : c'est la thèse de concours de Michon (1841). A cette période se rattachent les noms de Lallemand, inventeur d'une *sonde-érigne* qui porte son nom, de Laugier, qui imagina à son tour une érigne vaginale, ceux de Maisonneuve, Malgaigne et surtout de Jobert, qui, parmi les chirurgiens de son époque, lutta contre une infirmité aussi rebelle avec la plus louable opiniâtreté. Cependant, quels que fussent le zèle et l'habileté employés dans la poursuite d'une opération si digne d'exercer le génie inventif des chirurgiens, les résultats obtenus ne répondaient pas à la somme d'efforts dépensés. L'échec était considéré comme la règle, le succès opératoire comme une bonne fortune tout-à-fait exceptionnelle, et, pour quelques praticiens persévérants qui s'acharnaient à poursuivre la cure d'une fistule, le plus grand nombre, même parmi les plus habiles, confessaient leur découragement et reculaient devant l'intervention. Velpeau écrivait dans sa *Chirurgie opératoire* cette phrase caractéristique : « Aviver les bords d'un orifice que nous ne pouvons saisir, y passer une aiguille ou des fils alors que nous n'avons aucun point d'appui, agir sur des parties mobiles placées entre deux cavités inaccessibles à la vue, sont des opérations qui ne semblent avoir d'autre but que de faire souffrir inutilement les malades. » Vidal de Cassis, Nélaton lui-même, sont bien près de partager cette opinion.

b. Période américaine. Telles étaient les dispositions d'esprit en France lorsque, au mois de novembre 1858, un jeune chirurgien américain, M. Bozeman de Montgomery, vint visiter les hôpitaux de la capitale. Il y mit publiquement en pratique les procédés qui, depuis plusieurs années, avaient cours en Amérique dans le traitement des fistules vésico-vaginales et qui avaient donné, de l'autre côté de l'Atlantique, un grand nombre de succès. A partir de ce jour, l'attention est mise en éveil. Dans une série d'articles de journaux et dans une note lue à l'Académie de médecine, M. Verneuil fait connaître au public médical la pratique des chirurgiens américains, en même temps qu'il attire l'attention sur une série de documents jusqu'alors ignorés ou méconnus dans notre pays. Un de ses élèves, M. d'Andrade, expose en détails le procédé nouveau dans sa thèse. Dès lors chacun veut l'expérimenter par lui-même; les succès qui se multiplient triomphent du découragement général. Le procédé américain, dont l'incontestable supériorité est désormais établie, entre définitivement dans la pratique courante et il n'est pas de chirurgien aujourd'hui qui ne tente la cure d'une infirmité que des maîtres éminents considéraient naguère comme au-dessus des ressources de l'art.

En quoi consiste la méthode nouvelle? Il importe tout d'abord de faire remarquer qu'il ne s'agit pas d'une opération vraiment *neuve*, reposant sur la découverte d'un principe nouveau. C'est plutôt, comme le dit très-justement M. Verneuil, un « résumé éclectique heureusement composé de tout ce qui est bon dans les anciens procédés et grossi de quelques additions ingénieuses. » Affrontement de la plaie, non plus par de *simples bords*, mais par de *larges surfaces;* — emploi pour la suture de *fils métalliques* très-rapprochés; — passage des fils *exclusivement dans l'épaisseur de la cloison vésicovaginale*, sans blesser la muqueuse de la vessie; — *position* donnée à la malade pendant l'opération rendant la fistule beaucoup plus accessible à la vue et aux instruments; — bon éclairage du champ opératoire à l'aide d'un *spéculum* convenable, tels sont, en résumé, les points principaux qui distinguent le procédé américain. Celui-ci n'est pas l'œuvre d'un seul; plusieurs chirurgiens, par les perfectionnements successifs qu'ils lui ont apportés, ont contribué à le rendre ce qu'il est aujourd'hui. Il convient de citer en première ligne trois noms : Hayward (de Boston), auquel appartient le premier succès publié aux États-Unis en 1839, Marion Sims (de New-York), qui, lorsqu'il vint en France en 1861, avait obtenu 230 guérisons en quinze ans de pratique, et son élève Bozeman, dont la part est sans doute moins large comme inventeur, mais qui a contribué plus que tout autre à la vulgarisation de la méthode.

En résumé, les principaux éléments de la méthode dite américaine se trouvaient en germe dans les auteurs français de la génération précédente ; Follin et Verneuil n'ont pas eu de peine à le prouver. A ce titre on peut dire que la *conception* de la méthode revient en grande partie à la France. Mais la constatation de ces faits ne saurait diminuer en rien le grand mérite qu'a eu l'Amérique de trouver son *mode d'application* et de la rendre vraiment pratique : aussi peut-elle justement revendiquer cette méthode comme sienne.

Sans entrer dans le détail des modifications qui ont été proposées dans ces dernières années tant en Europe qu'en Amérique, nous nous attacherons, dans la description qui va suivre, à faire connaître les traits essentiels de l'opération de la fistule vésico-vaginale, telle qu'on la pratique couramment de nos jours. Nous passerons successivement en revue les points suivants : le moment de l'opération, la préparation à l'opération, la position de la malade, l'appareil instrumental, les divers temps de l'opération, les soins consécutifs, les accidents et complications, les récidives.

Moment de l'opération. On chercherait en vain dans les auteurs classiques des règles précises sur l'intervalle qu'il convient de laisser entre la production de la fistule et la première tentative opératoire. De fait, les avis compétents sur cette question diffèrent assez sensiblement. Tandis que les uns, avec Baker Brown, sont partisans d'un intervention hâtive (trois à quatre semaines après l'accouchement), le plus grand nombre, avec Marion Sims, est pour la temporisation. Les premiers font valoir l'avantage de débarrasser les malades le plus tôt possible d'une infirmité gênante, l'état local plus favorable que présente la lésion (des indurations et callosités n'ayant pas eu le temps de se produire autour de la fistule), enfin l'intégrité des fonctions de la vessie, intégrité qui n'existe plus lorsque l'organe aura eu le temps de se contracter sur lui-même.

Les partisans de l'expectation estiment au contraire que l'opération se fera dans des conditions bien meilleures lorsque la malade sera complétement remise de ses couches, et lorsque les parties auront repris leur vitalité normale. Le développement vasculaire qu'offre le vagin dans le cours de la grossesse et qui met un certain temps à disparaître pourrait devenir, en cas d'opération précoce, une source de complication sérieuse ou tout au moins compromettante pour la suture. Remarquons en passant que la même raison tirée de cette modification transitoire dans la vitalité des tissus contre-indique, entr'autres motifs, l'opération d'une fistule pendant la grossesse. Mais la considération qui nous paraît avoir le plus de valeur en faveur du retard apporté à l'intervention se rapporte à la physiologie pathologique des fistules dont il a été question plus haut. On ne doit opérer une fistule vésicovaginale que lorsqu'elle est *définitivement constituée*, c'est-à-dire lorsque, les bords de l'orifice s'étant soudés entre eux, il ne reste plus aucune chance de guérison spontanée. À cet égard, les délais sont variables et l'on peut conclure que le moment de l'opération ne sera pas toujours le même pour toutes les malades. D'une manière générale, lorsqu'on a la liberté du choix, on préférera le quatrième ou le cinquième mois qui suit l'accouchement.

Une exception doit être faite au précepte de l'intervention tardive, c'est lorsque la solution de continuité est le fait d'un traumatisme chirurgical. Dans ce cas, il faut suivre la pratique admise lorsqu'on blesse la vessie au cours d'une ovariotomie, par exemple, c'est-à-dire suturer d'*emblée*. Lors même qu'une semblable tentative ne serait couronnée que d'un succès partiel, le chirurgien aura facilité sa tâche pour une intervention ultérieure.

Préparation à l'opération. Avant d'aborder une opération de fistule, il est essentiel que l'*état général* de la malade d'une part, et l'*état local des parties* d'autre part, se trouvent dans des conditions favorables. Si la femme est affaiblie, anémique, on cherchera à remonter ses forces au moyen d'une bonne alimentation, d'une médication tonique, au besoin d'un séjour à la campagne. On ne manquera pas d'examiner l'état des urines; dans le cas où celles-ci seraient troubles, on s'efforcera de leur rendre leur limpidité par l'usage du lait, des capsules de térébenthine, etc.

Le chirurgien devra surtout s'occuper avec le plus grand soin des complications locales qui peuvent exister du côté du vagin ou du canal de l'urèthre, et qu'il est indispensable de faire disparaître avant de procéder à l'opération. Nous avons vu que les *parois vaginales* présentent ordinairement, quand la lésion est un peu ancienne, des brides cicatricielles, des indurations et des callosités qui entraînent un rétrécissement plus ou moins marqué du conduit. Il est de toute nécessité que toutes les parties qui sont le siége de rétractions ou d'adhérences soient sectionnées ou dilatées, afin d'éviter le tiraillement ultérieur des lèvres de la fistule pendant le temps nécessaire à la cicatrisation. Bozeman, qui attache une très-grande importance à ce premier acte de l'intervention chirurgicale, commence par pratiquer la dilatation graduelle du vagin au moyen de boules de diamètre croissant, qu'il laisse à demeure. Puis, le conduit étant suffisamment élargi, il sectionne les brides et libère les adhérences par des tractions énergiques qu'il opère avec les doigts. Des cautérisations, pratiquées avec une solution de nitrate d'argent à 2 pour 100, complètent le traitement préparatoire qui dure souvent plusieurs semaines et même des mois entiers.

L'état de l'*urèthre* ne sera pas davantage négligé. S'il se trouvait rétréci, ou à plus forte raison oblitéré, on lui rendrait sa perméabilité ou son calibre normal soit en perforant l'obstacle à l'aide d'un trocart, soit en pratiquant avec un ténotome de petites incisions libératrices, soit enfin en faisant la dilatation suivant les procédés connus. Tout récemment Cruveilhier fils et Villeneuve (de Marseille) ont proposé la dilatation préalable de l'urèthre, même normal, comme mesure générale avant l'opération de la fistule vésico-vaginale. Cette pratique, qui permet d'introduire l'index dans la vessie et de repousser directement avec la pulpe digitale les lèvres de la fistule, nous paraît de nature, dans certains cas difficiles, à simplifier la manœuvre opératoire. ,

Enfin on s'occupera, pour compléter cet ensemble de moyens préliminaires, de traiter l'érythème ou les excoriations dont les parties génitales sont le siége. Des bains de siége, des lotions et des injections légèrement astringentes suffiront généralement à remplir cette indication.

Comme il importe que l'intestin soit vide au moment de l'opération, on aura soin d'administrer une purgation deux ou trois jours auparavant et un lavement purgatif le matin même. On ne négligera pas, avant de fixer cette date, de s'informer de l'époque des dernières règles. Tous les auteurs conseillent d'opérer quand les règles sont passées depuis *cinq jours au moins* et *douze jours au plus.*

Position de la malade. La position qu'il convient de donner à l'opérée offre une importance de premier ordre. Il en existe trois principales :

1° La *position dorsale,* qui n'est autre que la position de la taille. Elle était généralement adoptée avant les réformes venues d'Amérique. On peut lui rattacher la *position sacro-dorsale,* imaginée par Simon (de Rostock) ; la patiente est couchée sur le dos avec le sacrum tellement élevé que l'ouverture de la vulve regarde en haut et en avant ; les cuisses sont rabattues du côté de l'abdomen.

2° La *position genu-pectorale,* dans laquelle la malade s'appuie sur les coudes et sur les genoux. C'est la position préférée par Bozeman et un grand nombre de ses imitateurs.

3° La *position en demi-pronation,* ou le décubitus latéral, recommandée par Sims. La femme est couchée sur le côté gauche, les cuisses fléchies à angle droit sur le bassin, la cuisse droite un peu plus que la gauche ; le thorax est tourné *en bas,* le sternum touchant le lit. Cette position n'est en somme qu'une modification de la précédente ; la pronation est seulement complète dans le premier cas, incomplète dans le second.

Chacune de ces attitudes présente des avantages et des inconvénients.

Les *avantages de la position en pronation, complète ou incomplète,* sont les suivants : la paroi antérieure du vagin a une tendance à se tendre, à se déplisser d'elle-même, ce qui rend la fistule plus accessible à la vue ; — la hernie de la muqueuse vésicale, si gênante pour l'opérateur, se réduit spontanément ; — le chirurgien n'est pas embarrassé par l'écoulement du sang qui s'accumule tout naturellement dans le réservoir urinaire ; — enfin, les instruments étant maniés *de haut en bas* et non plus de bas en haut comme dans la position de la taille, les manœuvres opératoires se font avec plus de précision et moins de fatigue.

A côté de ces avantages il faut signaler un certain nombre d'*inconvénients.* Dans l'attitude en pronation, l'utérus se trouve entraîné vers l'ombilic ; il en résulte un allongement du vagin qui éloigne la fistule de l'opérateur. La position sur les coudes et les genoux est extrêmement fatigante pour les malades qui ne peuvent la garder longtemps de suite : aussi est-on fréquemment obligé de rétablir l'attitude convenable. C'est un des motifs qui ont décidé Sims à abandonner cette position pour le décubitus latéral gauche. Enfin la chloroformisation, rendue difficile dans la demi-pronation, n'est plus possible dans la pronation complète.

Cette dernière considération nous amène à parler de l'*anesthésie* appliquée à l'opération de la fistule vésico-vaginale. Beaucoup de chirurgiens, au nombre desquels se range Sims, estiment que la douleur provoquée par l'opération n'est pas en rapport avec les inconvénients que présente l'anesthésie. Signalons d'abord les vomissements, qui peuvent exercer des tiraillements sur la suture et en compromettre le succès. Mais le principal désavantage du chloroforme est de supprimer la part active que la patiente peut prendre à son opération en modifiant sa position au gré du chirurgien et selon les indications du moment. Il vaut donc mieux, d'une manière générale, ne pas endormir les malades ; l'expérience prouve d'ailleurs que la majorité d'entre elles se prêtent avec une résolution remarquable à l'acte de fermeté qu'on réclame d'elles. Il existe cependant des cas où, la question d'humanité mise à part, l'anesthésie peut rendre de réels services. Lorsqu'on a affaire, par exemple, à des femmes dont l'orifice vaginal est étroit et peu dilatable, le chloroforme, en supprimant l'action des sphincters, facilite l'ouverture large de la vulve et l'abaissement de la paroi postérieure du vagin.

Sous le rapport de la douleur causée par l'opération, M. Verneuil a fait cette remarque intéressante que les souffrances étaient d'autant plus vives qu'on opérait plus près de la vulve. Il semblerait donc rationnel d'adopter la position dorsale, la seule qui se prête bien à la chloroformisation, pour les fistules antérieures, et de réserver pour les fistules profondes l'attitude en pronation.

De ce rapide exposé il résulte qu'on aurait tort de vanter telle position à l'exclusion de toute autre. L'attitude peut varier non-seulement suivant le chirurgien, mais surtout suivant les conditions locales de la fistule. Au moment d'entreprendre l'opération on devra varier les positions de la malade et l'on s'arrêtera à celle qui paraît la plus avantageuse pour le cas particulier, la plus commode pour l'opérateur ; il peut même arriver que, dans le cours de l'acte opératoire, on se trouve bien de modifier complétement l'attitude de la patiente. Ces réserves nécessaires étant faites, l'expérience a démontré que la position genu-pectorale convient à la majorité des cas. C'est au moins celle qui est employée couramment en France et qui est adoptée par la généralité des praticiens comme la position de choix. Ajoutons que la position sacro-dorsale de Simon, moins connue, semble offrir d'assez sérieux avantages pour que le professeur Courty la préfère à la précédente.

Instruments. L'appareil instrumental nécessaire pour l'opération est assez compliqué ; c'est même une objection, sans grande valeur, à la vérité, qu'on a faite au procédé américain. Nous renvoyons aux traités techniques de médecine opératoire pour la description et l'énumération complète des instruments multiples qu'il faut avoir sous la main et dont nous signalerons les types principaux à propos des divers temps de l'opération. Nous insisterons seulement sur un instrument qui joue ici un rôle prépondérant, le *spéculum*.

Spéculum. Les instruments encombrants dont on se servait autrefois pour mettre à jour la fistule, tels que les spéculums à valves multiples ou les dilatateurs de Gerdy et de Robert, ont fait place, dans le nouveau procédé, à un spéculum univalve creusé en gouttière. Le modèle de Sims, type des instruments de ce genre, est constitué par une gouttière métallique profonde se continuant à angle droit avec une portion rétrécie qui se termine elle-même par un crochet. Bozeman a modifié ce modèle en en augmentant les dimensions et en remplaçant le crochet terminal par une seconde gouttière plus petite, faisant fonction de manche solide et permettant de réunir en un seul instrument deux spéculums de volume différent. Mathieu a construit un instrument sur le même type, qui se compose de deux pièces distinctes, une gouttière vaginale et un manche en bois sur lequel on peut adapter des valves de différentes dimensions. Ces divers instruments se manient tous d'après le même principe : la gouttière vaginale une fois introduite, on exerce une traction dans le sens de l'axe du manche, on refoule ainsi contre le sacrum la paroi postérieure du vagin ainsi que le rectum, et la cavité vaginale se trouve largement ouverte. Grâce au poli de l'instrument, celui-ci joue le rôle de réflecteur et éclaire le champ opératoire. De plus, la large gouttière protége efficacement pendant l'opération toute la région qu'elle recouvre. Un aide est spécialement chargé de maintenir le spéculum en place et son rôle n'est pas, à coup sûr, le moins important ni le moins pénible; il doit empêcher la plus légère déviation d'un instrument qu'il ne peut suivre de l'œil et, dans ce but, soutenir une traction égale et assez forte pendant un temps prolongé. Il résulte de cette difficulté à maintenir le spéculum dans une position invariable une gêne réelle pour l'opérateur : aussi a-t-on cherché à construire un instrument qui, tout en assurant la dilatation du vagin, pourrait conserver sa situation primitive sans le concours actif d'un aide. C'est dans ce but que Bozeman a imaginé un spéculum à trois valves qui porte son nom, et dont on trouvera la description dans les traités de gynécologie modernes. Tandis que, d'après M. Gallard, l'instrument atteint mal son but, M. de Sinéty lui reconnaît de grands avantages; il est, dans tous les cas, d'un usage peu répandu en France.

Parmi les instruments de ce genre, nous devons une mention spéciale à un spéculum construit par le docteur Gendron (de Bordeaux), d'après les indications du professeur Denucé, et qui a rendu de signalés services à ce dernier chirurgien dans les nombreuses opérations de fistules pratiquées par lui avec un rare bonheur. Ce spéculum, que nous représentons ici (fig. 1), est muni d'une valve

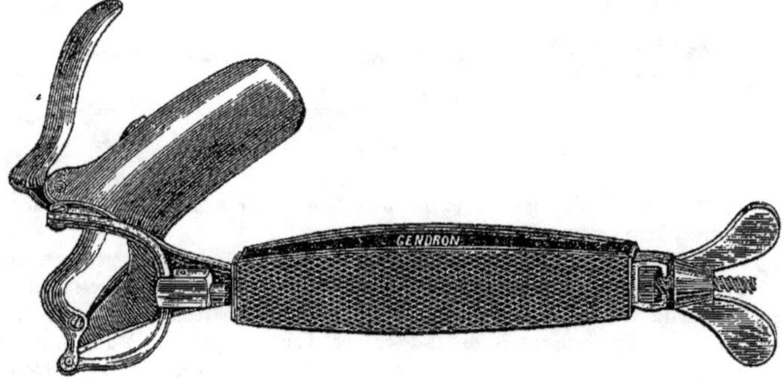

principale fixe et de deux branches latérales mobiles qui peuvent se dissimuler dans la valve principale lorsque l'instrument est fermé et s'abaisser en s'écartant lorsqu'il est ouvert. Un des grands avantages de cet instrument est que l'écartement se fait principalement à l'extrémité des valves latérales, qui correspondent aux portions les plus dilatables du vagin. Nous renvoyons pour de plus amples détails sur la construction et le maniement de l'instrument à l'excellente thèse de M. Gendron.

Table. Nous n'entrerons pas davantage dans la description des lits spéciaux qui ont été imaginés dans le but de diminuer la gêne et surtout la fatigue qui résultent de la position genu-pectorale. C'est ainsi que Bozeman se sert d'une *table-lit* avec point d'appui pour la tête. Le lit à opération du professeur Denucé est un des appareils de ce genre les plus ingénieux et les plus pratiques. Il se trouve décrit et représenté dans la thèse déjà citée de M. Gendron. A défaut de lit spécial, on se sert d'une table longue et étroite, qui sera placée bien en face de la lumière. Il est de règle de n'opérer une fistule vésico-vaginale que par un beau jour.

Aides. L'appareil instrumental étant ainsi disposé, il faut placer ses aides. Outre celui qui a la charge du spéculum, trois ou quatre autres sont nécessaires : un pour la manœuvre des éponges et pour l'irrigation, un pour passer les instruments, enfin un ou deux pour tenir au besoin les écarteurs complémentaires. Un dernier administrera le chloroforme, si l'on se décide à endormir la patiente.

L'opération proprement dite peut dès lors commencer. Elle se compose de deux temps bien distincts : l'*avivement* et la *suture*.

A. *Premier temps. Avivement.* Deux sortes d'instruments constituent tout l'arsenal pour ce premier temps de l'opération : ceux qui sont destinés à saisir et à fixer la portion des tissus qu'on enlève (pinces et érignes) et ceux qui font l'avivement (bistouris et ciseaux). Chaque chirurgien en a varié et modifié la forme à sa guise : de là l'apparente complication de l'instrumentation américaine. Nous signalerons dans chacun des deux groupes les instruments qui conviennent le mieux à la généralité des cas et auxquels on doit, suivant nous, accorder la préférence. Une érigne coudée à angle droit, une seconde érigne portant un cran d'arrêt près de sa pointe *comme une pique de Pamard* et dont l'idée appartient à M. Denucé (fig. 2), enfin une pince à griffes à branches allon-

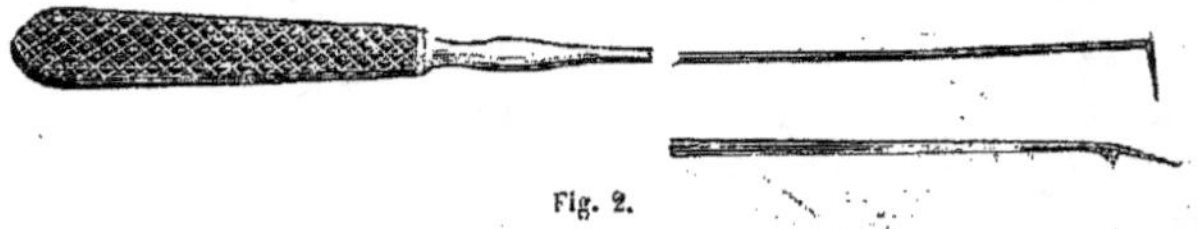

Fig. 2.

gées et à mors fins, tels sont les instruments nécessaires et suffisants pour soulever et fixer les tissus à sectionner.

Parmi les instruments très-nombreux qui servent à faire l'avivement proprement dit, citons les séries de bistouris, dits bistouris de Sims, qui ressemblent à de petits ténotomes pointus, les uns droits, les autres coudés, tous disposés par paires, l'un coupant de droite à gauche, l'autre de gauche à droite, et de longs ciseaux, droits et courbes. Il convient d'ajouter à cet arsenal opératoire

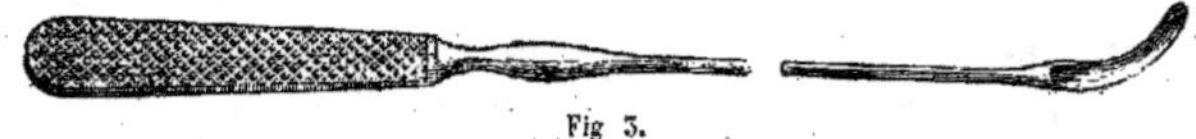

Fig 3.

deux couteaux nouveaux construits par Gendron, toujours d'après les indications de son maître le Dr Denucé : un *couteau en forme de serpette* (fig. 3) qui est surtout utile pour aviver les angles de la fistule, et un couteau droit à *tran-*

chant concave sur le champ et sur le plat qui présente cet avantage sur le
couteau ordinaire, plat et convexe, qu'il produit une ligne d'avivement *légèrement ondulée* au lieu d'une ligne *festonnée* (fig. 4). Enfin le chirurgien de

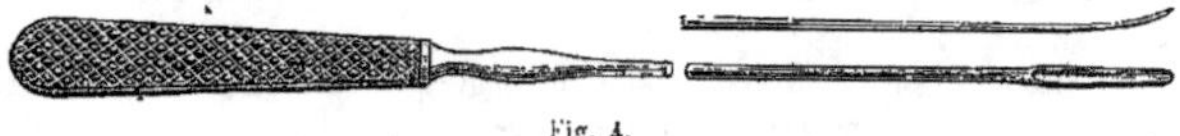

Fig. 4.

Bordeaux ne se sert que d'instruments *mousses*, contrairement aux Américains
qui emploient des bistouris et des ciseaux *pointus*.

Quelles que soient les modifications de détails qu'on adopte pour l'instrumentation, l'avivement d'une fistule vésico-vaginale doit être fait d'après certains
principes admis par tous aujourd'hui et que nous résumerons dans les propositions suivantes :

1° La surface avivée doit s'étendre, *en largeur*, à une distance de 8 à 10 *millimètres* du bord de la fistule. On tracera à l'avance par une incision circulaire
ou elliptique les limites de cet avivement.

2° Pour la *profondeur*, on taillera la muqueuse vaginale en biseau jusqu'à la
muqueuse vésicale et jusqu'au bord même de l'orifice fistuleux *exclusivement*.
C'est là un point essentiel du procédé américain.

3° L'avivement sera *uniforme*, c'est-à-dire qu'il doit être fait dans tous les
points à une profondeur égale. Il faut, autant que possible, disséquer chaque
côté de la surface à enlever en un seul lambeau ; on commencera de préférence
par la lèvre postérieure, de manière à être moins gêné par le sang.

4° Enfin l'avivement doit être *complet*, en ce sens qu'aucun îlot de muqueuse
ou de tissu inodulaire ne doit échapper à l'action de l'instrument tranchant. Tous
les chirurgiens qui se sont occupés spécialement de cette opération proclament
l'importance de ce précepte, dont dépend en grande partie le résultat définitif.
Une petite surface, si insignifiante fût-elle, négligée dans l'avivement et qui ne
serait pas franchement saignante, suffit pour empêcher la réunion. Courty donne
à cet égard un conseil à suivre dans les cas difficiles, celui de toucher d'avance
avec le nitrate d'argent et immédiatement après avec un pinceau trempé dans
l'eau salée toute la surface à dénuder ; la teinte blanche que prend cette dernière
la rend plus accessible à la vue.

Si l'accord des chirurgiens compétents est à peu près unanime sur les principes généraux de l'avivement, il existe des manières un peu différentes de le
pratiquer. Les uns avec Sims intéressent la muqueuse vaginale et le tissu sous-
muqueux (*avivement en entonnoir évasé et profond*). Les autres avec Bozeman
pratiquent un avivement plus superficiel, mais plus étendu en surface (*avivement
en entonnoir évasé superficiel*). Il est difficile de donner une règle absolue pour
le choix à faire entre ces deux méthodes : le chirurgien jugera, d'après les
dispositions particulières de la fistule, s'il vaut mieux intéresser plus d'épaisseur et moins de surface, ou réciproquement.

Nous devons signaler à cette place un mode d'avivement qui diffère entièrement des précédents, conseillé par MM. Collis (de Dublin) et Duboué (de Pau) :
c'est l'*avivement par dédoublement*, renouvelé de l'avivement à large surface
de Gerdy, et qui consiste à tailler deux lambeaux de chaque côté de la perforation, en dédoublant la cloison vésico-vaginale, puis à les affronter par leurs
surfaces saignantes. On ne saurait, d'après le petit nombre d'observations où il

a été employé, porter un jugement sur ce procédé. Le principal argument qu'on ait fait valoir en sa faveur est qu'il évite toute perte de substance. Mais il est facile de prévoir que, si le lambeau vaginal vient à se sphacéler sous l'influence de la constriction des fils, l'étendue de la fistule se trouvera augmentée après l'opération.

B. *Deuxième temps. Suture.* L'hémorrhagie qui accompagne l'avivement étant arrêtée et le champ opératoire presque à sec, on procède à la réunion. Dans ce dernier acte le but à poursuivre est l'affrontement aussi exact, aussi rigoureux que possible des surfaces avivées dans toute leur étendue. Tous les chirurgiens depuis Jobert emploient, à cet effet, la *suture à points séparés :* les différences concernent seulement la nature des fils, la manière de les placer et de les fixer. Les fils *métalliques* (en argent ou en fer) présentent sur les fils de soie d'incontestables avantages : il suffit de signaler leur résistance plus grande et la facilité de leur recherche après la cicatrisation.

La suture suivant le procédé américain comprend deux temps bien distincts : a. l'*introduction des fils;* b. la *fixation des points de suture.*

a. *Introduction des fils.* Comme pour l'avivement nous retrouvons un certain nombre de règles fixes qui doivent guider le chirurgien dans ce temps délicat de l'opération. Ces *principes* peuvent se résumer comme suit :

1. On ménagera avec le plus grand soin la muqueuse vésicale. L'aiguille doit cheminer *entre les deux muqueuses,* sans venir faire saillie dans le réservoir urinaire. Les trous qui succèdent à la perforation, si petits qu'ils soient, peuvent en effet devenir l'origine de fistules secondaires. De plus la muqueuse vésicale, lorsqu'elle n'est pas comprise dans la suture, forme du côté de la vessie un bourrelet saillant qui fait obstacle à la pénétration de l'urine.

2. L'aiguille doit pénétrer et ressortir *à une certaine distance* des bords de l'avivement (8 à 10 millimètres, si possible). On veillera à ce que les points d'entrée et de sortie se correspondent exactement sur les deux lèvres de la plaie.

3. Les fils doivent être placés *en nombre suffisant :* il est prudent de ne pas laisser entre eux plus de 4 millimètres d'intervalle.

4. On aura soin que les fils soient *équidistants* et que leurs directions soient aussi parallèles que possible. Si l'on néglige cette précaution, il se forme des godets qui nuisent à la régularité de l'affrontement.

5. Enfin, il est un précepte élémentaire, mais indispensable, pour remplir les règles minutieuses qui précèdent : *On ne doit pas se presser.*

Instruments employés pour l'introduction des fils. On peut se servir d'aiguilles ordinaires, de courbures variées, montées sur de longues pinces ou des porte-aiguilles. C'est la pratique de Sims, qui a l'habitude d'introduire le fil d'argent par l'intermédiaire d'une anse de fil de soie.

Un instrument beaucoup plus commode et qui abrège ce temps de l'opération est l'aiguille tubulée de Startin, ou l'une des diverses aiguilles construites sur le même type et connues sous le nom d'*aiguilles chasse-fils.* Citons le chasse-fil de Mathieu, celui de Courty. Nous ne pouvons décrire en détail le mécanisme de ces ingénieux instruments. Nous signalerons seulement, pour en avoir été témoin, un double inconvénient du chasse-fil le plus généralement employé, celui de Mathieu : en premier lieu, la rupture fréquente du fil sur lequel les dentelures de la roulette font des sections incomplètes; en second lieu, la facilité avec laquelle le fil se tord ou forme des crochets, accident qui met l'instrument hors de service. Pour éviter ce double écueil, Gendron (de Bordeaux) a construit un instrument plus simple, moins susceptible de se déranger, et qui offre une sécurité plus grande sous le rapport de la solidité. C'est un simple tube métallique d'une seule pièce comme dans l'aiguille de Startin, dont l'ouverture postérieure, placée au bas du manche, est évasée en entonnoir pour faciliter l'introduction du fil. Il est vrai qu'avec cet instrument il faudra pousser le fil avec la main, puisque la roulette est supprimée, et que d'autre part, une série d'aiguilles ne s'ajustant plus sur le même manche, il faudra avoir à sa disposition trois ou quatre tubes complets de courbures différentes.

Quelques instruments viennent compléter l'arsenal nécessaire pour la pose des fils : une pince à griffe qui sert à relever et à tendre la lèvre de la plaie qu'on va traverser; une pince ordinaire qui va saisir le fil à sa sortie de l'aiguille tubulée. A mesure qu'une anse est passée, on tord ensemble les deux extrémités et on confie à un aide les chefs ainsi réunis, pour ne pas brouiller les fils. Il pourra être utile de maintenir pendant ces manœuvres une sonde dans la vessie, qui servira par sa présence à guider la marche de l'aiguille.

Dans certains cas où la manœuvre du placement des fils est très-difficile, on pourra employer avec avantage l'expédient suivant imaginé par le professeur Trélat, et communiqué par lui au Congrès d'Alger (1881). A l'aide de son aiguille à uranoplastie, présentée à la Société de chirurgie en 1877, ce chirurgien perfore une lèvre de la fistule de *dehors en dedans*, puis accroche à l'aiguille un fil terminé en boucle et l'attire de *dedans en dehors*. La même manœuvre est répétée sur l'autre lèvre avec l'autre extrémité du fil, qui se trouve ainsi placé très-facilement.

b. *Fixation des points de suture.* Le procédé de fixation le plus généralement employé est la simple *torsion des fils*. Après s'être assuré à l'aide d'un crochet mousse que chaque anse est bien indépendante, on saisit les deux extrémités du fil postérieur, si l'affrontement est longitudinal, de l'un des fils extrêmes, s'il est transversal; les deux chefs bien tendus sont passés dans l'encoche d'un petit instrument ressemblant à une sonde cannelée, dit *ajusteur* ou *fulcrum*, qu'on pousse jusqu'au contact de la ligne de réunion, puis on les tord soit au moyen de la pince à torsion de Sims, soit à l'aide de l'instrument dit *tord-fils*. Chaque fil une fois tordu est coupé à 2 ou 3 centimètres de la plaie et aplati à l'aide d'une pince pour éviter qu'il blesse le vagin.

La crainte que la torsion des fils n'entraîne une section des tissus, et surtout la préoccupation d'obtenir un affrontement plus parfait dans la profondeur de la ligne de réunion, ont conduit les chirurgiens à imaginer d'autres modes de fixation pour les sutures. Malgré les modifications de détail qu'ils comportent,

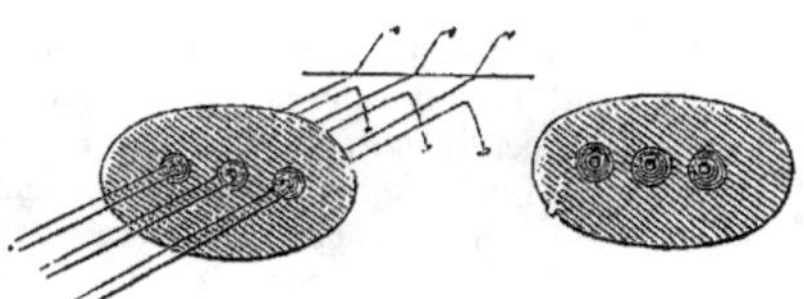

Fig. 3.

ces procédés dérivent tous de la *suture en boutons*. Le plus connu d'entre eux est celui de Bozeman. Après avoir placé tous ses points de suture et amené les deux lèvres de la plaie bien exactement au contact, le chirurgien américain taille une plaque de plomb, à laquelle il donne les dimensions et la forme de la fistule, et assez malléable pour se mouler sur la paroi vaginale. Puis, cette plaque est percée d'un nombre de trous égal au nombre des points de suture et correspondant exactement à chacun d'eux. On introduit alors dans chaque trou les deux chefs du fil correspondant et l'on pousse la plaque à l'aide du fulcrum jusqu'au contact de la fistule, en ayant soin d'exercer une certaine traction sur les fils. Cela fait, on passe chaque anse métallique dans un grain de plomb troué ou tube de Galli que l'on fait glisser jusqu'au contact de la plaque et que l'on écrase à l'aide d'une forte pince (fig. 5). M. Denucé, qui emploie la suture de Bozeman, y a apporté une légère modification destinée à faciliter l'enlèvement des points de suture. Au lieu d'un seul tube de Galli, il en passe deux autour de chaque anse de fil; le premier tourillon est laissé libre, et le second écrasé sur le fil.

Soins consécutifs. On a abandonné avec raison aujourd'hui les tampons que Jobert et ses contemporains laissaient dans le vagin pour prévenir un écoulement sanguin. Ces corps étrangers, outre qu'ils sont une gêne, provoquent du ténesme vésical et peuvent devenir un danger en déterminant de la leucorrhée, des excoriations, et surtout de la suppuration qui, selon la remarque de Courty, envahit « comme une traînée de poudre » la ligne de réunion.

Comme unique pansement on fera de fréquentes lotions antiseptiques. Quelques chirurgiens ont coutume de saupoudrer d'iodoforme la région de la suture.

L'opérée devra rester couchée sur le dos, les cuisses demi-fléchies et maintenues par un coussin.

Enfin on laissera une *sonde à demeure* dans la vessie. Bien que son utilité ait été contestée, elle est reconnue aujourd'hui par la grande majorité des

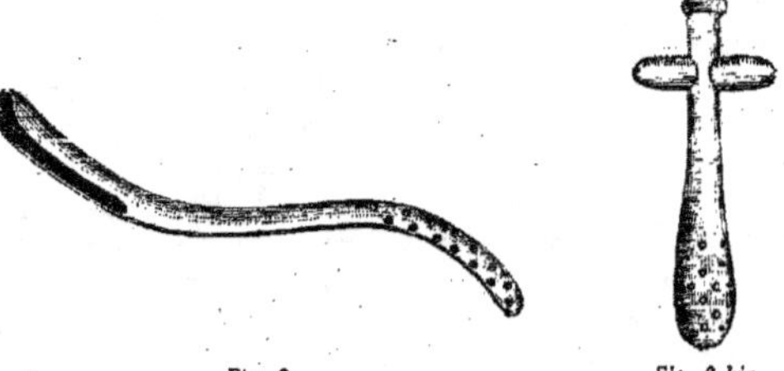

Fig. 6.   Fig. 6 *bis.*

praticiens. Ce n'est pas tant le simple contact d'une urine normale qu'on redoute pour la suture, mais bien l'action mécanique produite par la pression du liquide. On sait, en effet, que l'insuffisance fonctionnelle créée par le fait de la fistule amène souvent une diminution de capacité de la vessie : aussi serait-il imprudent de la soumettre à une accumulation même légère de liquide venant faire effort sur la suture. Le modèle de sonde partout adopté est la sonde de Sims (figure 6). Cet instrument est remarquable par sa légèreté et par sa forme sigmoïde qui lui permet de demeurer dans la vessie sans moyen de fixation spécial. Une surveillance constante est nécessaire pour s'assurer que la sonde fonctionne bien; dans le cas contraire on conçoit qu'elle deviendrait plus nuisible qu'utile. On devra laver fréquemment l'instrument. Sims a modifié récemment son cathéter dans le but de l'adapter au rôle de siphon vésical (figure 6 *bis*). A cet effet, il fixe un tube en caoutchouc à l'extrémité de la sonde.

Dans le cas où la sonde à demeure est mal supportée, on aura recours au cathétérisme répété toutes les trois heures au moins. Alors même qu'elle ne provoque aucun accident, elle peut être supprimée de bonne heure.

Pendant les premiers jours, on fera bien d'entretenir la constipation à l'aide des opiacés; s'il survient du ténesme vésical, on y associera la belladone. La malade s'abstiendra d'aliments solides pendant les trois ou quatre jours qu. suivent l'opération. La première garde-robe sera retardée, si possible, jusqu'au huitième jour; on la provoquera alors avec une cuillerée d'huile de ricin ou au moyen d'un lavement huileux pour supprimer tout effort.

Enlèvement des sutures. Il existe sur cette question des opinions un peu différentes parmi les chirurgiens. Les uns penchent pour l'enlèvement précoce, redoutant la section des tissus; les autres, frappés surtout par la faible résistance de la cicatrice, conseillent la temporisation. C'est ainsi qu'on trouve dans les préceptes donnés par les auteurs des écarts qui oscillent entre *quatre* et *vingt* jours. Sims et Bozeman enlèvent les fils du huitième au dixième jour. C'est le délai qui nous paraît devoir être adopté d'une manière générale. On tiendra compte, pour prendre une décision à cet égard, de l'état local que présente la plaie, de la plus ou moins grande tension des tissus. Dans les cas de doute, nous pencherions plutôt pour l'enlèvement un peu tardif. S'il est exact en effet que la réunion immédiate, lorsqu'elle doit réussir, est faite dès le troisième ou quatrième jour, il n'en est pas moins vrai que la prudence commande de laisser la cicatrice acquérir un peu de résistance.

Pour pratiquer cette opération complémentaire, la malade est placée de nouveau dans la position indiquée; on découvre la ligne d'affrontement au moyen du spéculum gouttière ou de deux spéculums en forme de plaque, puis on sectionne successivement chaque suture au-dessous du point de torsion (procédé de Sims), entre le tourillon et la plaque de plomb (procédé de Bozeman) ou entre les deux tourillons (procédé de Denucé); la plaque n'étant plus soutenue tombe d'elle-même. On écarte alors l'un de l'autre les deux chefs de l'anse métallique, et l'on extrait les fils en tirant doucement sur l'une de leurs extrémités. Avec le procédé de torsion simple, il pourrait arriver qu'on oubliât un point de suture caché dans l'épaisseur des tissus : aussi sera-ce une sage précaution de noter exactement, au moment de l'opération, le nombre de fils abandonnés dans la plaie.

Les fils enlevés, il est prudent de laisser la malade couchée pendant quelques jours. Le moment est alors venu de contrôler le résultat de l'opération. La seule inspection des parties peut faire espérer un succès, mais on n'aura de certitude à cet égard qu'après avoir pratiqué avec ménagement une injection dans la vessie et constaté qu'il ne s'écoule plus rien par le vagin.

Succès partiels. Il est fréquent, pour peu que la fistule soit un peu large, qu'on n'obtienne qu'un succès partiel à la suite d'une première intervention : dans ce cas, il persiste un ou plusieurs pertuis soit au niveau même de la ligne de réunion, soit, ce qui est plus rare, au niveau du passage des fils. Si l'orifice persistant est de très-petite dimension, on peut obtenir la cicatrisation complète, comme nous l'avons constaté dans un cas récent, en pratiquant tous les deux jours une cautérisation légère avec un crayon de nitrate d'argent taillé en cône aigu, ou bien avec de la teinture d'iode; des attouchements avec le thermocautère rempliraient encore le même but. Lorsque la portion non réunie est plus étendue, on pourra essayer de replacer un fil ou deux avant la complète cicatrisation de la plaie, dans l'espoir d'obtenir une réunion immédiate secondaire. Enfin, si l'ouverture est trop considérable, ou s'il y a plusieurs orifices, une nouvelle intervention s'impose. On ne l'entreprendra pas avant six semaines ou deux mois, pour laisser à la fistule nouvelle le temps de se constituer et à la malade celui de réparer ses forces. Les cas ne sont pas rares, bien qu'ils le deviennent de moins en moins, où la guérison définitive n'est obtenue qu'après plusieurs opérations successives.

Accidents et complications. Les guérisons radicales, les succès partiels, les échecs opératoires avec ou sans aggravation de la lésion locale, ne sont pas les seules éventualités de l'opération de la fistule vésico-vaginale. Il faut encore compter avec les accidents possibles.

Accidents pendant l'opération. L'*hémorrhagie* est rarement assez importante pour constituer une véritable complication. Cependant on a vu le fait se produire. Dans une observation citée par M. Verneuil l'écoulement de sang était si considérable qu'on fut obligé de laisser l'opération inachevée. M. Horteloup a même communiqué à la Société de chirurgie un cas d'hémorrhagie mortelle : il s'agissait d'un développement anormal d'une branche des artères utérines.

On a signalé, au cours d'opérations de fistules très-profondes, la *blessure du péritoine* ou celle d'un *uretère*.

Signalons également la *déchirure de la paroi postérieure du vagin*, sous l'influence de tractions trop brusques exercées sur le spéculum. Courty, qui a été témoin d'un semblable accident, vit le péritoine rétro-vaginal faire hernie à travers la déchirure; on fit la suture de la plaie et la malade guérit.

Enfin, il n'est pas rare que l'*aiguille se casse* au sein des tissus : il faut alors retirer le fragment avec soin.

Accidents consécutifs. L'*hémorrhagie consécutive*, qui s'observe d'ailleurs rarement, est une complication fâcheuse parce qu'elle est difficile à arrêter et que les moyens hémostatiques auxquels il faut avoir recours compromettent le succès de la suture.

Nous en dirons autant des accidents de *vaginite* et de *vulvo-vaginite* qui entravent l'adhésion en provoquant la suppuration de la plaie. Cette complication est beaucoup moins fréquente depuis l'usage des liquides antiseptiques.

Les complications qu'il nous reste à signaler offrent un caractère beaucoup plus grave et peuvent même entraîner la mort. On voit parfois les excoriations des parties génitales, si communes chez les malades atteintes de fistules urinaires, devenir le point de départ d'un *érysipèle*. Il importe donc, comme nous l'avons dit plus haut, de ne pas opérer avant que ces lésions externes soient complétement guéries.

La complication la plus redoutable est la péritonite, ou plus exactement l'ensemble des accidents inflammatoires ou infectieux qui peuvent, sous une de leurs formes multiples, accompagner toute lésion des organes génitaux. Nous nous contenterons de nommer :

a. La *péritonite primitive* généralisée, dont le point de départ se trouve dans les culs-de-sac vésico-utérin ou recto-utérin.

b. La *péritonite secondaire*, à laquelle peut donner lieu la rétention du flux menstruel provoqué par l'opération. Cet accident a été observé dans des cas où le col utérin était resté oblitéré à la suite de l'accouchement : d'où l'utilité d'explorer l'état de cet organe avant l'opération.

c. La *périovarite* déterminée par la congestion des organes génitaux internes, qui s'accuse par de la tympanite, une fièvre vive et un ensemble symptomatique bien voisin de celui de la péritonite confirmée.

d. La *phlébite utéro-ovarienne*, avec ses terminaisons diverses, embolie, septicémie, *phlegmatia alba dolens.*

e. Enfin la *lymphangite utérine*, ayant son point de départ dans la plaie vaginale.

Pour expliquer ces accidents, il faut tenir compte de l'état d'*imminence morbide* dans lequel un accouchement laborieux a laissé les organes du petit bassin. On doit aussi faire intervenir, comme facteur important, les états pathologiques antérieurs dont peuvent être atteintes les opérées. Cette influence des *propathies* sur le résultat de l'opération peut se faire sentir ici comme dans toute autre intervention chirurgicale. Le professeur Verneuil, qui s'est spécialement occupé de cette question de la léthalité des fistules vésico-vaginales, cite un fait où la terminaison fatale a été amenée par des lésions rénales, non soupçonnées avant l'opération.

Réunion immédiate secondaire. Les complications que nous venons de passer en revue ne doivent assurément pas faire reculer le chirurgien en présence d'une fistule vésico-vaginale, mais elles suffisent pour le rendre attentif et circonspect. Averti du péril, il cherchera à le conjurer, ici en ajournant son intervention, là en modifiant le choix de son procédé suivant les indications que lui fournira un examen complet de sa malade. Guidés par cet ordre de préoccupations et frappés des dangers inhérents aux opérations sanglantes, un certain nombre de chirurgiens ont cherché à opposer aux procédés nouveaux l'ancienne méthode de traitement *par réunion immédiate secondaire.* C'est surtout en Belgique et en Italie que s'est produit ce mouvement de réaction contre les procédés américains et les restaurations sanglantes en général.

Amabile (de Naples) a fait connaître en 1876 son procédé d'oblitération, renouvelé de celui de Lallemand, par réunion secondaire. Après avoir pratiqué la scarification des bords de la fistule dans le but de favoriser l'action du caustique, il porte au contact de ces parties de l'acide sulfurique étendu, puis les cautérise à plusieurs reprises avec du nitrate d'argent. Au bout de quelques jours toute la région qui entoure l'orifice fistuleux se trouve transformée en une surface bourgeonnante; à ce moment on rapproche les deux moitiés de cette surface au moyen d'un instrument ingénieux (griffes en râteau) qui reste de cinq à sept jours en place.

Plus récemment, le professeur Verneuil a repris ce procédé en le simplifiant. Ce chirurgien cautérise les bords de la fistule au thermocautère et, lorsque la région est recouverte de bourgeons charnus, il applique les points de suture.

Nous ne prétendons pas assurément que le procédé par réunion immédiate secondaire doive être substitué au procédé sanglant. La méthode connue sous le nom de méthode américaine a fait ses preuves et restera la méthode générale de traitement pour les fistules vésico-vaginales. Il ne faut pas oublier cependant que dans les cas où l'état général de la malade, le milieu où l'on doit opérer, ou toute autre considération, feront hésiter à entreprendre une opération sanglante, on trouvera dans la méthode plus lente, mais plus sûre, de la cautérisation suivie de réunion secondaire, une utile et précieuse ressource.

Récidives. Par récidive on entend « la reproduction d'une fistule absolument guérie ». Cette définition empruntée à M. Verneuil exclut les fistules qui persistent après un succès partiel ou qui s'établissent sur le trajet des fils, aussi bien que celles qui peuvent se produire sur un autre point à la suite d'un accouchement ultérieur. Les *récidives proprement dites*, prochaines ou tardives, sont loin d'être rares : aussi le chirurgien, alors même que le résultat immédiat paraît bon, devra-t-il suivre la malade pendant un certain temps avant de proclamer la guérison définitive.

Les récidives reconnaissent des causes diverses. Dans un certain nombre de cas, il est permis d'incriminer les incisions libératrices dont on usait si largement avant la méthode américaine; les cicatrices qui succèdent à ces débridements étendus doivent, par leur rétraction, exercer des tiraillements sur les bords de la ligne de réunion. Bozeman cite plusieurs observations de récidives causées une fois par le retour de la menstruation, une fois par le séjour prolongé du cathéter dans la vessie, une autre fois par le ramollissement inflammatoire de la cicatrice.

L'accouchement peut amener un résultat semblable; il est alors rationnel d'admettre que les mêmes conditions mécaniques qui ont donné naissance à une première fistule se sont reproduites dans un point identique. Cependant, il n'est pas rare de voir les cicatrices de fistules opérées résister à des accouchements ultérieurs, même répétés et accompagnés de manœuvres obstétricales. Cohnstein, dans un travail récent, a réuni neuf observations de ce genre.

Il existe enfin une cause toute spéciale de récidive sur laquelle un élève de M. Verneuil, Bourdon, a attiré l'attention : nous voulons parler de la *grossesse*. Il résulte des faits rapportés dans son mémoire qu'au début de la gestation, à une époque où toute traction mécanique ne saurait être invoquée, on peut voir se rouvrir une fistule solidement cicatrisée depuis plusieurs années. L'auteur explique ce fait, qui paraît étrange au premier abord, par le développement vasculaire que subit l'appareil génital externe à la suite de la conception. Le riche réseau veineux, bien décrit par Kobelt et Rouget, qui forme à l'état normal, dans les parois du vagin, un véritable tissu érectile, devient le siége d'une congestion, et la stase sanguine qui en résulte modifierait la vitalité des tissus d'une manière assez sensible pour expliquer les cas de récidive dont nous parlons. Ce point intéressant et peu connu de l'histoire des fistules vésico-vaginales appelle de nouvelles recherches; dès maintenant les faits publiés dans le travail de Bourdon doivent engager les chirurgiens à prévenir leurs opérées de la possibilité d'une récidive dans le cas où elles redeviendraient enceintes.

Cas compliqués. Nous réservons le nom de *cas compliqués* aux cas où la fistule, en raison de circonstances particulières, ne peut être opérée par la méthode directe telle que nous l'avons décrite, ou du moins ne peut l'être qu'à la condition d'ajouter à l'acte opératoire principal certaines manœuvres préparatoires ou complémentaires. Hâtons-nous d'ajouter que les perfectionnements successifs apportés dans ces dernières années à la cure des fistules vésico-vaginales ont considérablement restreint le nombre des cas qui ne sont pas justiciables de la *méthode directe simple*. Il faut reconnaître cependant que cette dernière ne saurait satisfaire à toutes les exigences de la pratique. Certaines considérations anatomiques qui rendent l'*abord de la fistule difficile*, la *situation profonde* qu'elle occupe, enfin sa *grande étendue*, sont autant de complications qui créent des indications nouvelles.

Abord difficile. Nous n'avons pas à revenir sur les manœuvres préparatoires que commande l'existence de brides, d'adhérences, d'un rétrécissement cicatriciel du vagin, autant de causes qui rendent la fistule plus ou moins inaccessible. Nous nous bornerons à faire une simple remarque : ces manœuvres préparatoires (incisions, décollements, débridements) qui constituaient un temps important et obligatoire du procédé ancien, tel que le concevait Jobert, ne figurent, dans le procédé nouveau, que comme élément accessoire et exceptionnel. De semblables pratiques en effet, qui peuvent s'imposer dans les cas où existent les complications signalées plus haut, aggravent l'opération, dans les cas ordinaires, sans mieux assurer le succès final.

D'autres conditions anatomiques peuvent gêner l'abord de l'orifice fistuleux. Celui-ci peut être masqué par un repli de la paroi vaginale, ou bien être relégué au centre d'une dépression infundibuliforme, comme M. Verneuil en a cité des exemples. C'est dans des cas de ce genre qu'il sera utile de s'adresser aux moyens depuis longtemps proposés pour abaisser directement les lèvres de la fistule, soit en les attirant avec une pince à griffes, soit en les repoussant de la vessie vers le vagin à l'aide d'une sonde ou même du doigt recourbé en crochet et introduit dans l'urèthre préalablement dilaté. Nous devons une mention spéciale au procédé très-simple et fort ingénieux mis en usage par Bourguet d'Aix; il consiste à passer au moyen d'une sonde de Belloc introduite dans la vessie et ressortant par la fistule un ruban formant un anse à deux chefs, l'un vésical, l'autre vaginal. La traction opérée sur cette anse abaissait fortement la lèvre antérieure de la fistule et permettait de voir aisément un orifice qui échappait entièrement aux regards avant cet expédient. Reybard avait déjà proposé de remplir exactement la même indication au moyen d'une sonde flexible.

Situation profonde. On rencontre des difficultés de même ordre lorsque la fistule occupe un siège très-élevé, principalement les parties latérales du cul-de-sac vaginal. C'est dans ces cas qu'on s'est ingénié à trouver un moyen d'abaisser la fistule pour la rendre plus accessible. Les manœuvres d'abaissement peuvent être *directes* quand elles agissent sur les lèvres mêmes de la fistule, — nous venons d'en parler — ou *indirectes* lorsque leur action porte soit sur la cloison vésico-vaginale, soit sur le col utérin.

Dieffenbach a conseillé d'exercer des *tractions sur la cloison* au moyen de pinces à griffes implantées dans la paroi vaginale en avant et en arrière de la fistule, au besoin même sur les côtés. Dans une des dernières séances de la Société de chirurgie, M. Follet a proposé d'appliquer aux fistules situées très-haut un procédé d'*éversion de la cloison* qu'il a employé avec succès dans un cas de fistule vésico-utérine; nous dirons plus loin en quoi il consiste.

Jobert a appliqué le premier l'*abaissement de l'utérus* à l'opération de la fistule vésico-vaginale. Son procédé, qui n'a plus aujourd'hui qu'un intérêt historique, a joui d'une grande vogue, bien légitime d'ailleurs, car on ne saurait nier que l'abaissement forcé du col, en rapprochant le champ opératoire, ne rendît au chirurgien un signalé service. Mais, aujourd'hui que la position donnée à la patiente et l'instrumentation perfectionnée permettent de voir et d'opérer sur place les fistules même profondes, la pratique de Jobert est au moins inutile, et elle ne trouverait son application que dans des cas tout à fait exceptionnels. (Il est entendu que nous n'avons en vue que les fistules vésico-vaginales, car l'abaissement de l'utérus peut devenir indiqué pour d'autres variétés de fistules).

Grande étendue. Lorsque la perte de substance est assez large pour que l'affrontement de ses bords soit impossible, on ne peut songer à lui appliquer la suture simple. Ici se placerait l'étude des divers procédés d'*autoplastie* proposés contre les fistules vésico-vaginales, depuis la dissection d'un lambeau de la cuisse (Jobert) ou de la paroi postérieure du vagin (Velpeau, Leroy d'Étiolles) jusqu'à la *cystoplastie par glissement* de Jobert de Lamballe. Ces divers procédés que Michon a exposés avec les plus grands détails dans sa thèse de concours sont aujourd'hui à peu près abandonnés. Tout au plus cite-t-on quelques tentatives isolées pour revenir à cette méthode. De ce nombre est l'opération de Cazin, publiée dans les *Archives de médecine* (1881). Dans un cas où la perte de substance occupait toute l'étendue de la cloison, ce chirurgien obtint un succès remarquable en empruntant à la paroi postérieure du vagin un large lambeau ou plutôt un pont de muqueuse dont les deux bords libres furent suturés aux lèvres antérieure et postérieure de la fistule : c'est ce que l'auteur désigne sous le nom d'*autoplastie par mobilisation de la paroi postérieure du vagin*.

Nous ne saurions nier la réelle valeur d'opérations de ce genre qui font honneur à l'esprit inventif de leurs auteurs, et dont on pourra faire son profit à l'occasion. Il n'en demeure pas moins vrai que les progrès accomplis dans ces dernières années permettent de traiter par la suture le plus grand nombre des cas auxquels s'adressaient autrefois ces procédés autoplastiques, ingénieux sans doute, mais toujours compliqués et inaccessibles à la masse des praticiens. D'autre part, si la perte de substance est telle qu'on ne puisse songer aux procédés ordinaires, il y aura de très-grandes chances pour que l'autoplastie échoue. Lors donc qu'après un examen approfondi de la malade et peut-être un essai malheureux d'autoplastie on sera arrivé à la conviction que toute tentative d'occlusion est inutile, il ne reste plus qu'une ressource pour améliorer la position de la patiente, c'est de s'adresser à la *méthode indirecte*.

B. Méthode indirecte. Par cette méthode, on se propose de faire cesser l'incontinence d'urine, non plus en s'adressant à la fistule elle-même, mais en créant un obstacle à l'issue de l'urine, au-devant de la solution de continuité.

L'*occlusion des organes génitaux* ou *kléisis génital* remplit cette dernière indication. Elle comprend deux procédés :

L'*occlusion vulvaire* ou *épisiorrhaphie*.

L'*occlusion vaginale* ou *kolporrhaphie*.

L'épisiorrhaphie, proposée par Vidal (de Cassis) en 1873, consiste à aviver la surface interne des grandes et des petites lèvres, puis à les réunir par des points de suture. Cette opération n'a guère donné que des revers.

Dans la kolporrhaphie, on affronte les parois génitales elles-mêmes, soit au niveau de l'entrée du canal, soit plus profondément dans le voisinage immédiat de la fistule. Cette opération qui comprend de nombreux procédés a été très-complétement décrite et appréciée dans l'excellente thèse de Ledouble (1876), et depuis lors dans celle de Carret (1883). Nous n'entrerons pas dans le détail de cette étude, qui trouvera mieux sa place à l'article Vagin. Les fistules urinaires ne sont en effet qu'une des indications de l'occlusion génitale. Simon (d'Heidelberg), qui pratiqua pour la première fois l'oblitération du vagin, en 1855, comptait 18 succès sur 18 opérations (note présentée à la Société de chirurgie en 1868). D'après ce chirurgien et ceux qui ont suivi son exemple, il ne resterait de l'opération aucun inconvénient sérieux pour les malades. Les règles passent par la vessie et s'écoulent d'une façon intermittente avec les urines. Quant aux fonctions génitales, copulation et fécondation, elles se trouvent évidemment supprimées; on aura soin d'en prévenir à l'avance les opérées. Cependant, si l'on en juge par ce qui se passe dans certains cas d'atrésie vulvaire, l'urèthre pourrait à la suite de tentatives répétées subir une dilatation suffisante pour permettre des rapprochements sexuels. La fécondation pourrait donc à la rigueur se produire et créer ainsi une complication redoutable, qu'il serait prudent de signaler à l'attention des personnes intéressées. Winckel cite une observation de ce genre : un avortement à cinq mois se produisit par l'urèthre dilaté.

Dans les cas de délabrements considérables, où l'urèthre est complétement détruit ou bien oblitéré, on ne pourrait songer à fermer les parties génitales qu'à la condition de créer une nouvelle voie d'écoulement pour les urines; c'est dans ce but qu'on a donné le conseil d'établir une *fistule recto-vaginale concurremment avec l'occlusion du vagin (méthode de Rose)*. Par cette opération, on se propose d'attribuer au rectum la fonction nouvelle de réservoir urinaire et de remplacer le sphincter vésical par le sphincter anal. Les faits rapportés par Cazin, par Kaltenbach, semblent prouver que ce but a pu être atteint. Chez la malade de Cazin en particulier, la *miction rectale* était arrivée à s'accomplir régulièrement toutes les trois heures. Il en était de même chez une opérée de Kaltenbach. Le besoin d'uriner se manifestait presque subitement et devait être satisfait immédiatement; quant aux selles, elles avaient lieu une fois par jour, l'urine n'entraînant pas, ou tout au moins très-peu de matières fécales. — Le petit nombre des faits de ce genre ne permet pas de porter un jugement sur la valeur de ce procédé. Bröse, dans un travail récent sur la question, rapporte l'histoire d'une femme, opérée par Schröder suivant la méthode de Rose, et chez laquelle l'apparition des règles en même temps que l'accumulation de l'urine dans le cloaque déterminaient de telles douleurs qu'il fallut, dix mois après sa sortie de l'hôpital, rétablir par une nouvelle opération l'orifice des voies génitales oblitéré; les phénomènes douloureux cessèrent presque immédiatement. On le voit, la valeur de la méthode n'est pas encore jugée, mais, en vérité, lorsqu'on a affaire à une infirmité aussi déplorable qu'une communication vésico-vaginale avec délabrements étendus, on ne saurait blâmer le chirurgien de tout tenter pour améliorer le sort des infortunées patientes.

Il nous reste à signaler un dernier procédé applicable aux fistules étendues et qui relève à la fois de la méthode directe et de la méthode indirecte, c'est *l'incarcération du col utérin dans la vessie*. Il consiste à réunir la lèvre postérieure du col à la lèvre antérieure de la fistule; on emprisonne ainsi l'extrémité inférieure de l'utérus dans le réservoir urinaire, en se servant du museau de tanche comme d'un obturateur destiné à combler la perte de substance. Dans ces conditions nouvelles, le sang menstruel passe dans la vessie, la fécondation devient impossible, mais non les rapprochements sexuels, le vagin se terminant supérieurement en cul-de-sac.

Cette opération est sans contredit plus simple que l'occlusion complète des organes génitaux; on a plusieurs fois constaté que l'adhésion se fait facilement entre le col et la lèvre de la fistule, surtout si l'on a eu soin d'aviver sur une assez large surface. L'expérience prouve également que la santé générale de la femme ne souffre en rien de l'inclusion du col dans la vessie. A ces divers titres, ce procédé se recommande à la sérieuse attention des chirurgiens; il sera naturellement inapplicable dans les cas où l'ouverture anormale est assez large pour que le col ne suffise pas à la combler.

Variétés plus rares de fistules urinaires. Les fistules vésico-vaginales constituent, comme nous l'avons dit, la très-grande majorité des fistules urinaires chez la femme. On conçoit néanmoins que la pression exercée par la tête fœtale puisse déterminer une perte de substance qui occupe, suivant les cas, des points différents du canal génital : de là plusieurs variétés de fistules que nous allons rapidement passer en revue.

1° Si le canal de l'urèthre est intéressé, au lieu de la paroi vésicale, on aura une *fistule uréthro-vaginale*.

2° La situation du col utérin au moment de l'accouchement explique sa participation assez fréquente à la formation du trajet fistuleux. On a, dans ces cas, une *fistule vésico-utéro-vaginale*, variété qui comprend elle-même deux variétés secondaires :

Si la lèvre antérieure du museau de tanche est seulement entamée, et que celle-ci forme la paroi postérieure du trajet, le canal cervical n'étant pas ouvert, on dit qu'il y a *fistule vésico-utéro-vaginale superficielle*.

Si la lèvre antérieure du col est complétement détruite et que l'urine s'écoule sur la lèvre postérieure comme sur une gouttière, il y a *fistule vésico-utéro-vaginale profonde* (fig. 7).

Dans un degré plus avancé de cette variété de lésion, la destruction comprend une partie de la lèvre postérieure elle-même, de sorte que le col n'est plus représenté que par un ou deux tubercules.

3° Lorsque la communication a lieu entre la vessie et l'utérus, il y a *fistule vésico-utérine*.

4° Enfin, nous avons vu que les urètères pouvaient communiquer avec l'utérus (*fistules urétéro-utérines*) ou avec le vagin (*fistules urétéro-vaginales*).

Nous ne nous arrêterons pas à décrire les symptômes de ces diverses variétés, renvoyant à l'étude clinique que nous avons faite des fistules urinaires chez la femme en général, à propos de la forme vésico-vaginale.

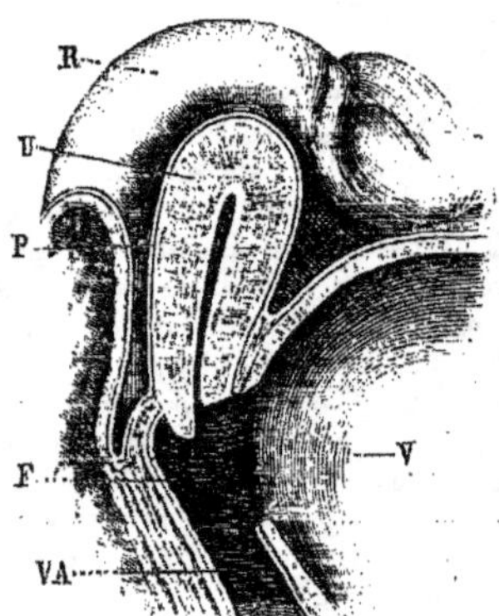

Fig. 7. — R, rectum. — U, utérus. — V, vessie. P, péritoine. — VA, vagin. — F, siége de la fistule.

La simple inspection des parties permettra de reconnaître une fistule uréthro-vaginale, ou bien une fistule vésico-utéro-vaginale avec sa variété superficielle ou profonde. Si l'on voit sortir l'urine de l'orifice du col, on aura affaire à une fistule vésico-utérine ou à une fistule urétéro-utérine; dans le premier cas, une injection intra-vésicale de liquide coloré passera par l'orifice utérin, l'expérience restera au contraire négative dans le second cas.

INDICATIONS THÉRAPEUTIQUES. 1° *Fistules uréthro-vaginales.* Elles sont relativement faciles à traiter à cause de leur situation superficielle qui permet de les aborder aisément. La suture, telle que nous l'avons décrite, leur est le plus souvent applicable. Si la perte de substance est par trop large, on pourra avoir recours à l'un des procédés autoplastiques qui seront d'une exécution plus commode et offriront plus de chances de succès que dans les fistules vésicales.

2° *Fistules vésico-utéro-vaginales.* a. *Variété superficielle.* Dans ce cas, l'opération est très-semblable à celle de la fistule vésico-vaginale simple, avec cette différence que l'avivement doit porter d'un côté sur la lèvre antérieure du col et que celle-ci sera affrontée avec le bord opposé de la fistule également avivé. En d'autres termes, la lèvre postérieure de la fistule se trouve remplacée par la lèvre antérieure du col : il en résulte que le cul-de-sac antérieur du vagin se trouve effacé après la réunion, mais l'ouverture même du col reste libre et perméable dans le vagin. Pour pratiquer l'opération, il est nécessaire d'abaisser l'utérus au moyen de pinces-érignes.

b. *Variété profonde.* Si la lèvre antérieure du col utérin n'est pas complétement détruite et peut fournir les tissus nécessaires à un avivement, on sera encore libre de recourir à l'opération précédente. Mais, lorsqu'elle est intéressée dans une trop grande étendue, il faut s'adresser à un procédé différent. C'est dans ces cas que l'incarcération du col dans la vessie est particulièrement applicable. Nous avons vu en quoi consiste cette pratique et les conséquences qu'elle entraîne.

Remarquons que, dans toute opération de fistule où le col de l'utérus se trouve intéressé, les complications inflammatoires du côté du péritoine sont plus à craindre que lorsque la paroi vaginale est seule compromise.

3° *Fistules vésico-utérines.* Les auteurs classiques paraissent considérer la *méthode indirecte* comme la ressource à peu près unique dont le chirurgien dispose en présence de cette variété de fistule. Cette méthode comprend deux procédés. Le plus simple, qui appartient à Jobert, consiste dans l'*oblitération du col*, qu'on obtient en en suturant les lèvres préalablement avivées. L'autre nous est déjà connu, c'est l'*occlusion des organes génitaux externes.* Ajoutons que, s'il existe une double fistule vésico-vaginale et vésico-utérine, on pourra, comme le conseille Courty, réunir la lèvre antérieure de la fistule vaginale à la lèvre postérieure du col utérin, c'est-à-dire pratiquer l'incarcération vésicale du col.

Si peu accessible que paraisse au premier abord une fistule vésico-utérine, ne serait-il cependant pas possible de chercher à l'aborder directement pour l'oblitérer par la suture? En d'autres termes, cette lésion ne serait-elle pas justiciable de la *méthode directe?* Déjà Jobert avait conseillé, l'utérus étant préalablement abaissé, de séparer complétement les lèvres du col en prolongeant de chaque côté par une incision l'ouverture cervicale. La lèvre antérieure ainsi libérée était relevée jusqu'à ce que l'orifice fistuleux se présentât à la vue; on pratiquait alors à son niveau l'avivement et la suture, puis on rabattait la lèvre antérieure qui venait par son propre poids se mettre en contact avec celle du côté opposé. Une modification de ce procédé consiste à inciser verticalement la lèvre antérieure du col jusqu'à ce qu'on atteigne la fistule, puis, après avivement de ses bords, à réunir par des sutures les lèvres de l'incision et de la fistule désormais confondues.

Dans une des dernières séances de la Société de chirurgie (26 mai 1886), M. Follet a communiqué un procédé des plus ingénieux qui réalise plus simplement et avec moins de dangers que les incisions portant en plein tissu utérin les conditions d'une intervention directe. Ce chirurgien a traité et guéri une fistule vésico-utérine par le *décollement de la vessie et de l'utérus* et la *suture de la vessie.* L'introduction du doigt dans la vessie par l'urèthre dilaté a singulièrement facilité l'opération en permettant au chirurgien, d'une part, de décoller avec une entière sécurité l'utérus de la vessie, d'autre part, de pratiquer très-aisément les sutures, grâce à l'abaissement de la paroi vésicale. Aussi M. Follet propose-t-il d'étendre les applications de ce procédé d'*éversion de la cloison* et de l'employer dans les cas de fistules vésico-vaginales occupant un siége très-élevé. Bien qu'une seule observation soit insuffisante pour asseoir un jugement, le succès obtenu par cette pratique est des plus encourageants et l'exemple du chirurgien de Lille nous semble destiné à être utilement suivi.

Il y aurait enfin un dernier moyen d'atteindre directement une fistule vésico-utérine : ce serait de l'aborder par la voie vésicale à l'aide de la taille hypogastrique. L'idée, qui a déjà été émise pour les fistules vésico-intestinales, reste encore dans le domaine théorique, mais elle nous paraît être de tous points rationnelle. Peut-être un avenir prochain se chargera-t-il de démontrer qu'elle est non-seulement praticable, mais qu'elle contient en germe le traitement de choix pour un groupe important de fistules urinaires.

4° Les *fistules de l'uretère* ont déjà été l'objet d'une étude spéciale (*voy.* le chapitre II). Nous n'ajouterons qu'un mot relatif à la coïncidence d'une fistule vésico-vaginale et d'une fistule de l'uretère, coïncidence qui n'est pas très-rare. Lorsqu'il existe à la fois une fistule vésico et urétéro-vaginale, l'indication est des plus simples : on opère la fistule vésico-vaginale suivant la méthode ordinaire et la solution de continuité de l'uretère se trouve incluse dans la vessie par le fait même de l'opération. Dans les cas où une fistule urétéro-utérine compliquerait une large fistule vésico-vaginale, il faudrait suivre l'exemple de Courty, qui fut assez heureux pour remédier à la fois à cette double lésion en pratiquant l'inclusion du col utérin dans la vessie.

Nous ne pensons pas avoir, dans l'exposé qui précède, passé en revue tous les cas qui se présentent au praticien, ni indiqué toutes les ressources thérapeutiques que chaque variété comporte. On ne peut, en cette matière, donner que des indications générales, sans qu'il soit possible de formuler des règles particulières tant soit peu précises. Dans une intervention de ce genre plus que dans toute autre, la sagacité du chirurgien devra être en éveil et diriger sa ligne de conduite selon les indications qui sont propres à chaque cas particulier. Loin de se laisser décourager par un premier échec, il mettra à profit les enseignements que cet insuccès comporte, et c'est ainsi que, procédant du simple au compliqué, faisant preuve d'une persévérance qui ne devra cependant pas exclure une sage prudence, il arrivera à triompher des cas qui paraissaient au premier abord les plus désespérés.

Traitement palliatif. Il ressort des considérations précédentes qu'avant de se résoudre à déclarer incurable la triste infirmité qui a nom fistule uro-génitale on aura épuisé tous les moyens dont l'intervention chirurgicale dispose, depuis le plus simple jusqu'au plus compliqué. Il est des cas cependant où l'état général de la malade, son refus formel de se soumettre à des tentatives plus ou moins aléatoires, ou telle autre circonstance provenant de l'état local de la lésion, rendent impossible toute espèce d'opération; on a cherché alors à atténuer par un traitement palliatif les graves inconvénients de l'incontinence. Dans ce but, on a inventé divers appareils destinés, les uns à oblitérer la fistule et le vagin, tels que des obturateurs métalliques de formes variables, les autres à servir de réceptacle à l'urine : ce sont les urinaux de caoutchouc dont il existe de nombreux modèles. Malheureusement les instruments de ce genre, si ingénieusement conçus qu'ils soient, restent presque toujours inefficaces, soit par vice de construction, soit qu'ils ne puissent être supportés par les patientes. C'est tout au plus si les urinaus ordinaires rendent quelques services dans la position verticale; dans la position assise ou couchée, ils deviennent complétement inutiles. S'il fallait absolument recourir à un expédient de ce genre, nous n'hésiterions pas à donner la préférence à un appareil proposé par le docteur Corradi (de Naples) et que le professeur Verneuil a employé avec succès (fig. 8). C'est une sorte de pessaire de Gariel, de forme cylindrique, offrant un rétrécissement à son milieu et traversé dans toute sa longueur par un tube destiné à donner passage à l'urine. Le cylindre est introduit vide dans l'orifice fistuleux; lorsqu'on le gonfle au moyen d'un tube spécial (R') qui sert à insuffler le pessaire, le renflement supérieur (A) proémine dans la vessie, l'inférieur (B) reste dans le vagin, et la portion rétrécie correspond à l'ouverture anormale qu'elle est destinée à obturer. Nous avons vu nous-même appliquer un appareil analogue, dans le service du professeur Denucé, chez une femme atteinte d'incontinence causée par une absence congénitale de l'urèthre; la malade en a retiré un réel profit.

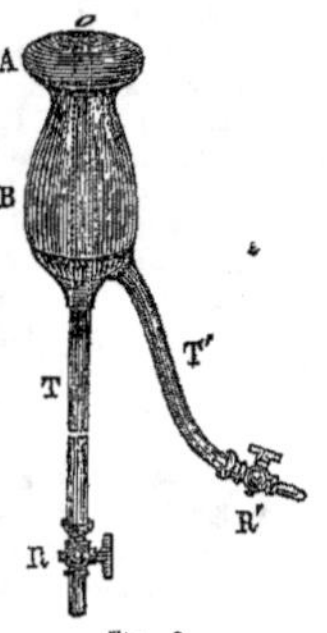
Fig. 8.

Il est à peine besoin d'ajouter que les soins minutieux de propreté, les bains, les lotions émollientes, joints au repos et aux prescriptions hygiéniques, constitueront toujours les éléments les plus utiles du traitement palliatif dans les cas, heureusement de plus en plus exceptionnels, qui sont jugés au-dessus des ressources de l'art.   EUGÈNE MONOD.

BIBLIOGRAPHIE. — I. **Fistules du rein.** — RAVER. *Traité des maladies des reins*, t. III, 1839-1842. — LENEPVEU. *Considérations sur les fistules réno-pulmonaires.* Thèse de Paris, 1840. — LEROY D'ÉTIOLLES (fils). *Traité pratique de la gravelle et des calculs urinaires.* Paris, 1863. — GORDON. *Case of Reno-Pulmonary Fistula.* In *Dublin Journ. of Med. Sc.*, 1866. — MELCHOR TORRES. *Des calculs du rein et de la néphrotomie.* Thèse de Paris, 1878. — POST. *Suppuration d'un rein flottant, formation d'une fistule urinaire.* In *New-York Med. Journ.*, Janv. 1879, analyse in *Revue des sciences méd.*, t. XIII, p. 685. — LILIENFELD. *Appareil pour les fistules du rein. Soc. de méd. berlinoise*, (*Semaine médic.*, 1886, n° 12). — DEMONS. *Fistule du rein, néphrectomie.* Société de chirurgie, séance du 26 mai 1886. — *Bulletins de la Société anatomique : Pyélo-néphrite calculeuse ouverte à la rég. lombaire*, 1848, p. 104. — *Fistule lombaire conséc. à un kyste suppuré du rein droit*, t. XLIX, p. 852. — *Fistule réno-colique conséc. à une néphrite suppurée*, t. XLII, p. 223. — *Voy.* aussi les articles REIN de LANCEREAUX dans le *Dictionn. encyclopéd.* et celui de MARDUEL dans le *Nouv. Dict. de méd. et de chir.*

II. **Fistules de l'uretère.** — BÉRARD. *Fistule urétéro-utérine.* In *Dict. de méd. en 30 vol.* — PUECH. *De la fistule urétéro-utérine.* In *Gaz. des hôpitaux*, 1859, p. 532. — ROBERT. *Fistule urétéro-utérine.* In *New-Orleans Med. and Surg. Journ.*, March a. May 1860. — LAUGIER et PANAS. *Fistule urétéro-vaginale.* In *Gaz. des hôpitaux*, 1860, p. 273. — LANDAU. *De la pathogénie, du diagnostic et du traitement des fistules urétéro-vaginales.* In *Archiv f. Gynak.*, Bd. IX, Heft 3, anal. in *Rev. des sciences méd.*, t. IX, p. 175, 1877. — NUSSBAUM. *Fistule urinaire abdominale s'ouvrant dans l'uretère coupé dans une ovariotomie.* In *Centralblatt f. chir.*, 1876, p. 586. — HARN. *Fistule urétéro-utérine et fistule urétéro-vaginale.* In *Berl. klin. Wochenschrift*, 7 Juli 1879. — TERRILLON. *Rapports des kystes de l'ovaire avec les organes urinaires, troubles fonctionnels et difficultés opératoires qui en sont la conséquence.* In *Ann. des maladies des organes génito-urinaires*, 1884, p. 1. — BŒCKEL (J.). *Blessure de l'uretère dans une hystérectomie ; fistule urétérale, néphrectomie.* Soc. de chir., séance du 4 juin 1884. — BIAR. *Étude sur les fistules de l'uretère.* Thèse de Bordeaux, 1885.

III. **Fistules de la vessie.** — BLANQUINQUE. *Études sur les fistules vésico-intestinales.* Thèse de Paris, 1870. — PUTÉGNAT. *Essai d'une monographie de la fistule colo-vésicale non* *traumatique.* In *Gaz. hebdomadaire*, 1876, p. 467. — Bauchet. *Fistule vésico-intestinale consécutive à une invagination.* In *Revue mensuelle de médecine et de chirurgie*, avril 1878. — Le Dentu. *Traité des maladies des voies urinaires*, par Voillemier et Le Dentu, 1881, t. II, p. 341. — Chevalier. *Essai sur le traitement de la cystite chronique rebelle par la cystotomie chez l'homme et chez la femme.* Thèse de Bordeaux, 1882. — Guiard. *Développement spontané des gaz dans la vessie.* In *Annales gén.-urinaires*, 1883. — Boulley. *De la taille hypogastrique.* Thèse de Paris, 1883. — Alex. *Étude sur la pneumaturie.* Thèse de Paris, 1884. — Duménil (de Rouen). *Application de la côlotomie au traitement des fistules vésico-intestinales.* Congrès de Rouen, p. 801, 1883. (Le mémoire est publié in extenso dans la *Rev. de chir.*, 1884, p. 241). Nouvelle observation du même auteur et discuss. sur ce sujet à la Société de chir., séance du 22 octobre 1884. — Thompson. *Exploration digitale de la vessie et ses résultats.* In *Ann. gén.-urinaires*, 1884, p. 735. — Verneuil. *Fistules inguinales doubles, urinaire et purulente, d'origine tuberculeuse.* In *Gaz. des hôpitaux*, 27 déc. 1884. — Duplay. *Traité élément. de pathol. externe*, t. VII, p. 169. — *Société anatomique. Observations diverses*, t. XXVII, p. 354; t. XLI, p. 184, 192; t. XLVIII, p. 489; t. L, p. 710.

IV. Fistules de l'urèthre. — Chopart. *Traité des maladies des voies urinaires*, t. II, p. 350-382, 1821. — Louis. *Mém. sur les pierres urinaires formées hors des voies naturelles.* In *Mém. de l'Acad. roy. de chir.*, t. II, p. 319. — Viguerie. *De la cure radicale des fistules urinaires par l'opération de la boutonnière.* In *Journal hebdomadaire*, 1831, t. 1, p. 184. — Dieffenbach. *Mém. sur les fistules uréthrales.* In *Gaz. médic.*, 1836. — Du même. *Mémoire sur le traitement des fistules urinaires.* In *Archives de méd. et de chir.*, 1837, t. XIII. — Astley Cooper. *Mémoire sur les fistules du canal de l'urèthre.* In *Œuvres chirurgic.*, trad. par Chassaignac et Richelot. Paris, 1837. — Gaillard (de Poitiers). *Thécoplastie de l'urèthre.* In *Bulletins de la Société de chir.*, t. X. — Du même. *Observat. sur l'anaplastie de l'urèthre.* In *Mém. de l'Acad. de méd.*, t. XXIII, 1850. — Gay. *Du traitement des fistules urinaires du périnée et des bourses par l'incision et la cautérisation.* Thèse de Paris, 1851. — Bouland. *Des fistules urinaires uréthro-péniennes.* Thèse de Paris, 1855. — Bruneau. *Des fistules urinaires uréthrales chez l'homme.* Thèse de Paris, 1855. — Bonnet (de Lyon). *Procédé de cautérisation dans les cas de fistules uréthro-périnéales.* Soc. de chir., 1855. — Philipeaux. *Traité pratique de la cautérisation d'après l'enseignement de Bonnet.* Paris, 1859. — Reybard. *Réflexions sur l'uréthroplastie et les fistules uréthrales.* Lyon, 1856. — Jarjavay. *Recherches anatomiques sur l'urèthre chez l'homme.* Paris, 1856. — Mainuzza. *Observations de fistule ano-uréthrale.* In *Gaz. médic.*, 1858. — Verneuil. *Examen sur un point de l'étiologie des fistules permanentes.* In *Arch. gén. de méd.*, déc. 1858 et janvier 1859. — Du même. *Observation d'Ariaud et rapport sur cette observation.* In *Bulletins de la Société de chir.*, 1re série, t. VII, p. 550, et t. VIII, p. 26. — Du même. *Fistules uréthro-péniennes consécutives à l'étranglement circulaire de la verge.* In *Gaz. hebdomadaire*, 1862, t. IX, p. 505 (ces mémoires et d'autres articles sur le même sujet sont réunis dans le premier volume de la *Chirurgie réparatrice*). — Nélaton. *Pathologie chirurgicale*, 1859, t. V, p. 459. — Sédillot. *De quelques perfectionnements aux opérations d'uréthroplastie.* In *Compt. rend. de l'Acad. des sciences*, 24 oct. 1859. — Bouisson. *De l'hypospadias et de son traitement.* In *Tribut à la chirurgie.* Montpellier, 1861. — Guyon. *Des vices de conformation de l'urèthre chez l'homme et des moyens d'y remédier.* Th. d'agrég., 1863. — Cocteau. *Des fistules uréthrales chez l'homme.* Th. d'agr., 1869. — Phapnoutaki. *Des fistules uréthrales périnéo-scrotales.* Th. de Paris, 1871. — Reliquet. *Traité des opérations des voies urinaires.* Paris, 1871. — Valette. *Fistules urinaires uréthro-hypogastriques.* In *Lyon médic.*, 1873, n° 15. — Gripat. *Du siphon vésical dans le traitement des fistules urinaires par la sonde à demeure.* Thèse de Paris, 1873. Rapport à la Soc. de chir., 23 déc. 1874. — Delore. *De l'uréthroplastie par la suture à étages.* In *Gaz. des hôpit.*, 1874, nos 24, 25 et 34. — Voillemier. *Traité des maladies des voies urinaires*, t. I, p. 422. — Du même. *De l'excision d'une partie du périnée comme moyen de traiter les fistules uréthro-périnéales.* In *Gaz. hebdomadaire*, 1874, p. 379. — Thompson. *Traité des maladies des voies urinaires*, trad. française. Paris, 1874. — Jeauffrau-Blazac (de). *Considérations sur le traitement des fistules uréthro-péniennes.* Th. de Paris, 1874. — Devin. *Des fistules uréthro-rectales.* Thèse de Paris, 1875. — Martin. *Étude clinique sur le traitement de quelques complications des rétrécissements de l'urèthre.* Thèse de Paris, 1875. — Maréchal. *Utilité de la compression digitale dans les fistules urinaires périnéales.* Rapport de Delens à la Soc. de chir., 1877, p. 557. — Czerny. *De l'anaplastie uréthrale dans le traitement des fistules péniennes*, 82 *observations.* In *Archiv f. klin. Chir.*, 1877, t. XXI, fasc. 1, Anal. in *Rev. des sciences méd.*, t. XI, p. 705. — Reverdin. *Des fistules péniennes cicatricielles.* Congrès international de Genève, 1878. — Pauffard. *Fistules uréthro-périnéales et uréthro-scrotales.* Thèse de Paris, 1879. — Monod (Eug.). *Étude clinique sur les indications de l'uréthrotomie externe*, chap. III. Thèse de Paris, 1880. — Guyon. *Fistules urinaires.*

Clinique chirurg., in *Sem. médic.*, 1883, p. 77. — CLUTTON. *Deux fistules de la portion pénienne de l'urèthre successivement traitées par une opération plastique après une ouverture de l'urèthre dans le périnée.* In *The Lancet,* December 1883, Anal. in *Rev. des sciences méd.,* t. XXIII, p. 340. — DUPLAY. *Traité élémentaire de pathol. externe,* t. VII, p. 167, 1884. — MOLLIÈRE (D.). *Traitement des rétrécissements cicatriciels de l'urèthre compliqués de fistules.* In *Lyon méd.,* 25 mai 1884, et *Annales des maladies gén.-urinaires,* 1884, p. 452. — ROBERT. *Fistules uréthro-péniennes.* Mém. publié dans les *Ann. des maladies génito-urinaires,* 1885, p. 108 et 326. — *Rapport de* Tillaux *sur le travail de* Robert. Société de chir. et discussion, séance du 10 décembre 1884. — RELIQUET. *Fistules uréthrales non urinaires.* Broch. Paris, 1885. — ENGLISCH. *De la périuréthrite tuberculeuse.* In *Berlin. klin. Wochenschrift,* 10 déc. 1883. — DU MÊME. *Communication sur l'anatomie et la pathol. des glandes de Cowper.* Société méd. de Vienne, 1885, anal. in *Sem. médic.,* 1885, p. 433. — PETIT (L.-H.). *Dégénérescence épithéliale des trajets fistuleux anciens.* Congrès de Grenoble, 1885. — ROUILLY. Article FISTULES URINAIRES. In *Nouv. Dict. de méd. et de chir.,* 1885. — BOURSIER. *Fistule vésico-intestinale.* Clinique chirurgic., in *Journ. de méd. de Bordeaux,* avril 1886. — JAMIN. *Des fistules juxta-uréthrales du méat comme cause de persistance de la blennorrhée.* In *Annales des maladies des organes génito-urinaires,* juillet 1886.

V. Fistules urinaires chez la femme (fistules vésico-vaginales). — On ne trouvera ici que l'indication des principaux travaux sur la matière à partir de la période moderne ou américaine. — HAYWARD. *Premier mémoire.* In *American Journal,* 1839, t. XXIV, p. 283; *Deuxième mémoire.* In *Boston Medic. and Surgical Journal,* April 1851. — MARION SIMS. *Premier mémoire.* In *American Journal,* January 1852. *Deuxième mémoire.* In *the Anniversary Discourse,* 1858. — BOZEMAN. *Rem. on Vesico. Vag. Fistula,* 1850. — DU MÊME. *Urethrovagin. and Vesico-vagin. Fist.* In *New-York Med. Record,* 1857. — BAKER-BROWN. *Med. Times and Gaz.,* April 1858. — DU MÊME. *On Surg. Diseases of Women.* London, 1866. — ROBERT. *Deux leçons cliniques sur le procédé américain.* In *Gaz. des hôpitaux,* 1859, p. 1 et 5. — VERNEUIL. *Des perfectionnements apportés à l'opération de la fistule vésico-vaginale par la chir. amér.* In *Gaz. hebdom. de méd. et de chir.,* 1859, p. 1, 15, 119. — DU MÊME. *Note sur deux fistules vésico-vaginales opérées et guéries par le procédé améric., suivie de quelques rem. sur ce procédé.* Lue à l'*Académie de méd.,* déc. 1860. — DU MÊME. *Nouvelles observations de fistule vésico-vaginale suivies de rem. sur les procédés américains.* In *Arch. gén. de méd.,* 1862 (ces travaux ainsi que d'autres notes et mémoires sur le traitement des fistules vésico-vaginales sont réunis dans la *Chirurgie réparatrice,* t. I, p. 731-945). — FOLLIN. *Examen de quelques nouveaux procédés opérat. pour la guérison des fistules vésico-vaginales.* In *Arch. gén. de méd.,* 1860, 5e série, t. XV, p. 459. — DUBRIZAY. *Articles sur les procédés américains.* In *Bulletin de thérapeutique,* 1860. — ANDRALE (d'). *Essai sur le traitement des fistules vésico-vaginales par le procédé américain modifié par Bozeman.* Th. Paris, 1860. — JOUON. *Étude sur les fistules vésico-vaginales en Allemagne.* Thèse de Paris, 1861. — COLLIS (de Dublin). *Nouveau procédé opératoire pour l'occlus. des fistules vésico-vaginales.* In *Quarterly Review of Med. Sciences.* May 1861. — AZAM. *Anal. d'un mém. de Collis (de Dublin).* In *Journ. de méd. de Bordeaux,* août 1861. — NAFILYAN. *Fistules vésico-vaginales, et procédé de M. Marion Sims.* Thèse de Paris, 1862. — SIMON. *Ueber die Operation der Blasenscheiderfisteln,* etc. Rostock, 1862. Autres publications. In *Deutsche Klinik,* 1868; *Arch. f. klin. Chir.,* 1870, et *Wiener med. Wochenschr.,* 1876. — SIMPSON. *Clinic. Lectures on Diseases of Women.* Philadelphie, 1863, trad. par Chantreuil. Paris, 1874. — DEBOUT. *Du traitement des fistules vésico-vaginales par des opérations non sanglantes.* In *Bulletin de thérap.,* 1857, t. LIII, p. 59, 353 et 407. — DU MÊME. *Quelques nouveaux faits de fistules vésico-vaginales récentes guéries par l'emploi de la sonde à demeure.* In *Bulletin de thérap.,* 1862, t. LXII, p. 365. — HERGOTT. *Études historiques sur l'opération de la fistule vésico-vaginale et examen de quelques perfectionnements récents dont elle a été l'objet.* Paris et Strasbourg, 1864. — DU MÊME. *Traitement des fistules vésico-vaginales.* In *Ann. de gynéc.,* septembre 1884. — MONTEROS. *Essai sur le traitement des fistules génito-urinaires chez la femme.* Thèse de Paris, 1864. — DA COSTA DUARTE. *Des fistules génito-urinaires chez la femme.* Paris, 1865. — EMMET. *Vesico-Vagin. Fistula.* New-York, 1868, et *Americ. Journ. of Med. Sc.,* Oct. 1867. — FERRAND. *Essai sur les complications et le traitement des fistules génito-urinaires chez la femme.* Thèse de Paris, 1869. — DEROUBAIX. *Traité des fistules uro-génitales de la femme.* Bruxelles, 1870. — WEISS (de Prague). *De l'opération de la fistule vésico-vaginale,* mém. analysé in *Rev. des sciences médic.,* 1872, t. I, p. 415. — BOURDON (Em.). *Sur une cause peu connue de récidive des fistules vésico-vaginales.* In *Arch. gén. de méd.,* sept. 1872. — DENEFFE et WETTER. *Études cliniques sur les fistules vésico-vaginales.* In *Ann. de la Soc. de méd. de Gand,* janvier et février 1873. — KIDD. *Traitement de la fistule vésico-vaginale compliquée.* In *Dublin Journ. of Med. Sc.,*

April 1875. — PLANCHUD. *De la coïncidence des fistules vésico et recto-vaginales.* Thèse de Paris, 1875. — SARRY. *Contribution à l'étude du traitement de la fistule vésico-vaginale.* Thèse de Paris, 1875. — BOUQUÉ *Du traitement des fistules uro-génitales par la réunion secondaire.* Gand, 1875. — GENDRON. *Contribution à l'étude des fistules vésico-vaginales et de leur traitement: exposé de quelques modifications instrumentales.* Thèse de Paris, 1875. — BANDL. *La méthode de Bozeman pour l'opération de la fistule vésico-vaginale.* In *Wiener med. Wochenschrift.* n° 49-52, 1875, analyse in *Rev. des sciences méd.*, t. VII, p. 750. — AMABILE. *Le fistole vesico-vaginali.* Naples, 1876. — BOULAY. *De la réunion immédiate secondaire dans le traitement des fistules vésico-vaginales.* Th. de Paris, 1876. — LE DOUBLE. *Du kleisis génital.* Thèse de Paris, 1876. — HEMPEL. *Thérapie et étiologie des fistules urinaires chez la femme.* In *Centralblatt für Chirurgie*, 1877, p. 556. — COHNSTEIN. *De la complication de la grossesse et de l'accouchement par les fistules vésico-vaginales.* In *Berliner klin. Wochenschr.*, mai 1878, anal. in *Revue des sciences méd.*, t. XIII, p. 606. — CASUSO. *De la réunion immédiate secondaire dans le traitement des fistules vésico-vaginales.* Thèse de Paris, 1878. — BONNET (A.). *Lésions des reins et des uretères consécutives aux fistules vésico-vaginales.* Thèse de Paris, 1879. — LOSSEN (d'Heidelberg). *Contribution à l'histoire des fistules vésico-vaginales.* In *Deutsche Zeitschrift f. Chir.*, 1880. — CAZIN. *Contribution à la thérapeutique chirurg. des fistules vésico-vaginales; création d'une fistule recto-vaginale avec occlusion de la vulve.* In *Arch. gén. de méd.*, mars 1881. — TRÉLAT. *Sur deux points de la technique de l'opération de la fistule vésico-vaginale.* Congrès d'Alger, 1881. — PAULICK. *De l'opération de la fistule vésico-vaginale* (16 observ.). Mém. analysé in *Rev. des sc. méd.*, 1883, t. XXII, p. 248. — CARRET. *Du traitement des fistules vésico-vaginales par l'occlusion du vagin.* Thèse de Paris, 1883. — KALTENBACH. *Oblitération de la vulve et création d'une fistule recto-vaginale.* In *Centralbl. f. Gynak.*, n° 48, 1883. — KROHER. *De l'influence des fistules urinaires sur les fonctions sexuelles chez la femme.* In *Archiv. für Gynœk.*, Bd. XIX, p. 4. Mém. anal. in *Rev. des sc. méd.*, 1884, t. XXIV, p. 231. — MENZEL. *Relation de 22 cas de fistules urinaires opérées à la clinique gynécologique de Breslau pendant l'année scolaire, 1882-1883.* In *Arch. f. Gyn.* Anal. in *Rev. des sc. méd.*, 1884, t. XXIV, p. 232. — BRÖSE. *De l'occlusion de la vulve avec création d'une fistule recto-vaginale dans les cas de fistules vésico-vaginales incurables.* Travail anal. in *Revue des sc. méd.*, 1885, t. XXV, p. 630. — MORISANI. *Statistique de 50 opérations de fistules uro-génitales.* In *Revista clin. e terap.*, avril 1885. — LEVRAT. Article VAGIN. In *Nouv. Dictionn. de méd. et de chir.*, 1885.

Société de chirurgie : DOLBEAU. *Observ. et discuss.*, 1863, 2ᵉ série, t. III, p. 427. — TRÉLAT. *Rapport sur le mémoire de Duboué*, 1864, 2ᵉ s., t. IV, p. 508. — DUBOUÉ, 1865, 2ᵉ s., t. V, p. 358, 363. — Du MÊME. 1872, 3ᵉ s., t. I, p. 289. — Observation de RAMES (d'Aurillac), 1863, 2ᵉ s., t. III, p. 326. — Observ. de PIZE (de Montélimar), 1864, 2ᵉ s., t. IX, p. 521. — SIMON (d'Heidelberg). Note remise par Labbé, 1865. p. 554. — CAZIN. *Présentation d'une malade.* Discussion, 1872, 2ᵉ s., t. XII, p. 142. — Du MÊME. *Fistule vésico-vaginale chez une enfant de neuf ans, suite de calcul*, 1872, 3ᵉ s., t. I, p. 475. — HERRGOTT, 1873, 3ᵉ s., t. II, p. 204, et *Mém. de la Soc. de chir.*, 1874, t. VII, p. 483. — Du MÊME. *Bullet.*, 1884, p. 5C0. — LANNELONGUE, 1873, 3ᵉ s., t. II, p. 106, III. — VERNEUIL, 1875, p. 322, et 1878, p. 204. — POLAILLON. *Fistule vésico-utérine*, 1876, p. 316. — NICAISE. *Fistule avec oblitération du vagin; opération par l'urèthre*, 1876, p. 116. — COURTY. *Opération en plusieurs temps*, 1877, p. 533. — VILLENEUVE. *Dilatation préalable de l'urèthre dans l'opération de la fistule vésico-vaginale*, 1883, p. 208. — FOLLET. *Fistule vésico-utérine*, séance du 26 mai 1886. — Consulter en outre les traités classiques de gynécologie, notamment ceux de COURTY, DE SINÉTY, LEBLOND, GAILLARD THOMAS (traduction par Lutaud). HEGAR et KALTENBACH, traduction par Bar.　　　　　　　　　　　　　　　　　　　　　　　　　　　　E. M.

TABLE DES CHAPITRES

URINAIRES (CALCULS). Les concrétions solides que l'on peut rencontrer à l'examen des voies urinaires, depuis les reins jusqu'à l'extrémité du canal de l'urèthre, ont été déjà ou seront, dans ce Dictionnaire, l'objet d'articles spéciaux (*voy.* PROSTATE, REIN, URÈTHRE, VESSIE). Nous n'avons donc à insister ici ni sur les symptômes auxquels ces calculs peuvent donner naissance, ni sur leur mode de formation (*voy.* URINE). Il ne nous reste qu'à indiquer comment, étant donné un calcul, on peut arriver rapidement à en connaître la composition chimique.

Rappelons toutefois que les graviers, les concrétions diverses, les pierres que l'on peut trouver dans toute l'étendue des voies urinaires, ont une composition variable, mais qu'ils sont toujours constitués par des éléments physiologiques ou pathologiques de l'urine; disons aussi que ces concrétions sont toujours formées de substances diverses. Sans doute, si l'acide urique, l'oxalate de chaux ou d'autres sels, sont prédominants; mieux encore, s'ils constituent la *presque* totalité du calcul, on donnera à celui-ci le nom de ce corps qui s'y retrouve en plus grande abondance. Mais, dans les calculs uriques ou dans les calculs d'oxalate de chaux les mieux caractérisés, l'analyse fera toujours reconnaître de l'eau, du mucus coagulé, du sang, des matières grasses, des acides ou des pigments biliaires, des sels solubles de l'urine, etc.; quelques-uns de ces principes peuvent manquer, le plus grand nombre d'entre eux entrant dans la composition de presque tous les calculs.

Ceux-ci d'ailleurs sont souvent mixtes. Assez fréquemment on rencontre des calculs composés tout à la fois d'acide urique, d'oxalate de chaux et de phosphates. Dans ce cas l'acide urique forme le centre ou le noyau du calcul; il est plus ou moins mélangé d'oxalate de chaux. Les phosphates se sont déposés en couches concentriques autour de ce noyau et lui ont donné une constitution plus molle et plus poreuse, si, comme il arrive généralement dans les cas de ce genre, le phosphate ammoniaco-magnésien prédomine. Point n'est besoin d'insister pour expliquer la formation de ces calculs. L'acide urique ou l'oxalate de chaux, souvent aussi ces deux sédiments réunis, se sont déposés au fond du réservoir urinaire. Sous l'influence de l'irritation qu'ils ont déterminée, la muqueuse vésicale s'est irritée; une cystite s'est déclarée; l'urine devenue ammoniacale a laissé précipiter ses phosphates et ceux-ci ont accru les dimensions du calcul en changeant sa disposition. Parfois les calculs ont plusieurs noyaux sous une enveloppe commune, ce qui prouve bien ce mode de formation. D'autres fois le noyau du calcul, au lieu d'être un gravier urique, est un corps étranger accidentellement ou volontairement introduit dans les voies urinaires (débris de sonde, aiguilles, épingles, crayons, etc.).

La *forme* des calculs est très-variable. Les calculs d'acide urique sont en général ovales, un peu aplatis sur leurs faces; celles-ci sont lisses ou légèrement rugueuses, recouvertes de petites aspérités. Les calculs d'oxalate de chaux dits aussi *calculs mûraux* (parce qu'ils ressemblent au fruit du mûrier) sont souvent verruqueux, à surface très-dure, très-irrégulière et d'un brun noirâtre, ce qui est dû à leur infiltration par de l'hémoglobine altérée. Ils sont rarement de composition homogène. Quand ils sont très-nombreux et surtout quand ils proviennent du rein, ils sont lisses, de couleur grisâtre, semblables à des grains de chènevis. Ils présentent alors des surfaces plates dues aux frottements qu'ils ont subis. Les calculs de phosphate de chaux et de phosphate ammoniaco-magnésien sont arrondis, poreux à leur surface (si le phosphate ammoniaco-magnésien prédomine); parfois, quand ils sont multiples, ils présentent des facettes polyédriques résultant des frottements qu'ils ont subis. Ces formes, on le voit, sont très-variées. Il importe de les connaître et de pouvoir, à l'aide du cathétérisme, s'assurer non-seulement de la présence, mais encore de la consistance et, jusqu'à un certain point, de la forme des calculs (*voy.* VESSIE).

Pas plus que leur forme, la coloration des calculs ne permet de se faire une idée quelque peu précise de leur constitution chimique. Les calculs, nous l'avons dit, ne sont jamais, en effet, composés d'une substance unique. Presque toujours à l'acide urique, à l'oxalate de chaux, aux phosphates, etc., qui les constituent, s'ajoutent du sang, de la bile, des matières colorantes de l'urine, etc. En général cependant les calculs uriques sont rouges et leur poussière ressemble à de la sciure d'acajou; les calculs phosphatiques sont blanchâtres ; ceux qui sont grisâtres ou bruns-rougeâtres sont constitués par de l'oxalate de chaux ; les calculs de cystine sont jaunes, translucides.

En général la réaction de l'urine ne donne, au sujet de la nature des calculs, que des renseignements insuffisants. On peut dire toutefois que, dans une urine franchement acide, on a grandes chances de n'avoir affaire qu'à de l'acide urique, surtout si l'urine en déposant laisse des cristaux d'acide urique. On peut cependant trouver aussi, dans les urines acides, des calculs d'oxalate de chaux, plus rarement de cystine ou de xanthine. Les calculs de phosphates de chaux et de magnésie s'observent surtout dans les urines neutres ou légèrement alcalines.

Les urines franchement ammoniacales ou depuis longtemps alcalines sont celles qui contiennent surtout les calculs de phosphate ammoniaco-magnésien. Ces calculs sont souvent nommés *secondaires* parce qu'ils se forment dans l'urine après que les fermentations intra-vésicales l'ont rendue ammoniacale.

Nous n'avons parlé jusqu'à présent que des calculs que l'on rencontre le plus souvent. L'énumération de ceux que l'on a pu accidentellement trouver dans les voies urinaires est cependant plus longue. C'est ainsi que l'on a trouvé des calculs de cystine, de xanthine, d'urostéalithe, de silice, d'indigo, et que l'on a donné aussi le nom de calculs à des concrétions fibrineuses ou sanguines t.ouvées dans les voies urinaires.

Analyse des calculs. Nous avons dit que la composition en général assez complexe des calculs ne permettait que rarement d'y constater une substance unique, donnant à l'analyse des résultats toujours identiques. Sauf pour les calculs rénaux, on trouvera donc fréquemment à l'analyse des éléments divers. Aussi tous les calculs noircissent quand on les chauffe sur une lame de platine, car ils contiennent tous des matières organiques. Tous aussi laissent un certain résidu à l'incinération. Cependant on peut diviser approximativement les calculs en deux classes : 1° ceux qui ne laissent qu'un résidu insignifiant après incinération sur une lame de platine ; 2° ceux qui laissent un résidu appréciable.

I. *Calculs ne laissant qu'un résidu à peine appréciable.* Ce sont le plus souvent les calculs d'*acide urique* ou d'*urate d'ammoniaque.* On reconnaît les premiers parce qu'ils sont durs, rougeâtres, tandis que les calculs d'urate d'ammoniaque sont blanchâtres et plus mous. Tous deux donnent la réaction de la murexide (*voy.* URIQUE [*Acide*]). L'urate d'ammoniaque se dissout en forte proportion dans l'eau bouillante. Si, de plus, on additionne 10 à 20 centigrammes de la poudre obtenue en fragmentant le calcul avec quelques gouttes de lessive de potasse concentrée et si on recouvre ce mélange d'un verre de montre à la surface interne duquel on aura fixé un papier rouge de tournesol légèrement humide, celui-ci bleuira rapidement au contact de l'ammoniaque qui se dégagera sous l'influence de la potasse. Le papier de curcuma, dans les mêmes conditions, donnera une coloration brune.

Si l'on n'a pas obtenu la réaction de la murexide, on peut avoir affaire, ce qui est plus rare, à de la *cystine*, à de la *xanthine*, à des *matières grasses*, à de l'*urostéalithe*, à de la *fibrine*, à de l'*indigo*.

On prend dès lors un nouveau fragment du calcul ; on l'arrose avec de l'acide azotique, on le dessèche. Le résidu devient jaunâtre et si, après avoir été touché avec une goutte de dissolution concentrée de potasse ou de soude, il devient *rouge orange*, tandis que cette coloration ne se produit pas avec l'ammoniaque, on a affaire à de la *xanthine*.

Si ces réactions ne se produisent pas, on pulvérise de nouveau le calcul ; on le traite par l'ammoniaque qui dissout la *cystine* et l'abandonne par évaporation. On recherche dès lors les caractères chimiques de la *cystine* (*voy*. ce mot).

Au lieu de traiter la poudre ainsi obtenue par de l'acide azotique, on peut employer l'acide chlorhydrique étendu d'eau et chauffer légèrement. Si la dissolution est complète, on peut être assuré que l'on n'a affaire qu'à de la cystine ou à de la xanthine. On neutralise dès lors le liquide avec du carbonate d'ammoniaque. La cystine se précipite. La xanthine, s'il en existe, reste en dissolution. On recherche ensuite la *cystine* ou la *xanthine*. La cystine précipitée est soluble dans l'ammoniaque et l'acide acétique la précipite de nouveau sous forme d'hexagones caractéristiques. La xanthine se reconnaît, comme nous venons de le dire, en traitant le calcul par l'acide azotique et en touchant le résidu par une goutte de solution concentrée de potasse ou de soude.

Les autres éléments sont très-rares. On les reconnaît de suite parce que, pendant la calcination, le calcul dégage une odeur de corne brûlée, ce qui indique la présence de matières organiques. Celles-ci peuvent être constituées de *fibrine* (calcul insoluble dans l'eau, l'alcool et l'éther, soluble dans la potasse à chaud et dans l'acide acétique : cette dernière solution précipite par le ferro-cyanure de potassium ; la solution dans la potasse précipite par un excès d'acide), de *concrétions sanguines* (on les reconnaît au spectroscope), d'*urostéalithes* (calculs mous, élastiques comme du caoutchouc quand ils sont récents ; durs, friables comme de la cire quand ils se dessèchent ; très-solubles dans l'éther, non solubles, mais se ramollissant dans l'eau ; brûlant avec une flamme jaune brillante, répandant une odeur analogue à celle du benjoin, laissant après incinération une forte proportion de phosphates terreux : Méhu fait remarquer que, sous ce nom d'urostéalithe, on confond sans doute des mélanges mal définis de corps gras et de phosphates terreux), d'*indigo* (ces calculs très-rares se reconnaissent à leur coloration ; ils laissent sur le papier une trace bleuâtre ; chauffés dans un creuset de platine, ils dégagent une odeur analogue à celle de la suie ou de la plume qui brûle ; ils laissent un résidu de phosphate de chaux : au microscope et au spectroscope, on y recherchera les caractères de l'indigotine). Les *pigments* et *acides biliaires*, la *cholestérine*, etc., se reconnaîtront d'après leurs caractères spécifiques (*voy*. ces mots).

II. *Calculs laissant, après incinération, un résidu appréciable*. On commence par essayer la réaction de la murexide (*voy*. Urique [*Acide*]).

1° Si on obtient cette réaction, on a affaire à de l'urate de potasse, de soude, de chaux ou de magnésie. On prend une partie du résidu de la calcination, on le traite par l'eau.

a. S'il s'y dissout, s'il donne une réaction alcaline au papier de tournesol et s'il fait effervescence avec les acides, le calcul est formé de carbonate de potasse ou de soude. La soude se distingue par ce fait que le résidu de la calcination, chauffé au chalumeau, donne une coloration jaune. Avec la potasse cette coloration ne se produit pas, mais, après saturation du résidu par un acide, le chlorure de platine donne un précipité.

b. Si le résidu de la calcination est insoluble dans l'eau, infusible au chalumeau et peu alcalin, il est constitué par du carbonate de chaux ou de magnésie. On dissout alors ce résidu dans un peu d'acide acétique et on ajoute de l'oxalate d'ammoniaque. S'il se forme un précipité blanc d'oxalate de chaux, on avait affaire à de l'urate de chaux; dans le cas contraire, on avait affaire à de l'urate de magnésie.

2° Si l'on n'obtient pas la réaction de la murexide, on peut avoir affaire à de l'oxalate de chaux, à du phosphate de chaux, de magnésie, à du phosphate ammoniaco-magnésien, à des carbonates de chaux ou de magnésie. Pour les reconnaître, on commence par traiter un fragment du calcul par un peu d'acide chlorhydrique étendu d'eau. S'il y a effervescence, on a affaire à des carbonates de chaux ou de magnésie. S'il n'y a pas effervescence et si cette effervescence se produit *après calcination*, on a affaire à de l'oxalate de chaux. Si le calcul est exclusivement composé d'oxalate de chaux, il se dissoudra en totalité dans l'acide chlorhydrique. Si le calcul ne fait effervescence avec les acides ni avant ni après la calcination, il renfermera des phosphates de chaux, de magnésie, ou du phosphate ammoniaco-magnésien. Dans le cas où il existe du phosphate de chaux, la poudre se sera prise en une masse blanche, ayant l'aspect de l'émail et se dissolvant en totalité dans l'acide chlorhydrique. En ajoutant à la solution de cette poudre dans l'acide chlorhydrique de l'ammoniaque jusqu'à réaction alcaline on obtient un précipité blanc, floconneux, de phosphate de chaux amorphe et de phosphate ammoniaco-magnésien que l'on distinguera au microscope. Si le calcul ne dégage pas d'ammoniaque sous l'action de la potasse ou de la soude et s'il est fusible au chalumeau, il contient de la chaux; s'il est infusible au chalumeau, soluble dans les acides, et si l'on y constate la présence de chaux, de magnésie et d'acide phosphorique, il sera constitué de phosphate tribasique de chaux et de magnésie.

Nous devons renvoyer, pour l'analyse détaillée de ces divers corps, aux différents articles du Dictionnaire où ils sont étudiés spécialement au point de vue chimique. Nous nous contenterons donc de reproduire ici (d'après Yvon, *Manuel clinique de l'analyse des urines*. Paris, 1884) la marche à suivre pour faire l'analyse quantitative d'un calcul : on commencera par pulvériser une portion du calcul et à le placer dans l'étuve jusqu'à ce qu'il ne perde plus de son poids, on déterminera ainsi la proportion d'eau. Une portion sera incinérée et le poids du résidu fera connaître la proportion d'éléments organiques ou d'éléments minéraux. On traitera ensuite par l'eau bouillante tant qu'il se dissout quelque chose. On enlèvera ainsi l'acide urique et les urates. On peut concentrer, si le volume du liquide est considérable, et, par refroidissement, l'acide urique se dépose; on le pèse; en ajoutant ensuite dans les eaux mères un excès d'acide chlorhydrique, on décompose les urates et l'on pèse l'acide urique qui en provient. On peut doser en bloc tout l'acide urique en précipitant de suite l'eau de lavage par l'acide chlorhydrique. Les eaux mères contiennent les bases combinées aux urates; on peut les doser. Le résidu insoluble dans l'eau bouillante est traité par l'acide acétique, qui dissout les phosphates et carbonates et laisse indissous l'oxalate de chaux.

Sur une nouvelle prise d'essai on peut doser l'acide carbonique.

La solution acétique contient l'acide phosphorique, la chaux et la magnésie. On dose ces divers éléments. Par le calcul, on peut ensuite répartir l'acide phosphorique entre la chaux et la magnésie. Le résidu, insoluble dans l'acide acétique, est constitué par de l'oxalate de chaux; on le dissout dans l'acide chlorhydrique, puis on le précipite par l'ammoniaque. Comme contrôle, on pourra, sur une partie du calcul primitif qu'on aura dissous dans l'acide chlorhydrique, doser la chaux et la magnésie totale et comparer si le poids de la chaux ainsi traité est sensiblement égal à celui trouvé dans les dosages séparés.

Autre mode d'essai : dans cette dissolution chlorhydrique, on ajoute un excès d'ammoniaque; on précipite les phosphates de chaux et de magnésie et l'oxalate calcaire; la chaux provenant de la dissolution des urates ou des carbonates reste en dissolution; ces différents dosages servent à faire le partage des bases et des acides.

On pourra aussi traiter le calcul primitif par l'acide acétique. On dissout les phosphates et les carbonates; l'oxalate et l'acide urique restent dans le résidu (les urates ont été décomposés, leurs bases passent dans la solution); le résidu mixte d'acide urique et d'oxalate calcaire est traité par l'acide chlorhydrique étendu qui dissout seulement ce dernier et qu'on précipite ensuite par l'ammoniaque; l'acide urique est ensuite dissous dans une lessive alcaline faible pour le séparer des substances organiques, puis précipité par l'acide chlorhydrique, lavé, desséché et pesé : ces opérations permettent donc de doser l'acide urique et l'oxalate de chaux. La solution acétique contient les phosphates et les bases provenant des urates et des carbonates que l'on dose ensuite.

On trouvera dans le tableau ci-dessous (dû à M. Yvon) le résumé de la marche à suivre dans les analyses des calculs urinaires :

MARCHE A SUIVRE POUR DÉTERMINER LA NATURE D'UN CALCUL

Le calcul soumis à l'action successive de l'acide azotique et de l'ammoniaque donne la muréxide. Calciné sur une lame de platine		*Ne donne pas la muréxide.*
Il laisse un résidu nul ou insignifiant. . *Acide urique* ou *Urate d'ammoniaque.* Ammoniaque rien. Potasse colore en rouge. . . . . *Xanthine.* Pas de coloration. Calcul soluble ammoniaque. . . . *Cystine.* Odeur de corne brûlée à la calcination, calcul soluble potasse. . . . . . . *Fibrine.* Calcul colore l'eau en rouge et donne le spectre de l'hémoglobine. . . . . *Sang.* Calcul soluble éther qui laisse résidu nacré. . . *Cholestérine.* Colore chloroforme en jaune. Donne réaction de Gmelin. *Pigments biliaires.*	Ne brûle ni ne noircit. Résidu assez abondant. *Urate alcalin.* Ce résidu se dissout dans l'eau et la rend alcaline, la solution précipite par le chlorure de platine.. . . . *Urate de potasse.* Ne précipite pas. Colore la flamme en jaune. . *Urate de soude.* Le résidu est insoluble dans l'eau, mais soluble dans l'acide acétique, et la solution traitée par l'oxalate d'ammoniaque donne un précipité blanc. *Urate de chaux.* Ne donne pas de précipité. On contrôle en faisant du phosphate ammoniaco-magnésien. *Urate de magnésie.*	Matière primitive traitée par un acide, fait effervescence. *Carbonate de chaux* ou de *magnésie.* On caractérise. Ne fait pas effervescence. On *calcine* et on traite *de nouveau* par un acide : il y a effervescence.. . *Oxalate de chaux.* Il n'y a pas effervescence. La matière primitive est *infusible* au chalumeau. *Phosphate bibasique de chaux* ou *magnésie.* La matière est *fusible* au chalumeau. *Phosphate amm.-magnésien* ou *Phosphate tribasique de chaux.*

L. LEREBOULLET.

URINALIS (*Herba*).   Un des noms donnés à la *Linaire* (*Linaria vulgaris* L.)
dans les vieux auteurs.   Pl.

URINAMAS (Les).   *Voy.* Amérique.

URINARIA ALBA.   On donne ce nom à la *Bardane* (*Arctium lappa* L.),
parce qu'elle provoque des urines blanchâtres dont l'écoulement est utile aux
goutteux.   Pl.

URINATION.   *Voy.* Miction.

URINES.   § I. **Chimie.**   L'urine est un liquide excrémentitiel, séparé du
sang par les reins et destiné à être expulsé de l'organisme, après un séjour
plus ou moins prolongé dans la vessie.

Elle renferme à l'état de dissolution des substances inorganiques et organiques, azotées ou non, devenues impropres à entretenir la vie et incapables de
concourir désormais à la nutrition des organes.

L'urine de l'homme est un liquide limpide, d'une couleur ambrée, douée
d'une saveur salée, légèrement amère, d'une odeur particulière, quelque peu
aromatique au moment de son émission.

Dans la plupart des cas, l'urine est jaune, ambrée, c'est-à-dire peut présenter
toutes les nuances de l'ambre jaune. Elle est pâle, à peine colorée, lorsqu'elle
est abondante, comme dans la polyurie, ou encore dans le diabète sucré, lorsque
le malade est en même temps polyurique.

Une urine très-colorée indique le plus souvent la présence d'une grande
quantité de matériaux solubles, excepté dans les cas de diabète sucré.

Elle peut être blanche comme du lait, lorsqu'elle est chargée de matières
grasses.

Contient-elle du sang, elle est rouge grenat, rouge groseille, parfois brune
ou presque noire. Enfin, dans les affections fébriles, goutteuses, rhumatismales,
elle est limpide au moment de l'émission, mais elle peut se troubler et prendre
une teinte rosée. La présence des pigments biliaires lui communique une
coloration d'un jaune orangé, rougeâtre ou même verdâtre. Dans ces circonstances, il est bon de se mettre en garde contre l'ingestion de certains médicaments, comme la rhubarbe, la casse, le séné.

Enfin, l'urine peut être tout à fait incolore, à la suite d'un accès de migraine,
de névralgie, d'hystérie, ou à peine colorée, à la suite de grandes libations,
notamment de vin de Champagne. Certains aliments, des poires, par exemple,
peuvent, dit-on, produire le même effet chez certaines personnes. En général, les
urines blanches sont l'indice d'un appauvrissement dans le poids des matériaux
dissous.

L'odeur de l'urine n'est pas constamment la même, car elle peut être
modifiée par la nature des aliments, et aussi par les médicaments. Chacun
sait qu'un court séjour dans une atmosphère chargée d'essence de térébenthine suffit pour communiquer à l'urine une odeur de violette; le même effet
est produit par l'absorption de diverses térébenthines, comme le baume du
Canada, le baume de copahu. Tout le monde connaît l'odeur forte, caractéristique, que les asperges communiquent à l'urine; la présence de certains

produits morbides dans les reins ou dans la vessie peut développer une odeur des plus infectes.

A l'état normal, l'urine est fluide, limpide, nullement visqueuse, bien qu'elle mousse par l'agitation, mais en ne donnant que de grosses bulles peu persistantes. Est-elle alcaline ou chargée de sang, de mucus, d'albumine, elle mousse alors d'une façon bien plus prononcée.

La densité de l'urine normale est variable, en moyenne de 1,008, chiffre que diverses circonstances peuvent faire osciller entre 1,010 et 1,030.

Bien que toujours supérieure à celle de l'eau, cette densité peut s'en rapprocher dans les cas de polyurie, où elle peut descendre à 1,001, tandis que dans le diabète elle peut monter à 1,050 et même 1,070. Pendant l'été, alors que la transpiration est abondante, elle peut s'élever normalement jusqu'à 1,035.

Au moment de la miction, la température de l'urine est la même que celle du corps, soit 37 à 38 degrés. On l'apprécie à l'aide d'un petit thermomètre très-sensible. Il faut toujours tenir compte de cette donnée dans la détermination de la densité.

L'urine empruntant la température au corps, il n'est pas possible qu'elle soit plus chaude que ce dernier. Lorsque les malades se plaignent de sentiment de brûlure, au moment de l'émission, on peut affirmer que le canal de l'urèthre est enflammé sur une partie de son parcours ou doué d'une sensibilité exagérée, ou encore que l'urine présente une âcreté particulière.

Dans certains cas de rhumatisme aigu, de fièvre scarlatine, de pneumonie, de coma, d'insolation, la température peut s'élever jusqu'à 42 degrés, même jusqu'à 44 degrés dans le tétanos idiopathique; par contre, dans la méningite tuberculeuse, dans les accès de folie, elle peut tomber à 25 degrés un peu avant la mort.

Récemment émise, l'urine est ordinairement légèrement acide. Parfois elle est neutre ou même alcaline au papier de tournesol, dernier caractère qu'elle présente souvent immédiatement après le repas, pour revenir graduellement acide vers le moment du repas suivant (Bence Jones). D'ailleurs, la réaction sur le tournesol paraît surtout liée à l'alimentation. On sait, par exemple, que l'urine des chiens nourris avec de la viande est fortement acide, mais qu'elle devient alcaline, si l'on astreint ces animaux à un régime végétal. Inversement, l'urine des lapins, qui est alcaline, devient acide lorsque l'on fait jeûner ces rongeurs ou qu'on leur donne une nourriture animale. D'après cela, rien de plus naturel d'admettre que des influences analogues fassent sentir leur action sur l'urine de l'homme. Cependant il faut se rappeler que, si l'urine est alcaline ou le devient rapidement sans cause appréciable, alors que le régime est mixte, il y a lieu de redouter quelque maladie, soit générale, soit limitée aux organes urinaires. D'autre part, il ne faut pas oublier qu'un grand nombre de médicaments, comme les carbonates alcalins, les sels organiques que l'économie ramène par oxydation à l'état de carbonates, comme les malates, les citrates, les tartrates, etc., peuvent rendre momentanément l'urine alcaline, même chez les individus les mieux portants. D'ailleurs, l'urine devient acide chez tous les animaux soumis à une abstinence prolongée (Cl. Bernard), et il en est de même dans le cas d'une alimentation insuffisante (Chossat).

L'acidité de l'urine normale est due à la présence simultanée du phosphate acide de soude, des acides urique et hippurique. Elle n'est jamais produite par l'acide chlorhydrique ou par l'acide sulfurique, malgré la présence constante des chlorures et des sulfates. Mais cette acidité est toujours assez faible, car pour un adulte en bonne santé elle correspond par jour à 1,7 d'acide oxalique sec. Lorsqu'elle est anormale, il se dépose des cristaux d'acide urique contre les parois des vases, comme dans les maladies fébriles et inflammatoires.

Il est à noter que l'acide urique n'exerce ici qu'une action indirecte, car il est à peu près sans action sur le tournesol, même lorsqu'il s'agit d'une solution aqueuse saturée à froid; que l'on ajoute à ce soluté du phosphate de soude, sel à réaction alcaline, une grande quantité d'acide urique peut se dissoudre à l'ébullition et le liquide devient fortement acide.

Abandonnée à elle-même, l'urine perd bientôt sa limpidité; elle devient d'abord légèrement louche, par suite de la précipitation de quelques flocons de matières organiques et d'une trace de phosphates, due au départ de l'acide carbonique. Chose curieuse, on observe ensuite une augmentation d'acidité, causée sans doute par une oxydation, d'où résulte une petite quantité d'acide lactique, et même, suivant quelques auteurs, d'acide acétique. En cet état, elle ne subit plus d'altération, si elle est soustraite à l'influence des ferments. Mais à l'air et sans causes apparentes, elle devient d'abord neutre, puis fortement alcaline, par suite de la transformation de l'urée en carbonate d'ammoniaque (*voy.* URÉE).

Au point de vue de sa composition chimique, l'urine est un liquide très-complexe; on peut y trouver non-seulement une foule de substances absorbées, non assimilables, mais encore toutes celles qui proviennent de la désassimilation des tissus. Voici un tableau qui donne une idée des nombreux principes que l'on peut rencontrer normalement ou anormalement dans l'urine :

ÉLÉMENTS NORMAUX	ÉLÉMENTS PATHOLOGIQUES
Eau.	Albumine et fibrine.
Urée.	Allantoïne.
Créatine et créatinine.	Glycose.
Allantoïne.	Inosite.
Matières colorantes.	Indigotine et indirubine.
Acide carbonique.	Matières grasses.
— urique.	Cystine et xanthine.
— hippurique.	Leucine et tyrosine.
— benzoïque.	Cholestérine.
Chlorures alcalins.	Bile. — Sang. — Pus.
Phosphates de chaux et de magnésie.	Acide oxalique.
Sulfates divers.	Poisons minéraux et organiques.
Traces de sels ammoniacaux et de fer.	Champignons microscopiques.
Silice.	Vers intestinaux, etc.
Gaz divers.	

Il faut remarquer, toutefois, qu'une ligne de démarcation précise est difficile à établir entre les urines physiologiques et les urines pathologiques; quelques-uns des éléments contenus dans la deuxième colonne peuvent se rencontrer, en faibles quantités, il est vrai, dans la première. D'autre part, il faut tenir grand compte des proportions relatives; l'eau seule, s'ajoutant aux éléments normaux, peut constituer la polyurie.

Le tableau suivant indique la composition moyenne de l'urine normale de l'homme, pour un adulte du poids de 65 kilogrammes et pour une durée de vingt-quatre heures :

	Total.	Par kilogramme d'urine.	Par kilogramme du poids du corps.
	Grammes.	Grammes.	Grammes.
Eau.	1238,07	952,36	23,00
Matières organiques : 41gr,74. (Par kilogramme d'urine : 32gr,11.)			
Urée.	31,55	24,27	0,500
Acide urique.	0,52	0,40	0,0084
— hippurique.	1,30	1,00	0,006
Créatine, créatinine.	0,006	1,00	0,014
Xanthine.	0,065	0,004	»
Matières extractives et colorantes.	7,65	5,41	0,151
Corps divers. { Acides gras, glycose. Phénol, etc. }	traces.	traces.	»
Matières minérales : 20gr,19 (Par kilogramme d'urine : 15gr,55.)			
Chlorure de sodium.	13,50	10,231	0,207
Sulfates alcalins.	4,03	3,10	0,061
Phosphate de chaux.	0,408	0,313	»
— de magnésie	0,591	0,545	»
— alcalins	1,86	1,431	»
Corps divers. { Silice, ammoniaque. Traces de fer. }	traces.	traces.	»
Gaz. { Oxygène, azote Acide carbonique. }	traces.	traces.	»

Les chiffres contenus dans la troisième colonne ont été donnés par Parkes. Ces chiffres, comme les autres du reste, sont susceptibles de grandes variations, suivant des circonstances qui seront indiquées plus loin.

Il est à noter aussi que les moyennes sont variables suivant les pays, comme on peut le voir ci-après, toujours pour les urines de vingt-quatre heures :

PROPORTIONS DES MATÉRIAUX SOLIDES

	Grammes.
Français (Becquerel).	39,52
Anglais (Harley).	53
Allemands (Lehmann)	67,82

Ces différences paraissent surtout tenir au régime, suivant qu'il est animal, végétal ou mixte. En opérant sur lui-même Lehmann a dressé le tableau suivant :

ÉLÉMENTS SOLIDES DANS L'URINE DE 24 HEURES

	Grammes.
Régime animal.	87,44
— mixte.	67,82
— végétal.	59,23
— non azoté.	41,68

Un adulte, en bonne santé, sécrète par jour de 1200 à 1500 grammes d'urine. Cette quantité varie avec l'âge, l'alimentation, l'exercice, la température extérieure, le sexe, etc. Voici quelques détails à ce sujet.

La quantité d'urine émise en vingt-quatre heures est, en général, mais non toujours, en excès sur les liquides ingérés. D'après Böcker, en buvant 1260 centimètres cubes, on rend sensiblement la même quantité de liquide, mais, si l'on va jusqu'à 3360 centimètres cubes, on peut rendre jusqu'à 4994 centimètres cubes d'urine.

Suivant Vogel, les reins sécrètent en moyenne de 1/20e à 1/10e du liquide en plus qu'il n'en a été absorbé. On conçoit que plus les fonctions de la peau sont actives, toutes choses égales d'ailleurs, moins la sécrétion urinaire sera abondante, et aussi qu'en diminuant les boissons la proportion d'urine rendue devra également diminuer.

L'influence de la nourriture n'est pas moins marquée. D'après Lehmann, pour 1255 grammes de nourriture animale (œufs), l'urine rendue peut monter jusqu'à 1202,5, tandis qu'une alimentation purement végétale, forcément plus abondante, fait descendre ce chiffre à 909 centimètres cubes, un régime mixte donnant des résultats intermédiaires.

Des observations analogues ont été faites par Bidder et Schmidt, et par Valentin sur les animaux. Non-seulement la qualité, mais encore la quantité des aliments ingérés, exercent une influence sur la sécrétion rénale : ainsi, d'après Bidder et Schmidt, pour chaque livre de poids du corps, un chat buvant à volonté, nourri de :

	Centimètres cubes d'urine.
108 grammes de viande, rend..........................	91
75 — — ...	71
44 — — ...	53

L'animal est-il privé de boisson, tout en prenant 44 grammes de viande, la quantité d'urine tombe à 26 centimètres cubes en vingt-quatre heures.

Plus les fonctions cutanées et pulmonaires sont actives, moins est grande la quantité d'urine, toutes choses égales d'ailleurs. C'est ce qui explique pourquoi une urine émise après un exercice soutenu est toujours plus rare, foncée en couleur, d'une densité plus élevée. Il est à remarquer que non-seulement il s'élimine de l'eau par transpiration cutanée, mais aussi des matières solides organiques et inorganiques, comme l'urée, l'acide urique, des phosphates, du chlorure de sodium, etc. Chacun sait que les urines sont plus abondantes en hiver qu'en été, pendant une journée froide et humide que par un temps sec et chaud. Suivant Wiederhold, les poumons exhalent, comme la peau, des matières solides : chlorure de sodium, acide urique, urates de soude et d'ammonium, urée.

La quantité d'urine expulsée dépend évidemment de son séjour plus ou moins prolongé dans la vessie, car les éléments dissous et le liquide aqueux tendent à rentrer dans la circulation par une absorption continue.

D'autre part, il est évident que plus il s'élimine de liquide par les intestins, moins il en passe dans la vessie : aussi les malades atteints de diarrhée, de dysenterie, rendent-ils moins d'urine qu'à l'état normal.

On admet généralement que l'homme rend plus d'urine que la femme dans les proportions suivantes :

Hommes	1000 à 2000
Femmes	1000 à 1100

Eu égard à leur taille, les enfants émettent beaucoup plus d'urine que les adultes (Scherer). D'après Harley, en mesurant les quantités rendues pendant quatre jours par une femme de vingt-sept ans et par sa fille âgée de dix-huit mois, celle-ci excrétait 13 centimètres cubes de liquide pour chaque livre de son poids, celle-là 8 centimètres cubes seulement.

A mesure que l'on avance en âge, l'urine diminue en proportion absolue aussi bien qu'en proportion relative, ce qui est en rapport avec l'énergie des métamorphoses vitales.

Dans certaines maladies, la polydipsie, le diabète sucré, l'urine peut augmenter considérablement ; dans d'autres cas, le choléra, les maladies inflammatoires, l'inverse se manifeste le plus souvent.

L'expérience a mis en évidence les effets diurétiques de certains médicaments, comme la scille, l'éther nitreux alcoolisé. Par contre, d'autres agents thérapeutiques présentent un effet opposé, comme les préparations ferrugineuses, le cuivre, l'arsenic, les cantharides. Suivant Harley, le citrate de fer et de quinine, administré d'une manière suivie, pendant une quinzaine de jours par exemple, peut faire descendre la quantité d'urine de 2325 centimètres cubes à 1860 centimètres cubes, la densité restant sensiblement la même ; le même résultat est obtenu avec les préparations de cicutine.

Quant aux proportions des matériaux dissous, elles varient non-seulement suivant le régime, comme on l'a vu plus haut, mais encore avec diverses circonstances, comme l'ingestion du liquide, l'âge, le sexe, la nature des aliments, etc.

Il résulte des expériences de Winter, Vogel, Kierulf, qu'un excès de boisson produit une augmentation constante de la proportion des matières solides de l'urine, circonstance qui doit être attribuée, suivant Harley, non à une accélération d'activité dans les métamorphoses des tissus, mais à ce que l'absorption, rendue plus facile, fait pénétrer plus de matières solides dans la circulation, celles qui excèdent les besoins de l'organisme étant surtout éliminées en vingt-quatre heures.

L'âge joue ici un grand rôle qui a été mis en évidence par Harley. Dans l'expérience relatée ci-dessus d'une mère de vingt-sept ans et de son enfant, celle-ci rendait 0gr,68 de matières solides pour chaque livre du poids de son corps, alors que celle-là n'en perdait guère que la moitié de cette quantité.

L'influence du sexe n'est pas moins remarquable, comme le démontre le tableau suivant, portant sur des adultes de vingt-cinq ans, d'un poids moyen de 70 kilogrammes :

	Hommes.	Femmes.
Substances organiques	36gr,60	31gr,50
— inorganiques.	16gr,40	13gr,50

Dans l'état de grossesse, on observe des perturbations dont les chiffres suivants peuvent donner une idée :

Périodes de la gestation. —	Substances organiques.	Substances inorganiques.	Total.
Deux mois et demi.	42,88	15,11	57,99
Cinquième mois	40,55	17,06	57,61
Septième mois	31,73	13,90	45,63
Neuvième mois (3 jours avant l'accouchement).	32,04	11,89	43,94

Ainsi, plus on approche du moment de la délivrance, plus la quantité de matériaux solubles diminue, ce qui tient évidemment à ce que le fœtus emprunte au sang maternel des matériaux d'autant plus abondants qu'il est plus développé.

Les maladies ont le plus ordinairement pour effet de diminuer les chiffres normaux ; dans les cas d'anémie, de chlorose, par exemple, la diminution peut être considérable.

Les médicaments agissent tantôt dans un sens, tantôt dans un autre ; il y a diminution toutes les fois que le médicament ralentit ou entrave les phénomènes vitaux. Tels sont les narcotiques, comme l'opium et les alcaloïdes, la cicutine, la jusquiame, le chanvre indien.

Parmi les drogues qui augmentent la proportion des éléments solubles on cite le colchique, la digitale, les solanées vireuses et leurs alcaloïdes, les stimulants diffusibles, notamment l'alcool et les vins généreux.

Analyse des Urines. L'analyse complète d'une urine comprend :

1° La détermination de ses propriétés physiques et organoleptiques : couleur, saveur, densité, réaction acide ou alcaline, etc.;

2° Le dosage des éléments normaux, comme la détermination de l'eau et du résidu fixe, celle de l'urée, de l'acide urique, des chlorures et des phosphates, etc. ;

3° La recherche et le dosage des éléments anormaux ou accidentels, comme la glycose, l'albumine, les pigments biliaires, les matières grasses, etc.

On laissera ici de côté le dosage des éléments qui ne présentent rien de particulier à l'urine et qui s'exécutent sans difficulté par les méthodes ordinaires de la chimie analytique : acides carbonique et phosphorique, chlorure de sodium, potasse, soude, magnésie, chaux, etc.

A moins d'indications spéciales, l'analyse doit être exécutée sur les urines recueillies dans l'espace de vingt-quatre heures. On en mesure le volume dans des vases gradués, à la température ordinaire, c'est-à-dire au voisinage de 15 degrés; le poids est le produit du volume par la densité.

Lorsque l'urine est refroidie, il est rare qu'elle reste tout à fait limpide. Si elle se trouble à peine, on peut, sans la filtrer, la faire servir aux autres déterminations générales. Se trouble-t-elle fortement, on en verse une partie dans un vase conique, afin de recueillir un dépôt que l'on examine à part. On filtre immédiatement le reste pour déterminer sur cette portion filtrée : l'urée, l'acide urique, l'acide hippurique, la glycose, l'albumine, etc.

La *densité* se prend souvent au moyen de l'*urinomètre*, sorte de petit aréomètre constitué par un petit renflement surmonté d'une tige graduée; celle-ci porte des divisions qui vont de 1,000 à 1,040, et on n'inscrit que les deux derniers chiffres. L'expérience se réduit alors à plonger l'instrument dans le liquide et à lire sur la tige la division qui correspond à l'affleurement. Le chiffre obtenu est-il 17, la densité est égale à 1,017.

Tout en étant précieux pour fournir des indications rapides, cet instrument n'a pas la rigueur nécessaire dans les recherches scientifiques.

Pour les déterminations très-précises, il convient d'opérer par la méthode du flacon. A cet effet, on se sert d'un flacon à densité, bouchant à l'émeri, exactement taré, appelé *picnomètre*. Sa capacité est telle qu'il contient exactement 20 centimètres cubes d'eau distillée, lorsque le bouchon est ajusté. On le pèse plein d'urine, on l'essuie avec soin et on pèse le tout : on connaît ainsi le poids de l'urine et celui d'un égal volume d'eau distillée (20 grammes). Le poids de l'urine est-il égal à 20,35, on déduit pour la densité :

$$\frac{20,35}{20} = 1,0175.$$

L'*acidité*, ainsi que l'*alcalinité*, doit être déterminée le plus promptement possible, car ces données éprouvent des variations rapides.

Pour mesurer le degré d'acidité on met dans un verre à précipité 50 centimètres cubes d'urine, puis on ajoute graduellement, à l'aide d'une pipette graduée, une solution titrée de soude caustique contenant $5^{gr},10$ d'alcali ($NaHO^3$) par litre ; lorsque le liquide commence à bouillir, on n'ajoute plus le réactif que goutte à goutte, en essayant chaque fois le mélange avec un papier de tournesol très-sensible. Dès que le papier rouge commence à virer au bleu, on s'arrête et on lit sur la burette le nombre de divisions employées. Cette donnée permet d'exprimer en équivalent d'acide sulfurique l'acidité de l'urine, car la solution alcaline sature par centimètre cube 0,0049 d'acide sulfurique mono hydraté.

L'urine est-elle alcaline, on verse rapidement dans 50 centimètres cubes un volume connu d'acide chlorhydrique, au titre de 3,65 d'acide par litre, jusqu'à réaction franchement acide, puis on dose l'excès d'acide avec la solution normale de soude ; la différence entre cet excès et la quantité totale d'acide chlorhydrique employée donne évidemment le degré d'alcalinité.

Eau et résidu fixe. Pour déterminer la quantité de résidu fixe que contient une urine et, par suite, la proportion d'eau, on pèse dans une capsule de platine à fond plat, exactement tarée, un poids déterminé de liquide, environ 10 grammes ; on place la capsule dans une petite étuve de Gay-Lussac, chauffée à l'eau bouillante, et l'on pèse de temps en temps cette capsule jusqu'à ce qu'elle ne perde plus de poids. On note ce poids.

On incinère alors le contenu sur une petite lampe à alcool et on pèse de nouveau la capsule avec les sels qu'elle contient. On a alors toutes les données nécessaires pour en conclure le poids des matériaux fixes, celui des sels anhydres, ainsi que la quantité d'eau contenue dans 1000 grammes d'urine. Soient :

			Grammes.
p le poids de la capsule..			23,056
p'	—	et de l'urine	21,738
p''	—	et du résidu	12,665
p'''	—	et des sels minéraux.	12,167

D'où l'on déduit :

1° Urine.	$p' - p = 9,682$	»	par kilogr.
2° Matières fixes.	$p'' - p = 0,607$	62,70	—
3° Sels anhydres.	$p''' - p = 0,111$	11,46	—

En multipliant ces chiffres par la densité de l'urine, prise par la méthode du flacon, on aura la composition de 1 litre d'urine.

La méthode précédente est parfaitement suffisante pour les besoins de la clinique. Toutefois, il y a lieu de remarquer qu'elle n'est pas absolument rigoureuse. En effet, par une évaporation à l'étuve, c'est-à-dire au voisinage de 100 degrés, on décompose une petite quantité d'urée, on dissocie légèrement les sels ammoniacaux, on dissipe certains principes volatils, etc. ; d'autre part, le point précis où la dessiccation est complète se détermine difficilement.

Si l'on veut une exactitude rigoureuse, il faut évaporer dans le vide sec une très-petite quantité d'urine, pesée au 1/2 milligramme, sur un verre de montre évasé. L'expérience démontre que cette méthode fournit des chiffres légèrement supérieurs à ceux qui sont fournis par une évaporation à 100 degrés. Le résultat est alors rigoureux, mais il exige, pour être obtenu, l'emploi d'un appareil à faire le vide et aussi un temps plus long, dix-huit à vingt-quatre heures (Magnier)

Lorsque l'on peut se contenter d'une approximation grossière, souvent suffisante pour la clinique, on déduit immédiatement de la densité la proportion des matières solides; il suffit de multiplier les deux derniers chiffres de cette densité par la constante 2,33, soit D = 1,027, on aura :

$$p'' = 2,33 \times 27 = 62,91.$$

L'urine rendue dans les vingt-quatre heures étant de 1265 centimètres cubes, par exemple, on aura pour la totalité des matériaux fixes excrétés pendant ce laps de temps :

$$\frac{62,91 + 1265}{1000} = 79,58.$$

Dosage de l'urée. Il existe plusieurs procédés de dosage, les trois principaux étant ceux de Liebig, Millon et Leconte.

1° *Procédé de Liebig.* Il repose sur ce double fait : que le chlorure mercurique ne précipite pas l'urée, tandis que celle-ci donne avec l'azote mercurique un composé insoluble, jaune, ayant pour formule :

$$C^2H^4Az^2O^2,4HgO.$$

En opérant à l'aide d'une dissolution titrée d'azotate mercurique, en présence d'une quantité connue de chlorure de sodium, il se fait d'abord, par double décomposition, du chlorure mercurique, et un trouble persistant ne se produit que lorsque tout le sel marin a été décomposé.

Cette méthode exige la séparation préalable des phosphates, des urates, etc.; elle est en outre délicate et comporte diverses causes d'erreurs : aussi est-elle peu usitée.

2° *Procédé de Millon.* L'urée est décomposée par l'acide azoteux en eau, acide carbonique et azote :

$$C^2H^4Az^2O^2 + AzO^4H + AzO^5H = C^2O^4 + 2Az + AzO^5.AzH^4 + H^2O^2.$$

Pour appliquer cette réaction, on ajoute à de l'urine une solution d'azotate mercureux et mercurique, solution qui s'obtient en dissolvant du mercure dans de l'acide azotique. A une douce chaleur, les gaz se dégagent, l'acide carbonique seul est retenu dans un appareil à boule de Liebig. On peut aussi se servir d'un petit appareil en verre, analogue à celui qui sert à doser par différence l'acide carbonique, en empêchant toute déperdition de vapeur d'eau et de vapeurs nitreuses au moyen d'un mélange de sulfate de fer et d'acide sulfurique; la perte de poids de l'appareil est égale à la somme de l'azote et de l'acide carbonique qui se sont échappés. En multipliant cette somme par le coefficient 0,8333, on a le poids de l'urée.

Cette méthode exige l'emploi d'un appareil délicat et celui d'une bonne balance de précision. On peut la modifier ainsi qu'il suit au lit du malade :

Dans un tube gradué, fermé par un bout, on verse 5 centimètres cubes du liquide mercuriel, puis 7 à 8 grammes de chloroforme, et ensuite, avec précaution, 2 centimètres cubes de l'urine à examiner, puis on achève le remplissage avec de l'eau. Les densités des trois liquides sont telles que l'on obtient trois couches superposées. Le tube étant fermé avec le doigt, muni d'un doigtier en caoutchouc, on l'agite vivement sous l'eau et on le redresse verticalement, de manière à laisser écouler le chloroforme dans l'eau, alors que les gaz se dégagent et se réunissent au sommet du tube. Il ne reste plus qu'à enlever l'acide carbonique avec un peu de potasse et à lire le nombre de divisions occupées par l'azote. On déduit immédiatement de cette lecture la proportion d'urée, car chaque division du tube gradué correspond à 1 gramme d'urée par litre.

Ce mode opératoire est moins exact que le précédent, mais il présente l'avantage de pouvoir être exécuté au lit même du malade (Bouchard).

La solution mercurielle, d'après Boymond, se prépare ainsi qu'il suit : on dissout 125 grammes de mercure dans 170 grammes d'acide nitrique pur, d'une densité de 1,34; on chauffe très légèrement et on ajoute alors au liquide son volume d'eau.

3° *Procédé de Leconte, modifié par Knop.* En présence de l'eau, le chlore décompose l'urée en azote, acides carbonique et chlorhydrique :

$$C^2H^4Az^2O^2 + 3Cl^2 + H^2O^2 = 6HCl + C^2O^4 + Az^2.$$

Leconte a trouvé que les hypochlorites alcalins se comportent à chaud de la même manière et il en a déduit un élégant procédé de dosage. En substituant les hypobromites aux hypochlorites, Knop a reconnu que la réaction a lieu à froid; il suffit d'absorber l'acide carbonique par la potasse, ce qui a lieu en opérant dans un milieu très-alcalin, et de mesurer le volume d'azote pour en conclure immédiatement la proportion d'urée.

Leconte a observé que l'on n'obtient avec les hypochlorites que les 34/37 de l'azote contenu dans l'urée; les hypobromites alcalins à froid, même en solutions concentrées, se comportent d'une manière analogue, mais ce n'est pas là un obstacle à l'emploi de la méthode.

Le procédé de Knop, perfectionné par Hüfner, s'exécute à l'aide de divers appareils plus ou moins ingénieux. On se contentera de donner ici la description de l'uromètre d'Yvon, modifié par Méhu.

L'appareil se compose de deux pièces principales :

1° Un tube gradué dans lequel s'effectuent la réaction et le dosage de l'azote (fig. 1);

2° Une éprouvette remplie de mercure, jusqu'à 2 centimètres environ du bord de la cuvette qui la termine (fig. 2).

Le tube est séparé en deux parties par un robinet en verre. La supérieure, plus étroite, est divisée en 1/2 centimètres cubes; sa contenance est de 10 à 12 centimètres cubes, y compris le petit entonnoir terminal; l'inférieure, d'une contenance de 60 centimètres cubes environ, est également divisée, à partir du robinet, en 1/2 centimètres cubes, et porte 100 divisions.

L'éprouvette, pouvant contenir 4 kilogrammes de mercure, est en fonte émaillée; elle est munie d'un large pied qui en assure la stabilité.

La solution d'hypobromite se prépare ainsi qu'il suit :

Lessive des savonniers (D = 1,33).	50 c. c.
Eau distillée	100 —
Brome pur	50 —

Pour procéder au dosage, on plonge le tube gradué dans l'éprouvette; on la remplit de mercure jusqu'au robinet, qui doit être légèrement graissé pour tenir le vide. On essuie avec du papier buvard la partie supérieure du tube et on y verse, à l'aide d'une pipette, 2, 3, 4 ou 5 centimètres cubes d'urine, suivant la richesse en urée[1]. On ouvre le robinet pour faire passer le liquide dans le compartiment inférieur; il faut opérer avec précaution pour éviter la rentrée de l'air, qu'il faudrait chasser par aspiration, si ce petit accident venait à se produire. On lave alors le compartiment supérieur avec 1 gramme environ d'une lessive de soude, étendue de son volume d'eau; on fait passer cette petite quantité avec l'urine, en prenant les mêmes précautions, c'est-à-dire en évitant avec soin la présence de l'air. On introduit alors, comme les liquides précédents, 10 à 12 centimètres cubes du réactif.

La réaction commence immédiatement; on la favorise en imprimant au tube des mouvements de bas en haut et de haut en bas, puis, le dégagement gazeux terminé, on soulève lentement le tube, de manière à pouvoir en fermer l'extrémité inférieure avec le doigt, que l'on plonge dans le mercure; on le porte dans une éprouvette de verre contenant de l'eau, suffisamment profonde pour amener le niveau intérieur sur la même ligne que la surface externe du liquide; il ne reste plus qu'à lire le nombre de divisions occupées par l'azote pour en déduire immédiatement la proportion d'urée contenue dans la quantité d'urine employée.

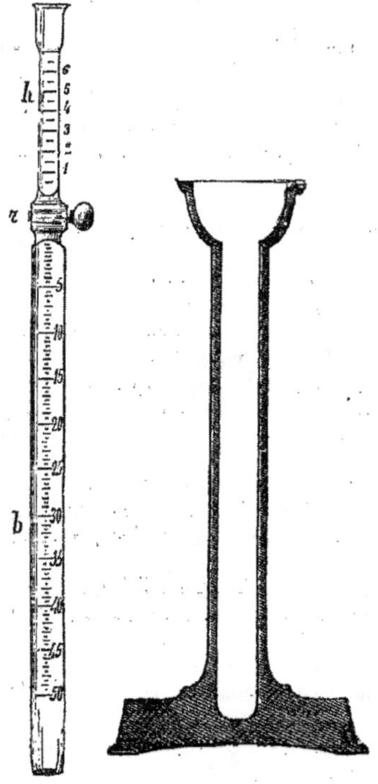

Fig. 1.   Fig. 2.

Si l'on veut une précision plus grande, on notera exactement la température et la pression du gaz au moment de l'expérience, de manière à ramener le volume à zéro et à la pression normale de 760 millimètres, en appliquant la formule classique :

$$V_0 = V_t \frac{1}{1 + 0,003665 + t} + \frac{H - f}{760}.$$

[1] D'après Méhu, la densité de l'urine est un indice assez sûr pour guider l'opérateur. On prend :

2 c.c. pour une densité voisine de	. . . .	1,030
3 — —	. . . .	1,020
4 — —	. . . .	1,015
5 — —	. . . .	1,010

V_t le volume trouvé à la température t.

H la pression supportée par le gaz au moment de la lecture.

f la tension de la vapeur à la température t.

0,003665, le coefficient de dilatation du gaz.

On peut d'ailleurs éviter tout calcul en déterminant au préalable, c'est-à-dire avant l'expérience, par conséquent à la même température t et à la même pression, le volume d'azote dégagé par un poids d'urée pure, 5 centigrammes, par exemple. Chaque centigramme d'urée donne $3^{cc},5$ d'azote, à la température de 15 degrés et sous la pression normale; vers zéro, on ne peut compter que sur 34 centimètres cubes par décigramme d'urée.

Le procédé qui précède est très-expéditif, et en même temps suffisamment exact. Il exige cependant certaines précautions que nous allons maintenant indiquer.

D'abord, il faut se rappeler que la solution d'hypobromite s'altère facilement et ne se conserve pas au delà de quelques jours pendant les chaleurs de l'été. Il faut donc la renouveler souvent; pour plus de sûreté, il convient de la préparer au moment du besoin, si on ne fait des dosages que de temps en temps, préparation qui ne présente d'ailleurs aucune difficulté.

D'autre part, si la présence de la glycose est sans inconvénient, il n'en est pas de même de plusieurs matières azotées qui sont plus ou moins attaquées par le réactif, en dégageant tout ou partie de l'azote qu'elles contiennent, suivant les conditions de l'expérience.

D'après Russel et West, l'hypobromite de soude sépare 35 pour 100 de l'azote contenu dans l'acide urique; d'après Magnier, jusqu'à 50 pour 100 et même la totalité à une température élevée; avec l'acide hippurique, 82 pour 100, et seulement 35 pour 100 avec la créatinine. Il faudrait donc, pour avoir un dosage rigoureux, séparer ces diverses substances de l'urine; mais on ne peut y parvenir que par des réactions compliquées. D'ailleurs, en raison de leur faible quantité, leur présence est le plus souvent négligeable; si l'on veut en tenir compte, il convient de déduire 4 à 5 pour 100 de l'azote total.

Dans la pratique, il vaut mieux ne faire aucune déduction lorsque l'on fait des expériences suivies sur la même urine, afin d'avoir des résultats comparables.

Les urines chargées de sang, de pus, ou simplement albumineuses, doivent être préalablement dépouillées de leur albumine, avant d'être introduites dans l'uromètre. Comme il reste toujours en dissolution une minime quantité de matière albuminoïde, le dégagement d'azote est ordinairement accompagné d'une mousse persistante qui gêne la lecture; on obvie à cet inconvénient avec un peu d'alcool, 2 grammes environ, que l'on introduit dans l'appareil lorsque la réaction est *entièrement* terminée, car l'alcool entrave la réaction et peut même l'arrêter tout à fait.

C'est à noter que l'hypobromite décompose les sels ammoniacaux à la manière de l'urée, en mettant en liberté l'azote qu'ils contiennent, circonstance qui constitue l'un des avantages de la méthode, car, dans beaucoup de cas, alors que l'analyse en peut être faite immédiatement, une partie de l'urée s'est transformée en carbonate d'ammoniaque. Or le volume d'azote dégagé du carbonate est sensiblement égal à celui de l'urée qui s'est hydraté.

Créatine et créatinine. Dans l'urine fraîche, on ne rencontre le plus souvent que de la créatinine; dans celle qui est ancienne, plus ou moins putréfiée, par suite alcaline, la créatinine a pu se transformer partiellement en créatine par suite de la fixation des éléments de l'eau :

$$C^8H^7Az^3O^2 + H^2O^2 = C^8H^9Az^3O^4.$$

Suivant Neubauer, pour doser la créatinine dans l'urine, on ajoute à 300 centimètres cubes de ce liquide un lait de chaux, jusqu'à réaction franchement alcaline, puis du chlorure de calcium, tant qu'il se forme un précipité. Au bout d'une heure environ, on filtre, on évapore le liquide filtré au bain-marie, jusqu'à siccité; on ajoute au mélange encore chaud 30 à 40 centimètres cubes d'alcool à 95 degrés. Après quatre à cinq heures de digestion, on filtre, on lave avec de l'alcool, on réunit les liquides et on les réduit à 30 ou 40 centimètres cubes ; le produit étant refroidi, on l'additionne d'un 1/2 centimètre cube d'une solution très-concentrée de chlorure de zinc, on agite fortement et on abandonne le tout dans un tube fermé, pendant quatre à cinq jours. Il se dépose des cristaux que l'on recueille sur un petit filtre taré; on dessèche à 100 degrés, après un lavage à l'alcool.

100 parties de ces cristaux, qui représentent une combinaison de créatine et de chlorure de zinc ayant pour formule :

$$C^8H^7Az^3O^2 + ClZn,$$

correspondent à 62,44 de créatine.

Lorsque ces cristaux renferment de la créatine, également combinée au chlorure de zinc, on les dissout dans l'eau bouillante et on ajoute de l'hydrate de plomb, créatine et créatinine entrant en dissolution ; on les sépare l'une de l'autre en mettant à profit leur inégale solubilité dans l'alcool.

D'après les recherches de Neubauer, l'excrétion normale de la créatinine est par jour de 6 à 16 décigrammes seulement.

Acide hippurique. Tandis que cet acide se rencontre dans l'urine des herbivores dans la proportion de 1 pour 100 et même davantage, on n'en trouve guère plus de 3 à 4 décigrammes par jour dans l'urine humaine. Les aliments d'origine végétale, notamment certains fruits, comme les prunes, les mûres, les baies d'airelle, peuvent en élever la proportion jusqu'à 2 grammes en vingt-quatre heures; le régime lacté produit le même effet (Bouchardat).

Pour extraire cet acide, Liebig conseille d'évaporer l'urine au bain-marie, jusqu'à consistance sirupeuse, d'ajouter alors de l'acide chlorhydrique, de filtrer et d'agiter à plusieurs reprises avec de l'éther. On a modifié ce procédé ainsi qu'il suit:

Dans un kilogramme d'urine, on verse de l'eau de baryte, tant qu'il se forme un précipité ; on sépare exactement l'excès de réactif au moyen de l'acide sulfurique, ajouté goutte à goutte ; on évapore au bain-marie, en consistance sirupeuse, et on agite le liquide concentré avec 100 centimètres cubes d'alcool absolu : les sels, autres que les hippurates, sont précipités. Le liquide décanté est évaporé en consistance sirupeuse, acidulé avec de l'acide chlorhydrique, épuisé avec 250 centimètres cubes d'éther ordinaire. Cette solution éthéro-alcoolique abandonne l'acide hippurique impur à l'évaporation. On peut le purifier en passant par l'hippurate de chaux (Meissner).

Ce procédé d'extraction direct est préférable à celui de Wreden, fondé sur l'insolubilité de l'hippurate ferrique, sel mal défini, même après la séparation préalable de l'acide phosphorique et la neutralisation exacte par le carbonate sodique (Salkowski).

Acide urique. Le dosage de l'acide urique est important.

Pour l'effectuer, on filtre l'urine, après l'avoir acidulée avec quelques gouttes d'acide acétique, si elle n'est pas franchement acide. A 400 grammes de liquide filtré on ajoute 12 à 15 grammes d'acide chlorhydrique fumant et on laisse reposer le tout dans un vase à précipité, placé dans un lieu frais, ou même dans un mélange réfrigérant, si l'on opère pendant les chaleurs de l'été. Au bout de vingt-quatre à trente-six heures, si rien ne presse, on reçoit le précipité sur un filtre, on le lave à l'alcool pour enlever les matières colorantes, on le détache du filtre, on le sèche et on le pèse.

Si l'on veut tenir compte de la faible solubilité de l'acide dans le milieu au sein duquel il se dépose, on ajoutera au chiffre obtenu autant de fois $0^{gr},0045$ qu'il y aura de fois 100 centimètres cubes d'urine et d'eau de lavage (Zabelin).

L'urine est-elle très-pauvre en acide urique, comme cela se présente chez les polyuriques, il faut la concentrer au cinquième et même au quart de son volume, avant de procéder au dosage. S'il y a un dépôt déjà formé avant l'opération, on le dissoudra au préalable par une élévation convenable de température. Si la dissolution n'est pas complète, on dosera séparément l'acide urique dans l'urine et dans le sédiment. Dans le cas d'une urine albumineuse, il ne faut ajouter l'acide chlorhydrique que lorsque l'albumine aura été éliminée, comme il sera dit plus loin.

Chez les individus en bonne santé, la proportion d'acide urique, en centigrammes par litre, s'obtient approximativement en multipliant par 2 les deux derniers chiffres de la densité. Ainsi, pour une densité de 1,025, l'urine des vingt-quatre heures contiendra 50 centigrammes d'acide hippurique (Méhu). Elle s'élève, terme moyen, à 60 centigrammes par jour.

Dans les maladies, la proportion peut varier considérablement; elle augmente notamment chez les rhumatisants, les goutteux, les fébricitants.

Albumine. Une urine albumineuse filtrée, claire par conséquent, additionnée de quelques gouttes d'acide azotique, donne un coagulum, insoluble à chaud; si le mélange louchit seulement, le trouble ne disparaît ni à l'ébullition, ni par l'addition d'eau.

Pour effectuer le dosage, on prend de 30 à 50 centimètres cubes d'urine, suivant l'abondance du coagulum, on la chauffe graduellement au bain-marie et, avant l'ébullition, on l'additionne de 3 à 4 gouttes d'acide acétique: il se forme bientôt des flocons qui se déposent nettement, dès que la température est portée pendant quelques instants à 100 degrés. Le précipité est recueilli sur un filtre sans plis, lavé successivement à l'eau bouillante, à l'eau acidulée par l'acide nitrique, puis à l'alcool et à l'éther; on le place alors sur un verre de montre taré, on le sèche à 115 degrés et on le pèse.

Le lavage à l'alcool a pour effet de dépouiller le coagulum des matières colorantes qui l'accompagnent; l'éther enlève les matières grasses, s'il en existe.

L'acide phénique coagulant l'albumine, sans contracter de combinaison avec elle, Méhu a proposé l'emploi du mélange suivant :

Phénol cristallisé . . . . 1 p. en poids.
Acide acétique ordinaire . . . . 1 —
Alcool à 90°. . . . . 2 —

Pour faire le dosage avec cette liqueur, on acidule légèrement l'urine avec quelques gouttes d'acide acétique et on pèse 100 grammes du liquide filtré. On y verse successivement, d'abord 2 centimètres cubes d'acide azotique, puis 10 centimètres cubes du réactif phéniqué; on agite vivement pour diviser le liquide floconneux, que l'on recueille sur un filtre de papier Berzelius; après égouttage, on le lave avec de l'eau bouillante saturée de phénol ; on dessèche à 100-105 degrés et on pèse le résidu.

L'emploi de la solution phéniquée permet de déceler des traces d'albumine, alors que l'acide nitrique, ou une température voisine de l'ébullition, ne donne lieu à aucune réaction. A cet effet, on sature l'urine avec du sulfate de soude, on acidule avec l'acide acétique et on filtre ; on ajoute 2 à 3 pour 100 d'acide nitrique, puis 1/10 du volume total de solution phéniquée. Le mélange, vivement agité, est abandonné à lui-même : pour peu qu'il renferme de l'albumine, il se trouble, et, après un repos suffisant, on recueille au fond d'un vase conique un précipité blanchâtre, dont il convient au besoin de vérifier la nature albumineuse (Méhu).

Lorsqu'il s'agit d'une urine sanguinolente, il convient de modifier le mode opératoire ainsi qu'il suit. A 100 grammes du liquide on ajoute quelques gouttes d'acide acétique, jusqu'à réaction franchement acide, puis 300 grammes d'alcool à 90 degrés ; on chauffe graduellement le mélange dans une capsule de porcelaine, jusqu'au voisinage de l'ébullition. Il ne reste plus qu'à recueillir le précipité comme ci-dessus, après plusieurs lavages avec de l'alcool à 50 degrés (Méhu).

Glucose. Le dosage de la glucose peut être effectué par différentes méthodes, notamment par fermentation, par la liqueur de Fehling ou avec le saccharimètre.

La fermentation qui ne donne que des résultats approximatifs, ne trouve son application que dans des cas exceptionnels.

La liqueur bleue ou de Fehling conduit à un dosage exact, facile à exécuter. On peut donc y avoir recours, à défaut d'un saccharimètre.

Pour la préparer, on dissout, d'une part, $34^{gr},64$ de sulfate de cuivre cristallisé dans 140 centimètres cubes d'eau distillée ; d'autre part, 187 grammes de sel de Seignette dans la plus petite quantité d'eau possible, soluté que l'on additionne de 500 centimètres cubes de lessive des savonniers à 24 degrés Baumé $(D = 1,20)$; on y verse peu à peu la solution cuivrique, en agitant constamment, puis suffisante quantité d'eau distillée pour obtenir exactement 1 litre de liquide. Cette préparation se conserve bien, si elle a été faite avec des sels purs et si on la garde à l'abri de la lumière. La concentration est telle, que 20 centimètres cubes sont décolorés à l'ébullition par 1 décigramme de glucose.

Pour faire l'essai d'une urine, on verse 5 à 6 centimètres cubes de cette liqueur bleue dans un petit tube de verre bouché par un bout, on porte à l'ébullition et on fait arriver à la surface quelques gouttes de l'urine à examiner : pour peu que celle-ci contienne du sucre, la réduction s'opère dans la zone supérieure, qui prend une teinte jaune rougeâtre caractéristique.

Le titre de la liqueur de Fehling étant connu, au besoin vérifié avec de la glucose pure, on procède au dosage de la manière suivante : 10 centimètres cubes d'urine filtrée sont placés dans une éprouvette graduée et on porte le volume à 50, 100, 150 ou même 200 centimètres cubes avec de l'eau distillée, de manière que le liquide dilué renferme environ 1 pour 100 de glucose. Si l'urine renfermait moins de 1 pour 100 de sucre, ce dont on s'assure par un essai préalable, il serait inutile de l'étendre d'eau.

On remplit une buvette graduée en dixièmes de centimètres cubes de cette urine diluée et on la verse peu à peu dans un petit matras contenant 20 centimètres cubes de liqueur bleue, 2 ou 3 grammes de potasse caustique et 80 centimètres cubes d'eau distillée, le tout porté à l'ébullition sur une lampe à alcool ou sur une toile métallique chauffée avec un bec de gaz. Sur la fin de l'opération, alors que la décoloration est presque complète, on n'ajoute plus la solution sucrée que goutte à goutte. Afin de mieux saisir l'instant précis de la décoloration, on place le matras sur une feuille de papier blanc, ce qui permet à l'œil de mieux saisir les dernières traces de liqueur bleue. Si l'on dépasse le but, le liquide qui surnage le précipité d'oxydule de cuivre prend une teinte jaune, due à l'action de l'alcali sur le sucre en excès. Il faut alors recommencer l'opération.

Si l'essai est exact, la liqueur décolorée, filtrée bouillante, ne donne pas de précipité d'oxydule lorsqu'on la chauffe avec quelques gouttes de réactif ou avec un peu d'urine sucrée.

Exemple : Il a fallu 87 divisions, soit $8^{cc},7$, pour décolorer les 20 centimètres cubes de liqueur bleue. Ces 87 divisions correspondent à 0,10 de glycose. L'urine diluée renferme donc par litre :

$$\frac{0,10 \times 100}{8,7} = 11^{gr},494.$$

L'urine a-t-elle été étendue de 10 fois son volume d'eau, la proportion de glycose qu'elle renferme par litre est de $114^{gr},94$.

Certains corps que l'on peut rencontrer dans l'urine partagent avec la glycose la propriété de réduire la liqueur de Fehling, comme la leucine, l'allantoïne, l'acide urique, la créatine et la créatinine. D'autres substances, au contraire, comme l'albumine, l'acide oxalurique, tendent à masquer la réaction. Avant de procéder au dosage, il faut s'assurer que l'urine n'est pas albumineuse ; autrement, il faut coaguler l'albumine avant de procéder au dosage.

L'emploi du saccharimètre est fort commode et très-expéditif. L'urine est ordinairement trop colorée pour être examinée directement : aussi, dans la plupart des cas, convient-il d'additionner 50 centimètres cubes d'urine de 5 centimètres cubes de sous-acétate de plomb, avant de procéder à la filtration.

On remplit alors un tube de 20 centimètres de longueur avec le liquide limpide et décoloré. Après avoir mis l'appareil au point, on fait tourner l'alidade jusqu'à ce que la teinte uniforme des deux disques soit rétablie et présente le même éclairement. On note le nombre de degrés obtenus, en se servant au besoin d'une loupe et d'un vernier pour apprécier les fractions de degrés.

Chaque degré de l'instrument répondant à $2^{gr},256$ de glycose desséchée à 100 degrés, on multiplie cette quantité par le nombre de degrés, et on ajoute au produit 1/10 de sa valeur, pour compenser la dilution de 1/10, résultant de l'addition du sous-acétate de plomb. Il n'y a aucune correction à faire lorsqu'on dispose d'un tube de 22 centimètres de longueur.

Si le sous-acétate n'est pas suffisant pour produire la décoloration, il faut faire digérer le liquide filtré avec du noir animal lavé ; on opère en vase clos pour prévenir toute évaporation.

S'il s'agit d'une urine albumineuse, on procède à la coagulation de l'albumine avant d'ajouter le sel plombique, car l'albumine dévie à gauche le plan de polarisation de la lumière polarisée.

Inosite. Pour isoler et doser l'inosite dans l'urine, on traite celle-ci par

l'acétate neutre de plomb, pour précipiter les phosphates, les urates, l'albumine, etc. ; on filtre, on concentre sous un petit volume, que l'on additionne
de sous-acétate de plomb, tant qu'il se forme un précipité. Au bout de
douze heures, on lave ce précipité, on le délaie dans de l'eau distillée et on le
décompose par un courant d'hydrogène sulfuré. On filtre, on amène en consistance sirupeuse et on précipite par 4 à 5 volumes d'alcool à 90 degrés bouillant ; on filtre de nouveau, et on ajoute au liquide filtré la moitié de son volume
d'éther : l'inosite se sépare bientôt, soit en flocons, soit en cristaux, que l'on
dessèche et que l'on pèse.

Si l'urine est sucrée, il faut détruire la glycose par fermentation.

Dosage de quelques corps rares. Quelques substances organiques diverses
peuvent se rencontrer dans les urines : matières grasses, acides organiques variés,
allantoïne, leucine, tyrosine, xanthine, hypoxanthine.

Les matières grasses sont parfois assez abondantes pour donner aux urines
l'apparence d'une émulsion, d'où le nom d'*urines laiteuses* ou *chyleuses* qu'on
leur donne dans ce cas.

Lorsque l'on agite ces urines avec de l'éther, puis qu'on laisse reposer le tout
pendant quelque temps, il se forme deux couches distinctes : la supérieure,
éthérée, est chargée de matières grasses, qu'elle abandonne à l'évaporation.

Pour faire un dosage exact, on évapore 100 grammes d'urine à siccité, on
épuise à trois ou quatre reprises le résidu avec de l'éther, tant que ce véhicule
laisse quelque chose à l'évaporation. Il ne reste plus qu'à évaporer les liquides
réunis, à sécher le résidu à une température de 100 degrés et à le peser.

Lorsque l'urine est alcaline, on l'acidule, avant tout traitement, avec quelques
gouttes d'acide acétique.

On rencontre parfois simultanément dans l'urine les acides formique, acétique,
butyrique, lactique, succinique, ainsi que quelques acides biliaires.

Pour procéder à leur recherche, plutôt qu'à leur dosage, on rend l'urine légèrement alcaline et on la réduit au sixième environ de son volume. On l'acidule
alors avec de l'acide phosphorique et on la distille dans une petite cornue : les
acides gras volatils sont entraînés dans le récipient avec la vapeur d'eau.

Le liquide résiduaire est repris par l'éther froid, qui s'empare des acides lactique, succinique et hippurique, en laissant comme résidu les acides biliaires.

La solution éthérée est évaporée ; le résidu, repris par l'eau tiède, est mis en
digestion avec de l'hydrate de plomb récemment préparé. Le liquide est repris
par l'alcool, véhicule qui s'empare du lactate de plomb, l'hippurate et le succinate restant indissous. Ces deux derniers sels sont délayés dans l'eau, traités
par l'hydrogène sulfuré, puis transformés en sels de baryum, que l'on peut
séparer par l'alcool, car ce liquide dissout l'hippurate sans toucher au succinate.

Le résidu biliaire est mis dans un petit tube dans lequel on verse de l'acide
sulfurique et quelques gouttes de sirop de sucre : on obtient immédiatement, ou
sous l'influence d'une douce chaleur, une magnifique coloration pourpre (Petten-
kofer).

L'*allantoïne* se recherche ainsi qu'il suit : l'urine est d'abord précipitée par un
mélange de chlorure de baryum et d'eau de baryte ; la liqueur filtrée, neutralisée par l'acide nitrique, est concentrée, puis traitée par une solution neutre
d'azotate mercurique, le précipité lavé, délayé ensuite dans l'eau, est décomposé
par un courant d'acide sulfurique. Après concentration, le soluté est à son tour
précipité par l'azotate d'argent, d'où résulte un précipité que l'on décompose à

son tour par l'hydrogène sulfuré : le liquide filtré laisse enfin déposer l'allantoïne par concentration.

La *leucine* et la *tyrosine* doivent être recherchées dans le résidu de l'évaporation de l'urine. On lave ce résidu avec de l'alcool à 70 degrés, ensuite avec de l'éther, on le reprend par le même alcool bouillant, qui dissout la leucine et laisse la tyrosine, celle-là se déposant par la concentration.

La tyrosine est extraite du résidu insoluble au moyen d'une lessive de soude. La solution alcaline, saturée par l'acide azotique, est précipitée par le sous-acétate de plomb, débarrassée de l'excès de réactif par l'hydrogène sulfuré et soumise à l'évaporation.

Quant à la *xanthine* et à l'*hypoxanthine*, la recherche en est difficile, car il faut opérer sur 50 à 60 kilogrammes d'urine à la fois pour mettre ces substances rares en évidence. Leur recherche présente rarement un intérêt pratique.

RECHERCHE DES MÉDICAMENTS ET DES POISONS DANS L'URINE. Le passage et la recherche des médicaments et des poisons dans les urines ont été l'objet de nombreuses recherches de la part des physiologistes et des chimistes. Déjà, dès l'année 1825, Wœhler, à la Faculté de médecine d'Heidelberg, traitait la question suivante : Quels sont les médicaments qui passent dans les urines? Liebig, Berzelius, Wetzlar, Neubauer et Vogel, Claude Bernard, Tiedemann et Gmelin, Westrumb, Dragendorff, etc., ont successivement abordé cette question à divers points de vue.

En général, les substances peu altérables, solubles, inutiles à l'économie, passent rapidement dans les urines; au bout de quelques instants, on les retrouve dans les urines. Tels sont : le chlorate de potassium, l'iodure de potassium, le ferro-cyanure de potassium, la fuchsine et ses dérivés sulfoconjugués, etc., etc. Parfois ce passage est accusé par une teinte caractéristique. C'est ainsi qu'avec les couleurs d'aniline l'urine devient plus foncée, et même rouge, comme dans le cas de la fuchsine donnée à doses massives, 3 à 4 grammes, par exemple. Après l'ingestion de salicylate de soude, on observe souvent une coloration spéciale, à reflet terne et noirâtre, qui a été attribuée par quelques auteurs à la présence de pyrocatéchine.

Ces colorations prennent souvent naissance après l'addition d'un réactif approprié. Faites prendre à un malade des médicaments qui renferment de l'acide chrysophanique, comme le séné, la rhubarbe, l'addition dans l'urine d'un peu d'ammoniaque déterminera l'apparition d'une couleur rouge caractéristique.

Il est impossible ici de donner des détails sur la recherche de tous les médicaments et les poisons qui peuvent être recherchés dans l'urine. Il faut renvoyer dans beaucoup de cas aux traités de toxicologie et d'analyse chimique; de plus, il convient d'observer que le procédé devra être souvent modifié, suivant une foule de circonstances, qu'il est difficile d'indiquer *à priori*. On a déjà indiqué la recherche des éléments normaux ou pathologiques, comme l'urée, l'albumine, la glycose, l'acide urique, etc. On se bornera, comme exemple, à préciser les méthodes qu'il convient de suivre pour rechercher quelques principes spéciaux qui peuvent intéresser plus particulièrement le médecin.

Iode et brome. Ces deux métalloïdes se rencontrent dans l'urine sous forme de sels alcalins. L'iodure de potassium, par exemple, pris à l'intérieur, apparaît dans l'urine dix à douze minutes après l'ingestion.

Pour caractériser l'iode, on met 25 à 30 centimètres cubes d'urine dans un tube bouché par un bout, on ajoute un peu d'eau amidonnée nouvellement préparée, puis on verse goutte à goutte de l'eau de chlore : le liquide prend bientôt une belle coloration bleue.

On peut aussi mettre dans un tube 5 à 6 centimètres cubes de chloroforme pur, on ajoute l'urine, puis l'eau de chlore non en excès, ou mieux un peu d'acide nitrique nitreux : en agitant doucement, le chloroforme prend une belle coloration rosée.

Pour doser l'iodure de potassium, on mesure 100 centimètres cubes d'urine dans une capsule de platine, on ajoute 25 à 30 grammes d'azotate de potassium pur et on dessèche à l'étuve à 120 degrés; la capsule est alors portée sur une lampe à alcool, de manière à faire déflagrer le résidu, ce qui détruit toute matière organique; on épuise la masse par l'alcool à 90 degrés; on évapore et on titre ensuite le résidu avec une solution titrée de sublimé, d'après le procédé Personne.

Pour rechercher le brome dans l'urine, on commence par concentrer fortement cette dernière, après l'avoir alcalinisée avec de la potasse, pour éviter les pertes dues à l'évaporation; on arrose le résidu avec un mélange d'une solution saturée de bichromate de potassium et d'acide sulfurique concentré, puis on distille pour dégager les vapeurs de brome, que l'on condense dans un récipient fortement refroidi.

Le liquide distillé est d'un brun orangé, s'il contient suffisamment de brome; il décolore l'indigo et le tournesol. S'il y a des chlorures en présence, comme c'est le cas ordinaire pour l'urine, on aura du chlorure de brome et non du brome pur.

Le liquide distillé est neutralisé avec de la potasse, évaporé et calciné; le résidu refroidi est repris par l'eau et le soluté est divisé en deux parties égales :

1° A l'une des parties on ajoute goutte à goutte de l'eau chlorée assez étendue : il se produit une coloration jaune orangé. La réaction est rendue plus sensible en agitant le mélange avec du chloroforme ou du sulfure de carbone, qui prend une teinte orangé foncé.

D'après Frésénius, le chloroforme permet de reconnaître le brome dans 10 centimètres cubes d'une solution au 1/20000; le sulfure de carbone est encore plus sensible, puisqu'il accuse 1/30 000. Il faut, pour réussir, soigneusement éviter un excès de chlore, qui s'oppose à toute coloration.

2° La deuxième portion est neutralisée par l'acide azotique, évaporée à siccité, redissoute dans l'eau et précipitée par l'azotate d'argent. Il se fait un précipité cailleboté, un peu jaunâtre, qui se fonce à la lumière. Il est insoluble dans l'acide azotique étendu, fort peu soluble dans l'ammoniaque, ce qui le différencie du chlorure d'argent.

On a proposé à tort de rechercher les bromures dans l'urine en traitant celle-ci par l'eau chlorée et en isolant le bromure au moyen du chloroforme ou du sulfure de carbone. Ce procédé ne doit pas être employé, car le brome mis en liberté, au lieu de se dissoudre, réagit sur les matières organiques contenues dans l'urine, de telle sorte qu'il n'y aura pas trace de coloration, si l'urine ne renferme que peu de bromure; avec une proportion notable, on n'aura qu'une coloration très-faible.

Métaux. La recherche des métaux dans l'urine se fait par les méthodes générales décrites dans tous les livres d'analyse. On évapore l'urine, on calcine le résidu avec du nitrate de potasse pur, afin de détruire les matières organiques, on reprend par l'eau distillée, on acidule par l'acide chlorhydrique et on essaie

successivement les réactifs généraux : acide sulfhydrique, sulfhydrate d'ammoniaque, etc.

S'il s'agit de rechercher des traces d'arsenic, on pourra suivre le procédé
d'Osann, modifié par Bloxam, c'est-à-dire isoler l'arsenic par électrolyse à
l'état d'hydrure volatil. Cette méthode, qui est la plus sensible de toutes,
exige l'emploi de réactifs absolument purs, c'est-à-dire privés de toute trace
d'arsenic.

Dans un tube en U, d'une contenance de 50 à 35 grammes, on verse de
l'acide sulfurique pur, puis l'urine à examiner. L'une des branches est fermée
par un bouchon à trois trous : dans le premier passe un fil isolé, terminé par
une petite lame de platine, qui communique avec le pôle négatif d'une pile de
Grove ; dans le second s'engage un tube à entonnoir qui plonge jusqu'au fond,
et le troisième est muni d'un tube à dégagement. L'hydrure d'arsenic, qui se
dégage par ce dernier, se dessèche dans un tube à chlorure de calcium et est
décomposé, comme dans l'appareil de Marsh, à l'aide de la chaleur. La branche
ouverte du tube en V reçoit l'électrode positive de la petite pile de Grove. Il ne
reste plus qu'à examiner l'anneau arsenical par les méthodes ordinaires. Il est à
noter que, dans ce procédé, les matières organiques de l'urine n'entravent pas
la réaction. La sensibilité du procédé est très-grande, car elle est au moins de
$0^{gr},00076$. S'il s'agit d'acide arsénique, on devra le ramener à l'état d'acide
arsénieux.

Acide picrique. Erb a démontré qu'une partie du toxique s'élimine par les
urines lorsque le poison n'est pas administré à doses mortelles. L'urine,
ordinairement colorée en *jaune foncé*, est bouillie avec de l'alcool aiguisé
d'acide chlorhydrique ; la solution, filtrée bouillante, est évaporée au bain-marie ;
on reprend le résidu par l'eau bouillante et on y fait macérer de la laine : cette
dernière, au bout d'un temps très-court, prend une belle couleur jaune, qui ne
disparaît pas par des lavages à l'eau (*voy.* ci-dessous).

Phénol. L'urine paraît renfermer des traces de phénol, car elle répand
l'odeur caractéristique de cette matière lorsqu'on la chauffe avec de l'acide sulfurique, mais cette odeur est toujours faible, et, pour la percevoir, il faut qu'elle
soit très-prononcée.

Lorsque ce dernier cas se présente, on acidule avec de l'acide sulfurique ou de
l'acide phosphorique, et on procède à une distillation ménagée : le *liquide distillé présente une odeur caractéristique.* Parfois l'acide phénique, qui est peu
soluble, se sépare en gouttelettes ; mais il vaut mieux épuiser par l'éther et abandonner celui-ci à l'évaporation spontanée. On examine ensuite le résidu, qu'on
peut caractériser par ses propriétés physiques et chimiques. C'est ainsi que
l'acide azotique, d'une concentration moyenne, se transforme aisément en acide
picrique.

Alcaloïdes, glycosides, etc. La recherche des alcaloïdes dans l'urine, ainsi
que des substances qui se comportent comme eux, se fait par un procédé général
qui est long et qui n'est de quelque utilité que lorsque tout renseignement fait
défaut sur la nature de l'alcaloïde (Dragendorff).

On ajoute à l'urine de l'acide sulfurique pur et on évapore en consistance
légèrement sirupeuse ; on ajoute au résidu trois ou quatre fois son poids d'alcool,
on laisse digérer et on filtre, en lavant le résidu non dissous avec de l'alcool
à 70 degrés.

Le liquide filtré est distillé dans une cornue pour chasser l'alcool, et le résidu aqueux refroidi est filtré dans un flacon d'une assez grande capacité. On l'agite ensuite à plusieurs reprises avec du pétrole rectifié.

I. Le pétrole, séparé par décantation, enlève un liquide acide, outre quelques matières-colorantes, la *pipérine*, les *huiles essentielles*, le *camphre*, l'*acide phénique*, l'*acide picrique*, etc.

La solution de pétrole, répartie sur plusieurs verres de montre, est abandonnée à l'évaporation spontanée. Il reste un résidu qu'on examine attentivement :

1° *Résidu cristallin.* Il est jaune, difficilement volatil. Il redissout dans l'acide sulfurique, avec une coloration jaune clair, puis brune et brune verdâtre : *pipérine.*

La solution sulfurique *reste jaune;* l'addition du mélange de potasse et de cyanure de potassium donne à chaud une coloration rouge : *acide picrique.*

Le résidu incolore est-il odorant : *camphre et corps analogues.*

2° *Résidu amorphe solide.* L'acide sulfurique le colore en violet et cette couleur vire au bleu verdâtre : *principes de la racine d'ellébore.*

L'acide sulfurique le colore en jaune, puis en brun chevreuil, après avoir passé par le violet : *principe de l'aconit.*

3° *Résidu liquide et odorant. Huiles essentielles, acide phénique,* etc.

II. La solution acide est soumise ensuite à l'action dissolvante de la benzine ; on décante la couche supérieure et on s'assure par évaporation que le dissolvant a enlevé un corps de la nature des alcaloïdes. On lave alors à l'eau distillée la solution benzinique, on décante avec soin et on distille. Les dernières gouttes qui restent dans la cornue sont disposées sur plusieurs verres de montre et soumises à l'évaporation spontanée. Le résidu laissé par la benzine peut renfermer les corps suivants : *caféine, delphine, colchicine, cubébine, digitaline, cantharidine, populine, santonine,* avec des traces de *vératrine,* d'*ésérine* et de *berbérine.*

On caractérise chacune de ces substances au moyen de leurs propriétés physiques et chimiques, notamment par l'emploi de l'acide sulfurique.

Par exemple, si les cristaux sont rhombiques, non colorables par l'acide sulfurique ; si de plus, délayés dans l'huile, ils déterminent sur la place une action vésicante, on aura affaire à la *cantharidine.*

Si l'acide sulfurique dissout les cristaux en *rouge brun,* si la dissolution devient *verte* par l'addition de l'eau, si enfin la matière ralentit les battements du cœur de la grenouille, on aura de la *digitaline* entre les mains.

III. La dissolution aqueuse, après avoir été épuisée par le pétrole et la benzine, est soumise à l'action du chloroforme. Ce dernier s'empare des composés suivants : *théobromine, narcéine, papavérine, cinchonine, jervine,* ainsi que des corps suivants, qui ne sont pas de nature alcaloïdique : *picrotoxine, digitaléine, elléborine, convallamarine, saponine, sénégine, smilacine.*

IV. On enlève au liquide acide la benzine et le chloroforme qu'il retient, en l'agitant avec du pétrole, et on neutralise avec de l'ammoniaque.

La solution ammoniacale est ensuite agitée sur du *pétrole,* qui s'empare des corps suivants et les abandonne ensuite à l'évaporation :

1° *Résidu solide et cristallin.* Cristaux volatils ; solution sulfurique incolore ; chromate de potassium colorant le résidu en bleu fugace, puis en rouge : *strychnine.*

Pas de coloration par le chromate. Le chlore et l'ammoniaque font apparaître une belle coloration verte : *quinine.*

2° *Résidu solide et amorphe.* Solution sulfurique incolore, devenant rouge, puis orangée en présence de traces d'acide azotique : *brucine*.

Solution sulfurique jaune, passant au rouge foncé : *vératrine*.

Solution sulfurique vert brunâtre; le réactif de Fröhde donne une coloration rouge qui passe au vert : *émétine*.

3° *Résidu fluide et odorant.* Il *cristallise* en présence d'une ou deux gouttes d'acide chlorhydrique; cristaux aiguillés ou prismatiques : *conicine*.

Le sel est *amorphe;* il possède une odeur forte, désagréable : *nicotine*.

V. La solution aqueuse ammoniacale est épuisée par la *benzine*, qui enlève les corps suivants :

Strychnine, brucine, émétine, quinine et *quinidine, cinchonine, atropine, hyosciamine, ésérine, aconitine, aconelline, napelline, delphine, vératrine, sabadilline, codéine, thébaïne, narcotine.*

Le résidu est tantôt cristallisé, tantôt amorphe.

Est-il cristallisé, la solution sulfurique est-elle incolore, dilate-t-il la pupille des chats, on a affaire à l'*atropine*, etc., etc.

VI. En soumettant le liquide ammoniacal à l'action du *chloroforme*, on enlève le restant de cinchonine, de la papavérine et de la narcéine, ainsi que des traces de morphine et de l'alcaloïde qui est contenu dans la grande chélidoine.

VII. Enfin, on épuise finalement le liquide ammoniacal par l'*alcool amylique*, dernier dissolvant qui entraîne le restant de *morphine*, la *solanine*, la *salicine*, les restants de *convallamarine*, de *saponine*, de *sénégine* et de *narcéine*. Le résidu de l'évaporation de l'alcool amylique est examiné à part :

1° *Solution sulfurique incolore à froid*, devenant légèrement rose à chaud; l'acide azotique colore la solution refroidie en bleu violet; le résidu se colore en bleu par le chlorure ferrique et en violet par le réactif de Fröhde : *morphine*.

2° *Solution sulfurique jaune clair rougeâtre*, passant au brun; la solution alcaloïde se prend en gelée : *solanine*.

3° *Solution sulfurique jaune*, puis rouge brun, passant au violet par l'absorption de l'eau; l'acide chlorhydrique donne un rouge soluté à chaud : *convallamarine*.

Pas de coloration avec l'acide sulfurique : *saponine*.

4° *Solution sulfurique d'un rouge foncé;* chauffée avec du bichromate de potassium, elle répand l'odeur caractéristique de l'hydrure de salicyle : *salicine*.

Edme Bourgoin.

§ II. **Pathologie.** La fonction urinaire a pour but essentiel d'assurer l'élimination de certains matériaux liquides ou solides qui sont inutiles ou deviendraient dangereux, s'ils venaient à s'accumuler dans l'organisme. L'analyse de l'urine, dont la composition et la constitution chimique ont été étudiées dans le chapitre précédent, peut donc fournir, avec une précision relative, des renseignements positifs sur l'état de santé ou de maladie. Aussi, dès les premiers âges de la médecine, s'est-on efforcé de déduire de l'uroscopie les éléments du diagnostic, du pronostic et du traitement.

Hippocrate consacre à ce point de clinique plusieurs aphorismes souvent cités. Il distingue avec soin les affections des voies urinaires des maladies générales qui peuvent modifier la composition de l'urine, et l'on trouve dans ses œuvres des renseignements précieux sur les déductions pronostiques que peuvent fournir la présence ou l'absence de certains sédiments.

Le moyen âge nous a laissé aussi de nombreux ouvrages sur l'urologie, mais la plupart d'entre eux n'ont pas une grande importance. On n'y trouve assez souvent que des observations plus minutieuses qu'exactes et des conclusions presque toujours hasardées. Les *médecins des urines* constituaient une classe à part fort peu estimée de leurs confrères. Claude Bernard a rappelé quelques-unes de leurs pratiques plus ou moins ridicules et il est curieux de retrouver dans les auteurs de leur temps la trace des discussions auxquelles celles-ci donnaient lieu. Le peuple, dit Zimmermann dans son *Traité de l'expérience*, exige du médecin que, sans avoir égard à d'autres signes, il lise dans l'urine toute l'histoire d'une maladie et qu'il y voie la constitution du malade. Cet écrivain raconte les méprises auxquelles sont exposés les médecins qui prétendent répondre à de pareilles exigences. A côté des ignorants et des impudents qui sciemment ou non exploitaient la crédulité publique, il y a eu cependant à tous les âges de la médecine des observateurs consciencieux et habiles qui ont su pratiquer et utiliser l'examen de ce liquide. Ils avaient constaté l'influence qu'exercent sur son aspect, sinon sur sa composition intime l'état fébrile, la fatigue, l'alimentation. C'était là indiquer un peu vaguement, il est vrai, des notions cliniques que de nos jours les progrès de la chimie et de la physiologie n'ont pu encore définitivement éclaircir.

Cependant la découverte du phosphore, qui, on le sait, fut d'abord trouvé dans l'urine, une étude plus attentive des sels qu'il contribue à former, puis l'analyse des composés oxydés de l'azote, enfin et surtout la découverte de l'urée et de l'acide urique, furent le point de départ d'études urologiques plus sérieuses. Les premières études sur le diabète sucré et sur l'albuminurie, qui furent contemporaines de ces découvertes, contribuèrent à appeler l'attention des cliniciens sur la nécessité d'analyser les urines. L'urologie devint dès lors une science positive. Toutefois, aujourd'hui encore, on ne tient pas toujours assez grand compte des résultats qu'elle peut et doit fournir, et c'est pourquoi elle ne progresse pas aussi rapidement qu'on était en droit de l'espérer. Un grand nombre de médecins, en effet, ne songent à faire pratiquer l'analyse des urines de leurs malades que lorsqu'ils soupçonnent l'existence d'une maladie organique des reins ou l'imminence de la glycosurie. Souvent on se borne, dans les analyses que l'on pratique, à indiquer qu'il n'existe ni albumine, ni sucre dans le petit échantillon que l'on a demandé au malade. On oublie ou l'on ignore que dans un très-grand nombre d'affections le dosage exact et précis de l'urée, de l'acide urique, de l'acide phosphorique, des chlorures, etc., que l'examen histologique du sédiment urinaire, enfin que la densité de l'urine et la proportion de ce liquide émise dans les vingt-quatre heures, peuvent éclairer le diagnostic, le pronostic, et, en comparant les analyses successives faites à diverses périodes, le traitement de la maladie.

Il convient donc d'insister sur la nécessité de faire pratiquer fréquemment, par un médecin ou un pharmacien habitués à ce genre de recherches, l'analyse des urines d'un malade dont on veut suivre exactement la maladie. Il importe que cette analyse porte, soit sur les urines recueillies pendant vingt-quatre heures consécutives, soit, lorsque l'on ne peut recueillir les urines des vingt-quatre heures, sur un mélange des urines de la journée et de la nuit. On pourra, dans ce dernier cas, en connaissant approximativement la quantité émise dans les vingt-quatre heures, arriver à un résultat cliniquement suffisant.

Ce résultat, nous l'indiquerons au fur et à mesure de l'étude que nous allons

entreprendre en passant successivement en revue les caractères physiques et
chimiques de l'urine, sans insister ni sur l'étude détaillée des composés qui ont
été passés en revue dans l'article qui précède, ni sur les caractères que peut
présenter l'urine dans les maladies (albuminurie, diabète, hématurie, oxalurie,
polyurie, phosphaturie, etc.), qui ont été dans ce Dictionnaire l'objet d'articles
spéciaux, ni enfin sur les maladies des voies urinaires ou les maladies générales
qui influent sur l'état des urines (*voy.* Cœur, Fièvre, Miction, Reins, etc.).

Examen physique de l'urine.   On peut considérer dans une urine sa quantité,
son odeur, sa saveur, sa couleur, sa transparence, caractères objectifs de constatation facile que compléteront ensuite des analyses chimiques et des expériences
physiologiques plus ou moins délicates.

La quantité des matériaux solides éliminés par les reins en vingt-quatre
heures est, dans les conditions physiologiques normales, sensiblement constante
chez le même individu. On peut établir une véritable proportion entre le poids
de l'organisme et la quantité de ces matériaux. Chaque kilogramme de l'animal
sécrète 1 gramme d'urine anhydre : donc un homme du poids moyen de 65 kilogrammes en sécrétera 65 grammes. Certaines différences de race et d'alimentation surtout font que le chiffre est fixé par les uns à 40 grammes et par les
autres à 60 et 70. Dans les mêmes conditions la quantité du liquide qui dissout
cette urine anhydre varie dans de plus grandes proportions. Le rein est en effet
la principale *surface* par laquelle se dégage l'excès d'eau de l'organisme, et son
fonctionnement qui assure la dépuration organique maintient aussi l'équilibre
de la tension artérielle dans une mesure bien plus importante que l'évaporation
pulmonaire et la sécrétion sudorale.

Il est donc facile de prévoir que physiologiquement la quantité des urines
éliminées normalement dans les vingt-quatre heures est soumise à de nombreuses variations. Lœbisch l'évalue à 12 ou 1600 centimètres cubes, Salkowski
de 15 à 1700. Sans sortir de l'état physiologique on peut observer des variations
bien plus grandes et qui vont, paraît-il, d'un minimum de 1000 et même 600 centimètres cubes (Lœbisch) à un maximum de 3000 (Vogel). Ces deux extrêmes
sont exceptionnels et les chiffres de 14 à 1500 centimètres cubes pour l'homme,
de 1000 à 1200 pour la femme, représentent assez exactement la moyenne du
volume, au moins en France (expériences d'Yvon). Quoique le fonctionnement
des reins soit constant, leur activité n'est pas la même à toutes les heures de la
journée. Le maximum d'activité mesuré à la quantité d'urine émise est dans les
heures qui suivent le repas. Le minimum est pendant les heures de nuit et le
chiffre se relève dans la matinée. Ces différences tiennent au fait des repas et
du travail : ainsi les personnes qui travaillent la nuit urinent autant que le jour.
La fonction régulatrice et épuratrice des reins fait prévoir que toutes les fois
qu'il y aura dans le sang, ou excès de liquide, ou excès de matériaux de dénutrition, une polyurie transitoire devra en être la conséquence, car une grande
quantité de matériaux solides ne peut être dissoute et éliminée que par une
diurèse exagérée. Mesurant à l'aide de nombreuses expériences le taux de la
sécrétion horaire de l'urine, Vogel établit les chiffres suivants ; elle est de
77 centimètres cubes après midi, 58 pendant la nuit, 69 pendant la matinée.
Pour fixer la mémoire, on peut dire en somme que 1 kilogramme d'une personne adulte sécrète 1 centimètre cube d'urine par heure (Math. Duval). Un excès
de boisson est suivi d'une polyurie essentiellement transitoire remplacée souvent par de l'oligurie quelques heures plus tard. Cette influence commence

généralement une heure après l'ingestion de l'excès de liquide et dure environ sept heures, après lesquelles tout l'excès est éliminé. Les émotions un peu vives retentissent sur la sécrétion au même titre que les excès de boissons. C'est un phénomène qu'on peut rapprocher de l'effet produit par la piqûre du quatrième ventricule (Claude Bernard).

Notons encore comme causes de polyurie les boissons chargées d'acide carbonique, le thé, le café, la bière, la respiration dans l'air comprimé (Vivenot); ce dernier fait a été contesté par plusieurs auteurs.

L'urine n'est pas la seule voie d'excrétion de l'eau, mais la plus importante, et cependant la quantité d'eau éliminée par cet émonctoire dépasse généralement de environ 1/10 ou 1/20 le volume des liquides absorbés. Soumis à la diète sèche, les animaux en expérience continuent à uriner. Sur quatre hommes de vingt à vingt-cinq ans soumis au régime sec, la moyenne serait tombée à 57 centimètres cubes (Danlos). Harley a privé six chiens de boisson pendant trois mois et ils rendaient une moyenne de 166 centimètres cubes d'urine par jour. Dans ces divers cas l'eau provient soit de l'absorption pulmonaire, soit de la décomposition des aliments.

Les femmes boivent généralement moins que les hommes, aussi la quantité d'urine qu'elles émettent est-elle un peu moindre. L'âge influe aussi dans une certaine mesure sur la quantité. Biederman ainsi que Martin Ruge ont fait quelques expériences sur les nourrissons; la quantité d'urine émise par eux va en augmentant tous les jours pendant un certain temps; de 12 centimètres cubes le premier jour, elle monte à 61 dès le dixième. A poids égal chez les nourrissons la quantité d'urine est trois ou quatre fois plus abondante que chez l'adulte, mais elles sont surtout plus diluées, la quantité de matières fixes étant de une fois et demie à deux et trois fois plus petite (Cruce). Ces différences tiennent à la nature de l'alimentation liquide des nouveau-nés.

L'alimentation abondante exerce sur la quantité de l'urine émise une influence dans le même sens que la boisson. L'urine est en particulier plus abondante avec une nourriture animale (Lehmann). Un chat nourri avec de la viande urine d'autant plus qu'il en mange davantage.

Au point de vue physiologique, on voit que la boisson, l'alimentation, l'âge et le sexe, peuvent modifier dans de certaines limites le taux de l'excrétion urinaire. Il nous reste à étudier l'influence de la maladie et de certaines médications.

Disons tout d'abord que cliniquement la mesure n'est pas toujours facile et que en particulier, chez la femme, elle est presque impossible à fixer d'une manière rigoureuse; chez l'homme et chez certains animaux on arrive à des résultats assez exacts en attachant un réservoir à la verge. La polyurie et l'oligurie n'ont une véritable importance que si elles ont un caractère persistant. La polyurie est un symptôme commun à plusieurs maladies.

A la période aiguë de toutes les maladies fébriles la quantité des urines est diminuée; elle revient à la normale vers la fin de la maladie lorsque l'issue doit être favorable et souvent on constate de la polyurie pendant la convalescence. L'élimination nécessaire de déchets organiques plus abondants à la suite de fièvres explique cette polyurie.

Les influences pathologiques qui diminuent la quantité des urines sont plus fréquentes que celles qui les exagèrent. Symptôme banal des pyrexies au début, l'oligurie prend une importance très-grande chez les cardiaques et chez les brigthiques, la baisse persistante de la quantité de liquide évacuée est un présage d'urémie. Au contraire, la diminution de la quantité d'urine excrétée, diminution qui peut aller jusqu'à l'*anurie*, est un symptôme sans gravité chez certains hystériques. Dans ce cas les vomissements des malades éliminent l'urée et rendent le défaut de l'excrétion urinaire compatible avec une santé relativement bonne.

Il y a des médicaments qui augmentent ou diminuent la diurèse : les sels de fer et de cuivre, l'ergot de seigle, la valériane surtout qui, d'après les observations de l'un de nous, est l'un des médicaments les plus actifs à employer contre certaines formes de la polyurie, la diminuent. Une action inverse est produite par les boissons abondantes, spécialement les liquides mousseux, le café, la bière et un ensemble de médicaments qui augmentent la tension sanguine et la force du cœur, tels que la digitale, et certains sels dont l'élimination par les reins en active le fonctionnement (*voy.* Diurétiques).

Les déplétions liquides, abondantes par le fait de diarrhées profuses, du choléra, des purgatifs, par suite encore de sudations considérables, amèneront l'oligurie.

La considération de la quantité d'urine émise dans les vingt-quatre heures n'a d'importance réelle que si elle se complète par l'examen de la *densité*. Mais ces deux mesures suffisent dans bien des cas à mettre sur la voie d'un diagnostic précis. On prend la densité au densimètre pèse-urine ou par la méthode des volumes (*voy.* plus haut page 511).

La densité moyenne varie de 1018 à 1022, elle diminue après une ingestion abondante de liquides, elle augmente après de fortes sueurs. En présence d'un polyurique dont le liquide urinaire présente une densité supérieure à 1,030, on peut conclure au diabète ; une densité de 1,003 à 1,005 fait penser à une polyurie simple ou à une néphrite interstitielle.

L'urine émise après des boissons abondantes ou sous l'influence d'émotions (*urina potus* et *urina spastica* des Anciens) offre une densité faible : 1005 et 1002 même (Ranke, Salkowski) ; après une marche prolongée, des sudations, elle peut s'élever et 1035 et 1040 (Cruse), chez l'enfant sevré elle est de 1012 à 1018 (Vierordt).

Comme nous l'avons déjà dit, l'urine conservée dans la vessie se concentre et en éloignant les mictions on arrive à excréter un liquide plus dense. C'est surtout l'eau qui se résorbe, puis vient l'urée ; les sels diminuent beaucoup moins vite ; l'urine plus riche en sels, plus pauvre en eau et en urée, augmente de densité. Dans une même miction, il arrive que les premières portions émises sont plus denses que les autres (Edlefsen).

Augmentée dans les fièvres, diminuée dans les états cachectiques, augmentée dans le diabète, la densité de l'urine doit être prise avec soin dans certains cas déterminés. A elle seule elle met sur la voie d'un diagnostic et donne une signification précise à l'évaluation de la quantité émise en vingt-quatre heures.

La *couleur* de l'urine est un signe très-important. Quelquefois incolore, elle passe par gradations insensibles du jaune pâle au jaune rougeâtre et peut en outre, sous certaines influences, prendre des teintes très-diverses.

Les différentes nuances de coloration se rapportent à trois groupes qui comprennent chacun trois subdivisions.

1° Urine jaune avec nuances jaune pâle, jaune clair et jaune proprement dit.

2° Urine rouge avec nuances jaune-rouge, rouge-jaune et rouge.

3° Urine brune avec les sous-divisions brun-rouge, rouge-brun, brun-noir.

La couleur de toute urine peut être rapportée à l'une de ces neuf nuances qui constituent l'*échelle de couleurs de Vogel*, du nom du chimiste qui l'a conçue.

Les colorations amenées par la présence de pigments biliaires ou autres se désignent par des nuances spéciales rappelant soit leur origine, soit leur aspect, ainsi on dit : urine bilieuse, urine sanguinolente.

La matière colorante de l'urine paraît dériver de la matière colorante du sang. Thudichum l'a étudiée et lui a donné le nom d'*urochrome*, substance soluble dans l'eau, dans l'éther, les acides minéraux et les alcalis, peu soluble dans l'alcool. Elle s'oxyde à l'air et se transforme en uroérythrine qui colore les dépôts d'urates.

L'*urochrome* n'est pas une substance bien définie et l'opinion de Tudichum à son sujet n'est pas admise d'une manière très-générale. Harley a décrit sous le nom d'*urohématine* une substance qu'il extrait de l'urine et qu'il considère comme la vraie matière colorante, il lui fait jouer un rôle physiologique considérable et la place bien au-dessus de l'urée pour mesurer le taux des combustions organiques. Les conditions dans lesquelles Harley a obtenu l'urohématine ne permettent pas de considérer cette substance comme un produit naturel : c'est un mélange dû à l'action des réactifs sur les divers éléments colorés de l'urine. La présence de l'*urohématine* se révèle dans l'urine par l'addition de l'acide azotique. Quoi qu'il en soit de la nature de cette substance, il est certain que chez quelques sujets l'addition d'acide azotique à l'urine préalablement chauffée produit une coloration rouge foncé presque brun. Cette réaction est indépendante de l'alimentation et de l'élimination des médicaments. Harley y ajoutait une grande importance et la considérait comme un signe de dénutrition. Nous l'avons observé bien des fois chez des sujets cachectiques et profondément débilités. L'étude des conditions dans lesquelles elle se produit et de ses causes mériterait de nouvelles recherches.

On s'accorde assez généralement à ne pas considérer dans l'urine une seule matière colorante dont les variations seraient au reste impuissantes à rendre compte de toutes les teintes de l'urine normale (Méhu). C'est ainsi qu'à côté de l'urochrome et de l'urohématine on a décrit l'urobiline (Jaffé), l'hydrobilirubine, l'uroxanthine (Heller) ou indican. Les teintes jaunes plus ou moins foncées sont normales. Dans les cas de polyurie non diabétique les urines sont incolores et peu denses ; elles le sont d'une manière transitoire à la suite d'émotions ou de boissons abondantes. Les urines très-concentrées qui suivent les repas copieux ou des exercices violents, celles qui ont été longtemps contenues dans la vessie ou émises par des fébricitants, sont fortement teintées de jaune.

Les Anciens, qui n'avaient pas la ressource et le contrôle de l'analyse chimique, ajoutaient une grande importance à l'examen de la coloration. Pour Boërhaave, une urine colorée et parfaitement insipide indique un épuisement du sang ; une urine blanche indique le transport dans une maladie aiguë, et dans le transport aigu la mort. Zimmermann croyait avoir observé que dans les maladies aiguës dès que l'urine pâlissait il s'ensuivait un changement avantageux.

L'urine rouge était considérée comme un symptôme de maladie inflammatoire. L'urine incolore est propre aux hystériques et aux hypochondriaques dans leurs accès. La coloration ictérique était aussi connue des Anciens.

Aujourd'hui il suffit de distinguer les simples modifications de nuance des véritables changements de couleur imprimés à l'urine par la présence d'éléments anormaux introduits accidentellement dans l'organisme ou provenant de processus pathologiques.

Certains médicaments éliminés par les urines leur communiquent une coloration spéciale. Ainsi l'acide phénique absorbé à l'intérieur ou encore à la surface de plaies un peu étendues colore l'urine en noir, la rhubarbe donne une teinte qui rappelle celle produite par les pigments biliaires; la gomme-gutte, le séné, la grande chélidoine, agissent d'une manière analogue, tandis que le bois de campêche, les baies d'airelle, les mûres donnent une teinte rouge. Rayer a vu l'emploi de l'indigo donner à l'urine une teinte bleu verdâtre. Il est bon d'être prévenu de ces faits.

Lorsqu'un changement survient dans la coloration de l'urine, il peut se faire qu'elle soit sécrétée ainsi par suite d'une modification dans la composition du sang ou dans l'état du filtre rénal, ou encore que sécrétée normale elle entraîne des produits étrangers qu'elle rencontre dans les voies urinaires. A cette dernière cause se rapportent les teintes dues à la présence du sang et du pus. L'urine est rouge et souvent presque noire quand elle contient du sang épanché dans la vessie. Elle est d'un blanc sale ou blanc jaunâtre quand elle contient du pus. Elle présente un aspect sanieux noirâtre dans les lésions profondes de la muqueuse vésicale, telles que cystite pseudo-membraneuse, dégénérescence cancéreuse ou fongueuse (Guyon).

Les urines ictériques ont une couleur jaune orange, verte, verdâtre, brune, suivant les cas. Des réactifs chimiques simples permettent de les distinguer des *urines hémaphéiques ;* ces dernières ont aussi une origine hépatique, elles sont ambrées, rougeâtres, assez analogues à la bière. Elles forment sur le linge des taches couleur saumon. On les rencontre toutes les fois qu'il y a trouble profond dans la sécrétion biliaire, et surtout dans les lésions organiques du foie, ainsi que dans les empoisonnements et les fièvres graves.

Les acides biliaires peuvent être retrouvés dans les urines hémaphéiques.

On rencontre d'une manière exceptionnelle des urines bleues ou vertes. Janus Plancus dit avoir observé une urine bleue chez un malade mort d'une *dysurie*. Elle déposa, dit-il, un sédiment bleu clair, et avait l'odeur du sel ammoniac. A l'ouverture de la vessie, il ne remarqua pas la moindre apparence de taches bleues ni de calculs. C'est pourquoi, ajoute Zimmermann qui cite le fait, on pense que cette urine devait avoir séjourné dans un vase de cuivre.

Il n'est pas nécessaire de recourir à cette hypothèse pour accepter le fait de Janus Plancus, et cette coloration bleue a été observée quelquefois par des auteurs contemporains.

Laache cite le cas d'un enfant de treize ans, atteint d'une péritonite, suite de perforations, dont l'urine avait une *teinte bleue foncé*, et soumise à la filtration abandonnait à la face interne du filtre une couche épaisse d'un bleu violet. Hassall dès 1859 rapportait un très-grand nombre de cas du même genre. Ces urines ne sont généralement pas bleues à l'émission, mais la coloration survient soit naturellement par un certain commencement de décomposition, soit par l'addition de quelques réactifs.

La matière bleue est tantôt en fragments imperceptibles, visibles seulement au microscope, quelquefois cristallisée, le plus souvent amorphe. Cette teinte est rare et sa valeur séméiologique mal définie.

La teinte *verte*, lorsqu'elle n'est pas une des formes de l'urine ictérique avec

prédominance de la biliverdine, peut être due à la présence simultanée de
sédiments bleus et de sédiments jaunes.

Un aspect blanchâtre ou laiteux appartient aux urines chyleuses.

L'*odeur* de l'urine fraîche est *sui generis*, aromatique et pas spécialement
désagréable. Elle est souvent caractéristique de l'espèce dans la série animale :
l'urine du chat, par exemple, est toute spéciale; d'autres fois l'odeur est due à
la présence de certains acides volatils, tel que l'acide phénique. Les états pathologiques ainsi que l'absorption de certaines substances ont une grande
influence sur cette qualité du liquide urinaire.

Dans certaines fièvres graves l'urine a une odeur très-forte (Boerhaave), on l'a
comparée à l'odeur de souris. Dans le cancer de la vessie les urines sont fétides,
elles sont fades et sentent l'aigre dans l'albuminurie; l'odeur ammoniacale
indique un commencement de putréfaction; l'odeur d'hydrogène sulfuré est
d'un pronostic fâcheux, elle s'observe dans certaines urines purulentes et aussi
dans quelques cas de péritonites avec perforation. Une odeur fécale prononcée
indique la présence de matière fécale dans l'urine, par suite d'une communication accidentelle entre l'intestin et la vessie.

La térébenthine, le copahu, le cubèbe, le safran, les asperges, dont certains
principes plus ou moins modifiés sont éliminés par les urines, communiquent à
ce liquide une odeur aromatique spéciale.

La valériane, l'ail, le castoréum, lui communiquent leur propre odeur. Ces
phénomènes ne se produisent pas dans certaines affections rénales et leur
absence est un élément de diagnostic assez utile (de Beauvais).

La *saveur* de l'urine est amère et légèrement saline, elle est sucrée dans le
diabète et les ressources de la chimie permettent de ne pas avoir recours à cet
examen répugnant.

Au moment de son émission, l'urine est transparente, elle mousse plus ou
moins, et les Anciens attachaient une certaine importance à la manière dont se
forme la mousse et même à la grosseur des bulles : observation minutieuse et de
peu de portée. On peut dire cependant que les urines purulentes et les urines
albumineuses présentent une mousse à bulles assez fines et persistantes. Les
urines purulentes et ammoniacales ont une consistance filante et mucilagineuse.
La transparence des urines se trouble par le repos; il s'y forme des nuages
produits par des débris épithéliaux. En se refroidissant, elles laissent aussi
déposer quelques urates qu'une légère élévation de température fait redissoudre.
Ces urates sont plus abondants dans les maladies fébriles et aussi après des
excès de fatigue ou de nourriture. Une urine non transparente à l'émission
indique un état pathologique : présence de pus, de sang, de matières grasses.

Réactions. Parmi les liquides de l'économie les uns offrent une réaction
fixe : soit acide, le suc gastrique, par exemple; soit alcaline, comme la lymphe,
la bile, la salive; les autres offrent une réaction mobile, telles l'urine et la sueur,
liquides excrétés qui sortent du sang et n'ont pas de rôle physiologique à
remplir. L'urine a donc une composition mobile : transparente ou trouble,
incolore ou fortement teintée, elle est tantôt alcaline, plus souvent acide. Il n'y
a qu'un moyen d'avoir des urines comparables entre elles, soit chez le même
animal, soit chez des individus différents : c'est l'abstinence. La lessive du
corps, n'étant plus alors modifiée par les divers éléments de l'alimentation, a
un type primitif qui appartient aux carnivores comme aux herbivores et d'où
l'on peut partir pour étudier les modifications produites par les diverses condi-

tions physiologiques. Les urines de l'abstinence sont toujours acides. Tandis que habituellement l'urine est acide chez les carnivores et alcaline chez les herbivores, on peut en renversant le régime renverser aussi la réaction. La réaction acide est en rapport avec l'alimentation *azotée* d'origine animale ou végétale. L'animal à jeun se nourrit de sa propre substance et a une urine acide (Cl. Bernard).

Pour que l'urine présente la réaction propre à telle ou telle alimentation, il faut que celle-ci soit prépondérante. Il y a toujours en effet deux facteurs à considérer, l'alimentation d'une part à cendres alcalines ou acides et la nutrition intime des tissus dont la lessive est toujours acide. Pour l'homme la résultante de ces deux influences est dans les conditions normales, l'acidité du mélange des urines de vingt-quatre heures. A différentes heures de la journée, principalement dans la période de digestion, l'urine peut être plus ou moins acide et même alcaline ; l'acidité est plus marquée le matin au réveil, elle diminue ensuite dans la journée (Delavard, Cl. Bernard).

Fustier a démontré, contrairement à d'autres assertions, que le maximum d'acidité se rencontre environ quatre heures après les repas. Relativement au poids du corps l'acidité est plus grande chez le nouveau-né que chez l'adulte ; elle se relève sous l'influence de l'alcool et du régime lacté, elle est très-intense dans le diabète et le rachitisme.

Les inflammations de la vessie et des uretères amènent fréquemment une décomposition de l'urine en sels ammoniacaux qui font disparaître la réaction acide. D'une manière générale, quand chez l'homme l'urine est neutre ou alcaline, il faut s'enquérir du régime ; et dans les cas où il ne peut être incriminé on doit penser à un état morbide des voies urinaires. L'urine neutre elle-même est le plus souvent une urine qui tend à se putréfier ou qui a même subi un certain degré de putréfaction.

La réaction de l'urine doit être prise au moment de l'émission ou peu après, car au bout de quelques heures elle peut s'être modifiée et être devenue alcaline.

Il est important de reconnaître si une urine alcaline est ammoniacale ; il suffit pour cela de la faire chauffer dans un tube ; une odeur ammoniacale se dégage, et en présentant au-dessus du tube une baguette trempée dans l'acide chlorhydrique on voit apparaître le nuage blanc caractéristique du chlorhydrate d'ammoniaque.

Au point de vue clinique, l'alcalinité non ammoniacale a une certaine importance parce qu'elle facilite la formation de sédiments et rend en outre la putréfaction plus rapide. Une acidité faible n'a aucune valeur pronostique, à moins que succédant à l'état ammoniacal elle n'indique un retour à la santé.

L'acidité est due indirectement à l'acide urique qui, déplaçant une partie de la base du phosphate de soude, le transforme en phosphate acide. Elle peut être due partiellement à l'acide carbonique et elle diminue alors par l'ébullition qui le chasse.

I. Composition de l'urine. La composition de l'urine est mobile, comme nous l'avons vu. L'analyse complète y révèle les principes suivants : eau, urée, créatine, créatinine, allantoïne, matières colorantes, acide carbonique, acide urique, acide hippurique, acide benzoïque, chlorures alcalins, phosphates alcalins de soude, phosphates alcalins de potasse, phosphates alcalins de chaux ; phosphates alcalins de magnésie, phosphate acide de soude, sulfates acide de soude, sels ammoniacàux et sels de fer (des traces).

On y a découvert en outre un certain nombre d'autres principes qui s'y trouvent en quantité plus ou moins appréciable, tel que l'alcool dont on peut retrouver des traces en dehors de toute ingestion de ce principe (Béchamp); tels sont aussi certains alcaloïdes découverts par A. Gautier et qui contribuent à donner à l'urine normale ou pathologique un caractère de toxicité, objet récent de très-intéressantes études (Bouchard).

Nous allons étudier chacun de ces principes suivant leur rang d'importance, sans mentionner cependant ceux qui sont l'objet d'articles spéciaux ou qui n'ont qu'un intérêt d'ordre chimique sans aucune application à la pathologie ou à la clinique.

I. ÉLÉMENTS NORMAUX DE L'URINE. *Urée.* De toutes les matières organiques contenues dans l'urine, l'urée est sans contredit la plus importante, tant par sa quantité considérable que par son rôle physiologique (*voy.* article URÉE, p. 101). Il est peu de substances qui aient au même degré excité la sagacité des chimistes et des physiologistes. Elle représente le degré d'oxydation le plus avancé sous lequel s'élimine la matière azotée. Sa production peut jusqu'à un certain point servir de mesure à l'activité des échanges nutritifs. Le rein joue à son égard le rôle d'organe excréteur, mais elle se forme dans l'intimité des tissus; on la trouve normalement dans le sang, en plus grande abondance dans l'artère que dans la veine rénale. Lorsque les reins ne fonctionnent plus ou fonctionnent mal, lorsque, comme dans les expériences de Prévost et Dumas, ils ont été extirpés, ce principe immédiat s'accumule dans le sang et on l'y retrouve en plus grande quantité. On l'observe dans un grand nombre d'humeurs. Claude Bernard en a noté la présence en grande abondance dans la lymphe; on l'a recueillie aussi dans l'humeur vitrée (Millon), la salive, la sueur, le liquide de l'ascite, le liquide amniotique (Harley); dans ce dernier cas sa présence s'explique par le mélange avec l'urine du fœtus.

La théorie faisait prévoir que l'urée était produite par l'oxydation des matières albuminoïdes. Une expérience de Béchamp, reproduite par Ritter, mais contestée encore par quelques chimistes, semble confirmer cette vue physiologique. Béchamp et Ritter disent avoir pu obtenir de l'urée par oxydation de la fibrine en présence du permanganate de potasse.

L'urée apparaît dans l'urine dès les premiers jours de la naissance, du premier au quinzième jour elle varie de 30 à 40 centigrammes. Yvon a recueilli dans la vessie d'un enfant mort au passage 4 centimètres cubes d'urine qui contenaient $0^{gr},0065$ d'urée. Il résulte en outre des expériences de Harley que les enfants excrètent en réalité et relativement à leur poids plus d'urée que les adultes et que les individus du sexe féminin à toutes les époques de la vie.

— Voici le résumé de ses recherches :

QUANTITÉ D'URÉE DANS L'URINE DES 24 HEURES

SEXE ET AGE.	QUANTITÉ ABSOLUE		PROPORTION RELATIVE A CHAQUE LIVRE DU POIDS DU CORPS	
	grammes.	grains.	grammes.	grains.
Garçon âgé de 18 mois.	8 à 12 =	124,0 à 186,0	0,40 =	6,2
Fille âgée. —	6 à 9 =	93,0 à 139,5	0,35 =	5,4
Homme âgé de 27 ans.	25 à 35 =	387,5 à 542,5	0,25 =	3,8
Femme. —	20 à 30 =	310,0 à 465,0	0,20 =	3,1

Ces faits démontrent que la quantité excrétée journellement est soumise à des variations très-notables. Les auteurs sont loin d'être tous d'accord sur le chiffre normal de l'urée excrétée en vingt-quatre heures; il dépend à l'état physiologique des races, de l'âge, du sexe, du climat, et encore plus du mode habituel d'alimentation.

La quantité d'urée ainsi éliminée se répartit inégalement aux différentes heures de la journée et suivant le repos, l'activité, le sommeil ou la veille, la période de la digestion. Yvon s'est appliqué à uriner toutes les heures pendant vingt-quatre heures et a dosé l'urée de chaque miction : les résultats de cette expérimentation sont résumés dans le tableau suivant :

	HEURE.	VOLUME DE L'URINE.	DIVISIONS D'AZOTE.	QUANTITÉ PAR LITRE.	QUANTITÉ RÉELLE.
		c. c.		grammes.	grammes.
Déjeuner à 11 heures.. . . .	1 1/2	80	48	20,53	1,64
—	2 1/2	54	50,5	21,57	1,17
—	3 1/2	72	42	17,94	1,29
—	4 1/2	88	40	16,90	1,48
—	5 1/2	85	41	17,28	1,62
Diner à 6 heures..	6 1/2	40	48	20,53	0,82
—	7 1/2	54	51	21,99	1,17
—	8 1/2	80	45	19,24	1,53
—	9 1/2	45	55	23,50	1,05
Dépôt d'urate	10 1/2	52	75	32,03	1,65
Urine claire.	11 1/2	45	78	33,33	1,50
Coucher.	12 1/2	56	78	33,33	1,20
—	2	54	78	33,33	1,80
—	4 1/2	75	79	33,75	2,53
—	5 1/2	19	80	34,17	0,70
Lever.	6 1/2	35	77,5	33,11	1,16
—	7 1/2	38	62	26,48	1,00
—	8 1/2	35	54,5	23,28	0,81
Déjeuner..	9 1/2	70	45	19,24	1,34
—	10 1/2	50	47	20,08	»
Déjeuner..	11 1/2	48	46	19,63	1,94
—	12 1/2	34	47	20,08	1,'8
		1189	Moyenne. . . 24,08		28,28

De nouvelles expériences seraient nécessaires pour arriver à des conclusions un peu plus précises. Yvon, en urinant toutes les heures, introduit dans la fonction un certain trouble dont la sécrétion a pu subir le retentissement. Le fait de retenir un certain temps les urines suffit à en diminuer la quantité; il est même établi que la diminution ne porte pas uniquement sur la partie liquide.

Les mictions très-fréquentes peuvent bien être à l'inverse une cause de sécrétion augmentée.

De nombreux observateurs, parmi lesquels nous citerons tout d'abord Claude Bernard, puis Harley, Quinquaud, Thudichum, ont étudié expérimentalement les causes qui modifient la sécrétion de l'urine. Le régime doit être placé en première ligne; remarquons tout d'abord que pour obtenir des résultats comparables entre eux il faut doser les urines de vingt-quatre heures. Franque en opérant sur lui-même éliminait en vingt-quatre heures :

Avec une nourriture animale (3 livres 1/2 de viande), 92 grammes d'urée en 24 heures, soit environ 3gr,86 par heure et 0,53 pour chaque livre du poids du corps.

Avec une nourriture mixte (3 livres 1/2 de viande), 37 grammes d'urée en 24 heures, soit environ 1^{gr},50 par heure et 0,21 pour chaque livre du poids du corps.

Avec une nourriture végétale (3 livres 1/2 de viande), 28 grammes d'urée en 24 heures, soit environ 1^{gr},08 par heure et 0,15 pour chaque livre du poids du corps.

Avec une nourriture non azotée (3 livres 1/2 de viande), 16 grammes d'urée en 24 heures, soit environ 0^{gr},69 par heure et 0,09 pour chaque livre du poids du corps.

L'action immédiate du repas ferait augmenter l'urée de 25 pour 100 dans les heures qui le suivent (Rabuteau). Panum a vérifié sur un chien l'action directe et rapide de l'alimentation. Le nourrissant avec 500 grammes de viande, il pratiquait sur lui le cathétérisme aspiratif à intervalles réguliers. Il a reconnu que l'élimination était en excès dès les trois premières heures et qu'au bout de sept heures la moitié environ de l'urée répondant à la nourriture absorbée était éliminée.

Il serait illégitime de conclure de ces faits que l'urée est le produit direct et unique de la transformation et du dédoublement des peptones alimentaires. Un animal soumis à une rigoureuse abstinence continue à excréter de l'urée ; preuve évidente qu'elle provient de la désassimilation des tissus. D'une expérience faite sur l'homme Bouchard conclut que chaque kilogramme du poids du corps produit en vingt-quatre heures par le seul fait de la désassimilation 20 centigrammes d'urée. Dans les conditions ordinaires, chez un homme soumis à la ration dite d'entretien, le chiffre serait d'après le même auteur de 35 à 36 centigrammes. Toutefois l'urée d'origine alimentaire ou dérivée de l'albumine circulante varie dans des proportions assez grandes du fait de l'alimentation.

Plusieurs auteurs insistent pour établir que l'urée ne provient pas des peptones, mais a toujours et exclusivement pour origine la désassimilation. Yvon, qui se rallie à cette opinion, veut expliquer l'influence immédiate des repas sur l'excrétion ; il considère que l'arrivée dans le torrent circulatoire de tous les matériaux provenant de la digestion est une cause de dénutrition plus rapide, analogue à l'ingestion de boissons en grande quantité ou à l'exercice musculaire. Chez un homme à l'état d'entretien, l'élimination de l'urée est proportionnelle à l'alimentation, et Voit a établi que, dans ces cas, la quantité d'urée est égale à celle de l'azote que l'organisme reçoit par la nourriture. C'est ce qu'on appelle la loi de Voit.

Bouchard croit pouvoir déduire des expériences de cet auteur et de celles de Bishoff que 100 grammes de viande alimentaire augmentent de 6 grammes la quantité d'urée des urines.

On le voit donc, bien qu'elle soit très-active, l'influence qu'exerce l'alimentation sur la quantité d'urée éliminée dans les vingt-quatre heures n'est pas encore très-clairement définie. Celle des boissons est moins bien connue encore.

Qu'elles augmentent la diurèse, le fait n'avait besoin d'aucune démonstration, mais on n'en pouvait conclure nécessairement à leur influence sur la production de l'urée.

Forster soumet un chien à une abstinence rigoureuse pendant sept jours. Du cinquième au septième jour, l'urée éliminée en vingt-quatre heures oscille entre 12^{gr},1 et 12^{gr},8. Il injecte alors dans l'estomac 3 litres d'eau et l'urée monte brusquement à 22^{gr},0. Voit, sur un chien qui éliminait 16^{gr},3 d'urée, en a dosé 21^{gr},3 après ingestion de 1957 grammes d'eau. Des expériences de Harley, de Genth et d'un certain nombre d'auteurs, permettent d'arriver à des conclusions analogues. On comprend très-bien que chez un sujet privé de boisson la

dépuration organique soit incomplète, et que l'ingestion de quantités considérables d'eau, survenant après une période d'abstinence plus ou moins rigoureuse,
soit l'occasion d'une élimination plus considérable de résidus organiques peut-être
retenus en partie antérieurement. Dans des conditions se rapprochant de l'état
physiologique, l'augmentation du volume des liquides ingérés amène-t-elle une
progression correspondante dans le taux d'excrétion de l'urée? La question ainsi
posée est très-différente. Il y a cependant des expériences de Hoffmann, de
Bischoff et de Rabuteau, pour ne citer que les principales, dans lesquelles
l'augmentation de boisson n'a en rien modifié l'excrétion de l'urée. Debove,
expérimentant sur une hystérique à qui il avait par suggestion hypnotique
imposé de longs intervalles de repos avec un régime uniforme dans lequel il
faisait varier seulement et par périodes le taux des boissons, a constaté qu'elles
n'étaient pour rien dans l'excrétion de l'urée. Mais l'hystérie exerce sur la
nutrition des influences encore mal définies et il a fallu reprendre les expériences avec des sujets indemnes de la névrose. Debove les a faites avec le
concours de son interne, Flamant, qui en a été un des sujets. Trois personnes
ont été soumises au régime rigoureux de la viande crue, du pain et de l'eau,
exactement pesés. Une fois l'accoutumance établie au prix d'un certain amaigrissement, le dosage de l'urée a été pratiqué et l'addition de grandes quantités
d'eau au régime n'a en rien modifié son poids.

On pourrait répondre que, si les sujets de Debove n'ont plus varié ni comme
poids, ni comme excrétion d'urée, c'est que le régime auquel il les avait soumis
les avait fait maigrir au maximum et que dès lors ils n'avaient plus rien de
superflu à éliminer. C'est ce qu'a soutenu Albert Robin. Ce dernier s'est appuyé
sur un travail antérieur résumant les expériences de M. A. Genth, l'auteur qui
paraît avoir le mieux étudié la question et avoir conduit ses expériences faites
sur lui-même avec la plus grande précision. En voici les résultats.

Dans une première série d'expériences, faites à blanc, Genth éliminait
70^{gr},129 de matériaux solides, contre 43^{gr},269 d'urée, soit 61,6 pour 100 de
matériaux solides. Il prend 2 litres d'eau, en sus de son régime ordinaire : les
matériaux solides s'élèvent à 75^{gr},057, l'urée à 48^{gr},359, soit 66 pour 100 d'urée.
Enfin, il porte l'eau à 4 litres : les matériaux solides s'élèvent à 75^{gr},358 et
l'urée à 53^{gr},194, soit 70,5 pour 100.

TABLEAU I. — INFLUENCE DES BOISSONS ABONDANTES SUR LA NUTRITION
Calculs d'après les chiffres de A. Genth

RÉGIME.	MATÉRIAUX SOLIDES.	URÉE.	RAPPORT DE L'URÉE AVEC MATÉRIAUX SOLIDES.
	grammes.		
Régime ordinaire......	70,129	43,269	61,6
2 litres d'eau.......	75,057	48,359	66,1
4 litres d'eau.......	75,356	53,144	70,5

Il résulte de ces chiffres que l'ingestion d'une grande quantité d'eau augmente
les combustions, ou, pour mieux dire, les oxydations, sans augmenter parallèlement la désintégration organique, puisque avec une augmentation de matériaux solides de 5^{gr},257, soit 7,5 pour 100, l'urée s'élève de 9^{gr},925, soit 22,9
pour 100.

Pour lever toutes les objections, Robin a repris l'expérience de A. Genth, et est arrivé à des résultats fort approchants, comme on peut s'en rendre compte dans le tableau ci-dessous :

TABLEAU II. — INFLUENCE DES BOISSONS ABONDANTES SUR LA NUTRITION
Expériences personnelles

OBSERVATIONS.	QUANTITÉ D'URINE.	DENSITÉ.	MATIÈRES SOLIDES.	URÉE.	RAPPORT DE L'URÉE AVEC MATIÈRES SOLIDES.
Moyenne de 5 jours..	1200	1025,5	65,75	32,52	49,4
— avec 1250 gr. d'eau.	2150	1013	65,55	34,76	55,2

La concordance est assez exacte, puisque, pour 1,250 grammes d'eau ingérée en plus, l'urée augmente de 2^{gr},24, soit 6,7 pour 100.

De ces faits que nous ne pouvons ici que résumer très-rapidement A. Robin a conclu que l'eau augmente l'excrétion de l'urée en activant à la fois la dépuration organique par un lavage plus complet des tissus et la plus parfaite oxydation des éléments. Il considère que le dosage de l'urée doit être complété par le calcul du rapport dans lequel il se trouve avec les autres éléments fixes de l'urine. Ce rapport constitue ce qu'il nomme le coefficient d'oxydation. Excès d'urée, coefficient d'oxydation élevé, sont deux faits analogues et liés aux mêmes causes ; excès d'alimentation ou d'assimilation. Parallèlement le peu d'excrétion d'urée ou la faible proportion comparée aux autres éléments indique une alimentation insuffisante ou une assimilation incomplète. A. Robin en tire des conclusions spéciales au sujet du traitement de l'obésité. Il conseille de faire boire beaucoup les sujets obèses qui éliminent peu d'urée et d'activer ainsi chez eux la dépuration organique ; il convient de restreindre les boissons chez les autres.

En résumé, l'action de l'eau sur la nutrition et en particulier sur l'excrétion de l'urée, qui en est jusqu'à un certain point la mesure, varie suivant les cas. Une certaine quantité est nécessaire au fonctionnement régulier de l'organisme; un excès toujours rapidement éliminé ne s'accompagne que dans certaines conditions d'augmentation dans l'excrétion de l'urée. Malheureusement ces conditions ne sont pas toutes connues.

Si l'urée est le résultat et le terme ultime de l'oxydation des matières azotées devenues inutiles à l'organisme, toutes les causes qui rendent plus active la vie des éléments organiques, en particulier le travail musculaire, doivent en augmenter la proportion. Envisagée ainsi d'une manière générale, la question paraît d'une solution très-facile, mais, pour peu qu'on pénètre dans le détail des faits et qu'on veuille appeler à l'appui des théories les expériences du laboratoire ou l'observation clinique, témoignages dont le dernier a la plus haute importance, il est très-malaisé d'arriver à des conclusions concordantes.

Un grand nombre d'auteurs s'accordent à dire que le travail musculaire est producteur d'urée ou des substances intermédiaires qui en font parvenir une plus grande abondance dans l'urine. C'est ce qui résulte des expériences conduites avec soin par Draper, par Lehmann, par Hammond ; Voit en a contesté les résultats. Brietzke, expérimentant sur des prisonniers en leur imposant tantôt un travail considérable, tantôt du repos, n'a constaté aucune influence du travail sur l'excrétion de l'urée. Il résulte d'expériences de Kellner que le travail musculaire consomme surtout les aliments ternaires et, s'il s'accompagne d'une alimentation richement azotée, il augmente, mais alors seulement, la production d'urée. Le travail musculaire s'accompagne souvent d'effort dyspnéique et, quand cet effort est souvent renouvelé, il peut en dehors de toute autre cause augmenter le poids de l'urée (Zunth, Oppenheim). Frankel a démontré en effet cette influence de la dyspnée.

Soumettant des chiens à une privation progressive d'oxygène, il a observé chez eux une fonte plus rapide des tissus azotés qui se traduisait par une augmentation considérable du chiffre de l'urée quelquefois triplée. Cette considération explique peut-être les contradictions de certains auteurs. En effet, Von Franque expérimentant sur lui-même a trouvé dans ses urines de vingt-quatre heures :

Avec exercice modéré.	38,877 d'urée.
Avec exercice considérable.	37,995 —

Le travail aurait donc chez lui un peu diminué l'urée. A l'encontre, Ed. Smith a observé que des prisonniers soumis à un travail pénible excrétaient $2^{gr},32$ de plus qu'en ne travaillant pas et $1^{gr},22$ de plus qu'avec un travail modéré.

Gamgée et Paton attribuent une influence très-grande au travail intellectuel ; ils] pensent qu'il augmente l'urée et les chlorures et diminue les phosphates. Ils sont sur ce dernier point en désaccord avec Byasson, qui, dans un intéressant mémoire publié en 1868, a tiré de nombreuses analyses les conclusions suivantes. L'exercice de l'activité cérébrale s'accompagne de la production plus abondante et de l'apparition simultanée dans les urines d'urée, de phosphates et de sulfates alcalins. Il admettait aussi que l'exercice musculaire augmente la production d'urée, de l'acide urique et du chlorure de sodium. Pour lui, étant donné séparément les urines d'un homme qui pendant trois jours aurait suivi une alimentation uniforme et se serait trouvé dans des conditions extérieures sensiblement identiques, il serait possible par l'analyse de savoir à chacun desquels correspond d'une manière relative l'état de repos, ou d'activité cérébrale, ou d'activité musculaire. Les conclusions de Byasson sont à rapprocher de celles de Mairet et Combemale, publiées en 1885 et 1886. Nous y reviendrons à propos des phosphates. Nous remarquerons cependant que le principe sur lequel il se base n'est pas rigoureusement exact. L'urine ne représente pas la totalité des déchets provenant de l'usure organique, il faut tenir compte des diverses excrétions, telles que la sueur, l'exhalation pulmonaire, etc.

L'influence indéniable qu'exercent sur la production de l'urée le travail musculaire ou le travail cérébral avait fait 'croire que l'urée prenait naissance dans le tissu musculaire ; c'était l'opinion de Franque. Proust pensait qu'elle provient surtout des tissus gélatineux : on la retrouve en effet en assez grande abondance dans le tissu musculaire des poissons (Stœdeler et Frerichs), mais les muscles des animaux supérieurs n'en contiennent pas. Leur suc musculaire renferme de la xanthine et de la créatine, résidus de la nutrition, mais produits incomplétement oxydés qui, introduits dans le sang, augmentent la proportion d'urée éliminée et qu'on peut aussi, en dehors de l'organisme, transformer en urée à l'aide de procédés d'oxydation.

Certaines substances médicamenteuses ou alimentaires exercent sur la nutrition une action spéciale dont témoignent des modifications dans l'excrétion de l'urée.

Suivant Roux, l'addition au régime de 50 grammes de café par jour fait monter l'urée de 36 à 41 grammes, mais, une fois l'habitude prise, l'urée revient au bout de peu de temps à la normale sans tomber au-dessous. Le thé exerce une action analogue à celle du café. La coca augmente l'excrétion de l'urée et, d'après certaines expériences, un animal soumis à la diète rend plus d'urée, s'il prend des infusions de coca que, si on lui donne de l'eau pure (Gazeau). Les recherches de Panum, les expériences de Bauer, sur des chiens, confirmées par celles de Frankel et de Rhoman sur des poulets, ont montré que le phosphore augmentait la production d'urée. L'autopsie des animaux soumis à l'expérience a révélé une degénérescence graisseuse étendue. Cazeneuve a obtenu en France des résultats comparables par l'emploi du phosphore en injection sous-cutanée. L'acide antimonique (Gatghens), l'acide arsénique aussi augmentent la production d'urée. Il paraît cependant que l'acide arsénique augmente au début de son emploi la proportion d'urée, mais qu'au bout de peu de jours il la diminue de 20 à 40 pour 100. Le mercure la diminue dès le début de son emploi ; l'alcool, la digitaline, la valériane, le convallaria maïalis, auraient d'après plusieurs expérimentateurs la même propriété. Dans la fièvre intermittente livrée à elle-même, il y a toujours augmentation de l'urée au moment de l'accès ; mais, si elle est traitée par la quinine, cette augmentation fait place dès le troisième jour du traitement à une diminution. D'autres substances ont été, au point de vue qui nous occupe, l'objet de certaines recherches qui pourraient être utilisées par la clinique. Les unes agissent plutôt sur l'excrétion en altérant le rein (néphrite cantharidienne), d'autres sur la nutrition elle-même. Nous avons indiqué celles dont l'action paraissait le mieux étudiée ; nombre d'assertions de cet ordre sont discutables et contradictoires.

On a vu, par tout ce qui précède, qu'à l'état physiologique la quantité d'urée éliminée dans les vingt-quatre heures pouvait varier dans d'assez grandes limites. Nous allons passer en revue les modifications que leur impriment la maladie. Il faut dans ces appréciations tenir grand compte de l'alimentation. A l'état de diète rigoureuse, un sujet sain rend en moyenne 17 à 18 grammes d'urée dans les vingt-quatre heures. Tout malade à la diète qui en rend un chiffre plus élevé produit donc une quantité d'urée supérieure à la moyenne. C'est ce que fait avec raison remarquer Claude Bernard, qui calcule que le fébricitant élimine une fois et demie plus d'urée que les sujets bien portants. Ewald (de Berlin) a constaté que cet excès d'urée s'accompagne d'une augmentation d'acide carbonique qui au lieu de 12 pour 100, chiffre ordinaire, serait chez les fébricitants de 16 à 17 pour 100. Il ne faut pas croire qu'il y ait toujours une corrélation entre la température et le poids de l'urée éliminée. Il arrive souvent que l'urée diminue, tandis que l'hyperthermie continue. Elle augmente souvent au moment de la crise, comme si elle s'était accumulée dans l'organisme pour s'éliminer en masse, au moment où cesse le processus (Hallopeau).

D'une manière générale on peut établir que l'urée croît avec la température fébrile. Il y a cependant à cette loi quelques exceptions : ainsi dans certaines formes fébriles d'ictère grave l'urée diminue et même disparaît. Il arrive souvent que, même lorsque la fièvre est tombée, l'augmentation d'excrétion d'urée se maintient quelques jours, comme si l'élimination d'un excès produit par la fièvre se continuait.

On a peut-être exagéré l'importance du dosage de l'urée au point de vue clinique et surtout comme élément de diagnostic. Les cas dans lesquels il peut être utile sont cependant assez fréquents. Nous en signalerons la diminution comme un signe très-grave dans la néphrite. Tandis que dans certains cas une quantité en apparence suffisante d'urine continue à être excrétée, sa pauvreté en urée est du plus fâcheux augure au point de vue de l'urémie menaçante.

Si l'urée est excrétée en minime quantité dans la néphrite, cela tient plutôt à un trouble dans l'excrétion que dans la formation, puisqu'elle s'accumule dans le sang. Mais certains états morbides sans altération des reins influent sur sa production. Au premier rang, nous citerons l'hystérie. Dans certaines formes de cette névrose, Bouchard l'a vue tomber à 3 grammes par jour.

D'après Thiriar, dans les affections abdominales de mauvaise nature, le chiffre de l'urée rendue en vingt-quatre heures par l'urine descend par degrés et finit par rester inférieur à 12 grammes. Il fait ressortir l'utilité de ce moyen de diagnostic pour les tumeurs de nature douteuse et aussi pour les indications et contre-indications des opérations dans le cas où le sujet n'est ni tuberculeux ni albuminurique, ces deux diathèses amenant aussi l'hypoazoturie.

La moyenne de la quantité d'urée, trouvée par lui dans 34 cas fut de 12 grammes par jour. Dans six autres cas pour lesquels la nature des symptômes tendait à faire admettre le diagnostic du cancer, l'analyse urinaire permit de faire un diagnostic primitivement douteux et la marche de l'affection vint confirmer la déduction de cette analyse. L'*azoturie* ayant été traitée à part dans le Dictionnaire, nous nous contenterons de faire remarquer que l'excès d'urée est fréquent chez les diabétiques, mais qu'il n'est pas constant. Un grand nombre de glycosuriques sont azoturiques par autophagie, et alors ils maigrissent, à moins que, gros mangeurs de viande, ils ne compensent leurs pertes. L'urée augmente aussi beaucoup dans la pneumonie. Dans certaines formes de pneumonie massive, alors qu'on ne trouve au début ni souffle, ni râle, il est bon de se rappeler ce fait, et le dosage de l'urée aide beaucoup au diagnostic pour le départ avec d'autres maladies, la pleurésie principalement. C'est seulement dans la pneumonie que l'on voit un fébricitant à la diète excréter 50 et même 55 grammes d'urée en vingt-quatre heures (Parkes).

Certaines affections du foie s'accompagnant d'une diminution dans la production de l'urée, on en a conclu que cet organe pourrait bien en être le producteur. Cette opinion a été soutenue en France par Brouardel et en Angleterre par Murchison. Il y a excès dans la production d'urée lorsque l'activité fonctionnelle du foie est exagérée; les affections dégénératives de cet organe s'accompagnent d'hypoazoturie : donc le foie est l'organe sécréteur de l'urée. A ce raisonnement appuyé sur quelques faits cliniques on a voulu apporter le secours des expériences physiologiques : elles sont contradictoires. Meisner a trouvé le tissu hépatique riche en urée, mais Hoppe-Seyler, dont l'autorité est grande, n'en a pas trouvé trace, et Salkowski dit qu'elle n'y est pas plus abondante que dans le sang. Sigrist cependant prétend avoir obtenu une production d'urée en électrisant le foie, et Stolnikow l'aurait également réalisée en électrisant un mélange de sang et de tissu hépatique. A côté des conclusions expérimentales mal étayées ou contradictoires, la clinique elle-même ne peut apporter à la théorie des preuves très-convaincantes : tandis que dans l'ictère grave spontané Frerichs a vu l'urée disparaître; dans les intoxications expérimentales, Frankel, ainsi que Cazeneuve, l'ont vue augmenter. Debove a signalé, dans certaines affections chroniques du foie, une urémie caractérisée par l'accumulation d'urée dans le sang et sa diminution dans l'urine (*voy.* URÉMIE). On ne s'explique pas bien cette urémie, si les reins restent perméables ou si le sang n'a pas subi une altération et, dans les deux hypothèses impossibles à éliminer, l'urémie s'expliquerait sans l'intervention nécessaire d'une altération de l'appareil sécréteur de la bile.

Parmi les médicaments qui semblent agir pour diminuer la proportion d'urée excrétée dans les vingt-quatre heures, nous devons citer l'acide benzoïque. Si, à un sujet bien portant, soumis au préalable pendant deux ou trois jours à la ration d'entretien, on fait prendre des doses modérées d'acide benzoïque ou de benzoate de soude, la densité de l'urine s'abaisse et la diminution du poids des matériaux solides porte presque exclusivement sur l'urée. Dans trois de ses expériences que rapporte Albert Robin, le rapport de l'urée aux autres matériaux solides tomba de 43,620 à 36,250, de 39,520 à 23,300 et de 25,750 à 22,100 pour 100, après que le sujet eut absorbé pendant six et sept jours 2 grammes d'acide benzoïque ou 4 grammes de benzoate de soude. On pourrait induire de ces modifications que chez l'homme sain l'acide benzoïque réduit les oxydations en diminuant la désintégration organique et constitue comme un aliment d'épargne. Il n'en est pas ainsi. Ce composé s'élimine à l'état d'acide hippurique. Pour former ce dernier, il prend l'azote où il le trouve et entraîne sous une autre forme une partie des principes destinés à être brûlés. Il diminue les oxydations en entraînant le combustible. Ce n'est pas l'azote total, mais simplement l'azote de l'urée, qui est en moindre quantité dans l'urine des sujets soumis à l'expérience.

D'autres expériences d'Albert Robin confirment cette manière de voir. En administrant le médicament à des sujets qui ne sont plus soumis à la ration d'entretien, on voit parallèlement avec l'alimentation augmenter le poids total de l'azote urinaire. L'urée augmentera sans doute, mais il se produira en outre des décharges azotées sous une autre forme. Le rapport de l'azote de l'urée à l'azote total, qui dans une série d'expériences est de 86 pour 100, devient seulement de 61 pour 100 lorsque, tout en augmentant sensiblement la ration d'azote alimentaire, on donne le lendemain 3 grammes d'acide benzoïque.

L'acide benzoïque paraît donc jouer un rôle éliminateur assez actif et faciliter l'entraînement de résidus azotés sans cependant activer le mouvement de désintégration.

Dans un certain nombre d'états morbides et en particulier dans les affections typhoïdes, les déchets nutritifs deviennent plus abondants et leur présence dans le sang et les tissus est un élément important de la maladie. Ce fait est connu depuis longtemps et légitime l'emploi dans ces affections des médications évacuantes, purgatifs légers, diurétiques. L'acide benzoïque pourrait être un adjuvant de cette médication ; solubilisant les composés azotés qu'il entraîne à l'état d'acide hippurique, il en favorisera l'élimination. Les recherches d'Albert Robin paraissent justifier cette manière de voir. Donnant à des typhoïsants 2 grammes par jour d'acide benzoïque, il a vu sous cette influence l'azote urinaire devenir plus abondant et, dans le plus grand nombre des cas, l'urée elle-même a augmenté. L'entraînement par l'acide benzoïque d'une certaine quantité de principes extractifs azotés paraît donc avoir même favorisé l'oxydation plus complète des autres.

D'autres composés jouissent de la propriété de fixer de l'azote dans leur passage à travers l'organisme ; l'acide salicylique donne de l'acide salicylurique.

Les dérivés substitués à l'acide benzoïque donnent des dérivés substitués de l'acide hippurique : ainsi, par exemple, l'acide métachlorobenzoïque donnera l'acide métachlorohippurique.

Quelques-uns de ces nombreux produits, dont certains sont en même temps des antiseptiques, pourraient être un jour utilisés en thérapeutique et il y a là, au dire d'Albert Robin : une voie nouvelle de la thérapeutique qui consiste à éliminer de l'organisme un produit dangereux et peu soluble en le transformant par combinaison en un composé inoffensif et soluble.

L'urée n'est donc pas le produit exclusif d'un organe ou d'un tissu, elle se produit dans tout l'organisme. Résultat de la nutrition des tissus, elle se forme chez les animaux soumis à l'inanition, mais elle augmente en proportion de l'alimentation et surtout de l'alimentation azotée. La gélatine elle-même, qui n'est pas une substance jouissant de propriétés nutritives appréciables, en augmente la production (Harley).

Acide urique. Après l'urée l'acide urique est de tous les composés azotés de l'urine le plus constant et le mieux étudié. Il existe dans presque toute la série animale et c'est à tort que Lehmann avait nié sa présence chez les herbivores. Meisner en a trouvé chez la chèvre et le cheval. L'urine des serpents en est presque exclusivement formée. Dans l'urine humaine, sa quantité dépasse rarement 1 pour 1000 et la proportion relativement à l'urée est en général de 1 à 50 (Lehmann). Elle varie dans des limites assez grandes, suivant l'état de santé ou de maladie et suivant l'alimentation.

Ainsi Lehmann a fait des expériences confirmées par celle de Harley, qui montrent des variations, pouvant aller de 1^{gr},478 avec un régime animal à 735 milligrammes lorsqu'on se soumet à une alimentation non azotée. En voici le résumé :

Régime.	LEHMANN		HARLEY	
	grammes.	grains.	grammes.	grains.
Animal.	1,478 =	22,9	1,250 =	19,5
Mixte	1,185 =	18,5	0,755 =	11,7
Végétal.	1,021 =	15,8	0,500 =	7,7
Non azoté.	0,755 =	11,5	0,340 =	5,27

Si tous les auteurs sont d'accord pour reconnaître les influences de l'alimentation, ils varient beaucoup, suivant le pays, dans leur estimation du chiffre absolu d'acide urique.

Ainsi Ranke donne une moyenne de 50 centigrammes par jour et dit que par une alimentation richement azotée elle peut monter à 2^{gr},11 et descendre à 25 centigrammes avec une nourriture non azotée. Salkowsky donne une moyenne de 40 à 80 centigrammes par jour. Bird affirme que l'urine des enfants nouveau-nés n'en contient pas. Cette affirmation est en opposition avec les recherches de Huge et de Bidermann et s'accorde mal avec le fait de la présence fréquente d'infarctus uratiques dans les papilles rénales des enfants morts très-jeunes. Harley, qui nie aussi la présence d'acide urique chez les nouveau-nés, prétend que ces infarctus s'expliquent par un état morbide. Ayant analysé l'urine de deux enfants à la mamelle, âgés l'un de dix jours, l'autre de huit semaines, il n'a ni chez l'un ni chez l'autre pu trouver trace d'acide urique. Cet acide représente un degré d'oxydation moins avancé que celui de l'urée. Mis en présence de l'acide plombique, il fixe de l'oxygène et de l'eau et donne naissance à de l'urée, de l'allantoïne et de l'acide oxalique. De ce

fait qu’il est possible d’arriver à l’urée par l’oxydation de l’acide urique on
n’est pas en droit de conclure que pareille réaction se produit dans l’organisme
et que l’acide urique est un des termes par lesquels passe nécessairement la
matière albuminoïde avant de devenir l’urée.

Ce corps n’est pas formé dans les reins; on peut invoquer pour le démontrer
les arguments exposés à propos de l’urée. Il préexiste dans le sang et s’y accumule après la néphrotomie, comme l’a démontré Schröder. Comme les autres
principes constitutifs normaux de l’urine, il est simplement filtré par les reins.
Son mode et son lieu de formation sont inconnus. Il dérive sans doute des
matières albuminoïdes et il est chez certains animaux, tels que les oiseaux et les
serpents, l’aboutissant ultime de leurs oxydations; c’est à l’état d’acide urique
que s’élimine chez eux la presque totalité des matériaux azotés devenus inutiles.
On a voulu lui donner le foie pour origine en le faisant dériver de la glycocolle
et on s’est appuyé cliniquement sur la fréquence des dépôts uratiques chez les
hépatiques, ainsi que sur quelques expériences de laboratoire (Stokvis). D’autres
auteurs ont cherché son origine dans la pulpe splénique, faisant remarquer que
sa quantité diminue dans les tumeurs de ce viscère (Bartels) et augmente dans
certaines affections accompagnées d’hypertrophie de la rate, telles que la cirrhose du foie, la leucémie. Leur grande abondance dans les tissus fibreux et
articulaire a fait penser qu’ils s’y formaient et de là passaient dans le sang. Cette
opinion, exprimée par Robin dans son *Traité des humeurs*, n’est pas absolument justifiée. Il est sage de conclure qu’en l’état actuel de la science on n’est
pas fixé sur son lieu de formation. Son mode de production et sa signification
physiologique donnent lieu aussi à bien des incertitudes. C’est une matière azotée
susceptible d’une plus complète oxydation, mais cependant les oiseaux, dont les
échanges respiratoires sont des plus actifs, rejettent à ce degré d’oxydation leurs
matériaux azotés.

On a fait remarquer que dans l’organisme l’acide urique produisait de l’urée;
introduit dans le sang d’un lapin, c’est à l’état d’urée qu’il est éliminé. Stokvis
a prouvé qu’il en était de même chez l’homme. Se soumettant à un régime uniforme, il prit à plusieurs reprises des quantités déterminées d’urates et dosa,
avant et après l’ingestion, les proportions d’acide urique et d’urée dans ses
urines. Il vit augmenter l’urée proportionnellement au poids des urates ingérés.

Il ne faudrait pas tirer de ces expériences des conclusions trop générales.
Toute matière azotée introduite dans l’alimentation peut augmenter le chiffre
de l’urée, qui est physiologiquement chez l’homme le terme ultime de ses oxydations. L’acide urique est détruit peut-être au même titre. Il est probable que
le phénomène nutritif intime en vertu duquel la cellule vivante produit de
l’acide urique n’est pas identique à celui en vertu duquel elle produit l’urée.
Une modification survenant dans le mode de fonctionnement de nos tissus, provenant soit de la maladie, soit d’états physiologiques anormaux, leur donne
cette ressemblance avec celui des oiseaux et des serpents qu’une partie des
phénomènes d’oxydation aboutit à l’acide urique au lieu d’aboutir à l’urée. Nous
allons maintenant étudier ces conditions de production exagérées, mais auparavant il est nécessaire de revenir un peu sur les propriétés de l’acide urique
et sur les causes qui peuvent en amener la précipitation dans l’urine.

L’acide urique est un acide faible et très-peu soluble. Il s’en dissout une
partie dans 18 000 d’eau à froid et dans 15 000 à chaud. Il ne se trouve donc
jamais à l’état libre dans l’urine normale, mais combiné avec des bases alca-

lines et, par conséquent, sous forme d'urates : urate de soude surtout, et d'après Byasson de phosphate uricosodique composé, peu soluble dans l'eau, plus soluble dans l'urine, phosphate neutre dans lequel l'eau de constitution est remplacée par l'acide urique de la même manière que l'acide borique prend la place de l'eau dans les tartrates acides.

L'acide urique a besoin de deux équivalents de base pour être saturé. Il forme deux séries d'urates. Les urates neutres sont plus solubles que les urates acides. Nous avons dit que c'était un acide faible facilement déplaçable. Donc, toutes les fois que l'urine est fortement acide, les urates et l'acide urique s'y déposeront, ne trouvant pas assez de bases pour se combiner. Deux autres causes peuvent en dehors de ce fait amener la formation d'un sédiment uratique : ce sont la concentration plus grande de l'urine survenue par évaporation et le refroidissement. Ainsi, en hiver, beaucoup d'urines déposent qui, chauffées dans un tube à expériences, redeviennent limpides par la redissolution des urates. Toute cause qui aurait pour résultat de concentrer les urines (transpiration abondante par le travail forcé, diaphorèse critique des maladies aiguës, diarrhée abondante) devra faciliter le dépôt d'urates.

Cette formation d'un dépôt d'urates ou d'acide urique n'indique pas nécessairement un excès d'excrétion; il suffit d'une acidité un peu prononcée pour que l'acide urique soit déplacé de sa combinaison et précipité soit à l'état libre, soit à l'état d'urate acide. Ce sédiment qui se produit dans le vase, souvent par suite de la simple évaporation, peut avoir lieu dans la vessie quand l'émission est retardée et si l'urine est très-acide. Dans des conditions spéciales il peut avoir lieu dans le rein lui-même.

Parmi les conditions qui font varier le taux de l'acide urique, nous avons déjà indiqué l'alimentation; signalons encore le travail musculaire et la boisson. Le travail musculaire modéré diminue la production d'acide urique et le travail forcé l'augmente (Ranke). Il faut remarquer que le travail musculaire s'accompagne de sudations qui à elles seules, et sans aucun travail, amènent des sédiments uratiques dans les urines. Tout mauvais fonctionnement de la peau produit les mêmes résultats.

Les boissons très-abondantes diminueraient la proportion d'acide urique sécrété. Genth, auquel on doit de si importants travaux sur l'influence des boissons, sur la nutrition, a observé que, avec 1200 à 1300 grammes d'eau, l'acide urique oscille entre 52 et 75 centigrammes; s'il la porte à 3200 grammes, il n'y a plus que des traces, et avec 5500 grammes il n'y en aurait plus du tout.

Le genre de boissons paraît agir en sens inverse que pour l'urée : ainsi le vin de Porto et la bière augmentent l'élimination de l'acide urique, le thé et le café la diminuent; on se rappelle que le café augmente au début de son emploi la production d'urée.

La température influe dans de grandes proportions : ainsi Pringle rendait en été 75 centigrammes d'acide urique en vingt-quatre heures et 1^{gr},39 en hiver (Harley). L'acide urique augmente dans la leucémie, les maladies du foie, du poumon et du cœur, et en général dans les affections à forme dyspnéique. Dans la fièvre, sa production est également augmentée, et on considère comme critique la formation d'un sédiment uratique abondant vers la fin de certaines pyrexies. Dans le cancer du foie, l'acide urique est en excès et il paraît au contraire diminuer dans les affections non malignes de cet organe. Ce fait serait, d'après Harley, un élément utile au diagnostic dans certains cas douteux.

Dans la goutte il y a uricémie; toute une théorie de cette maladie a été fondée sur ce fait; l'accès de goutte étant amené par cette uricémie elle-même et se jugeant par une abondante excrétion d'acide urique; il faut aussi considérer dans la goutte l'acidité du sang et un certain nombre d'autres éléments. Pourtant il se forme dans cette affection des dépôts uratiques dans certains tissus, et la thérapeutique qui obtient leur élimination est suivie de bons résultats (*voy.* GOUTTE).

La chlorose et l'anémie s'accompagnent d'une excrétion très-minime d'acide urique.

Deux indications découlent de la théorie pathogénique de certains accidents morbides dans les affections avec urémie : favoriser l'élimination de l'acide urique et en empêcher la formation trop abondante. Les faits exposés ci-dessus indiquent qu'on y parviendra par un régime peu azoté et l'emploi de boissons abondantes. Il faut aussi chercher à rendre les urates solubles. L'emploi des alcalins qui diminuent l'acidité de l'urine et en particulier des sels de lithine, — l'urate de lithine est le plus soluble, l'urate de soude l'est moins, l'urate d'ammoniaque ne l'est presque pas, — remplira cette indication. L'emploi des alcalins doit cependant être modéré, car les urines alcalines laissent déposer les phosphates qui n'ont déjà que trop de tendance à se former autour du moindre cristal d'acide urique.

Aux médicaments déjà cités et qui ont leur utilité dans la diathèse urique ajoutons ceux que l'expérience paraît avoir démontrés comme empêchant la formation de l'acide urique : ce sont la quinine (Ranke, Harley), le colchique (Harley), la caféine (Rabuteau), l'iodure de potassium (Rabuteau).

Acide hippurique. L'acide hippurique a longtemps été considéré comme appartenant exclusivement à l'urine des herbivores, et sa présence dans l'urine humaine était regardée comme accidentelle : c'était là une erreur. L'acide hippurique se trouve normalement dans les urines et sa très-grande solubilité explique pourquoi il n'y forme jamais de sédiments.

Sa physiologie est obscure et le clinicien a retiré jusqu'à ce jour peu de résultats de son étude. Sa proportion moyenne est de 30 à 40 centigrammes dans les vingt-quatre heures, mais elle peut s'élever jusqu'à 2 grammes sous des influences alimentaires. La constitution chimique de ce corps explique comment certains aliments peuvent en augmenter la production. Il se dédouble en acide benzoïque et glycocolle, et même on peut le produire artificiellement par l'union de ces deux principes. Bien plus, l'acide benzoïque ingéré s'élimine à l'état d'acide hippurique (Ure), les aliments qui contiennent de l'acide benzoïque ou des corps susceptibles d'en produire augmentent l'élimination de l'acide hippurique. Nous citerons les prunes (Thudichum), la myrtille et les mûres de ronces (Lücke). Par ce fait on a voulu expliquer l'origine normale de l'acide hippurique : le glycocolle se formant dans le foie trouve dans le sang de l'acide benzoïque dérivé des aliments ou produit au sein des organes par l'activité des cellules vivantes. L'union se ferait dans le foie, dans les reins, dans les capsules surrénales. Nous avons vu plus haut, à propos de l'urée (page 540), l'influence qu'exerce sur l'élimination de ce produit une quantité plus ou moins considérable d'acide benzoïque administré à un homme bien portant; mais nous retrouvons à propos de cet acide autant d'incertitude que pour le lieu de formation de l'urée et de l'acide urique. Sans doute, on surprend mieux dans l'organisme son mode de formation par l'union de deux atomes, mais rien ne prouve d'une manière bien concluante que le sang ne soit pas le milieu dans lequel se produit cette union. On le trouve du reste à l'état normal dans le sang du bœuf (Verdeil). Kühne et Hallwachs ont empêché la transformation du benzoate de soude en hippurate par la ligature des vaisseaux du foie. Le résultat de cette expérience peut être dû au traumatisme. Budge et Schmiedeberg extirpent le foie à des grenouilles et, lorsqu'elles survivent, l'acide hippurique continue à se former. Ils considèrent que le rein est le milieu dans lequel s'opère la combinaison de la glycocolle et de l'acide benzoïque. Cette opinion est contredite par le résultat d'expériences faites sur des animaux néphrotomisés. On ne connaît pas grand'chose de la pathologie de ce corps. On a dit qu'il augmentait dans le diabète (Harley), et peut-être même aux dépens de l'acide urique (Lehmann). Il s'accroît dans la chorée et paraît diminuer dans l'ictère et dans certaines néphrites.

Xanthine. La xanthine, appelée encore acide ureux, oxyde urique (G. Bird), se rencontre dans l'urine normale en quantité à peine appréciable; elle est voisine de l'acide urique par sa composition. Elle augmente chez les leucémiques. Il est probable qu'elle est détruite par oxydation au fur et à mesure de sa production dans l'organisme. Elle est intéressante parce qu'elle fait partie de quelques calculs. Marcet (1819) l'a rencontrée formant la totalité d'un calcul pesant 40 centigrammes. Laugier, Langenbeck, Dulk (de Kœnigsberg), l'ont aussi observée dans des calculs.

Durr et Stromeyer l'ont trouvée augmentée chez les individus qui prennent des bains sulfureux ou qui font usage de pommades soufrées. Bence Jones l'a observée dans l'urine d'un enfant de neuf ans.

Les concrétions urinaires des araignées et des scorpions en sont presque exclusivement formées (John Davy).

L'*hypoxanthine* ou sarkine a été découverte par Scherer dans la rate, le cœur de l'homme et celui du bœuf. On doit la rapprocher de la xanthine. Il est vraisemblable qu'elle prend naissance pendant les fermentations digestives. Sa présence à l'état normal dans l'urine est pour le moins douteuse. On ne sait à peu près rien de sa physiologie.

Créatine et créatinine. Découverte par Chevreul dans le suc de la viande, la créatine a été étudiée par Liebig et signalée dans le sang par Verdeil et Marcet. Elle est très-riche en azote. On admet généralement qu'elle ne se rencontre pas dans l'urine. On trouve à sa place la créatinine. Il suffit au reste de maintenir une solution aqueuse de créatine à une température un peu élevée pour la transformer en créatinine, qui en diffère par deux équivalents d'eau en moins.

Liebig a le premier signalé dans l'urine la créatinine. Un adulte en santé en élimine en moyenne 1 gramme en vingt-quatre heures. Cette proportion augmente sous l'influence d'un régime azoté.

Son origine est surtout alimentaire. On ne la trouve pas dans les urines des nourrissons au régime exclusivement lacté (Hoffmann). Chez les diabétiques, non azotophages, on en trouve jusqu'à 1^{gr},86 par vingt-quatre heures (Senator).

On en a signalé une augmentation dans la fièvre typhoïde, la pneumonie. Elle diminue dans les états cachectiques (tuberculose, chlorose). Rosenthal en a remarqué la diminution dans l'atrophie musculaire progressive. La facilité avec laquelle la créatine et la créatinine se transforment l'une dans l'autre peut donner à penser que l'une et l'autre se rencontrent également dans l'urine (Méhu).

Acide benzoïque. L'acide benzoïque se produit dans l'urine par la décomposition de l'acide hippurique. Il peut cependant y exister à l'état de traces et avant tout travail de fermentation. Il se distingue facilement de l'acide hippurique parce qu'il n'est pas azoté, et par la forme de ses cristaux. Ne présente pas d'intérêt clinique.

On trouve encore, dans l'urine, des *acides gras volatils* qui proviennent du tube intestinal, de l'acide *phosphoglycérique*, qui sous forme de *lécithine* a été reconnu non-seulement dans la substance cérébrale, mais encore dans l'urine, de l'*acide sulfocyanhydrique*, de l'*acide lactique*, des *phénols*, de l'*indican*, etc., produits qui sont étudiés à leur nom dans divers articles de ce Dictionnaire et qui intéressent presque exclusivement la chimie. Leur importance est d'ailleurs moins grande que celle des composés salins dont nous allons maintenant nous occuper.

Phosphates. Le phosphore a été découvert d'abord dans l'urine, et longtemps l'attention des chimistes s'est portée sur ce corps et ses composés qui faisaient oublier l'étude bien autrement importante des éléments organiques tels que l'urée.

C'est à l'état d'acide phosphorique combiné aux bases alcalines et terreuses qu'il s'y rencontre. On y trouve des phosphates de soude et de potasse qui sont solubles, et des phosphates de chaux et de magnésie maintenus dissous tant que l'urine reste acide. Quand, par suite de sa décomposition, l'urine devient alcaline et contient de l'ammoniaque, il y apparaît du phosphate double de soude et d'ammoniaque, ainsi que du phosphate ammoniaco-magnésien ou phosphate triple.

Les phosphates représentent dans l'urine un des éléments importants de la rénovation moléculaire. On les retrouve dans les urines de l'abstinence, et ils ne disparaissent jamais complétement.

L'alimentation influe sur leur plus ou moins grande abondance. Certains aliments, le pain, le bœuf, le lait, en renferment de très-grandes proportions qu'on retrouve dans les urines des gros mangeurs. Un certain nombre de rats blancs ayant été nourris exclusivement de pois et de lait, leur urine devint si riches en phosphates, que partout où il en tombait une goutte il restait une croûte blanche de cristaux prismatiques d'une forme parfaite (Harley). Il n'en aurait pas été de même avec une nourriture mixte, surtout chargée de corps gras. Les aliments gras et sucrés sont pauvres en acide phosphorique. Chez les sujets sains, la quantité d'acide phosphorique varie de $2^{gr},50$ à 3 grammes par jour. Ces chiffres fixés par Yvon et Neubauer sont généralement admis aujourd'hui et, si on les a quelquefois crus plus élevés, c'était par suite de procédés de dosages défectueux (Teissier). Le phosphate de soude est le plus abondant; il constitue avec celui de potasse les trois quarts des phosphates urinaires. Le dernier quart est constitué pour deux tiers par le phosphate de magnésie et un tiers par celui de chaux (Harley, Neubauer).

Ces proportions sont susceptibles de nombreuses variations. Le maximum des phosphates dans les urines correspond à la période de digestion, le minimum est dans les urines du matin. L'acide phosphorique, alimentaire, employé à construire le squelette, est retenu dans l'organisme et est très-peu abondant dans les urines des très-jeunes sujets. Il est aussi éliminé en petite quantité pendant la grossesse, pendant la période de la dentition; moins abondant chez la femme que chez l'homme, il est plus abondant chez les vieillards.

Répandu dans tous les tissus, le composé phosphoré est combiné à la potasse dans le tissu nerveux, à la magnésie dans les muscles, et c'est sous forme de phosphate de chaux et de phosphate de soude qu'il se trouve dans les os et dans le sang. On a espéré retirer au point de vue clinique quelques renseignements utiles du dosage, non-seulement des phosphates, mais encore de l'espèce de sels éliminés alcalins ou terreux.

Ces conclusions ne sont applicables qu'à quelques états morbides. Le travail musculaire s'accompagne d'une surabondance de phosphate éliminé, mais la proportion de cet excès est beaucoup moindre qu'après un travail intellectuel. Byasson avait soutenu cette théorie avec beaucoup d'éclat, se basant sur le fait que le tissu nerveux est très-riche en phosphore. Cependant le poids du système nerveux comparé à l'ensemble des autres éléments de l'organisme fait pressentir que l'influence de son activité sur l'ensemble de déchets nutritifs n'est pas aussi grande qu'on pourrait le supposer. Le poids d'acide phosphorique contenu dans le cerveau peut être évalué à 2 grammes (Breed), ou au plus à $3^{gr},45$ (Pietrowski). On voit donc que, si la totalité de la masse cérébrale pouvait être renouvelée en entier dans les vingt-quatre heures pour suffire à un travail intellectuel invraisemblable, cela n'augmenterait pas dans une proportion considérable le taux des phosphates urinaires (Danlos). L'influence du travail intellectuel n'est pas aussi bien démontrée qu'il le semblerait tout d'abord, et les travaux de Byasson à ce sujet ont rencontré de nombreuses contradictions, surtout en Allemagne. L'action des maladies du système nerveux paraît plus nettement établie. M. Mairet a fait à cet égard de nombreuses expériences dans son service d'aliénés de l'hôpital de Montpellier. Comparant entre elles, suivant les divers états morbides et leurs périodes, les quantités des divers phosphates, et les rapprochant du poids de l'urée, il est arrivé aux résultats résumés dans le tableau suivant.

Dans la manie	Période d'agitation	Augmentation de l'azote.
		Augmentation de l'acide phosphorique uni aux terres.
		Augmentation de l'acide phosphorique uni aux alcalis.
	Période de dépression.	Diminution des trois membres ci-dessus.
	Convalescence.	Diminution des trois membres ci-dessus.
Dans la lypémanie		Diminution de l'azote.
		Diminution de l'acide phosphorique uni aux alcalis.
		Augmentation de l'acide phosphorique uni aux terres.
Dans l'épilepsie	Période de vertige	Augmentation unique de l'acide phosphorique uni aux terres.
	A la suite des attaques.	Augmentation de l'azote.
		Augmentation de l'acide phosphorique uni aux alcalis.
		Augmentation de l'acide phosphorique uni aux terres.

Il résulte de ces recherches que l'élimination de l'acide phosphorique uni aux terres est en rapport avec l'activité des échanges nutritifs du système nerveux, et que l'élimination de l'acide phosphorique uni aux alcalis est liée à l'activité du système musculaire. Laillier (de Rouen) a sur certains points, et sans se préoccuper de la nature alcaline ou terreuse de sel phosphoré, trouvé des résultats analogues à ceux de Mairet. Les voici résumés :

Dans manie simple	Urine normale.
Dans la manie avec excitation	Urine normale. Léger excès d'acide phosphorique.

Délire aigu. . . . . Excès notable d'urée et d'acide phosphorique.

Lypémanie sans excitation. . . Urine normale.

Lypémanie avec excitation. . . Léger excès d'acide phosphorique.
Excès notable d'urée.

Épilepsie. . . . . Au moment des crises ou aussitôt après : excès notable d'acide phosphorique.
Dans l'intervalle des crises : urine normale.
Si les crises se succèdent rapidement : excès notable d'acide phosphorique et d'urée.

Lépine et Jacquin (de Lyon) avaient déjà constaté (*Revue mensuelle*, 1879) augmentation des phosphates dans la période de vertiges de l'épilepsie.

Les phosphates augmentent aussi dans les maladies du névraxe. J. Teissier fait remarquer l'utilité que ce signe aurait, à son avis, pour le diagnostic précis et a médication préventive des affections de ce genre no se révélant encore que par des névralgies rebelles.

Les variations accidentelles des phosphates urinaires dans divers états physiologiques ou pathologiques n'ont pas toujours au point de vue clinique une très-grande importance. Il n'en est pas de même d'une phosphaturie persistante. Il y a des sujets qui éliminent de la sorte de 12 à 20 grammes de phosphates en vingt-quatre heures, ce qui fait 7 à 10 grammes d'acide phosphorique. Quand cet état dure un certain temps il s'accompagne de polyurie, de polydypsie, d'amaigrissement et d'une sorte de cachexie (*voy.* Phosphaturie).

D'après Teissier, au début de la tuberculose pulmonaire les urines contiennent une grande abondance de phosphate terreux. Dans la chlorose l'auteur a remarqué au contraire leur diminution ; le dosage des phosphates serait pour lui dans des cas douteux un élément de diagnostic.

Le tissu pulmonaire se déminéralise au début de la tuberculose, mais, lorsque les lésions sont très-avancées, cette déminéralisation étant pour ainsi dire complète, la phosphaturie diminue. La dépense de phosphate qu'occasionnent la grossesse et l'allaitement explique la fréquence de la tuberculose chez les nourrices. Le fait vrai en lui-même pourrait avoir une autre explication.

Contrairement à l'opinion de Bouchard, les expériences de Kiener, de Hepp et de Birot, démontrent que la phosphaturie n'est pas toujours accompagnée d'azoturie (Teissier).

L'élimination des phosphates est excessive dans le rachitisme et dans un certain nombre d'affections cachectiques ; elle diminue dans la fièvre.

Vogel dans un cas de pneumonie les a vus diminués de moitié ; ils diminuent aussi dans la goutte, dans le mal de Bright. La convalescence étant une période de réparation par excellence, les phénomènes de désassimilation y sont réduits au minimum possible : aussi les urines des convalescents sont-elles généralement très-pauvres en phosphates.

Certaines substances médicamenteuses, le carbonate de soude, le chloral, les bromures, paraissent favoriser l'excrétion des phosphates. Il y a des cas dans lesquels tous les phosphates absorbés ne sont pas assimilés. Des traitements appropriés qui ont surtout pour but de relever la nutrition sont alors employés : quinine, noix vomique, arsenic, etc. (*voy.* Phosphaturie).

L'absence d'assimilation des phosphates a une influence pernicieuse sur la consolidation des fractures. Toutes les fois que les phosphates déposent dans une urine il ne s'ensuit pas nécessairement qu'ils y soient en excès. Il suffit d'alcaliniser une urine pour les voir se déposer. La précipitation se produit hors de l'organisme quand l'urine fermente ; elle peut aussi avoir lieu dans les reins ou dans la vessie. Ce fait est important à retenir ; il doit tenir en garde contre l'emploi trop longtemps continué des eaux alcalines chez les sujets prédisposés à la formation de calculs et en général chez tous ceux dont le réservoir urinaire est malade. Les dépôts de phosphate dans la vessie dépendent de la décomposition de l'urine. On évitera souvent leur formation en la maintenant acide, en l'évacuant régulièrement et en pratiquant des lavages de la vessie. Les calculs phosphatiques des reins pourront aussi être prévenus par l'absorption d'acides à l'intérieur.

Sulfates. L'acide sulfurique se trouve dans l'urine à l'état de sulfates de soude, de potasse et peut-être de magnésie ; il y est aussi sous la forme d'acide sulfoconjugué de la série aromatique (phénylsulfate). Les neuf dixièmes y sont à l'état de sulfate alcalin (R. von den Velden). La présence de ces sels dans l'urine tient à l'alimentation et aussi à la métamorphose des tissus qui contiennent du soufre. On les rencontre dans l'urine de l'ab-tinence. Chez un adulte la dose journalière rendue en vingt-quatre heures à l'état normal est d'environ 3 grammes. Ce chiffre qui résulte des expériences d'Yvon est inférieur à ceux donnés par plusieurs auteurs; Becquerel et Rodier donnent 1^{gr},123, Gruner 2^{gr},024, Vogel 1^{gr},50 à 2^{gr},50. Ils sont plus abondants à la suite d'un repas copieux, ils sont au minimum dans les urines du matin. L'exercice et le travail musculaire ou cérébral en augmentent les proportions. En dehors des influences alimentaires, un excès de sulfate indique une suractivité des combustions intra-organiques, mais il ne peut servir à la mesurer au même titre que l'urée, car, élément permanent de la constitution de la molécule albuminoïde, le soufre n'y entre pas en quantité fixe et à peu près invariable comme l'azote. Il a d'autres voies d'élimination que l'acide sulfurique; il s'élimine par l'intestin et par les composés biliaires : taurine, cystine. L'acide sulfurique introduit en nature ou sous forme de sulfate se retrouve dans les urines une heure après l'ingestion de ces substances. Les aliments qui contiennent du soufre et le soufre absorbé en nature augmentent aussi dans une certaine mesure l'élimination des sulfates. Au point de vue pathologique leurs variations n'ont pas une très-grande importance. Au même titre que l'urée, ils augmentent dans les fièvres, et cela malgré la diète (Heller). Ils augmentent aussi dans la leucémie, dans le diabète, l'eczéma (Beale), dans le délirium tremens (Bence-Jones); ils diminuent dans la chlorose, la néphrite, les maladies de la moelle.

Le soufre ne se trouve pas dans l'urine seulement à l'état de sulfates des métaux alcalins et alcalino-terreux. L'acide sulfurique s'y trouve combiné avec des radicaux organiques. Tels sont les acides sulfoconjugués, phényl et crésylsulfates, reconnus par Bauman dans l'urine de l'homme ou dans celle du cheval ; tels encore les sulfocyanures, les éthyl et les méthylsulfates.

Dans 100 centimètres cube d'urine M. Gscheidlen a trouvé 11, 9, 15 milligrammes de *sulfocyanure de sodium*. Quand on enlève les glandes salivaires à un chien le sulfocyanure disparaît de son urine.

En outre de ces composés le soufre se trouve dans l'urine comme partie intégrante d'autres éléments définis, la cystine, l'acide tauro-cholique, l'albumine, les sulfites et les hyposulfites.

Reinard von den Velden a constaté un rapport à peu près constant entre le soufre à l'état d'acide sulfurique et le même principe à l'état de combinaison organique. Le rapport moyen est de 1 : 0,145 (extrêmes 1 : 0,0708 et 1 : 0,1442).

Salkowski constate dans 100 centimètres cubes d'urine humaine le soufre à trois états différents de combinaison et dans les rapports suivants :

Sulfates.	0,656	0,458
Soufre neutre	0,0715	0,0770
Sulfocyanure.	0,025	0,036

L'acide sulfhydrique ne se rencontre que dans les urines en voie de décomposition.

Lépine et Flavard, en France, Zuelzer, à l'étranger, se sont préoccupés du dosage du soufre total de l'urine et l'ont comparé à la proportion des sulfates.

La bile contenant une grande proportion de composés sulfurés (taurine, cystine) lorsqu'elle est sécrétée en abondance, le soufre urinaire est diminué à ses dépens. La diminution du soufre total de l'urine pourrait donc indiquer une suractivité fonctionnelle du foie. Pour l'apprécier avec exactitude on commence par doser les sulfates et on oxyde ensuite le soufre combiné qui se dose séparément ; c'est du rapport entre les deux chiffres obtenus que Lépine et Flavard ont essayé de tirer leurs conclusions cliniques.

Nitrates. On trouve dans l'urine des traces d'acide nitrique qui, sous l'influence de la putréfaction, se transforme en acide nitreux. La recherche de ces acides et de leurs sels n'a pas, au point de vue clinique et physiologique, une grande importance. Ils proviennent en partie de l'alimentation. Weyl a constaté qu'à Berlin, où l'eau potable est très-pauvre en acide nitrique, l'urine en élimine en moyenne 75 milligrammes par jour. Il croit que c'est un produit normal de la dénutrition des tissus et qu'il dérive des sels ammoniacaux. Pour lui, l'urée en dérive également, et c'est ce qui expliquerait pourquoi les diabétiques azoturiques éliminent si peu de nitrate, 33, 18, 17, et même 15 milligrammes d'acide azotique en vingt-quatre heures (communication à la Société de médecine de Berlin, février 1885).

Oxalates. L'acide oxalique se trouve à l'état de traces dans l'urine normale, mais peut, sous des influences alimentaires ou autres et sans grand trouble dans la santé, s'y rencontrer en quantités plus appréciables et qui vont jusqu'à 2 et 7 centigrammes éliminés en vingt-quatre heures. Sa présence a été constatée dans le sang (Garrod, Gallois) et les reins l'y puisent tout formé comme l'urée et l'acide urique. Owen Rees pense qu'il n'existe pas primitivement dans l'urine, mais qu'il s'y forme d'une manière secondaire en vertu d'une simple transposition moléculaire qui s'opère entre les éléments constitutifs de l'acide urique ou d'urates (Ch. Robin).

Comme il existe tout formé dans un grand nombre d'aliments, il est tout naturel qu'une certaine quantité se trouve dans le sang et s'élimine par les reins. On le voit en effet apparaître en plus grande quantité après l'ingestion d'oseille, de tomates, d'épinards, tous aliments qui en contiennent.

Parmi les médicaments dans lesquels on a signalé son existence, on peut citer la rhubarbe, les racines de gentiane, de valériane, les bulbes de scille, les écorces de cannelle, de cascarille, de simouraba. Tout l'acide oxalique ingéré n'est pas éliminé tel quel. Il est susceptible de disparaître dans l'organisme et selon toute apparence par oxydation et transformation en CO_2 et H_2O. Les expériences de Buchheim et Pietrowski, de Kussner et de plusieurs autres savants, ont établi que 10 à 14 pour 100 de la quantité d'acide oxalique ingérée dans un but expérimental se retrouvaient seulement dans les urines.

Il peut aussi se former de toute pièce dans l'organisme et provient sans doute de l'oxydation des matières azotées et aussi de certains aliments végétaux susceptibles d'en fournir par transformation, tels que les alcalis combinés aux acides organiques.

On sait que l'acide urique se transforme sous l'action du peroxyde de plomb en acide oxalique, urée et allantoïne.

Wœhler et Frerichs ont cherché si un phénomène analogue ne se produirait pas dans l'organisme et, administrant de l'urate d'ammoniaque à des chiens et aussi à un homme, ils ont vu augmenter sous cette influence l'urée et l'acide oxalique. Ils n'ont pu retrouver l'allantoïne; cette dernière substance se détruit sans doute, si tant est qu'elle se forme en même temps. Les mêmes auteurs en ont cependant administré également 4 grammes à un homme et n'ont retrouvé dans l'urine ni allantoïne, ni acide oxalique. Des expériences plus récentes de Neubauer et de Fürbringer rendent au moins incertaine cette théorie par laquelle l'acide oxalique dériverait des urates.

Au point de vue clinique on le voit se former toutes les fois qu'il y a une oxydation insuffisante. C'est un produit de la nutrition retardante (Bouchard, Beneke).

Les boissons mousseuses le font apparaître aussi dans les urines. Lehmann explique de la façon suivante ce fait d'observation courante. Il dit que l'acide carbonique, qui arrive en excès dans le sang, s'y développe aux dépens de sels à acide organique, met obstacle à l'absorption de l'oxygène et empêche que les oxydations soient complètes. Le même mécanisme expliquerait également le fait d'une certaine oxalurie chez les emphysémateux. Les névropathes, les épileptiques, rendent aussi beaucoup d'oxalate. On le retrouve également chez les spermatorrhéiques, et il ne provient certainement pas du sperme, qui n'en contient pas. Les dépôts d'oxalate sont fréquents chez les goutteux.

Les sources multiples d'où il peut provenir rendent difficile l'étude des conditions de sa production en excès, mais parmi elles domine une certaine dépression du système nerveux amenant un retard dans les oxydations.

L'oxalate de chaux est maintenu dissous à la faveur du phosphate de soude. Lorsqu'il se sépare, ce n'est pas toujours à cause de son excès, mais il suffit que l'acidité de l'urine diminue. Lorsque ces dépôts ont de la tendance à se former on devra éviter les alcalins trop répétés, soigner aussi le catarrhe de la vessie, source fréquente quand il existe de l'alcalinité de l'urine. On se préoccupera aussi d'activer la nutrition et d'éviter les aliments riches en oxalates.

Les cristaux d'oxalate sont dans les sédiments associés aux urates et à l'acide urique. Ils s'agglomèrent et forment des calculs durs mamelonnés, calculs mûraux. Ils sont incolores, à moins qu'une petite hémorrhagie provoquée par eux dans les voies de l'urine ne les ait teintés de sang. Leur forme cristalline dérive du type cubique, ils se présentent souvent sous la forme d'enveloppe de lettres ou en sablier ou d'une bulle (Golding Bird). Charles Robin en a observé certains types en forme de boutons de manchettes.

Chlorures. On trouve dans l'urine normale des quantités variables de chlorure de sodium et des traces de chlorure de potassium ou de calcium. Au même titre que d'autres éléments de ce liquide ils proviennent à la fois de l'alimentation et du processus de désassimilation des tissus. Chez un fébricitant soumis à la diète, leur excrétion diminuera en raison de la moindre quantité introduite dans l'organisme. En dehors de cette influence le trouble nutritif

produit par l'état morbide modifie le taux de cette excrétion ; il paraît même
démontré que dans les maladies fébriles une partie plus ou moins grande des
chlorures absorbés peut être retenue dans l'organisme. Rohman l'explique en
disant que dans les fièvres une partie des matières albuminoïdes provenant de
la destruction des tissus se combine avec le chlorure de sodium, du plasma
sanguin, et prévient ainsi son élimination. Burot (de Rochefort) a fait au Congrès
de Grenoble (Association française pour l'avancement des sciences, 1885)
une intéressante communication sur les relations de l'hypo- et de l'hyper-
chlorurie avec les maladies. En voici les principales conclusions : A l'état de
santé, le chiffre des chlorures est rarement au-dessous de 11 grammes par
litre dont 10 grammes de chlorure de potassium. A l'état de maladie l'augmentation est rare et ne sert à caractériser aucun état morbide bien défini. Exception
devrait être faite pour certaines formes de tuberculose à marche lente dans
lesquelles l'auteur a dosé de 17 à 18 grammes de chlorures par litre.

C'est un fait assez digne de remarque, car dans la fièvre hectique la plupart
des auteurs ont constaté l'hypochlorurie (Ronsin, th. de Paris, 1883).

L'hypochlorurie s'accompagnerait même d'une façon assez générale d'hyper-
azoturie. Au reste, dans les maladies aiguës et principalement dans les
phlegmasies, l'hypochlorurie est de règle. Dans la pneumonie franche les
chlorures tombent à 1 gramme le troisième jour, oscillent entre 1 et
5 grammes les jours suivants et reprennent leur chiffre normal quand la
température est descendue à 37 degrés. Dans la bronchopneumonie les chlorures descendent à 4 ou 5 grammes vers le dixième jour. Dans la pneumonie
typhoïde, la disparition des chlorures est irrégulière et elle est un signe de
danger imminent. Ils seraient à peu près normaux dans le rhumatisme articulaire aigu (Burot).

Dans la fièvre intermittente l'élimination des chlorures, diminuée d'une manière
générale, augmente au moment du stade fébrile.

Sans pouvoir tirer des différents travaux publiés sur cette question des conclusions cliniques bien précises et surtout très-utiles au diagnostic, on peut
cependant établir que, en général, l'hypochlorurie est un symptôme grave.
L'absence à peu près complète de chlorures indique même un danger de mort ;
le retour de chlorures au taux normal même un peu exagéré est un signe de
très-bon augure. Pour le professeur Rommelaere (de Bruxelles), le dosage des
chlorures aurait en chirurgie une grande importance au point de vue du pronostic. L'hypochlorurie est constante à la période d'incubation d'un travail
inflammatoire purulent. Lorsque, par exemple, à la suite d'un traumatisme, une
suppuration est imminente, le chiffre des chlorures s'abaisse au-dessous de
1 gramme. La simple constatation de ce fait suffirait à établir un pronostic et
même à faire le diagnostic en dehors de tout autre symptôme tel que : élévation
de température et accélération du pouls, douleur à la pression, etc.

Ammoniaque. La présence de cette base dans l'urine normale a longtemps
été niée, elle paraissait indiquer toujours un commencement de décomposition
et même, lorsque par certains réactifs on est arrivé à en déceler la présence dans
une urine normale et au moment même de l'émission, on a pu croire que les
réactifs employés avaient agi sur l'urée. Cependant Heintz, par l'emploi de l'alcool
absolu et du chlorure de platine, nous semble s'être mis à l'abri des causes
d'erreur et il a constaté dans l'urine des traces d'ammoniaque. Neubauer et
Hallevarden, qui ont séparément étudié également ce point de physiologie, sont

arrivés à une même conclusion : Hallevarden évalue à 7 ou 8 décigrammes par jour la quantité excrétée dans les vingt-quatre heures à l'état normal. Elle provient principalement de la nutrition des tissus. L'ammoniaque introduite avec les aliments sous forme de carbonate ou de sels organiques susceptibles d'en fournir augmente dans l'urine la proportion de l'urée; d'autres composés ammoniacaux et certains végétaux, comme les radis ou le raifort, augmentent la proportion de ces alcalis dans les urines.

L'ammoniaque contribue à neutraliser les acides minéraux ou organiques introduits par l'alimentation ou résultat des mutations nutritives. Lorsque les acides sont en excès, soit par le fait d'une alimentation exclusivement carnivore ou par suite d'absorption expérimentale ou médicamenteuse d'acides minéraux, il se produit dans l'organisme une plus grande quantité d'ammoniaque. Par ce mécanisme découvert par Schmiedeberg se réaliserait l'économie des alcalis fixes. Il est spécial aux animaux carnivores. Les herbivores supportent moins bien l'acidification et peuvent succomber même par excès d'acidité lorsqu'ils sont soumis un certain temps au régime exclusivement carné, si on n'ajoute pas à leur alimentation une certaine proportion de sels alcalins.

Par le régime animal la dose d'ammoniaque double presque chez l'homme de 0,3998 chez les sujets soumis au régime exclusivement végétal (à cendres alcalines); elle est montée à 0,6422, avec le régime carné (Conrad).

Au point de vue pathologique, les recherches qui ont été faites dans ces derniers temps sur l'ammoniaque urinaire sont assez curieuses quoique d'un très-faible intérêt clinique. La fièvre augmente l'ammoniaque, elle réalise par suite de la diète le type d'urine d'abstinence des carnivores avec privations d'alcalis fixes (Hallevarden). Dans la fièvre typhoïde le même auteur a obtenu au moment de la plus forte température les chiffres suivants 0,974, 2,51, 1,32, dans trois cas. La quantité diminue quand la température s'abaisse.

Dans la néphrite chronique le chiffre serait normal (Hallevarden), un peu abaissé (Leube). Il augmente dans l'hépatite et diminue dans la leucémie. Dans le diabète il subit des oscillations très-marquées, augmentant souvent dans des proportions considérables, 4 à 5 grammes par jour, mais sans qu'il y ait le moindre parallélisme entre ce fait et la gravité des autres symptômes.

Potasse et soude. La quantité de soude éliminée par les urines est généralement supérieure à celle de la potasse; ces deux bases proviennent de l'alimentation et de la nutrition des tissus; elles existent principalement à l'état de phosphate et de chlorure; leur proportion s'élève après l'ingestion de sels alcalins lorsqu'ils ne provoquent pas de diarrhée. Dans la fièvre ils diminuent tous les deux et la potasse moins que la soude; sa quantité dans les aliments étant moindre, les variations en sont moins apparentes.

Chaux et magnésie. Ces bases existent dans l'urine en quantité peu considérable, 35 à 45 centigrammes de chaux, 15 à 20 de magnésie. Leur origine est surtout alimentaire. Leur excrétion suit les mêmes variations horaires que les autres produits, urée, sulfate, phosphate. Elles s'éliminent en moins grande quantité chez les vieillards, et ce fait est à rapprocher de la fréquence des dépôts athéromateux à un certain âge (Hirschberg). Dans certains états pathologiques la chaux introduite par les aliments n'est pas absorbée ou bien est éliminée en trop grande abondance. Il y a excès de sels calcaires dans les urines des phthisiques (?) (Senator). Dans le rachitisme il y a diminution. On se rappelle que dans cette maladie les phosphates ne sont pas augmentés; ce fait peut tenir à la diminution dans l'apport. Jules Guérin avait rendu des chiens rachitiques en les nourrissant avec des résidus de viande et de la graisse et par conséquent en les privant de chaux. La chaux étant associée à l'acide phosphorique et à l'acide sulfurique, elle suit naturellement les variations de ces acides dont nous avons déjà parlé.

II. Éléments anormaux de l'urine. Après l'énumération des sels que contient l'urine normale et dont la surabondance peut créer un état pathologique, nous aurions à étudier ici tous les produits qui ne se rencontrent qu'à l'état de maladie, et en particulier l'albumine, le sucre, le sang, le pus, etc. Mais les articles Albuminurie, Diabète, Hématurie, etc., ont été consacrés à cette étude. Nous devons donc nous borner à compléter ce qui n'a pu être dit à l'occasion des diverses maladies qui entraînent à leur suite une altération dans la composition de l'urine. Nous insisterons donc principalement sur les caractères que peuvent présenter les urines albumineuses, puis nous passerons rapidement en revue les autres éléments que l'urine peut renfermer dans des conditions anormales.

Albumines. Diverses variétés d'albumines peuvent se rencontrer dans l'urine. Leur présence habituelle et constante dans la sécrétion rénale constitue le symptôme albuminurie. Quoique ce symptôme ait été l'objet d'un article spécial, nous croyons utile d'y revenir, à cause des nombreux travaux qui ont paru depuis l'importante monographie du regretté professeur Gubler. En outre des albuminuries pathologiques caractérisées par la présence constante d'albumine dans les urines et par d'autres symptômes morbides, tels qu'œdèmes et troubles cardiaques, par exemple, on a montré dans ces dernières années qu'il existait des albuminuries physiologiques, c'est-à-dire que d'albumine pouvait se rencontrer d'une façon transitoire dans l'urine chez des sujets bien portants.

Chez les nouveau-nés, avant que la sécrétion urinaire soit régulièrement établie, l'urine est parfois légèrement albumineuse. Dans l'enfance et dans la puberté, elle l'est également et d'une façon transitoire (Leube, Bull, Fürbringer, Mialhe), surtout chez des sujets à musculature délicate.

« Il n'est pas absolument impossible, écrivait ici même Gubler en 1865, tant sont indécises les limites de la santé et de la maladie, de trouver momentanément de l'albumine dans l'urine de gens réputés bien portants. » Plusieurs de ces sujets réputés bien portants étaient sans doute des malades et étaient atteints d'une albuminurie au début, qui devait s'installer plus tard avec le cortége de ses autres symptômes habituels. C'est ainsi que peuvent être interprétés les faits d'albuminurie latente cités par G. de Mussy. On a prétendu aussi qu'après l'ingestion d'une grande quantité d'œufs crus l'albumine se retrouvait dans les urines. Dernièrement, Œrtel a mis en doute l'exactitude de ces observations, au moins en ce qui concerne l'homme. Les albuminuries purement alimentaires chez des sujets sains sont donc contestables.

Il paraît pourtant établi que, en examinant les urines de personnes bien portantes, à la suite de repas copieux ou d'efforts musculaires, on peut y rencontrer des traces d'albumine.

Les expériences entreprises à l'étranger par Johnson, par Gull, par Edlefsen et surtout par Leube, ont été contrôlées en France par Capitan et de la Celle de Châteaubourg.

De la Celle de Châteaubourg s'est appliqué à examiner les urines de sujets
bien portants, de vigoureux cuirassiers, de jeunes enfants, de collégiens se
préparant aux examens universitaires.

Il a pu constater chez eux l'existence de cette albuminurie transitoire physiologique. Gull l'avait trouvée surtout chez des anémiques, Fürbringer sur des
enfants. Les observations de Capitan, confirmées par celles de de la Celle de
Châteaubourg, s'appliquent surtout aux adultes. Il importe toutefois de remarquer
que cette albuminurie non constante est sujette à de nombreuses variations.
Elle diminue par le repos au lit. La fatigue corporelle, le travail cérébral,
l'orgasme génital, la menstruation, l'augmentent. La digestion accompagnée de
repos n'a pas une grande influence sur son apparition.

Il est démontré aujourd'hui et admis par tous les chimistes qu'il n'existe pas
une albumine seulement, mais bien des matières albuminoïdes. On trouve en
particulier dans le sang de la sérine, de la globuline, de la fibrine qui se
sépare par le battage et, dans certaines conditions sur lesquelles nous allons
revenir, des peptones. Ces diverses matières peuvent se rencontrer dans l'urine
mélangées ou isolées. Les analyses qualitatives d'albumines urinaires n'ont pas
encore donné au point de vue clinique les résultats qu'on était en droit d'en
attendre. Nos connaissances sur la structure de la molécule albuminoïde sont
insuffisantes. Lorsqu'on veut faire une étude critique des travaux de physiologie
pathologique que ces questions ont inspirées depuis quelques années, on se
trouve en présence de dénominations variant suivant les auteurs, et de synony-
mies le plus souvent impossibles à établir. La séparation des diverses matières
albuminoïdes est très-délicate. Jusqu'à ces derniers temps, il semblerait qu'on
n'a souvent étudié que des mélanges. Un grand intérêt s'attache pourtant à ces
recherches et nous allons en résumer les conclusions qui paraissent les plus
acceptables. Dans une thèse de Lyon, écrite sous l'inspiration du professeur
Lépine, Estelle, en 1880, confirme le fait déjà observé par plusieurs auteurs
qu'il y a dans l'urine albumineuse au moins deux matières albuminoïdes, la
sérine et la globuline. Il indique pour les séparer le procédé de Gannal, adopté
plus tard par Hammarsten et qui consiste dans l'emploi du sulfate de magnésie.
A de l'urine rendue très-légèrement acide, si elle ne l'était déjà, par addition de
quelques gouttes d'acide acétique, on ajoute du sulfate de magnésie. Il faut
saturer le liquide; on reconnaîtra que le but est atteint lorsque malgré l'agitation une couche de sel persistera à se déposer au fond du verre. La globuline
est précipitée au bout de quelques minutes, mais il vaut mieux attendre dix ou
douze heures. On filtre et on peut peser le précipité de globuline lavé et privé
du sel magnésien.

Le liquide filtré contient la sérine qu'on peut précipiter par l'acide nitrique
et la chaleur. Ce réactif classique précipite au reste dans une urine non préalablement traitée par le sulfate de magnésie, la globuline et la sérine.

Si on compare avec Estelle la teneur relative en globuline et sérine du sang,
et des divers liquides organiques normaux ou pathologiques, on trouve que le
rapport est sensiblement le même.

Dans un cas de pleurésie, chez un brigthique, Estelle trouve :
Dans le liquide pleural :

		Pour 100 d'albumine.	
Albumine totale.	43,346		
Sérine	23,107	Sérine	55,50
Globuline	20,204	Globuline	46,63

Dans les crachats :

Albumino totale.	32,672	Pour 100 d'albumine.	
Sérine..	19,83	Sérine.	60,73
Globuline.	12,73	Globuline.	39,02

Dans les urines :

Albumine totale.	3,433	Pour 100 d'albumine.	
Sérine..	1,756	Sérine.	51,13
Globuline.	1,620	Globuline.	47,18

On peut admettre qu'il existe vraisemblablement une relation plus ou moins directe entre la composition du sang et celle des liquides transsudés. Estelle a confirmé cette vue en étudiant comparativement le sang et l'urine de plusieurs malades.

Des expériences physiologiques conduites avec soin dans le laboratoire de Lépine ont montré aussi que, en faisant varier dans le sang la proportion relative de sérine ou de globuline, on produisait des changements parallèles dans les urines des animaux en expérience.

Des injections intra-veineuses ou intra-péritonéales de sérine à des cobayes ont fait apparaître la *sérinurie* exempte de *globulinurie* (Estelle). Réciproquement, la globulinurie apparaît dans des conditions expérimentales semblables. Un peu de la globuline injectée paraît cependant être absorbée et utilisée par l'organisme, surtout chez l'animal à l'état de jeûne. L'injection de sérum sanguin, surtout si le sérum appartient à un animal d'espèce différente de celui qui reçoit l'injection, peut aussi déterminer dans certains cas l'albuminurie; cette dernière conclusion des expériences de Faveret va contre les idées généralement acceptées en France, surtout depuis Stokvis.

Indépendamment du trouble mécanique que ces injections amènent dans la circulation, on ne peut se défendre de penser qu'une autre cause intervienne et on est porté à comparer les albuminuries avec le diabète alimentaire qui apparaît lorsqu'il y a apport excessif de substances hydro-carbonées.

La globuline, la sérine en excès, s'éliminent comme corps étrangers. Le sérum d'un animal d'espèce différente est peut-être aussi lui-même un corps étranger contenant une ou des albumines, moins assimilables et un peu différentes suivant les espèces.

Dans les urines albumineuses chez l'homme, la quantité de sérine l'emporte en général sur celle de la globuline. La proportion pour 100 de ces deux substances est assez variable et dépend en partie de la proportion variable de ces matières dans le sang. On ne peut retirer encore de ces dosages distincts de conclusions cliniques très-utiles pour le diagnostic.

La qualité de l'albumine n'est pas d'un grand secours pour éclairer la pathogénie d'un cas donné. La quantité est plus importante à noter et les procédés classiques de dosage précipitent à la fois la globuline et la sérine.

Ce dosage de l'albumine totale joint à l'examen microscopique des sédiments et à l'étude des symptômes morbides que peut présenter le sujet suffira dans la majorité des cas.

Plusieurs tentatives ont été faites pour essayer de retirer quelques indications séméiologiques de l'examen du précipité albumineux. Tantôt ce précipité forme des flocons qui se rétractent au fond du tube à expérience, tantôt il est constitué par un nuage opalescent. D'où la distinction en albumine rétractile et non

rétractile ; la première caractériserait les néphrites, la seconde les troubles
fonctionnels (Bouchard). Cette théorie a été contestée. Il est certain que la même
urine albumineuse peut donner un coagulum tantôt rétractile, tantôt non
rétractile, suivant la manière dont l'opération a été conduite. Toutefois, dans
l'immense majorité des cas, les urines préalablement additionnées d'acide
nitrique, puis chauffées jusqu'à l'ébullition, donnent un précipité rétractile
quand il existe une néphrite.

Peptones. Outre la sérine et la globuline qui sont précipitées en bloc par
la chaleur et l'acide nitrique et décelées par les réactifs ordinaires des substances
albuminoïdes, on rencontre dans les urines albumineuses et souvent dans celles
qui, au premier abord, ne le paraissent pas, une substance protéique désignée
sous le nom de peptone. Les peptones sont des substances albuminoïdes solubles
qui ne précipitent par l'acide nitrique ni à chaud ni à froid ; leur solution ne
donne pas trace de trouble avec l'acide acétique et le ferrocyanure de potassium, même au bout de quelques heures ; précipitées par l'alcool de leurs
solutions aqueuses, elles se redissolvent dans l'eau même après un contact
prolongé avec l'alcool.

Tels sont les caractères chimiques qui permettent de reconnaître les peptones
pures, complétement séparées d'autres albumines et dont la présence dans
l'urine constitue le symptôme *peptonurie.*

Le nom de peptone a d'abord été donné au produit final de la digestion
stomacale. L'albumine mise en présence de la pepsine devient soluble et se
transforme en peptone. Mialhe en 1846, reprenant les travaux de Réaumur, de
Blondlot, de Claude Bernard, de Gmelin et de plusieurs autres physiologistes,
opéra des digestions artificielles d'albumines et donna le nom d'*albuminose* au
produit de la digestion pepsique. Le nom de peptone fut introduit dans la
science peu d'années après, en 1850, par Lehmann, et c'est celui qui a prévalu.
Le chimiste allemand établit qu'il y avait non pas une, mais des peptones, et il
démontra l'existence d'une fibrine, d'une caséine, d'une albumine peptone.
Corvisart prouva que ces albumines avaient, suivant leur origine, des pouvoirs
rotatoires différents. Elles présentent cependant les mêmes réactions chimiques.
Wurtz, dans ses cours, enseignait que les peptones étaient des hydrates des albumines correspondantes. Les expériences de Henninger confirment cette manière
de voir. Ce médecin, trop tôt enlevé à la science française, les a le premier
isolées à l'état de complète pureté, et est arrivé par son procédé de déshydratation à transformer la peptone en une substance présentant les principaux
caractères de l'albumine.

La modification que subissent les matières albuminoïdes sous l'influence du
ferment pepsique se produit par d'autres actions physiques ou physiologiques
dans l'organisme et *in vitro.*

Le suc pancréatique contient un ferment soluble analogue à la pepsine et qui
peptonise également les albuminoïdes avec production plus abondante de
leucine et de tyrosine (Corvisart, Meissner). Le suc intestinal (Leube, Schiff)
aurait une action analogue, mais le fait est contesté. Burdach, en 1837, avait
affirmé qu'un certain nombre d'organes, le poumon, la trachée, les glandes
salivaires, étaient susceptibles de fournir un ferment peptogène. Ces affirma-
tions, appuyées de preuves insuffisantes, avaient été laissées un peu dans l'oubli,
mais, plus près de nous, Hufner a démontré qu'on peut retirer du tissu pulmonaire une matière albuminoïde peptogène.

Quoi qu'il en soit, il est certain, et ce fait a une grande importance au point de vue de la pathogénie de la peptonurie, que des éléments cellulaires, autres que ceux des glandes de l'appareil digestif, peuvent fournir des peptones.

Les recherches de Hofmeister sont à cet égard très-significatives. Le pus contient toujours des peptones. Elles y sont plus abondantes dans la partie solide que dans le sérum. Lorsque par l'addition de sels minéraux ou d'alcalis étendus on accélère la destruction des globules, la proportion de peptones augmente dans le sérum et finit par devenir très-abondante. La destruction des globules de pus s'accompagne donc de production de peptones.

Le même fait a lieu lors de la destruction des globules blancs du sang. Ludwig, dans le sang de cadavres de sujets morts de leucémie, a trouvé des peptones en même temps que des détritus de globules blancs, tandis que pendant la vie les globules blancs étaient encore intacts; on n'en avait pas constaté la présence, ni le symptôme peptonurie.

En dehors de ces sources physiologiques de peptones, signalons quelques actions physiques ou chimiques susceptibles de les produire. Elles sont importantes à connaître, afin qu'on puisse les éviter, lorsque dans des mélanges albumineux on veut rechercher des peptones préexistantes. Les principales sont : l'ébullition prolongée avec de l'eau légèrement acidulée, ou même de l'eau pure à 120 degrés sous pression, l'eau oxygénée à l'état naissant (Chandelux), l'acide sulfurique ajouté par petites quantités et pendant l'ébullition. Richet l'a expérimenté pour la caséine du lait (communication à Henninger).

Les peptones pouvant se produire dans l'organisme sous des influences aussi nombreuses, il est assez vraisemblable *à priori* qu'on devra quelquefois en rencontrer dans les urines. Il faut à ce sujet distinguer les cas dans lesquels elles se trouvent mêlées en plus ou moins grande quantité à d'autres albuminoïdes des cas plus rares qui constituent une sorte de peptonurie essentielle.

Christison et Frerichs avaient soupçonné l'existence de ce symptôme, mais la première donnée positive sur la peptonurie est due à Eichwald, qui mentionne un certain nombre de cas de néphrite parenchymateuse donnant lieu à une élimination de peptones par les urines. Il en attribuait la formation à l'action de la mucine sur l'albumine du sérum. Il faut arriver à Gerhardt pour trouver des notions un peu plus précises, relatives surtout à la peptonurie sans autre albuminurie concomitante; Gerhardt l'attribuait à une viciation profonde de la nutrition, en vertu de laquelle les peptones alimentaires ne pouvaient plus être dans les tissus retransformées en albumine. Mialhe avait sans doute une opinion semblable, lorsqu'il écrivait dans son *Traité de chimie*, appliqué à la physiologie : « L'albuminose, dans l'état physiologique, se trouve dans toutes les sécrétions, le lait, la salive, la sueur, l'*urine*. Pendant l'acte de la digestion, l'albuminose un moment en excès n'est point complétement assimilée et se perd en plus ou moins grande quantité dans les urines (urines de la digestion), mais au bout d'un certain temps après le repas l'albuminose répandue dans la masse sanguine suffit à peine aux besoins de l'économie et ne se trouve plus dans les urines. » Les peptones gastriques ou intestinales passeraient donc dans le sang et seraient transformées en albumine. Dans les cas où cette transformation ne s'opérerait pas, il y aurait *peptonurie*. Brucke est allé plus loin. D'après lui, les peptones ne sont jamais assimilées, elles servent au travail organique. Les albumines seules pourvoient à la réparation organique et il existe une peptonurie par non-utilisation parallèle à la glycosurie. Le fait bien constaté

que les peptones peuvent en l'absence de toute ingestion d'albumines suffire
au développement du corps met à néant cette hypothèse. Maly a nourri des
pigeons avec des aliments artificiels dans lesquels il n'entrait que des peptones
comme substance protéique. Les observations d'alimentation rectale chez des
malades atteints d'affection de l'estomac viennent à l'appui des expériences de
Maly. Les théories de Mialhe et celles de Brucke, dans l'état actuel de la
science, ne sont plus acceptables. Et voici comment on peut concevoir le rôle
physiologique des peptones.

Le sang normalement ne contient pas de peptones. Wasserman a constaté que
même le sang de la veine porte pendant la période digestive en était exempt.
Les auteurs qui ont prétendu le contraire n'avaient pas à leur disposition des
procédés assez rigoureux d'analyse. Les peptones constitueraient donc un produit
de transition qui, plus diffusible et plus apte à être absorbé que l'albumine,
serait dans la paroi intestinale elle-même de nouveau et par un procédé de
déshydratation retransformé en albumine seule assimilable. Peut-on admettre que
la paroi intestinale ait une telle propriété? Wasserman pour l'expliquer rappelle
l'expérience suivante :

Si on injecte dans l'intestin de certains animaux un mélange de savon et de
glycérine, l'épithélium et les chylifères sont, au bout de peu de temps, gorgés
de gouttelettes de graisse neutre. Pour que ce phénomène de reconstitution se
produise, il a fallu que l'épithélium intestinal ou le tissu adénoïde de la paroi
intestinale exerçassent une déshydratation. On sait, en effet, que la glycérine et
les acides gras ne s'unissent pour former des graisses qu'en éliminant de l'eau
(Perewoznikoff). Un fait de même ordre se produit sans doute lors du passage
des peptones dans la paroi intestinale.

Si l'on admet ces conclusions et ces analogies, on arrive à une ingénieuse
conception de la peptonurie. Toute peptone introduite dans le sang est un corps
étranger non assimilable que le rein doit éliminer. La peptonurie est analogue
aux sérinuries et aux globulinuries expérimentales consécutives aux injections
intra-veineuses, pratiquées par Estelle et par Faveret; elle ne se produit que
lorsque des peptones se forment dans l'organisme et pénètrent dans le sang en
quantité suffisante.

L'étude des faits cliniques cadre avec cette hypothèse. Tout d'abord les peptones injectées dans le sang sont éliminées par les urines (Fick). En analysant
avec attention les observations de peptonurie publiées tant en France qu'à
l'étranger, on arrive à établir qu'il y a une peptonurie d'origine intestinale
(*entérogène*) alimentaire. Elle a été vue dans le cancer de l'estomac, dans la
dilatation de cet organe, par M. Bouchard en 1884 et par G. Sée dans le catarrhe
intestinal, la fièvre typhoïde, les ulcérations de l'intestin.

Il peut exister une peptonurie *phlegmasique*, quand s'opère une production
d'éléments anatomiques nouveaux, grandes suppurations, résorption d'exsudats.
En récapitulant ces données, on voit avec Bouchard et Wasserman que cette
peptonurie réclame cinq conditions. Il faut une formation abondante de cellules,
la destruction rapide de ces cellules, la liquéfaction de l'exsudat formé ;
il faut encore que les vaisseaux qui existent à proximité de l'exsudat soient
perméables et que la résorption de la peptone soit en quantité suffisante pour
que les globules blancs ne le retiennent pas, ce qui pourrait arriver pour des
quantités minimes (Bouchard). Wasserman a constaté l'existence constante de la
peptonurie phlegmasique histogénétique dans les grandes suppurations osseuses

qui réalisent au plus haut degré les cinq conditions ci-dessus énumérées, et en particulier la production de peptones en abondance très-facilement résorbables par le tissu osseux. Maixner a toujours trouvé des peptones dans les urines des rhumatisants au moment de la disparition du gonflement articulaire. Il l'explique par la résorption rapide d'exsudats plastiques riches en globules blancs.

Jaksch a observé les peptones urinaires 3 fois sur 7 cas de scorbut et Laboulbène a montré que dans cette maladie il y a des leucocytes nombreux très-gros qui se détruisent. Ces cas et d'autres analogues pourraient rentrer dans un groupe de peptonuries du sang, peptonurie *hématogène*.

A côté des peptonuries phlegmasique, hématique et gastro-intestinale, M. Bouchard décrit une peptonurie hépatique. Il l'a rencontrée 20 fois sur 76 malades apyrétiques ayant un gros foie. Il l'a observée aussi fréquemment, ainsi que Germain Sée et Mathieu, dans la dilatation de l'estomac. Il attribue au foie la propriété de retenir les peptones, non celles provenant de l'intestin, mais celles qui peuvent se trouver en liberté dans le sang; certaines altérations anatomiques ou fonctionnelles pourraient mettre un obstacle à cette fonction hépatique.

L'histoire toute moderne des peptones appelle de nouvelles études. Voici les réactions chimiques qui permettent de les déceler dans l'urine. S'assurer d'abord que l'urine ne contient pas d'albumine, et cela au moyen des réactions classiques. Si elles en contiennent, on peut pour les éliminer employer la méthode suivante : ajouter à l'urine acidulée, avec très-peu d'acide acétique, quelques gouttes de ferrocyanure de potassium, abandonner l'urine dix-huit heures et filtrer. Au liquide clair ajouter de nouveau du ferrocyanure et, si au bout de quelques heures il n'y a plus de précipité, on est sûr d'avoir enlevé toute l'albumine; on recommence dans le cas contraire.

On précipite le ferrocyanure par un léger excès d'acétate de cuivre, et du liquide, séparé par filtration du ferrocyanure de cuivre, on enlève avec l'hydrogène sulfuré l'excès de cuivre. Le liquide évaporé au bain-marie pour chasser l'excès de gaz sulfhydrique et neutralisé par la potasse sert à la recherche de la peptone.

Pour cette dernière opération, on peut employer la réaction du biuret. La réaction du biuret est une coloration rose qui se produit lorsqu'on ajoute à un liquide contenant une peptone une goutte d'une solution de sulfate de cuivre et puis une goutte de potasse étendue.

On peut aussi employer le réactif de Tanret, iodure double de mercure et de potassium en solution acidifiée par l'acide acétique; ce dernier réactif précipite aussi l'albumine, mais le précipité d'albumine ne se redissout pas par la chaleur, tandis que celle-ci dissout le précipité de peptone, qu'on peut à volonté précipiter de nouveau en plongeant dans l'eau le tube d'urine pour le refroidir (Bouchard).

Nefrozymase. La nefrozymase est une substance albuminoïde voisine des peptones, et que dès 1865 Béchamp signalait dans le *Montpellier médical* comme se trouvant d'une façon habituelle dans les urines. Son caractère principal est d'être précipitée par l'alcool et de se redissoudre ensuite dans l'eau. Plusieurs réactions chimiques la différencient de l'albuminose signalée auparavant par Mialhe dans des conditions analogues. Elle possède aussi quelques propriétés communes aux ferments solubles.

Sa proportion d'après les expériences de Béchamp varie suivant certaines conditions physiologiques. Il nous a paru que ces mêmes conditions influaient dans le même sens sur la production de l'albuminurie physiologique, signalée depuis par Leube et par de Châteaubourg.

Propeptone. On a signalé aussi dans l'urine la présence d'une matière albuminoïde très-voisine des peptones et qui se produit également dans la digestion pepsique : c'est la *propeptone,* substance considérée comme intermédiaire entre l'albumine et la peptone.

Kuhne l'a appelée *hémialbuminose,* et l'a trouvée ainsi que Bence Jones dans l'urine d'un ostéomalacique. Leube l'a trouvée dans un cas d'albuminurie avec urticaire, Neale dans l'hémoglobinurie.

Les précipités d'hémialbuminose produits par les divers réactifs des albumines se redissolvent par la chaleur. Cette substance est encore trop peu étudiée pour qu'on puisse tirer des conclusions quelconques des mémoires auxquels elle a donné lieu.

Fibrine. Les urines mélangées de sang entraînent toujours de la fibrine. Il existe en outre quelques observations de fibrinurie sans hématurie.

On distingue à ce sujet deux cas. L'urine claire à l'émission se prend par le refroidissement en une masse tremblotante gélatineuse. De cette masse, un caillot se détache au bout d'un jour ou deux; il est constitué par de la fibrine englobant des leucocytes, de rares hématies et des corpuscules d'un gris jaunâtre mal définis (Ch. Robin). L'étiologie de cette première forme de fibrinurie est obscure. Charles Robin pense qu'elle est occasionnée par des hémorrhagies rénales plus globulaires que plasmatiques. Les globules rouges seraient peut-être retenus dans les tubuli.

La fibrine peut aussi apparaître dans l'urine en lambeaux flottants ou sous forme de caillots moulés sur les parties où elle s'est concrétée. L'examen au microscope permet de différencier les concrétions et les lambeaux d'avec des fragments de muqueuse et même des entozoaires; cette erreur a été commise.

La fibrinurie a été observée dans l'empoisonnement cantharidien. Vogel l'a vue chez un brightique; elle peut aussi coïncider avec certaines éruptions cutanées; un cas de pemphigus avec fibrinurie a aussi été signalé par Vogel.

Mucus. L'urine normale est ordinairement claire à l'émission, mais un certain trouble s'y produit toujours à la suite d'un repos prolongé. Une ancienne division classait les dépôts urinaires en énéorèmes ou nuages flottant au milieu du liquide, en nuages qui s'élèvent à la surface et hypostases ou sédiments proprement dits.

L'introduction dans la clinique du microscope et des réactifs chimiques a fait un peu oublier ces anciennes classifications. Il est beaucoup plus utile de caractériser les dépôts par leur nature que par leur mode de formation ou l'aspect qu'ils donnent à l'urine. Le léger nuage que l'on observe à l'état normal est de composition mal définie; on y découvre au microscope des globules muqueux, parfois quelques urates et des cellules épithéliales, mais, lorsqu'il devient un peu abondant, il présente une certaine viscosité et constitue ce que l'on est convenu d'appeler le mucus urinaire. Sous le titre de dépôts muqueux on doit comprendre ces nuages floconneux plus ou moins épais, plus ou moins opaques, qui se retrouvent dans les affections catarrhales des voies urinaires et dans les maladies fébriles en général. Méhu a nié l'existence de mucine dans les urines normales ou pathologiques et serait d'avis de rayer le mot d'urines muqueuses qui pourtant correspond, d'une façon non douteuse, à certaines exigences cliniques. L'opinion de Méhu n'est pas admise très-généralement, et la mucine avec ses caractères chimiques et microscopiques a été retrouvée dans les urines par d'autres auteurs. Le mucus provient normalement de la muqueuse des voies urinaires, il est analogue à celui qui est sécrété par les membranes muqueuses. Il contribue à donner plus de cohésion au nuage formé par les débris épithéliaux. Si on examine au microscope une urine contenant du mucus il est à peu près impossible de distinguer la mucine. Mais l'addition d'un peu d'acide acétique la condense. Elle constitue alors des masses striées englobant des globules muqueux et susceptibles d'être colorés par la teinture d'iode.

Le mucus peut provenir de portions diverses des voies par lesquelles passe l'urine : vessie, vagin, urèthre. Le terme d'urines muqueuses répond donc à des états variables généralement transitoires indiquant, comme le fait remarquer Guyon, un retour à l'état normal ou un acheminement vers la maladie.

Kycstéine. Il se forme à la surface de certaines urines une pellicule blanchâtre et irisée, si elle est mince, que certains auteurs ont crue spéciale aux femmes enceintes. Nauche la considérait comme un signe pathognomonique de la grossesse et Rousseau, faisant vers la même époque (1836) desexpériences au Jardin des Plantes, avait cru remarquer sa production chez les guenons pleines à l'exclusion des autres. Cette pellicule n'est autre qu'un composé de cristaux de phosphate ammoniaco-magnésien de vibrions et de matières grasses. Sa formation est liée à un commencement d'altération de l'urine, à une sorte de fermentation. Elle peut se présenter chez l'homme. Sa présence plus fréquente chez la femme enceinte s'expliquerait peut-être par le fait du mélange de mucosités vaginales plus abondantes, facilitant le commencement de décomposition, mais elle n'a rien de pathognomonique au point de vue du diagnostic de la grossesse.

Pus. Rien n'est plus commun que de rencontrer dans les sédiments urinaires examinés au microscope quelques leucocytes provenant du vagin chez la femme ou de l'urèthre chez l'homme. Leur constatation ne permet pas de conclure à la présence du pus dans une urine.

L'urine qui contient du pus est louche, opalescente, trouble, on voit mal le fond du vase qui la contient. Abandonnée au repos elle s'éclaircit plus ou moins vite, laissant déposer au fond du récipient un sédiment d'apparence crémeuse comme le pus d'un abcès, d'une teinte variable jaune clair ou blanc sale rappelant assez bien la purée de marrons délayée. La couleur de ce sédiment peut être modifiée par l'adjonction d'éléments étrangers tels que le sang ou des cristaux d'urates. Ces derniers ne se mêlent pas complétement à la masse crémeuse et, lorsqu'on la transvase, on en suit assez facilement les traînées formant des sortes de stries plus colorées, tranchant sur la couleur uniforme du pus. On peut aussi y rencontrer de petites masses formant grumeaux composées d'une substance molle semi-transparente ; l'examen microscopique y fait reconnaître des cellules étoilées. L'aspect du sédiment purulent varie suivant diverses conditions que nous allons étudier, mais l'examen microscopique auquel on peut joindre des réactions chimiques très-simples permet tout d'abord, s'il y avait quelques doutes, de le distinguer de tout autre dépôt.

Constater la présence du pus n'est qu'une partie du diagnostic, on doit se demander quelle en est l'origine. Le pus peut avoir été rencontré par l'urine et entraîné avec elle à sa sortie de la vessie. Il peut avoir été versé dans la vessie ou l'urèthre par la rupture d'un abcès circumvoisin. Il peut enfin provenir de points divers des organes urinaires.

L'examen du malade, celui de l'urine et de son mode d'émission, permettent le plus souvent d'arriver promptement à un diagnostic. Le toucher vaginal et rectal, la palpation de l'hypogastre, le cathétérisme pratiqué avec soin, feront diagnostiquer l'ouverture d'un abcès dans le vagin ou la vessie. L'existence d'abcès urineux ou de prostatite suppurée chez l'homme n'offrent pas non plus de grandes difficultés. Le pus se présentant en forte quantité évacuée en peu de temps doit faire penser à un abcès. Dans ce cas l'examen microscopique de ce produit peut aider à confirmer les résultats de l'examen clinique ; les globules granuleux de l'inflammation ne manquent presque jamais et on ne rencontre généralement pas les cristaux de triple phosphate faciles à reconnaître dans les urines de cystites purulentes.

Lorsqu'il y a inflammation de l'urèthre antérieur, il y a par le méat écoulement de pus dans l'intervalle des mictions. Un moyen bien simple proposé par Jamin et par Ultzman permet au reste de reconnaître promptement l'origine uréthrale du pus. Il consiste à recueillir dans deux verres différents le produit d'une même miction. Le premier jet d'urine balaye l'urèthre et le liquide, louche dans le premier verre, sera transparent dans le second. Si la sécrétion purulente est produite et en abondance dans l'urèthre postérieur, le liquide morbide contenu en avant par le constricteur de l'urèthre refluera partiellement dans la vessie et les deux mictions seront purulentes, mais la seconde sera moins trouble que la première. Ceci, joint au fait de l'acidité de l'urine, suffira au diagnostic différentiel d'avec la cystite.

Alors même qu'on ne trouve le pus que dans le premier verre il reste à déterminer s'il provient de l'urèthre ou de la prostate. L'examen de la prostate (toucher rectal, etc.) sera le meilleur moyen d'information. Mais souvent aussi la nature du dépôt sera significative. On voit dans les cas d'affections prostatiques s'échapper avec le premier jet d'urine de grands filaments formant quelquefois des sortes de bouchons floconneux gris jaunâtre dont l'apparence est fort distincte des produits fournis par la transformation ammoniacale du pus (Guyon).

Quand le pus est seulement dans le second verre ou en égale quantité dans les deux verres, on doit rigoureusement conclure qu'il était dans la vessie au moment de la miction. Il reste à déterminer de quel point des organes urinaires il vient. Il faudrait, pour établir la base d'un pareil diagnostic, revenir sur toute la pathologie de l'appareil urinaire ; nous nous contenterons d'indiquer les symptômes tirés de l'examen du liquide, les autres points se trouvant traités à d'autres articles du Dictionnaire.

Le pus peut provenir des reins (calice et bassinets) ou de la vessie et des voies urinaires. Les urines rénales (Guyon) sont généralement abondantes, peu denses, déliées ; le sédiment purulent se sépare avec grande lenteur, il reste un peu louche dans le vase où on conserve les urines, et jamais la séparation entre le dépôt de pus et la couche supérieure n'est très-nette ; les urines sont acides à l'émission. La présence de l'épithélium rénal les caractérise. Malheureusement l'absence de cylindres ne permet pas de conclure à l'absence de néphrite.

L'urine de la cystite est moins abondante, tend à se putréfier plus rapidement et souvent est émise alcaline. Il y a des cas dans lesquels l'examen attentif du malade et de son urine ne permet pas de déterminer l'origine du sédiment. Le pus apparaît dans l'urine sans cause connue et par crises d'une étiologie tout obscure : c'est chez des sujets que Guyon appelle des *pisseurs de pus*.

Le pus contient des leucocytes dont l'aspect est caractéristique en général, mais qui sont souvent altérés. Petits et granuleux dans les urines acides et de densité à peu près normale, ils se gonflent et deviennent plus volumineux lorsque les urines sont diluées et surtout alcalines. On sait que la présence du pus dans les urines augmente notablement leur aptitude à la fermentation et par suite à l'alcalinité par formation de carbonate d'ammoniaque. Le carbonate d'ammoniaque produit donne au pus une apparence visqueuse tout à fait spéciale et le différencie de l'aspect ordinaire du sédiment purulent dans une urine récemment émise.

Le plasma du pus renferme plusieurs matières albuminoïdes : globuline, sérine, myosine, pyine, coagulables par la chaleur. L'urine purulente même filtrée apparaît donc albumineuse, mais un peu d'habitude permettra de se rendre compte de la proportion d'albumine en rapport avec la quantité de pus et éloignera la possibilité de confusion avec une véritable albuminurie.

Matières grasses. La présence de matières grasses dans les urines de l'homme à l'état normal n'est pas mentionnée par les Anciens. Ils ne possédaient pas les moyens d'investigation suffisants pour les reconnaître. Elle est admise aujourd'hui par le plus grand nombre des auteurs. Duménil en 1826 isola environ 3 milligrammes d'oléine et de stéarine dans un 1/2 litre d'urine normale ; Rayer admet également la présence de ces principes que les auteurs plus modernes, Budge, Salkoswki, Leube, Méhu, Gautier, ont aussi constatés. Si leur petite quantité a pu faire douter de leur présence dans l'urine humaine, il n'en est pas de même dans celle des animaux. Lang les a isolés en quantité très-appréciable chez les carnivores et spécialement les chiens et les chats ; il les croit exceptionnels chez les herbivores.

La graisse des urines se trouve préformée dans le sang, soit qu'elle y provienne des processus nutritifs, soit qu'une alimentation riche en éléments stéatogènes l'y ait rendue plus abondante. Les expériences sur les animaux et certains faits observés chez l'homme ne permettent pas de douter que, à la suite d'absorption de grande quantité de graisse, les urines en contiennent une plus grande proportion.

Claude Bernard ayant nourri des chiens avec du suif de mouton observa des globules de graisse dans leurs urines. Mettenheimer ainsi que A. Robin ont signalé chez l'homme des faits analogues à la suite d'ingestion prolongée d'huile de foie de morue. Cette lipurie d'origine alimentaire est comparable à la glycosurie transitoire qui suit une abondante absorption de sucre ; peut-elle amener à la longue une lipurie persistante ? Le fait n'a pas été complétement élucidé. L'usage excessif des aliments gras est un facteur d'obésité : or chez les obèses la graisse urinaire est généralement plus abondante, surtout chez ces malheureux dont la vie, selon l'expression pittoresque de Falstaff, « n'est qu'un dégel, une évaporation sans fin. »

Des causes accidentelles, cathétérisme, vases malpropres, peuvent faire apparaître de l'huile dans l'urine ; il faut se tenir en garde contre ces causes d'erreur et aussi contre les supercheries de certains malades. Il faut ensuite réserver le nom d'urines graisseuses à celles qui en renferment une quantité appréciable. Elles ont un aspect très-différent suivant cette quantité et suivant l'état dans lequel les graisses s'y rencontrent : elles sont, en effet, tantôt libres, formant des globules à la surface comme les yeux du bouillon ; tantôt émulsionnées ; tantôt faisant partie des éléments anatomiques. M. Monvenoux, qui a colligé dans un travail considérable les observations de lipurie éparses dans divers mémoires, distingue des cas de chylurie, de lipurie, d'élaiurie et de galacturie. Ces cas sont souvent confondus sous la dénomination générique de chylurie ou lipurie. Les urines graisseuses sont celles dans lesquelles on constate la présence de matières grasses d'origine physiologique sans coïncidence avec les éléments caractéristiques du chyle ou du lait et ne présentant pas l'apparence huileuse. C'est leur émission qui caractérise la *lipurie*. On peut dire succinctement qu'on les rencontre quand la graisse est en abondance dans le sang. Cette condition se présente :

1° A la suite d'une alimentation riche en graisse, chez les obèses, dans la grossesse ;

2° Dans les dégénérescences graisseuses, surtout des reins ; dans diverses affections de l'appareil génito-urinaire ;

3° Dans les états purulents prolongés, les fractures, les tumeurs malignes, la gangrène, la pyohémie, les affections du foie, la blennorrhagie, etc. ;

4° Dans certaines intoxications (mercure, plomb, phosphore, huile de térébenthine, etc.)' ;

5° Dans le diabète sucré ;

6° Dans la tuberculose ;

7° Dans une foule de maladies chez les enfants (Monvenoux).

Le pronostic et le traitement de ces diverses formes de lipurie est celui des causes complexes qui lui donnent naissance.

Les urines huileuses sont celles qui présentent dans toute leur masse ou à leur surface seulement un liquide d'apparence oléagineuse. C'est à leur émission qu'on a donné le nom d'élaiurie. Elle peut avoir une origine alimentaire ou pathologique, et dans ce dernier cas aurait un pronostic très-grave.

La distinction entre l'élaiurie et la lipurie est peut-être un peu artificielle. En dehors des influences alimentaires, élimination par les reins d'une quantité excessive d'huile ingérée, l'étiologie de l'élaiurie est fort obscure.

D'après les documents recueillis par Monvenoux, on l'a rencontrée :

1° A la suite de calculs biliaires (Eliotson) ;

2° Dans les maladies du pancréas (Tulp, Bowditch) ;

3° Dans les dégénérescences graisseuses des reins (Richardson) ;

4° Dans l'intoxication par l'oxyde de carbone (Rayer, Laugier, Sérullas) ;

5° Dans les cas de collection purulente et de gangrène communiquant avec les voies génito-urinaires (Cushing) ;

6° Dans les affections du cœur (Henderson).

Dans quelques cas la présence de la graisse émulsionnée dans les urines leur donne un aspect lactescent tout particulier qui les a fait distinguer sous le nom d'urines chyleuses. Ces urines contiennent souvent de l'albumine, de la fibrine. Les matières grasses qui leur donnent un aspect laiteux ou rose produisent par le repos une couche crémeuse à sa surface. Une telle apparence de l'urine est la caractéristique de la chylurie. C'est un phénomène qui apparaît et disparaît sous des influences multiples et peu connues ; souvent par crises, les urines de la nuit étant laiteuses, par exemple, et celles du jour normales ; d'autres fois cet aspect s'accentue pendant la digestion ; elles alternent quelquefois ou coïncident avec la glycosurie. La chylurie est rare en Europe. On en distingue une forme parasitaire exotique (*voy.* Hématurie) et une non parasitaire, sorte de chylurie nostras, la seule dont nous ayons à nous occuper ici. Les urines chyleuses et les urines laiteuses présentent de si nombreux points de ressemblance que la plupart des auteurs considèrent ces deux mots comme synonymes. Chez les femmes qui allaitent, chez celles atteintes de fièvres puerpérales et dans un certain nombre d'autres circonstances, on a pu trouver de la lactose ou de la caséine dans les urines, en même temps que des globules graisseux. De même Rassmann, ayant injecté quelques centimètres cubes de lait dans les veines d'un lapin, rencontra constamment dans l'urine de cet animal des globules graisseux sous le microscope.

La présence de corps gras dans l'urine coïncidant avec du sucre de lait et de la caséine caractérise la galacturie véritable, affection rare, si tant est qu'elle existe, et dont l'étiologie est fort obscure.

Pour terminer cette revue des cas dans lesquels on constate la présence de graisse dans l'urine, on pourrait signaler un grand nombre de maladies aiguës ou chroniques dans lesquelles on l'a découverte ; nous l'avons fait sommairement à propos de diverses formes de lipurie et de chylurie. Cette dernière a été l'objet d'une étude spéciale (*voy.* Hématurie). Ajoutons en terminant que certains sédiments organiques contiennent dans leur trame des globules graisseux : tels sont les nombreux épithéliums dégénérés qu'on a rencontrés chez certains brigthiques et dans des formes de cystite cancéreuse ou tuberculeuse ; la graisse est dans ces cas, comme dans les urines sanguinolentes ou purulentes, un élément en quelque sorte régulier dont il doit suffire de signaler la présence.

Sédiments urinaires. L'urine normale est claire à l'émission, mais elle ne tarde pas à se troubler plus ou moins par le repos et le refroidissement. De légers nuages se forment, constituant tantôt une pellicule irisée à sa surface, et tantôt flottant au milieu du liquide (énéorème des Anciens). Examinées au microscope, ces sortes de condensations, qui à la longue se déposent au fond du vase, sont formées par du mucus en très-petite quantité et des cellules épithéliales ramenées et entraînées par l'urine pendant tout son trajet des reins et des bassinets au dehors de l'urèthre ; on y rencontre aussi quelques cristaux d'urates. Le sédiment d'une urine normale ne dépasse pas les 3/1000 du poids du liquide.

Nous avons, chemin faisant et à propos des éléments qui peuvent se rencontrer dans l'urine normalement ou accidentellement, décrit un assez grand nombre de sédiments et exposé la manière dont ils se forment, en même temps que les traitements destinés à en prévenir la formation intra-vésicale ou intra-rénale.

C'est ainsi que nous avons déjà parlé des sédiments constitués par des phosphates, des urates, des oxalates, des carbonates, des sulfates. On trouvera de plus à l'article Urinaires (*Calculs*) l'indication des procédés à l'aide desquels on peut arriver à reconnaître la nature des calculs et, par conséquent, des sédiments urinaires. Les calculs ne sont, en effet, que des sédiments déposés dans un point quelconque du trajet des voies urinaires et accrus par des dépôts successifs. Leur analyse est donc identique à celle des sédiments. Nous n'avons plus dès lors à nous en occuper. Nous ne dirons que quelques mots des dépôts uratiques.

En général, une urine trouble au moment de l'émission est alcaline et donne des sédiments de phosphates, rarement de carbonates. Une urine acide à l'émission ne donne généralement de dépôt qu'en se refroidissant, et le dépôt est surtout formé d'urates, souvent d'un peu d'acide urique libre, d'oxalate et de phosphate de chaux, très-rarement d'acide hippurique, de cystine ou de xanthine.

Sédiments uratiques. Les sédiments uratiques sont constitués par les urates et par l'acide urique. Par le refroidissement l'urine normale, acide et un peu concentrée, se trouble et abandonne une poussière rougeâtre, sédiments briquetés

des Anciens, qui n'a rien de bien caractéristique. C'est de l'urate acide de soude ;
il apparaît au microscope tantôt amorphe et tantôt en aiguilles groupées d'une
façon assez caractéristique ou en sphérules épineuses.

Il est généralement fortement coloré par les pigments normaux de l'urine
qu'il entraîne et dont il est très-difficile de le séparer. Ce dépôt n'indique pas
un excès d'urate, mais simplement l'acidité marquée et la concentration ; c'est
ce qui explique sa fréquence à la période précritique de certaines affections
inflammatoires. Les Anciens lui avaient donné une importance exagérée.

L'acide urique a une plus grande importance. Sa présence habituelle dans les
urines à l'état de dépôt est un mode d'expression de la diathèse urique. Il se
rencontre assez souvent dans les sédiments associé à l'urate acide. Il est
important de s'assurer s'il a été expulsé en même temps que l'urine. On voit
fréquemment dans l'urine des enfants des petites paillettes brillantes qui déposent au fond du vase une poudre jaune constituée par des cristaux losangiques
de formes variables : c'est de l'acide urique.

Le dépôt d'acide urique n'indique pas toujours un excès de sa production,
mais simplement la sursaturation et surtout l'acidité. Ainsi chez les goutteux
l'excrétion est inférieure à la normale (Leube). Ces faits sont la source d'indications précieuses en thérapeutique et justifient l'administration des alcalins
dans la diathèse urique. Les dépôts uratiques constituent la forme la plus commune de la gravelle rénale.

Autres sédiments organiques. Nous avons dit que l'urine pouvait aussi renfermer des sédiments d'acide hippurique, de cystine, de xanthine, de tyrosine,
de cholestérine et d'indigo, et divers sédiments de nature minérale (*voy.* URI-
NAIRES [*Calculs*]) et expliqué pourquoi nous n'avions plus ici à indiquer ni leur
genèse ni leur signification. Nous nous bornerons à dire ici deux mots des urines
rosaciques.

L'urine présente quelquefois un dépôt rose, peu soluble, adhérent au vase,
reconnaissable à simple vue. Ce dépôt se produit fréquemment chez les opérés
et est une conséquence fréquente du traumatisme. M. Verneuil a appelé le
premier en France l'attention sur son importance pronostique. La formation
de ce dépôt est pour lui liée à des altérations hépatiques que le traumatisme
réveille. Les opérés et les blessés chez lesquels on l'observe sont exposés plus
particulièrement à des accidents graves, tels que la gangrène et les hémorrhagies
consécutives. M. Verneuil, sans se préoccuper autrement de la nature de ce
dépôt, donne aux urines qui le fournissent le nom d'*urines rosaciques.* Prout
avait donné le nom d'acide rosacique à la matière qui le colore et qu'on s'accorde
pour désigner sous le nom d'uroérythrine. Elle existe en dissolution dans
l'urine, mais par le refroidissement l'acide urique et les urates qui se déposent
l'entraînent. Dans les cas où il ne se forme pas de dépôts d'urates, il faut
ajouter à l'urine un liquide qui précipite quelques-uns de ses principes constituants et entraîne l'uroérythrine. L'acétate neutre de plomb donne d'excellents
résultats ; le précipité qu'il forme est blanc laiteux quand il n'y a pas d'uroérythrine, rose plus ou moins clair quand il y en a (Albert Robin).

Les observations d'Albert Robin concordent avec celles du professeur Verneuil. Il a trouvé l'uroérythrine fréquente chez les saturnins et dans un certain
nombre de maladies dans lesquelles le fonctionnement du foie est intéressé :
typhoïsants, cardiaques, par exemple.

Les *sédiments organiques* sont constitués par des éléments normaux ou patho-

logiques provenant de l'organisme, ou bien par des parasites et des microbes.
On rencontre dans l'urine des épithéliums de formes très-variées (cellules épithéliales constituant des plaques transparentes, rectangulaires, provenant de la vessie; cellules épithéliales du vagin de la femme, des uretères, du bassinet, ayant chacune leur forme spéciale.

Les éléments anatomiques provenant des reins sont les plus importants, ils ne sont pas toujours d'origine pathologique. Ce sont des éléments épithéliaux et des cylindres urinaires. On ne retrouve pas tous les éléments dont pourrait se servir le clinicien. Le diamètre de l'anse descendante des canaux de Henle est rétréci et ne laisse pas passer les épithéliums des tubes contournés qui sont les plus importants.

L'épithélium du bassinet est formé de cellules irrégulières assez petites, avec noyaux volumineux, et munies d'une queue.

Dans le mal de Brigth et dans un certain nombre de maladies infectieuses avec déterminations rénales, on trouve dans l'urine les gaînes épithéliales des tubes en partie altérées, des tubes droits ou contournés de forme et d'aspect divers.

Ces tubuli ou cylindres urinaires dont l'étude est très-importante sont divisés par Cornil en cylindres muqueux, cylindres hyalins, cylindres épithéliaux et cylindres fibrineux (*voy.* ALBUMINURIE et REIN).

Les cylindres muqueux sont constitués par une substance amorphe et transparente analogue au mucus, longs et mal limités sur le bord ; leur surface est souvent recouverte par places d'épithélium rénal et quelquefois d'une poussière uratique siégeant aussi dans leur profondeur et qui en modifie assez l'aspect pour les rendre parfois presque méconnaissables. En faisant chauffer la lame de verre sur laquelle on les examine, on dissout les urates et on rend à ces cylindres leur apparence caractéristique. Ils peuvent se rencontrer dans l'urine normale.

Les cylindres hyalins sont mieux limités, formés d'une substance transparente, ils présentent par places comme des cassures. Ils se colorent bien par le carmin. Leur mode de formation et leur nature sont mal établis. Produit d'après Cornil d'une sécrétion anormale de l'épithélium, ils se montrent quand le rein est le siége d'une congestion. Les urines qui les contiennent sont généralement très-denses (Béale). Ce sont les faux cylindres de certains auteurs.

Les cylindres épithéliaux ont plus d'importance et proviennent de la desquamation de la couche épithéliale des tubes de Bellini; ces cellules sont tantôt normales, tantôt plus ou moins altérées et le siége de régressions graisseuses, comme, par exemple, chez les sujets intoxiqués par le phosphore. On peut établir entre eux les distinctions suivantes : tantôt la couche épithéliale en se détachant entraîne les cellules propres de ces tubes : ce sont les tubes non desquamés. D'autres fois ces tubes ont perdu leurs cellules ou n'en conservent qu'un petit nombre : ce sont les tubes desquamés graisseux ou non graisseux.

La présence de tubes urinaires peut être constatée, en très-petite quantité, à la vérité, en dehors du mal de Bright: ils ne sont donc pas un signe certain de néphrite, et il y a en outre des cas d'urine albumineuse sans tubuli.

Masses jaunes. Parrot et Albert Robin ont découvert dans l'urine des nouveau-nés atteints d'ictère des masses jaunes de dimensions variables depuis celles d'une hématie jusqu'à celles d'une cellule épithéliale de la vessie. Elles sont d'un beau jaune d'or, réfringentes et parfois légèrement translucides, pâles ou foncées, ou à reflets bronzés.

Insolubles dans l'eau et dans l'urine, elles se dissolvent dans l'alcool plus à chaud qu'à froid. L'acide azotique les dissout lentement et l'acide sulfurique les colore en rose.

« Quand on fait avec ces masses jaunes des préparations microscopiques montées, soit avec de l'urine, soit avec de la glycérine, on les voit disparaître au bout de plusieurs mois, et l'on trouve alors dans les préparations de petits amas cristallisés en forme d'aiguilles très-courtes, très-ténues, et colorées en rouge-brun » (Parrot et Robin).

Ces masses sont distinctes des pigments biliaires et de la bilirubine elle-même. Parrot et Robin les considèrent comme provenant de l'altération des globules rouges.

Sang, pus, mucus. Nous avons dit plus haut que l'on pouvait trouver, dans l'urine, du mucus, du pus et du sang, et renvoyé à des articles spéciaux pour l'étude et l'analyse de ces produits. Nous n'avons pas à y revenir.

Spermatozoïdes. Il n'est pas rare de rencontrer dans l'urine quelques spermatozoïdes en dehors de tout état morbide et même après plusieurs semaines de continence. Quelques traces de sperme sont balayées par l'urine. Les spermatozoïdes sont reconnaissables au microscope par une forme très-caractéristique : tête aplatie et queue qui va en s'amincissant. Quand ils sont très-abondants ils donnent à l'urine une certaine opalescence. L'urine qui contient du sperme blanchit par la chaleur, mais cet aspect diffère de celui des urines albumineuses.

Au microscope on y trouve en outre des spermatozoïdes des petits grains jaunâtres, translucides, assez caractéristiques (Lallemand), qui proviennent des glandes séminales et qui ressemblent à des grains de savon cuit (Trousseau).

Parasites de l'urine. M. Pasteur a signalé le premier, dans l'urine devenue alcaline, la présence d'un parasite dont M. Van Tieghem a étudié depuis les propriétés. C'est une algue analogue au *Torula cerevisiæ*, mais plus petite. Ses cellules se développent par bourgeonnement, dans l'intérieur de l'urine. Elle est analogue aux ferments des matières albuminoïdes, car elle sécrète une diastase qui transforme l'urée en carbonate d'ammoniaque. Toutes les urines ammoniacales, même lorsqu'elles sont alcalines au moment de leur émission, renferment ce ferment. La seule question difficile à résoudre est celle de l'introduction du ferment dans la vessie, lorsqu'il n'y a eu au préalable aucun cathétérisme. Mais, quelque difficulté que l'on éprouve à expliquer dans tous les cas la fermentation ammoniacale des urines, ce que l'on sait du ferment qui lui donne naissance permet de combattre cet accident par les injections antiseptiques, et en particulier par les injections d'acide borique (*voy.* URINAIRES [*Voies*]). On rencontre encore dans l'urine des Infusoires de diverses espèces (*monades* et *bactéries*) qui s'y développent parfois avec une grande rapidité, que l'urine soit acide ou alcaline. Parfois enfin on a signalé dans l'urine la présence de la *sarcine* (*voy.* ce mot). Nous ne signalerons que pour mémoire le champignon que l'on trouve dans l'urine sucrée (*voy.* DIABÈTE) et les Entozoaires que l'on a pu trouver dans les voies urinaires (*voy.* HÉMATURIE).

Alcaloïdes et toxicité. Lorsque l'urine est retenue dans l'organisme, on sait qu'il se produit des accidents graves. On leur donne le nom d'accidents urémiques. Le pouvoir toxique de l'urine dans ces conditions a été attribué à divers principes à l'urée, aux matières salines, etc., etc. Nous n'avons pas à nous en occuper ici, cette question ayant été traitée à l'article URÉMIE.

Des travaux récents ont démontré que dans l'urine normale on rencontre des alcaloïdes toxiques. La toxicité des urines normales n'est démontrée que depuis cinq ans à peine (Feltz et Ritter, *Injections intra-veineuses d'urine en nature*, 1880).

Bouchard a étudié en 1883 les caractères de cette intoxication et consigné depuis dans diverses notes à la Société de biologie (1884) et à l'Académie des sciences (1885-1886) le résultat de ses expériences. Il appelle toxic ou unité toxique ce qui est nécessaire pour tuer 1 kilogramme de matière vivante et il a dosé le nombre de toxics représenté par la bile, les matières fécales, la sueur, les urines, etc. Après injection de 10, 12, 15 centimètres cubes d'urine normale chez un lapin, la pupille se contracte jusqu'à devenir punctiforme. Les mouvements respiratoires diminuent d'amplitude et s'accélèrent, puis il y a indécision des mouvements, somnolence, miction plus abondante et plus fréquente. Hypothermie parfois excessive. Diminution des réflexes palpébraux et cornéens, souvent exophthalmie. La mort arrive en général sans convulsions, ou bien avec des secousses musculaires modérées, ou, dans certaines conditions déterminées, avec opisthotonos. Les battements du cœur et la contractilité musculaire persistent jusqu'au bout. La pupille reste étroite; quelquefois elle se dilate.

Si la dose d'urine injectée n'aboutit qu'au coma, l'animal reste en résolution, respirant faiblement, refroidi, avec myosis, et miction toutes les deux minutes, dilatation extrême des vaisseaux superficiels, puis la torpeur diminue, la chaleur revient, la pupille se dilate, et au bout d'une demi-heure l'animal est redevenu bien portant.

L'albuminurie est rare et, lorsqu'elle existe, elle est passagère et fort légère. Elle est au contraire très-évidente et constante après l'injection de quelques urines ; on peut même voir alors de l'hématurie.

A l'état normal, la dose de 45 centimètres cubes de l'urine d'un homme adulte représente une toxic, elle tue par les matières qu'elle tient en dissolution et non par l'action mécanique ou physique sur le sang. Le coefficient urotoxique de l'homme est le nombre d'urotoxies fabriqué par son unité de poids et éliminé dans l'unité de temps (Bouchard). L'adulte bien portant élimine en vingt-quatre heures par kilogramme de son poids une quantité de poison urinaire capable de tuer 464^{gr},5 de matière vivante ; ce chiffre est son coefficient uro-toxique, coefficient très-variable suivant diverses conditions physiologiques ou pathologiques. L'abstinence l'augmente de moitié, peut-être à cause de l'abondance de substances organiques incomplétement oxydées contenues alors dans l'urine. Des différences se produisent non-seulement dans la puissance toxique, mais encore dans la qualité toxique. Ainsi les urines du sommeil sont franchement convulsivantes ; celles de la veille le sont peu ou pas du tout, mais elles sont narcotiques. Il est important, pour évaluer le coefficient uro-toxique d'un individu, d'étudier séparément les urines de la veille et celles du sommeil, à cause de l'antagonisme de leurs actions; l'état fébrile augmente généralement cette toxicité variable suivant la nature des maladies.

A quel élément d'urine revient cette toxicité? ce n'est pas à l'urée, les expériences de Ritter et de Bouchard l'ont démontré. Il faudrait en injecter 6^{gr},66 par kilogramme d'animal pour amener la mort; ce n'est pas non plus aux principes extractifs (Schiff) ni aux matières minérales trop peu abondantes. L'extrait aqueux est plus toxique que l'extrait alcoolique et la toxicité ne diminue pas par l'ébullition, ce qui élimine l'influence des principes volatils ; elle serait donc due en partie aux matières colorantes et surtout à des alcaloïdes.

Ces alcaloïdes des urines normales représentent une partie des alcaloïdes des intestins absorbés par la muqueuse digestive et éliminés par les reins.

Les maladies qui exagèrent les putréfactions intestinales augmenteraient ainsi la toxicité urinaire.

Dans le mal de Bright les urines sont peu toxiques. Il y a même des brightiques qui ne rendent pas d'urine albumineuse et chez lesquels en outre de certains signes tels que : envies fréquentes d'uriner, troubles auditifs, sensation de doigt mort, extrème sensibilité au froid, la constatation du peu de toxicité des urines complète le diagnostic. Dieulafoy a fait sur ce point encore peu connu des recherches intéressantes. Il a constaté chez plusieurs sujets présentant les symptômes du mal de Bright sans albuminerie qu'il fallait 250, 260 et même 265 grammes de leur urine pour arriver à faire périr un lapin par injection intra-veineuse. Ordinairement 2 centimètres cubes d'urine suffisent à faire périr un lapin de 2 kilogrammes. Cette expérimentation peut donc servir à diagnostiquer le mal de Bright. L. Lereboullet et A. Ménard.

Bibliographie. — Rayer. *Traité des maladies des reins et des altérations de la sécrétion urinaire.* J.-B. Baillière. Paris, 1839. — Hottot. *De l'analyse de l'urine.* Thèse de l'École de pharmacie de Paris, 1850. — Gorup Besanez. *Anleitung zur qualitativen und quantitativen zoochemischen Analyse.* Nuremberg, 1850, et traduction française. — Moitessier. *De l'urine.* Thèse de concours de la Faculté de médecine. Paris, 1856. — Claude Bernard. *Liquides de l'organisme,* t. II, 1857. — Lehmann. *Lehrbuch der physiologischen Chemie,* 2ᵉ édition. Leipzig, 1859. — Parkes. *The Composition of the Urine,* 1860. — Golding Bird. *De l'urine et des dépôts urinaires,* trad. franç. de O. Rorke. Paris, 1861. — Beale (L.). *De l'urine, des dépôts urinaires et des calculs, de leur composition chimique, de leurs caractères physiol. et des indic. thérap. qu'ils fournissent dans le traitement des maladies,* traduit et ann. par Ollivier et Bergeron, 1865. — Bergeret (Ant.). *De l'urine, chimie, phys. et microsc. pratique.* Paris, 1868. — Wurtz. *Traité de chimie médicale,* 2ᵉ édition. Paris, 1868. — Neubauer et Vogel. *De l'urine et des sédim. urin,* trad. par L. Gautier. Paris, 1869. — Beale. *Kidney Diseases, Urinary Deposits and Calculous Disorders,* 5ᵉ édit. London, 1869. — Nisseron (F.-L.). *De l'urine, nouvelles données séméiologiques, principaux réactifs employés au lit du malade.* Thèse de doct., Paris, 1869. — Roncati. *Notions et cons. chim. sur l'urine,* traduit de l'italien par Delstanche, 1870. — Marais (Henry). *Guide pratique à l'usage des médecins pour l'analyse des urines et des calculs urin. Procédés élément. de dosage des éléments normaux et anorm. de l'urine,* etc. Thèse de doctorat. Paris, 1872. — Casselmann (Arth.). *Guide pour l'analyse de l'urine, des sédiments et des concrétions urin. au point de vue phys. et pathol.* Traduit de l'allemand par G. E. Strohl. Paris, 1873. — Gautier (Armand). *Chimie appliquée à la physiologie, à la pathologie, à l'hygiène.* Paris, 1874. In *Dictionnaire de chimie de Wurtz,* article Urine. — Robin (Ch.). *Leçons sur les humeurs norm. et morb. du corps de l'homme,* 2ᵉ édit., 1874, avec fig. 23ᵉ leçon. — Vincent. *Analyse chimique de l'urine et des calculs.* Thèse de Paris, 1875. — Lecorché. *Traité des maladies des reins et des altérations pathologiques de l'urine.* Paris, Masson, 1875. — Reoch (J.). *Étude sur les pigments de l'urine.* In *Journal of Anat. and Phys.,* t. XV, 1875. — Gorup Bezanez (E.). *Traité d'analyse chim. qualit. et quant.,* traduit sur la 3ᵉ édit. allem. et augmentée par le Dʳ L. Gautier. Paris, 1875. — Conan. *Essai de thérapeutique positive basée sur l'examen de l'urine et des produits morbides.* Paris, 1875. — Martin (A.) und Ruge (C.). *Ueber das Verhalten des Harnes und der Nieren der Neugeborenen.* In *Zeitschrift f. Geburtsh. u. Frauenkrankheiten,* Bd. I, 1875. — Martin (A.), Ruge (C.) u. Biedermann (R.). *Untersuchungen des Harnes während der ersten zehn Lebenstage.* In *Centralblatt f. die med. Wissensch.,* 1875. — Maly (R.). *Untersuchungen über die Quelle der Magensaftsäure.* In *Wiener Sitzungsblatt,* Abth. III, 1874 (Acidité de l'urine). — Harley (G.). *De l'urine et de ses altérations pathol.* Leçon prof. à Univ. College, trad. de l'anglais par Hahn. Paris, 1875. — Raduteau. *Élém. d'urologie ou analyse des urines, des dépôts et calculs urin.,* 1875, avec fig. — Legg (J.-W.). *A Guide to the Examination of the Urine. Designed Chieffly for the Use of Clinical Clerks and Students,* 1876. — Robin (Albert). *Essai d'urologie clinique. La fièvre typhoïde.* Paris, 1877. — Thudichum (H.-U.). *Treatise on the Pathology of Urine, Including a Complete Guide to its Analysis,* new Edit., in-8°. London, 1877. — BRAKLY (E.). *Analyse chimique des urines au point de vue clinique.* Thèse de Paris, 1877. — QUINCKE (H.). *Ueber die Wirkung kohlensäurehaltiger Getränke.* In *Arch. für exp. Path.*, 3, VII, 1877. — GOUPIL. *L'urine et ses altérations.* in-8°. Paris, 1877. — CRUSE (P.). *Ueber das Verhalten des normalen Harns der Säuglinge.* In *Jahrb. f. Kinderheilk.*, 1877, Bd. XI. — DELEFOSSE (E.). *Procédés pratiques pour l'analyse des urines, des dépôts et des calculs urinaires*, avec 68 fig., in-8°. Paris, 1877, 2° éd., J.-B. Baillière. — MALY (R.). *Untersuchungen über die Mittel zur Säurebildung im Organismus und über die Verhältnisse des Blutserums.* In *Zeitschrift f. phys. Chemie*, Bd. I, 1877. — DITTEL. *Urologische Mittheilungen.* In *Anz. der Gesell. der Ærzte zu Wien*, n° 30, 1878. — MAC-MUNN. *Ueber die Farbstoffe des menschlichen Urins.* In *Ber. der deutschen Chem.*, Bd. II, 1878. — HOFMANN (K.-B.) u. ULTZMANN (R.). *Anleitung zur Untersuchung des Harns*, 2° Aufl., 1878. — MALY (R.). *Abwehr in Angelegenheit des Hydrobilirubin.* In *Pflüger's Arch. für Physiol.*, XX. — DISQUÉ (L.). *Ueber urobilin.* In *Zeitschrift f. physiolog. Chimie*, Bd. II, 1878. — PARROT et ROBIN (A.). *Étude pratique sur l'urine normale des nouveau-nés. Applications à la physiologie et à la clinique.* In *Archives générales de médecine*, 6° série, t. XXVII, 1876. — FUSTIER. *Essai sur la réaction de l'urine.* Thèse de doct., Paris, 1870. — PORCHER (Gabriel). *Contribution à la connaissance des matières extractives de l'urine.* Thèse de la Faculté de Paris, n° 135, 1880. — ZOELZER (W.). *Lehrbuch der Harnanalyse*, mit 1 Farbenst. u. 33 Holzschn., 1880. — RALFE (C.-H.). *Observations in Urinary Pathology and Therapeutics*, 1880. — TYSSON (J.). *Guide of the practical Examination of Urine.* Illustrated, 3° Edit., 1880. — MÉHU (C.). *L'urine normale et pathologique*, in-8°. Paris, 1880, — HOPPE SEYLER. *Traité d'analyse chim., appliquée à la phys. et à la path.*, trad. par Schlagdenhauffen. Paris, 1877. — DROOUX. *De l'oligurie traumatique.* In *Gaz. des hôpitaux*, 1880, n° 59. — NEUBAUER et VOGEL. *Anleitung zur Analyse des Harns.* 8° édit. allemande, 1881, traduction franç. par L. Gautier. — MILNER-FORTHERGILL. *The Urine of cardiac Dropsy.* In *Med. Press. and Circular*, août 1881. — DUPRÉ (G.). *Étude clinique sur les urines dans les maladies du cœur et spécialement dans les affections de l'orifice mitral.* Thèse de Paris, 1881. — CAZENEUVE et LÉPINE. *Résorption des éléments de l'urine par la muqueuse vésicale.* In *Lyon méd.*, n° 29, 1880. — LÖBISCH (W.-F.). *Anleitung zur Harn-Analyse für praktische Ærzte, Studirende und Chemiker, mit besonderer Berücksichtigung der klinischen Medizin.* Zweite durchaus umgearbeitete Auflage. Wien und Leipzig, 1881. — MOUTARD-MARTIN (R.) et RICHET (Ch.). *Recherches expérimentales sur la polyurie.* In *Arch. de phys. norm. et path.*, n° 1, 1881. — MERKLÉN (P.). *Étude sur l'anurie.* Thèse de Paris, 1881. — GUYON. *Traité clinique sur les maladies des voies urinaires.* Paris, 1881. — LEUBE (Wilh.) u. SALKOWSKI. *Die Lehre vom Harn, ein Handbuch für Studirende und Ærzte bearbeitet.* Berlin, 1882. — MITCHELL (C.). *Practitioners guide to Urinanalysis.* Chicago, 1883, in-12. — OLIVER (G.). *On Bedside Urinary Tests.* In *Lancet*, 1883. — QUINQUAUD. *Traité technique de chimie biologique*, etc. Paris, 1885, in-8°. — YVON (P.). *Manuel clinique de l'analyse des urines*, 2° édit. Paris, 1884. — LAACHE (S.). *Guide pratique de l'analyse des urines*, traduit de l'allemand par X. Francotte, assistant à l'Université de Liége. Paris, 1885. — VAUQUELIN. *Sur une matière rose que les urines déposent dans certaines maladies.* In *Annales du Muséum d'hist. nat.*, in-4°, t. XVII, 1811. — HELLER. *Sur la matière colorante de l'urine.* In *Arch. der Pharmacie*, t. XCVIII, 1847. — PROUT. *Description d'un principe acide extrait de l'acide lithique.* In *Annales de chimie et de phys.*, t. XI, 1810. — PROUST. *Mémoire sur l'urine. De la substance rosacée.* In *Ann. de chimie*, t. XXXVI. — HEIDENHAIN. *Versuche über den Vorgang der Harnbesonderung, in Verbindung mit Herrn stud. med. A. Neisser angestellt.* In *Pflüger's Archiv f. Physiologie.* 1874. — ESOFF (Joh.). *Ueber Urobilin im Harne.* In *Pflüger's Archiv f. Physiol.*, Bd. XII, 1875. — TUDICHUM. *Further Researches on Bilirubin and its Compound.* In *Journal chem. Soc.*, 1875. — GERHARDT (C.). *Ueber Urobilinurie.* In *Wiener med. Wochenschrift*, 1877. — BENÉGH. *Sur l'action prolongée des acides énergiques sur les matières colorantes des urines.* In *Gaz. méd. de Paris*, n° 10, 1878. — KUNKEL (A.). *Ueber das Auftreten verschiedener Farbstoffe im Harn.* In *Virchow's Archiv*, Bd. LXXXIX, 1880. — MINERBI. *Sulla reazione dell' emafcina del Gubler.* In *Revista chimica di Bologna*, n° 8, 1880. — SALKOWSKI (E.). *Demonstration von präformirten Urobilin im Harn.* In *Zeitschr. f. physiol. Chemie*, Bd. IV, 1880. — NENCKI (M.) und SIEBER (N.). *Ueber das Urorosein, einen neuen Harnfarbstoff* (propre à certaines urines pathologiques ; préexiste à l'état d'éther décomposable par les acides forts, passe dans l'alcool amylique qu'elle colore en rouge). In *Journ. f. pract. Chem.*, 1882. — MÉHU (C.). *Sur l'extraction des matières colorantes des urines bleues (indigotine et indirubine).* In *Ann. des mal. des org. gén.-urin.*, Paris, 1882-1883. — VERNEUIL. *Des urines rosaciques ; de leurs rapports avec les affections du foie, les hémorrhagies et la gangrène traumatique,* avec annotations d'Albert Robin. In *Congrès français de chirurgie*, 1885. — SENATOR (H.). *Ueber Indican- und Kalk-Ausscheidung in Krankheiten.* In *Centralblatt f. die med. Wissensch.*, 1877. — ROUX (E.). *Des variations dans la quantité d'urée excrétée avec une alimentation normale et sous l'influence du thé et du café.* In *Arch. de phys. norm. et path.*, 1874. — Knieriem (W.). *Beiträge zur Kenntniss der Bildung des Harnstoffs im thierische Organismus.* In *Zeitschr. f. Biologie*, vol. X, 1874. — Esbach. *Dosage de l'urée; méthode pratique.* In *Bull. de thérap.*, août 1874. — West (Sam.). *Observations on the Elimination of Urea in certain Diseases.* In *Med. Chir. Trans.*, vol. LVIII, 1875. — Baumann (E.) u. Mering (J.-V.). *Ueber das Verhalten der Sarkosins im Organismus.* In *Virchow's Archiv f. pathol. Anatomie*, Bd. VIII, 1865. — Fouilhouc (L.). *Essai sur les variations de l'urée.* Thèse de Paris, 1874. — Kussner (Bernh.). *Zur Lehre von den Vorstufen des Harnstoffs* Dissert. Königsberg. 1874. — Byasson (M.-H.). *Essai sur un nouveau procédé d'analyse des urines.* In *Journ. de l'anat.*, 1875. — Chabaud (J.). *Essai sur l'urée.* Thèse de Paris, 1876. — Schröder (W.). *Ueber Stickstoffbestimmung im Harn.* In *Zeitschrift für physiol. Chemie*, III, 1879. — Cazeneuve (P.). *Sur l'extraction et le dosage dans les urines de l'acide hippurique*, etc In *Revue mens. de méd. et de chir.*, 1879. — Jaarsveld (G.-J.) und Stokvis. *Ueber den Einfluss von Nierenaffectionen auf die Bildung von Hippursäure.* In *Arch. f. exp. Path.*, vol. X, 1879. — Löw (O.). *Ueber die Quelle der Hippursäure im Harn der Pflanzenfresser.* In *Journ. für pract. Chemie.* Neue Folge, Bd. XIX et XX, 1879. — Görges (Ch.). *Ueber die unter physiologischen Bedingungen eintretende Alcalescenz des Harns.* In *Arch. für exp. Path.*, Bd. XI, 1879. — Béchamp. *Sur les ferments et les fermentations de l'urine au point de vue physiologique et pathologique.* In *Bull. de l'Acad. de méd.*, n° 22, 1881. — Paul Bert. *Sur les phases horaires d'excrétion de l'urine et de l'urée.* In *Gazette médicale de Paris*, n° 2, 1879. — Lönisch (W.-F.). *Ueber die Hippursäure und über deren quantitativen Nachweis im Harn.* In *Wiener med. Presse*, 1879. — Pesci (L.) et Stroppa (C.). *Ricerche sull' urina di persona avvelenata con fosforo.* In *Rendiconto dell' Accad. delle sc. di Bologna*, sess. del 24 april 1879. — Hamburger (H.-J.). *De quantitative bepaling van ureum in urine.* Utrecht, 1883. — Hugouneng (L.). *Du dosage de l'urée.* In *Gaz. hebd. des sc. méd. de Montpellier*, 1883. — Ribes. *Etudes sur les urines ammoniacales.* Thèse de Paris, 1876. — Cazeneuve (P.). *Sur l'excrétion de l'acide urique chez les oiseaux.* In *Comptes rendus de l'Acad. des sc.*, t. XCIII. — Jaffe. *Ueber die Entstehung der Harnsäure im Organismus der Vögel.* In *Bericht der deutschen Chem. Gesellschaft*, t. X, 1877. — Esbach. *Des procédés de dosage de l'acide urique.* In *Bull. de thérap.*, 1877. — Brietzke (H.). *Urea and its Relation to Muscular Force.* In *British and For. Med. Chir. Review*, 1877. — Schmiedeberg (O.). *Ueber das Verhältniss des Ammoniaks und der primären Monominbasen zur Harnstoffbildung im Thierkörper.* In *Arch. für exp. Pathol.*, Bd. VIII, 1877. — Cook (E.-A.). *Influence of Benzoates of Alkalis on the Excretion of Uric Acid.* In *Brit. Med. Journ.*, 1883. — Garrod (A.-B.). *The Lumbeian Lectures on Uric Acid; its Physiology and its Relation to Renal Calculi and Gravel.* In *Brit. Med. Journal*, 1883. — Grutzner (P.). *Ueber den Fermentgehalt des normalen menschlichen Harns.* In *Bresl. ärztl. Zeitschr.*, 1882. — Anrep (B.-V.). *Ueber die Ausscheidung von Hippursäure und Benzoësäure während des Fiebers.* In *Zeitschrift für physiol. Chemie*, Bd IV, 1880. — Audiquier (P.). *Quelques considérations sur l'urée et ses variations dans la cirrhose.* Thèse de Paris, 1880. — Lépine. *Contribution à l'étude de l'excrétion de l'azote total et de l'azote des matières extractives de l'urine.* In *Gaz. médicale de Paris*, n° 49, 1880. — Coignard. *Dosage de l'acide urique contenu dans l'urine comme élément de diagnostic et d'indication thérapeutique.* In *Journ. de Thérap.*, n° 1, 1880. — Salkowski (E.). *Ueber die quantitative Bestimmung der Harnsäure im Harn.* In *Virchow's Archiv*, Bd. LXVIII, 1878. — Ultzmann. *Ueber die Harnsäure und ihre Beziehungen zur primären Steinbildung.* In *Wiener med. Blätter*, n° 37, 1878. — Bunge (G.) und Schmiedeberg. *Ueber die Bildung der Hippursäure.* In *Arch. f. exp. Pathol.*, Bd. VI, 1876. — Pasteur et Joubert (J.). *Sur la fermentation de l'urine.* In *Compt. rend. de l'Acad. des sc.*, t. LXXXIII, 1875. — Mialhe. *Sur les urines ammoniacales* In *Bull. de l'Acad. de méd.*, n° 15, 1875. — Feltz (V) et Ritter (E.). *Étude expérimentale sur l'alcalinité des urines et sur l'ammoniémie.* In *Journ. de l'anat. et de la phys.*, 1874. — Gosselin et Robin. *L'urine ammoniacale et la fièvre urineuse.* In *Arch. de méd.*, mai, juin 1874. — Des mêmes. *Recherches sur l'urine ammoniacale, ses dangers et les moyens de les prévenir.* In *Compt. rend. de l'Acad. des sc.*, t. LXXVIII, n° 1, 1874. — Salkowski (E.). *Ueber das Verhalten des Sarkosins im Thierkörper.* In *Virchow's Archiv*, Bd. VIII, 1875. — Du même. *Bildung von Allantoïn aus Harnsäure im Thierkörper.* In *Ber. der deutschen chem. Gesellsch.*, Bd. IX, 1876. — Brouardel (P.). *L'urée et le foie.* In *Gaz. des hôpit.*, 1877. — Lépine (R.) et Jacquin. *Sur l'excrétion de l'acide phosphorique par l'urine dans son rapports avec celle de l'azote.* In *Rev mens. de méd. et de chir.*, 1880. — Demange. *De l'azoturie.* Th. d'agrégation de Paris, 1878. — Bauer (Jos.). *Ueber die Eiweisszersetzung bei Phosphorvergiftung.* In *Zeitschrift f. Biol.*, XIV, cahier IV, 1878 (excès d'urée). — Damier (A.). *Recherches cliniques et expérimentales sur les variations de l'urée sous l'influence de maladies du foie, de l'intestin, du péritoine (domaine de la veine porte); des altérations des reins, de l'état fébrile, du travail musculaire de l'alcool, des*

aliments d'épargne. Paris et Genève. 1883. — PFLÜGER (E.). Kritische und experimentelle
Beiträge zur Titrirung des Harnstoffs. In Pflüger's Arch. f. Physiol., Bd. XXI et XXIII,
1880. — FEDER (L.) et VAÏT (E.). Zur Harnstoffbildung aus pflanzensauren Ammoniaksal-
zen. In Zeitschr. f. Biologie., XVI, 1880. — SCHIFFER (J.). Ueber das Vorkommen und die
Entstehung von Methylamin und Methylharnstoff im Harn. In Zeitschrift f. physiologische
Chemie, Bd. IV, 1880. — LUDWIG (E.). Bestimmung des Gesammtstickstoffs im Harn. In
OEsterr. med. Jahrber., 1880. — STOLNIKOW. Die Schwankungen des Harnstoffgehaltes des
Urins in Folge von Reizung der Leber durch den electrischen Strom. In Petersb. med.
Wochenschr., 1879. — SCHOLZE (A.). Ueber die Ursachen der epikritischen Harnstoffaus-
scheidung. Dissert. Berlin, 1879. — DEECKE (Ch). Urea and Phosphoric Acid, in the Urine
in Anœmia. In Amer. Journ. of Insanity. July 1879. — MARROT (E.). Contribution à l'étude
du rhumatisme articulaire. Examen de l'urine et du sang (urée). Thèse de Paris, 1879. —
FEDER (L.). Ueber die Ausscheidung der Salmiaks im Harn des Hundes. In Zeitschrift für
Biol., XIV, 1878. — SALKOWSKI (E.). Weitere Beiträge zur Theorie der Harnstoffbildung.
In Zeitschrift f. physiol. Chemie, Bd. I, 1878. — MUNK (J.). Ueber das Verhalten des Sal-
miaks im Organismus. In Zeitschr. f. physiol. Chemie, vol. II, 1878. — HALLERVORDEN (E.).
Ueber das Verhalten des Ammoniak im Organismus und seine Beziehung zur Harnstoff-
bildung. In Arch. f. exp. Pathol., vol. X, 1878. — EDLEFSEN, Ueber das Verhältniss der
Phosphorsäure zum Stickstoff im Urine. In Centralbl. f. die med. Wissensch., 1878, n° 29.
— EICHHORST (H.). Ueber den Einfluss des behinderten Lungenwechsels beim Menschen auf
den Stickstoffgehalt des Harnes. In Virchow's Archiv f. pathol. Anat., vol. LXXIV, 1878. —
CAZENEUVE et LIVON. Recherches expérimentales sur la fermentation ammoniacale de l'urine.
In Revue mensuelle, 1878. — DES MÊMES. Nouvelles recherches sur la fermentation ammo-
niacale de l'urine et la génération spontanée. In Compt. rend. de l'Académie des sciences,
t. LXXXIV, n° 12, 1877. — MARTIN (A.). Réflexions sur la question des rapports de l'urée
avec le foie. Thèse de Paris, 1877. — JACKSCH (R. v.). Studien über den Harnstoffpilz. In
Zeitschr. f. physiol. Chemie, Bd. V, 1881. — WORMLEY. Quantitative Determination of Urea
by Alcaline Hypobromites and Hypochlorites. In Amer. Journ. of Med. Sciences, 1881. —
RICHET (Ch.) et MOUTARD-MARTIN. Contribution à l'action physiologique de l'urée et des sels
ammoniacaux. In Compt. rend. de l'Acad. des sc., t. XCII, 1881. — EDLEFSEN (G.). Ueber das
Verhältniss der Phosphorsäure zum Stickstoff im Urin. In Archiv f. klin. Med., Bd. XXIX,
1881. — RICHET (Ch.). Sur la fermentation de l'urée. In Compt. rend. de l'Acad. des Sc.,
t. XCII, n° 12, 1881. — SAVORY (W.-S.). On the Relation of Partial Retention of Urine to
its Decomposition within the Bladder. In Lancet, 1882. — THIRIAR (J.). Des indications que
l'examen des urines fournit à la pratique de la chirurgie abdominale. In Congrès franç.
de chirurgie, 1885 et 1886. — ROBIN (ALBERT). De l'entrainement des déchets organiques
incomplètement oxydés. In Gazette médicale de Paris, 1886. — PARROT et ROBIN. Note sur la
présence de masses jaunes dans l'urine des nouveau-nés atteints d'ictère. In Revue mensuelle de méd. et de chir., t. III, 1879. — DES MÊMES. Etudes cliniques sur l'urine des nouveau-nés dans l'athrepsie. In Arch. gén. de méd., 6e série, t. XXVII, 1876. — ROBIN (A.).
Note sur une des causes de la lithiase urique et oxalique chez les enfants du premier
âge. Diagnostic et traitement. In Journal de thérapeutique de Gubler, t. V, 1878. —
STRUMPELL (A.). Ueber das Vorkommen von unterschwefliger Säure im Harn des Menschen.
In Arch. der Heilkunde, 1866. — HÉDERT (R.). Des chlorures dans les urines dans quelques
maladies du poumon. Thèse de Paris, 1874. — ZÜLZER. Ueber die relativen Gewichtsmen-
gen einzelner Harnbestandtheile. In Bericht der deutschen chem. Gesellschaft, Bd. VIII,
1875. — FALK (F.-A.). Ueber die Chlorbestimmung im Urin. In Ber. der deutschen chem.
Gesell., Bd. VIII, 1875. — BOUCHON (C.). Contribution à l'étude de l'excrétion de l'acide
phosphorique total dans quelques maladies chroniques. Thèse de Paris, 1877. — BAUMANN
(E.). Ueber die Bestimmung der Schwefelsäure im Harn. In Zeitschrift f. phys. Chemie,
Bd. I, 1877. — TEISSIER (L.-Jos.). Du diabète phosphatique. Recherches sur l'élimination des
phosphates par les urines. Thèse de doct., Paris, 1877, J.-B. Baillière. — MICHELSON (P.).
Einige Beobachtungen über den Einfluss des Urines auf das Protoplasma der Eiterkör-
perchen. In Virchow's Archiv, Bd. LXXI, 1877. — VELDEN (R.-V.-D.). Ueber die Ausschei-
dung des gepaarten Schwefels im menschlichen Harns. In Virchow's Archiv, Bd. LXX,
1877. — EBSTEIN (W.). Ein paar neue Fälle von Cystinurie. In Deutsche Arch. f. klinische
Med., XXIII, 1878. — JAMIN (L.). Étiologie et prophylaxie des calculs urinaires. Thèse de
Paris, 1878. — MUNK (J.). Ueber das Vorkommen von Sulfocyansäure im Harn und ihre
quantitativen Verhältnisse. In Virchow's Arch., Bd. LXIX, 1879. — WOOD (E.-S.). Two
Cases of Cystinurie. In Boston Med. and Surg. Journ., July 1879. — MURCHISON (C.). On the
Causes of pus in Urine and on their Differential Characters. In New-York Med. Record,
1879. — LÉPINE et JACQUIN. Sur l'excrétion de l'acide phosphorique par l'urine dans ses
rapports avec celle de l'azote. In Lyon médical, n° 27, 1879. — STOZVIS (J.-B.). Ueber die
Ausscheidung der phosphorsäure im Harn der Lungenschwindsüchtigen. In Allg. Wiener

med. Zeit., 1879. — Verneuil (Ar.). *Note sur les rapports de la phosphaturie avec certaines affections chirurgicales.* In *Bull. de l'Acad. de méd.*, n° 14, 1879. — Zülzer (W.). *Ueber die Chloride des Harns.* In *Centralblatt f. die med. Wissenschaften*, 1877. — Beale (L.-S.). *One Hundred Urinary Deposits*, 2e Édit., London, 1883. — Ebstein (W.). *Ein Fall von Cystinurie.* In *Deutsche Arch. f. klin. Med.*, Bd. XXX, 1882. — Schetelig. *Ueber die Herstammung und Ausscheidung des Kalkes im gesunden und kranken Organismus.* In *Virchow's Arch. f. pathol. Anat.*, Bd. LXXXII, 1880. — Lépine et Flavard. *Sur un nouveau symptôme du trouble de la fonction biliaire.* In *Rev. de méd.*, 1881. — Renzi (E. de). *Proporzione dell' acido fosforico et dei fosfati alcalini e terrosi nelle orini degli infermi. Variazioni della quantità dell' Urea segregata giornalmente in diverse malattie.* In *Annali universali.* Milano, 1881. — Beaunis. *Recherches sur l'influence de l'activité cérébrale sur la sécrétion urinaire et spécialement sur l'élimination de l'acide phosphorique.* In *Rev. méd. de l'Est*, 1882. — Edes (R.-T.). *The Excretion of Phosphites and Phosphorus as connected with Mental Labour.* In *Med. Necos.* Philadelphia, 1883. — Schmutziger (F.). *Zur Urinuntersuchung bei puerperaler Osteomalacie.* In *Centralbl. f. die med. Wissensch.*, 1875. — Salkowski (E.). *Ueber die Ausscheidung der Alcalisalze und des Harnstoffs bei der Alcalisatze und des Harnstoffs bei der Reconvalescenz.* In *Virchow's Arch.*, Bd. LXXXVIII. Senator (H.). *Ueber die Kalkausscheidung im Harn bei Lungenschwindsucht.* In *Charité Annalen.* Berlin, 1882. — Röhmann. *Ueber die Ausscheidung der Chloride im Fieber. Gekaönte Preisschr.* In *Zeitschr. f. klin. Med.*, Bd. I. — Salkowski (E.). *Ueber die Bestimmung der Chloride im Harn.* In *Centralbl. f. die med. Wissensch.*, n° 10, et *Zeitschr. f. physiol. Chem.*, Bd. V, 1881. — Kunkel. *Ueber das Vorkommen von Eisen im Harn und in melanotischen Tumoren.* In *Würzb. phys. med. Gesellsch.*, 1881. — Krauss (F.). *Ueber eine Bestimmung der Magnesia im Harn durch Citration.* In *Zeitschr. f. phys. Chemie*, 1881. — Smith (W.-G.). *On the Conditions affecting Precipitation of Phosphate, of lime from Urine by Heat.* In *British Med. Journ.*, 1883. — Esbach (G.). *Oxalurie, broch.* Paris, 1883. In *Journ. des conn. méd. prat.*, 1883. — Gaglio (G.). *Sulla formazione dell' acido ossalico nell' organisma animale.* In *Giorn. d. r. Accad. di Med. di Torino*, 1883. — Czapek. *Beiträge zur Kenntniss der Oxalsäureausscheidung im Menschenharn.* In *Prager Zeitschrift f. Heilk.*, vol. II, 1881. — Tollens (B.) und Stein (C.). *Ueber Sedimente von Phosphaten im alkalischen Harn.* In *Annalen der Chemie und Pharm.*, Bd. CLXXXVII. — Ralfe (C.-H.). *On the morbid Condition of Urine Dependent upon Derangements of Digestion*, in-8°. London, 1882. — Nencki (M.) und Sieber (N.). *Ueber das Vorkommen von Milchsäure im Harn bei Krankheiten, und die Oxydation in den Geweben der Leukämischen.* In *Journ. f. practische Chemie.* Neue Folge, Bd. XXVI, 1882. — Roberts. *On the Occurence of Microorganismus in fresh Urine.* In *the Brit. Med. Journal*, octobre 1881. — Lépine et Flavard. *Note sur le soufre difficilement oxydable de l'urine.* In *Rev. mens. de méd.*, 1881. — Flavard (E.). *Note sur l'élimination et le dosage des sulfates et du soufre des liquides de l'organisme.* In *Lyon médical*, 1881. — Lépine (R.) et Flavard. *Sur l'excrétion par l'urine de soufre incomplètement oxydé dans divers états pathologique du foie.* In *Gaz. médicale de Paris*, 1880. — Nauche. *Sur la kyestéine.* In *Journal de chimie méd.*, 1830, t. V. — Golding (Ch.). *Kyestéine.* In *British Obstetrical Record*, 1847. — Du même. *Kyestéine dans l'urine comme signe de grossesse.* In *Brit. Rec.*, 1848; rés. in *Schmidt's Jahrbücher*, 1848. — Lux. *Ueber Krankheiten-Entleerung durch Darmkanal und Nieren.* Inaug. Dissertation. Tübingen, 1847. — Béchamp. *Sur la népoygmase ou matière albuminoïde ferment de l'urine.* In *Montpellier médical*, 1865. — Du même. *Recherches sur la kyestéme.* In *Montpellier médical*, octobre 1870. — Audouard. *Note sur la kyestéine, substance particulière à l'urine des femmes enceintes.* In *Journ. de chimie méd.*, 3e s., t. II. — Cassien. *De l'hématurie chyleuse.* Thèse de Montpellier, 1870. — Biror (J.). *Essai sur les albumines pathologiques*, in-8°. Thèse de Montpellier, 1874. — Senator (H.). *Ueber die im Harn vorkommenden Eiweisskörper und die Bedingungen ihres Auftretens bei den verschiedeneu Nierenkrankheiten, über Harncylinder und Fribrinausschwitzung.* In *Virchow's Archiv*, Bd. LX, 1874. — Biror. *Recherches sur les albumines pathologiques, les zymases, les moyens de doser l'albumine; la nature de la couenne, de l'ascite, et l'altérabilité des matières albuminoïdes.* In *Compt. rend. de l'Acad. des sciences*, 1874. — Maixner. *Ueber das Vorkommen von Eiweisspepton im Harn und die Bedingungen ihres Auftretens.* In *Prager Vierteljahresschr.*, 1879. — Nussbaum (M.). *Ueber die Entstehung der Albuminurie.* In *Deutsche Arch. f. klin. Medicin*, Bd. XXIV, 1879. — Lassar (O.). *Ueber den Zusammenhang von Hautresorption und Albuminurie.* In *Virchow's Archiv f. pathol. Anatomie*, Bd. LXXVII, 1879. — Johnson (G.). *Latent Albuminuria, its Etiology and Pathology.* In *British Med. Journ.*, décembre 1879. — Maixner (Em.). *Ueber Peptonurie.* In *Centralblatt f. die med. Wiss.*, n° 33, 1879. — Munn (J.). *Albuminuria in Persons apparently Healthy, with the Proper Method of Detecting it.* In *New-York Med. Record*, 1879. — Semmola. *Sur la maladie de Bright.* In *Lyon médical*, novembre 1879. — Henninger (A.). *De la nature et* du rôle physiologique des peptones. Paris, 1878. — MARCASSI (G.). Nouveaux faits prouvant l'existence d'une albuminurie physiologique. In Gaz. hebd., n° 16, 1879. — BERNHARDT (A.). Neue gewichtsanalytische Methode zur quantitativen Bestimmung des Eiweisses im Harn. In Deutsche Arch. f. klin. Medicin, 1875. — FÜRBRINGER (P.). Beobachtungen über einen Fall von Alkaptonurie (hemi-albuminurie). In Berl. klin. Wochenschr., n° 28, 1875. — BACILLARI. De la purulence des urines dans la méningite cérébro-spinale. In Journal de médecine et de chirurgie, 1876, et Gaz. des hôpitaux, 49° année, n° 24, février 1876. — BAUMÜLLER (E.). Ein Fall von acuter Fibrinurie. In Virchow's Archiv, Bd. LXXXII, 1880. — ESTELLE. Contribution à l'étude des matières albuminoïdes contenues dans l'urine albumineuse. In Rev. mens. de méd. et de chir., 1880. — MAUREL. Sur la nature de l'albumine excrétée par le rein dans les maladies aiguës. In Gazette méd. de Paris, n° 5, 1880. — SMITH (W.). Note on a Case on Peculiar Albuminous Urine. In British Med. Journal, 1880. — FÜRBRINGER (P.). Notiz zur Kenntniss der Albuminurie bei gesunden Nieren. In Deutsches Arch. f. klin. Med., Bd. XXVII, 1880. — BOUCHARD (Ch.). Note sur les Albuminuries de la fièvre typhoïde et sur une néphrite infectieuse qui survient dans cette maladie. In Gazette médic. de Paris, n° 46, 1880. — STILLER (B.). Ueber diarrhoische Albuminurie. In Wiener med. Wochenschr., 1880. — COIGNARD. Considérations sur l'albuminurie et son traitement par les alcalins. In Journ. de thérap., n° 7, 1880. — FISCHL (J.). Ueber einige Ursachen von transitorischer Albuminurie. In Prager med. Wochenschrift, 1880. — CHARCOT (J.-M.). Leçons sur les conditions pathogéniques de l'albuminurie. Paris, 1881. — ECKSTEIN (E.). Albuminurie bei acuten fieberhaften Krankheiten. In Deutsche med. Wochenschrift, 1881. — JACKSCH (R.-W.) Pneumocysto-ovarium, ein casuistischer Beitrag zur Lehre von der Peptonurie. In Prager med. Wochenschrift, 1881. — JACUBASCH. Ueber Albuminurie nach Theer- und Jodeinpinselungen. In Charité Annalen. Berlin, 1881. — DUKES (Gl). The Albuminuria of adolescents aften the Beginning of Bright's Disease. In British Med. Journ., novembre 1881. — JACKSCH (R.-V.). Ueber Peptonurie bei acuten Gelenkrhumatismus. In Prager med. Wochenschrift, 1881. — SENATOR (H.). Die Albuminurie im gesunden und kranken Zustande, in-8°. Berlin, 1881. — GARNIER (L.). Sur une variété d'albumine de l'urine coagulée par l'acide azotique et redissoute par l'alcool. In Journ. de pharm. et de chimie. Paris, 1882. — RODET (A.). Note sur la signification clinique de retractilité de l'albumine. In Lyon médical, n° 17, 1882. — ECKSTEIN (E.). Ueber Albuminurie bei acuten fieberhaften Krankheiten. Dissertation. Berlin, 1882. — LÉPINE (R.). Sur le mécanisme de l'albuminurie dyscrasique. In Lyon médical, n° 48, 1882. — SEMMOLA (M.). Nouvelles recherches expérimentales pour démontrer l'origine hématogène de l'albuminurie brightique. In Arch. de phys. norm. et pathol., 1882. — COHADON. Contribution à l'étude de l'albuminurie survenant dans le cours des accidents secondaires de la syphilis. Th de médecine de Paris, 1882. — TER-GRIGORIANTZ. Ueber Hemi-Albuminurie. In Zeitschrift f. phys. Chemie, 1882. — LEHMANN (J.). Berichtung betreffend das Globulin im Eiweissharn (réclamation de priorité. In Virchow's Archiv für pathol. Anat., Bd. XC, 1882. — TANRET (Ch.). Recherche et dosage de l'albumine dans l'urine. In Bull. gén. de thérap., 1877. — DROSDOFF. Resorption der Peptone, des Rohrzuckers, der Indigoschwefelsäure vom Darmkanale aus und ihr Nachweiss im Blute der Vena Porta. In Zeitschrift für physiologische Chemie, 1877. — HARDY. De la valeur des éléments figurés de l'urine dans la néphrite parenchymateuse. In Gaz. des hôpitaux, n° 15, février 1877. — ADAMKIEWICZ (A.). Die Natur und der Nährwerth des Peptons (Eine experimentelle Untersuchung zur Physiologie des Albumins). Berlin, 1377. — DU MÊME. Ueber die Natur des Peptons. In Virchow's Archiv f. pathol. Anat., t. LXXII. — DU MÊME. Ist die Resorption des Albumins von seiner Diffusibilität abhängig, und kann ein Mensch durch Pepton ernährt werden? In Ibidem, t. LXXV. — COLLIGNON. De l'hématurie chyleuse, sa genèse, son traitement. Paris, Deronne, 1881. — EDSTEIN. Pyonephrose mit Ausscheidung von flüssigem Fett und Hämatoidin-Krystallen durch den Harn. In Arch. f. klin. Medicin, t. XXIII, 1879. — SINÉTY (DE). Recherches sur l'urine pendant la lactation. Observations XI et XIII. Mémoire lu à la Société de biologie, le 17 mai 1875, et in Gazette médicale, n° 43 et 45, 1875. — MAX WASSERMANN. De la peptonurie et sur quelques points de la physiologie des peptones. Thèse de Paris, 1883. — FUETER SCHELL (P.). Ein Fall von Hemi-Albuminose im Harn. In Corr.-Bl. für schweizer Ærzte, XIII. Basel, 1883. — LEROUX (H.). Note sur l'albuminurie chez les enfants. In Rev. de méd. Paris, 1883. — PŒHL (A.). Ueber das Vorkommen und die Bildung des Peptons ausserhalb des Verdauungsapparates, und über die Rückwandlung des Peptons im Eiweiss. St.-Pétersbourg, 1883. In Berichte der deutschen chemischen Gesellschaft, 1883. — ESBACH (G.). Des albumines normales et anormales de l'urine. Paris, 1883. — KÜHNE (W.). Ueber Hemi-Albuminose im Harn. In Zeitschrift f. Biologie. München, Bd. XIX, 1883. — RALFE (C.-H.). Peptones im Urine. In British Med. Journal, 1883. — DE LA CELLE DE CHATEAUBOURG. Recherches sur l'albuminerie physiologique. Th. de Paris, 1885. — MONVONOUX. Documents relatifs à la présence des matières grasses dans l'urine. Thèse de Paris, 1884, bibliographie très étendue.

A. M.

URINILIQUE (Acide). *Formules :* $\begin{cases}\text{Équivalent : } C^{16}H^7Az^7O^{12}. \\ \text{Atomique : } C^8H^7Az^7O^6.\end{cases}$ Lorsqu'on
délaie l'acide urique dans quatre fois son poids d'eau chaude et que l'on fait
passer dans le mélange de l'acide azoteux, jusqu'à dissolution presque complète,
il se dégage de l'acide carbonique et de l'azote. La liqueur filtrée, additionnée
d'acide chlorhydrique, étant concentrée à moitié de son volume, on sépare un peu
de matière floconneuse; on évapore ensuite à sec et on reprend par l'eau bouillante : le résidu, peu soluble dans l'eau, constitue l'acide urinilique (Sokoloff).

Il se dépose de sa solution aqueuse bouillante en prismes incolores, gros et
courts, insolubles dans l'alcool et dans l'éther. Il se dissout à chaud dans l'acide
nitrique, d'une densité de 1,3, sans dégagement gazeux ; par le refroidissement,
il se dépose de nouveau, mais en aiguilles aplaties.

C'est un acide bibasique, qui donne avec les alcalis des sels solubles, précipi-
tables par l'acide chlorhydrique.

Le *sel potassique*, $C^{16}H^5K^2Az^7O^{12}$, cristallise dans l'eau en gros prismes, incolores, insolubles dans l'alcool.

Le *sel barytique*, $C^{16}H^5Ba^2Az^7O^{12}$, est sous forme d'un précipité cristallin,
anhydre, peu soluble dans l'eau.

Les autres sels alcalins-terreux présentent des caractères analogues.

Le *sel argentique*, $C^{16}H^5Ag^2Az^7O^{12}$, est blanc, pulvérulent, altérable dans l'eau
bouillante et sous l'influence de la lumière.

Dans l'attaque de l'acide urique par l'acide azoteux, il se forme aussi de
l'acide glycollique, qu'une action plus profonde transforme en acide oxalique.

Edme Bourgoin.

URINOIRS. *Voy.* Ville.

URIQUE (Acide). *Formules :* $\begin{cases}\text{Équiv. : } C^{10}H^4Az^4O^6. \\ \text{Atom. : } C^5H^4Az^4O^3.\end{cases}$ L'acide urique a été
découvert en 1776 par Scheele, qui le désigne sous le nom d'*acide lithique*
(λίθος, pierre), pour en rappeler la présence parmi les calculs urinaires. Il a été
successivement étudié par plusieurs chimistes, notamment par les suivants :

Bergmann, qui confirma la découverte de Scheele;

Pearson, qui en nia la nature acide et le décrivit sous le nom d'*oxyde urique*.

Fourcroy et Vauquelin, qui en signalèrent la présence dans les excréments des
oiseaux, des serpents, ainsi que dans le guano.

Liebig, qui en établit la composition.

Brugnatelli, qui l'a retrouvé dans les matières excrémentitielles des vers à soie
et qui l'a transformé le premier en alloxane.

Mais les recherches les plus importantes sont celles qui ont été publiées en
1836 par Liebig et Wöhler, travaux qui établissent les relations des nombreux
dérivés du groupe urique.

L'acide urique n'a pas encore été reproduit synthétiquement; par l'ensemble
de ses caractères, on peut le considérer comme une diuréide de l'acide tartronique :

$$C^6H^4O^{10} + 2C^2H^4Az^2O^2 = 4H^2O^2 + C^{10}H^4Az^4O^6.$$

Il se rencontre à l'état libre, ou en combinaisons salines : dans les excréments
des oiseaux, des serpents, des insectes; dans les sédiments plus ou moins colorés
des urines des Mammifères; dans les calculs vésicaux de l'homme et des ani-

maux ; dans l'engrais constituant le guano, principalement à l'état d'urate d'ammoniaque.

Le sang n'en renferme que des traces, tandis que l'urine en construit, terme moyen, la centième partie du poids des matériaux fixes et normaux qu'elle peut fournir à l'évaporation. Libre ou combiné à la soude, l'acide urique forme l'élément principal des concrétions articulaires des goutteux.

Préparation. Pour le préparer, on pulvérise des excréments de serpents ; on les fait bouillir avec leur poids de potasse caustique, dissoute dans 12 à 15 parties d'eau, tant qu'il se dégage des vapeurs ammoniacales ; le soluté chaud, filtré, est versé dans 2 parties d'acide sulfurique, étendu au préalable de 8 parties d'eau, en ayant soin d'agiter le mélange : l'acide urique se précipite. On le lave par décantation, et on le transforme en sel acide, avant de le précipiter de nouveau par un acide pur.

Le même procédé d'extraction s'applique aux calculs urinaires, aux dépôts qui se forment dans l'urine humaine, à la fiente des pigeons et des poules, etc. Toutefois, dans ce dernier cas, Bœttger et Landerer conseillent l'emploi du borax, au lieu de la potasse, pour dissoudre les matières premières, ce sel laissant plus volontiers de côté les matières étrangères.

Pour extraire l'acide urique du guano, on épuise cet engrais par l'acide chlorhydrique, qui dissout un grand nombre de matières inorganiques, sans toucher à l'acide urique. Le résidu, repris par une lessive alcaline diluée, est porté à l'ébullition ; on ajoute d'abord de la chaux éteinte, pour entraîner des matières étrangères, puis de l'acide chlorhydrique qui précipite l'urique ; comme celui-ci est encore coloré, on le dissout dans une lessive étendue de potasse, que l'on additionne de 5 pour 100 de bichromate de potassium, on ajoute un peu de noir lavé, on fait bouillir pendant quelques instants et on précipite par l'acide chlorhydrique (Gibbes).

Propriétés. A l'état de pureté, l'acide urique est en petits cristaux anhydres, dont les formes, examinées au microscope, sont tout à fait caractéristiques, ce

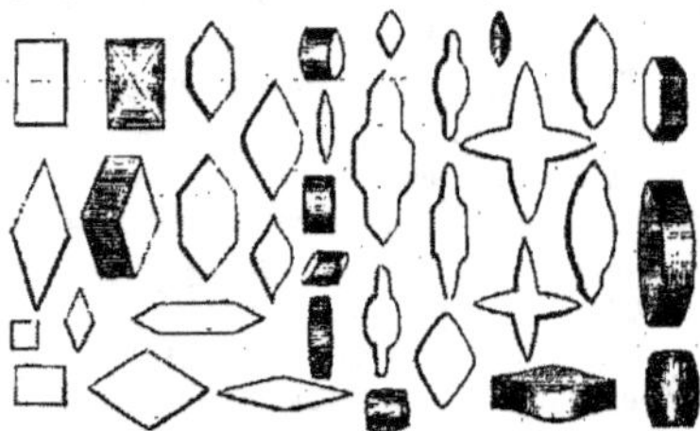

qui permet de le reconnaître dans divers sédiments, notamment dans les dépôts urinaires.

Lorsque l'on ajoute un acide à une dissolution très-étendue d'un urate alcalin et que l'on abandonne le tout dans un endroit frais, il se fait peu à peu un dépôt de cristaux dendritiques, ayant pour formule :

$$C^{10}H^4Az^4O^6 + 2H^2O^2.$$

Cet hydrate est peu stable, car il perd lentement son eau de cristallisation à la température ordinaire, rapidement sous l'influence de la chaleur (Fritzsche).

En ajoutant un grand excès d'acide chlorhydrique dans un urate alcalin, on obtient au contraire une masse gélatineuse qui se transforme en paillettes anhydres. L'acide urique est ordinairement, sous cette dernière forme, en paillettes satinées, d'un blanc éclatant, sans odeur et sans saveur.

Dans les urines normales, la forme la plus commune est celle d'un lozange ou d'un prisme à base rectangulaire; le liquide est-il chargé de pigments biliaires, on observe alors les formes les plus variées et les plus bizarres, simulant des lames, des aiguilles, des gerbes, des rosaces, des épines, des stalactites, etc. Ces dépôts sont-ils accompagnés de globules sanguins, de leucocytes et d'un peu d'albumine, il y a des probabilités pour la présence d'un calcul ou d'un gravier d'acide urique dans les reins (Méhu).

L'acide urique est à peine soluble dans l'eau froide, car il exige 14000 à 15000 parties de ce liquide pour se dissoudre à la température de 10 degrés; à l'ébullition, il en faut encore 1800 à 1900 parties. Il est insoluble dans l'alcool, l'éther, les carbures d'hydrogène. La présence des sels neutres ou des acides n'augmente guère sa solubilité; les sels alcalins le dissolvent, mais il se convertit alors en urate (Lipowitz).

Soumis à l'action de la chaleur, il se détruit avec formation d'acides carbonique et cyanhydrique, de sels ammoniacaux, d'un sublimé observé par Schcele, l'*acide pyro-urique*, qui n'est autre chose que de l'acide cyanurique (Wöhler). Chauffé dans un courant de chlore sec, il donne également de l'acide cyanurique, accompagné d'acide chlorhydrique; en présence de l'eau, il y a formation d'alloxane, de cyanate d'ammonium, d'acides parabanique et oxalique.

Le brome se comporte d'une manière analogue: il se forme de l'alloxane et de l'urée, si la température ne s'élève pas; dans le cas contraire, on obtient du bromure d'ammonium, de l'acide parabanique et de l'acide oxalique.

Chauffé en vase clos avec un peu d'eau, de 170-190 degrés, l'acide urique se convertit en une masse jaune, gélatineuse, contenant de l'urate acide d'ammonium, suivant Wöhler; du mycomélate d'ammonium, d'après Hlasiwetz.

Tandis que l'acide chlorhydrique concentré, même à l'ébullition, est à peu près sans action, l'acide sulfurique donne un sulfate qui fond de 60-70 degrés, d'après Loewe, et qui répond à la formule

$$C^{10}H^4Az^4O^6 . 2\,S^2H^2O^8.$$

Fritzsche admet 4 molécules d'acide sulfurique et Dessaignes 3 seulement lorsque l'on opère à la température de 100 degrés. Si l'on porte la température de 130-140 degrés, il se dégage de l'acide sulfureux, de l'acide carbonique, et il reste finalement, comme résidu, une matière ulmique, de l'acide hydulirique et un corps nouveau, la *pseudoxanthine*, $C^{10}H^4Az^4O^4$ (Schultzen et Filehne).

Traité par l'acide iodhydrique de 160-170 degrés, l'acide s'hydrate, puis se décompose en acide carbonique, glycocolle et ammoniaque, que l'on retrouve à l'état d'iodure d'ammonium:

$$C^{10}H^4Az^4O^{10} + 5\,H^2O^2 = C^4H^5AzO^4 + 3\,C^2O^4 + 3\,AzH^3.$$

L'acide azotique attaque vivement l'acide urique avec effervescence, en donnant de l'alloxane, de l'alloxanthine, ainsi que de l'urée, qui se détruit sous l'influence d'un excès de réactif, tandis que les deux premiers dérivés sont conservés à l'état d'acide parabanique. Le soluté azotique, additionné d'ammoniaque, puis légèrement chauffé, prend une belle couleur pourpre, par suite de la formation de *murexide* (Liebig et Wöhler).

Cette réaction est intéressante, car elle permet de caractériser l'acide urique dans les dépôts normaux et pathologiques. A cet effet, on chauffe un peu de produit avec quelques gouttes d'acide azotique, on évapore à sec et on ajoute une ou deux gouttes d'ammoniaque dans la capsule, avant le refroidissement : il se développe une magnifique couleur pourpre qui est de la murexide, ou, suivant Hardy, de l'*isoalloxanate d'ammonium*.

Les alcalis dissolvent l'acide urique pour former des urates neutres, plus solubles que les sels acides correspondants. Les dissolutions alcalines n'ont guère d'autre action, car, même après une ébullition très-prolongée, il ne se produit qu'une petite quantité d'*acide uroxanique* (Staedeler).

Avec la potasse en fusion, il reste un résidu de cyanure, de carbonate et d'oxalate de potassium (Gay-Lussac) ; avec le peroxyde de plomb, en présence de l'eau, on observe vers 100 degrés une vive effervescence produite par l'acide carbonique, avec formation d'allantoïne, d'urée et d'oxalate de plomb.

Le ferrocyanure de potassium donne par oxydation de l'allantoïne ; le permanganate, de l'acide carbonique et de l'allantoïne, etc.

Urates. L'acide urique est un acide faible, bibasique, déplaçant difficilement l'acide carbonique des carbonates.

Les urates sont généralement peu solubles dans l'eau, surtout les sels acides. Leur étude a été faite par Bensch et Allan. Les sels qui présentent de l'importance au point de vue médical sont ceux de sodium.

L'*urate neutre de sodium*, $C^{10}H^2Na^2Az^4O^{10}$, se prépare en saturant à froid une lessive étendue de soude exempte de carbonate par de l'acide urique délayé dans l'eau. On fait bouillir le tout dans une cornue, afin d'éviter l'action de l'acide carbonique de l'air ; lorsque le liquide est convenablement concentré, le sel se dépose sous forme de mamelons, qui ne présentent pas d'apparence cristalline.

Il exige 77 parties d'eau froide pour se dissoudre ; il est encore moins soluble dans l'alcool. Il se décompose au voisinage de 150 degrés.

La solution aqueuse absorbe l'acide carbonique de l'air, ce qui détermine un dépôt du sel suivant.

L'*urate acide de sodium*, $C^{10}H^3NaAz^4O^6$, se prépare en dirigeant un courant d'acide carbonique dans le sel neutre. Il se sépare en petites aiguilles lorsque l'on ajoute du carbonate de soude dans une dissolution alcaline et bouillante d'acide urique.

A 15 degrés, il exige 1100 à 1200 parties d'eau pour se dissoudre et 125 parties seulement à l'ébullition.

Il n'est pas attaqué par l'acide carbonique, mais son soluté est précipité par les carbonates alcalins, ainsi que par les sels de baryum, de plomb et d'argent, les urates de baryum de plomb et d'argent étant à peu près insolubles dans l'eau.

L'urate acide de soude se rencontre dans l'économie, notamment dans certains calculs, dans les dépôts urinaires et dans les concrétions articulaires des goutteux. Il est parfois accompagné de très-petites quantités d'urates d'ammoniaque, de potasse et quelquefois calcique.

L'*urate neutre d'ammoniaque* n'est pas connu.

L'*urate acide*, $C^{10}H^3Az^4O^6.AzH^4$, le seul par conséquent que l'on rencontre dans l'économie, se prépare en ajoutant de l'ammoniaque en excès à de l'acide urique,

tenu en suspension dans l'eau bouillante. Il est alors en cristaux aciculaires,
solubles dans 1608 parties d'eau à 25 degrés (Bensch).

Lorsque l'on traite à froid l'acide urique par un excès d'ammoniaque, puis que
l'on chauffe le mélange, on obtient une sorte de gelée qui, après lavage et dessiccation, constitue une masse blanche, amorphe, compacte, à peine soluble dans
l'eau et présentant la composition de l'urate acide.

Il existe deux urates de calcium, l'un acide, l'autre neutre.

Le *sel acide*, $C^{10}H^5CaAz^4O^6.H^2O^2$, s'obtient en versant du chlorure de calcium
dans une solution bouillante d'urate acide de potassium. Si l'urate de potassium
est légèrement alcalin, on observe la formation d'aiguilles groupées en mamelons ;
dans le cas contraire, le précipité est blanc et amorphe.

Il exige 603 parties d'eau froide pour le dissoudre et 276 parties seulement
d'eau bouillante.

Le *sel neutre*, $C^{10}H^2Ca^2Az^4O^6$, se prépare comme le précédent, mais à l'aide de
l'urate neutre de potassium ; on verse celui-ci dans une dissolution bouillante
de chlorure, jusqu'à ce que le précipité qui se redissout d'abord commence à
devenir persistant. Après une heure d'ébullition, il se dépose par le refroidissement des grains qui ne se dissolvent que dans 1500 parties d'eau à la température ordinaire, et qui ne sont guère plus solubles dans l'eau bouillante.

L'*urate acide de potassium*, $C^{10}H^3KAz^4O^6$, se forme lorsque l'on attaque une
solution du sel neutre par un courant d'acide carbonique.

Masse amorphe, soluble dans 780 à 800 parties d'eau froide et dans 75 parties
environ d'eau bouillante. Il est insoluble dans l'alcool et n'est pas attaqué par
l'acide carbonique de l'air.

L'*urate neutre de potassium*, $C^{10}H^2K^2Az^4O^6$, se prépare comme l'urate de soude
correspondant.

Il se présente sous forme de fines aiguilles, à saveur caustique, solubles dans
44 parties d'eau froide et dans 35 parties d'eau bouillante. Il brunit et fond au
voisinage de 150 degrés ; à une température plus élevée il se décompose. Il attire
l'acide carbonique de l'air.   Edme Bourgoin.

URIYAS. *Voy*. Tamouls, Dravidiennes, Hindoustan.

URKAN. Nom arabe du *Henné* (*Lawsonia inermis* L.).   Pl.

URMANIKUN. Un des noms arabes donnés à la *Jusquiame*.   Pl.

UROBILINE. *Voy*. Urochrome.

UROCANINE. *Formules :* $\begin{cases} \text{Équival.} : C^{22}H^{10}Az^4O^2. \\ \text{Atom.} : \quad C^{11}H^{10}Az^4O. \end{cases}$ Lorsqu'on maintient
pendant quelque temps l'acide urocanique en fusion, il reste un résidu brun,
liquide, qui se prend par le refroidissement en une masse vitreuse, fluorescente,
verdâtre, peu soluble dans l'eau, incristallisable : c'est l'*urocanine*.

La solution aqueuse bouillante, qui est fortement alcaline, laisse déposer par
le refroidissement des flocons colorés, amorphes, que le noir animal ne parvient
pas à décolorer.

Au contraire, ses sels solubles sont aisément décolorés par le charbon, mais
ils sont incristallisables.

Le *chloroplatinate*, $C^{12}H^{10}Az^4O^2$. $2 HCl.Pt^2Cl^4$, est une poudre rouge, dense, formée de fines aiguilles microscopiques, peu solubles dans l'eau, insolubles dans l'alcool et dans l'éther ; il est très-hypogroscopique et ne se dessèche lentement que vers 120 degrés. D'après sa composition, la formation de l'urocanine aux dépens de l'acide urocanique exige la duplication de la formule $C^{12}H^6Az^2O^4$, conformément à l'équation suivante :

$$2 C^{12}H^6Az^2O^4 = C^2O^4 + H^2O^2 + C^{22}H^{10}Az^4O^2,$$

équation qui rappelle la transformation de l'acide cynurénique en un corps basique, la *cynurine*, par perte d'acide carbonique (Jaffé).   E. Bourgoin.

UROCANIQUE (Acide). *Formules :* $\begin{cases} \text{Équiv. : } C^{12}H^6Az^2O^4. \\ \text{Atom. : } C^6H^6Az^2O^2. \end{cases}$ Acide que l'on rencontre accidentellement dans l'urine du chien (Jaffé).

Pour l'extraire, on évapore l'urine qui le contient en consistance sirupeuse, on épuise par l'alcool bouillant, on évapore de nouveau ; le résidu, acidulé avec de l'acide sulfurique, est agité avec de l'éther. On obtient finalement une bouillie cristalline qu'on lave à l'alcool et à l'eau froide, puis que l'on purifie par cristallisation dans l'eau. Décomposé par l'eau de baryte, le sulfate laisse en liberté l'acide urocanique.

L'acide urocanique est en aiguilles incolores, qui retiennent deux molécules d'eau de cristallisation. Il est à peine soluble dans l'eau froide, assez soluble dans l'eau bouillante, insoluble dans l'alcool et dans l'éther. Il fond de 212-213 degrés, en se décomposant, avec dégagement d'acide carbonique et de vapeur d'eau.

C'est un acide amidé susceptible de s'unir non-seulement aux bases, mais encore avec les acides.

Le *chlorhydrate*, $C^{12}H^6Az^2O^4$. HCl, est en lamelles rhombiques, microscopiques, très-solubles dans l'eau pure, beaucoup moins en présence d'un excès d'acide.

L'*azotate*, $C^{12}H^6Az^2O^4$. $AzHO^6$, est très-soluble dans l'eau, soluté qui est précipité par l'acide nitrique en lamelles microscopiques, dentelées, curvilignes, tout à fait caractéristiques.

Le *sulfate*, $2 C^{12}H^6Az^2O^4$. $S^2H^3O^8$, cristallise en aiguilles également microscopiques, peu solubles dans l'eau et dans l'alcool.   E. Bourgoin.

UROCHLORALIQUE (Acide). *Formules :* $\begin{cases} \text{Équiv. : } C^{14}H^{12}Cl^2O^{12}. \\ \text{Atom : } C^9H^{12}Cl^2O^6. \end{cases}$ Les urines des malades, qui prennent 4 à 5 grammes de chloral par jour, ont en général une forte acidité, réduisent la liqueur cupro-potassique et dévient à gauche le plan de polarisation de la lumière polarisée, propriétés qui sont dues à la présence d'un acide chloré, découvert par Musculus et Méring, l'acide urochloralique.

Pour l'isoler, on précipite l'urine fraîche par l'acétate neutre de plomb ; on filtre, puis on ajoute successivement du sous-acétate et de l'acétate de plomb ammoniacal. L'expérience démontra que le précipité fourni par le sous-acétate de plomb renferme surtout le corps cherché.

Il est préférable d'évaporer l'urine en consistance sirupeuse, d'ajouter de l'acide sulfurique et d'agiter le tout avec un mélange formé de 1 partie d'éther et 2 parties d'alcool. On distille le liquide éthéro-alcoolique, on neutralise le résidu par la potasse, on amène en consistance d'extrait et on épuise par l'alcool à 90 degrés. On décolore le sel par le noir lavé; bref, on obtient une masse cristalline dont on isole l'acide à la manière ordinaire.

C'est un acide énergique, qui décompose les carbonates avec effervescence et qui n'est pas déplacé par l'acide acétique.

Il cristallise en aiguilles étoilées, très-solubles dans l'eau et dans l'alcool, insolubles dans l'éther. A l'ébullition, il réduit les solutions alcalines de cuivre et de bismuth, ainsi que les sels d'argent; il décolore le sulfate d'indigo, dévie à gauche, comme son sel de potassium. Chauffé avec un soluté de potasse caustique, il brunit, dégage une odeur de caramel et cède du chlore à l'alcali.

Les sels sont solubles dans l'eau, insolubles dans l'alcool absolu.

L'*urochloralate de potassium*, $C^{14}H^{11}KCl^2O^{12}$, se présente sous forme de cristaux microscopiques, incolores, lévogyres.

Les sels de sodium, de baryum, de cuivre, cristallisent également, mais plus difficilement.

Le *sel argentique* noircit aisément, même lorsqu'on le place dans le vide et à l'abri de la lumière.

L'acide urochlorique tire son origine du chloral, qui se combine avec une substance organique, pour son passage à travers l'organisme, à la manière, par exemple, de l'acide benzoïque, qui s'élimine par les urines à l'état d'acide hippurique.

Cette manière de voir est conforme aux expériences de Mlle Tomaszewicz, qui a démontré la présence d'une petite quantité de chloral dans l'urine, alors que le chloroforme fait toujours défaut. E. BOURGOIN.

UROCHROME. *Formules :* $\begin{cases} \text{Équiv. : } C^{64}H^{40}Az^4O^{14}. \\ \text{Atom. : } C^{32}H^{40}Az^4O^7. \end{cases}$ L'urine paraît contenir plusieurs matières colorantes qui sont encore imparfaitement connues, la couleur jaune de l'urine normale étant mal définie et s'altérant avec la plus grande facilité sous l'influence de l'air et des réactifs.

La plus importante de ces matières colorantes a reçu le nom d'*urochrome* (Tudichum), et aussi celui d'*urobiline* (Jaffé), ces deux substances, d'après Maly, étant identiques entre elles, ainsi qu'avec l'*hydrobiliruribine*, dernier corps qui dérive de l'un des principes biliaires et que l'on obtient en hydrogénant la bilirubine par l'amalgame de sodium, en présence d'une lessive faible de potasse ou de soude :

$$2\,C^{32}H^{18}Az^2O^6 + H^2O^2 + H^2 = C^{64}H^{40}Az^4O^{14}.$$

Toutefois, l'urochrome possède quelques caractères qui ne paraissent pas appartenir à l'urobiline de Jaffé et à l'hydrobilirubine de Maly.

Pour extraire l'urochrome de l'urine, Tudichum ajoute à ce liquide de l'acétate de baryum et de l'eau de baryte, filtre après vingt-quatre heures et verse dans le liquide filtré de l'acétate de plomb ammoniacal, tant qu'il se fait un précipité; celui-ci est lavé, décomposé par l'acide sulfurique étendu, et le tout, après saturation par le carbonate de baryum, est jeté sur un filtre : un courant d'acide carbonique met l'urochrome en liberté.

C'est une substance jaune, amorphe, soluble dans l'eau, qui prend une teinte jaune, également soluble dans l'éther, plus difficilement dans l'alcool. Le soluté aqueux, surtout en présence des acides, se forme à l'air, rougit et laisse finalement déposer des flocons bruns, que l'alcool partage en deux parties : l'une, qui se brise avec une belle couleur rouge; l'autre, qui reste insoluble, constituant l'*uromélanine* de Tudichum. Le même auteur a encore signalé, parmi les produits de décomposition de l'urochrome, une substance cristalline, l'*uropitine*. La véritable nature de tous ces dérivés est encore inconnue.

Pour préparer l'*urobiline*, Jaffé conseille de verser dans l'urine un grand excès d'ammoniaque, de filtrer, d'ajouter du chlorure de zinc, tant que le liquide se trouble. Le précipité, lavé à l'eau froide, puis à l'eau chaude, pour enlever les chlorures, est épuisé par l'alcool chaud, et le soluté est évaporé à basse température. On reprend le résidu par l'eau ammoniacale et on ajoute au soluté de l'acétate de plomb. Après lavage, le précipité est décomposé par de l'alcool aiguisé d'acide sulfurique ; on filtre et on évapore avec précaution.

Ainsi préparée, l'urobiline est une substance rouge, incristallisable, soluble dans l'alcool et dans l'eau, surtout en présence des alcalis, qui donnent des solutions ambrées, lesquelles deviennent rouges ou brunâtres sous l'influence des acides.

En solution acide, elle est fluorescente et donne une bande d'absorption, placée entre les raies *b* et F de Frauenhofer ; ce dernier caractère appartient à l'urochrome de Tudichum, à l'hydrobilirubine de Maly, à la matière colorante retirée de l'urine par la méthode de Scherer, ainsi qu'au pigment que Van Lair et Masius ont retiré des excréments.

Il résulte de ce qui précède que l'une au moins des matières colorantes de l'urine tire son origine des pigments biliaires, probablement la bilirubine.

La matière colorante, à laquelle Harley a donné le nom d'*urohématine*, paraît être de l'urobiline légèrement altérée par les réactifs qui ont servi à son extraction.

Quoi qu'il en soit, l'urochrome et l'urobiline, si elles ne sont pas identiques, constituent des principes immédiats très-rapprochés, devant être considérés comme les substances colorantes normales de l'urine. À côté d'elles, on rencontre parfois, surtout dans les urines pathologiques, une matière colorante bien différente, l'*uroxanthine* de Heller, que Schunck identifie avec l'indican, et qui paraît être le point de départ de l'*uroglaucine*, de l'*urrhodine*, etc.

E. BOURGOIN.

URODÈLES. Les zoologistes divisent aujourd'hui les Batraciens en trois ordres : les *Anoura* (voy. GRENOUILLES), les *Caudata* et les *Apoda* (voy. PÉROMÈLES).

Les *Caudata* ou Urodèles sont toujours pourvus de membres, à l'état adulte; le corps est allongé, le plus souvent arrondi, terminé par une queue souvent longue; la peau est nue, visqueuse, privée d'écailles; le ventre présente, à l'origine de la queue, l'orifice d'un cloaque saillant ayant la forme d'une fente à bords épais.

De nombreuses classifications ont été proposées. Duméril et Bibron divisent les Urodèles en deux groupes comprenant trois familles, les *Atrétodères*, à cou non troué (Salamandrides), et les *Trématodères*, à cou percé de trous, comprenant les Amphiumides ou Pérobranches (voy. ce mot) à branchies nulles ou cachées, et les Protéides (voy. PROTÉE), à branchies visibles en dehors. Cette classification, légèrement modifiée, peut être acceptée aujourd'hui encore,

de telle sorte que les Urodèles peuvent être divisés ainsi qu'il suit, d'après
G. Boulenger :

I. Pas de fentes branchiales persistantes à l'état adulte :
  A. Des paupières :
    a. Vertèbres opisthocéliennes :
      α. Pas de dents sur le parasphénoïde; dents en séries longi-
         tudinales ou divergentes . . . . *Salamandridées.*
      β. Des dents sur le parasphénoïde; dents palatines en séries
         transverses . . . . *Desmognathidées.*
    b. Vertèbres amphicéliennes :
      α. Pas de dents sur le parasphénoïde . . . . *Amblystomatidées.*
      β. Des dents sur le parasphénoïde. . . . . *Pléthodontidées.*
  B. Pas de paupières. . . . . *Amphiumidées.*
II. Des fentes persistantes à l'état adulte :
  A'. Des dents aux mâchoires . . . . *Protéidées.*
  B'. Pas de dents aux mâchoires. . . . . *Sirénidées.*

Les Urodèles étant zoologiquement moins parfaits que les Anoures, on doit
s'attendre à trouver chez eux des caractères d'infériorité; la forme du corps,
toute différente, entraîne, en outre, de nombreuses modifications dans les divers
organes.

Quoique tous les Urodèles soient pourvus de pattes, les membres sont généralement trop courts pour permettre une marche rapide; lorsqu'il existe deux
paires de membres, ce qui est le cas le plus ordinaire, ces membres sont si
éloignés l'un de l'autre, si faibles, qu'ils ne peuvent soutenir la partie moyenne
du tronc, de telle sorte que le ventre traîne contre le sol; il en résulte que les
Urodèles sont très lents à terre; dans l'eau, au contraire, la plupart des espèces
ont une natation rapide, grâce aux mouvements d'inflexion que ces animaux
peuvent imprimer au tronc composé de nombreuses vertèbres et à la forme de la
queue comprimée de manière à servir de rame. Les doigts sont toujours très-courts,
obtus, dépourvus d'ongles, à part chez les Onychodactyles du Japon; le nombre
des doigts varie suivant les genres; il est, par exemple, de cinq à chaque patte
chez les Tritons et chez les Salamandres proprement dites, tandis que l'on trouve
trois doigts au membre antérieur et deux doigts au membre postérieur chez le
Protée, deux ou trois doigts à chaque membre chez l'Amphiume.

Le rachis est composé de vertèbres qui peuvent être amphicéliennes ou opis-
thocéliennes; ces vertèbres sont parfois en grand nombre; on en compte, par
exemple, 60 chez le Protée, de 80 à 90 chez la Sirène lacertine, tandis que le
nombre n'en est que de 42 chez la Salamandre terrestre.

Chez les Salamandres, les apophyses articulaires, qui sont horizontales, sont
réunies de chaque côté par une crête qui, jointe à celle du côté opposé, forme
une sorte de toit rectangulaire; on voit aussi à toutes les vertèbres du cou et du
dos, à part à la première, de petites côtes s'articulant par deux tubercules; les
vertèbres de la queue, au nombre de 25 ou 26 chez la Salamandre terrestre,
sont pourvues de crêtes et d'apophyses tranverses, comme les dorsales, et d'une
lame transverse percée de trous à la base, représentant les os en chevron.

Chez le Ménopome, les côtes existent de la 2e à la 10e vertèbre. Chez le
Protée, on voit des côtes depuis la 3e jusqu'à la 10e vertèbre; ces côtes sont
fort courtes; les côtes font défaut sur les 31 vertèbres suivantes, puis reparaissent, très-développées cette fois. Chez la Sirène lacertine, qui est placée tout à
fait au bas de la série, l'arc neural est soudé avec le centrum, l'anneau hypapo-
physal formant par défaut d'ossification latérale la partie inférieure du centrum.
L'apophyse odontoïde existe chez les Urodèles, mais fait défaut chez les Anoures;

cette apophyse n'est que le basioccipital détaché de ses neurapophyses et soudé à la seconde vertèbre, ainsi qu'on le voit chez le Protée, l'Axolotl, la Salamandre ; chez les Anoures, au contraire, le basioccipital, quand il existe, ne se trouve que sous forme d'un noyau osseux contenu dans la membrane occipito-vertébrale.

Au crâne, on ne trouve pas l'os en ceinture que nous voyons chez les Anoures, et tout ce qui peut représenter l'ethmoïde reste à l'état cartilagineux ; il n'existe que deux occipitaux, pourvus, comme chez tous les Batraciens, d'un double condyle ; chacun de ces occipitaux s'unit intimement avec la partie correspondante du rocher. Il existe une arcade fronto-squamosale, comme chez les Tritons, ou cette arcade fait défaut, comme chez la Salamandre ; le maxillaire supérieur et le ptérygoïde peuvent être distincts (Triton, Salamandre) où étroitement unis (Pachytriton) ; parfois le ptérygoïdien n'est pas en rapport avec le quadrate (Triton, Salamandre) ou se trouve en contact avec cet os (Tylotriton).

D'après Cuvier, la Salamandre adulte a un véritable dentaire qui porte les dents, le reste de la mandibule se composant d'une seule pièce qui double la précédente dans la moitié postérieure de sa face interne et supporte le tubercule articulaire.

Chez la Salamandre terrestre, que l'on peut prendre comme type, l'épaule se compose de trois os qui se soudent de bonne heure, de manière à former une pièce unique ; cette pièce, qui porte la fossette glénoïdale, envoie vers la colonne vertébrale un os qui est l'omoplate, et vers le sternum un disque arrondi, légèrement lobé, qui est le coracoïdien ; la clavicule n'existe pas, à moins qu'elle ne se soude intimement et de très-bonne heure avec le coracoïdien. Il ne reste comme vestige du sternum qu'une lame cartilagineuse que l'on peut regarder, avec Cuvier, comme l'analogue de l'appendice xiphoïde ; les deux coracoïdiens viennent s'unir au devant de la poitrine. Le membre antérieur se compose d'un humérus dont l'extrémité discale est aplatie d'avant en arrière et de deux os distincts ; on voit au carpe cinq os et deux cartilages disposés en pavés ; les métatarsiens sont courts.

Le bassin s'attache à la colonne vertébrale en des points variables, non-seulement pour les différentes espèces, mais parfois encore pour une même espèce : c'est ainsi que Cuvier l'a vu s'attacher chez la Salamandre terrestre, tantôt à la 15e, tantôt à la 16e vertèbre ; chez le Triton crêté il peut s'attacher à la 17e ou à la 18e vertèbre. Les Urodèles ne sont pas disposés, conformés pour le saut, aussi leur bassin est-il absolument différent de celui des Anoures. La vertèbre qui porte le bassin est semblable à celles qui précèdent et porte une petite côte à laquelle le bassin est suspendu au moyen d'un ligament ; ce bassin est cylindrique, mais s'élargit un peu en arrière au niveau de la cavité cotyloïde ; le pubis et l'ischion sont intimement soudés et forment avec les pièces similaires du côté opposé, dont il restent cependant distincts, un grand disque concave en dessus, aplati en dessous, échancré latéralement. Suivant Cuvier, le pubis reste bien plus longtemps à l'état cartilagineux que l'ischion, avec lequel il s'unit par une suture qui fait une croix avec la symphyse ; en avant de cette apophyse est un cartilage en forme d'Y qui rappelle, jusqu'à un certain point, les os marsupiaux des Didelphes. Les deux os de la jambe restent distincts.

Dans les Salamandrinées (Triton, Salamandre) il n'existe, en réalité, qu'un seul muscle dorsal coupé par autant d'interstices tendineux qu'il y a de vertèbres ; un autre point à noter, c'est la grandeur de l'oblique de l'abdomen, dans lequel se confondent tous les autres muscles. Chez le dernier des Urodèles, chez la Sirène lacertine, les muscles ont une structure qui, d'après Léon Vaillant, les rapproche des muscles des poissons.

Tous les Urodèles, à part les Sirénidés, ont des dents aux mâchoires, et souvent aussi sur les différents os qui composent la voûte palatine. La disposition de ces dents est fort variable et a servi à l'établissement des genres; on peut toutefois ramener, en somme, cette disposition à deux principales : tantôt les dents s'insèrent au bord interne des deux prolongements des os palatins (*Mecodonta*), tantôt au bord postérieur des mêmes os (*Lehriodonta*). Les maxillaires supérieurs existent chez les animaux qui ont des dents aux mâchoires, tandis qu'ils manquent chez les autres; dans ce dernier cas, la mâchoire est exclusivement formée par l'intermaxillaire.

Tous les Urodèles étant carnassiers, c'est dire que leur tube intestinal est peu long. Il n'existe ni glotte, ni voile du palais; le pharynx, qui se prête à une grande dilatation, est soutenu par les cornes osseuses et cartilagineuses de l'hyoïde, qui sont très-développées chez les animaux qui, comme le Protée, la Sirène, conservent des houppes branchiale pendant toute la vie. L'intestin grêle est fort étroit, en comparaison du gros intestin; celui-ci aboutit à un cloaque dans lequel débouchent également les orifices des organes génitaux-urinaires; ce cloaque s'ouvre à l'extérieur par une fente longitudinale. La langue est généralement bien distincte, mais peut être tout à fait rudimentaire, comme chez l'Amphiume; tantôt elle est libre sur les côtés et légèrement échancrée en arrière (Salamandre, Triton); tantôt les bords latéraux seuls ne sont pas soudés (Ranidon); tantôt elle est complétement adhérente au plancher de la bouche (Pachytriton, Megalobatrachus); elle est parfois portée par un pédicule (Chioglosse) et peut prendre une forme de champignon (Spelerpes, Thorius).

La plupart des Urodèles respirent l'air en nature, tandis que d'autres, tels sont le Protée et la Sirène, conservent des branchies pendant toute la vie; à l'état larvaire les Urodèles ont tous une respiration branchiale. Il n'existe pas de ventricules à la glotte, les Urodèles étant privés de voix; un large canal très-court, sans anneaux cartilagineux, conduit de la glotte aux sacs pulmonaires et tient lieu à la fois de larynx et de trachée-artère.

Le cœur est composé d'un ventricule, de deux oreillettes et d'un bulbe aortique. Dans le Protée, le Ménobranche, la Sirène, la cloison interventriculaire est moins complète que chez les autres Amphibiens. L'oreillette gauche est plus petite que la droite et ne reçoit qu'une seule veine pulmonaire; la paroi interne du ventricule est très-spongieuse; le bulbe artériel est rhythmyquement contractile; on y trouve parfois des valvules ou un septum médian qui le divise imparfaitement en deux; ce bulbe se termine de chaque côté par trois ou par quatres troncs, les plus antérieurs donnant les artères carotidiennes, les plus postérieurs les artères pulmonaires et des artères destinées aux téguments, les intermédiaires formant les racines de l'aorte dorsale. Le Protée a trois arcs branchiaux; chez cet animal, le bulbe aortique fournit deux troncs qui se subdivisent en deux branches dont la postérieure donne deux artères à son tour; chez l'Axolotl adulte ou Amblystome il existe quatre paires de troncs aortiques, complétement perméables. On voit également quatre troncs chez la Salamandre, mais la moitié supérieure du premier tronc s'oblitère chez l'adulte.

En dehors du temps de la reproduction il est à peu près impossible de distinguer les sexes; à l'époque des amours, le dos se couvre souvent d'une crête plus ou moins frangée (Triton); des colorations parfois fort vives apparaissent; les lèvres du cloaque sont, du reste, plus développées chez les mâles que chez les femelles. Les glandes spermogènes sont constituées par des tubes séminifères renflés à leur extrémité libre et aboutissant dans un réservoir où débouchent les canaux qui vont former, les uns l'épididyme, les autres le canal déférent; il existe un ductus génito-urinaire, tandis que chez les Anoures les tubes urinaires sont distincts, à l'exception toutefois du Discoglosse (*voy.* ce mot) et du Sonneur à ventre de feu qui présentent la même disposition que chez les Urodèles; on trouve une prostate, d'après Martin Saint-Ange. Les ovaires sont très-développés et les ovules font une forte saillie à leur surface; les ovules tombent directement dans la cavité abdominale et se dirigent vers le pavillon qui est situé très en avant, au niveau des membres antérieurs; les oviductes, tout comme les canaux déférents, s'ouvrent dans le cloaque, à l'extrémité d'une papille. A l'époque de la reproduction, presque tous les Urodèles vont à l'eau, où s'opère la ponte; chez certaines espèces, il existe une imprégnation interne et les jeunes subissent leurs métamorphoses dans l'intérieur de la mère.

Le groupe des Urodèles nous montre, du reste, plusieurs exemples interressants de l'adaptation de certaines fonctions physiologiques au milieu dans lequel vit l'animal; les expériences d'Auguste Duméril répétées avec succès par L. Vaillant et Marie de Chauvin ont fait voir que l'Axolotl (*voy.* Sirédon) se transforme en Amblysome lorsque l'eau dans lequel vit cet animal vient à diminuer. Il existe une différence essentielle entre nos deux Salamandres terrestres d'Europe : la Salamandre tachetée dépose ses petits dans l'eau où ils subissent leurs métamorphoses, tandis que chez la Salamandre noire des Alpes les jeunes passent tout leur temps larvaire dans une dilatation de l'oviducte maternel; dans chaque oviducte se trouvent de 40 à 60 œufs dont un seul, le plus près du cloaque, est fécondé; les autres œufs se fondent en une masse qui sert de nourriture au petit, qui ne sort de la mère que lorsqu'il est apte à respirer l'air en nature : or Mlle de Chauvin a pu faire vivre la larve de la Salamandre noire dans l'eau et l'animal y a subi ses métamorphoses comme la larve de la Salamandre tachetée.

Les Urodèles subissent des métamorphoses beaucoup moins complètes que les Anoures. Ils respirent au début au moyen de branchies qui peu à peu s'atrophient; il existe souvent aussi quelques modifications dans la dentition; parfois les changements sont beaucoup plus importants, ainsi que nous le voyons chez l'Axolotl.

Le cervelet, toujours fort réduit chez les Urodèles, n'est représenté que par une étroite bandelette; il peut même manquer chez l'Axolotl; le quatrième ventricule est très-développé; les hémisphères cérébraux sont allongés; chez le Protée le mésencéphale est à peine distinct; les nerfs optiques forment un chiasma; de même que chez les poissons, le pneumogastrique fournit un nerf latéral qui se prolonge de chaque côté du corps; d'après P. Brocchi, le grand sympathique fait défaut chez l'Axolotl. Tous les Urodèles ont une fenêtre ovale avec un cadre cartilagineux ou osseux; aucun d'eux ne possède de cavité tympanique, tandis que cette cavité existe chez les Anoures, à l'exception des Pelobates. Les paupières peuvent manquer; les yeux sont parfois très-petits et entièrement cachés sous la peau (Protée). La peau est nue, visqueuse, parfois percée de pores nombreux d'où suinte un liquide qui est un véritable venin.

Plusieurs Urodèles jouissent de la remarquable faculté de régénérer leurs

membres perdus, à la condition toutefois, d'après Philippeaux, qu'on laisse
en place au moins la partie basilaire de ces membres.

L'ordre des Urodèles ne comprend pas moins aujourd'hui de 105 espèces;
l'histoire zoologique et anatomique des plus remarquables de ces espèces est
faite aux articles Ophiobatraciens, Pérennibranches, Pérobranches, Péromèles,
Pleurodèles, Salamandre, Siredon, Sirène, Triton.   H.-E. Sauvage.

Bibliographie. — Laurenti. *Synopsis Reptilium*, 1768. — Merren. *Tentamen systematis
Amphibiorum*, 1790. — Latreille. *Hist. nat. des Reptiles*, t. II, 1800. — Rusconi. *Amours
des Salamandres aquatiques*, 1801. — Daudin. *Hist. nat. des Reptiles*, t. VIII, 1803. —
De Blainville. *Nouv. Bull. des sciences*, p. 111, 1816. — C. Duméril. *Zoologie analy-
tique*, 1806. — Latreille. *Familles naturelles du règne animal*, 1825. — Cuvier (G.).
Recherches sur les ossements fossiles, t. V, 2e part, 1824. — Fitzenger. *Neue Classification
der Reptilen*, 1826. — Cuvier (G.). *Le règne animal*, t. II, 1829. — Wagler (J.). *Naturaliches
System der Amphibien*, 1830. — Rathke. *Mém. sur le développement des organes génitaux
chez les Urodèles. In Férussac Bull. des sc. nat.*, t. VIII, p. 397, 1826. — Dugès (A.).
Sur l'ostéologie et la myologie des Batraciens à leurs différents états de développement,
1834. — Fischer (G.). *Amphibiorum nudorum neurologia*, 1843. — Duméril et Bibron. *Erpétologie générale*, t. VII, 1854. — Martin Saint-Ange. *Étude sur l'appareil reproducteur
dans les cinq classes d'animaux vertébrés. In C. R. et Mém. des savants étrangers*, t. XIV,
1856. — Owen (R.). *On the Anatomy of Vertebrates*, t. I, 1866. — Philippeaux. *Compt. rend.
de l'Académie des sciences*, t. LXIII, p. 576; 1866. — Strauch. *Salamandriden-Gattungen.
In Mém. de l'Académie des sciences de Saint-Pétersbourg*, 1870. — Huxley (A.). *Manual
of the Anatomy of Vertebrate Animals*, 1871. — Schreiber. *Herpetologia Europœa*, 1875.
— Wiedersheim (R.). *Anatomie der Salamandrinen*, 1875. — Du même. *Das Kopfskelet der
Urodelen*, 1877. — Chauvin (M. de). *Zeitschr. f. wiss. Zool.*, t. XXIX, p. 324. — Siebold.
Zeitschr. f. wiss. Zool., t. XXVII, p. 534. — Knauer (F.). *Naturgeschichte der Lurche*, 1878.
— Stöhr. *Zur Entwickelungsgeschichte. In Zeitschr. f. wiss. Zool.*, t. XXX, p. 477. —
Frommann (U.). *D. struct. d. Knorpelzellen v. Salamandra. In Sitzg. d. J. G. Med. u. Naturw.*,
1879. — Brocchi (P.). *Étude sur les Batraciens de l'Amérique centrale*, 1882. — Boulenger.
Cat. of the Batrachia Gradientia in the Collection of the British Museum, 1882. — W. K. Par-
ker. *On the Structure and Development of the Skull in the Urodeles;* 1882.   E. S.

UROÉRYTHRINE. Les dépôts urinaires bleus, verts, violets, ainsi que les
diverses colorations de certaines urines pathologiques, ne sont pas toujours dus
à l'indigotine ou à ses dérivés. En effet, suivant Heller, les sédiments rouges de
l'urine sont souvent constitués par un mélange de deux matières colorantes :
l'une, *l'urrhodine ordinaire*, soluble dans l'alcool et le chloroforme; l'autre,
l'uroérythrine, insoluble dans l'alcool.

L'urrhodine, *rouge d'indigo* ou *indirubine*, dérive seule de l'indican
(Schunck).   E. Bourgoin.

UROGÉNITAL (Sinus). On a vu à l'article Embryon (p. 682 et 683) comment, par suite de l'abaissement de la cloison de séparation du rectum et de
l'allantoïde (*éperon périnéal* de Kölliker), le cloaque se trouvait subdivisé en
deux cavités secondaires, l'une antérieure ou génito-urinaire, l'autre postérieure
ou ano-rectale. La cavité antérieure, en forme de conduit tubuleux, a reçu de
J. Müller, en 1830 (*Bildungsgeschichte der Genitalien*), le nom de *sinus uro-
génital :* les uretères, les conduits de Wolff et de Müller, débouchent presque
au même niveau dans son extrémité supérieure; son extrémité inférieure s'ouvre
au dehors par une fente antéro-postérieure (*fente* ou *fissure urogénitale, aditus
urogenitalis, orificium urogenitale*), qui se prolonge par une gouttière à la
face inférieure du tubercule génital (*sillon* ou *gouttière génitale*).

En 1855, Valentin (*Handbuch der Entwickelungschichte des Menschen*) proposa de remplacer la désignation de *sinus congenitalis* par celle plus conforme
à la réalité de *canalis urogenitalis*, désignation employée depuis indifférem-

ment avec celle de *sinus urogenitalis* ou encore d'*alveus urogenitalis* (H. Rathke, H. Meckel, Leuckart).

C'est du douzième au quatorzième jour que s'opère l'abaissement de l'éperon périnéal chez l'embryon de lapin ; la descente est complète vers le seizième jour. Chez l'homme, le cloaque commence à se subdiviser vers le milieu du deuxième mois de la vie intra-utérine ; au cours du troisième mois, le cloisonnement s'achève, mais la cloison de séparation est encore très-mince, et ce n'est qu'au

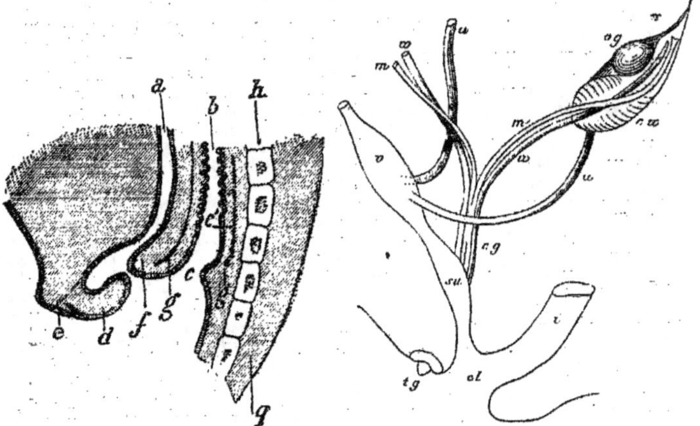

Fig. 1. — Coupe sagittale de l'extrémité postérieure d'un embryon de porc ♀ long de 7 centimètres.

a, sinus uro-génital. — *b*, rectum. — *c*, anus. — *c'*, jonction des épithéliums endodermique et ectodermique. — *d*, clitoris avec son capuchon *e*. — *f*, éperon périnéal de Kœlliker. — *g*, sphincter interne. — *h*, colonne vertébrale. — *q*, appendice caudal.

Fig. 2. — Figure schématique indiquant la disposition des organes et des conduits génito-urinaires sur un jeune embryon de mammifère.

cw, corps de Wolff. — *og*, organe génital. — *m, m*, conduits de Müller. — *w, w*, canaux de Wolff. — *cg*, cordon génital. — *u, u*, uretères. — *v*, vessie. — *su*, sinus urogénital. — *i*, intestin postérieur. — *cl*, cloaque. — *tg*, tubercule génital.

quatrième mois que s'épaissit et se constitue le périnée entre l'anus et la fente urogénitale.

Le cloaque proprement dit étant constitué par la coalescence du cloaque interne à revêtement endodermique et du cloaque externe à revêtement ectodermique, il en résulte que chacune de ses subdivisions urogénitale et ano-rectale devra renfermer à la fois des éléments épithéliaux de provenance endodermique et d'autres de provenance ectodermique. Il est malheureusement impossible, dans les conditions actuelles, d'indiquer les limites exactes de ces deux revêtements épithéliaux, et l'on peut simplement supposer que par suite de l'abaissement de l'éperon périnéal tapissé à l'origine par le feuillet interne la paroi postérieure du sinus urogénital et la paroi antérieure du rectum ou de la muqueuse anale seront recouvertes sur une plus large surface par l'endoderme que les parois opposées. De très-bonne heure, en effet, c'est-à-dire peu après la fusion des deux cloaques interne et externe, il se produit un mélange intime entre les épithéliums de ces deux cavités, et toute l'étendue du cloaque ne tarde pas à être tapissée par le même épithélium pavimenteux stratifié ou mieux polyédrique stratifié embryonnaire. Chez les jeunes embryons de Mammifères (porc, mouton, veau, etc.), cet épithélium comble même, à un moment donné, entièrement la lumière du sinus urogénital, comme on l'observe au niveau des fosses nasales et du larynx, et plus tard dans toute la hauteur du vagin. Quelques auteurs (Cadiat), s'appuyant sur des raisons d'anatomie comparée (cloaque des Oiseaux), et sur la présence d'un épithélium pavimenteux stratifié à la face interne de la vessie, ont admis que dès la rencontre du bourgeon cloacal ecto-dermique avec le cloaque interne le feuillet externe du blastoderme se pro-longeait supérieurement et finissait par *se substituer* complétement à l'endo-derme dans toute l'étendue du cloaque. C'est là une opinion des plus séduisantes qui malheureusement ne se trouve pas confirmée par les observations térato-logiques. Sur un monstre célosomien avec absence totale de bourgeon cloacal externe, et chez lequel la vessie communiquait encore avec l'intestin postérieur, nous avons, en effet, observé, aussi bien à la face interne de la vessie que dans le canal de communication, un revêtement épithélial pavimenteux stratifié, qu'il était impossible, dans ce cas, de faire provenir d'une involution ectodermique (*voy.* F. Tourneux et Wertheimer, *Journal de l'anat.*, 1883).

Au cours du développement, la forme du sinus urogénital se modifie sensi-blement; la portion de ce sinus comprise entre les uretères et les conduits géni-taux s'allonge et fait désormais exclusivement partie de l'appareil urinaire. « La dernière portion du sinus demeure commune : c'est le *vestibule* » (Bischoff, trad. franç., p. 372).

C'est à cette portion inférieure du sinus urogénital de J. Müller et de Valentin, située au-dessous de l'abouchement des conduits génitaux, que Meckel (1848), Leuckart (1853), Kölliker et ses élèves, réservent la dénomination de sinus uro-génital. Il serait peut-être préférable, pour éviter toute confusion, de désigner cette portion inférieure sous le nom de *conduit urogénital* (*ductus urogenitalis*) applicable dans les deux sexes.

Destinée du sinus urogénital. Ainsi que nous l'avons admis précédemment, le sinus urogénital se prolonge en haut jusqu'à l'origine des uretères. L'allon-gement de l'extrémité supérieure de ce canal (formation du col de la vessie), amenant la disjonction et l'écartement progressif des uretères et des conduits génitaux, on peut dès lors lui considérer tout naturellement deux parties dis-tinctes. Le segment profond, compris entre les uretères et les conduits génitaux, formera, en plus du bas fond de la vessie, chez l'homme, la portion prostatique du canal de l'urèthre, et chez la femme l'urèthre tout entier. Quant au segment externe (conduit urogénital), il est assez difficile d'en préciser les limites infé-rieures, au point où il se continue en avant avec la gouttière génitale, et par suite de déterminer le développement exact des différents organes de la région. Chez la femme, les lèvres de la fente urogénitale constituant avec les bords de la gouttière génitale les petites lèvres, on peut dire que le segment inférieur du sinus urogénital ou conduit urogénital se transforme en vestibule [*aditus vaginæ, aditus uro-genitalis* (Valentin); *atrium s. vestibulum vaginæ* (Leuckart); *vestibulum vaginæ* (Kölliker); *introitus vaginæ; canal vulvaire* (Budin); *canal vestibulaire* (Tourneux et Legay)].

Le revêtement épithélial de ces parties subit, au cours du développement, une série de modifications morphologiques. C'est ainsi que sur un fœtus ♀ de 7,5/10,5 centimètres (début du quatrième mois lunaire) l'épithélium a pris la forme prismatique stratifiée contre la paroi antérieure du canal vestibulaire, de même que dans le fond de la gouttière génitale. Sur le fœtus de 12,5/17 centimètres (milieu du cinquième mois), le vestibule possède dans toute sa profondeur un revêtement prismatique stratifié qui se termine à la base de la saillie hyméniale, où commence l'épithélium pavimenteux stratifié du vagin. Ces changements successifs sont intéressants à signaler, surtout si l'on considère que chez la femme adulte l'épithélium du vestibule et de la portion pré-uréthrale du vestibule (gouttière génitale) retourne à l'état pavimenteux stratifié, tandis que chez l'homme l'épithélium du même vestibule (portions membraneuse et bulbeuse du canal de l'urèthre) conserve pendant toute la vie les caractères d'épithélium prismatique stratifié.

Chez l'homme, les lèvres de la fente urogénitale s'allongent, se rencontrent et se soudent sur la ligne médiane, transformant ainsi la fente urogénitale et la gouttière génitale en un canal cylindrique, le canal de l'urèthre. L'étude comparative du développement dans les deux sexes montre que le conduit urogénital contribue à former, chez l'homme, la portion membraneuse et la portion bulbeuse où viennent déboucher les glandes bulbo-uréthrales, homologues des glandes vulvo-vaginales qui s'ouvrent dans le vestibule; la portion libre de l'urèthre (portion spongieuse) se développe aux dépens de la gouttière génitale.

L'épithélium du sinus urogénital fournit ainsi chez l'homme l'épithélium des portions prostatique, membraneuse et bulbeuse du canal de l'urèthre, et par une série d'involutions donne naissance aux différentes glandes qui viennent s'y déverser (glandules prostatiques, glandes de Cowper, glandes uréthrales). Chez la femme, ce même épithélium devient l'épithélium de l'urèthre (avec ses glandes) et du vestibule (avec les glandes de Cowper). Sans entrer dans toutes les modifications que subit cet épithélium dont il est difficile de séparer l'histoire de celle des organes génitaux internes et externes (voy. UTÉRUS, WOLFF [CORPS DE]), nous nous contenterons de rappeler brièvement ici le développement des glandes prostatiques et des glandes de Cowper, renvoyant également à l'article (WOLFF [CORPS DE]) pour l'étude approfondie des modifications structurales de la paroi du canal de l'urèthre, et pour le développement du verumontanum et de l'utricule prostatique.

Glandes bulbo-uréthrales et vulvo-vaginales. Le début de la formation de ces glandes homologues répond à peu près au commencement du troisième mois lunaire de la vie fœtale. Chez un fœtus ♂ de 3,2/4 centimètres, les glandes de Cowper sont déjà représentées par deux cylindres pleins émanés de l'épithélium qui tapisse le sinus urogénital, et mesurant une longueur de 0,4 millimètres sur une épaisseur de 80 μ. Chez le fœtus ♀ de 7,5/10,5 centimètres, les glandes vulvo-vaginales figurent également deux longs cordons épithéliaux pleins, mais on commence déjà à distinguer quelques ramifications à leur extrémité profonde. Chez le fœtus ♀ de 12,5/17 centimètres, ces glandes sont notablement plus développées; les culs-de-sac glandulaires sont maintenant nettement dessinés à l'état de bourgeons pleins, au nombre de 10 à 12 sur la coupe. Enfin sur le fœtus ♀ de 19/28 centimètres, les glandes vulvo-vaginales se rapprochent par leur structure de ce qu'elles sont à l'époque de la naissance. Les culs-de-sac possèdent une lumière centrale limitée par une couche de cellules cylindriques claires d'une hauteur de 20 à 30 μ; le diamètre des culs-de-sac varie de 60 à 40 μ. Les conduits excréteurs viennent déboucher dans le sillon qui sépare les petites lèvres et l'hymen déjà nettement accusés; leur épithélium est prismatique stratifié, ainsi que celui de la région correspondante du vestibule.

Les observations précédentes concordent en tous points avec celles de H. V. Swiecicki (*Zur Entwickelung der Bartholinischen Drüse, Beiträge zur Morphologie und Morphogenie*, von Gerlach, 1883), qui a décrit les glandes vulvovaginales sur un fœtus mesurant 9,9 centimètres du vertex au coccyx, c'est-à-dire au début du quatrième mois lunaire. Les ramifications glandulaires étaient encore peu nombreuses et entièrement solides ; seul le conduit principal était pourvu d'une lumière centrale tapissée par un épithélium cylindrique stratifié.

Glandules prostatiques. C'est également au commencement du troisième mois de la vie fœtale que se développent les glandules prostatiques sous forme de bourgeons provenant de l'épithélium du sinus urogénital et s'enfonçant dans un épaisissement de la paroi de ce canal. Sur un fœtus ♂ de 8,3/11 centimètres, on peut facilement constater dans les sillons qui limitent latéralement le verumontanum, ainsi que sur les parois latérales du canal de l'urèthre (portion prostatique), les bourgeons initiaux des glandules prostatiques. Ces bourgeons assez longs (100 μ) et encore pleins, sont généralement simples, mesurant une longueur de 250 à 300 μ ; quelques-uns plus développés présentent une légère ramification dichotomique à leur extremité. Il est à remarquer que l'épithélium qui recouvre la surface du verumontanum, au point où l'utricule prostatique encore plein et les deux canaux déférents (canaux de Wolff) viennent débouler dans le canal, ne comprend que deux couches cellulaires, une profonde prismatique et une superficielle cubique, dont les éléments affectent par places la forme pavimenteuse ; l'épaisseur de cet épithélium ne dépasse pas 20 à 25 μ. Sur la paroi opposée, l'épithélium beaucoup plus élevé (60 à 70 μ) se compose d'un grand nombre de couches cellulaires dont la plus supercielle renferme déjà des cellules prismatiques.

Un fœtus de 10,5/14,5 centimètres nous montre un stade sensiblement plus avancé. Les cordons glandulaires plus nombreux sont maintenant nettement ramifiés, et leurs parois sont couvertes de bourgeons secondaires ; quelques glandes atteignent une longueur de 1 millimètre. On commence à distinguer quelques excavations dans les conduits principaux, mais les bourgeons latéraux et terminaux sont encore pleins.

Sur un fœtus ♀ de 10 centimètres décrit par Debierre (thèse d'agrégation, 1883), les ramifications glandulaires occupaient une étendue d'au moins 2 millimètres. Sur un fœtus de sept mois, la prostate avait la grosseur d'un pois ; son diamètre transversal mesurait 10 millimètres, et son diamètre antéro-postérieur 9 millimètres. En examinant la surface muqueuse, on apercevait nettement les embouchures des conduits prostatiques, et l'utricule au sommet d'un verumontanum fusiforme long d'environ 4 à 5 millimètres. A l'époque de la naissance, la prostate possède un diamètre moyen de 8 millimètres, avec un poids de 841 milligrammes (Gross de Louisville). A quatorze ans, elle mesure 17 millimètres de long sur 23 de large et 10 d'épaisseur. A partir de la puberté, elle acquiert un développement rapide comme le reste de l'appareil génital, et ses éléments musculaires lisses se développent entre les culs-de-sac glandulaires.

Il importe de rappeler que les glandules prostatiques existent dans toute l'étendue de la portion prostatique du canal de l'urèthre chez l'homme, et empiètent même sur le segment uréthral du trigone vésical, où elles affectent toutefois des dimensions moins considérables que dans la prostate proprement dite. Les glandules qu'on observe à l'entrée vestibulaire de l'urèthre chez la femme doivent être considérées comme des glandes prostatiques rudimentaires, ainsi que l'avait indiqué Virchow. Leur siége, leur mode de développement et leur structure, les rapprochent entièrement de ces dernières ; on peut de même y rencontrer des concrétions analogues aux sympexions de la prostate.

F. Tourneux et G. Herrmann.

UROHÉMATINE. *Voy.* Urochrome.

UROMASTIX. Les Uromastix ou Fouette-queue sont des Sauriens (*voy.* ce mot) qui ont un facies qui les fait de suite reconnaître parmi les Agamiens (*voy.* Iguaniens). Leur tête est aplatie, triangulaire, le museau court, le tronc déprimé, garni de petites écailles unies ; la queue est plate, assez large, armée d'épines disposées en verticilles ; la partie interne des cuisses est garnie de pores ; la langue est épaisse, triangulaire, faiblement échancrée à son extrémité ; le trou de l'oreille est dentelé sur son bord antérieur, en partie recouvert par les plissures de la peau du cou.

Les espèces, au nombre de sept, habitent l'Égypte et les Indes Orientales ; le Fouette-queue acanthinure et le Fouette-queue spinipède se trouvent dans le nord de l'Afrique et sont connus sous le nom de Lézards des palmiers. Ces animaux se nourrissent de bourgeons et de fruits.

L'urine solide de ces Agamiens entrait chez les Anciens, sous le nom de Cordyle, dans la composition de divers cosmétiques, ainsi que Pline nous l'apprend.

H.-E. Sauvage.

Bibliographie. — Merren. *Tentamen syst. Amphibiorum*, 1790. — Daudin. *Traité général des Reptiles*, 1802. — Latreille. *Hist. naturelle des Reptiles*, 1823. — Geoffroy Saint-Hilaire (J). *Descript. des Rept. en Égypte.* — Cuvier (G.). *Règne animal*, t. II, 1829. — Duméril et Bibron. *Erpétologie générale*, t. IV, p. 533, 1837.   E. S.

UROMÉLANINE. *Voy.* Urochrome.

UROMÈLES (de οὐρὰ, queue, et μέλος, membre). On désigne sous ce nom, dans la nomenclature d'Is. Geoffroy Saint-Hilaire, des monstres unitaires, appartenant au groupe des Syméliens et différant de ceux qui ont reçu le nom particulier de Symèles, en ce que les deux membres abdominaux, qui sont soudés l'un avec l'autre, sont plus profondément confondus que chez ces derniers, et aussi beaucoup plus imparfaits, quoique formés encore de trois segments distincts : la cuisse, qui a fait une demi-révolution autour de son axe, la jambe, et enfin le pied, qui est complétement renversé (*voy.* Syméliens).

O. Larcher.

UROMÈTRE. Appareil servant à mesurer le poids spécifique des urines, Il ne diffère pas sensiblement des aréomètres et se rapproche surtout du densimètre de Rousseau. On donne encore le nom d'*uromètres* aux instruments employés pour le dosage de l'urée dans l'urine. Les principaux ont été décrits à l'article Urine, p. 511.

L. Hn.

UROMYCES (*Uromyces* Tul.). Genre de Champignons, du groupe des Urédinées, dont les espèces, assez nombreuses, se développent sur les feuilles ou les tiges des végétaux, en formant des groupes plus ou moins arrondis, épars, de couleur jaune, brune ou noire.

Parmi ces espèces, les unes sont *autoïques*, c'est-à-dire qu'elles produisent des æcidies sur la même plante nourricière où les téleutospores (*spores d'hiver*) et les stylospores (*spores d'été*) se sont formées; les autres sont *hétéroïques*, c'est-à-dire qu'elles produisent des æcidies sur des plantes différentes de celles où se sont formées les stylospores et les téleutospores. Ces dernières, de couleur blanche, jaune, brune ou noire, tantôt lisses, tantôt munies de piquants, sont uniloculaires et pourvues d'un pédicule plus ou moins allongé. Elles s'ouvrent, à la maturité, par un ostiole apical qui produit, en germant, une sorte de tube terminé par trois ou quatre ramules, portant chacun un corps reproducteur réniforme et lisse. Quant aux stylospores, elles sont elliptiques, obovales ou globuleuses, stipitées et munies de piquants.

Les *Uromyces* abondent surtout sur les Légumineuses. L'*U. appendiculatus* Lév., notamment, se développe sur les *Vicia*, les *Lathyrus*, les Pois (*Pisum sativum* L.), les Fèves (*Faba vulgaris* Mœnch, etc.). D'après M. de Bary, « il perce l'épiderme des feuilles par le filament issu de la sporidie, pour se développer sur place en un *Æcidium*, dans les méats du parenchyme sous-jacent, soulever, puis perforer l'épiderme et répandre au dehors ses spermaties et ses stylospores. Au contraire, les filaments issus des stylospores de cet *Æcidium* s'introduisent par les stomates et produisent un *Uredo*. » L'*U. phaseolorum* Tul., qui attaque les haricots (*Phaseolus vulgaris* L.), se comporte de la même manière.

L'*U. dactylidis* Otth, au contraire, est hétéroïque. Les stylospores et les téleutospores se développent sur diverses graminées (*Dactylis glomerata* L. et plusieurs espèces de *Poa*), tandis que les æcidies envahissent les feuilles de l'*Helleborus fœtidus* L., de la Ficaire et de diverses Renoncules (*R. repens* L., *R. acris*, *R. bulbosus* L., etc.). Ed. Lef.

UROPELTIS. Le nom générique d'*Uropeltis* a été donné par G. Cuvier à des Serpents qui présentent ce caractère unique dans l'ordre des Ophidiens d'avoir la partie postérieure du corps courte et brusquement terminée par une plaque hérissée de petits tubercules. Comme chez les derniers des Sauriens, les Amphisbéniens, la langue est courte et épaisse, les mastoïdiens sont compris dans l'intérieur du crâne. Ces deux derniers caractères sont communs, du reste, aux Uropeltis et aux Rouleaux ou Scytales (*voy.* ce mot), auprès desquels on s'accorde généralement à les placer, à l'exemple de G. Cuvier.

Les Uropeltis sont devenus pour J. Müller, Duméril, Bibron et Jan, le type de la petite famille des Uropeltiens, voisine à la fois des Typhlopiens, des Tortriciens et des Calamariens. Les espèces, peu nombreuses, ont une grande ressemblance entre elles; ce sont des animaux de faible taille, ne dépassant guère 30 centimètres, au corps cylindrique, à la tête se continuant directement avec le tronc et se terminant en pointe, aux yeux ouverts dans une grande plaque; les mâchoires sont garnies de dents, tandis que le palais est lisse, ce qui leur a fait donner le nom d'Uperpéliciens par Duméril et Bibron.

On connaît fort peu les habitudes et les mœurs de ces Ophidiens; on sait seulement que ce sont des animaux fouisseurs, se nourrissant de vers et de larves d'insectes; ils sont peu carnassiers, leur bouche étant petite et la mâchoire inférieure peu mobile à cause de l'extrême brièveté des os mastoïdiens.

Tous les Uropeltiens habitent les Indes Orientales, l'île de Ceylan, les Philippines. Les espèces, au nombre de 7, sont réparties entre les genres *Uropeltis*, *Rhinolepis*, *Coloburus* et *Plectrurus*.   H.-E. Sauvage.

Bibliographie. — Cuvier (G.). *Le règne animal*, 2ᵉ édit., t. II, p. 76, 1820. — Wagler. *Syst. Amph.*, p. 194, 1830. — Gray. *Synops. Rept.*, 1831. — Möller. *Beiträge zur Anatomie und Naturgeschichte der Amphibien*. In *Zeitschr. f. Physiol. v. Tiedemann und Treviranus*, t. IV, p. 192. 1832. — Schinz. *Naturg. Abbildungd. Rept.*, p. 132, 1833. — Schlegel. *Abbild. Amph.*, p. 44, 1838. — Duméril et Bibron. *Erpétologie générale*, t. VII, p. 149, 1854. — Jan. *Elenco sistematico degli Ofidi*, p. 17, 1863. — Du même. *Iconographie générale des Ophidiens*, 2ᵉ livr., 1865.   E. S.

UROPITINE. *Voy.* Urochrome.

UROSTIGMA. Gasparry a établi sous ce nom un genre de plantes de la famille des Ulmacées, tribus des Artocarpées, que l'on s'accorde à réunir aujourd'hui au genre *Ficus* Tourn. (*voy.* H. Baillon, *Histoire des plantes*, VI, 209).

Les *Urostigma* ont, en effet, toute l'organisation des Figuiers, à l'exception de l'androcée qui est formé d'une seule étamine. Ce sont de grands arbres, à suc laiteux, répandus surtout dans les régions tropicales de l'Inde. Plusieurs d'entre eux fournissent du caoutchouc. Tels sont notamment, dans l'Inde, l'*U. elasticum* Miq., l'*U. lacciferum* Miq., l'*U. religiosum* Gasp. ou *Figuier des Pagodes;* en Australie, l'*U. macrophyllum* Miq. et l'*U. rubiginosum* Gasp. D'autres, comme l'*U. bengalense* Gasp. et l'*U. Tjiela* Miq. (*Ficus indica* L.), sont recherchés comme astringents et résolutifs et employés dans le traitement des maladies de la peau et des affections du foie. L'*U. karet* Miq. (*Ficus indica* Lamk., *Ficus tœda* Reinw.), qui fournit également du caoutchouc, est employé, à Java, comme tonique et odontalgique. L'*U. benjaminum* Miq. (*Ficus benjamina* L.), des Moluques, « sert au traitement topique des plaies produites par les flèches empoisonnées ; on applique sur le point blessé les feuilles et les rameaux mâchés » (*voy.* H. Baillon, *loc. cit.*, p. 176, et Rosenthal, *Synops. pl. diaphor.*, p. 194). Mais l'espèce la plus importante au point de vue médical est l'*U. doliarium* Miq. (*Ficus doliaria* Mart.). Peckolt, de Rio-Janeiro, a extrait, de son suc laiteux, un corps cristallisable qu'il a nommé *doliarine* et qu'on emploie au Brésil comme purgatif et vermifuge contre l'*opilaçao*, sorte d'anémie attribuée à la présence, dans l'intestin, de vers du genre *ankylostoma* (*Voy.* Helminthes). Citons encore l'*U. atrox* Miq. (*Ficus atrox* Mart.), dont le latex est employé par les nègres des bords du Rio-Negro, pour préparer le curare.   Ed. Lef.

UROSULFIQUE (Acide). *Formules* : $\begin{cases} \text{Équiv. : } C^{10}H^4Az^4S^2O^4. \\ \text{Atom. : } C^5H^4Az^4SO^2. \end{cases}$ Ce corps n'est autre chose que de l'acide urique dans lequel deux équivalents d'oxygène sont remplacés par deux équivalents de soufre. Il dérive de l'acide sulfopseudo-urique par perte d'une molécule d'eau (Nencki).

Lorsqu'on chauffe à 100 degrés des quantités équivalentes d'urée sulfurée et d'alloxane avec une solution alcoolique et concentrée d'acide sulfureux, on obtient comme produit principal l'acide sulfopseudo-urique, accompagné de cristaux de soufre et d'uranile ; un traitement ammoniacal enlève cette dernière substance. On dissout le résidu dans une lessive de soude, on ajoute du sel ammoniac pour précipiter l'acide, que l'on purifie par cristallisation dans l'acide bromhydrique concentré, véhicule qui l'abandonne en fines aiguilles à l'évaporation. Chauffées à 150-160 degrés, avec de l'acide sulfurique, ces aiguilles dégagent de l'acide sulfureux, par suite d'une réaction secondaire; ce dégagement étant terminé, on précipite par l'eau et on fait cristalliser le précipité dans l'acide chlorhydrique bouillant. A l'évaporation lente, il se dépose de petits cristaux d'acide urosulfique, qui prennent naissance d'après l'équation suivante :

$$C^{10}H^6Az^4S^2O^6 - H^2O^2 = C^{10}H^4Az^4S^2O^4.$$

L'acide urosulfique est un acide monobasique faible, car l'acide carbonique décompose ses sels alcalins; les oxydes métalliques ne lui enlèvent pas de soufre; toutefois, les sels de plomb et de mercure le décomposent par une ébullition prolongée. L'eau et l'ammoniaque aqueuse n'ont pas d'action marquée, même à 100 degrés. Avec l'amalgame de sodium, on obtient leur composé sulfuré, en aiguilles soyeuses, solubles dans l'eau bouillante. E. BOURGOIN.

UROXANIQUE (ACIDE). *Formules :* $\begin{cases} \text{Équiv. : } C^{10}H^8Az^4O^{12}. \\ \text{Atom. : } C^5H^8Az^4O^6. \end{cases}$ Composé découvert par Staedeler en faisant bouillir de l'acide urique avec de la potasse et en abandonnant la solution à l'air pendant plusieurs mois.

Le premier, Strecker a admis qu'il n'y avait pas simplement hydratation, mais encore fixation d'oxygène sur l'acide urique, opinion qui a été confirmée par les recherches de Mulder :

$$C^{10}H^4Az^4O^6 + 2H^2O^2 + O^2 = C^{10}H^8Az^4O^{12}.$$

Il est inutile de faire bouillir la solution alcaline : il suffit de l'abandonner à elle-même pendant six mois, en évitant l'accès de l'acide carbonique, au moyen de tubes absorbants. En refroidissant le liquide dans un mélange réfrigérant, vers —5 degrés, il se dépose une abondante cristallisation d'uroxanate de potassium, que l'on purifie par cristallisation et qui sert à isoler l'acide libre au moyen de l'acide chlorhydrique. Les modifications qui surviennent à la suite de l'introduction de l'eau et de l'oxygène dans la molécule urique sont caractéristiques. En effet, tandis que l'acide générateur est très-stable, son dérivé est très-altérable : une simple ébullition dans l'eau le décompose, avec dégagement d'acide carbonique.

L'*uroxanate de potassium*, $C^{10}H^6K^2Az^4O^{12}.3H^2O^2$, est en grosses tables rhombiques, à angles tronqués, très-solubles dans l'eau, insolubles dans l'alcool. Il commence à se décomposer, lorsqu'on le chauffe, avant le départ de son eau de cristallisation. Les sels de *calcium* et de *baryum* sont également hydratés et cristallisés, solubles dans l'eau, insolubles dans l'alcool. Le *sel argentique* est une poudre blanche, cristalline, peu soluble dans l'eau. E. BOURGOIN.

UROXANTHINE. *Voy.* UROCHROME.

URRHODINE. *Voy.* UROCHROME et UROÉRHYTRINE.

URSINUS (LES).

Ursinus (JEAN). Médecin polonais, né à Lemberg, étudia la philosophie à Cracovie, la médecine à Padoue. Il exerça longtemps son art avec succès à

Zamosc, mais vers la fin de sa vie entra dans les ordres et mourut chanoine
en 1615, âgé de cinquante ans. On cite de lui un *Traité de grammaire* et un
Traité d'ostéologie en 3 livres.

Ursinus (JEAN). Cet homonyme du précédent était Français; il vivait vers
le milieu du seizième siècle. Poëte à ses heures, il a publié :

I. *Prosopopaeia animalium aliquot, cum scholiis Olivarii, Avenionensis.* Vienne (Dauphiné), 1541, in-4°. — II. *Elegiac de peste*, etc. Alexandrie, 1549, in-4°.

Ursinus (LEONHARD). De son vrai nom BEER, né à Nuremberg, le 21 janvier
1618, nommé professeur de botanique à Leipzig en 1652, puis de physiologie
en 1656, membre de l'Académie de la Nature sous le nom de *Zephyrus*, mort
le 2 février 1664. On a de lui entre autres :

I. *De corporis humani proportione.* Lipsiae, 1643, in-4°. — II. *Diss. de ophthalmia.*
Lipsiae, 1653, in-4°. — III. *Diss. de rigore febrili.* Lipsiae, 1656, in-4°. — IV. *Diss. de
affectibus capitis interni.* Lipsiae, 1657, in-4°. — V. *Diss. de gonorrhoea.* Lipsiae, 1662,
in-4°. — VI. *Diss. de scorbuto.* Lipsiae, 1663, in-4°. — VII. *Descript. lilii albi pleni.* Lipsiae,
1663, in-4°. — VIII. *Descript. tulipae de Alepo.* Lipsiae, 1667, in-4°.

Ursinus (CHRISTOPH). Né à Penkun, dans la Poméranie, en 1607, professeur de médecine à Francfort-sur-l'Oder, mort le 1er juillet 1676, a publié :

I. *Diss. de lue castrensi seu peste privata militum vulgo febris hungarica vocata.*
Francofurti, 1650, in-4°. — II. *Diss. de rana in homine genita ejusque curatione.* Francofurti, 1651, in-4°. — III. *Diss. de apoplexia.* Francofurti, 1672, in-4°.   L. Hn.

URSONE. *Formules :* $\begin{cases}\text{Équiv. : } C^{40}H^{32}O^4. \\ \text{Atom. : } C^{20}H^{32}O^2.\end{cases}$ Principe immédiat trouvé par
Tromsdorff dans les feuilles de l'uva-ursi (*Arctostaphylos Uva-ursi*, Éricacées),
où on le rencontre en même temps que l'arbutine.

Pour la préparer, on épuise les feuilles par l'éther, on évapore, on lave le
dépôt à l'éther et on le fait cristalliser dans l'alcool.

L'ursone cristallise en aiguilles incolores, soyeuses, insipides, inodores. Elle
fond à 198-200 degrés, et cristallise de nouveau par le refroidissement, si elle
n'a pas été trop fortement chauffée; à une température élevée, elle entre en
ébullition et paraît susceptible de se volatiser sans éprouver de décomposition
notable. Elle est insoluble dans l'eau, les acides et les alcalis étendus, peu
soluble dans l'alcool et dans l'éther.

Suivant Rochleder, le même principe se rencontre dans les feuilles de l'*Épacris*, arbre d'Australie.   E. BOURGOIN.

URTICAIRE. SYNONYMIE. *Aspritudo-Uredo* (Celse); *Essera* (Arabes); *Sora
morbus porcinus* (Franck); *febris urticata* (Vogel); *scarlatina urticata, purpura urticata, febris rubra pruriginosa, epinyctis pruriginosa; fièvre ortiée*
(Trousseau); *Cnidosis* (Ploucquet, Alibert, Bazin); *Hives, nettlerash, urticaria*
(Anglais); *Nesselausschlag, Nesselfieber, Nesselsucht, Sœnsucht, Wiebelsucht
Porzellanfieber, Porzellanfriesel* (Allemand); *Orticaria* (Italien); *Ortigaria*
(Espagnol).

HISTORIQUE. Tout le monde connaît l'éruption vulgaire provoquée sur la
peau par le contact de l'ortie (urtica urens), ces larges papules aplaties, blanches,

irrégulières, entourées d'une légère auréole rosée, accompagnées d'un sentiment de vive cuisson, qui se développent et disparaissent avec une égale rapidité. C'est là le type de l'affection désignée aujourd'hui sous le nom d'urticaire. Mais ce n'est que depuis la fin du siècle dernier que l'urticaire a pris une place bien déterminée dans les classifications des dermatologistes.

Cette éruption était connue du temps de Celse, qui la signale brièvement sous le nom d'aspritudo (Franck), mais elle était alors confondue avec l'affection vésiculeuse causée par la sueur.

Avicenne (d'après Willan) décrit sous le nom de *nebat Alleili* (plantes de la nuit) ou *benat Alleili* (filles de la nuit) une éruption qui se rapproche de l'urticaire; il admet une occlusion des pores de la peau, et c'est à l'arrêt de la sueur qu'il rattache le prurit; ce symptôme se manifeste surtout la nuit où le processus digestif est le plus actif et où la perspiration devrait être le plus abondante.

Après lui les autres médecins arabes étudient sous le nom d'Essera la forme typique de l'urticaire, mais sans bien la différencier de la miliaire, de la scarlatine, etc. Cette confusion, nous la retrouvons encore dans la *Médecine pratique* de Sydenham qui, dans un chapitre consacré à la fièvre érysipélateuse (section VI, chap. VI), décrit en ces termes l'urticaire : « Il y a une autre sorte d'érysipèle qui est plus rare et attaque indifféremment dans tous les temps de l'année. Elle est ordinairement causée par des excès de vins subtils et fumeux, ou par de semblables liqueurs spiritueuses. Elle commence par une petite fièvre qui est suivie d'une éruption de pustules presque sur tout le corps ; ces pustules ressemblent à des piqûres d'ortie, s'élèvent quelquefois en forme de petites vessies qui disparaissent bientôt [après, se cachent sous la peau, excitent une démangeaison insupportable et se montrent de nouveau dès qu'on les gratte tant soit peu ».

Un siècle plus tard Lorry (*Tractatus de morbis cutaneis*) confond l'urticaire d'une part avec le prurigo, de l'autre avec une forme de l'ignis sacer ou zona.

Il faut arriver à Willan (*On Cutaneous Diseases*, 1808) pour trouver une étude complète et vraiment clinique de l'urticaire. A sa suite marchent Bateman, son commentateur, Alibert, Cazenave et Schedel, Gibert, etc. Puis vient Bazin, qui à une étude plus complète de l'affection ajoute des vues plus étendues sur l'étiologie et la nature, et fait œuvre de pathologiste aussi bien que de dermatologiste.

Dans ces dernières années le calme s'est fait quant aux discussions sur la classification; les esprits se sont tournés vers d'autres points de vue, et c'est principalement sur l'anatomie pathologique, la pathogénie et les variétés de l'urticaire, qu'ont porté les recherches les plus récentes. Nous aurons occasion, chemin faisant, de signaler les travaux les plus intéressants sur chacun de ces points.

SYMPTOMATOLOGIE. L'urticaire consiste dans la production d'efflorescences de dimensions variables formant des élevures peu saillantes, aplaties, arrondies ou irrégulières, un peu dures au toucher, plus rouges ou plus pâles que la peau saine, entourées d'une aréole rose ou rouge vif; ces plaques donnent lieu à un prurit intense et à une vive sensation de cuisson; elles paraissent et disparaissent avec une égale rapidité, et durent quelques minutes ou quelques quarts d'heure, et ne laissent après elles ni desquamation ni trace quelconque.

Tels sont les symptômes caractéristiques que l'on trouve à peu près dans tous les cas d'urticaire, que l'affection soit aiguë ou chronique; mais nous devons maintenant revenir en détail sur chacun d'eux.

L'urticaire peut se montrer sans être précédée d'aucun trouble de la santé; l'attention du malade n'est éveillée que par un prurit plus ou moins intense et un sentiment de cuisson à la peau. Mais il n'en est pas toujours ainsi et l'éruption est souvent précédée par un ensemble plus ou moins complexe de prodromes. Ils ne diffèrent pas de ceux qu'on observe dans la plupart des exanthèmes fébriles, et sont ou légèrement esquissés ou fortement accentués, et revêtent un caractère inquiétant. Ils consistent dans un malaise général avec symptômes fébriles, accélération du pouls, élévation de la température, horripilations, frissonnements, chaleur à la peau, rougeur de la face, céphalalgie, parfois dans un assoupissement mêlé de langueur; dans d'autres cas ces phénomènes à un degré plus intense s'accompagnent d'anxiété précordiale, de gêne de la respiration (Bazin), de petite toux sèche, de lipothymies ou de vertiges (Frank). Souvent enfin on constate l'existence de troubles gastro-intestinaux, langue saburrale, nausées, vomissements, coliques, diarrhée; ces derniers symptômes manquent rarement quand il s'agit d'une urticaire fébrile *ab ingestis*, après un repas où le malade a mangé quelques mets indigestes, moules, huîtres, etc. Parfois même les prodromes prennent un aspect véritablement cholériforme, comme dans un empoisonnement, et à dire vrai, dans ces cas l'urticaire doit être considérée comme un simple épiphénomène qui se manifeste au cours d'une intoxication plus ou moins grave, jugée habituellement par une débâcle intestinale et par les évacuations gastriques. Tous les signes que nous venons d'énumérer donnent un cachet spécial à une forme d'urticaire que les auteurs désignent communément du nom de fièvre ortiée, et dont beaucoup avec Trousseau et Bazin font une espèce nosologique bien définie.

L'éruption dans les cas aigus et un peu intenses est annoncée par un prurit qui va croissant, par une sensation de chaleur insolite et quelquefois par une tuméfaction plus ou moins étendue. Elle peut être générale et se manifester simultanément sur divers points du corps, ou d'abord limitée à la face ou à un des membres; les plaques ortiées se montrent alors par quinze, vingt, et se développent successivement sur tout le corps sans siéges d'élection spéciaux; la face est cependant une des parties que les auteurs s'accordent à regarder comme le plus souvent attaquée, puis on a signalé les épaules, le cou, les genoux, les jambes, la face interne des bras et des cuisses.

La brusquerie de l'invasion, la fugacité et la mobilité extrême de l'éruption, sont des caractères qui appartiennent en propre à l'urticaire et lui donnent un caractère tout spécial; la peau peut en quelques instants devenir rouge, tuméfiée, prurigineuse sur toute sa surface; dans d'autres cas, l'éruption avec la même brusquerie se montrer soudain sur différents points du corps à des intervalles plus ou moins éloignés. Après avoir éprouvé ces sensations de démangeaison qui provoquent un grattage, le malade voit sa peau rougir, se couvrir de papules qu'on reconnaît d'abord plus aisément au toucher qu'à la vue (Hébra).

L'exanthème est protéiforme; les plaques les plus caractéristiques consistent en saillies aplaties, rondes ou ovales, de la grandeur d'une pièce de 50 centimes ou de 1 franc, à bords nettement limités, dures au toucher, entourées d'une aréole légèrement rosée ou rouge vif, qui varie de quelques millimètres à 2 et 3 centimètres. La partie centrale est tantôt d'une teinte analogue à celle de la peau saine, plus souvent blanchâtre, ou d'un blanc mat, comme anémiée; dans les cas les plus accusés elle mérite le nom d'urticaire porcelaine que lui donnaient les Anciens; la ressemblance est alors frappante avec l'ampoule ortiée; le centre est ou au moins semble déprimé. Les plaques arrivent rapidement à leur grandeur moyenne, ou s'étendent en surface et, par la progression de leur bord périphérique rouge, peuvent atteindre le diamètre d'une pièce de 5 francs.

A côté on trouve des plaques érythémateuses roses ou rouges à contours irréguliers, variables en étendue de quelques millimètres à plusieurs centimètres, « plus ou moins analogues à des plaques muqueuses, ou rappelant assez bien des bigarreaux » (Bazin). Si la plaque s'affaisse au milieu tandis que le centre s'étend peu à peu, elle revêt une forme annulaire.

On voit aussi, mêlées à ces éléments typiques, de simples taches congestives, d'un rouge plus ou moins vif (*urticaria maculosa*) sans forme bien déterminée, et qui font une très-légère saillie au-dessus du tégument que l'on reconnaît quand on passe doucement le doigt sur la peau; quand elles sont nombreuses, confluentes, et accompagnées d'un certain degré de tuméfaction des parties malades, la peau prend une teinte rouge presque générale qui donne l'idée d'un exanthème scarlatineux (Alibert). Les taches rouges forment parfois de longues lignes sinueuses, dures, saillantes, que l'on dirait produites par un coup de fouet; c'est l'*urticaria gyrata*. Les élevures (*wheals* des Anglais) par leur dissémination ou leur confluence peuvent déterminer des formes variées. Neumann a vu une urticaire qui se développait en cercles et en demi-cercles concentriques et se compliquait d'érythème iris; ces dessins se modifient rapidement et changent d'aspet par le fait du développement incessant de l'exanthème, qui peut former des lignes ou des figures quasi-géométriques.

Chaque plaque ou élevure prise isolément a une durée éphémère; au bout de quelques minutes, de quelques heures au plus, elle s'affaisse, reprend le niveau de la peau normale, tandis que l'aréole congestive s'évanouit également et disparaît sans laisser de traces, parfois une légère pigmentation brune; nous reviendrons d'ailleurs plus loin sur ce fait intéressant. Willan indique que dans certains cas d'urticaire fébrile, quand l'éruption a duré sept à huit jours, il peut se faire une légère desquamation de l'épiderme. Après lui Alibert, Cazenave et d'autres auteurs ont observé ce fait; il s'agit alors le plus souvent d'urticaire confluente, où la peau a pris une teinte rouge presque générale et où l'exanthème ne se distingue guère de la scarlatine que par le prurit.

Variétés. Cette description répond à la généralité des cas d'urticaire. Mais on a senti de bonne heure la nécessité d'établir certaines divisions pour la facilité de l'étude théorique : aussi Willan a-t-il admis l'existence de six variétés qui ont été acceptées en tout ou en partie par ses commentateurs ou ses disciples.

1° L'*urticaria febrilis*, qui s'accompagne toujours de fièvre et de troubles plus ou moins sérieux des fonctions gastriques, a une marche aiguë, dure sept à huit jours, se caractérise par une éruption de plaques d'un rouge vif, quelquefois cramoisies, se termine par résolution et peut être suivie d'une légère desquamation;

2° L'*urticaria evanida*, qui est apyrétique, paraît et disparaît plusieurs fois dans le cours d'une journée, peut durer des mois, et se rattache à des contitutions spéciales;

3° L'*urticaria perstans*, où les élevures sont stationnaires, tandis que la rougeur périphérique est passagère, et durent deux à trois semaines;

4° L'*urticaria conferta*, éruption diffuse formée par la coalescence de petites plaques, et pouvant durer plusieurs semaines;

5° L'*urticaria subcutanea*, sorte d'éruption cachée (Bateman), caractérisée par des douleurs violentes dans les téguments, comme si des aiguilles criblaient la peau, limitée, puis généralisée, avec quelques rares élevures;

6° L'*urticaria tuberosa*, consistant en tubérosités dures qui semblent s'enfoncer profondément dans la masse musculaire, occupent surtout les membres et peuvent persister des années.

Ces subdivisions ont le défaut de ne pas avoir une base commune; les unes sont caractérisées par la marche de l'affection, les autres par les manifestations extérieures de l'exanthème, et cette systématisation est loin de répondre aux besoins de la clinique. Nous croyons préférable d'étudier d'abord les divers aspects que peut revêtir l'urticaire et réserver au chapitre de la marche de l'affection les particularités qui concernent les formes aiguës et les formes chroniques.

Une première variété admise par tous les auteurs est l'urticaire vésiculeuse ou bulleuse ; on voit parfois, dit Kaposi, survenir sur une ou plusieurs plaques des vésicules et des bulles par suite de l'accumulation dans l'épiderme d'une grande quantité de sérum; ces cas sont peut-être plus fréquents qu'on ne pourrait le supposer, si l'on s'en rapportait à la statistique de Howard Damon (*Archiv. of Dermatology*, 1875) qui, sur 286 cas d'urticaire, en compte 21 avec bulles; la production des bulles suit de très-près la formation des élevures; la sérosité en est habituellement claire et, quand elles se rompent, elles forment des croûtes brunâtres. Dans un cas intéressant observé par J. White (*Archiv. of Dermatology*, 1875), l'urticaire, qui récidivait trois à quatre fois par an depuis plusieurs années, s'accompagnait constamment de bulles, sans laisser d'ailleurs la moindre trace. Quand il ne s'agit que de quelques bulles, la marche générale de l'affection n'est pas modifiée; il n'en est pas de même, si la transformation bulleuse est générale, à preuve le cas rapporté par Nodet (thèse de Lyon, 1880) et qui s'est terminé malheureusement.

Une seconde variété, l'urticaire papuleuse, est infiniment plus fréquente. Howard Damon (*loc. cit.*) en a observé 151 cas. Elle s'observe surtout chez les enfants appartenant à la classe ouvrière la plus pauvre; Liveing (*Handbook on the Diagnosis of Skin Diseases*, 1880) avance même qu'elle leur est spéciale; elle consiste d'abord dans une formation de pomphi peu développés, bientôt suivis de papules; telle est du moins l'opinion de Tilbury Fox, qui admet deux temps pour le développement de l'éruption; les papules ont le volume d'une tête d'épingle ou d'un pois, elles sont en général aplaties, d'un rouge pâle ou d'un blanc mat, entourées d'une aréole rouge éphémère que Fox compare à un halo; elles sont peu abondantes et occupent surtout la face dorsale de la main ou du pied ou la face (Neumann) et s'accompagnent toujours d'un violent prurit qui en modifie l'aspect; les enfants en se grattant excorient le sommet, où se dépose un petit caillot noirâtre de sang desséché; c'est surtout la nuit que l'éruption papuleuse se développe et qu'elle est prurigineuse, ce qui s'explique en partie par ce fait que l'urticaire papuleuse est souvent provoquée par la présence de l'urine ou des punaises des lits; il s'agit alors d'enfants mal nourris et soumis à une mauvaise hygiène; l'éruption peut alors se compliquer de pustules d'ecthyma et de pigmentation parasitaire. C'est au début surtout que l'éruption présente les caractères typiques de l'urticaire, sa marche capricieuse, ses apparitions nocturnes, fugaces, sa ténacité; à la période d'acmé, la peau est rude, inégale. La maladie présente des alternatives d'amélioration et d'aggravation et, guérie par des soins de propreté et un traitement rationnel, elle récidive quand l'enfant reprend son genre de vie habituel. Quand l'affection siége à la face et qu'elle a une longue durée, elle ressemble fort aux papules syphilitiques (Neumann). Dans un cas observé par Howard Damon (*loc. cit.*), un enfant de vingt mois, sujet depuis cinq mois à des attaques réitérées d'urticaire papuleuse avec prurit et excoriations, présenta, en sus d'une pigmentation abondante, ce fait singulier d'une production de touffes de poils ou duvet d'un pouce de long, qui se développèrent sur des plaques excoriées du bras gauche, siége d'anciennes élevures. La place que doit tenir cette éruption a d'ailleurs fourni matière à discussion entre les dermatologistes et, tandis que les uns n'hésitent pas à la classer comme variété d'urticaire et emploient indifféremment les noms d'urticaire papuleuse ou de *lichen urticatus*, d'autres avec Hébra la font rentrer dans la famille des Lichen. Nous nous rattachons à la première opinion, en tenant compte de la marche de l'affection et de la possibilité de remonter à une éruption caractéristique d'urticaire.

Une autre variété, l'urticaire hémorrhagique, l'objet aussi d'interprétations variées, a été étudiée par Willan, Rayer, Dühring, Hébra, sous le nom de *purpura urticans*, et considérée par eux comme une espèce du genre purpura. Elle se présente parfois sous une forme peu accusée signalée par Barthélemy (trad. de Dühring); la partie périphérique hyperémiée de la papule d'urticaire peut arriver à l'effusion du sang, d'où formation d'une petite zone hémorrhagique qui passe d'abord inaperçue à cause du bourrelet ortié, mais se révèle après sa disparition par une légère pigmentation de la peau, laquelle dure plus ou moins longtemps.

Bazin (*Affections cutanées de nature arthritique*) fait de l'urticaire hémorrhagique une espèce qui se rattache spécialement à l'arthritis, opinion partagée par Vidal (*Annales de dermatologie et syphiligraphie*, 1880). Elle a toujours, dit-il, « une marche aiguë, et après un ou deux jours de prodromes fébriles est annoncée par un prurit plus ou moins étendu. Les plaques, dures vers leurs bords, ont une auréole rouge très-vive ou quelquefois violacée »; parfois la teinte bleuâtre donne l'impression d'ecchymoses (Wichmann, cité par Alibert). « Au centre, on voit le plus souvent une tache noirâtre constituée par une hémorrhagie capillaire qui se fait dans l'épaisseur de la peau. C'est cette congestion intense et cette hémorrhagie qui constituent les phénomènes caractéristiques; chaque papule ortiée a relativement une longue durée : de là le nom d'*urticaria perstans*, ou plutôt la papule s'affaisse rapidement pour ne laisser à sa place que les taches ecchymotiques qui ne disparaissent qu'à la longue, tandis qu'elle est remplacée par une autre papule qui passe par les mêmes phases ».

Tilbury Fox a vu des cas où, dans des papules saillantes, méritant le nom de tubéreuses, le sang s'accumulait sous la peau, amenait la rupture de l'épiderme, d'où suintement sanguinolent et plaie à lente guérison. Pour cet auteur, l'hémorrhagie n'est qu'un simple épiphénomène, mais elle indique une tendance purpurique, ce qui explique l'apparition des papules pourprées sur le cou et la face des femmes nerveuses et des vieillards épuisés.

Il semble, à considérer les faits cités, que, si certains cas d'urticaire hémorrhagique sont indiscutables et doivent leur physionomie à une congestion parfois suivie d'hémorrhagie; dans d'autres, que la tendance hémorrhagique soit l'élément prépondérant de l'éruption et que la dénomination de *purpura urticans* soit plus justement appliquée.

Cette opinion a été soutenue avec raison par Laget (thèse de Paris, 1875), qui a montré qu'il n'y avait pas identité absolue entre l'affection décrite par Bazin et celle décrite par Willan; dans le *purpura urticans*, il n'y a pas d'ecchymose centrale tant que la plaque est saillante, ni d'ecchymose périphérique quand la plaque est abaissée; l'ecchymose se produit seulement quand la plaque s'affaisse et correspond à son étendue.

Willan et Bateman ont décrit, sous le nom d'urticaire tubéreuse, une variété caractérisée par le rapide accroissement de quelques élevures à une grande dimension, formant ainsi des tubérosités dures à base profonde, peu mobiles, siégeant surtout aux lombes et aux jambes, très-chaudes et douloureuses pendant quelques heures, survenant la nuit et laissant le matin un grand malaise. Elles s'accompagnent, d'après Bazin, de tension des parties voisines et de gêne dans les mouvements.

Hardy a bien montré que la saillie des plaques qui pouvait atteindre le volume d'une noisette ou d'une noix reposait sur un gonflement bien marqué du tissu cellulaire sous-cutané. Ce caractère n'est pas constant et les tumeurs peuvent être mobiles, comme l'indiquent des observations intéressantes publiées par Perroud (de Lyon) et Fouquet (*Berl. klin. Woch.*, 1875). Quelquefois on ne trouve qu'une seule tumeur, le plus souvent il en existe plusieurs, mais elles sont toujours en petit nombre, deux ou trois à la fois (Fouquet). Elles peuvent être précédées d'une sensation soudaine, anormale, de froid, de tension ou de picotement, rapidement suivie de l'apparition de la tumeur qui disparaît avec une pareille rapidité. Ces tumeurs passagères qui, dans les cas les plus accusés, atteignent le volume d'un œuf de poule ou de dinde et peuvent durer six à vingt-quatre heures, sont en général sujettes à la chronicité, se répètent pendant des semaines, des mois et même des années (Willan). A leur disparition, elles laissent des dépressions profondes. Dans deux cas exceptionnels relatés par Morrant Baker (*Med. Chir. Transactions*, t. LXIV) et par Cazenave, les tubérosités avaient fini par déterminer des ecchymoses et des ulcérations; il est plus fréquent d'observer des hémorrhagies interstitielles de la peau. L'urticaire tubéreuse se rencontre en général chez les individus débiles (Wilson), lymphatiques et nerveux (Barthélemy, *loc. cit.*), qui ont pour l'urticaire une prédisposition particulière, ou chez les individus dont la santé est altérée par l'intempérance. Bazin rattache l'urticaire tubéreuse qu'il étudie sous le nom de cnidosis à l'arthritisme; il admet l'action déterminante des excès de régime, des spiritueux, du froid. Fouquet (*loc. cit.*) a dans ses cinq observations observé une relation entre les poussées d'urticaire et des troubles menstruels; pendant la grossesse ou la lactation, elles disparaissaient complétement, puis revenaient avec la dysménorrhée. Les cas d'urticaire tubéreuse, à cause de leur rareté, ne sont pas toujours interprétés de la même manière : c'est ainsi que Neumann considère les tumeurs décrites par Fouquet comme méritant le nom d'érythème noueux.

Une forme voisine d'urticaire est la forme œdémateuse à laquelle on doit rattacher les faits publiés par Milton (*Edinburgh Med. Journ.*, 1876) sous le nom d'urticaire géante. Elle consiste en des gonflements tantôt étendus à toute la face, à tout un avant-bras, tantôt limités aux paupières, aux lèvres, au dos de la main, quelquefois symétriques sur le dos de la main (Hardy), au scrotum et au pénis (Tilbury Fox). Ces parties sont alors défigurées par le boursouflement, et on ne peut reconnaître la nature de l'affection qu'à la chaleur, au picotement, au prurit et surtout à la marche capricieuse, aux apparitions fugaces et mobiles de l'œdème. En outre, on voit quelquefois sur la partie gonflée des plaques d'urticaire. Vidal (*loc. cit.*) a observé une femme nerveuse, rhumatisante, chez qui, pendant une période menstruelle, une saillie blanchâtre, à peine cerclée d'un mince liséré rouge, forma sur la peau de l'abdomen une tumeur ovalairé, bombée, large de 10 centimètres, longue de 15; elle avait paru brusquement après un violent accès de colère et disparut au bout de quinze heures environ. Parfois même l'urticaire atteint des proportions plus considérables, comme chez l'enfant dont Münchmeyer (*Berl. klin. Woch.*, 1875) rapporte l'histoire, qui, après avoir eu cinq plaques à peu près circulaires larges de 5 à 10 centimètres sur le ventre, la hanche et les reins, en présenta une énorme étendue de l'appendice xiphoïde au pubis, et d'un flanc à l'autre, à bord dur, rouge et contenant deux larges plaques surélevées au voisinage de l'ombilic.

L'urticaire œdémateuse ou géante a souvent une marche chronique et est sujette à de nombreuses récidives, comme l'a montré Milton; dans la première de ses observations, les plaques se montrèrent pendant quatre mois en ceinture, au niveau des aines et des fesses, puis envahirent la face, résistant à toute intervention thérapeutique; dans un autre cas, la malade était sujette depuis dix-huit à dix-neuf mois à des poussées hebdomadaires d'œdème uniquement sur les paupières; un autre malade enfin était en proie à cette affection depuis plus de sept ans, et les poussées extrêmement prurigineuses revenaient toutes les deux ou trois semaines durant douze à trente-six heures.

La forme œdémateuse est, d'après Bazin, une des formes que peut revêtir l'urticaire chez les herpétiques; l'œdème occupe alors principalement les régions pourvues d'un tissu conjonctif abondant et souvent les placards sont confluents.

Ces cas d'urticaire œdémateuse nous amènent à une manifestation rare de l'affection : nous voulons parler de l'urticaire des muqueuses ou urticaire interne. « On voit parfois, dit Kaposi, sur la muqueuse du pharynx, de l'épiglotte, des rougeurs passagères et de l'œdème, correspondant aux plaques, lesquelles peuvent augmenter considérablement le volume de la luette et de l'épiglotte, au point de faire craindre l'asphyxie ». Cette tuméfaction de la partie supérieure du tube digestif se rencontre en effet souvent dans les cas d'urticaire œdémateuse ou géante, comme Milton (*loc. cit.*) en fournit un bel exemple, mais on l'a signalée dans des cas d'urticaire ordinaire : c'est ainsi que Dieulafoy (*Traité de l'aspiration*) a vu chez un malade, après ponction d'un kyste hydatique, une rougeur intense accompagnée de sécheresse du voile du palais et du pharynx, expliquant la dysphagie qu'il accusait; que Willan parle de cas d'urticaire aiguë, récidivante, accompagnée d'œdème de la gorge, de dysphagie, de tuméfaction parfois énorme et de raideur de la langue; que King a observé des phénomènes analogues dans un cas d'urticaire pathogénétique, causé par l'usage du sulfate de quinine (*Philad. Med. Times*, 1879); que Guéneau de Mussy (*France médicale*, 1879) décrit des plaques d'un rouge ardent qui font relief sur la teinte générale congestive de la muqueuse buccale, avec sensation de chaleur et de prurit. Jusqu'ici nous constatons un accord parfait et tous les auteurs acceptent cette extension de l'éruption ortiée, visible et palpable, pour ainsi dire : mais l'urticaire se borne-t-elle là et ne peut-elle pas

envahir les muqueuses plus profondément situées? Alors nous nous heurtons à
des opinions contradictoires : c'est ainsi que Hébra (*loc. cit.*) critique les auteurs
qui rattachent chaque affection cutanée à une « maladie interne, et croient à des
dépôts métastatiques de la matière peccante dans quelque organe interne, qui
expliquent la disparition de l'urticaire par l'apparition d'une ophthalmie, d'un
œdème ou même d'une inflammation du cerveau ».

Les parties profondes du tube digestif peuvent-elles être le siége de modifications élémentaires et de troubles fonctionnels permettant d'admettre qu'elles
ont été touchées par l'urticaire? Les observations concluantes sont rares; nous
signalerons cependant l'observation d'une dame rhumatisante, chez qui l'application du froid provoquait sur la peau en quelques minutes une urticaire
limitée très-prurigineuse, et qui, après l'ingestion d'une glace pendant l'été, fut
prise d'une sensation interne suivant le trajet de l'œsophage, rappelant les sensations de la peau et de douleurs angoissantes (Blachez, Soc. méd. des hôp., 1872).
Guéneau de Mussy (*loc. cit.*) n'hésite pas à admettre comme dus à une urticaire
interne les vomissements, les coliques et le flux diarrhéique qui accompagnent
souvent l'urticaire provoquée par l'ingestion de moules, de fraises, etc. : dans
ces cas la concomitance, dans d'autres, l'alternance des troubles fonctionnels avec
l'éruption cutanée, établissent à ses yeux une forte présomption, qu'ils dépendent
de la même condition pathogénétique; il est même porté à croire que l'urticaire
peut se localiser d'emblée et exclusivement sur le tégument interne et rapporte
à l'appui de son opinion divers faits, entre autres : 1° l'observation d'une
femme névropathe, arthritique, migraineuse, sujette à des crises de cardialgie
nocturne, avec tympanite, nausées, etc.; quand la douleur cesse, une éruption
d'urticaire paraît sur le ventre et dure quelques heures; 2° l'histoire d'un jeune
homme d'origine goutteuse, chez qui l'urticaire alterna d'abord avec de violentes
coliques, puis avec des crises de céphalalgie et de gastralgie suivies de vomissements incoercibles, enfin de crises de ténesme vésical avec dysurie. Dans ce cas
la muqueuse vésicale, dans d'autres la muqueuse vulvaire, peuvent, d'après
Guéneau de Mussy, être le siége de douleurs névralgiques, de prurits nocturnes
à poussées fugaces et récidivantes.

L'appareil respiratoire plus encore que le tube digestif a été l'objet d'études,
et avant le mémoire si intéressant et plein de faits de G. de Mussy, un certain
nombre de cas probants ont été relatés, montrant les relations intimes entre les
poussées d'urticaire et certaines affections congestives et éphémères de la
muqueuse respiratoire.

Dans ses cliniques, G. de Mussy attribuait déjà à l'urticaire certains coryzas
soudains, passagers, avec éternuments incoercibles, prurit nasal, flux abondant,
certaines toux quinteuses, fugaces, avec titillations de la gorge, et montrait des
goutteux sujets à l'urticaire chronique pendant des années, chez qui l'affection
cutanée disparaissait, tandis que s'établissait la rhinite spasmodique. Mais ce
sont surtout les affinités entre l'asthme et l'urticaire qui ont été le plus nettement mises en relief.

Dès 1866, Bourdon (Soc. méd. des hôp.) cite le fait d'une femme qui est
prise de gonflement de la face avec anxiété vive, oppression, sibilance à l'expiration; bientôt une légère urticaire se montre à la figure et va se généralisant par
l'application de sinapismes, tandis que l'anxiété disparaît; des lotions fraîches
sur la peau ramènent l'anxiété et l'urticaire rétrocède; on les suspend, le
malaise disparaît; et un autre analogue, où une urticaire généralisée traitée par

un bain.froid disparaît soudain, est rapidement suivie d'un accès d'asthme, qui, lui-même, dès le lendemain, est suivi du retour de l'urticaire.

Raynaud (Soc. anat., 1875) ponctionne un ganglion supposé chez un garçon guéri depuis deux ans d'accès d'asthme auquel il était sujet; une heure après l'opération, crise d'asthme qui cesse après un vomitif et est immédiatement suivi d'urticaire. Raynaud conclut à l'existence de l'urticaire des bronches.

Il s'agit en général, comme l'a indiqué Constantin Paul (Soc. de thérap., 1881), d'asthme nerveux sec. Nous ne nous croyons pas en droit de trancher absolument dans cette question délicate; ce n'est pas avec les matériaux que fournit la clinique hospitalière qu'elle peut être résolue, mais bien avec des observations de la pratique civile, dans laquelle on peut suivre les malades pendant des années, et étudier toutes les manifestations diathésiques qui peuvent se succéder. Cependant l'ensemble des faits publiés nous paraît concluant, et, comme le dit Trousseau, à propos de la fièvre ortiée, il y a tout lieu de penser que les symptômes thoraciques sont occasionnés par un mouvement fluxionnaire analogue à la fluxion cutanée; il se passe là quelque chose d'analogue à ce qui a lieu dans la rougeole. Cette opinion a été récemment acceptée et développée en Angleterre par Andrew Clark et Duncan Bulkley (*Brit. Med. Journ.*, 21 nov. 1885).

William Gull (*Schmidt's Jahrbuch*, 1860) est un des premiers qui aient signalé une nouvelle variété d'urticaire sous le nom d'urticaire artificielle (*factitious Urticaria*). Il a montré que chez quelques sujets de simples lotions avec des éponges peuvent la produire; que chez des sujets particulièrement doués on peut tracer avec une pointe mousse des figures qui apparaissent sous formes de raies proéminentes à contours bien distincts; elles ne se produiraient que dans les régions riches en fibres lisses, et seraient dues à la contraction des muscles involontaires dont le point d'insertion fixe est sur le chorion, le point mobile sur les follicules pileux ou les glandes sébacées.

Depuis la publication de son mémoire, on a vu d'une part se multiplier des observations analogues et je rappellerai entre autres celle de la femme autographique dont Dujardin-Beaumetz a publié l'histoire détaillée (*Union médic.*, 1879); d'autre part on a fait observer que dans toute urticaire intense on peut jusqu'à un certain point provoquer des plaques ou dessiner des figures d'urticaire factice. Les éminences ortiées se produisent plus facilement avec des instruments mousses, le bout d'un crayon, par exemple, qu'avec des instruments pointus, et les dimensions et la persistance des élevures sont en rapport direct avec l'intensité et la durée de la pression exercée sur les téguments. Zunker (*Berl. klin. Woch.*, 1876) a donné une description minutieuse du développement de cette urticaire artificielle qu'il a étudiée chez deux jeunes gens de vingt ans environ. Après la pâleur passagère due à la pression de l'instrument apparaissait l'aspect spécial de la peau connu sous le nom de chair de poule; au bout de trente secondes au centre du point irrité paraissait une rougeur faible entourée bientôt d'une zone pâle; au bout d'une minute et demie se voyait une troisième zone, rouge, diffuse; vers la fin de la deuxième minute se formait sur la rougeur centrale une élevure superficielle, marquée surtout autour des poils et entourée d'un bourrelet pâle; au bout de la troisième minute l'élevure atteignait la zone pâle, l'envahissait en dedans, en même temps qu'en dehors cette zone cédait à l'extension de la zone rouge périphérique : en 4 à 5 minutes l'éminence ortiée était très nette, blanche, se détachant sur un fond rouge vif; après 15 à 20 minutes l'aréole rouge se rétrécissait, l'élevure s'affaissait, et au bout de quelques heures il ne restait qu'une pâleur plus marquée. Dujardin-Beaumetz indique également une durée de deux à cinq minutes pour obtenir la saillie blanche qui peut être élevée de 1 à 2 millimètres au-dessus des téguments voisins, mais l'élevure persistait de trois à douze heures ; quand on la pique on peut voir sourdre une goutte de sérosité (Heusinger, *Virchow's Archiv* 1867). Pendant toute la durée de ce trouble de la circulation cutanée on constate à la main une notable élévation de la température qui peut varier de 1 degré 1/2 à 2 degrés 1/2 centigrades.

L'électricité, la chaleur, le froid, sont en général impuissants à produire cette urticaire. Il y a cependant un fait intéressant dû à Blachez (*loc. cit.*) qui montre l'action du froid : il suffisait chez une femme très-sujette à l'urticaire sous l'influence du refroidissement d'appliquer sur le bras une pièce de monnaie, pour que l'on vît se reproduire la saillie de l'effigie d'une netteté telle que l'on pouvait lire les lettres en relief. La production des élevures peut au contraire être souvent empêchée par la vaporisation de l'éther (Zunker), l'application de la glace, de la bande d'Esmarch, qui anémie les parties, ou la narcose chloroformique (Gull). On ne peut établir d'ailleurs à cet égard de règles absolues. Cela dépend de la prédisposition individuelle des sujets. Ainsi Kranzfeld a produit l'urticaire factice avec un jet d'éther, avec le simple souffle de la bouche. Il a pu même pratiquer une expérience capitale, selon lui, pour prouver le rôle des vaisseaux cutanés. Sur un membre anémié par la bande d'Esmarch, l'application de corps froids ne produisait pas d'urticaire. Vingt minutes après, on enlève la bande et au bout de deux à trois minutes, on voit se faire des élevures ortiées aux points d'application des corps froids.

Dans un cas Caspary a obtenu l'urticaire factice chez une femme chloroformisée (*Vierteljahrschrift für Dermat.*, 1882). Ces cas exceptionnels ont été observés chez des femmes très-sujettes à l'urticaire spontanée, soit sous une influence atmosphérique, soit après l'ingestion d'aliments tels que fraises, groseilles, etc. ; dans un des cas de Zunker, le malade était saturnin et le traitement spécial amena la disparition de l'affection provoquée ; dans d'autres cas le silence des auteurs ne permet pas d'établir si les malades étaient antérieurement sujets à l'urticaire. Michelson a pu la déterminer chez trois adultes vigoureux n'ayant aucune tare névropathique héréditaire.

L'urticaire disparaît sans laisser de traces, ou laisse seulement une faible pigmentation brune, nous dit Kaposi (*loc. cit.*), exprimant ainsi l'opinion courante. Cela est vrai pour l'immense majorité des cas, mais, dans ces dernières années, l'attention a été attirée sur plusieurs faits de dyschromie, dans le cours de l'urticaire, la plupart publiés d'ailleurs en Angleterre et en Amérique. Le plus ancien fut signalé par Nettleship (*Brit. Med. Journal*, 1869), mais passa inaperçu. En décembre 1874 et mai 1875, Morrant Baker fait à la Société clinique de Londres une communication sur un jeune enfant qu'il a observé, et bientôt d'autres cas sont présentés à la même société par Tilbury Fox (1875), Th. Barlow (1877), Sangster (1878), ou publiés dans divers journaux par Morrow (1879), Goodhart (1879), Cavafy et Mackenzie (1880). L'urticaire pigmentée prend alors droit de cité et est indiquée dans les ouvrages didactiques de Duhring et de Liveing, dans les revues de Lewinski, de Pick (1882) et de Colcott Fox (1883).

L'urticaire pigmentée, qui doit son nom au dépôt de pigment à la place des élevures ortiées, est en somme une forme rare et a été uniquement observée

chez des enfants. Dans 15 cas où l'âge a été indiqué, 11 enfants avaient 2 ans
ou au-dessous, une petite fille 8 ans (Pick, *Prag. Viertelj.*, 1882), trois garçons 12, 15 (Beatty Wallace, *Dublin Quarterly Journal*, 1884) et 18 ans (Lewisnki,
Archiv für path. Anat., 1882). Mais dans tous ces cas l'affection a débuté dans
les premiers mois, à 3 jours (Mackenzie), 10 jours (Fox), à 6 semaines (Fox
et Pick), 2 mois (Sangster), 5 et 6 mois (Goodhart, Morrow). Les deux cas
de Beatty diffèrent sur ce point des autres; le début remontait seulement à
l'âge de 11 et 12 ans; il s'agissait de deux frères. Cette urticaire revêt essenciel-
lement la forme chronique; l'éruption au début est accompagnée d'un prurit
excessif, s'il faut en croire Liveing; la révision des observations signalées
plus haut ne nous permet pas de partager cette opinion; le prurit est habituel,
mais n'est pas indiqué comme très-violent. L'éruption consiste d'abord en taches
papuleuses ou tuberculeuses ou en un rash d'apparence tantôt morbilliforme
(Sangster), tantôt scarlatiniforme (Pick), avec légères élevures dont la dimension
varie de quelques millimètres à plusieurs centimètres, ayant la forme de
pois ou de haricots; de ces élevures les unes sont rouges, les autres ont l'aspect
de l'urticaire vulgaire, avec aréole rouge; la main qui passe sur la peau a
l'impression du velours; quand on prend entre les doigts les plaques larges et
saillantes, on sent une sorte d'infiltration résistante (Feulard); les taches étendues
semblent dues parfois à l'agglomération de petits nodules qui seraient situés
autour des follicules pileux; de couleur violette, parfois livide ou rouge vif au
début, l'éruption pâlit peu à peu et prend une teinte brunâtre, café au lait,
quelquefois cuivrée ou jaunâtre (*buff coloured* des Anglais), que l'on peut
rapprocher de celle du chloasma ou du pityriasis versicolor; les taches rouges
ou violettes, qui deviennent cyanotiques quand l'enfant crie, pâlissent sous le
doigt et deviennent jaunes; les taches jaunes ou cuivrées ne se modifient point
à la pression. L'éruption peut occuper toutes les parties du corps; le plus
souvent elle attaque le tronc, le ventre ou le dos, puis les membres; souvent
elle respecte la face, le crâne, et surtout la paume des mains et la plante des
pieds; tantôt il n'y a que des plaques disséminées, tantôt les plaques pigmen-
tées sont si abondantes qu'il n'y a plus en certains points du corps que des îlots
de peau saine; quand elle est confluente, elle donne l'idée d'une peau de
léopard (Tilbury Fox); dans deux cas on a observé des taches dans la bouche,
sur le voile du palais et le pharynx (Fox et Morrow).

La maladie procède par une série de poussées revenant à intervalles variés,
quelquefois hebdomadaires, et qui peuvent être provoquées par un trouble de la
nutrition, une émotion morale; on peut parfois alors constater une hyperémie
générale de la peau; le froid donne souvent aux taches une teinte cyanotique,
bleu sombre, le chaud les colore en rouge vif; dans presque tous les cas on
signale ce fait que le grattage provoque l'apparition de papules ortiées; en deux
à trois minutes elles se forment, durent trente à quarante minutes, puis au bout de
cinq à six heures tout a disparu. Morrow a noté une différence entre les élevures
spontanées, qui ont une courte durée et laissent après elles les taches pigmen-
tées, et les élevures provoquées par la pression d'un instrument, qui persistent
des heures, des jours même, sans laisser de pigmentation. Pick dans un cas a
réussi à déterminer la durée de chacune des taches de pigment, qu'il évalue à
six ou huit semaines. Dans les premiers cas on n'avait signalé aucune tendance à
l'amélioration, quel que fût le traitement employé. Colcott Fox, qui a pu suivre
pendant une dizaine d'années les 3 enfants observés par Tilbury Fox, a constaté

que la plus grande partie des taches avait disparu et que les poussées les plus récentes d'urticaire ne laissaient pas derrière elles de dépôts de pigment. Dans les cas de Beatty, qui diffèrent déjà des cas connus par leur début tardif, il y avait quatre variétés de taches : les unes rouges, surélevées, les autres brun foncé, de niveau avec la peau, d'autres de même taille à centre blanc, à bords bruns, les dernières enfin blanches, petites, déprimées, comme s'il y avait eu atrophie secondaire du pigment.

Les enfants, on compte 16 garçons contre 5 filles, jouissent en général d'une bonne santé, n'ont pas eu d'ictère, et plusieurs auteurs indiquent expressément l'absence de poux ou de tout autre parasite, et chez les parents on ne trouve pas d'affections cutanées ayant quelque rapport avec l'urticaire. Colcott Fox seul a relevé l'existence de l'urticaire chez la mère de son petit malade.

L'urticaire pigmentée a donné matière à discussion sur sa nature et la place qu'elle doit occuper dans la dermatologie. Tilbury Fox rapprocha le cas qu'il présentait à la *Clinical Society* du xanthelasma et l'intitula xanthelasmoidea ; il admettait un dépôt de la matière *buff coloured* dans la peau, surtout autour des follicules pileux et des glandes sébacées. Thin, qui put examiner la peau de l'enfant présenté par Morrant Baker, y trouva des lésions analogues à celles du lupus à la première période et conclut à une scrofulodermie ; cette opinion n'a pas été généralement adoptée ; on admet qu'il s'agit véritablement d'urticaire chronique avec hyperémie, diapédèse des globules colorés du sang et désintégration consécutive des hématies (Lewinski). Colcott Fox suppose qu'il existe une tendance spéciale à un dépôt de pigment ; une étude biopsique d'une large et vieille plaque pigmentée lui montra les lésions d'œdème décrites par Renaut avec quelques amas de pigment doré.

MARCHE. DURÉE. Il existe cliniquement deux formes bien distinctes d'urticaire, l'une aiguë, l'autre chronique. Le type de la forme aiguë est l'urticaire pseudo-exanthématique (de Bazin) ou fièvre ortiée, maladie pyrétique, accompagnée de tous les phénomènes généraux décrits plus haut, caractérisée par une éruption de papules dures, plus habituellement rouges ou rosées que blanches, fugaces et mobiles, se prolongeant sept à huit jours par poussées successives, fréquente chez les femmes et les enfants, surtout en été et au printemps. La fièvre ortiée peut être essentielle ou dépendre soit de l'arthritis, soit de l'herpétisme. Bazin admettait l'influence opposée du froid et du chaud ; le froid provoquerait le développement ou mieux le retour de l'urticaire arthritique, dont les plaques s'éteindraient sous la chaleur du lit, tandis que l'urticaire dartreuse à peine visible le jour s'exaspérerait la nuit. L'urticaire aiguë arthritique, quand elle revêt la forme persistante, serait plus tenace et durerait deux à trois semaines.

A côté sont des cas nombreux où l'urticaire présente une intensité bien moindre, consiste uniquement dans l'éruption caractéristique, qui dure quelques heures, peut se limiter à une moitié du corps (Dieulafoy) et disparaît sans récidives, ou se reproduit trois et quatre fois, puis s'évanouit sans laisser de traces.

Quant au cnidosis, que la cause en soit locale ou générale, aménorrhée, dyspepsie, arthritis, etc., rien n'est plus difficile que de lui assigner une durée, qui peut varier de quelques mois à plusieurs années ; il se manifeste habituellement par poussées successives qui apparaissent à intervalles plus ou moins éloignés, et le plus souvent s'exaspèrent la nuit. Les récidives sont si fréquentes qu'il est délicat d'affirmer une guérison définitive.

Il est une variété qui, signalée déjà par Lorry, a été l'objet d'une intéressante étude de Verneuil et Merklen (*Ann. de derm. et de syph.*, 1882) : c'est l'urticaire intermittente. Tantôt l'exanthème manifestement lié à l'accès de fièvre palustre tierce ou quarte, simple ou pernicieuse, apparaît pendant le stade de chaleur, persiste peu après la sueur et disparaît avec l'accès. Après une première attaque d'urticaire fébrile d'ordinaire très-confluente il n'est pas rare d'observer une nouvelle éruption ortiée à chaque accès nouveau; à preuve le cas de Zeissl (*Viert. für Derm.*, 1879), qui observa une série de quatorze accès de fièvre tierce accompagnés de papules ortiées grosses comme des œufs de pigeons. Cette éruption, comme l'a bien vu Bazin, n'a en soi rien de caractéristique. Tantôt l'urticaire est intermittente sans accès fébriles; dans certains cas c'est une véritable fièvre larvée, comme l'atteste le fait de Völcker (*Viertel. f. Derm.*, 1879); l'éruption sous forme tierce s'était développée chez un soldat en garnison dans un pays sujet à la fièvre de marais, et le sulfate de quinine donné après le troisième accès enraye le retour de la dermatose; dans d'autres cas l'urticaire semble indépendante de toute intoxication tellurique, comme l'a montré Bourdon (*Soc. méd. des hôpitaux*, 1866), et l'intermittence semble n'être que l'exagération de la marche par poussées, si fréquente dans l'urticaire, surtout chez les arthritiques.

L'urticaire peut être parfois compliquée d'accidents nerveux : c'est ainsi que Trousseau (*Cliniq. méd.*, t. I) avait déjà rapporté le cas d'une fièvre ortiée accompagnée au début de troubles des plus graves; stupeur, paralysie avec anesthésie des membres inférieurs, et indiqué qu'après la disparition de l'éruption on pouvait observer des phénomenes variés : anesthésie, amyosthénie, etc. On peut rapprocher de ces faits le cas de Vallin (paraplégie suivant une poussée d'urticaire palustre) et celui de Sorel (tic convulsif des grands droits de l'abdomen avec secousses rhythmiques du tronc), cités par Verneuil et Merklen (*loc. cit.*).

Étiologie. Avant d'aborder l'étude des causes si diverses de l'urticaire, il est bon d'indiquer sommairement l'idée générale qui doit présider à leur classification; nous reviendrons d'ailleurs sur ce point à la fin de ce paragraphe. On tend aujourd'hui à admettre que l'urticaire consiste essentiellement en un trouble de circulation provoqué par une irritation du système nerveux vaso-moteur, tantôt directe, le plus souvent agissant à distance et s'exerçant par un réflexe. Une fois ce fil conducteur établi, nous pouvons former des divisions qui facilitent l'exposé des éléments parfois si complexes de l'étiologie.

1º *Urticaire de cause externe.* C'est l'urticaire que Kaposi regarde comme idiopathique et qui forme la variété artificielle de Bazin. Elle est provoquée par des causes irritant directement les téguments. Deux espèces d'ortie, l'*Urtica dioïca* et l'*Urtica urens*, mises en contact avec la peau, provoquent cette éruption; chacun des poils piquants de la plante est un canal aboutissant à une cavité pleine d'un liquide plus ou moins actif; c'est à l'insinuation de ce liquide sous la peau qu'est due l'urticaire; Neumann et Hébra (*loc. cit.*) attribuent l'action nocive au sulfo-cyanogène qui s'échappe des glandes de la surface de la plante. Signalons aussi l'action puissante du Rhus toxicodendron ou sumac vénéneux (Moquin-Tandon, *Éléments de botanique médicale*).

Hofling (*Berl. klin. Woch.*, 1872) a noté quelques cas singuliers où des urticaires en forme de couronnes, situées à la région fessière, s'expliquaient par le développement pendant les fortes chaleurs de champignons de moisissure sur les fragments de fèces adhérents à la lunette de lieux d'aisance mal tenus.

L'exanthème peut se manifester à la suite de piqûres d'insectes, tels que cousins, mouches, lepte automnal, vulgairement appelé rouget. Ils agissent soit par leur succion continuelle, soit parce que le dard traverse les tissus cutanés, soit par l'introduction de l'acide formique (Hébra). Moquin-Tandon (*loc. cit.*) a bien étudié l'action des chenilles de plusieurs bombyces ou papillons de nuit appelés processionnaires ; elles sont couvertes de poils très fins qui pénètrent dans la peau et déterminent de vives démangeaisons ; leur influence a lieu à distance par l'intermédiaire de ces poils presque invisibles à l'œil nu qui se répandent dans l'air ; on ignore d'ailleurs si leur action est mécanique ou due à quelque liquide qui les remplit ; un nid de processionnaires enfermé dans un bocal bouché conserve ses énergiques propriétés après plus de dix ans (Trousseau et Pidoux, *Traité de thérap. et de mat. médic.*).

L'urticaire est provoqué bien plus souvent par la présence des épizoaires les plus communs, puces, punaises, poux du corps ou du pubis, acare de la gale. Kaposi a bien indiqué la manière dont se développe et se généralise l'urticaire. « Il se produit autour de la piqûre de la punaise, par exemple, des élevures en « forme de plaques qui amènent dans une certaine étendue une infiltration séreuse « et de la tuméfaction dans le réseau de Malpighi ; le malade se gratte et amène « des excoriations… ; il survient des plaques non-seulement sur les points irrités « directement par la succion des parasites, mais encore sur beaucoup d'autres « régions du corps sur lesquelles le passage des insectes a suffi pour amener de « l'irritation, et même sur des parties de la peau qui n'ont pas été touchées ; la « démangeaison existant sur un point de la peau occasionne une irritation qui par « action réflexe détermine des plaques sur d'autres régions du corps. La peau pré-« sente la plus grande irritabilité et le contact du doigt, mais surtout le grattage, « le frottement des vêtements, provoquent de nouvelles plaques : aussi rencontre-t-on « l'urticaire dans toutes les maladies où en général il existe de la démangeai-« son, le prurigo, l'eczéma, par exemple. Les premières plaques amèneront de « nouvelles éruptions pendant plusieurs jours par irritation réflexe, alors que « cette cause première a disparu ».

Il est un certain nombre d'animaux marins qui peuvent déterminer des phénomènes d'urtication plus ou moins prononcée, et en première ligne les actinies et les méduses, celles-ci vulgairement dénommées orties de mer ; on a signalé aussi le Cyanée de Pondichéry, les Physalies, les Rhizostomes d'Aldovrande et de Cuvier (Moquin-Tandon). L'appareil urticant de la méduse est constitué par des coques dures situées à l'extrémité des tentacules, au fond desquelles se trouve un fil long et tenu enroulé sur lui-même au repos, et qui allongé montre à sa base des pointes aiguës en forme de dards ou de hameçons.

Il est peu de personnes dont la peau soit à l'épreuve des orties, il en est d'autres au contraire dont l'épiderme est particulièrement délicat et s'irrite au contact de substances habituellement inertes et non urticantes, telles qu'un emplâtre de Vigo cummercurio, un vésicatoire, un bain sulfureux, l'arnica ou la térébenthine, ou d'autres substances résineuses employées en frictions. Ainsi Mögling (*Berl. klin Woch.*, 1880) cite un cas d'urticaire généralisée à la suite d'onctions avec le baume du Pérou ; Zeissl (*Wien. med. Woch.*, 1881) un cas analogue après des lotions de main répétées dans une solution d'acide phénique à 5 pour 100 ; Antonin Martin (*Gaz des hôpitaux*, 1869) observa une urticaire accompagnée de phénomènes généraux graves après application de cataplasme de farine de graine de lin sur des ventouses scarifiées. Willan (*loc. cit.*) a noté des faits d'urticaire prolongée après frictions des poignets et des mains avec du gruau. On sait que parfois la simple pression des vêtements, le contact de la flanelle surtout (Tilbury Fox) suffisent à déterminer l'exanthème chez certains individus. Ici, comme le remarque justement Bazin, intervient un élément nouveau, la prédisposition idiosyncrasique ; chez les hystériques une simple friction peut le développer dans les parties hyperesthésiées, mais non dans les régions où la sensibilité est intacte (Godet, thèse de Paris, 1878).

C'est également à une excitation directe du tégument externe que l'on doit rattacher certains faits d'urticaire provoqués par le froid ; un des plus curieux est celui que présenta Blachez à la Société médicale des hôpitaux (*Union méd.*, 1872) : chez une femme rhumatisante le plus léger refroidissement amenait une poussée localisée à la partie refroidie, avec cuissons intolérables ; la simple immersion des mains dans l'eau froide déterminait un gonflement des mains avec plaques ortiées. A propos de ce cas le professeur Béhier rappelait qu'arrivé à un certain âge il avait dû renoncer aux bains froids, parce que chaque immersion était suivie d'une éruption d'urticaire. Une atmosphère fortement échauffée peut produire le même résultat (Alibert).

D'après Godet (*loc. cit.*), le gaz acide sulfhydrique qui se dégage des marais de la Guyane ou de la Cochinchine serait cause d'éruptions analogues chez les Européens et même chez les indigènes.

On peut rapprocher des cas où l'excitation porte directement sur la peau un certain nombre d'autres que l'on pourrait appeler traumatiques, et dans lesquels l'exanthème est produit par une action réflexe, dont le point de départ est à la peau ou sur des muqueuses voisines de la peau.

L'application de sangsues sur une partie du corps, au sacrum, par exemple, peut être suivie d'une urticaire généralisée (Léopold, *Archiv für Gynäk.*, 1875) ; même résultat, si elles sont appliquées sur le vagin (Rosemberg, *Berl. klin. Woch.*, 1879) ou sur le col utérin, comme Scanzoni en a rapporté trois cas (*Würzb. med. Zeitung*, 1860).

De Ranse (*Gaz. méd.*, 1875) a vu l'éruption se limiter à la moitié supérieure du corps après une piqûre de guêpe dans l'œsophage. Dans un mémoire de Stirling (*Saint-George's Hosp. Reports*, 1879) on voit que l'urticaire a été signalée après ablation d'une excroissance de l'urèthre chez une femme (Hewitt), après une taille médiane (Maunder), après une ovariotomie (Spencer Wells). Ce dernier a eu l'occasion d'examiner une femme chez qui l'éruption se manifestait après chaque examen au spéculum. Elle a été signalée après la trachéotomie chez des enfants ayant eu le croup par Desguin (*Annales de la Soc. de méd. d'Anvers*, 1883) et Brébant (*Union méd. du Nord-Est*, août 1883), mais dans les deux cas elle ne s'est manifestée que tardivement et les relations avec l'opération sont douteuses.

Des cas infiniment plus probants au point de vue chirurgical sont ceux où l'on voit l'urticaire se développer peu après une ponction, qu'il s'agisse d'un ganglion suppuré comme dans le cas de Raynaud (*loc. cit.*) ou de kyste hydatique du foie. Nous touchons ici à un des points les plus intéressants de l'histoire de ces parasites. Dieulafoy (*Traité de l'aspiration*), puis Feytaud (thèse de Paris, 1875) ont établi d'une manière irréfutable le rapport entre la ponction du kyste et l'urticaire, qui se développe au bout de quelques minutes ou de quelques heures, parfois de trois à quatre jours, et peut être généralisée ou unilatérale (Dieulafoy). Elle se montre, qu'il s'agisse de ponction palliative avec évacuation d'une grande quantité de liquide ou exploratrice, mais après la première ponction seulement, quand le liquide est encore intact et clair comme l'eau de roche. La ponction simple du foie hypertrophié ou la ponction avec évacuation d'un abcès n'a jamais été suivie d'urticaire. Comment donc expliquer ce phénomène? Pour Feytaud, et sur ce point son opinion est adoptée par Laveran (*Union méd.*, 1876) et Murchison (*Traité des maladies du foie*), il n'y a pas de doute, l'urticaire est due à la pénétration d'une certaine quantité du kyste dans le péritoine. Lereboullet (*Gaz. hebd.*, 1876) ne croit pas que dans tous les cas on puisse admettre la communication du kyste avec la cavité séreuse, il rappelle qu'on n'a jamais cité d'urticaire après une ponction d'un kyste hydatique du poumon ou de la plèvre (thèse de Hearn, 1875). En outre, Dieulafoy (*Gaz. hebd.*, 1877) fait observer que dans 50 cas dont il a réuni les observations l'urticaire a été quelquefois signalée comme se développant spontanément pendant l'évolution du kyste, et parfois affectant une marche chronique et à répétition. D'autre part, l'action irritante du liquide hydatique sur la séreuse est prouvée par les observations de Finsen (*Archiv de méd.*, 1869) qui, dans son travail si complet, regarde l'urticaire comme un signe pathognomonique de rupture spontanée du kyste dans le péritoine. Le cas présenté par Féréol à l'Académie (1880) vient confirmer cette opinion. Il semble, pour résumer la question, que le plus souvent l'urticaire après une ponction de kyste hydatique est certainement due à la pénétration du liquide dans le péritoine, et que, dans les autres cas, elle est bien probable, parce que, comme le fait observer justement Rendu (*Dict. enc.*, article Foie), quelques précautions que l'on prenne, on n'est jamais pratiquement sûr qu'aucune goutte du liquide ne s'est épanchée dans la séreuse.

Urticaire de cause interne. L'éruption peut être provoquée par l'ingestion d'aliments, solides ou liquides, ou de médicaments; on l'a désignée aussi communément sous le nom d'urticaire pathogénétique ou *ab ingestis;* cette classe répond au plus grand nombre des cas d'urticaire que l'on rencontre journellement.

Il est des aliments dont la réputation sur ce point est établie depuis longtemps : ce sont en première ligne des animaux marins, les moules, les huîtres, surtout au moment du frai (Vidal), les homards ou langoustes, les crabes, les crevettes, puis les écrevisses; enfin, certains poissons d'eau de mer, ou même d'eau douce, l'anguille commune, l'anguille d'Otahiti (Graves, *Clin. méd.*), le brochet; le maquereau (Budd), le chien de mer (Gibert), le merlan, la daurade, la carangue, le poisson armé, le cailleu-tassart, etc. (Bazin). Les moules sont à juste titre incriminées surtout pendant la saison chaude; leurs propriétés toxiques ont été attribuées à bien des causes, crabe pinnothère, crasse de mer, frai des astéries, plantes marines, vert-de-gris des vaisseaux doublés en cuivre, altération du fluide de l'animal, sans qu'aucune soit absolument prouvée, encore moins constante; dans certains cas on peut admettre que les poissons ou crustacés étaient en voie de décomposition. C'est également à l'altération de la chair d'un lapin que Hamon (*Gaz. des hôpit.*, 1850) attribue deux cas d'urticaire aiguë contemporains qu'il a relatés.

Les auteurs signalent diverses viandes ou aliments, la charcuterie, le jambon, la viande de porc fumée bouillie ou rôtie, l'oie (Gibert), le blanc d'œuf (Boyer), les escargots, certains fromages, le riz, des fruits, surtout les fraises, les groseilles et les framboises, les amandes douces (Willan), les concombres, la sauce mayonnaise, etc. ; Budd (*Diseases of the Stomach*) incrimine les champignons, le miel, la farine d'avoine ou gruau ; il rapporte le cas d'un jeune homme qui dans son enfance mangeait le gruau sans inconvénient, qui plus tard, sous l'action d'un refroidissement, fut pris d'urticaire avec coryza après l'ingestion· d'une tasse de gruaù et depuis ne put en manger sans présenter les mêmes phénomènes ; un jour même, ayant mis seulement quelques grains d'avoine dans sa bouche, l'urticairere parut : Budd tend à admettre que l'avoine contient tout formé un principe irritant qui se dégage pendant la digestion.

Un malade de Behrend (*Lehrbuch der Hautkrankeiten*, 1883) avait toujours une poussée d'élevures après avoir bu du vin du Rhin ; les plaques rouges que l'on voit parfois après injection de vin blanc ou de champagne ne sont souvent que de l'urticaire en nappe (Dühring, *loc. cit.*). Franck indique l'action nocive du chocolat ou du café mêlé à du baume du Pérou ou de l'eau de Seltz ; Willan, celle du porter.

Firmin (*Bull. de thérap.*, 1874) cite le cas d'un enfant chez qui l'urticaire fut provoquée par le lait de sa mère qui s'était nourrie, la veille de l'éruption, d'huîtres, de crevettes, d'alose et de morue. Enfin, s'il faut en croire Willan, Todd aurait vu un homme pris d'urticaire après avoir respiré la vapeur de crabes bouillis.

Parmi les médicaments dont l'action pathogénétique a été constatée nous indiquerons l'eau de chaux (Lorry, *loc. cit.*), l'huile de foie de morue (Boëns, *Gaz. des hôpitaux* 1866) ; dans ce dernier cas quatre personnes appartenant à une même famille furent malades ; l'huile était altérée et avait une odeur de poisson pourri ; la teinture de pimprenelle (Kaufmann, *Berl. klin. Woch.*, 1881), le semen-contra (Hufeland, cité par Franck) ou son alcaloïde, la santonine à doses de 0^{gr},15 (Sieveking, *Brit. Med. Journal*, 1871), l'essence de térébenthine prise à l'intérieur, les baumes de térébenthine et d'autres substances résineuses en inhalation (Kaposi, *loc. cit.*), le baume de copahu (Behrend, *loc. cit.*), l'essence d'anis, les semences de cima (Neumann).

L'action de certains médicaments usuels a été bien étudiée ; on sait que chez certaines personnes le sulfate de quinine donné par la bouche même à petites doses, 30 centigrammes (King, *loc. cit.*), ou même 15 centigrammes (Dumas, *Journal de thérap.*, 1876), provoque l'urticaire ; administré en injections hypodermiques, il est inoffensif (Godet, *loc. cit.*). Un de ses succédanés, le sulfate de cinchonidine, employé par Kemper (*Archiv. of Dermat.*, 1879), chez des enfants atteints de fièvre palustre, a amené les mêmes inconvénients. Le simple quinquina peut produire pareil effet (Dumas, *loc. cit.*). L'opium exerce chez quelques personnes la même action, et leur sensibilité est telle que des doses même minimes de ce corps ou de son alcaloïde le plus employé, la morphine, provoquent à coup sûr l'urticaire, soit que le médicament soit donné par la bouche (Scheby Buch *Berl. klin.*, *Woch.*, 1877), soit qu'il soit administré par injections sous-cutanées (Zeissl, *loc. cit.*), soit encore qu'il soit absorbé par les voies respiratoires, par exemple, dans le cas d'Apolant (*Berl. klin.*, *Woch.*, 1877) où il suffit de quelques gouttes de chlorhydrate de morphine répandues dans une·chambre pour provoquer une poussée d'urticaire chez un malade sujet à cette affection après l'emploi interne de l'opium, et dans celui de Bruggisser (*Corresp.-Bl. für Schw. Aertze*), qui est atteint d'urticaire, s'il pratique plusieurs fois dans une même journée des injections de morphine chez des clients.

On a signalé enfin une série d'autres médicaments jouissant de la même propriété : la valériane (Kaposi), la jusquiame, le salicylate de soude, l'arsenic

(Imbert Gourbeyre, cité par Godet), l'iodure de potassium (Godet), le bromure de potassium (Voisin, *Gaz. des hôp.*, 1868), le chloral (Martinet, thèse de Paris, 1875).

3° *Urticaire symptomatique.*   Souvent l'affection, au lieu de dépendre d'une des causes transitoires et superficielles que nous avons indiquées, se rattache à des troubles de quelque organe ou appareil. En première ligne nous devons citer les troubles des voies digestives; tantôt il ne s'agit que d'un catarrhe vulgaire de l'estomac et de l'intestin : on peut alors se demander s'il ne faut pas faire remonter la cause à quelqu'un des aliments que nous avons énumérés plus haut, et cela d'autant mieux que, comme le fait observer avec raison Kaposi (*loc. cit.*), souvent l'urticaire paraît immédiatement après que l'aliment s'est trouvé en contact avec la muqueuse buccale, avant donc qu'il y ait eu absorption complète; tantôt, en cas de gastricisme chronique, l'urticaire peut se montrer sous forme également chronique : c'est en de pareils cas, comme dit Willan (*loc. cit.*), que l'on peut encore, en supprimant tel ou tel article de boisson ou de nourriture, être en état de découvrir la cause; cause différente chez différentes personnes, pour l'une les spiritueux, pour l'autre le vinaigre, pour celui-ci les fruits, ou des légumes mal préparés; « l'intolérance de l'estomac et l'irritabilité de la peau peuvent être telles que le malade est réduit à ne se nourrir pendant quelques jours, voire quelques semaines, que de liquides indifférents, thé, eau, soupe, ou seulement d'aliments chauds ou froids, tout autre provoquant l'urticaire. » « Chez les petits enfants le catarrhe chronique de l'estomac provoqué par une alimentation défectueuse, lait mauvais, aliments gras non encore tolérés par l'estomac, explique bien des urticaires » (Kaposi); on ne doit pas oublier qu'il faut dans certains cas faire entrer en ligne de compte les troubles de la dentition.

Certains faits s'expliquent par la présence de parasites intestinaux. Litten (*Charité Annalen*, 1878) a vu une poussée d'urticaire coïncider avec l'issue d'un tænia proglottis. Lasserre (thèse de Paris, 1876) a observé une femme qui par deux fois fut débarrassée de troubles digestifs accompagnés d'une éruption ortiée par des purgatifs suivis de l'élimination d'ascarides lombricoïdes. Déjà Hébra avait signalé l'action de l'oxyure vermiculaire, du trichocephalus dispar et du tænia solium.

Il y a longtemps qu'Alibert avait signalé l'influence du mauvais état du foie; depuis, d'autres auteurs ont bien établi les rapports de causalité; Graves, par exemple (*Clin. méd.*, t. I), qui a vu huit ou neuf cas d'hépatite avec ictère, dans le cours d'une phlegmasie articulaire, s'accompagner d'urticaire; l'hépatite aiguë dans ces cas exercerait une influence perturbatrice plus ou moins profonde sur le tube digestif, et par son intermédiaire agirait secondairement sur la peau; Murchison et Frerichs signalent également la connexion de l'éruption avec l'ictère. Litten (*loc. cit.*) a observé chez une même personne deux attaques de colique hépatique avec ictère, suivies toutes deux d'urticaire. Kaposi et Peter (*Leçons de clin. méd.*) indiquent des poussées d'urticaire mêlées ou non au prurigo chez les diabétiques, et se développant aisément par le grattage.

Franck avait noté la fréquence de l'urticaire chez des femmes qui avaient l'utérus en « mauvais état, » parfois même dans le cancer, mais c'est Hébra surtout qui a mis en relief l'importance des métrites chroniques, des catarrhes et des déviations utérines; il a également incriminé la grossesse, la menstruation, les tumeurs de la matrice et tous ces troubles du système génital groupés sous le nom d'hystérie, dans lesquels il est souvent impossible de découvrir une affection organique locale. Nous signalerons comme observations intéressantes celles de Joseph (*Berl. klin. Woch.*, 1879), qui dans deux cas a vu des ménorrhagies avec dysménorrhée accompagnées de poussées d'urticaire revenant régulièrement à chaque écoulement sanguin; de Fouquet (*loc. cit.*), qui a montré au contraire à côté de l'influence nocive de la dysménorrhée la suppression de l'urticaire pendant la grossesse et la lactation; enfin celle de Münchmeyer (*loc. cit.*), où la ténacité de l'urticaire s'expliqua par la présence prolongée d'un pessaire; une fois l'instrument enlevé, l'éruption disparut.

On pourrait rapprocher de ces cas l'urticaire signalée par Potain (*Semaine médicale*, 1883), qui se rattachait à des fluxions pleuro-pulmonaires réflexes d'origine utéro-ovarienne. Ce fait nous amène aux cas rares où des pneumonies ou des pleurésies ont pu jouer le rôle de causes déterminantes (Godet).

L'urticaire a été observée dans certaines maladies du système nerveux, soit les inflammations de la moelle, et spécialement l'ataxie locomotrice (Vulpian, *Malad. du système nerveux*), la leptoméningite épidémique (Erb, in *Ziemssen's Handb.*) (Bourneville a au contraire observé un cas où l'éruption fut arrêtée par le développement d'une méningite cérébro-spinale et revint après la chute de la fièvre [*Mouvement médical*, 1870]); soit les névroses telles que la maladie de Basedow (Bulkley, *Archiv. of Dermatology*, 1876), l'asthme, soit dans certaines névralgies ou gastralgies. L'influence du système nerveux est des plus grandes sur la production de l'éruption (*voy.* Meyer, thèse de Paris, 1876), comme le prouvent certaines émotions morales subites, la colère (Boyer), la pudeur offensée (Gibert), la peur. On sait le cas rapporté par Hardy d'un étudiant pris d'urticaire pendant une leçon faite par ce professeur sur cet exanthème.

L'urticaire a été signalée dans quelques affections générales, la tuberculose, la fièvre typhoïde (Hébra), au début de la rougeole, de la scarlatine (Kaposi), de la variole (Godet). Devergie cite un cas où une urticaire chronique céda devant cette maladie pour reparaître après; elle paraît parfois le lendemain du jour où un enfant a été vacciné, puis disparaît rapidement (Behrend. *Berl. klin. Woch.*, 1881).

Enfin on l'observe dans le rhumatisme articulaire aigu et l'impaludisme.

Dans la première affection comme l'a montré Besnier dans son savant article sur le rhumatisme (*Dict. enc.*), l'urticaire n'est souvent qu'un des types de l'érythème polymorphe d'Hébra; elle apparaît, soit spontanément, soit sous l'action de substances médicamenteuses, iodure de potassium, sulfate de quinine, revêt souvent la forme œdémateuse, et peut être la première étape de l'attaque rhumatismale, à la manière de l'angine, du torticolis, etc.

Franck (*loc. cit.*) avait observé à Pavie (1794), puis à Wilna (1812), des cas d'urticaire évidemment dus à l'influence de la malaria à type tierce, paraissant pendant le frisson, disparaissant devant la sueur; et, malgré l'incrédulité de Hébra, cette étiologie est absolument prouvée par les observations d'urticaire intermittente que nous avons signalées plus haut d'après le travail de Merklen et Verneuil (*loc. cit.*) et celles plus récentes de Guelliot et de Lardier (*Annales de dermat. et de syph.*, 1883).

Tremblay (*Gaz. hebd.*, 1870), dans un travail écrit sous l'inspiration de Verneuil, a montré que, dans le cours des affections septicémiques et chirurgicales (pyohémie, intoxication urineuse, infection putride), dans certains cas d'anthrax

de la lèvre, il n'était pas rare de voir des poussées d'urticaire isolées ou combinées avec d'autres éruptions.

Après avoir passé en revue presque toutes les causes de l'urticaire, il reste à
étudier certaines conditions générales qui permettent de mieux comprendre
cette étiologie si complexe.

On ne peut attacher d'importance à l'épidémicité, comme Franck l'admet,
quand l'atmosphère est chargée d'humidité ; la contagion est repoussée par tous
les auteurs, à l'exception du seul Devergie ; et les tentatives d'inoculation pratiquée par Mayr ont toutes échoué (Hébra). Nous signalerons sous toute réserves
l'opinion un peu aventurée de X... (*Berl. klin.*, *Woch.*, 1883), qui, d'après son
expérience personnelle, croit l'urticaire contagieuse et pense l'avoir transmise à
sa femme, par l'intermédiaire de la conception.

On a fait observer que l'urticaire était plus fréquente chez les enfants, les
femmes, les personnes à peau fine ; on a signalé des cas d'hérédité, comme
celui de Mosler (*Virchow's Archiv*, 1862), où la grand'-mère, la mère et trois
fils, étaient sujets à l'urticaire ; de consanguinité, comme ces quatre sœurs dont
l'histoire est rapportée par Alibert. Mais au-dessus de ces causes banales il en
est une dont l'importance est capitale : nous voulons parler de la constitution de
l'individu. Certes il est des cas où l'urticaire ne dépend que d'une cause irritante, accidentelle, locale ou réflexe : que l'on touche une ortie, on verra
presque à coup sûr paraître des élevures ; que l'on mange des moules contenant un principe toxique et que les phénomènes d'empoisonnement s'accompagnent de l'éruption, il n'y a là rien que de banal ; mais, ces cas admis, il
reste à expliquer pourquoi telle personne est prise d'urticaire après ingestion
de médicaments inoffensifs pour toute autre, d'aliments vulgaires, fraises, miel,
riz, gruau, etc. On allègue la prédisposition individuelle, l'idiosyncrasie. Fort
bien, mais ce mot n'avance en rien la question. C'est ici que se montrent les
divergences d'opinions entre l'école de Paris et celle de Vienne : celle-ci disposée
à faire bon marché des diathèses, celle-là les défendant au nom de la pathologie
générale.

Bazin, dans sa classification, a nettement établi les différences qui séparent
l'urticaire de cause externe et pathogénétique, ou l'urticaire pseudo-exanthématique, des urticaires constitutionnelles, arthritique et dartreuse, mais il
n'a pas assez montré que souvent l'urticaire, qui peut être expliquée directement
par l'ingestion d'un aliment mal tolérée est la manifestation d'un état diathésique ; dans « un grand nombre de cas, comme le disent Besnier et Doyon (trad.
de Kaposi), il est aisé de constater que la disposition particulière, propre à certains sujets, à avoir de l'urticaire sous l'influence de certaines substances ingérées,
fait partie intégrante d'une imperfection organique constitutionnelle, qui se
rencontre dans l'arthritisme plus souvent que dans aucune autre, et que ces
mêmes sujets sont également prédisposés à diverses autres manifestations cutanées ». Cette opinion est confirmée par les statistiques de M. Bouchard (*Maladies
par ralentissement de la nutrition*), qui signale l'urticaire parmi les affections
qui annoncent une prédisposition constitutionnelle à toutes les maladies du même
ordre que la lithiase biliaire, la rapproche de l'eczéma, de l'impétigo, de la
migraine, des hémorrhoïdes, l'observe 6 fois sur 100 diabétiques, 3 fois sur
108 obèses, et montre que souvent elle se manifeste chez les jeunes enfants,
avec des retours incessants provoqués par le froid, et tient un rang important
parmi les accidents prémonitoires de la goutte. Il faut donc, surtout en cas

d'urticaire chronique, ne pas se borner à la constatation d'une cause accidentelle, mais dépister le trouble constitutionnel.

ANATOMIE ET PHYSIOLOGIE PATHOLOGIQUES. Nous ne croyons pouvoir mieux
faire que de résumer les pages écrites par M. Renaut au sujet des œdèmes
cutanés (*voy.* art. DERMATOSES) : « La papule de l'urticaire est le type de l'œdème
circonscrit et aigu de la peau. La saillie blanche répond à la portion du derme
infiltré, son auréole rose à la congestion vasculaire qui l'environne et l'agrandit ; l'apparition de la rougeur précède toujours celle de la papule ; la teinte
blanche de celle-ci est bien due à l'injection interstitielle du derme par la
sérosité, car, si l'on pique la peau avec une seringue de Pravaz et qu'on y pousse
une injection d'eau, on reproduit la tuméfaction pâle et prurigineuse de l'urticaire. » M. Renaut admet sans hésiter que l'injection est faite dans les lacunes
du tissu conjonctif. Münchmeyer (*loc. cit.*), pratiquant sur lui-même des injections, a vu parfois, en sus de la papule formée au point de la piqûre, se produire à 10 et 12 centimètres de nouvelles papules ; il admet que l'injection en
pareil cas est faite dans un capillaire lymphatique sans valvule, dont la replé-
tion soudaine amène la compression des vaisseaux sanguins et l'œdème local.

Cet œdème se distingue de l'œdème congestif en ce qu'il est assez intense pour
que le liquide exsudé agisse sur les vaisseaux du point envahi et restreigne le
calibre par contre-pression, c'est un œdème aigu anémique. Il y a, comme l'enseigne Fox, expulsion du sang de la partie centrale où la pression est au maximum vers la périphérie, et Neumann rapproche justement les efflorescences de
l'urticaire des gonflements œdémateux que l'on voit parfois dans la maladie de
Basedow.

Vidal a montré à la Société des hôpitaux (*Union méd.*, 1880) des pièces pré-
parées par Poncet (de Cluny). « On voit, dit-il, les vaisseaux des réseaux superficiels et profonds du derme dilatés et gorgés de sang, sans altération de leurs
parois ; ils sont entourés, ainsi que les lymphatiques, d'une grande quantité de
leucocytes ; ceux-ci sont répandus abondamment dans toute l'épaisseur du derme,
forment des amas en certains points, en d'autres sont isolés. L'épiderme subit
des altérations analogues à celles des lésions vésiculeuses, dans les cas exceptionnels où il y a formation de vésicules sur l'élevure ortiée ; le liquide contenu
dans la vésicule est séreux, albuminoïde ; c'est dans la couche moyenne que se
fait le soulèvement ; les cellules de la couche profonde sont troubles, granuleuses,
séparées par de nombreux leucocytes. » Nodet (thèse de Lyon, 1880) a montré
qu'en cas d'urticaire bulleux il s'agit de lésions analogues, mais d'un degré plus
avancé.

La papule de l'urticaire renferme toujours des globules rouges, dans les
mailles du derme ; quand leur nombre dépasse certaines limites il y a véritable
ecchymose et l'éruption est alors hémorrhagique.

Quelques auteurs, Münchmeyer entre autres, ont voulu faire jouer un rôle aux
fibres musculaires de la peau ; leur contraction expliquerait la bordure élevée
des pomphi et retarderait la trop grande expansion de l'œdème. Gruby (de
Vienne) de son côté admet dans l'urticaire une fluxion avec dilatation des glandes
et canaux sudoripares, hypothèse toute gratuite et en désaccord avec les données
de l'histologie.

M. Renaut explique la forme arrondie de l'urticaire par l'atonie d'une arté-
riole de distribution commandant un cône vasculaire particulier ; cette atonie
est dans la majorité des cas d'ordre névroparalytique : telle est en effet la théorie

universellement admise pour expliquer l'urticaire; c'est un trouble circulatoire localisé dépendant de l'irritation des nerfs vaso-moteurs, une véritable névrose vaso-motrice, comme disent Schwimmer et Eulenburg, ou une dermatose angio-nerveuse, si on préfère l'expression d'Auspitz (*System der Hautkrankheiten*). Les névropathes peuvent servir de sujets d'expérience et tous les phénomènes que nous avons décrits en parlant de l'urticaire factice permettent jusqu'à l'évidence de suivre les étapes de la paralysie vasculaire réflexe, anémie due à la contraction primitive des vaisseaux, puis hyperémie due au relâchement secondaire, enfin œdème par diapédèse.

J'ajouterai que M. Renaut regarde le prurit de l'urticaire comme une suite des effets mécaniques de l'inondation du derme par la sérosité et de l'excitation consécutive des filets nerveux.

L'association fréquente de l'urticaire avec des troubles nerveux variés, névralgies cutanées ou viscérales, telles que gastralgie, migraine, asthme (Clifford Albutt. *The Practitioner*, 1874), sa coexistence avec certaines névroses, maladie de Basedow, etc., sont autant de preuves cliniques en faveur de la théorie nerveuse. Tantôt alors l'excitation part de la peau, en cas de parasites épizoaires, tantôt elle agit sur la muqueuse gastro-intestinale, sur les extrémités du pneumo-gastrique ou du grand sympathique, qu'il s'agisse d'une excitation mécanique, calcul, helminthes, etc., ou d'une excitation spéciale due aux aliments. La multiplicité des substances alimentaires si dissemblables capables de déterminer l'urticaire semble bien prouver qu'il ne s'agit pas d'un produit toxique unique, ou de produits variés, mais bien d'une irritation d'origine variée; chez un sujet prédisposé, l'aliment n'est que la cause occasionnelle.

Il est des cas où l'on doit tenir compte de l'adultération possible du sang. Bazin en effet admettait que les éruptions pathogénétiques étaient dues à l'élimination des médicaments par les sécrétions cutanées, et montrait que dans certaines éruptions on pouvait retrouver le corps du délit (mercure, iode, arsenic) dans la sérosité d'un vésicatoire. Il en est peut-être ainsi pour l'urticaire; cependant Aubert (*Ann. de dermat. et de syphil.*, 1877-1878), qui a recherché au moyen de papiers préparés les modifications que pouvait subir la sécrétion de la sueur dans le cours de cette affection, n'a pas trouvé la moindre différence entre les pomphi les plus accentués et la peau saine périphérique : il n'y a donc pas d'obstruction des conduits sudoripares.

DIAGNOSTIC. Le problème à résoudre est double : il faut d'abord reconnaître l'urticaire, puis, et ce deuxième point est de beaucoup le plus délicat, trouver la cause de l'affection.

Dans la plupart des cas, il est aisé d'établir le diagnostic : l'existence de papules légèrement élevées, blanches au centre avec auréole rose, prurigineuses, de durée éphémère, est caractéristique; les difficultés ne se présentent guère que dans les cas où l'éruption ne revêt plus cette apparence typique, dans ceux encore où elle est complexe. Il faut se rappeler la fréquence des éruptions pathogénétiques à formes cliniques variées. Dans certains cas, par exemple, d'exanthème rhumatismal, la papule ortiée n'est qu'une modalité de l'éruption si bien décrite par Hébra sous le nom d'érythème polymorphe.

Bazin avait cherché à différencier l'urticaire de la roséole copahique, dont les plaques saillantes seraient plus uniformément rouges, mieux limitées, ne s'accompagneraient que d'un prurit modéré et n'auraient pas la même mobilité; mais Behrend a montré que l'urticaire pouvait être une modification provoquée par le copahu ; ce fait suffit à enlever beaucoup de leur valeur aux signes indiqués par Bazin.

La roséole syphilitique peut d'après Fournier (*Leçons sur la syphilis*) prendre un aspect ortié caractérisé par des taches bombées, comme boursouflées, dont le relief est appréciable au doigt et à l'œil, mais dont la coloration périphérique est moins rose, moins animée, et dont le centre n'est pas décoloré, le prurit fait défaut et l'évolution de la syphilide n'a pas la soudaineté de l'urticaire.

Il est bien rare que l'on ait l'occasion d'hésiter entre une fièvre éruptive, rougeole, scarlatine et l'urticaire. Rayer (*loc. cit.*) a cité cependant un cas singulier où une fièvre ortiée à taches mamelonnées prurigineuses s'était accompagnée de rougeur scarlatineuse autour du pénis et des bourses et de taches rubéoliques sur la poitrine. C'est surtout dans les faits d'éruptions médicamenteuses que l'on peut voir une rougeur scarlatiforme plus ou moins étendue, quelquefois généralisée (Alibert), accompagnée d'un prurit intense et de quelques rares pomphi. Mais on ne trouve point les phénomènes prodromiques de la scarlatine, frissons, angine, vomissements, et l'on peut remonter à la cause première.

J'ai déjà indiqué les opinions contraires émises au sujet de l'urticaire papuleuse ou lichen urticatus ; pour les auteurs qui admettent deux affections distinctes, Er. Wilson, par exemple, le lichen se reconnaîtrait à ses boutons plus petits, plus persistants, développés en plusieurs poussées et surmontés de petites croûtelles foncées.

Les érythèmes noueux et papuleux se différencient de l'urticaire tubéreuse en ce que tous deux ont une marche plus continue, ne s'accompagnent pas de prurit, que les nouures se limitent aux jambes, que les papules ont un siége spécial sur le dos de la main et aux avant-bras, tandis que celle-ci affecte de préférence le tronc et est toujours prurigineuse.

L'urticaire œdémateuse peut quelquefois être prise pour un érysipèle ou un phlegmon (Liveing), mais dans la première affection la rougeur est plus accusée, l'infiltration séreuse moins considérable, la tuméfaction plus dure ; la rougeur est limitée par un bord dur, tranchant ; la dermite s'accompagne d'adénopathie et d'une hyperthermie considérable. C'est surtout avec certains érysipèles pâles des strumeux que le diagnostic est parfois difficile à poser. Le phlegmon présente une induration particulière et se développe lentement.

Davaine (thèse de Paris, 1879) avance que les nodosités rhumatismales éphémères du tissu cellulaire sous-cutané, quand elles reposent sur quelque partie superficielle du squelette, au front, par exemple, font une saillie que l'on pourrait prendre pour des plaques d'urticaire, compliquées d'œdème sous-cutané ; mais, tandis que les nodosités laissent aux téguments qui les recouvrent leur coloration normale, il n'en est pas de même de l'urticaire où la plaque blanche est précédée d'une rougeur congestive, puis reste entourée d'une auréole rouge ; les nodosités de plus sont indolentes, non prurigineuses.

L'urticaire bulleuse pourrait être confondue avec le pemphigus aigu véritable, mais, dans le premier cas, on voit en sus des bulles des plaques d'œdème anémique fugace, les bulles sont plus petites, les surfaces recouvertes sont pâles ; on ne trouve pas l'étiologie spéciale au pemphigus.

Il faut songer aussi à l'érysipèle bulleux, qui présente d'ailleurs les caractères généraux que nous avons signalés plus haut, et n'a de spécial que le soulèvement de l'épiderme par la sérosité.

L'urticaire est parfois compliquée d'eczéma étendu ou de prurigo, il importe alors de savoir si elle est primitive ou secondaire, surtout au point de vue du traitement. Les anamnestiques ont alors la plus grande valeur, car les signes objectifs ne permettent guère de trancher la question.

L'urticaire est reconnue ; quelle en est la cause ? Il faut d'abord chercher à établir si elle est aiguë ou chronique ; examiner toute la surface du tégument externe pour s'assurer s'il n'y a pas quelque parasite ayant pu l'irriter, et on peut être aidé dans ces recherches par la présence d'anciennes excoriations, dues au grattage, de pigmentations aux points d'élection, nuque, épaules, sacrum. D'après Behrend, si un insecte a piqué la peau, on voit en l'étendant la piqûre au centre de la plaque ortiée et la pression entre deux doigts fait sourdre une goutte de sérosité, ce qui n'a pas lieu dans les autres.

On doit ensuite passer en revue les principaux aliments ou médicaments susceptibles de provoquer l'urticaire, se rappelant que les éruptions médicamenteuses sont en général polymorphes.

Dans les cas aigus et surtout dans les cas chroniques, on ne doit pas se borner à préciser la cause déterminante de l'éruption, il faut scruter à fond les antécédents du malade et rechercher l'influence constitutionnelle ; comme le dit Kaposi, il faut procéder par voie d'énumération et d'exclusion, et ceci n'est point une curiosité banale, mais est nécessaire pour porter un pronostic sérieux et appliquer un traitement rationnel.

Pronostic. L'urticaire comporte un pronostic essentiellement variable selon la cause, et nous avons vu combien est complexe l'étiologie, selon la marche, selon l'âge du sujet.

L'urticaire aiguë, fébrile, est toujours d'un pronostic favorable ; chronique, elle indique souvent une altération parfois sérieuse de la constitution. De cause externe, produite par des épizoaires, puces, cousins, punaises de lit, fut-elle même chronique, elle guérit rapidement et souvent des soins de propreté suffisent à la faire disparaître ; de même après la pose de sangsues, la ponction d'un kyste hydatique, l'urticaire disparaît spontanément. De cause interne *ab ingestis*, le pronostic est plus réservé ; s'agit-il d'aliments notoirement indigestes, l'éruption n'a pas grande signification ; il faut se rappeler cependant les résultats de la pratique personnelle de Guéneau de Mussy, qui a toujours trouvé des antécédents arthritiques chez les personnes sujettes à l'urticaire après avoir mangé des moules ; s'agit-il au contraire d'aliments vulgaires et habituellement inoffensifs, le pronostic est plus sérieux, les récidives plus probables, la tare constitutionnelle plus vraisemblable.

Verneuil a montré la gravité pronostique des urticaires survenant chez les opérés. L'urticaire intermittente guérit sans difficulté.

C'est au sujet de l'urticaire chronique qu'il convient de faire les réserves les plus expresses ; elle est l'indice révélateur soit d'affections locales, utérines, stomacales, etc., soit de troubles du système nerveux, soit d'arthritisme, sujette à récidiver, tenace et par le prurit incessant qui l'accompagne, elle peut amener l'affaiblissement de l'organisme, déterminer l'hypochondrie, rendre la vie intolérable et pousser au suicide.

Nous ne sommes plus au temps où Franck craignait de voir, à la suite de la rétrocession de l'éruption, survenir des ophthalmies, la toux, des pertes de connaissance, des dyspepsies, des fièvres intermittentes larvées, etc., mais, comme l'a montré Behrend, l'urticaire chronique chez les tout jeunes enfants est plus d'une fois la première phase de cette longue et pénible maladie que l'on connaît sous le nom de prurigo d'Hébra ; si l'éruption revêt la forme papuleuse, occupe le côté d'extension du membre inférieur et se localise au voisinage de la cuisse, on peut, dit-il, avec vraisemblance regarder comme probable cette fâcheuse évolution.

TRAITEMENT. Tout l'arsenal de la pharmacopée a été mis à contribution pour combattre l'urticaire, et il semblerait qu'on n'a que l'embarras du choix ; mais à l'application on voit combien souvent des remèdes prônés échouent devant certains cas d'urticaire chronique.

Pour pouvoir établir une thérapeutique rationnelle, il faut, une fois la maladie reconnue, rechercher la cause, étudier le terrain, ayant bien présente à l'esprit la valeur des idées générales si brillamment soutenues par Bazin, Guéneau de Mussy, etc., se rappeler qu'au-dessus des traitements locaux il faut placer le régime approprié, alimentaire ou gymnastique.

Une première division s'impose selon que l'affection est aiguë ou chronique.

L'urticaire aiguë, la véritable fièvre ortiée, ne réclame souvent aucun traitement et disparaît spontanément ; de même voit-on disparaître nombre d'urticaires, telle que celle qui suit la ponction des kystes hydatiques du foie. Est-elle pathogénétique, la suppression du médicament s'impose ; alimentaire, la proscription des aliments nuisibles suffit.

Les médecins du commencement du siècle pratiquaient dans les cas fébriles une médication autrement active que celle qui est en usage aujourd'hui. C'est ainsi que Gibert, que Cazenave, conseillaient l'usage de la phlébotomie, que Rayer ouvrait jusqu'à trois fois la veine en un jour, que Er. Wilson avait recours à de fréquentes saignées locales à l'anus ou à l'épigastre, toutes pratiques actuellement discréditées. L'emploi des vomitifs, surtout si l'affection est provoquée par l'ingestion des aliments, est au contraire d'un usage journalier, qu'il s'agisse de l'ipéca, du tartre stibié (Hébra), ou du sulfate de cuivre (Er. Wilson). Souvent on peut se borner à l'action moins perturbatrice de purgatifs salins, huileux, etc., en même temps que le malade sera soumis à la diète simple ou lactée (Hardy) et qu'on lui prescrira des boissons acidules ou délayantes (Guibout).

Chez les enfants l'urticaire, qui est souvent provoquée par les piqûres de puces ou de punaises, est combattue avec avantage par des soins de propreté et l'usage de poudres parasiticides ; dans le premier âge, pendant la dentition, l'ouverture de la gencive est recommandée par Er. Wilson.

En cas d'urticaire chronique, le but qu'on doit se proposer est double : il faut, comme le montre Kaposi, atténuer autant que possible le prurit occasionné par les plaques ortiées et faire disparaître les causes qui entretiennent ou renouvellent l'éruption.

Les bains ont été recommandés par bien des praticiens, mais, tandis que les uns avec Hébra, Kaposi, Fox, Wilson, préconisent indistinctement les bains froids de mer ou de rivière, les autres, avec Besnier, Doyon, insistent sur les inconvénients de ce procédé de traitement, qui chez certains malades détermine des recrudescences violentes. Les bains tièdes prescrits par Wilson sont rejetés par Kaposi. On a surtout recommandé des bains médicamenteux avec addition de gélatine, de son, d'amidon, de bicarbonate de potasse ou de soude (500 à 1000 grammes), d'alun (500 grammes), de sublimé (5 à 10 grammes), d'acide azotique ou chlorhydrique (10 à 15 grammes), de sulfure de potassium. Tilbury Fox emploie ces derniers dans l'urticaire papuleuse chronique ; il emploie aussi les bains de vapeur et les douches déjà mises en pratique par Cazenave. Dühring recommande les eaux sulfureuses de Luchon et d'Aix, tandis que Vidal donne la préférence à Plombières, à Pfeffers, à Bagnères-de-Bigorre.

De plus, tandis que Hébra recourait aux bains prolongés, aux lits d'eau, et faisait pour ainsi dire macérer ses malades, il se fait contre les bains un revirement dans l'esprit des médecins de Saint-Louis, qui admettent que d'une façon générale les bains sont contre-indiqués dans l'urticaire chronique et préfèrent les lotions calmantes et les topiques pulvérulents.

Les lotions les plus habituellement recommandées sont les lotions à l'eau froide additionnée de vinaigre (Hébra les critique fort), de vinaigre aromatique, d'ammoniaque, d'acétate de plomb, de chloral hydraté (5 grammes pour 200), d'éther sulfurique, d'acide benzoïque, d'acide phénique, d'acide cyanhydrique, de bichlorure de mercure ou de cyanure de potassium (Tilbury Fox); d'autres sont plus complexes et comprennent 2 grammes d'acétate de plomb, 16 grammes de teinture d'opium pour 300 grammes d'eau (Budd), éther, alcool et chloroforme ââ (Behrend), carbonate d'ammoniaque, acétate de plomb et chlorate de potasse (Er. Wilson), oxyde de zinc, bichlorure de mercure et émulsion d'amandes amères (Fox), ou encore : esprit-de-vin 200 grammes, éther pétroléique 5 grammes, glycérine 2 grammes (Kaposi), et bien d'autres que les auteurs s'ingénient à varier.

On a conseillé aussi l'emploi de diverses pommades et liniments, tels que savon avec chloroforme et laudanum, calomel et extrait de belladone ââ (Mackay, *Brit. Med. Jour.*, 1874), de glycérolés variés, etc.

Comme les éruptions d'urticaire ne surviennent que dans la journée, à deux ou trois reprises, surtout quelques heures après les repas, au moment de se mettre au lit, ou pendant les premières heures de sommeil, Kaposi conseille de choisir ce moment pour faire les lotions avec une des solutions indiquées, puis de saupoudrer le corps avec une poudre simple, amidon ou composée comme suit : fécule de pomme de terre 80 grammes, oxyde de zinc et camphre ââ 5 grammes (Hardy), ou amidon camphré, oxyde de zinc ou bismuth ââ (Dühring).

Le traitement interne est essentiellement variable. Les médecins anglais emploient souvent pour combattre les troubles gastriques certaines poudres apéritives ou tonipurgatives, soit des paquets de rhubarbe et d'ipécacuanha mélangés (Budd), soit la noix vomique unie au bicarbonate de soude ou au bismuth (Liveing), soit l'aloès combiné avec le citrate de fer, soit le bismuth et l'oxyde de fer, ou encore le citrate de fer, l'iodhydrate de potasse uni à la jusquiame (Er. Wilson); en cas de diathèse goutteuse, ils ont tous recours à la teinture de colchique et aux purgatifs salins à petites doses régulières.

L'arsenic sous forme de liqueur de Fowler ou de Pearson est très en honneur auprès des partisans de la diathèse herpétique et donne parfois d'excellents résultats.

Le sulfate de quinine et le salicylate de soude recommandés par Behrend et Pietrzycki (*Viertelj. f. Derm.*, 1879) ont réussi chez des malades arthritiques.

Le sulfate d'atropine préconisé par Frœntzel et Schwimmer (*Bulletin de thérap.*, 1880) a donné des succès à Catrin (*ibid.*, 1881) et à M. Besnier; on l'emploie en pilules contenant 1 milligramme de l'élément actif; dans un cas de Schwimmer le malade atteint d'hypéridrose fut guéri de cette infirmité. M. Besnier recommande ce médicament surtout contre l'urticaire chronique symptomatique.

Dans les cas intermittents sont indiqués le sulfate et mieux encore le bromhydrate de quinine (à dose de 50 ou 60 centigrammes), ce dernier conseillé par Vidal.

Contre le nervosisme, le bromure d'ammonium a réussi dans les mains de Tilbury Fox, le sirop de sulfate de strychnine (2 centigrammes de sel pour 200 grammes d'excipient) dans celles de Guibout.

Dans presque tous les cas les eaux alcalines, spécialement celles de Vals et de Vichy, prises régulièrement, modifient d'une manière avantageuse l'élimination des substances ingérées.

Mais une indication prime toutes les autres, celle du régime à imposer aux malades ; souvent une alimentation mieux réglée, la proscription des mets irritants, l'emploi de la diète lactée exclusive pendant quelques semaines, la mastication plus complète des aliments (chez les Américains la mastication défectueuse est souvent cause d'urticaire, Tilbury Fox), suffisent à faire disparaître l'éruption prurigineuse.

Il faut conseiller au malade d'éviter les brusques changements de température surtout après les repas, ou les exercices corporels, de supprimer l'usage des vêtements irritants, de la flanelle, par exemple, de demeurer dans des pièces fraîches, de coucher dans des lits frais. Parfois le changement d'air, forcément suivi de quelques modifications dans les habitudes des malades, amène en quelques semaines la guérison permanente d'urticaires invétérées.

En résumé, choisir dans cette thérapeutique si variée les remèdes appropriés à chaque cas, en tenant compte du tempérament, prescrire les règles d'hygiène et d'alimentation auxquelles doivent s'astreindre les malades, c'est affaire de tact et d'expérience médicale. Henri Leroux.

Bibliographie. — Consulter les traités didactiques des maladies de la peau de Rayer Hardy, Bazin, Erasmus Wilson, 1862, Hébra, traduction Doyon, 1869 ; Tilbury Fox, 1873, Londres ; Neumann, trad. Darin ; Duhring, trad. Barthélemy ; Kaposi, trad. Doyon et Besnier. — Sydenham. Opera, sect. VI, chap. vi ; trad. Jault, 1774. — Lorry. Tractatus de morbis cutaneis. — Willan. On Cutaneous Diseases, 1808. — Frank. Traité de pathologie médicale. — Wickham. Thèse de Paris, 1850. — Budd. On the Organic Diseases and Fonctional Disorders, 1855. — Gull. Urticaria factitia. In Schmidt's Jahrbuch, 1860. — Scanzoni. Urticaire par irritation des organes génitaux de la femme. In Archives de médecine, 1861. — Mosler. Zur Ætiologie der Urticaria. In Wirchow's Archiv, 1862. — Bourdon. Note sur l'urticaire intermittente. In Union médicale, 1866. — Dumont-Pallier. Ibid. — Finsen. Étude sur les kystes hydatiques. In Archives de médecine, 1869. — Nettleship. Rareforms of Urticaria. In British Medical Journal, 1869. — Tremblay. Des éruptions cutanées après les opérations et dans le cours des affections septicémiques chirurgicales. In Gaz. hebdomadaire, 1870. — Gauchet. Danger du chloral. In Bullet. de thérapeutique, 1871. — Blachez. Union méd., 1872. In Soc. méd. des hôpitaux. — Dieulafoy. Traité de l'aspiration, 1873. — Trousseau. Cliniq. méd. de l'Hôtel-Dieu, 4ᵉ édit., 1873. — Clifford Albutt. The Influence of the Nervous Systeme and of Arsenic upon the Nutrition of the Skin. In the Practitioner, 1874. — Morrant Baker, Tilbury Fox, Thin, Barlow, Sangster. Urticaria Pigmentosa. In Transactions of the Clinical Society of London, t. VIII, IX, X et XI. — Münchmeyer. Einiges über Urticaria. In Berliner klin. Wochenschrift, 1875. — Feytaud. Recherches sur la pathologie de l'urticaire qui complique les kystes hydatiques. Thèse de Paris, 1875. — Layet. Étude sur le purpura simplex. Thèse de Paris, 1875. — Fouquet. Urticaria tuberosa. In Berlin. klin. Wochenschr., 1875. — Howard Damon. The Frequency and Varieties of Urticaria. In Arch. of Dermatology, 1875. — Guibout. Cliniq. méd. de Saint-Louis, 1876. — Dyce Duckworth. A Case of Urtic. bullosa. In Lancet, 1876. — Milton. On giant Urticaria. In Edinb. Medic. Journal, Dec. 1876 — Lasserre. Conditions étiologiques et pathogénie de l'urticaire. Thèse de Paris, 1876. — Lereboullet. De l'urticaire considérée comme complication des kystes hydatiques du foie. In Gaz. hebdom., 1876. — Zunker. Ueber zwei Fälle von vasomotorischen Neurosen. In Berl. klin. Wochenschr., 1876. — Zeissl. Ueber Urticaria intermittens. In Allg. Wiener med. Zeitung, 1878. — Dieulafoy. Les kystes hydatiques du foie. In Gazette hebdomadaire, 1877. — Godet. Étiologie de l'urticaire. Thèse de Paris, 1878. — Goodhart. Urticaria Pigmentosa. In Med. Times and Gazette, 1879. — Fox. Urticaria Perstans. In Lancet, 1879. — Morrow. Urticaria Pigmentosa. In Archiv. of Dermatology. 1879. — Behrend. Zur allgemeinen Diagnostik der Arznei Ausschläge. In Berlin. klin. Woch.,

1879. — Joseph. *Ueber die Beziehungen zu genitaler Krankungen des Weibes.* In *Berliner klin. Wochenchr.*, 1870. — Guéneau de Mussy. *Considérations sur les endermoses.* In *France méd.*, 1879. — Pietrzycki. *Natrum salicylicum gegen Urtic.* In *Vierteljahrschr. für Dermat.*, 1879. — Liveing. *Handbook of Diagnosis of Skin Diseases*, 1880. — Vidal. *Histologie de l'urticaire.* In *Union médicale*, 1880. — Du même. *Annales de dermatologie*, 1880. — Cavafy. *Urticaria Pigmentosa.* In *Lancet*, mars 1880. — Mackenzie. *Urticaria Pigmentosa.* In *Med. Times and Gazette*, 1880. — Zeissl. *Ueber Arznei Exanthem.* In *Wien. med. Woch.*, 1881. — Schwimmer. *Traitement de l'urticaire par le sulfate d'atropine.* In *Bull. de thérapeutique*, 1880. — Nodet. *Contribution à l'étude des éruptions pemphigoïdes aiguës.* Thèse de Lyon, 1880. — Morrant Baker. *Urticaria Tuberosa with Unusual Symptoms.* In *Med. Chir. Transactions*, t. LXIV. — Behrend. *Ueber vaccinale Hauteruptionen.* In *Berl. klin. Woch.*, 1881. — Catrin. *Traitement de l'urticaire par l'atropine.* In *Bullet. de thérapeutique*, 1881. — Bouchard. *Maladies par ralentissement de la nutrition.* — Lewinski. *Ueber Urticaria pigmentosa.* In *Archiv für path. Anatomie*, 1882. — Pick. *Ueber Urticaria perstans.* In *Prager Viertelj.*, p. 417, 1882. — Behrend. *Lehrbuch der Hautkrankheiten*, 1882. — Verneuil et Merklen. *Des manifestations cutanées du paludisme.* In *Annales de dermat. et syphiligr.*, 1883. — Guelliot. *Urticaire paludique.* Ibid. — Lardier. *Trois cas d'urticaire paludique.* Ibid. — Colcott Fox. *On Urticaria pigmentosa.* In *Med. chir. Transactions*, LXVI, 1883. — Ziemssen. *Handbuch der Hautkrankheiten*, 1883. — Fox. *Lectures on Urticaria (Etiology and Treatment).* In *Journal of cut. and ven. Diseases*, 1883. — Culling-Worth. *Acute Urticaria as an occasional Complication of rötheln.* Brit. Med. Journ., 1883. — Firmy. *A Case of acute Urticaria*, Ibid., 1883. — Gall Anderson. *A Lecture on Nettlerash.* Ibid., 1883. — Kingsbury. Ibid., 1883. — Wallace Beatty. *On a rare form of Skin Disease resembling in some of its features Urticaria pigmentosa.* In *the Dublin Journal of med. Sc*, 1884. — Fox. *Case of Urticaria pigmentosa.* In *Journal of cut. and ven. Diseases*, 1884. — Branson. *Urticaria of immigrants.* Ibid. — Behrend. *Ueber Urticaria factitia.* In *Berl. klin. Woch.*, août 1883. — Michelson. Ibid., février 1884. — Lissa. Ibid., avril 1884. — Kranzfeld. *Zur frage über die Urticaria factitia.* Wratsch, n° 46, 1884. — Radcliffe-Crocker. *Urticaria Pigmentosa.* In *the Lancet*, octobre 1884. — Radcliffe. *L'urticaire comme cause d'avortement.* In *Medical News*, août 1884. — Brocq. *Annales de dermatologie et syphiligr.*, août 1884. — Feulard. *Observation d'urticaire pigmentée.* Ibid., 1885. — Duncan Bulkley. *Asthma as related at Disease of the Skin.* In *Brit. med. Journ.*, 1885. — Hardy. art. Urticaire, *Dict. de méd. et de chirurg. prat.*

H. L.

URTICATION. On désigne sous ce nom une sorte de flagellation avec des orties fraîches destinée à produire une excitation de la surface cutanée (Mérat).

Les deux espèces d'ortie employées (*Urtica dioica* et *Urtica urens*) contiennent dans leurs poils un liquide transparent, incolore, caustique, qui, épanché sous la peau, y provoque une cuisson brûlante, insupportable, durant plusieurs heures, et y détermine l'éruption décrite plus haut (*voy.* art. Urticaire); celle-ci d'ailleurs disparaît avant la cessation complète de la cuisson. L'ortie urens est préférée parce que les aiguillons sont plus nombreux et plus forts, et qu'elle se rencontre plus communément autour des habitations.

Pour pratiquer l'urtication on fait une petite botte avec des tiges d'ortie grièche, et on frappe légèrement à plusieurs reprises la partie de la peau que l'on veut irriter. Presque immédiatement cette région se couvre de larges papules, qui disparaissent rapidement; il faut frapper à nouveau pour que l'éruption reparaisse; mais la peau qui avait été violemment stimulée par le premier contact des orties ne réagit plus avec la même facilité, et la troisième ou la quatrième application de l'excitant ne produit plus d'effet notable. Si même la flagellation n'est pratiquée que toutes les vingt-quatre heures, rapidement la peau cesse de réagir et n'est plus influencée par le venin absorbé.

La propriété stimulante de l'ortie en a fait un agent précieux dans la main des anciens médecins, qui trouvaient là un bon excitant cutané; et l'urtication est en effet prônée par Arétée et Celse. Aujourd'hui c'est un procédé tombé en désuétude, à ce point qu'il n'est même pas signalé dans le *Dictionnaire de médecine pratique* (*voy.* art. Rubéfiants).

Les indications de l'urtication étaient celles de tous les excitants cutanés: on l'employait spécialement pour réveiller la vitalité du malade et produire sur la peau une dérivation salutaire; on visait à obtenir une stimulation générale ou locale.

Ainsi elle était indiquée dans les affections cérébrales accompagnées d'accidents comateux et léthargiques (et, à ce propos, Mérat donne la relation d'un jeune homme observé à la clinique de Corvisart, qui, atteint de léthargie, guérit au bout de trois semaines de fustigation continue); dans les paralysies centrales ou périphériques des membres et dans le dernier cas Mérat regarde l'action stimulante de l'urtication comme bien supérieure à celle des vésicatoires et des frictions. Trousseau rapporte que pendant les épidémies de choléra qui ont ravagé la France l'urtication a été efficacement employée par nombre de médecins de campagne. Elle peut aussi, d'après l'illustre clinicien, servir à déterminer sur la peau une éruption tardive à se produire : aussi l'employait-il dans des cas de rougeole où le catarrhe bronchique prédominait tandis que l'exanthème tardait à se manifester, et il a vu ce procédé amener la fluxion de la peau et bientôt l'éruption rubéolique, réussissant mieux encore chez les adultes que chez les enfants.

Les Anciens attribuaient encore d'autres vertus à l'ortie : elle pouvait rappeler le flux menstruel, réveiller les désirs vénériens et vaincre même certaines stérilités.

Nous ajouterons, en terminant, qu'on doit se rappeler en lisant les anciens auteurs, Franck entre autres, qu'ils donnaient souvent le nom d'urtication aux cas d'urticaire chronique.   HENRI LEROUX.

BIBLIOGRAPHIE. — MÉRAT. *Dict. des sciences médic. en 60 volumes.* — TROUSSEAU. *Clinique médicale.* — TROUSSEAU et PIDOUX. *Traité de thérapeutique et matière médicale.*   H. L.

URTICÉES. Famille de plantes Dicotylédones, établie en 1789 par A.-L. de Jussieu, mais dans laquelle cet illustre savant rangeait plusieurs groupes qui en ont été séparés depuis sous les noms de Cannabinées, Morées, Artocarpées, Ulmacées, Celtidées, Pipéracées, etc.

Telles qu'elles sont limitées aujourd'hui, les Urticées forment un groupe très-naturel, comprenant les orties, les pariétaires et les genres analogues. Leurs fleurs sont monoïques ou dioïques, quelquefois polygames, et disposées en épis ou en grappes, ou en glomérules involucrés, axillaires. Elles ont un périanthe simple, formé d'un calice le plus ordinairement à quatre sépales libres ou indépendants, à préfloraison imbriquée ou valvaire. On trouve, dans chaque fleur mâle, quatre étamines opposées aux sépales, et un pistil rudimentaire qui varie de forme selon les genres. Les filets des étamines, recourbés en dedans avant l'épanouissement de la fleur, s'étalent ensuite avec élasticité au dehors; ils sont terminés par des anthères biloculaires et introrses. La fleur femelle se compose d'un ovaire uniloculaire surmonté d'un style simple que termine un stigmate en pinceau. Cet ovaire renferme un seul ovule, ascendant ou presque dressé, orthotrope. Le fruit est un achaine enveloppé par le calice persistant, et la graine qu'il contient renferme, sous ses téguments, un albumen charnu plus ou moins abondant, dans l'axe duquel est situé l'embryon.

Les Urticées sont des plantes herbacées, annuelles ou vivaces, ou des arbres parfois gigantesques, à feuilles opposées ou alternes, toujours simples et accompagnées de stipules tantôt latérales, tantôt axillaires, libres ou unies deux à deux dans une étendue variable. Les feuilles, comme les autres organes, sont tantôt glabres, tantôt couvertes de poils qui peuvent être de trois sortes : simples, non urticants; simples, urticants et glanduleux à la base; capités, pluricellulés, non urticants (*voy.* Duval-Jouve, *Sur les stimulus des orties*, in *Bull. Soc. bot. de France*, 1867, p. 36, f. 1).

Les Urticées ont des représentants dans toutes les régions du globe. Elles renferment actuellement 39 genres et environ 500 espèces, parmi lesquelles celles en petit nombre qui habitent l'Europe et les climats tempérés sont représentées par des individus si nombreux, qu'elles jouent un rôle considérable dans la végétation et couvrent plus d'espace à elles seules que toutes les espèces de la même famille dans les contrées chaudes. Leurs propriétés médicales et leur usage industriel ont été examinés dans ce Dictionnaire, notamment à propos des genres Ortie, Pariétaire et Boehmerie (*voy.* ces mots).   Ed. Lefèvre.

Bibliographie. — Jussieu. *Gen.*, 400. — Lindley. *Veg. Kingd.*, 266, ord. 84. — Weddell (H.A.). *Arch. Mus.*, t. IX, 49. — De Candolle. *Prodrom.*, t. XVI, 32. — Baillon (H.). *Hist. des plantes*, t. III, 496, et *Bot. méd.*, p. 783.   Ed. Lef.

URUBITINGA.   Ce genre, créé par Lesson en 1839, renferme des Oiseaux de proie (*voy.* ce mot) qui se rapportent à la famille des Butéonidés et qui habitent l'Amérique tropicale, depuis le Pérou et le Paraguay jusqu'au Mexique. Les Urubitingas sont de taille assez forte pour que certains d'entre eux aient été pris pour des Aigles par les anciens naturalistes et ils offrent d'autre part, dans leur physionomie générale, certains traits des Autours; ils ont la tête grosse, le corps épais, les ailes assez courtes et légèrement arrondies, la queue très-développée, les tarses élevés, garnis dans leur partie supérieure de quelques plumes cachant l'articulation du tibia et dans leur partie inférieure de quelques scutelles et de petites écailles disposées en réseau. Leurs doigts courts, mais robustes, sont armés de griffes acérées, leur bec est beaucoup moins redoutable que celui des Aigles et des Faucons et, par la forme de sa mandibule supérieure, ressemble davantage au bec de Buses.

Le plumage de ces oiseaux varie considérablement avec l'âge et peut passer du roux maculé de brun au noir profond, au gris cendré ou même au blanc presque pur. Ainsi l'*Urubitinga Ghiesbrechti* (Du B.) de l'Amérique centrale est, à l'âge adulte, d'un blanc de neige, avec des bandes et des taches noires sur les ailes et la queue, tandis que l'*Urubitinga schistacea* (Sund.) du Brésil et de la Colombie est d'un gris ardoisé et l'*Urubitinga zonura* (Shaw) d'un noir uniforme, sauf sur les pennes caudales. Cette dernière espèce, qui se trouve communément dans le bassin de l'Amazone, à la Guyane et dans une partie de l'Amérique centrale, doit être considérée comme le type du genre *Urubitinga*. Elle se nourrit d'oiseaux et de mammifères et niche sur les arbres de hauteur moyenne. Son vol est puissant et rappelle celui des Aigles.   E. Oustalet.

Bibliographie. — Spix. *Av. Bras.*, t. I, pl. 1 b, 1824. — Temminck. *Pl. col.*, t. I, pl. 55, 1825. — d'Orbigny. *Voy. dans l'Amérique mérid. Oiseaux*, p. 84, 1847. — Sharpe (R.-B.). *Cat. B. Brit. Mus.*, t. I, *Accipitres*, p. 212, 1874.   E. O.

URUBU.   Le nom d'*Urubu*, qui, d'après Marcgrave, servait à désigner chez les Indiens du Brésil une espèce de Vautour très-commune dans la contrée, a été réservé spécialement par Vieillot au Cathariste ou Vautour noir de Bartram (*Catharistes* ou *Vultur atratus* Bartr.), quoique, par suite d'une erreur, il eût été

appliqué antérieurement sur l'une des *Planches coloriées* de Buffon à un tout
autre oiseau, au Catharte pape (*Cathartes papa* L.).

Le Cathariste noir diffère du Catharte pape non-seulement par l'absence de
caroncules charnues sur la tête, mais par les teintes foncées de son plumage ;
sous le rapport de la livrée il ressemble au Vautour ou Œnops aura (*Œnops
aura* L.) et à quelques espèces voisines (*Œnops pernigra* Sharpe, *Œnops
falklandica* Sharpe, *Œnops urubitinga* Pelz., *Œnops californiana* Shaw et
Nodd.), qui ont également la tête dénudée et qui portent un manteau noir ; mais
il a la queue coupée carrément à l'extrémité et les ailes un peu plus arrondies.
On le trouve sur une grande partie du continent américain, depuis le 40ᵉ degré
de latitude sud jusqu'au 40ᵉ degré de latitude nord, au moins du côté de l'est,
car il remonte un peu moins haut le long des côtes du Pacifique que sur le
versant de l'Atlantique. Aussi a-t-il été maintes et maintes fois mentionné par
les voyageurs qui ont parcouru les diverses contrées du Nouveau-Monde, et se
trouve-t-il représenté dans plusieurs ouvrages didactiques et dans des livres de
vulgarisation. A l'âge adulte il mesure plus de 60 centimètres de long et porte
un manteau d'un noir bleuâtre qui remonte en pointe sur le derrière du cou. Sa
tête, couverte d'une peau plissée et verruqueuse d'un noir terne, est à peine
parsemée de quelques plumes filiformes, son bec et ses pattes offrent chez
l'oiseau vivant une teinte bleuâtre.

Comme la plupart des Vautours, les Urubus se réunissent en troupes nombreuses, qui se rapprochent des habitations, pénètrent même jusque dans l'intérieur des villes de l'Amérique du Sud et se nourrissent de charognes et de tous
les débris de nature animale que l'on jette à la voirie..　　　E. Oustalet.

Bibliographie. — Buffon. *Histoire naturelle des Oiseaux*, éd. in-8°, 1775, t. I, p. 105, et
Pl. Enlum., t. I, pl. 187, 1770. — Bartram. *Trav. N. et S. Carol.*, p. 289, 1791. — Vieillot.
Ois. d'Amér. sept., p. 807, pl. 2. — d'Orbigny. *Voy. Amér. mérid.* 1835, *Oiseaux*, p. 31, pl. 1,
fig. 1 et 2. — Sharpe (R.-B.). *Cat. B. Brit. Mus.*, t, I, 1874, *Accipitres*, p. 24.　　　E. O.

URUCU, URUKU. Nom donné vulgairement dans le Brésil au *Rocou* (*Bixa
orellana* L.).　　　Pl.

URUCURI-IBA. D'après Pison (*Brasil.*, 104), on donne ce nom à une sorte de
palmier du Brésil dont le tronc donne du sagou et dont le fruit fournit de
l'huile.　　　Pl.

URUGUAY. *Voy.* Plata (La) et Amérique.

URUKI. Nom donné au Japon à la *Brunelle* (*Brunella vulgaris* L.), de la
famille des Labiées.　　　Pl.

URUMBEBA. D'après Pison (*Brasil*, 99), ce nom est donné au Brésil à
une espèce de Cactus dont le fruit est comestible.　　　Pl.

URUS. Ce nom désigne en sanscrit l'*Adhatoda* (*Justicia adhatoda* L.), de
la famille des Acanthacées.

En Chine, on applique le même nom, et aussi celui de Urusi, au Sumac, qui
donne le vernis (*Rhus vernix* L.).

Enfin au Japon on nomme la même espèce de Sumac Urus noki.　　　Pl.

URUS JINE. Nom donné en Chine à une espèce de *Riz* (*Oryza sativa* L.).
PL.

USHEK. Nom arabe de la *Gomme ammoniaque*, fournie par le *Dorema ammoniacum* Don (*Diserneston gummiferum* Jaub. et Spach), plante de la amille des Ombellifères, que M. H. Baillon réunit maintenant au genre *Peucedanum* (*voy.* AMMONIAQUE [*Gomme*] et DOREMA).   ED. LEF.

USI. Nom sous lequel les naturels des Célèbes désignent indistinctement les Orangers et les Citronniers.   ED. LEF.

USIGLIO (GIUSEPPE). Savant médecin italien de la première moitié de ce siècle. Il a exercé son art avec réputation. Usiglio était docteur en philosophie et en médecine. Il se fit connaître en 1826 par un premier ouvrage intitulé : *Della macchina dell' uomo*, etc., Firenze, in-8°, et par d'autres tels que :

I. *Lampo fts.-med. sul genio costituzionale dei mali in genere ed in specie*, etc. Firenze, 1838, in-8°. — II. *Mem. sulle cifosi paralitiche.* Firenze, 1838, in-8°. — III. *Osservazioni di clinica fisionomica*, etc. Firenze, 1841, in-8°.   L. HN.

USINES. *Voy.* INSALUBRES, MANUFACTURES, PROFESSIONS.

USNÉE (*Usnea* Achar.). Genre de Lichénacées, qui a donné son nom à une tribu spéciale, celle des Usnées.

Les *Usnea* vivent sur les arbres, plus rarement sur les rochers. Leur thalle fruticuleux, de couleur glauque, est divisé en un grand nombre de rameaux filamenteux, qui forment sur les branches des arbres des touffes d'abord dressées, puis pendantes, parfois très-développées ; ces rameaux, souvent couverts d'aspérités ou hérissés de fibrilles horizontales très-courtes, portent latéralement des scutelles orbiculaires, à peu près de la même couleur que le thalle et à bords ciliés. Ces scutelles sont pourvues de petites thèques claviformes renfermant huit spores subglobuleuses, simples et hyalines.

L'espèce type du genre, *U. barbata* Ach. (*Lichen barbatus* L.), croît communément en Europe sur les branches et les troncs des arbres, surtout dans les grandes forêts. On l'a rencontré également en Laponie, en Amérique, à Ténériffe, etc. Les individus stériles sont en général les plus rameux et les plus touffus. Il présente un certain nombre de variétés, considérées par quelques auteurs comme autant d'espèces distinctes : tels sont notamment l'*U. plicata* Ach. et l'*U. florida* Hoffm.

Les *Usnea* étaient préconisés autrefois comme astringents. C'est surtout à ce titre que l'*U. barbata* Ach. et l'*U. plicata* Hoffm. figuraient dans les officines, le premier sous la dénomination d'*Herba musci barbati* v. *Barbæ arborum,* le second sous le nom de *Lichen plicatus* s. *Muscus albus querceus.* On les employait extérieurement en poudre pour arrêter les hémorrhagies. Ces Lichens n'ont plus aujourd'hui d'application médicale. Presque tous, cependant, donnent des matières colorantes rouges, jaunes, vertes, etc., qu'on pourrait utiliser dans la teinture. L'*U. florida* Hoffm., notamment, est employé à Quito pour teindre en violet.

Quant au fameux *Usnea* qu'on recueillait jadis sur les crânes des pendus et auquel le charlatanisme attribuait des vertus si merveilleuses sous la dénomi-

nation de *Muscus cranii humani*, il est tombé depuis longtemps dans un juste
oubli. Il est peu probable d'ailleurs que ce fût un véritable *Usnea*, et, au dire
de plusieurs auteurs, ce serait plutôt le *Parmelia saxatilis* Ach., qui donne une
belle matière colorante brune, très-employée en Scandinavie pour teindre les
toiles.   Ed. Lef.

USNIQUE (Acide). *Formules :* $\begin{cases} \text{Équiv. : } C^{36}H^{16}O^{14}. \\ \text{Atom. : } C^{18}H^{16}O^{7}. \end{cases}$ Syn. : *Usnéine*.

Substance trouvée par Knop, Rochleder et Heldt, dans plusieurs lichens, retrouvée
par Stenhouse dans l'*Evernia prunastri*, et par Paterno dans le *Zeora sordida*.

Pour le préparer, on fait simplement digérer les lichens pulvérisés dans
l'éther, pendant quelques jours ; on distille ensuite l'éther et on reprend le
résidu par l'alcool bouillant : l'acide usnique cristallise par le refroidissement.
On le purifie au besoin par des lavages à l'alcool froid et par de nouvelles cristallisations, en passant par le sel de sodium (Stenhouse).

Paterno conseille l'emploi du *Zeora sordida*, qui fournit un rendement de
9 pour 100 par un traitement à l'éther ou au chloroforme.

Le principe retiré par Thomson du *Parmelia parietina* n'est autre chose que
de l'acide usnique.

O. Hesse a admis l'existence de deux acides usniques, α et β, différant seulement par leur point de fusion, mais Stenhouse a démontré que l'acide β est
un corps spécial et il lui a donné le nom d'*acide cladonique*, parce qu'on
le rencontre surtout dans le *Cladonia rangiferina*.

L'acide usnique cristallise en petites paillettes jaunes ou en fines aiguilles,
insolubles dans l'eau, peu solubles dans l'alcool, même bouillant, se dissolvant
assez bien dans l'éther bouillant, la benzine, l'acide acétique, l'essence de térébenthine.

Il fond à 195-197 degrés (Paterno), à 200 degrés (Knop), à 203 degrés
(Hesse). Soumis à la distillation sèche, il donne des produits empyreumatiques,
qui ne contiennent point de β-orcine, à moins qu'il ne soit accompagné d'acide
cladonique.

Il est soluble dans les alcalis ; en présence d'un excès d'alcali, le soluté s'oxyde
à l'air, devient cramoisi, puis prend finalement une coloration noire.

L'acide sulfurique le dissout, avec une coloration jaune ; l'acide azotique le
résinifie, tandis que l'acide chlorhydrique est à peu près sans action sur lui.

C'est un acide très-faible dont les sels sont facilement décomposés par les
acides, même l'acide carbonique. Sauf les usnates alcalins, qui sont un peu
solubles, les autres sont insolubles dans l'eau, solubles dans l'alcool, décomposables par l'éther, qui enlève de l'acide.

L'*usnate de potassium*, $C^{36}H^{15}KO^{14}$, se prépare à chaud avec un soluté de carbonate sodique. Comme il est peu soluble, il cristallise par le refroidissement en
lamelles incolores, que l'on purifie par cristallisation dans l'alcool faible.
Suivant Hesse, il retient trois molécules d'eau de cristallisation. Il donne avec
l'eau un liquide mousseux, à la manière du savon ; une grande quantité d'eau
le décompose, avec séparation d'un sel acide floconneux.

Les *sels de baryum*, de *calcium*, de *sodium*, sont cristallisés. Celui de
cuivre est vert, ceux de plomb et d'argent sont blancs, mais ce dernier noircit
rapidement à l'air.

Chauffé à 150 degrés avec trois ou quatre fois son poids d'alcool, l'acide

usnique perd de l'eau et se dédouble en acides carbonique, acétique et décarbusnique, sans doute d'après l'équation suivante :

$$C^{36}H^{16}O^{14} + H^2O^2 = C^2O^4 + C^4H^4O^4 + C^{30}H^{16}O^{10}.$$

L'*acide décarbusnique*, $C^{30}H^{16}O^{10}$, est en aiguilles soyeuses, jaune clair,
rougissant à l'air, fusibles à 173 degrés, peu solubles dans l'eau et dans l'éther,
assez solubles dans l'alcool bouillant.

Bouilli avec une solution de potasse à 50 pour 100, dans une atmosphère
inerte, l'acide usnique engendre un nouvel acide, $C^{24}H^{12}O^{10}$, que Paterno a
désigné sous le nom d'*acide pyro-usnique*.

L'acide pyro-usnique cristallise en lamelles brillantes, incolores, fusibles à
195 degrés, très-solubles dans l'eau bouillante et dans l'alcool. Comme son
générateur, ses solutions alcalines attirent l'oxygène de l'air, se colorent peu à
peu, en devenant successivement jaunes, vertes, brunes. D'ailleurs, comme
l'acide usnique lui-même, il réduit le nitrate d'argent ammoniacal.

E. Bourgoin.

USQUEBAUGH. Nom donné, en Écosse, à une liqueur fermentée que les
Highlanders distillent de la *drèche* (orge dont on a arrêté la germination au
moyen de la chaleur).   Ed. Lef.

USSASYE. Rumphius signale et figure, sous le nom de *Folium acidum
minus ussasi*, un arbre dont les fruits ont le volume d'une petite noix et qui, à
la maturité, ont le goût du raisin; ils se détachent naturellement de la branche
et sont récoltés à terre. Lorsqu'ils sont verts encore, on les fait macérer à la
façon des olives, et on s'en sert comme de condiment pour assaisonner le poisson.
Les feuilles sont employées de la même façon.   Pl.

Bibliographie. — Rumphius. *Amboin.*, t. III, p. 60, tab. 33. — Mérat et de Lens. *Dict. mat.
méd.*, t. VI, p. 818.   Pl.

USSAT (Eaux minérales et boues d'). *Mésothermales ou hyperthermales,
amétallites, carboniques et azotée, faibles.* Dans le département de l'Ariége,
dans l'arrondissement et à 18 kilomètres de Foix, dans le canton et à 5 kilomètres de Tarascon-sur-Ariége, entre deux montagnes escarpées, dans une vallée
de 350 mètres de largeur, au milieu de laquelle coule l'Ariége, à 454 mètres
au-dessus du niveau de la mer, émerge sur la rive droite de la rivière, par la
fissure d'un banc de schiste stratifié, sous une couche de terrain calcaire et
d'alluvion, une source ou plutôt un lac souterrain. M. J. François est parvenu
à capter ces griffons dans l'intérieur de la montagne et leurs principes sont
maintenant préservés de tout mélange avec l'eau de l'Ariége, au moyen d'une
banquette de terrain perméable qui laisse filtrer ces eaux dans un canal latéral à
la rivière dont la pression hydrostatique constante empêche la déperdition des
eaux et de leur thermalité. Sauf le jardin et les allées ombragées qui conduisent
de l'établissement aux bords de l'Ariége, il n'y a pas de promenades proprement dites. Les baigneurs sont forcés de suivre la grande route ou les chemins
vicinaux. Les curieuses grottes de Lombrive, de Niaux et de Bedeillac, où, d'après
la légende du pays, se trouve le véritable tombeau de Roland, sont à trente
minutes, vis-à-vis de l'établissement thermal, sur la rive gauche de l'Ariége. Des

stalactites et des stalagmites forment à leur sommet des colonnes, des tuyaux d'orgue et beaucoup de figures et de dessins les plus variés et les plus fantastiques. Les châteaux féodaux de Bouan et les fortifications de l'époque des Sarrazins, de Gudanes, dont le seigneur avait reçu le nom de roi des Pyrénées, de Lordat, autrefois le chef-lieu d'une châtellerie royale, Ax et la vallée d'Andorre, sont aussi les excursions favorites des hôtes accidentels d'Ussat, ainsi que la mine de Rancié, l'une des plus importantes de la France, puisqu'elle donne la vingt-septième partie du fer qui s'y fabrique. Enfin, le Mas d'Azil et sa grotte, Foix et Pamiers, Carla, Mazères, Saverdun, Mirepoix, avec sa belle église dont le chœur est entouré de sept chapelles et dont le clocher gothique a une flèche à pyramide octogonale, de même que la source intermittente, régulièrement périodique, de Fontestorbe, jouissent de la faveur des touristes.

Le débit des principaux griffons de la source d'Ussat est de 820 mètres cubes d'eau, soit 8200 hectolitres en vingt-quatre heures, ce que l'établissement ne peut employer jusqu'à ce jour.

Les eaux des divers griffons de la source d'Ussat ont les mêmes caractères physiques et chimiques; elles ne diffèrent que par leur température, qui varie de 30°,5 à 40 degrés centigrade, suivant Filhol. Cette température s'abaisse à mesure que l'eau s'éloigne du griffon, de manière que, marquant 36°,25 à la baignoire n° 1, elle n'est plus que de 31°,55 à la baignoire n° 38, ce qui permet de donner, suivant les indications, des bains de température graduée sans avoir recours à aucun mélange. L'eau d'Ussat est limpide, incolore, inodore, son goût est faiblement amer, elle est onctueuse au toucher et elle est franchement alcaline. L'analyse chimique des eaux des divers griffons de l'eau d'Ussat a donné en 1856, pour 1000 grammes, à Filhol, les principes qui suivent :

Bicarbonate de chaux.	0,6995
— soude.	0.0381
— magnésie	traces.
— fer	
Sulfate de magnésie.	0,1791
— soude	0,0583
— potasse	0,0200
— chaux	0,1920
Chlorure de magnésium.	0,0420
Matière organique et perte.	0,0471
Total des matières fixes.	1,2761
Gaz — acide carbonique.	16gr,57
Gaz — azote	20gr,58
Gaz — oxygène.	1gr,05
Total des gaz	38gr,00

Établissement. Nous avons dit qu'une source à griffons multiples alimentait l'établissement d'Ussat situé au-dessous d'une montagne rocheuse criblée d'excavations. Cet établissement est un édifice de construction moderne qui se compose d'un bâtiment contenant 40 baignoires, aux cabinets desquelles on arrive par un péristyle d'ordre dorique, flanqué de deux pavillons dont l'un contient les ajutages de douches et l'autre les piscines.

Mode d'administration et doses. Les eaux d'Ussat sont utilisées quelquefois en boisson et en douches, mais leur emploi le plus habituel et le plus efficace consiste dans leur administration en grands bains. On trouve maintenant à la station d'Ussat une salle où l'on peut prendre des inhalations qui sont, il faut le reconnaître, un adjuvant assez rarement mis en usage. La dose de ces eaux à l'intérieur est de deux à trois verres ingérés le matin à jeun, à une demi-heure d'intervalle, ou même pendant que les malades sont dans le bain. La durée des grands bains est en général de quarante-cinq minutes, celle des douches est ordinairement de quinze à vingt minutes.

EMPLOI THÉRAPEUTIQUE. C'est surtout dans les affections gastro-intestinales d'origine névralgique que l'action sédative de l'eau d'Ussat en boisson est la plus marquée. Il convient alors de choisir l'eau des griffons d'une chaleur relativement basse; il faut aussi prescrire les bains d'une température modérée qui aident puissamment à l'effet calmant de l'eau en boisson. On doit ordonner au contraire les eaux des griffons hyperthermaux, si l'on veut utilement combattre les affections nombreuses qui reconnaissent pour cause le rhumatisme; et les bains et les douches alimentés par les filets les plus chauds doivent être préférés alors. Leur eau légèrement excitante rappelle ou exaspère les douleurs, et les rhumatisants, lorsqu'ils n'ont pas été prévenus, sont tentés de ne pas continuer un traitement thermal qui finit, s'ils ont de la persévérance, par calmer les douleurs ou les faire disparaître. L'eau d'Ussat enfin, en douches générales et surtout locales, a une grande réputation dans les affections utérines, comme l'engorgement du corps et du col de la matrice, et les catarrhes de la membrane muqueuse qui tapisse la cavité de cet organe.

Les *boues* ne sont plus employées à Ussat, et pourtant en 1809 Figuier (de Montpellier), qui en a publié l'analyse chimique, dit qu'à cette époque on leur accordait certaines vertus curatives.

La *durée de la cure* est de vingt-cinq à trente jours. On *n'exporte pas* l'eau d'Ussat. A. ROTUREAU.

BIBLIOGRAPHIE. — DIEULAFOY. *Notice sur l'établissement de bains d'Ussat.* Tolouse, 1848. — VERGÉ (Félix). *Nouvelle notice sur les eaux d'Ussat.* Foix, 1856, in-8°. — FILHOL (M.). *Analyse chimique des eaux minérales d'Ussat.* Pamiers, 1856, in-8°, 24 pages. — OURGAUD. *Précis sur les eaux thermo-minérales d'Ussat-les-Bains (Ariège).* Pamiers, 1860, in-8°, 175 pages.—T. C. *Notice sur les bains d'Ussat (Ariège).* Pamiers, 1860, in-8°, 12 pages. A. R.

USSON (EAUX MINÉRALES D'). *Hypothermales ou mésothermales, sulfurées sodiques faibles, azotées faibles.* Dans le département de l'Ariége, émergent deux sources au voisinage des eaux de Carcanières et d'Escouloubre (Aude) (*voy.* ces mots); l'une d'elles se nomme la *source n° 1*, et l'autre la *source des Clayes.* Ces eaux sont claires, transparentes et limpides, d'un goût légèrement amer et d'une odeur faiblement hépatique. Elles rougissent un peu les préparations de tournesol et contiennent des bulles gazeuses assez fines qui montent lentement à leur superficie. Ces eaux, dont on ne connaît ni la densité ni l'analyse chimique exactes, ont été examinées par Ossian Henry, qui a vu que le sulfure de sodium est leur élément le plus important et qu'elles renferment en outre du chlorure de sodium, des sulfates, carbonates et silicates alcalins et terreux.

Les eaux d'Usson sont encore à peu près exclusivement suivies par les malades des contrées voisines qui les emploient en boisson; dans les affections cutanées et surtout dans les maladies catarrhales des voies aériennes et uro-poétiques, contre lesquelles elles sont ingérées avec un grand succès. A. R.

USSUL. Un des noms arabes de l'*Iris de Florence* (*Iris Florentina* L.).
PL.

USSULSUS. Un des noms arabes de la *Réglisse* (*Glycyrrhiza glabra* L.).
Pl.

USSULURASUN. Un des noms arabes de l'*Inula Helenium* L. (*voy.*
Aunée).   Ed. Lef.

USTENSILES (Hygiène). Nous comprenons sous cette dénomination les
vases ou récipients, conduits et réservoirs destinés à la préparation et à la conservation des substances alimentaires solides ou liquides.

La question d'hygiène que soulèvent ces ustensiles se rapporte tout entière au
danger qu'ils font courir à la santé, en altérant les substances alimentaires qui
y séjournent.

Nous considérerons successivement à ce point de vue les ustensiles en bois,
les vases métalliques et les poteries.

1° Les ustensiles en bois ont l'inconvénient de faciliter l'altération plus ou
moins rapide des substances alimentaires, en s'imprégnant de matières fermen-
tescibles qui entraînent leur propre altération. On a cherché à remédier à cet
inconvénient par les lavages fréquents, le goudronnage, le flambage et le
soufrage.

2° Les vases métalliques deviennent la cause de l'altération des substances
alimentaires, par la formation de sels nuisibles qui sont dus à l'attaque du métal
par les principes gazeux, salins, acides ou gras, qui entrent dans la composition
des aliments ou qui proviennent de leur fermentation.

Nous signalerons successivement :

a. Les *ustensiles en plomb* ou renfermant du plomb sous forme de tuyaux,
d'embouts, d'enduits, de plaques, de feuilles et surtout de soudure ; le plomb
est facilement attaquable et donne alors lieu à une intoxication lente et profonde
chez les personnes qui consomment les aliments ou boissons auxquels il est
mêlé (*voy.* article Plomb).

b. Les *ustensiles en cuivre;* nous renvoyons à l'article Cuivre, où nous avons
traité des inconvénients qui peuvent résulter de l'usage de ces ustensiles.

c. Les *ustensiles en zinc;* le zinc est attaqué par les substances acides et
donne lieu dans ce cas à la préparation de sels pouvant déterminer des accidents
gastro-intestinaux.

En 1881, M. Wurtz fit au Comité consultatif d'hygiène de France une
communication intéressante sur l'attaque des métaux par les eaux potables. Des
réservoirs de zinc ayant été trouvés perforés, M. Ch. Girard indiqua l'influence
de l'ammoniaque et de l'impureté du métal sur la rapidité de l'attaque. L'oxygène
dissous dans l'eau attaque le métal et revêt les parois d'une mince couche
d'oxyde de zinc qui préserve le reste de l'oxydation ; mais dans les eaux riches
en matières organiques l'ammoniaque qui provient de la décomposition de ces
matières dissout la couche préservatrice d'oxyde de zinc, et la surface métallique
mise à nu s'oxyde de nouveau. Une autre cause de l'attaque du métal réside
dans son impureté. Le zinc du commerce renferme en effet du plomb, du fer,
sans parler de traces d'arsenic et de cuivre, et ces métaux étrangers formant
avec le zinc des couples voltaïques favorisent l'oxydation du métal le plus
attaquable.

d. Les *ustensiles en étain* ne donnent lieu à aucun accident quand ils ne
renferment pas du plomb (*voy.* art. Étamage).

e. Les *ustensiles en fer battu* n'ont d'autre inconvénient que de rendre parfois styptiques et de noircir les préparations alimentaires.

Le *fer-blanc* ou fer étamé est d'un bon usage comme récipient, les caisses de *tôle* qui ont remplacé dans la marine les caisses en bois sont excellentes, mais elles ont l'inconvénient de s'oxyder assez vite et de se dégrader ; les caisses de *tôle zinguée* sont préférables ; l'eau, dit Fonssagrives, s'y conserve plus limpide en même temps que le zingage préserve ces caisses d'un altération très-rapide et très-dispendieuse. Nous avons vu plus haut combien il était nécessaire d'employer du zinc très-pur.

f. Les ustensiles en *fonte émaillée*, en *tôle émaillée*, n'offrent d'autre inconvénient, si l'émail ne contient pas de plomb, que celui de se craqueler, de se fendiller, d'où la formation de petites enfractures, sillons ou nids qui retiennent les débris des substances organiques et en favorisent la fermentation.

3° Les POTERIES forment une classe à part dans les ustensiles. L'intérêt qu'elles présentent réside surtout dans le danger que la couche de vernis imperméable dont on les revêt peut faire courir à la santé. Il s'agit encore ici du vernis ou enduit plombifère dont on obtient la vitrification par la cuisson. Les cas d'intoxication saturnine dus à l'emploi de poteries communes vernissées à l'oxyde de plomb fondu ou incomplétement vitrifié ne sont plus à compter. Elles sont absolument interdites par cet arrêté ministériel du 19 juin 1878, ainsi formulé :

« Sont interdites la fabrication et la mise en vente des poteries tant françaises qu'étrangères, vernies à l'aide d'enduits d'oxyde de plomb fondu ou incomplétement vitrifié, et cédant, par conséquent, de l'oxyde de plomb aux acides faibles ».

Malheureusement, la fabrication et l'emploi de poteries ainsi vernissées n'ont pas cessé de continuer. Dans un travail publié en 1883, M. Peyrusson (de Limoges) dit que les poteries communes du pays continuent à être vernies à l'alquifoux (sulfure de plomb), et qu'il a pu retirer de 100 grammes de lait ayant fermenté dans une de ces poteries la dose énorme de 22 centigrammes de sulfate de plomb. Le véritable remède à apporter à cet état de choses est la substitution d'un enduit vitrifiable ne contenant pas de plomb aux enduits plombifères utilisés jusqu'ici. C'est ce qui a été réalisé par M. Constantin, pharmacien en chef de la marine, à Brest, dont les procédés pour obtenir des poteries inattaquables ont été spécialement recommandés par le Comité consultatif d'hygiène de France.

M. Constantin avait d'abord montré qu'on pouvait rendre le vernis plombifère des poteries complétement inoffensif, en le vitrifiant à l'aide du silicate de soude à une basse température, mais, comprenant qu'il fallait éliminer entièrement le plomb de la *couverte* des poteries communes, il réussit à préparer un vernis ne contenant que de la chaux et de la soude, inattaquable par les acides, inoffensif, pouvant s'appliquer à une basse température et résistant à un très-long usage.

Dans un « rapport de M. Andouard au Conseil d'hygiène de la Loire-Inférieure » (Nantes, 1879), il est dit que le mode d'application de ce procédé est si facile, qu'il est uniquement employé dans une petite localité du Finistère (Lannilis), où l'industrie est entre les mains de potiers sans connaissances techniques, réduits aux appareils de fabrication et de cuisson que leur ont transmis leurs ancêtres.

Le vernis calcaire de M. Constantin forme un liquide un peu consistant, qui peut être appliqué sur les poteries, soit au pinceau, soit par immersion ou par arrosement. La formule est la suivante :

Silicate de soude alcalin, liquide à 50 degrés . . .	1000 grammes.
Craie de Meudon..	150 —
Quartz en poudre très-ténue.	150 —
Borax en poudre très-ténue	150 —

On passe à travers un tamis de crin très-serré la craie, le quartz et le borax ; on mélange intimement ces substances au silicate alcalin, de manière à former une bouillie homogène, que l'on étend au pinceau sur les pièces crues ou dégourdies. Il est important de n'en préparer qu'une petite quantité à la fois, parce que le liquide s'épaissit et durcit au contact de l'air. On fait sécher l'enduit à l'ombre pendant quarante-huit heures en hiver, trente-six en été, puis on porte les pièces au four ; la chaleur rouge cerise clair est suffisante et doit être continuée pendant deux heures et demie, soit à peine une demi-heure de plus que pour le plomb métallique. Le vernis ainsi obtenu est transparent comme du cristal ; on lui communique une teinte violette ou brun foncé, en ajoutant à la formule précédente de 10 à 150 grammes de bioxyde de manganèse, suivant la nuance qu'on veut produire.

M. Andouard s'est assuré que ce vernis n'était même pas attaqué par l'acide azotique bouillant.

L'arrêté de 1878 vise, ainsi que nous l'avons vu, les enduits fondus ou incomplétement vitrifiés ; il n'en est pas de même lorsque la vitrification est parfaite. Aussi les *vases en porcelaine*, en *porcelaine opaque*, en *faïence blanche* ou *jaune dite de Sarreguemines*, en *terres dites du Midi, de Strasbourg*, en *grès non vernissé*, si généralement employés par les charcutiers comme terrines, sont-ils autorisés par le Comité consultatif d'hygiène publique de France (rapport de M. Grimaux, séance du 15 mai 1882). ALEXANDRE LAYET.

BIBLIOGRAPHIE. — Consultez : *Recueil des travaux du Comité consultatif d'hygiène publique de France*, etc., t. V, XI, XII. *Rapports sur les travaux du Conseil d'hygiène de la Loire-Inférieure*, 1878-1884. A. L.

USTERI (PAULUS). Médecin et botaniste distingué, né à Zurich, le 14 avril 1768, fit ses études dans sa ville natale et à Gottingue, où il fut reçu docteur en 1788. Il passa la même année à Augsbourg, où il fréquenta avec zèle les hôpitaux, puis visita Vienne et Berlin et enfin vint se fixer dans sa ville natale. Il réussit dans la pratique de son art, fut nommé surveillant du Jardin botanique, professeur à l'Institut médico-chirurgical, bibliothécaire de la ville, et mourut le 9 avril 1831.

Usteri joua en outre un rôle politique important, dont nous n'avons rien à dire ici ; rappelons seulement que c'est lui qui rédigea le projet de nouvelle constitution qui fut admis à l'unanimité des votants par le canton de Zurich. Il était membre d'un grand nombre de Sociétés savantes. Parmi ses ouvrages, généralement remarquables, mentionnons :

I. *Diss. inaug. med. exhibens specimen bibliothecae criticae magnetismi sic dicti animalis.* Gottingae, 1788, gr. in-8°. — II. *Entwurf meiner medic. Vorlesungen über die Natur des Menschen.* Zürich, 1790, gr. in-8°. — III. *Grundlage med.-anthropol. Vorlesungen*, etc. Zürich, 1792, in-8°. — IV. *Delectus opusculorum botanicorum.* Argentorati, 1790-1793, 2 vol. in-8°. — V. *Repertorium der med. Literatur.* Zürich, 1790-1797, in-8°. — VI. *Magazin für die Botanik* (avec Rœmer). Zürich, 1787-1791, 12 cah. in-8° ; continué par *Annalen der Botanik.* Ibid., 1791-1801, in-8°. — VII. Nombreux articles dans les *recueils périodiques* et *notices biographiques* sur Gleditsch, J.-H. Rahn, H.-C. Meyer, J. Billeter.   L. IIx.

USTERUK. Nom arabe du *Styrax officinale* L.   PL.

USTILAGINÉES (*Ustilagineæ* Link.). Groupe de Champignons-Coniomycètes, dont les représentants, confondus autrefois avec les Urédinées, en diffèrent essentiellement par leur mode de végétation.

Les Ustilaginées vivent en parasites dans l'intérieur de diverses plantes Phanérogames. Elles attaquent principalement les Composées, les Renonculacées, les Caryophyllées, les Polygonées, parmi les Dicotylédones ; les Liliacées, les Cypéracées et les Graminées, parmi les Monocotylédones. En général, elles pénètrent dans la plantule au moment de la germination. Leur mycélium est formé de filaments rameux, cloisonnés, qui se répandent dans l'intérieur de la plante à mesure que celle-ci se développe. Quelquefois ces filaments demeurent localisés dans les espaces intercellulaires ; le plus souvent ils perforent les membranes, soit pour enfoncer des suçoirs dans les cellules, soit pour les traverser de part en part. Mais c'est seulement dans certains organes déterminés de la plante nourricière qu'ils forment leurs spores. Celles-ci peuvent être simples ou composées, isolées ou réunies en pelotes ; leur membrane extérieure est épaisse et le plus ordinairement de couleur foncée, brune ou violette, parfois d'un jaune sale. Elles produisent, au contact de tout substratum humide, une utricule germinative ou *promycélium* qui, par des segmentations terminales ou latérales, donne naissance à des spores secondaires ou *Sporidies :* celles-ci se détachent, se disséminent et produisent plus tard, en germant, soit directement un filament, origine d'un nouveau mycélium, soit des sporidies secondaires.

Chez quelques espèces (le *Tuburcinia*, par exemple, qui envahit les feuilles du *Trientalis europea* L.) il existe en outre un appareil sporifère aérien, dont les spores appelées *Conidies* donnent naissance, en germant, soit à un filament court produisant des spores secondaires, soit à un filament ramifié qui devient le mycélium.

Dans tous les cas, « qu'il provienne d'une spore, d'une conidie ou d'une sporidie primaire ou secondaire, le filament germinatif des Ustilaginées s'introduit dans la plante nourricière en en perçant l'épiderme, puis s'allonge bientôt et se ramifie dans les espaces intercellulaires et plus tard dans les cellules elles-mêmes. Les spores conservent assez longtemps leur faculté germinative : deux ans dans le *Tilletia caries* Tul., deux ans et demi dans l'*Ustilago carbo* Tul., trois ans et demi dans l'*Ustilago destruens* Dub. Elles sont tuées par une immersion de quelques heures dans une dissolution de sulfate de cuivre à 1/2 pour 100. Aussi, pour éviter la *carie des blés*, le meilleur moyen est-il de faire tremper la semence dans une pareille dissolution pendant douze à quatorze heures, en la remuant de temps en temps ; on sème après dessiccation » (Van Tieghem, *Traité de botanique*, p. 1034).

Les Ustilaginées renferment principalement les genres *Ustilago* Link, *Tilletia* Tul. et *Urocystis* Rabenh.

Dans les *Ustilago*, les sporidies se détachent latéralement du promycélium. Les spores, globuleuses, ellipsoïdes ou anguleuses, sont d'abord conglutinées en une ou plusieurs glèbes, qui deviennent libres sous forme d'une poussière noire ou d'un brun olivâtre, parfois d'un violet noirâtre. Elles sont lisses dans les

U. carbo Tul., *U. hypodytes* Fr. et *U. longissima* Lév. ; granuleuses dans
l'*U. urceolorum* Tul., des *Carex ;* hérissées de piquants dans les *U. maidis* Lév.
et *U. olivacea* Tul. ; couvertes de papilles dans l'*U. Vaillantii* Tul., qui détruit
les fleurs de certaines Liliacées (*Muscari comosum, Scilla maritima,* etc.) ; enfin,
munies de proéminences réticulées dans les *U. destruens* Dub., *U. secalis* Rabenh.,
U. flosculorum Fr., *U. antherarum* Fr., *U. receptaculorum* Fr., etc.

On connaît actuellement un assez grand nombre d'espèces d'*Ustilago,* qui
toutes sont très-nuisibles. L'*U. receptaculorum* Fr. envahit les capitules de
certaines Composées (*Tragopogon orientalis, Tr. pratensis, Scorzonera
humilis,* etc.), dont il empêche le développement. L'*U. antherarum* Fr. attaque
exclusivement les anthères des Caryophyllées (*Saponaria officinalis, Dianthus
carthusianorum, Silene inflata,* etc.), empêche le pollen de s'y former et amène
la stérilité de la fleur. — L'*U. carbo* Tul. (*Uredo carbo* D. C., *Uredo segetum* Pers., *Reticularia segetum* Bull.) et l'*U. destruens* Dub. détruisent la fleur
tout entière de certaines Graminées, notamment du blé, de l'orge, de l'avoine,
du millet, du sorgho, produisant ce qu'on appelle la *Nielle* ou *Charbon des
céréales.* — L'*U. maidis* Lév. (*Cœoma zeæ* Link) attaque spécialement le Maïs,
dont il envahit toutes les parties aériennes (le chaume, les feuilles supérieures,
les bractées, les fleurs mâles, les fleurs femelles), sur lesquelles il produit des
excroissances plus ou moins considérables pouvant atteindre la grosseur du
poing. Ces excroissances sont remplies d'une substance gélatineuse qui, à la
suite de la rupture de l'épiderme, se répand en dehors sous forme d'un liquide
sanieux, noirâtre ; celui-ci se dessèche et les nombreuses spores qu'il contient se
disséminent comme une poussière charbonneuse. Suivant Haselbach, les spores
seraient douées de propriétés abortives énergiques. — L'*U. hypodytes* Fr. se
développe dans les tiges et les gaînes des feuilles de plusieurs Graminées, surtout du Roseau à balais (*Phragmites communis* Trin.). Ses innombrables spores
brunes forment une poussière noirâtre qui, lorsqu'elle est avalée, occasionne des
accidents graves pouvant amener la mort. C'est à l'ingestion de cette poussière
qu'est due la *Dermatose des ouvriers cannisiers.*

Le genre *Urocystis* a été établi par Rabenhorst pour quelques espèces chez
lesquelles les spores sont réunies en petites pelotes formées de une à deux spores
centrales de couleur foncée, entourées de plusieurs petites cellules presque transparentes (*spores stériles*) disposées sans ordre. De plus, les sporidies, de forme
linéaire, allongée, sortent en houppes à l'extrémité du promycélium. L'*U. cepulæ*
Rabenh. se développe dans les bulbes des Oignons (*Allium cepa* L.) et cause
souvent de grands dégâts dans les cultures ; ses spores centrales sont lisses.
Elles sont, au contraire, couvertes de proéminences punctiformes dans l'*U. pom-
pholygodes* Rabenh., qui attaque les feuilles et les tiges des Renonculacées
(*Anemone nemorosa, Hepatica triloba, Ranunculus repens, Ficaria ranuncu-
loides,* etc.).

Dans les *Tilletia,* les sporidies sont semblables à celles des *Urocystis,* mais les
spores, produites une à une par segmentation des cellules constituant les filaments sporigènes, forment une masse poussiéreuse assez compacte qui remplit
les parties attaquées de la plante nourricière. Le *Tilletia caries* Tul. (*Uredo
caries* Pers., *Cœoma litophilum* Link) est l'espèce la plus nuisible du genre. Il
dévore l'ovule du Froment et se substitue à lui sans altérer l'ovaire. Il produit
de la sorte la maladie redoutable connue sous le nom de *Carie du blé.* Cette
maladie est malheureusement très-répandue. Les épillets attaqués se distinguent

à peine de ceux qui sont sains, mais, quand on les presse entre les doigts, on en fait sortir une poussière grasse, noire ou d'un brun olivâtre, qui répand une odeur fétide analogue à celle du poisson pourri. Le *T. secalis* Tul. provoque la même maladie dans le Seigle, le *T. controversa* Tul., dans le Chiendent, et le *T. lolii* Tul., dans l'Ivraie.   Ed. Lef.

Bibliographie. — Tulasne. *Mémoires sur les Ustilaginées.* In *Ann. des sc. nat.,* 3ᵉ série, t. VII, 1847, et 4ᵉ série, t. II, 1854. — Wolff. *Beiträge zur Kenntniss der Ustilagineen.* In *Botan Zeit.,* 1873. — Fischer de Waldheim. *Beiträge zur Biologie und Entwickelung der Ustilageen.* In *Jahrb für wiss. Botanik,* t. VII, 1869. — Du même. *Aperçu systématique des Ustilaginées.* Paris, 1877. — Du même. *Les Ustilaginées et leurs plantes nourricières.* In *Ann. des sc. nat.,* 6ᵉ série, t. IV, 1876. — Woronin. *Untersuch. über die Ustilageen.* In *Abhandl. der Senk. naturf. Gesellsch.,* t. XII. Francfort, 1882. — Cornu. *Sur quelques Ustilaginées nouvelles.* In *Ann. des sc. nat.,* 6ᵉ série, t. XV, 1883.   Ed. Lef.

USTILAGO (*Ustilago* Link). Genre de Champignons-Coniomycètes, qui a donné son nom au groupe des Ustilaginées (*voy.* ce mot).   Ed. Lef.

USTRUNG. Nom arabe de la *Mandragore* (*Atropa mandragora* L.). Pl.

UTÉRIN (Plexus). *Voy.* Sympathique (*Grand*).

UTÉRINES (Artère et veines). I. Artère. Branche collatérale de l'hypo-gastrique, l'*artère utérine* se détache de cette artère un peu au-dessus de la grande échancrure sciatique, tantôt isolément, tantôt par un tronc commun avec la honteuse interne ou l'ombilicale. Oblique en bas et en dedans, elle chemine entre les deux feuillets du ligament large et atteint le bord correspondant de l'utérus, un peu au-dessus du museau de tanche. S'infléchissant alors sur elle-même, elle parcourt ce bord de bas en haut en jetant sur l'une et l'autre face de l'utérus un grand nombre de rameaux flexueux qui se ramifient dans les parois de cet organe (*voy.* Utérus). Indépendamment de ces rameaux que l'on peut appeler *utérins*, l'artère utérine abandonne au ligament rond une petite branche qui s'anastomose avec un rameau de l'épigastrique (Tiedemann); elle fournit encore, d'après Weber, quelques ramuscules au ligament large, et un rameau *tubo-ovarien* qui se rend, comme son nom l'indique, à la trompe de Fallope et à l'ovaire. L'artère utérine s'anastomose largement à la surface de l'utérus avec l'artère utéro-ovarienne, branche de l'aorte.

Theile signale les trois anomalies suivantes de l'artère utérine : elle est quelquefois double (Haller); dans un cas de M.-J. Weber, il existait sur le côté de l'utérus trois artères utérines de volume presque égal; enfin les deux rameaux tubaire et ovarien de la branche tubo-ovarienne peuvent naître isolément de l'utérine.

II. Veines. Les *veines utérines*, au nombre de deux de chaque côté, naissent de la portion inférieure du plexus utérin (*voy.* Utérus) et gagnent la veine hypogastrique en passant entre les deux feuillets du ligament large. Elles présentent toujours à leur origine des connexions intimes, d'une part avec les veines utéro-ovariennes tributaires de la veine cave inférieure et, d'autre part, avec le plexus veineux du vagin.   L. Testut.

UTÉRO-OVARIENNES (Artère et veines). I. Artère. L'artère utéro-ovarienne destinée, comme son nom l'indique, aux organes génitaux internes de la femme, répond à l'artère spermatique de l'homme et présente avec cette dernière les plus grandes analogies (*voy.* Spermatique (*Artère*).) Depuis son origine jusqu'au bassin elle ne diffère pas de la spermatique; comme elle, elle naît sur la face antérieure de l'aorte abdominale un peu au-dessous des artères rénales ou émulgentes, tantôt isolément, tantôt par un tronc commun avec son homonyme du côté opposé; comme elle, elle descend en arrière du péritoine, en avant du psoas et de l'uretère qu'elle croise à angle très-aigu; comme elle encore elle abandonne dans son trajet descendant plusieurs artérioles pour l'uretère, les ganglions lombaires et l'atmosphère graisseuse du rein. Mais, tandis qu'au niveau du bassin l'artère spermatique se porte obliquement en dehors pour gagner l'orifice interne du canal inguinal, l'utéro-ovarienne, devenant très-fluxueuse, se porte obliquement en dedans pour descendre dans l'excavation pelvienne et venir se placer entre les deux feuillets du ligament large. Elle fournit quelques ramuscules à ces ligaments, puis se partage en deux branches : 1° une *branche ovarienne* qui se jette sur l'ovaire et se perd dans son épaisseur, après avoir fourni quelques fins rameaux à la trompe de Fallope ; 2° une *branche utérine* qui longe de haut en bas les bords de l'utérus et se distribue à cet organe en s'anastomosant avec l'artère utérine, branche de l'hypogastrique (*voy.* Ovaire et Utérus).

II. Veines. Les veines utéro-ovariennes correspondent de même aux veines spermatiques de l'homme. Elles naissent à la fois : *a* de l'utérus, où elles s'anastomosent largement avec les veines utérines tributaires de l'hypogastrique; *b* des trompes de Fallope; *c* des ligaments ronds; *d* des ligaments larges (*voy.* ces différents organes). Situées tout d'abord dans l'épaisseur de ces derniers ligaments, elles s'en dégagent bientôt pour remonter dans le bassin, forment elles aussi leur *plexus pampiniforme*, se fusionnent de chaque côté en un tronc commun et se terminent exactement comme les veines spermatiques : l'*utéro-ovarienne gauche* dans la veine rénale du même côté, l'*utéro-ovarienne droite* dans la veine cave inférieure. L. Testut.

UTÉRO-OVARIQUE (Plexus). *Voy.* Sympathique (*Grand*).

UTÉRUS. § I. **Anatomie.** *Matrix, uterus,* μήτρα, ὑστέρα; allemand, *Gebärmutter;* anglais, *Womb;* italien, *matrice;* espagnol, *matriz.*

Anatomie descriptive. Pour l'anatomiste, l'utérus est un muscle creux, tapissé d'une muqueuse, formé par un renflement des deux canaux de Müller et situé dans l'excavation du bassin entre la vessie et le rectum, au-dessus du vagin, avec lequel sa cavité se continue.

Pour le physiologiste et l'accoucheur, c'est l'organe de la gestation destiné à recevoir l'œuf fécondé, à le conserver, à en favoriser le développement, enfin à contribuer à son expulsion quand il est arrivé à maturité.

Une étude anatomique complète de l'utérus comprendrait toutes les phases par lesquelles il passe pendant les différentes périodes de la vie, mais l'embryologie et l'obstétrique se sont réservé chacune la partie du sujet qui les intéresse directement et nous ne nous occuperons ici principalement que de l'organe arrivé à son complet développement et à l'état de vacuité, puis de ses moyens de fixité et de ses annexes immédiates : les trompes de Fallope.

1° *Forme.* L'utérus de la femme adulte a la forme d'un cône à base supérieure, aplati d'avant en arrière; d'où la comparaison classique de cet organe avec une poire tapée. Un léger rétrécissement situé un peu au-dessous de sa partie moyenne, et plus prononcé en avant et sur les côtés qu'en arrière, le divise en deux parties, l'une supérieure ou corps, qui est en réalité seule conoïde, l'autre inférieure ou col, qui est à peu près cylindrique : il présente donc aussi, comme on l'a dit, l'aspect d'une calebasse ou d'un sablier aplati. Chez la femme qui a eu des enfants, la limite extérieure entre le corps et le col ou isthme tend à s'effacer.

2° *Direction.* La notion de la direction normale de l'utérus est d'une importance capitale pour l'étude de ses déviations, mais, bien que la question ait donné lieu à de nombreuses recherches, l'accord est encore loin d'être fait à son sujet. Et cela se conçoit : l'extrême mobilité de l'utérus amène, quand il s'agit d'observations faites sur le cadavre, aux résultats les plus contradictoires : les gynécologistes préfèrent s'en rapporter à l'examen pratiqué sur le vivant, mais là encore les causes d'erreur sont nombreuses, entre autres, l'épaisseur des parties molles qui séparent l'organe du doigt ou de l'instrument de l'explorateur.

C'est ainsi que certaines figures destinées à représenter la situation normale de l'utérus nous le montrent incliné en arrière du côté du rectum, c'est-à-dire en rétroversion (Pirogoff, *Anat. topograph.*, 1859. — Luschka, *Die Lage der Bauchorgane des Menschen*, 1873). Cependant aucun auteur ne soutient plus avec Claudius (*Zeitschr. f. rat. Med.*, 1865) que telle est à l'état physiologique la direction véritable de l'utérus. La discussion aujourd'hui porte surtout sur les deux points suivants : l'axe de l'utérus est-il dans son ensemble parallèle à l'axe du détroit supérieur, c'est-à-dire rectiligne ; ou bien le corps et le col se réunissent-ils en formant un angle ouvert en avant, de telle sorte que l'organe soit normalement en antéflexion ?

La première opinion a été longtemps classique, elle est encore soutenue en France par Sappey ; d'après cet anatomiste l'axe de l'utérus est dirigé de haut en bas et d'avant en arrière et l'axe du col est parallèle à celui du corps. C'est ainsi que l'ont représenté également Kohlrausch (*Anat. und Physiol. der Beckenorg.* Leipzig, 1854) et Legendre (*Anat. homolograph.* Paris, 1868). Langer a trouvé l'utérus dans des positions variables, mais il en considère la position moyenne comme correspondant à l'axe du petit bassin (*Ueb. den Situs der weibl. Becken-Viscera : Wien. medic. Wochenschrifft*, 1881). M. Sims a dit que si le col de l'utérus repose sur l'indicateur gauche, la main droite sent le fond sur la direction d'une ligne qui va du museau de tanche à l'ombilic, en d'autres termes, sur la direction de l'axe du détroit supérieur. A. Kölliker, dans une série de recherches faites sur des enfants et des jeunes filles de douze à dix-huit ans, arrive à la conclusion que l'organe de structure et d'épaisseur normale n'est jamais infléchi sur lui-même, qu'il est rectiligne et dans l'axe du petit bassin, mais que cette situation peut se modifier dans certaines limites avec l'état de réplétion ou de vacuité de la vessie (*Ueb. die Lage der weiblich. inner. Geschlechtsorg.* Bonn, 1882). Enfin Bandl (*Arch. f. Gynäk.*, 1884), s'appuyant sur l'examen clinique et sur des études anatomiques qui seules doivent nous occuper, défend la même opinion : chez les nouveau-nés l'utérus serait tantôt droit, tantôt en antéflexion ; celle-ci reconnaîtrait comme cause la flexibilité et la minceur du corps en opposition avec la résistance du col ; chez les jeunes filles de douze à quatorze ans, quand le corps a pris plus de consistance, l'axe de l'organe se redresse ; chez la femme adulte, l'antéflexion s'expliquerait par un état inflam-

matoire très-fréquent du col, se propageant au tissu cellulaire voisin ; la rétraction de ce dernier amènerait ensuite la déviation. Un point sur lequel insiste
également Bandl, c'est que la vessie et le rectum, même vides, occupent plus de
place et sont plus résistants qu'on ne le figure ordinairement, et qu'ils peuvent
encore dans ces conditions servir de point d'appui à l'utérus et le maintenir
dans sa position.

D'autres anatomistes et gynécologistes, en aussi grand nombre que les précédents, regardent l'antéflexion comme la position normale de l'utérus. Cette
opinion a été émise pour la première fois par deux élèves de Velpeau, Piachaud
(thèse de Paris, 1852) et Bouland (thèse de Paris, 1853). Il est bon de
remarquer cependant avec M. Richet que sur les 107 observations de Bouland,
qui comprenaient 98 cas d'antéflexion, 80 se rapportaient à des fœtus avant
terme ou à de très-jeunes enfants et 27 seulement à des femmes adultes n'ayant
pas eu d'enfants et dont l'âge n'a pas été noté.

Mais d'autre part chez l'adulte Panas (*Arch. gén. de médecine*, 1869, t. I)
et Crédé (*Arch. de gynéc.*, 1870, t. I) arrivent chacun de leur côté aux mêmes
conclusions : à savoir que l'antéflexion physiologique se présente à des degrés
divers dans la moitié des cas, et l'utérus droit dans un tiers des cas. Citons
encore His qui, sur 4 cadavres, a estimé l'angle de flexion à 140, 130, 110,
70 degrés, et Kochs (*Die norm. und patholog. Lage und Gest. des Uterus.*
Bonn, 1883), qui cependant admet plutôt une forte antéversion qu'une antéflexion proprement dite. L'auteur qui en Allemagne défend plus particulièrement cette thèse, c'est B. S. Schultze. D'après lui, chez la jeune fille, l'utérus
est en antéflexion à cause de sa flexibilité plus grande que chez la femme qui a
déjà accouché ; chez celle-ci, l'état normal, c'est l'antéversion, qui se prononce
d'autant plus que la vessie se vide plus complétement et qui peut se transformer
en antéflexion sous l'influence de la pression abdominale (*Traité des déviations
utérines*, traduction française par Herrgott). Cette manière de voir est partagée
aujourd'hui par la majorité des gynécologistes allemands ; on la trouvera complétement développée dans le *Traité* de Pitha et Billroth au chapitre des *Déviations utérines* dû à Fritsch, qui a surtout insisté avec Schultze sur l'influence de
la vessie. Lorsque celle-ci est vide, l'utérus serait plié à angle droit au niveau
de l'orifice interne du col ; lorsqu'elle est modérément remplie, la position de
l'utérus ne se modifie pas parce que l'urine s'accumule d'abord vers les régions
où elle rencontre le moins de résistance, c'est-à-dire sur les parties latérales et le
sommet du réservoir. Ce n'est que dans le cas de forte distension de la vessie
que le corps de l'utérus se dirige en haut et en arrrière ; mais il ne se meut
pas sur le col comme autour d'un point fixe, les deux segments de l'organe sont
portés dans la même direction en même temps que l'antéflexion tend à s'effacer.
La réplétion du rectum a des effets moins marqués ; cependant elle peut agir
sur l'utérus au niveau de l'isthme pour le refouler en avant et déterminer de
l'antéversion. Pendant la menstruation, la congestion de l'utérus amène une
sorte d'expansion de tous ses tissus qui tend à redresser son axe.

En présence d'opinions aussi contradictoires, il semble qu'on ne puisse rien
dire de précis sur la direction normale de l'utérus. Il faut d'abord reconnaître
que, pour un organe mobile comme celui-ci et en rapport par ses deux faces
avec d'autres organes soumis à des alternatives de vacuité et de réplétion, il y
a une série de déviations qu'on peut appeler physiologiques et qui, pour avoir
été exagérées par quelques-uns des auteurs que nous venons de citer, n'en sont

pas moins réelles. Cependant il y a une position moyenne de l'utérus qu'il nous
faut déterminer. Remarquons d'abord que les auteurs qui considèrent l'utérus
comme rectiligne apportent généralement quelque tempérament à cette manière
de voir : c'est ainsi que M. Sappey, par exemple, dit qu'on voit souvent le corps
de l'organe s'infléchir un peu en avant sur le col et l'axe utérin décrire ainsi
une courbe plus ou moins prononcée. Bandl, pour expliquer l'antéflexion fréquente, est obligé d'invoquer un état pathologique du col dont la réalité ne paraît
pas bien démontrée. Aussi, si l'on tient compte de l'ensemble des travaux précédents et de ce que nous apprend l'observation journalière, on verra que la véritable solution de cette question est celle qui a été adoptée, à des nuances près,
par la majorité des auteurs français, Aran, Richet, Courty, Tillaux. Boulard
lui-même s'était borné à déduire de ses recherches qu'il n'est pas tout à fait
exact de dire que l'axe de l'utérus soit celui du détroit supérieur. Aussi M. Richet,
faisant ressortir la contradiction qui existe entre cette proposition et les résultats annoncés, arrive en définitive à une conclusion semblable, puisqu'il admet
que l'utérus est plus ou moins incurvé en avant, que son axe semble suivre
la direction du canal pelvien ; que par conséquent il décrit comme celui-ci une

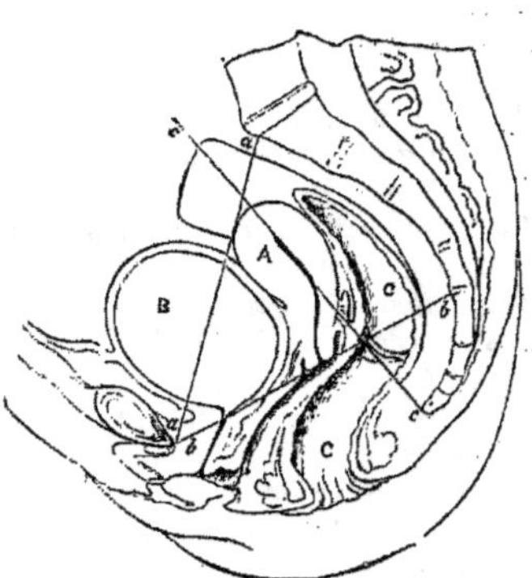

courbe à concavité antérieure, une
antécourbure, suivant l'expression
fort juste d'Aran. La description de
Courty ne diffère pas beaucoup de la
précédente : « Les axes du corps et
du col ne sont pas absolument en ligne
droite, le col suivant un peu la courbure du sacrum ou l'axe même du
petit bassin de manière à aller au
devant du vagin, le corps s'inclinant
un peu en avant de manière que son
fond regarde la paroi abdominale et
que son axe soit perpendiculaire au
plan du détroit supérieur ». De même
Bennett a donné une idée de l'incurvation normale de l'utérus d'après la
forme que prennent les bougies in-
troduites dans sa cavité, et son opinion concorde bien avec celle de Courty.

En résumé, pour arriver à une représentation exacte de la direction de
l'utérus, il faut la figurer comme parallèle non pas à l'axe du détroit supérieur,
mais à celui de l'excavation. Or, si l'on considère la façon dont les anatomistes
et les accoucheurs ont déterminé ce dernier, on voit que sa partie supérieure se
dirige bien en haut et en avant comme l'axe du détroit supérieur, mais que sa
partie inférieure est parallèle à la courbe du sacrum[1]. Il en résulte que les
segments correspondants de l'utérus, c'est-à-dire le corps et le col, doivent s'unir
forcément suivant une courbe adoucie, qui devient facilement une flexion angulaire peu prononcée.

Par conséquent, l'utérus n'est ni entièrement rectiligne, ni infléchi à angle
droit au niveau de l'isthme, mais soit en antécourbure, soit en antéflexion légère,
accompagnées d'un certain degré d'antéversion, puisque le fond regarde direc-

[1] Il y a donc contradiction à dire avec quelques auteurs que l'utérus est rectiligne et
parallèle à l'axe du petit bassin.

tement en avant : l'une et l'autre augmentent par la déplétion de la vessie. Chez le fœtus et chez l'enfant, l'antéflexion est plus marquée à cause du peu de consistance et de la flexibilité du corps qui s'incline facilement sur le col beaucoup plus rigide, et l'organe peut alors dans certains cas prendre, suivant la comparaison de Tiedmann, la forme d'une cornue ; enfin, si les caractères infantiles de l'utérus persistent chez la femme pubère, ce qui ne serait pas très-rare, d'après certains gynécologistes, la flexion angulaire resterait également plus prononcée.

Pour terminer ce qui concerne la direction de l'utérus, il faut ajouter que son fond se porte habituellement à droite de la ligne médiane. Hyrtl et Cruveilhier considèrent comme normale cette latéroversion avec laquelle coïncide aussi un léger mouvement de torsion qui dirige en avant l'angle supérieur gauche de l'organe. Ces dispositions reconnaissent très-probablement comme cause la présence du rectum à gauche refoulant l'utérus vers la droite et non pas, comme on l'a prétendu aussi, la longueur moindre du ligament rond du côté droit : elles s'exagèrent toutes les fois que la matrice augmente de volume, surtout pendant la grossesse.

Volume. Le volume de l'utérus varie suivant qu'on l'examine chez la vierge, la nullipare ou la multipare, pendant les règles ou dans leur intervalle. On distingue à cet organe trois principaux diamètres, l'un étendu de la base au sommet, l'autre transversal, qui va d'une trompe à l'autre, enfin un troisième antéro-postérieur.

Ce dernier a chez les vierges 20 millimètres, chez les nullipares 23, chez les multipares 26. En moyenne, il comprend de 20 à 25 millimètres (Courty).

Pour les deux autres diamètres les auteurs ne sont pas tout à fait d'accord, comme le prouve le tableau suivant :

DIAMÈTRES.		SAPPEY.	RICHET.	DUBOIS.	ARAN.	HUSCHKE.	HENLE.
		mm	mm.	mm.	mm.	mm.	mm.
Longueur.	Vierges	60	»	»	50	»	»
	Nullipares. . .	62	63	67	70	67	60 à 80
	Multipares. . .	68	68	75	70	91	90 à 100
Largeur ..	Vierges	38	30	»	30	»	»
	Nullipares. . .	40	45	46	44	40	40 à 50
	Multipares. . .	43	47	49	44	60	55 à 65

En résumé, faisant abstraction des variétés individuelles, on peut admettre avec Courty que chez la femme adulte la longueur est de 6 à 7 centimètres, la largeur prise au niveau des trompes de 3 centimètres 1/2 à 4 1/2 : cependant la longueur peut arriver à 8 centimètres sans qu'il y ait état morbide.

C'est le diamètre transversal qu'il est le plus difficile de déterminer exactement parce que les bords latéraux de l'utérus sont mal limités et se continuent insensiblement avec les vaisseaux des ligaments larges.

M. Richet a indiqué le moyen d'apprécier sur le vivant, d'une façon approximative, les différents diamètres de l'utérus. Étant donné le diamètre vertical de la cavité utérine qu'il est toujours possible d'obtenir au moyen du cathétérisme, et dont le chiffre exact nous occupera plus loin, il suffit d'y ajouter 10 millimètres qui représentent en moyenne l'épaisseur des parois utérines au niveau du fond, pour avoir le diamètre vertical de l'utérus lui-même.

Quant au diamètre transverse, il est fixé de la manière suivante : celui de la cavité utérine aurait précisément, d'après M. Richet, la moitié du diamètre vertical de cette même cavité : il suffirait donc, pour avoir le diamètre transverse extérieur, d'ajouter au chiffre représentant le diamètre transverse intra-utérin les 16 à 18 millimètres qui correspondent à l'épaisseur de la paroi. Si nous désignons le diamètre vertical de la cavité utérine par VI, par VE le diamètre vertical externe et respectivement par TI et TE les deux diamètres transverses, nous pouvons résumer les données précédentes dans une formule qui a l'avantage de les faire clairement ressortir. Soit VI, obtenu par le cathétérisme :

$$VE = VI + 10 \text{ millimètres.}$$

$$TI = \frac{VI}{2} \text{ et } TE = TI \text{ ou } \frac{VI}{2} + 16 \text{ à } 18 \text{ millimètres.}$$

Il est évident qu'il ne faudrait pas considérer ces résultats comme ayant une exactitude mathématique. En effet, comme l'a fait remarquer Aran, l'épaisseur des parois utérines au niveau du fond est variable et peut être comprise entre 12 et 50 millimètres. Il est vrai que ce sont là des chiffres extrêmes : mais il faut se rappeler que d'après M. Guyon la corrélation signalée par M. Richet entre les diamètres intra-utérins verticaux et transverses ne se vérifie que chez les multipares et non chez les vierges et les nullipares : chez ces dernières cependant elle peut être considérée comme suffisamment approximative.

Pendant la menstruation le volume de l'utérus augmente; cet accroissement porte plus sur les diamètres transverse et antéro-postérieur que sur le vertical (Sappey).

À partir de la ménopause les dimensions de l'utérus diminuent, suivant les recherches d'Aran.

Le volume respectif du corps et du col se modifie également avec l'âge. Chez l'enfant, le col est grand, le corps petit ; celui-ci forme les 2/5 de l'organe et son diamètre antéro-postérieur ne représente que le 1/3 de celui du col. Chez la vierge le corps reste toujours d'environ 2 millimètres moins haut que le col. Chez la nullipare il forme un peu plus de la moitié du diamètre longitudinal de l'organe : la longueur totale étant, par exemple, de 60 millimètres, celle du col serait de 26 à 30 millimètres, celle du corps de 30 à 34 (Sappey); cependant, en raison des variétés individuelles, on peut admettre avec Tillaux que chez la nullipare les dimensions du corps et du col sont sensiblement égales. Chez les femmes qui ont eu des enfants la proportion devient exactement inverse de ce qu'elle était chez l'enfant : le corps forme les 3/5 (Sappey) ou les 2/3 (Krause) du diamètre longitudinal.

D'après Wyder (*Arch. f. Gynäk.*, t. XIII), les dimensions respectives des deux segments de l'utérus se maintiendraient jusqu'à la puberté telles qu'elles existent chez l'enfant, et ce n'est qu'à ce moment que le corps acquerrait très-rapidement le volume qu'on lui trouve; mais, comme pour tous les organes, le développement de l'utérus se fait sans doute graduellement, ainsi que l'a dit Farre (*Cyclopædia of Todd and Bowman*, t. V).

Poids. Le poids moyen de l'utérus est de 45 grammes; le plus lourd que M. Sappey ait rencontré pesait 55 grammes. Cependant Henle donne comme normaux les chiffres suivants empruntés à Krause : utérus de la vierge, 33 à 41 grammes; de la femme qui a eu des enfants, 105 à 120 grammes.

Consistance. La consistance de l'utérus n'est pas la même sur le vivant que sur le cadavre. Après la mort cet organe est comme tous les autres muscles en état de rigidité. Pendant la vie, son tissu est assez souple pour que les organes voisins y laissent leur empreinte, la vessie sur sa face antérieure, les intestins sur sa face postérieure. Le corps est plus flexible chez l'enfant et la vierge que chez la nullipare et surtout plus flexible chez celle-ci que chez la multipare ; le col, de consistance élastique sans dureté chez la vierge, devient plus résistant chez la femme qui a eu des enfants.

Épaisseur. L'épaisseur des parois n'est pas uniforme partout : de 8 millimètres au niveau de l'orifice des trompes, elle est de 10 millimètres au niveau du fond et s'élève à 12 ou 15 millimètres sur les faces et les bords latéraux (Sappey).

Surface externe et rapports. Nous prendrons comme type de notre description l'utérus nullipare et nous examinerons successivement la configuration et les connexions du corps et celles du col.

Chez l'adulte, le corps a la forme d'un triangle dont la largeur est un peu plus grande que la hauteur.

La face antérieure est légèrement convexe et en rapport avec la face postérieure de la vessie, ce qui explique le retentissement des affections utérines sur le réservoir urinaire. Elle est entièrement recouverte par le péritoine, qui y adhère intimement en haut ; mais inférieurement, au voisinage de l'isthme, la séreuse se laisse facilement séparer du tissu sous-jacent, et un peu plus loin le long des bords que sur la ligne médiane : aussi la surface d'adhésion intime du péritoine avec cette face antérieure est-elle limitée inférieurement par un angle ouvert en haut dont le sommet correspond à peu près à la partie moyenne du corps de l'utérus (Henle).

A quel niveau descend normalement le cul-de-sac vésico-utérin ? D'après quelques anatomistes, le péritoine ne tapisserait que les trois quarts supérieurs du corps, laissant ainsi à découvert le quart inférieur ; d'après M. Sappey, au contraire, la réflexion du péritoine se ferait plus bas et répondrait habituellement au tiers supérieur du col, quelquefois à sa partie moyenne ; elle pourrait même avoir lieu, surtout chez les multipares, au niveau de l'insertion du vagin, de sorte que toute la portion sus-vaginale de l'utérus serait recouverte par la séreuse.

On peut admettre, avec Courty et Krause, que le cul-de-sac péritonéal correspond habituellement à l'union du corps avec le col, c'est-à-dire à l'isthme, mais que chez les multipares surtout il descend un peu plus bas. Ce détail a son importance, puisqu'il permet de déterminer dans quelle limite on peut, en ce point, opérer entre le bas-fond de la vessie d'une part, le vagin et l'utérus d'autre part, sans pénétrer dans la cavité péritonéale. Disons encore que lorsque la vessie est vide, on trouve normalement des anses intestinales dans le cul-de-sac vésico-utérin.

La face postérieure de l'utérus est lisse, unie, plus convexe que l'antérieure et divisée par une crête mousse en deux facettes symétriques. Elle est également tapissée dans toute sa hauteur par le péritoine qui lui est très-fermement adhérent et qui se prolonge sur la paroi postérieure du vagin dans l'étendue de 15 millimètres à 2 centimètres avant de former le cul-de-sac recto-utérin ou mieux recto-vaginal : celui-ci est donc situé plus bas que le cul-de-sac vésico-utérin, et la différence de niveau est représenté par presque toute la hauteur du

col. Cette face postérieure répond au rectum ; l'union de l'ampoule rectale avec
la région sus ampullaire correspond à peu près à l'insertion du vagin sur le col,
de sorte que le corps est plus spécialement en rapport avec cette deuxième
portion de l'intestin. La distension du rectum a sur la direction de l'utérus une
influence beaucoup moins marquée que la réplétion de la vessie ; par contre,
l'utérus en rétroversion, ou augmenté de volume pour une cause quelconque, a
pu comprimer l'intestin au point de déterminer des accidents d'étranglement
interne. Tous les anatomistes français admettent que le cul-de-sac recto-utérin
renferme normalement des anses intestinales ; l'opinion contraire est courante
en Allemagne : c'est Autenrieth qui le premier a attiré l'attention sur ce point
(*Arch. f. Physiol.*, 1807, p. 294), puis Claudius a prétendu que 91 fois sur 100
le cul-de-sac était vide (*Zeitschrift f. rat. Med.*, 1865, t. XXIII), et le fait est
confirmé par Holstein (*Ueb. Lage und Beweglichkeit der nicht Schwangeren
Uterus*, Diss. Zurick, 1874), et enfin par Mihalkowicz (*Arch. f. Gynäk.*, 1881)
et W. Krause (*Spec. und macroscop. Anat.*, p. 520). Cependant il est certain
que sur le cadavre on trouve normalement des anses intestinales dans le cul-
de-sac postérieur, quand la vessie est vide. La partie la plus déclive du cul-de-
sac recto-vaginal est désignée quelquefois sous le nom de cavité de Douglas.

Le fond ou extrémité supérieure de l'utérus arrondi d'avant en arrière s'incline en avant quand la vessie est vide, en avant et en haut quand elle est
médiocrement distendue, enfin en haut et en arrière quand elle est pleine.
D'après M. Sappey, il n'atteint pas le plan du détroit supérieur dont il reste
séparé par un intervalle de 2 centimètres à 2 centimètres 1/2, mais il dépasse
le plan horizontal mené par le pubis et peut ainsi être exploré par le palper
abdominal chez la femme dont l'embonpoint n'est pas trop développé.

Les bords légèrement concaves de haut en bas, convexes d'avant en arrière,
sont compris dans l'écartement des deux feuillets du ligament large, et en rapport avec le tissu cellulaire et les nombreux vaisseaux que renferme ce dernier ;
par leur rencontre avec le fond de l'utérus ils déterminent ce qu'on appelle les
angles supérieurs et latéraux remarquables par l'insertion des trompes.

Le col de l'utérus est, avons nous dit, toute la portion située au-dessous de
l'isthme : il a la forme d'un cylindre légèrement renflé à sa partie moyenne.
L'insertion du vagin, qui se fait à l'union de son tiers inférieur avec ses deux
tiers supérieurs, le divise en deux parties, l'une sus-vaginale, l'autre sous-
vaginale ou museau de tanche. La première mesure 18 à 20 millimètres, la
deuxième à peu près 1 centimètre, la longueur totale du col étant d'environ
5 centimètres. La portion sus-vaginale du col adhère en avant à la partie inférieure de la face postérieure de la vessie, à ce qu'on appelle encore le bas-fond
de la vessie. Entre le cul-de-sac vésico-utérin que nous avons vu descendre jusqu'à l'isthme et l'insertion du vagin, d'autre part, il existe un espace où le
péritoine ne se prolonge pas et où la portion sus-vaginale du col s'unit à la
vessie par un tissu cellulaire peu dense et ne renfermant que des vaisseaux de
faible calibre. Jobert de Lamballe, qui a attiré l'attention sur cette disposition,
et qui en a profité pour créer une méthode opératoire applicable à la cure des
fistules vésico-vaginales, a toutefois exagéré l'étendue de cet espace en lui attribuant 5 centimètres de longueur. La réflexion du péritoine se faisant au niveau
de l'isthme ou même plus bas, et la portion sus-vaginale du col n'ayant pas plus
de 2 centimètres, on voit que P. Dubois était plutôt dans le vrai en n'accordant
à la surface d'adhésion du col avec la vessie qu'une étendue de 14 millimètres.

Cependant par la distension du réservoir urinaire cet espace peut s'agrandir, et au point de vue pratique il est à noter qu'en ce point le péritoine se laisse facilement décoller. En arrière, ce segment du col est libre de toute adhérence, si ce n'est avec le péritoine; cependant le tissu cellulaire si abondant en avant et sur les côtés s'interpose également, comme l'a fait observer M. Gallard, entre la séreuse et le tissu utérin, sous forme d'une couche lamelleuse non infiltrée de graisse, et entoure ainsi cette région de l'utérus d'une sorte de bague dont le chaton serait dirigé en avant; c'est dans ce même tissu qui se continue latéralement avec celui des ligaments larges que l'on trouve sur les côtés du col les ganglions lymphatiques signalés par Lucas-Championnière.

La portion sous-vaginale, ou intra-vaginale du col, ou museau de tanche, a la forme d'un cylindre ou d'un cône, présentant un orifice à son extrémité libre. Sa longueur est à peu près de 1 centimètre; mais, comme l'insertion du vagin remonte plus haut en arrière qu'en avant, elle peut laisser saillir dans sa cavité près de 2 centimètres de la face postérieure du col; le diamètre transverse et l'antéro-postérieur mesurent de 20 à 24 millimètres. L'orifice qui s'ouvre au sommet du col est arrondi ou ovalaire, ou bien encore linéaire et dirigé transversalement. C'est dans ce dernier cas surtout que l'on a pu comparer l'aspect du col à celui de l'orifice buccal de certains poissons et lui distinguer deux lèvres, l'une antérieure, l'autre postérieure, dont la dernière, ainsi que nous l'avons vu, est la plus longue. La lèvre antérieure est plus basse et plus saillante que l'autre : aussi, quand on pratique le toucher, c'est elle d'abord que l'on rencontre.

Modifications extérieures de l'utérus. La configuration générale du corps comme celle du col se modifie notablement dans les différentes périodes de la vie.

Presque cylindrique chez le fœtus, le corps devient triangulaire chez l'enfant, mais il est plus aplati alors qu'il ne le sera plus tard, et son bord supérieur offre une légère concavité, trace de la fusion des deux cornes utérines primitives; la limite entre le corps et le col est indiquée plutôt par un changement brusque de direction que par un rétrécissement. Enfin, comme l'excavation pelvienne est peu développée à cet âge, l'utérus déborde le détroit supérieur.

Chez la vierge et la nullipare le corps conserve sa forme triangulaire tout en devenant un peu plus convexe surtout en arrière, le bord supérieur est rectiligne et se trouve au niveau des trompes.

Chez la multipare, l'organe est devenu dans son ensemble plus globuleux et plus arrondi, le fond surtout est fortement convexe et dépasse de 1 centimètre à peu près le point d'insertion des trompes, aussi les angles supérieurs ne sont-ils plus indiqués.

Des changements plus importants peut-être, parce qu'ils sont directement appréciables sur le vivant, sont ceux que subit le col. Cylindrique chez l'enfant, il se renfle légèrement à sa partie moyenne chez la femme pubère, de sorte qu'il a pris alors « la forme d'un barillet rétréci dans le haut, effilé surtout dans le bas » (Courty). Comme l'extrémité inférieure seule fait saillie dans le vagin, elle apparaît conique ou quelquefois même pointue comme un museau de taupe, suivant la comparaison de M. Sims; l'orifice est ordinairement arrondi ou triangulaire, et donne au doigt une sensation analogue à celle que l'on perçoit en appuyant la pulpe du doigt sur l'extrémité du lobule du nez (Ant. Dubois). Enfin le museau de tanche a une couleur rosée et sa surface est lisse et régulière.

Tels sont les caractères du col chez la vierge. Chez la femme qui a eu des rapports sexuels, son aspect reste à peu près le même : cependant, sous l'influence du coït, son extrémité libre s'aplatit quelque peu et le museau de tanche, de conique qu'il était devient cylindrique; l'orifice s'élargit et les deux lèvres s'accentuent davantage; la persistance de la convexité du col a été regardée par MM. Sims et Courty comme une cause de stérilité.

Chez la femme qui a eu des enfants l'extrémité libre du museau de tanche s'élargit encore, son diamètre transverse l'emporte de quelques millimètres sur l'antéro-postérieur : par contre, sa longueur diminue; l'orifice est agrandi, il mesure de 10 à 14 millimètres dans le sens transversal et est assez large pour recevoir l'extrémité du doigt; sur ses deux lèvres se trouvent des fentes ou des échancrures produites par les accouchements antérieurs, et plus nombreuses à gauche qu'à droite, à cause de la fréquence plus grande des positions occipito-iliaques gauches. Le raccourcissement de la portion sous-vaginale du col est d'autant plus prononcé que la femme a eu un plus grand nombre d'enfants; d'après Cazeaux, cette diminution de longueur tient au tiraillement exercé par l'élévation forcée de l'utérus pendant la grossesse sur les insertions vaginales qui glissent pour ainsi dire le long du col et finissent par se mettre de niveau avec l'orifice externe; mais, d'après Tarnier et Chantreuil, elle est due aussi à la destruction et à la réduction du col par les nombreuses déchirures antérieures. Toujours est-il que chez certaines femmes on ne trouve plus au fond du vagin qu'un bourrelet percé d'un orifice ou même une simple dépression sans saillie.

Chez la vieille femme, le corps s'atrophie plus que le col et la proportion relative des deux segments de l'organe tend à redevenir ce qu'elle était chez l'enfant, comme l'a fait remarquer Cruveilhier ; cependant la portion vaginale du col peut également s'effacer.

Conformation intérieure. L'utérus est creusé d'une cavité qui se continue en haut avec les canaux tubaires et qui en bas s'ouvre dans le vagin : elle est plus nettement encore que la surface externe, divisée en 2 segments par un rétrécissement appelé orifice interne du col, en opposition avec son orifice externe.

M. Guyon estime que la capacité de la cavité utérine mesure de 3 à 5 centimètres cubes chez la vierge et de 5 à 8 chez les multipares. Pour l'évaluer, cet auteur a pratiqué des injections solidifiables qui ont peut-être distendu les parois : car M. Sappey, en remplissant la cavité avec du mercure, a trouvé les chiffres moins forts de 2 à 3 centimètres cubes chez les nullipares, de 3 à 5 chez les multipares.

Le tableau suivant donnera une idée de la hauteur de cette cavité :

	RICHET.	ARAN.	SAPPEY.	GUYON.
	Millimètres	Millimètres	Millimètres	Millimètres
Vierges.	45	45	»	»
Nullipares.	55	47 à 65	52	51
Multipares.	60	50 à 66	57	62

P. Dubois avait également donné 54 millimètres comme chiffre approximatif du diamètre vertical chez la nullipare. Nous avons déjà dit plus haut que chez celle-ci et surtout chez la multipare le plus grand diamètre transverse de la cavité est égal à peu près à la moitié de sa hauteur.

Chez la nullipare, d'après M. Sappey, sur 52 millimètres de longueur il y en aurait 22 pour le corps, 25 pour le col et 5 pour l'isthme; chez la multipare, sur 57 millimètres, 28 pour le corps, 24 pour le col, 5 pour l'isthme.

D'après Hagemann (*Ueber die Form der Höhlung des Uterus, in Arch. f. Gynäk.*, 1873, p. 295), le col comprendrait la moitié de la longueur totale de la cavité chez l'enfant nouveau-née et la nullipare, le tiers chez la multipare.

La cavité du corps est triangulaire; ses faces sont planes, de ses trois bords le supérieur correspond au fond de l'utérus, les deux autres sont latéraux; à chaque angle du triangle se trouve un orifice; les deux orifices latéraux et supérieurs représentent l'embouchure des trompes de Fallope; l'inférieur se continue avec le canal creusé dans l'isthme. Au niveau des premiers on a signalé des replis qui prolongent ceux des trompes; de Graaf et Warthon les avaient à tort décrits autrefois comme des valvules; cependant ils peuvent jusqu'à un certain point faire obstacle au passage des liquides de l'utérus dans les oviductes. Chacun des orifices des oviductes se continue avec une sorte de canal infundibuliforme résultant de la convergence du bord supérieur et des bords latéraux. Cette disposition peut être considérée comme un vestige de la bifidité primitive de l'organe. Hagemann, étudiant la forme des cavités utérines d'après des moules obtenus avec des masses solidifiables, a trouvé que non-seulement chez la nouveau-née, mais aussi chez la nullipare, des sillons médians indiquaient encore le développement de l'utérus aux dépens de deux moitiés symétriques.

La cavité du col est fusiforme, renflée à sa partie moyenne; au lieu d'être lisse et unie comme celle du corps, elle présente au contraire sur chaque paroi opposée une saillie verticale, de laquelle partent à droite et à gauche des saillies secondaires obliquement ascendantes. On a donné à cette disposition le nom d'arbre de vie : il y a donc deux arbres de vie dont l'antérieur se dévie d'autant plus à droite, et le postérieur d'autant plus à gauche, qu'ils se rapprochent de l'orifice interne ou supérieur du col, ainsi que le fait remarquer M. Guyon : de là résulte un emboîtement parfait des deux parois opposées. D'après M. Sappey, l'axe médian de l'arbre postérieur commence à quelques millimètres au-dessus de l'orifice externe du col; d'après Friedländer (*Physiol.- anat. Untersuch. üb. den Uterus*. Leipzig, 1870), ces deux troncs, aussi bien l'antérieur que le postérieur, laissent libre le tiers inférieur du col; d'après d'autres, ils se prolongeraient souvent jusqu'à l'orifice externe; ce qui prouve qu'ils peuvent naître à une hauteur variable. Cependant on peut dire avec Moricke (*Zeitschrift f. Geburtsh. und Gynäk.*, 1881, p. 86) que chez la femme adulte les arbres de vie descendent rarement jusqu'au niveau de l'orifice externe, tandis que le contraire est de règle chez les nouveau-nées. Cette même observation avait déjà été faite par M. Guyon. Les saillies longitudinales et transversales de l'arbre de vie sont dues au soulèvement de la muqueuse par les faisceaux musculaires sous-jacents.

L'orifice interne du col est plutôt un détroit qu'une simple ouverture, puisqu'il mesure 5 à 6 millimètres d'étendue; à son niveau la juxtaposition des deux arbres de vie, réduits à leur axe vertical, peut constituer un obstacle au cathétérisme surtout chez les nullipares. On a supposé à tort que cet orifice était fermé par un véritable sphincter qui a même été expressément décrit par Hélie et Chenantais. Bandl (*loc. cit.*) a insisté sur ce fait qu'un utérus parfaitement normal ne doit présenter aucune saillie au niveau de son orifice interne, et qu'une sonde de 3 à 4 millimètres de diamètre doit le traverser facilement.

Après la ménopause, cet orifice s'oblitère dans un certain nombre de cas : cette occlusion, déjà signalée par Mayer (de Bonn) et Velpeau, serait très-fréquente, d'après M. Guyon, qui l'a rencontrée 18 fois sur 20 femmes âgées de cinquante-cinq à soixante-dix ans : elle serait plus rare, d'après M. Richet et aussi d'après M. Sappey, qui ne l'a trouvée que 2 fois sur 10 cas.

Pour compléter cette étude de la cavité utérine nous devons signaler, comme nous l'avons fait pour la surface interne, les modifications les plus importantes aux différents âges. Chez l'enfant, la cavité du corps est triangulaire et les plis de l'arbre de vie s'y prolongent le plus ordinairement ; cependant Wyder et Mœricke (*loc. cit.*) ont constaté que souvent ces saillies ne dépassent pas l'orifice interne.

Chez la nullipare cette même cavité serait arrondie, d'après Hagemann, immédiatement au-dessus de l'orifice interne : elle ne s'aplatirait et ne s'élargirait qu'au niveau du fond. Il est plus exact de dire qu'elle est triangulaire et limitée par des bords curvilignes dont la convexité regarde en dedans, ce qui en réduit la capacité. Chez les multipares, au contraire, les bords deviennent rectilignes ou convexes en dehors, les angles supérieurs et latéraux sont moins accentués, et la cavité augmente. Chez les multipares âgées, ces caractères se prononcent encore davantage, d'après Hagemann : au-dessous de l'orifice des trompes, la cavité utérine présente de chaque côté une brusque dilatation, ce qui, joint à l'existence d'une dépression médiane au niveau du fond, rappelle l'aspect d'un utérus bicorne ; en même temps les orifices des oviductes semblent s'être élargis, parce que dans ces conditions seulement ils se laissent pénétrer par la masse à injection.

Quant à la cavité du col, il a déjà été dit qu'elle devient proportionnellement moins longue chez la multipare ; on peut ajouter encore que l'orifice interne devient plus perméable avec l'âge.

Vaisseaux de l'utérus. La circulation artérielle de l'utérus est largement assurée par les artères utéro-ovariennes d'une part, par les artères utérines d'autre part.

Les premières naissent de l'aorte abdominale entre les rénales et la mésentérique inférieure, s'infléchissent en dedans au niveau de la fosse iliaque, s'engagent dans l'épaisseur des ligaments larges, passent au-dessous de l'ovaire et décrivent une courbe à convexité dirigée en haut et en dedans pour venir s'appliquer sur les angles latéraux de l'utérus où elles s'anastomosent avec les artères utérines, et se distribuer au fond et aux parties supérieures de l'organe, après avoir fourni des rameaux à l'ovaire et aux trompes. Ces artères appartiennent, dit-on, à l'utérus autant qu'à l'ovaire, cependant il est à remarquer que le tronc qui aborde la matrice s'est déjà anastomosé à plein canal le long du bord adhérent de l'ovaire avec une branche volumineuse de l'artère utérine ; d'après Chalot (*Montpellier médical*, 1884), les artères utéro-ovariennes mériteraient plutôt le nom de tubo-ovariennes.

Les artères utérines naissent de l'hypogastrique, tantôt isolément, tantôt par un tronc commun avec l'ombilicale ou avec la honteuse interne. Elles se dirigent presque transversalement vers le vagin qu'elles abordent à la hauteur de l'orifice externe du col, puis se réfléchissent de bas en haut le long du col pour pénétrer dans le ligament large, marchent parallèlement aux bords latéraux de l'utérus, et se terminent vers l'extrémité supérieure de l'organe par plusieurs branches qui s'unissent aux divisions terminales de l'artère utéro-ovarienne. Au

moment de leur réflexion, elles donnent plusieurs rameaux au vagin et à la
vessie.

De l'arcade que forme chaque artère en s'appliquant aux bords latéraux de
l'utérus naissent d'abord deux branches qui passent l'une en avant, l'autre en
arrière du col, pour s'anastomoser avec les branches semblables venues du côté
opposé : de là un cercle artériel sur lequel Huguier a appelé l'attention. Plus haut,
et sur tout le reste de son trajet, elle fournit une multitude de rameaux, les uns
antérieurs, les autres postérieurs, ces derniers plus développés, qui pénètrent dans
l'épaisseur du tissu musculaire. Les vaisseaux de droite et ceux de gauche communiquant largement entre eux, la circulation de l'organe n'aurait pas à souffrir
de l'oblitération des troncs de l'un ou de l'autre côté. L'utérus reçoit encore
deux petites artères, venues de l'épigastrique, qui suivent le trajet des ligaments
ronds dont elles occupent le centre.

Toutes les divisions et les ramifications artérielles qui se distribuent à l'utérus
sont remarquables par leurs nombreuses flexuosités; elles s'enroulent en tire-
bouchon, disposition qui n'a pas pour but de se prêter à l'ampliation de l'organe
pendant la grossesse, car elle s'exagère encore sur l'utérus gravide, en même
temps que la capacité des vaisseaux s'agrandit et que leurs parois augmentent
d'épaisseur. Ces flexuosités ont été comparées à celles des artères hélicines par
M. Rouget, qui assimile l'appareil vasculaire de l'utérus au tissu érectile. Ce physiologiste a montré que, si l'on pratique sur le cadavre une injection des vaisseaux
utérins, on voit au moment où ceux-ci sont distendus l'organe se redresser et
s'élever en quelque sorte dans la cavité pelvienne en même temps que son volume
augmente et que les parois de sa cavité s'écartent l'une de l'autre. M. Rouget a
fait jouer un rôle important à cette érection des organes génitaux internes de la
femme non-seulement pendant le coït, mais encore pendant la menstruation. Si
on ne considère que les phénomènes dont il vient d'être question, ce rapprochement est sans doute légitime, mais il n'en est plus de même au point de vue anatomique, la communication entre les veines et les artères de l'utérus étant établie
par des vaisseaux capillaires et non par ce tissu à structure spéciale que l'on
trouve dans les corps caverneux et qui mérite seul le nom de tissu érectile. Chez
l'enfant les artères ne présentent pas encore de disposition hélicine (Henle).

Les veines extrêmement nombreuses qui ramènent le sang des parois de l'utérus
ne sont pas flexueuses, mais plus ou moins rectilignes et transversalement dirigées
du plan médian vers les bords de l'organe où elles se jettent de chaque côté dans
un riche plexus situé dans l'épaisseur des ligaments larges. Chacun de ces plexus
donne naissance : 1° par sa partie moyenne à deux veines principales, les veines
utérines proprement dites, qui vont se jeter par un tronc commun dans l'hypogastrique ; 2° par sa partie supérieure à plusieurs branches qui s'unissent à des
veines venues de l'ovaire et du ligament large, pour former le plexus utéro-
ovarien ou pampiniforme. Ce dernier, situé parallèlement à l'oviducte, se continue
donc en dedans avec le plexus utérin et en dehors avec deux ou trois troncs
qui passent au devant des vaisseaux iliaques primitifs, en arrière du péritoine,
et se réunissent en un tronc unique, lequel va se jeter à droite dans la veine
cave inférieure, à gauche dans la veine rénale. Souvent la veine utéro-ovarienne
droite se termine, d'après Dewalz (th. de doct., 1858), par deux divisions dont
l'une aboutit à la veine cave, l'autre à la veine rénale : il n'est point rare de
voir les deux veines utéro-ovariennes communiquer entre elles par des anasto-
moses médianes.

Le plexus utéro-ovarien est généralement peu développé chez les jeunes filles, mais chez les femmes adultes et surtout chez les multipares les vaisseaux qui le constituent se dilatent, deviennent flexueux d'autant plus facilement qu'ils sont privés de valvules : ces replis sont également très-rares dans les troncs efférents et même feraient complétement défaut d'après certains anatomistes; Henle dit qu'on en trouve exceptionnellement dans la veine utéro-ovarienne gauche. Le plexus pampiniforme est ordinairement plus volumineux à gauche, ce qu'on peut attribuer à la compression exercée sur la veine utéro-ovarienne de ce côté par l'S iliaque (Richet).

Les veines utérines acquièrent dans la grossesse un calibre considérable et prennent le nom de sinus.

Les lymphatiques de l'utérus ont été plus particulièrement dans ces dernières années l'objet de nombreuses recherches, à cause de leur rôle important dans les inflammations utérines. Ils naissent de la muqueuse et du tissu musculaire. Dans l'épaisseur du muscle utérin ils seraient disposés, d'après M. Fioupe (th. Paris, 1876), sur trois plans : un plan interne de vaisseaux cylindriques à direction longitudinale, un plan moyen de larges canaux à direction tortueuse et oblique, enfin un plan externe à direction également longitudinale. Ces trois ordres de vaisseaux correspondraient aux trois couches musculaires du tissu utérin et seraient surtout bien nets chez les animaux à utérus bicorne.

Les vaisseaux qui appartiennent aux couches musculaires se jettent, par l'intermédiaire des canaux collecteurs du plan moyen, dans les gros lymphatiques du ligament large.

A ceux-ci aboutissent également les lymphatiques superficiels ou sous-séreux : ceux du corps, remarquables par leur aspect noueux, convergent vers les angles de l'utérus où ils s'anastomosent avec ceux des trompes et des ovaires, et en dernier lieu tous ces vaisseaux suivent les artères utéro-ovariennes pour se terminer dans les ganglions lombaires. D'après M. Lucas-Championnière il y aurait dans les ligaments larges, le long des vaisseaux utéro-ovariens, plusieurs petits ganglions. M. Fioupe ne les a pas trouvés chez la femme, mais il a constaté leur présence chez la vache et la truie.

Les lymphatiques sous-séreux du col forment un réseau à mailles assez larges; ils émergent au niveau de l'isthme et rencontrent immédiatement, d'après M. Lucas-Championnière, un ganglion situé au-dessus et un peu en arrière du cul-de-sac vaginal latéral et dont l'inflammation serait le point de départ ordinaire des phlegmons du petit bassin. Cependant M. Fioupe dit ne pas l'avoir rencontré. Quoi qu'il en soit, les lymphatiques du col suivent les artères utérines et vont se rendre aux ganglions pelviens latéraux, et aussi, d'après Cruveilhier, à un ganglion constant situé à l'entrée de la gouttière obturatrice.

Disons encore pour terminer que les lymphatiques du tissu utérin et ceux des ligaments larges présenteraient sur leur trajet, d'après M. Lucas-Championnière, des dilatations ampullaires, sortes de réservoirs dans lesquels viennent s'ouvrir plusieurs petits vaisseaux.

Nerfs. L'innervation de l'utérus est assez compliquée : elle émane de différentes origines : 1° du plexus ovarique, 2° du plexus lombo-aortique, 3° du plexus hypogastrique.

Le plexus ovarique qui accompagne les artères utéro-ovariennes vient en partie du plexus solaire directement, en partie du plexus rénal, et reçoit également des filets du plexus lombo-aortique.

Celui-ci concourt encore à la formation du plexus hypogastrique et, comme il est une des principales sources d'innervation de l'utérus, il doit être étudié avec quelques détails. Le plexus lombo-aortique (*uterinus magnus*, Frankenhæuser; *uterinus communis*, Tiedemann), étendu de l'origine des artères utéro-ovariennes à la bifurcation de l'aorte, se continue en haut avec le plexus solaire et reçoit en dehors les filets fournis par le cordon lombaire du grand sympathique ; à l'union de ces derniers avec le plexus on trouve les ganglions aplatis et triangulaires, les ganglions spermatiques ou génitaux de Frankenhæuser.

Ce plexus lombo-aortique, outre les filets qu'il donne au plexus ovarique, prend une part importante à la formation du plexus hypogastrique. En effet, il lui envoie d'abord quelques faisceaux par l'intermédiaire du plexus mésentérique inférieur. Ce dernier, le seul qui se détache du plexus lombo-aortique, reçoit de nombreux filets d'un ganglion situé à la racine de l'artère mésentérique, le ganglion mésentérique inférieur, lequel s'anastomose en dehors avec le deuxième ganglion lombaire, et a été regardé par Frankenhæuser comme le principal centre des mouvements de l'utérus. D'autre part, le plexus lombo-aortique concourt directement à la constitution du plexus hypogastrique dans lequel il vient se jeter au niveau de la 5ᵐᵉ vertèbre lombaire.

Le plexus hypogastrique reçoit encore en plus les rameaux antérieurs de la portion sacrée du grand sympathique, ainsi que les filets de la troisième et quatrième paire sacrée et quelquefois de la deuxième. C'est lui qui donne le plexus utérin proprement dit, lequel renferme ainsi et des rameaux du sympathique et d'autres provenant de l'axe cérébro-spinal. D'abord compris entre les lames du ligament large, le plexus utérin se partage en un grand nombre de filets pour la plupart indépendants de l'artère utérine et qui vont se répandre dans l'organe auquel ils sont destinés. Lee et Remak ont décrit de chaque côté du col un ganglion remarquable par son volume : c'est une masse formée de fibres et de cellules qui en dehors de la gestation mesure 2 centimètres de haut sur 1ᶜᵐ3 de large et pendant la grossesse 5ᶜᵐ sur 3 à 4. A l'extrémité supérieure de sa face postérieure arrivent les branches de division du plexus hypogastrique, à ses bords et à sa face postérieure les rameaux des nerfs sacrés. C'est de ce ganglion que proviendraient presque tous les nerfs de l'utérus, le plexus hypogastrique ne fournirait directement qu'un certain nombre de filets pour la face postérieure et les bords de l'organe. Le col de l'utérus reçoit de nombreux ramuscules nerveux, plus nombreux même que le corps, d'après Kilian. Snow Beck (*Philos. Trans.*, 1846, II), Boulard (*Gaz. médic.*, 1851), Körner (*Stud. des phys. Inst. v. Breslau*), ont décrit encore d'autres agglomérations ganglionnaires de petit volume sur le trajet des nerfs utérins.

II. Moyens de fixité de l'utérus. L'utérus est maintenu dans sa situation par ses connexions avec les organes voisins et par des ligaments au nombre de six : deux latéraux, les ligaments larges ; deux antérieurs, les ligaments ronds, et deux postérieurs, les ligaments utéro-sacrés.

Ligaments larges. Les ligaments larges sont formés par deux feuillets ou péritoine qui, après avoir tapissé respectivement la face antérieure et la face postérieure de l'utérus, se portent transversalement vers les parois du bassin pour se continuer avec la séreuse pariétale. Par leur continuité avec l'utérus, ils forment une cloison transversale qui partage le bassin en deux parties dont l'antérieure renferme la vessie et la postérieure le rectum.

Chacun de ces ligaments ayant une forme quadrilatère, on leur décrit quatre bords : leur bord supérieur est subdivisé en trois replis ou ailerons secondaires, un antérieur pour le ligament rond, un moyen pour la trompe, un postérieur pour l'ovaire, disposition qui a fait comparer le ligament large à une aile de chauve-souris. Le ligament rond fait d'ordinaire une saillie peu prononcée sous le péritoine, et quelquefois même l'aileron antérieur n'existe pas L'aileron médian est le plus élevé ; c'est lui qui constitue le bord libre du ligament large : de même que l'organe qu'il renferme, il se dirige d'abord directement en dehors, puis décrit des flexuosités correspondant à celles de la trompe ; celle-ci ne se prolongeant pas jusqu'aux parois du bassin, l'extrémité externe de l'aileron supérieur reste vide dans l'étendue de 2 centimètres environ : Henle a désigné sous le nom de ligament infundibulo-pelvien cette portion du repli péritonéal.

L'aileron qui renferme l'ovaire ou aileron postérieur est sur un plan inférieur au précédent ; il s'étend en dehors jusqu'au niveau de l'orifice abdominal de la trompe ; il se divise en trois parties : l'une interne, pour le ligament de l'ovaire ; une moyenne, pour l'ovaire lui-même ; la troisième enfin, qui ne contient que des vaisseaux et une portion de l'organe de Rosenmüller, se comporte comme un ligament étendu entre l'ovaire et le pavillon, son bord libre s'unit à la face externe ou péritonéale du ligament tubo-ovarique proprement dit, formé par une des franges du pavillon de la trompe. Henle a donné à ce dernier segment de l'aileron postérieur le nom de ligament infundibulo-ovarien.

Le bord inférieur n'arrive pas jusqu'au plancher du bassin : il répond au tissu cellulaire sous-péritonéal, à l'aponévrose pelvienne supérieure et tout à fait en dedans aux bords latéraux du vagin : aussi par le toucher peut-on reconnaître les collections inflammatoires ou autres développées à cet endroit. Ce bord se dédouble, le feuillet antérieur se portant sur la vessie, le postérieur sur les ligaments utéro-sacrés et le rectum ; le cul-de-sac formé par le premier est sur un plan supérieur à celui du feuillet postérieur.

Le bord interne est très-large, puisqu'il mesure l'épaisseur des parois utérines ; il est en rapport avec l'artère utérine et les plexus veineux qui l'entourent.

Le bord externe au contraire est mince : à ce niveau en effet les deux feuillets se rapprochent, de sorte que, si l'on pratique une coupe antéro-postérieure et transversale de ces ligaments, ils ont la forme d'un triangle isocèle dont la base répond aux bords latéraux de l'utérus et le sommet aux parois du bassin (Tillaux).

Les ligaments larges comprennent dans leur composition des fibres musculaires et du tissu cellulaire dont il est important de déterminer les connexions, en raison de la fréquence des inflammations phlegmoneuses dont il est le siège ; on y trouve de plus les vaisseaux et les nerfs dont il a déjà été question ; enfin, aux organes qui occupent le bord supérieur du ligament il faut ajouter l'organe de Rosenmüller, dont nous devons dire quelques mots.

Les faisceaux musculaires du ligament large ont été bien étudiés par M. Rouget, qui a montré que ces replis n'étaient pas de simples feuillets séreux, mais qu'ils représentaient une véritable expansion de la couche la plus superficielle du tissu utérin ; le plan musculaire antérieur se porte en partie sur le ligament rond qu'il contribue à former, le plan postérieur se continue avec les ligaments utéro-sacrés (*voy.* l'art. OVAIRE de ce Dictionnaire).

Le tissu cellulaire du ligament large, qui est réduit en haut et en dehors à une mince lame contenant peu de graisse, s'épaissit vers les bords latéraux et surtout vers le plancher du bassin. Alph. Guérin prétend que les ligaments larges forment une cavité close de toutes parts par le *fascia propria :* tous les anatomistes, au

contraire, admettent que la couche celluleuse comprise dans leur intervalle se
continue avec celle qui recouvre l'aponévrose pelvienne supérieure et qui entoure
le vagin, le rectum et la vessie; elle communique, de plus, avec le tissu cellulaire
de la fosse iliaque et celui de la région fessière, de sorte qu'un abcès pelvien
peut fuser dans ces différentes directions.

Par des injections d'eau, de gélatine, etc., pratiquées dans ce tissu cellulaire,
Kœnig, Schlesinger, ont cherché à déterminer la marche suivie par les exsudats
quelconques qui peuvent s'y développer. Le premier est arrivé aux résultats suivants : 1° lorsque l'injection est faite au niveau du bord supérieur du ligament
large vers le voisinage de l'ovaire et des trompes, elle distend d'abord le tissu
cellulaire correspondant, celui qui occupe les parties latérales et supérieures du
petit bassin, et se porte ensuite vers la fosse iliaque avant de descendre vers le
plancher du bassin; 2° injecté à la base des ligaments larges vers la face antérieure
de l'isthme, le liquide fuse d'abord dans le tissu cellulaire qui avoisine le col
de l'utérus et le bas-fond de la vessie et accompagne ensuite le ligament rond
vers l'arcade de Fallope, décolle le péritoine de la paroi abdominale antérieure
et peut gagner en arrière la fosse iliaque; 3° les injections faites à la base
du ligament large, mais en arrière, distendent d'abord les régions correspondantes, les espaces de Douglas, puis remontent vers la partie supérieure du
ligament large pour suivre le trajet 1 (*Arch. d. Heilk.*, 1862). Schlesinger a
consacré à cette question une étude plus détaillée que je ne puis ici qu'indiquer (*Anat. und. klin. Unters. üb. extraper. Exsd. im weibl. Becken.* In
Wien. med. Jahrb., 1878).

C'est au niveau du bord supérieur du ligament large que l'on trouve l'organe
de Rosenmüller ou époophoron. Il occupe un espace limité en avant par la concavité de la portion terminale de la trompe, en dehors par le ligament tubo-
ovarique, en arrière par le hile de l'ovaire. Il a la forme d'un triangle dont le
sommet est tourné vers ce dernier organe et mesure chez l'enfant nouveau-né
8 à 9 millimètres, d'après M. Sappey; chez l'adulte, Henle lui donne à peu près
15 millimètres dans ses deux diamètres, dont l'un transversal, l'autre antéro-
postérieur, c'est-à-dire perpendiculaire au hile de l'ovaire. Cet organe est constitué par 15 à 18 canalicules (Sappey), 10 à 15 seulement (Henle), qui naissent près
du bord adhérent de l'ovaire par une extrémité arrondie en cul-de-sac et qui
vont en divergeant se jeter dans un canal collecteur perpendiculaire à leur
direction, mais parallèle à la courbe de la trompe : le canal principal répond
au canal de Wolff primitif, les canalicules secondaires à la portion sexuelle du
corps de Wolff, à l'épididyme chez l'homme; vers le hile de l'ovaire, ils se continuent avec d'autres tubes semblables (le paroophoron de Waldeyer), qui proviennent de la portion urinaire du corps de Wolff et répondent à l'organe de
Giraldès de l'homme.

Les ligaments larges, comme l'a fait observer Bennett, sont bien moins des
organes de sustentation que des replis péritonéaux destinés à envelopper les
annexes de l'utérus. Cependant, en raison même de leur configuration, ils
contribuent à le fixer dans sa position. La tension de la lame antérieure empêche
l'utérus de tomber en arrière quand la vessie se remplit outre mesure; la
tension de la lame postérieure l'empêche de tomber en avant quand le réservoir
urinaire se vide; l'action du ligament d'un côté contre-balance celle du ligament
opposé et empêche ainsi les déviations latérales. M. Richet a constaté également
qu'après leur section le corps s'infléchit en tous sens sur le col, et que l'organe

dans son ensemble s'abaisse plus facilement. On peut donc appeler ces replis
es ligaments suspenseurs latéraux de l'utérus. Pendant la grossesse, ils favorisent par l'écartement de leurs lames le développement de la matrice : aussi
chez les multipares ils ne reprennent plus leur tension primitive et leur
influence est à peu près annihilée.

Ligaments utéro-sacrés. Ces ligaments sont étendus de la partie postérieure
et inférieure de l'utérus aux parties latérales et inférieures du sacrum. Ils
naissent en avant à l'union du col avec le vagin, et à leur origine se continuent
l'un avec l'autre sur la ligne médiane, puis ils vont s'attacher en arrière
aux troisième et quatrième vertèbres sacrées immédiatement en dedans de la
symphyse sacro-iliaque; quelquefois ils remonteraient jusqu'au promontoire
et même à la partie antérieure et latérale de la dernière vertèbre lombaire
d'après Iluguier, qui leur a donné pour cette raison le nom de ligaments
utéro-lombaires. Leur direction est presque perpendiculaire à celle de
l'utérus. Leur forme est celle d'un croissant à concavité dirigée en dedans
et en haut, qui de chaque côté embrasse le rectum. Aussi interceptent-ils
entre eux une ouverture ovalaire qui apparaît surtout nettement lorsqu'on
exerce une traction sur l'utérus et qui conduit dans la cavité de Douglas;
ces ligaments eux-mêmes, tapissés par le péritoine qui du bord inférieur
du ligament large se réfléchit sur eux, s'appellent quelquefois les replis de
Douglas.

Leur face antérieure, inclinée en haut, forme par leur continuité avec la lame
postérieure du ligament large une fossette désignée par M. Sappey sous le nom
de rétro-ovarienne, et située sur un plan supérieur à celui de la cavité de
Douglas; à l'état de vacuité de la vessie, l'ovaire est comme suspendu au-dessus
de cette petite excavation et il vient s'y loger quand il est refoulé par la distension de ce réservoir. Leur face postérieure, dirigée en bas, répond à la
partie moyenne du rectum.

Ces ligaments sont essentiellement constitués par une couche de fibres lisses,
revêtue d'un repli péritonéal. Ils doivent être considérés comme un épaississement de la couche musculaire qui double le péritoine pelvien, et comptent
ainsi, suivant les idées de M. Rouget, parmi les intermédiaires qui permettent
à la tunique musculaire superficielle de l'utérus de prendre insertion sur
l'appareil locomoteur de la vie animale. Cependant, il faut noter qu'une partie,
et même, d'après certains anatomistes, la plupart de leurs faisceaux, se perdent
en arrière sur les côtés du rectum, d'ou le nom de ligaments recto-utérins qui
leur a été donné. Ils renferment encore dans leur épaisseur du tissu conjonctif
et adipeux, des fibres élastiques, des vaisseaux et quelques filets nerveux : aussi
le tiraillement de ces ligaments est-il douloureux, et leur a-t-on quelquefois
attribué les douleurs de reins dont se plaignent les femmes pendant l'accouchement.

Luschka a appelé ces ligaments : les muscles rétracteurs de l'utérus; le nom
qu'ils méritent en réalité, c'est celui de ligaments suspenseurs postérieurs.
Malgaigne a montré qu'ils opposaient une très-grande résistance à l'abaissement
de l'utérus; il a même prétendu qu'ils étaient le seul obstacle à sa descente
M. Richet a constaté également que, quand on exerce des tractions sur cet organe,
on les voit se tendre les premiers, et qu'on obtient un abaissement considérable
après leur section.

Quelques auteurs allemands, en particulier Schultze et Fritsch, ont fait jouer un rôle important dans l'étiologie de l'antéflexion au raccourcissement des ligaments utéro-sacrés; la diminution de longueur serait ordinairement d'origine inflammatoire, et liée à une paramétrite postérieure; elle aurait pour résultat de porter l'extrémité inférieure du col en haut, tandis que son extrémité supérieure s'infléchirait avec le corps en bas et en avant : de là aussi une grande difficulté d'attirer l'utérus vers la vulve. Cet état pourrait être congénital, les ligaments utéro-sacrés ne s'étant pas suffisamment développés et maintenant le col dans cette position vicieuse.

Ligaments ronds. Ces ligaments naissent des parties antérieure et latérale, et particulièrement de la moitié supérieure de l'utérus, traversent le canal inguinal et vont se perdre dans l'extrémité supérieure des grandes lèvres. Aplatis à leur origine, cylindriques dans leur trajet pelvien et inguinal, ils s'effilent ordinairement à leur extrémité.

Leur longueur est de 14 à 15 centimètres. Situés au-dessous et en avant de la trompe, ils croisent à angle aigu le cordon de l'artère ombilicale, le psoas, les vaisseaux iliaques externes, et avant de pénétrer dans le canal inguinal ils décrivent au niveau de la fossette inguinale interne une courbe à concavité interne qui embrasse la courbe à concavité supérieure des vaisseaux épigastriques.

Ils sont d'abord coiffés par le péritoine qui, d'après M. Beurnier (thèse de Paris, 1886), leur adhère très-faiblement et s'en laisse facilement décoller. La séreuse les abandonne au niveau de l'orifice abdominal du canal inguinal, du moins chez l'adulte; chez le fœtus, au contraire, elle envoie, d'après les auteurs, un prolongement appelé le canal de Nuck, qui les accompagne jusqu'à leur extrémité et qui, très-manifeste du quatrième au sixième mois, disparaîtrait ordinairement vers le huitième mois de la vie intra-utérine; ce diverticule péritonéal pourrait persister chez l'adulte et devenir le point de départ de kystes de la grande lèvre. Cependant M. Duplay (th. inaug., 1865) nie l'existence du canal de Nuck : chez 21 fœtus à différents âges, il déclare n'avoir pas rencontré une seule fois le moindre vestige de ce canal : dans ses recherches récentes M. Beurnier confirme cette opinion.

Le ligament rond se compose essentiellement de fibres musculaires lisses qui se continuent avec les couches les plus superficielles de l'utérus; mais il vient s'y ajouter, comme l'a montré M. Rouget, un faisceau strié qui s'insère, d'après M. Sappey, à l'épine du pubis et à la paroi inférieure du canal inguinal, et qui en haut se termine le plus souvent au voisinage du détroit supérieur; quelquefois à égale distance de ce detroit et de l'utérus, quelquefois enfin au voisinage de ce dernier organe dont il resterait toujours éloigné de 12 à 15 millimètres. Les fibres lisses sont considérées généralement comme l'analogue du muscle crémaster interne et les fibres striées comme l'équivalent du faisceau interne du crémaster externe de l'homme. Ces dernières sont-elles des dépendances des muscles transverse et oblique de l'abdomen, ou bien représentent-elles un muscle spécial? Comme pour le crémaster externe de l'homme la question est discutée. D'après M. Beurnier les fibres striées ne prendraient aucune part à la constitution du ligament rond, mais au moment où celui-ci se dégage de l'anneau inguinal externe il se trouve en rapport avec un faisceau spécial, distinct des muscles transverse et petit oblique. Ce faisceau a la forme d'un triangle dont la base, tournée en dedans, s'insère à l'épine du pubis, et dont le sommet aboutit à un petit tendon qui va s'attacher à la paroi inférieure du canal inguinal : ce faisceau, que l'on pourrait appeler inguino-pubien, ne se prolongerait nullement sur le ligament rond.

M. Beurnier a appelé aussi l'attention sur les filaments fibreux disposés tout autour du ligament, sortes de petits tendons qui le fixent sur la paroi antérieure et postérieure, et surtout sur la paroi inférieure du canal inguinal : aussi une traction exercée sur les ligaments n'agira que sur ces brides tant qu'elles sont restées intactes, et non sur l'utérus lui-même. Le même auteur a également décrit avec soin le lobule adipeux allongé, situé au-dessous du ligament et dont l'existence avait déjà été signalée par d'autres observateurs. L'extrémité terminale du ligament occupe le centre de cette boule graisseuse sous forme d'un cordon unique qui au moment d'en sortir se divise en plusieurs filaments.

Le ligament rond renferme une artère qui provient de l'épigastrique et qui, comme nous l'avons vu, arrive jusqu'à l'utérus. Plusieurs veines l'accompagnent; la principale se jette dans la veine iliaque externe ou dans l'épigastrique, les autres sortent par l'orifice inguinal externe et vont s'anastomoser avec celles des grandes lèvres et du pénil; les plus grosses sont munies de valvules dont le bord concave est dirigé vers l'aine, le sang qu'elles renferment se porte par conséquent de l'utérus vers la veine fémorale; dans la grossesse elles deviennent souvent variqueuses. Les nerfs émanent de la branche génito-crurale.

Les ligaments ronds contribuent à maintenir en avant le fond de l'utérus et à le ramener dans cette direction après la déplétion de la vessie; l'appui qu'ils donnent à l'organe a été comparé par Bennett à celui que donnent à l'escarpolette les deux cordes auxquelles elle est suspendue et qui lui laissent une grande mobilité dans tous les sens. Trop courts ils peuvent favoriser l'obliquité de l'utérus ou son inclinaison latérale (Courty). Ils servent aussi de conducteurs et de supports à de nombreuses ramifications vasculaires. M. Beurnier a cherché à apprécier la résistance de ces ligaments aux tractions : ils se rompent sous un poids de 400 à 900 grammes, mais rarement cependant au-dessous de 600 grammes; leur élasticité est considérable : au moment de la déchirure, qui a ordinairement lieu au niveau de l'orifice inguinal externe, ils se sont allongés de 2 à 4 centimètres, et on comprend comment sous l'influence de causes agissant lentement ils ont pu s'allonger de 7, 8 et même 10 centimètres.

III. ANATOMIE DESCRIPTIVE DES TROMPES. — Les trompes ou oviductes sont deux conduits destinés à transporter l'ovule dans la cavité utérine. Leur forme justifie bien le nom que leur a donné Fallope. En effet, parti de l'angle supérieur et interne de l'utérus, chacun de ces conduits en se portant transversalement en dehors augmente progressivement de calibre et se termine par une extrémité évasée, le pavillon. Les deux trompes sont situées dans l'aileron moyen du ligament large, et embrassées, sauf au niveau du pavillon, par un dédoublement du péritoine dont les deux feuillets se réunissent au-dessous d'elles pour leur former une sorte de méso. Cependant leur mobilité n'est bien marquée que dans le sens antéro-postérieur, mais, fixées en dedans à l'utérus, elles participent en outre à tous les déplacements de cet organe.

Leur direction est horizontale jusqu'au niveau de la partie moyenne de l'ovaire; à partir de ce point, elles se portent d'abord en arrière, puis en arrière et en dedans, enfin directement en dedans, de manière à décrire une courbe dont la concavité amène le pavillon vers l'ovaire. Leur axe n'est rectiligne que dans le tiers interne environ de leur trajet; dans leurs deux tiers externes, les trompes décrivent des flexuosités nombreuses.

Leur longueur, quand elles ont été isolées de leurs connexions, dépend donc en grande partie du nombre de ces replis. Elle est ordinairement de 12 centimètres, d'après M. Sappey, mais elle peut osciller dans des limites très-étendues, puisqu'elle serait comprise entre 6 et 20 centimètres (Henle). Beigel, sur un grand nombre de cadavres, a trouvé comme minimum 4 et comme maximum 17. Barkow (*Anat. Abhandl.* Breslau, 1851) sur 40 oviductes en a trouvé 3 qui mesuraient 150 à 180 millimètres, 25 de 105 à 156, 7 de 78 à 105, enfin 5 de 52 à 78. Bischoff sur 11 sujets a trouvé comme longueur maximum 195 millimètres, minimum 110 millimètres. L'une des trompes est quelquefois plus courte que l'autre de 1 centimètre ou davantage.

On distingue à la trompe deux parties : le corps et le pavillon. Le corps lui-même présente deux segments : l'un interne, rectiligne et étroit, ou isthme ; l'autre externe, flexueux et plus large, l'ampoule de Henle. Le premier n'a ordinairement que 3 à 4 millimètres de diamètre ; l'ampoule atteint de 6 à 8 millimètres, mais présente quelquefois des rétrécissements sur son trajet. Ces deux segments se distinguent encore par leur inégale dilatabilité ; la lumière de l'isthme, large de 1 millimètre 1/2, laisse à peine pénétrer une grosse soie de porc, et a sur une coupe un aspect punctiforme. L'ampoule permet, au contraire, l'introduction d'une sonde d'assez fort calibre, et a la forme d'une étoile dont les rayons s'insinuent entre les plis de la muqueuse.

Le corps de la trompe est, comme nous l'avons déjà vu, situé en avant et au-dessus de l'ovaire, en arrière et au-dessus du ligament rond, sur le même plan que le fond de l'utérus chez la nullipare, à 1 centimètre à peu près au-dessous chez la multipare ; il est de plus en contact en avant avec les circonvolutions de l'intestin grêle quand la vessie est vide, et avec celle-ci quand elle est dilatée. Son extrémité interne s'ouvre à l'angle latéral de la cavité utérine par un orifice de 1 millimètre de diamètre ; en dehors, le conduit débouche dans le pavillon par une autre ouverture, *morsus diaboli*, un peu plus étroite que le canal de la portion ampullaire, et dont le diamètre mesure de 3 à 6 millimètres.

Le pavillon, beaucoup plus mobile que le corps, peut contracter des adhérences avec les organes voisins, ce qui amène la stérilité. Son diamètre est de 18 à 20 millimètres ; sa face externe ou péritonéale se continue avec le corps de la trompe, sa face interne ou muqueuse est concave et se dirige en dedans en arrière et en bas vers la glande génitale. Cependant la situation du pavillon est loin d'être constante ; on le trouve le plus souvent en avant, mais quelquefois aussi au-dessus, en dehors ou en arrière de l'extrémité externe de l'ovaire. Le sommet de l'infundibulum est occupé par l'orifice externe ou abdominal de la trompe. Sa base ou circonférence est découpée en languettes ou franges dont l'extrémité libre est arrondie ou terminée en pointe et dont les bords présentent souvent des replis secondaires. C'est sur les bords de ces franges que la muqueuse tubaire se continue avec la séreuse péritonéale par des modifications graduelles de structure qui seront étudiées plus loin. L'ensemble de ces languettes, quand elles ont été étalées, donne au pavillon l'aspect d'une corolle largement épanouie ; leur nombre et leur largeur sont très-variables, leur longueur est de 10 à 15 millimètres. L'une de ces franges mesure le double et unit le pavillon à l'ovaire ; les auteurs allemands le désignent sous le nom de *fimbria ovarica*. Nous avons déjà dit que ce qu'on appelle le ligament tubo-ovarien résulte de l'union de cette frange avec le ligament infundibulo-ovarien qui lui sert de soutien et qui appartient au péritoine. L'extrémité de la fimbria creusée en gouttière arrive jusqu'à l'ovaire et se prolonge même un peu sur lui; quand elle n'atteint pas l'organe, elle est continuée jusqu'à lui par le bord libre du ligament infundibulo-ovarien, qui prend l'aspect de la muqueuse tubaire et se garnit de petites franges analogues aux languettes secondaires du pavillon; exceptionnellement enfin, le péritoine peut garder ses caractères habituels dans l'espace laissé libre entre la frange ovarique et l'extrémité externe de l'ovaire.

On rencontre quelquefois des pavillons accessoires dont l'existence a été signalée par Richard; ils sont généralement situés au voisinage du pavillon principal et constitués sur le même type que lui. Ils s'implantent directement sur la trompe ou sur un conduit accessoire perpendiculaire à celle-ci. D'après Richard, cette anomalie se rencontrerait une fois sur six; d'après M. Sappey, une fois sur seize seulement. Il peut exister deux de ces pavillons secondaires sur un même oviducte et Richard en a même vu trois.

Le canal de la trompe est remarquable par l'existence de plis que l'insufflation ne fait pas disparaître et qui sont surtout très-nombreux dans l'ampoule, au point d'en remplir la cavité; ils se prolongent jusqu'à la circonférence externe du pavillon.

Les artères viennent de l'utéro-ovarienne; celle-ci fournit entre autres une branche importante qui se porte en dehors en suivant la portion ampullaire de la trompe. Les veines se terminent dans le plexus utéro-ovarien, les lymphatiques se rendent aux ganglions lombaires; enfin les nerfs très-nombreux émanent des plexus qui accompagnent les vaisseaux.   E. WERTHEIMER.

§ II. **Histologie.** Ainsi qu'on le verra par la suite (*voy.* UTÉRUS [*Développement*]), les voies génitales internes de la femme dérivent des conduits de Müller soudés en un canal unique sur la plus grande partie de leur parcours. Mais les analogies de structure qu'offrent primitivement le vagin, l'utérus et les trompes, en raison de cette origine commune, font place, chez l'adulte, à des différences assez prononcées pour qu'il ne soit plus possible de confondre ces diverses parties dans une même description.

D'autre part, la composition histologique de ces organes sera suivie jusqu'à la naissance dans la partie embryologique de l'article (p. 707), et, comme elle ne varie plus guère jusqu'aux approches de la puberté, à cause de l'arrêt de développement que subit l'appareil génital chez les individus jeunes jusqu'au moment où il doit entrer en fonction, nous n'aurons à décrire ici le conduit utéro-tubaire qu'à partir de l'époque où il est complétement formé et en état d'activité physiologique.

Nous étudierons ainsi dans quatre paragraphes séparés :

1° La structure de l'utérus, celle de la trompe et de quelques parties annexes chez l'adulte à l'*état de repos* (c'est-à-dire en dehors de la menstruation et de la grossesse)

2° Les *modifications périodiques* de la muqueuse liées à la *menstruation*.

3° Les *modifications* de l'utérus et de la trompe *pendant la grossesse et après l'accouchement*.

4° Les transformations qui caractérisent l'*involution sénile* de ces parties.

§ I. Dans ce paragraphe, il sera traité successivement de l'utérus, de la trompe et des ligaments annexes.

A. Utérus. On sait que la paroi de l'utérus est formée par trois tuniques superposées : une externe, *séreuse*, une moyenne, *musculeuse*, et une interne, *muqueuse*.

La *séreuse* n'offre aucune particularité de structure digne d'être notée. Le péritoine tapisse sous forme d'une mince membrane le fond et les deux faces antérieure et postérieure de la matrice. Il est très-adhérent au fond et à la face antérieure où sa trame, épaisse de 60 à 100 μ en moyenne (utérus au repos, femme de vingt ans), est constituée par des nappes de fibres lamineuses avec des cellules arrondies ou étoilées en assez petit nombre ; beaucoup de ces éléments se trouvent aplatis parallèlement à la surface entre les lames conjonctives, et prennent par suite l'aspect de larges lamelles à contour assez irrégulier. Ce tissu propre de la séreuse est de nature exclusivement conjonctive dans sa partie externe (la moitié environ de l'épaisseur totale). La zone la plus superficielle supportant l'épithélium péritonéal est plus homogène et offre une réfringence particulière surtout apparente sur les coupes d'une certaine épaisseur (*basement membrane* de certains auteurs).

Dans la partie profonde de la séreuse on aperçoit un réseau élastique très-serré constitué par des fibrilles de la variété la plus ténue ; tantôt au contact de la musculaire, tantôt comprise entre deux plans de nappes lamineuses, fréquemment amincie et même interrompue par places, cette couche élastique ne dépasse guère l'épaisseur de 20 à 25 μ. Souvent, elle paraît limiter assez nettement la séreuse à sa face profonde sur une certaine étendue, mais en bien des endroits elle se prolonge dans les cloisons intermusculaires, et alors on ne peut distinguer aucune ligne de démarcation entre les deux tuniques.

La *musculature de l'utérus*, entièrement formée de fibres lisses, se compose de faisceaux de grosseur et de conformation très-variables, entassés sur un grand nombre de couches et intriqués de telle sorte qu'il est pour ainsi dire impossible de suivre complétement le trajet de tel ou tel faisceau étudié isolément. De là les divergences que présentent les descriptions données dans les ouvrages d'anatomie (Kölliker, Henle, Luschka, Quain-Hofmann, Chrobak, Landzert, Krause, Kreitzer, etc.). En réalité, toutes les divisions que l'on a essayé d'établir ont quelque chose d'artificiel et d'arbitraire, vu que la plupart des couches musculaires ne se laissent isoler que sur une partie de leur parcours.

D'ailleurs, toutes les descriptions contemporaines reproduisent, avec diverses variantes, celle qu'a donnée Hélie en 1865 d'après la matrice en état de gestation. C'est également celle que nous suivrons, à l'exemple de la plupart des auteurs français, en distinguant dans la tunique musculaire de l'utérus trois couches principales superposées ; nous donnerons en terminant les considérations de morphologie générale qui nous ont déterminés à accepter cette division comme étant la plus justifiée.

α. Muscles du corps. On trouve d'abord une couche externe (*stratum externum s. subserosum*) fort mince dont le plan superficiel est formé principalement de fibres longitudinales qui naissent au-dessous de l'isthme, remontent sur la face antérieure de l'organe, se recourbent en passant sur le fond d'avant en arrière et vont se terminer vers la partie postérieure du col. Elles forment ainsi un ruban dont la largeur ne dépasse pas celle du doigt, et paraissent se perdre dans le tissu fibreux de la région cervicale.

Les faisceaux musculaires longitudinaux qui se continuent en arrière avec

ceux de la couche superficielle du rectum (muscles recto-utérins) et en avant
avec la tunique contractile de la vessie (muscles vésico-utérins) ont été assimilés
aux faisceaux recto-vésicaux de l'homme. Kreitzer les considère comme un reste
de l'allantoïde oblitérée, se prolongeant de l'intestin postérieur sur la vessie
(sinus uro-génital) et contractant ultérieurement des connexions avec la musculeuse de la matrice.

Outre le faisceau ansiforme (Hélie) antéro-postérieur, la couche externe comprend une série de fibres à direction transversale naissant d'une sorte de raphé
médian mal dessiné sur toute la hauteur des faces antérieure et postérieure du
corps de l'organe. Celles de la face antérieure convergent de chaque côté vers
la partie moyenne du corps, et constituent là un mince plan contractile qui
quitte l'utérus pour aller doubler le feuillet péritonéal antérieur du ligament
large et former en grande partie le ligament rond. Celles de la face postérieure
vont s'accoler de même au feuillet postérieur du ligament large; en haut, elles
constituent le ligament de l'ovaire. Au-dessus du fond de l'utérus, les faisceaux
transversaux se trouvent plus ou moins intriqués avec les fibres ansiformes, puis
ils se prolongent de part et d'autre sur la face supérieure de la trompe. Avec
Rouget, on peut comparer cette couche externe considérée dans son ensemble à
une sorte de bonnet musculaire tapissé extérieurement par la séreuse péritonéale
et recouvrant la face antérieure, le fond et la face postérieure de l'utérus et de
ses annexes. D'après ce qui précède, il est facile de voir qu'elle n'existe pas sur
les parties latérales de la matrice. Elle se comporte, en résumé, tout comme la
lame péritonéale à la face profonde de laquelle elle se trouve accolée, et mérite
pleinement le nom de *musculaire sous-séreuse* qui lui a été donné. Pourtant, il
est à remarquer qu'il s'en détache quelques fascicules qui entourent les vaisseaux utérins et contournent horizontalement d'avant en arrière les côtés de
l'utérus.

La couche moyenne, de beaucoup la plus épaisse, forme presque à elle seule,
à proprement parler, la masse musculaire de l'utérus. Elle renferme un très-
grand nombre de vaisseaux, surtout veineux, dont les orifices béants lui donnent
un aspect spongieux tout particulier, et elle a reçu de ce chef le nom de
couche vasculaire (*stratum vasculosum*). On peut la diviser en trois assises secondaires : 1° une externe, qui est continue avec la couche sous-séreuse avec
laquelle elle forme le *stratum supravasculare*, et où prédominent les fibres
longitudinales entre-mêlées de faisceaux conjonctifs ondulés; 2° une intermédiaire, *stratum vasculare* proprement dit, dans laquelle la vascularité atteint
son plus grand développement et où existe aussi de la façon la plus prononcée
la texture plexiforme qui a été la source de tant d'opinions divergentes parmi
les anatomistes. Il y a là, en effet, un véritable réseau musculaire absolument inextricable à première vue, et l'on remarque que les fibres contractiles affectent
fréquemment la disposition de manchons circulaires autour des sinus veineux qui
se trouvent ainsi pourvus d'une puissante tunique musculaire adventice; 3° une
assise interne (*stratum infravasculare*) dont les faisceaux sont pour la plupart
obliques ou transversalement dirigés, et dont la texture paraît plus serrée, attendu qu'on n'y voit ni les grosses cloisons lamineuses de l'assise externe, ni
l'aspect spongieux si caractéristique du stratum intermédiaire, aspect qu'il doit
à son extrême richesse en vaisseaux de tout ordre.

Il existe également un appareil élastique assez développé dans les diverses
assises musculaires qui viennent d'être décrites. Indépendamment des couches

élastiques appartenant en propre aux parois des vaisseaux, on voit sur la coupe des tractus de puissance fort variable formés presque exclusivement de fibrilles élastiques de la variété la plus fine avec adjonction d'un petit nombre de fibres de grosseur moyenne. Tantôt ces traînées se trouvent isolées dans les cloisons intermusculaires, envoyant des prolongements jusqu'à la surface où ils se confondent avec le réseau élastique sous-péritonéal, tantôt elles s'enchevêtrent avec les faisceaux contractiles. En certains points, les fibres lisses sont en quelque sorte noyées dans une espèce de gangue élastique, affectant ainsi la même disposition que dans la tunique moyenne des artères.

La couche musculaire interne ou sous-muqueuse, presque aussi mince que la sous-séreuse, présente une disposition particulière au niveau des orifices tubaires qu'elle entoure de chaque côté d'une zone de fibres annulaires concentriques. Dans le reste du corps, ses faisceaux sont pour la plupart transversaux ou obliques, et constituent au niveau de l'isthme un anneau d'une certaine épaisseur; on voit en outre un mince plan de fibres qui descendent verticalement vers le col. De sa face interne, se détachent de nombreux fascicules qui pénètrent à une petite distance dans le tissu interglandulaire de la muqueuse.

β. *Muscles du col.* Ils sont également disposés sur trois couches qui ne correspondent pas à celles du corps et qui sont beaucoup plus nettement séparées. Il y a d'abord une couche externe longitudinale dont les fibres se continuent en haut avec celles de la surface du corps, en bas avec les tuniques musculeuses du vagin, de la vessie et de l'urèthre. Vient ensuite une couche circulaire, la plus puissante des trois, et qui représente un renflement de la couche annulaire sous-muqueuse du corps. En dedans, on aperçoit des faisceaux longitudinaux ou obliques qui suivent la direction des ramifications des arbres de vie et se continuent avec les fibres verticales sous-muqueuses du corps. Ces faisceaux émettent des prolongements dans l'épaisseur du chorion muqueux, et se continuent à leurs extrémités avec les fibres sphinctériennes entourant la cavité cervicale.

Les divers procédés de dissociation indiqués par les anatomistes n'ont abouti à aucun résultat en ce qui concerne la connaissance du plan général d'après lequel sont disposés les faisceaux contractiles dans la tunique musculeuse de l'utérus chez la femme. La seule voie qui puisse conduire à des notions plus satisfaisantes, l'étude de la musculature utérine au point de vue de l'embryologie et de l'anatomie comparée, ne paraît pas avoir été rigoureusement suivie jusque dans ces derniers temps. On trouve à la vérité dans les auteurs quelques brèves indications sur ce sujet : c'est ainsi que Luschka dit que la couche interne (sous-muqueuse) doit être considérée comme fondamentale, puisqu'on peut y reconnaître des traces de la division primitive de l'organe en deux moitiés distinctes, et qu'il est possible de la poursuivre sur toute la longueur des conduits génitaux. Krause, de son côté, a cru pouvoir homologuer les trois assises de la couche moyenne avec les deux tuniques réunies par des faisceaux obliques, telles qu'elles existent sur les utérus à cornes allongées de certains animaux. Mais ce n'est que récemment que cette question a été traitée avec les développements qu'elle comporte dans un intéressant mémoire de M. A. Pilliet, fait au laboratoire d'Anatomie comparée du Muséum, et dont nous résumons ci-après les principales conclusions.

Examinant comparativement sur des coupes histologiques pratiquées à différents niveaux les parois de l'utérus à longues cornes flexueuses des Rongeurs et de la taupe, celles de l'utérus de porc à cornes recourbées, puis les utérus à cornes droites des Carnassiers, ceux des Ruminants et des Solipèdes, où il n'existe plus que des cornes relativement courtes avec un corps bien développé, M. Pilliet arrive enfin aux matrices globuleuses, forme déjà esquissée sur les Fourmiliers, les Cheiroptères et quelques singes, et trouvant son expression la plus caractéristique dans l'espèce humaine.

Chez le cobaye, le rat, la taupe, les Porcins et les Carnassiers, il existe une double tunique musculaire à direction constante sur la trompe, l'utérus et le vagin. La couche externe longitudinale est séparée de la couche interne circulaire par une épaisse zone conjonctive riche en vaisseaux sanguins et lymphatiques. Sur la taupe, la couche externe offre une disposition d'une netteté réellement schématique : c'est une lame mince à fibres ansiformes doublant les deux feuillets du ligament large et comprenant dans sa duplicature les conduits génitaux, leurs annexes, leurs vaisseaux, ainsi que des expansions latérales de la couche interne circulaire.

Sur une antilope ayant mis bas depuis peu, l'interstice lamineux intermusculaire avec ses vaisseaux est moins bien dessiné et traversé par des faisceaux étendus obliquement d'une couche à l'autre. En même temps, la couche interne paraît très-épaissie et envoie de nombreux prolongements dans l'épaisseur du chorion, dans les intervalles séparant les glandes, reproduisant ainsi une disposition bien connue chez la femme. Sur cette antilope, les sphincters étagés dans la région cervicale dépendent tous de la tunique interne (mode de formation analogue à celui du pylore, du gésier, du sphincter interne de l'anus, etc.), et de plus on voit apparaître dans la masse de ces anneaux contractiles des faisceaux surajoutés s'enroulant autour des faisceaux circulaires, les croisant dans divers sens, et venant ainsi interrompre l'uniformité de texture de cette couche. C'est là une sorte de perfectionnement existant partout où les muscles lisses dépassent une certaine épaisseur et destiné, suivant M. Pilliet, à assurer la synergie d'action de l'appareil musculaire en ces points.

L'étude des utérus du dernier groupe, chez le singe principalement, nous fait assister à l'apparition d'une nouvelle couche contractile, intermédiaire aux deux précédentes. On voit se détacher de ces dernières de nombreuses expansions tubuleuses qui suivent le trajet des vaisseaux dans l'interstice de tissu cellulaire qui séparait primitivement les deux tuniques. Chaque vaisseau reçoit ainsi une sorte de manchon fort épais de fibres lisses, et c'est par ce mécanisme que se trouve constituée une troisième tunique à texture essentiellement plexiforme : nous y reconnaissons sans peine la couche intermédiaire de l'utérus humain, le *stratum vasculosum*, qui de conjonctif est devenu musculaire.

Grâce à ces recherches, nous pouvons reconstruire, au moins dans ses traits généraux, le plan suivant lequel est ordonné l'arrangement des parois musculaires du conduit génital femelle : la couche interne à fibres circulaires, la sous-muqueuse, est la partie fondamentale ; c'est la tunique propre des conduits de Müller dont la réunion forme essentiellement les voies génitales internes de la femme. La couche externe sous-séreuse est une sorte d'enveloppe adventice commune à tout le système et se continuant sur les annexes. Quant à la couche plexiforme, *corps spongieux* de Rouget, elle résulte de la transformation d'une couche celluleuse intermusculaire primitive qui s'est trouvée envahie par des faisceaux obliques et des tractus périvasculaires issus des deux plans musculaires qu'elle séparait à l'origine. La couche interne subit en outre un épaississement notable du fait des prolongements qu'elle émet dans le tissu inter-glandulaire de la muqueuse.

Ajoutons que M. Pilliet a retrouvé la même structure fondamentale sur l'utérus mâle bien développé et longuement bicorne de l'antilope, du bœuf du Cambodge et de certains singes.

Les données fournies par l'embryologie sont moins concluantes à cause du développement assez tardif de la musculature utérine. L'utérus, avant sa période d'activité, est constitué en partie par du tissu conjonctif dense dont la disposition indique celle des futures fibres musculaires et élastiques des voies génitales.

On comprend, d'après ce qui précède, combien il serait intéressant de poursuivre également, au point de vue de l'anatomie comparée, l'étude exacte des diverses expansions musculaires qui se détachent de l'utérus pour se rendre aux annexes englobées dans le ligament large, et se prolongent jusqu'à la symphyse sacro-iliaque, au rectum, aux vaisseaux ovariques et à la grande lèvre (*voy.* plus haut la description de ces ligaments dans la *partie anatomique*).

La *muqueuse utérine* présente des caractères différents suivant qu'on l'étudie dans le corps ou dans le col de l'organe. Celle du corps considérée à l'état de repos (c'est-à-dire en dehors des modifications que lui impriment la menstruation et la gestation) offre une surface lisse, une coloration rosée; son épaisseur, avant l'établissement des règles, ne dépasse guère 1 millimètre 1/2; chez la femme réglée elle est de 2 à 3 millimètres dans l'intervalle des périodes menstruelles. Elle atteint son maximum vers la partie moyenne de l'utérus et diminue progressivement aux environs des orifices tubaires et de l'ouverture du col. La membrane interne de l'utérus se distingue des autres muqueuses par l'absence de tissu cellulaire sous-muqueux, son tissu propre se continuant sans ligne de démarcation bien nette avec les cloisons intermusculaires sous-jacentes.

Même en dehors de toute modification pathologique, la surface de la muqueuse est recouverte d'une mince couche d'un liquide gluant, grisâtre, demi-transparent, à réaction légèrement alcaline, et tenant en suspension des cellules cylindriques plus ou moins déformées, des leucocytes, des corpuscules de Gluge, plus rarement des cellules ciliées bien conservées. Elle présente à étudier un épithélium de revêtement, des glandes tubuleuses et un chorion ou tissu propre.

L'épithélium se compose d'une seule rangée de cellules allongées, hautes de 25 à 30 μ, ayant la forme d'un prisme à cinq ou à six pans; le protoplasma est uniformément et très-finement granuleux, le noyau arrondi ou ovoïde est généralement relégué dans le segment profond de l'élément. Il n'existe point de cils vibratiles avant la puberté, et ils semblent également disparaître après la ménopause (de Sinéty, Wyder); par contre, on les trouve constamment durant la période d'activité génitale, à condition toutefois d'avoir à sa disposition des pièces très-fraîches. Ces cils, en effet, sont extrêmement caducs et se détruisent rapidement après la mort, de sorte qu'on ne les voit que rarement sur les muqueuses conservées dans l'alcool ou dans le liquide de Müller. On s'explique ainsi que leur existence ait pu être mise en doute par un certain nombre d'observateurs. Leur mouvement est dirigé du fond de l'utérus vers le col, de sorte qu'on ne saurait les considérer comme destinés à favoriser la progression des spermatozoïdes vers les orifices tubaires.

Le mode d'apparition des cellules vibratiles et le mécanisme par lequel elles se substituent aux éléments non ciliés de l'utérus infantile n'ont pas été suivis jusqu'à ce jour.

Les glandes utérines n'étaient pas inconnues aux anciens anatomistes : Vésale (1543), Spigel (1632), Malpighi (1681), en avaient observé les orifices, principalement sur la caduque ; Roux les signale (in Bichat., *Anat. descr.*). L'étude microscopique en a été faite d'abord chez la vache par E.-H. Weber (1832) et par Burkhardt (1834), puis chez la femme (Weber, 1841) ; Ch. Robin (1861) en a donné une description détaillée qui a été complétée depuis par les recherches d'un grand nombre. d'histologistes.

Ce sont des glandes en tube simples ou bifurquées, plus rarement trifurquées, vers leur terminaison. Leur fond repose généralement sur la tunique musculeuse et s'étend même parfois à une petite distance dans les cloisons lamineuses inter-musculaires ; fréquemment, il présente une légère dilatation en ampoule. Les conduits glandulaires traversent la muqueuse suivant une direction tantôt perpendiculaire, tantôt oblique (principalement dans le fond), et décrivent souvent des sinuosités plus ou moins prononcées ; ils viennent déboucher dans la cavité utérine par des orifices en entonnoir qui donnent à la surface un aspect criblé plus accusé vers le fond de l'organe où les glandules sont très-nombreuses et serrées. La longueur des glandes varie de 2 à 5 millimètres,

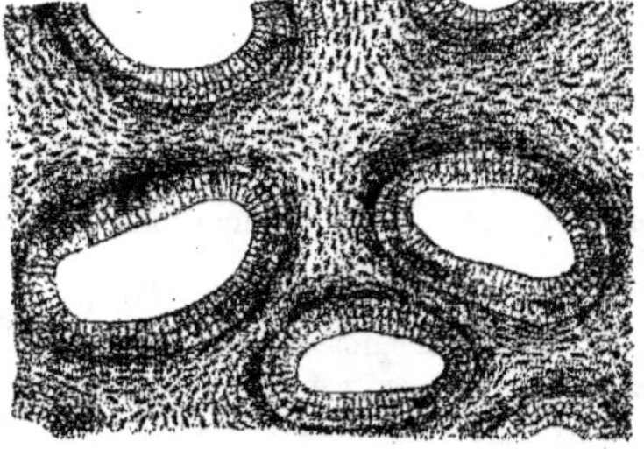

Fig. 1. — Section transversale des glandes utérines. — Gr. 200/1 (d'après Kölliker).

et leur diamètre transversal de 100 à 150 μ. L'épithélium se rapproche beaucoup par ses caractères de celui qui tapisse la surface libre : il est formé d'un seul plan de cellules prismatiques ou conoïdes (fig. 1) hautes de 25 à 30 μ environ sur 6 à 8 μ de large, et portent chacune un mince plateau cilié.

L'existence, longtemps discutée, des cils dans les glandes, est un fait démontré depuis qu'un élève de Leydig, Nylander, a observé leurs ondulations chez le porc. Lott, qui a publié des recherches étendues sur ce sujet, a étudié directement le mouvement ciliaire dans les tubes glandulaires de plusieurs animaux (vache, brebis, truie, lapine, souris, chauve-souris). En examinant dans le sérum iodé l'humeur aqueuse, ou encore dans une solution étendue de chlorure de sodium des fragments de muqueuse excisés aussitôt après la mort et soigneusement dissociés sous le microscope, cet auteur a pu constater que le courant ciliaire remontait en spirale du fond des glandes vers leur embouchure. Plus récemment, Mœricke a confirmé ces observations sur des lambeaux obtenus par le grattage de l'utérus chez la femme. L'épithélium est cylindrique et cilié dans toute l'étendue des glandes, contrairement à ce qu'ont soutenu quelques auteurs (Gerlach, Scanzoni, Schrœder), mais dans les tubes les plus minces les cellules qui bordent l'étroit canal central prennent la forme de pyramides à base périphérique ; leur hauteur est aussi sensiblement moindre dans ces conditions (15 à 20 μ seulement en quelques points), mais ne cesse pas pour cela de l'emporter sur la plus grande largeur.

En présence de ces faits, il est permis de se demander si l'on doit attribuer à ces formations la signification de véritables glandes. En effet, leur sécrétion muqueuse ne semble pas différer sensiblement de celle du reste de la muqueuse (de Sinéty), et leur principale fonction paraît être de fournir à la régénération de l'épithélium utérin après sa chute au moment de l'accouchement et de la mue cataméniale.

On trouve dans les auteurs des données assez divergentes concernant l'existence et la structure de la paroi propre des glandes utérines. Niée par Leydig, elle est décrite comme une mince membrane anhiste par Weber, Chrobak, Hagemann, et par Mœricke, qui la considère comme la continuation directe de la basement membrane superficielle.

Robin l'a trouvée composée d'une substance finement granuleuse et grisâtre, légèrement striée en long, et lui attribue une épaisseur assez notable. Henle et Frey ne l'admettent qu'au niveau du conduit excréteur. Quelques observateurs croient qu'elle renferme parfois des noyaux allongés. Pour Léopold, c'est une enveloppe conjonctive tapissée extérieurement d'une gaîne de cellules plates qui existerait seule dans le tiers supérieur du conduit. Krause enfin croit que c'est une simple couche endothéliale. Mœricke dit qu'elle est bien visible sur les préparations fixées par l'acide osmique ; il a pu l'isoler sur les pièces fraîches traitées par la potasse, sous forme d'une mince pellicule absolument dépourvue de structure.

Le chorion muqueux est constitué par les éléments du tissu conjonctif : cellules arrondies et fusiformes, fibres lamineuses, substance amorphe, *cellules interstitielles*, en petit nombre à l'état de vacuité, mais qui présentent une hypergenèse des plus actives durant la gestation, ainsi qu'on le verra plus loin. La muqueuse n'offre pas une texture uniforme dans toute son épaisseur, et, suivant les points examinés, c'est l'un ou l'autre des éléments constituants qui prédomine. La couche la plus superficielle qui avoisine l'épithélium est formée presque entièrement de cellules embryoplastiques arrondies ou anguleuses, mesurant en moyenne de 9 à 12 μ. Elles renferment un noyau arrondi, volumineux, à peine débordé par une mince zone de protoplasma cellulaire ; ce dernier émet des prolongements effilés dont les ramifications s'anastomosent avec celles des cellules voisines, produisant un réseau de fibrilles déliées. Ces éléments embryoplastiques sont tellement tassés les uns contre les autres à ce niveau qu'ils forment presque à eux seuls la trame du tissu sous-épithélial ; ils sont plongés dans une petite quantité d'une substance amorphe assez tenace, et ce n'est que de loin en loin qu'on peut constater la présence de rares fibres lamineuses ou de quelques-unes des cellules spéciales (cellules interstitielles) signalées en 1846 par Ch. Robin, qui les décrit comme il suit dans son mémoire sur la muqueuse utérine (1861) : les cellules n'existent que dans la muqueuse du corps et manquent dans celle du col. Elles sont si peu nombreuses hors de l'état de grossesse qu'il faut quelque attention pour les distinguer, au milieu des noyaux embryoplastiques, des corps fusiformes fibro-plastiques et de la matière amorphe qui composent principalement la muqueuse utérine. Pendant l'état de vacuité de la matrice, leur diamètre varie de 10 à 18 millièmes de millimètre, rarement 20 millièmes ; mais la plupart ont de 12 à 15 millièmes. Leur forme est sphérique, ovoïde, ou un peu polyédrique à angles mousses.

Quelques-unes de celles qui sont ovoïdes sont un peu amincies à leurs extrémités. Leur protoplasma est grisâtre, finement granuleux, et le noyau dépourvu de nucléole sur la plupart.

On peut d'ailleurs trouver toutes les formes intermédiaires entre ces éléments et les cellules ordinaires du tissu conjonctif dont elles dérivent. Robin avait exactement décrit cette relation dans un premier mémoire (1848); plus tard, frappé des caractères particuliers qu'affectent dans la caduque ces *cellules propres*, il crut devoir en faire une espèce à part.

Plus profondément, les éléments embryoplastiques deviennent plus rares, et la couche moyenne du tissu inter-glandulaire montre surtout des cellules fibroplastiques fusiformes et étoilées, un peu plus écartées les unes des autres, de sorte qu'on voit leurs fins prolongements anastomosés dans une quantité plus appréciable de substance fondamentale. Les fibres lamineuses sont également en plus grand nombre, et aux approches de la tunique musculaire on trouve un tissu conjonctif à faisceaux ondulés, à trame serrée, et qui ne se distingue des travées intermusculaires qui lui font suite que par sa plus grande richesse en éléments cellulaires.

Ces différences sont bien plus accusées chez les animaux (chienne, brebis), où la partie profonde de la muqueuse se rapproche par sa constitution du tissu cellulaire ordinaire. Nous n'avons pas pu vérifier la présence des petits faisceaux de fibres lisses qui se détacheraient suivant certains auteurs (Chrobak) de la tunique musculeuse et traverseraient le chorion pour aller se fixer aux culs-de-sac terminaux des glandes. D'après Krause, ces faisceaux seraient de nature lamineuse.

La *muqueuse du col*, séparée au niveau de l'isthme par une ligne nettement dessinée de la muqueuse du corps, est bien plus résistante, moins épaisse et moins colorée que celle-ci. Elle présente sur ses deux faces antérieure et postérieure des épaississements en forme de crêtes ramifiées qui constituent les arbres de vie (*plicæ palmatæ*). Ces plis sont plus marqués dans le jeune âge où ils se montrent jusqu'au voisinage de l'orifice du museau de tanche, et se prolongent fréquemment d'autre part dans le corps de l'organe, à une distance variable. Dès l'établissement des règles, ils tendent à s'effacer, de sorte qu'on les trouve généralement beaucoup moins étendus et moins prononcés chez la femme adulte.

L'épithélium appartient au même type que celui du corps, mais il est sensiblement plus élevé (25 à 65 μ, Mœricke), et les cils aussi sont plus longs (Robin). La forme individuelle des cellules présente de nombreuses variations: les unes sont cylindriques ou prismatiques, d'autres sont fusiformes ou conoïdes; tandis que la plupart se terminent inférieurement par un prolongement effilé qui se perd dans le chorion (Friedländer), il en est d'autres qui possèdent une sorte de plaque basale ou de pied très-mince et réfringent (Lott, Hagemann). Le protoplasma cellulaire est opaque et granuleux; le noyau arrondi ou ovoïde, volumineux, est situé vers la partie moyenne ou, plus ordinairement, dans la portion inférieure. Entre ces cellules on voit d'autres éléments arrondis ou polyédriques qui représentent des formes plus jeunes destinées à pourvoir au remplacement des épithéliums desquamés (Valentin). Différents auteurs décrivent en outre des cellules caliciformes intercalées en nombre variable entre les cellules cylindriques dont elles dérivent et sécrétant des globes muqueux ou colloïdes.

L'épithélium de la cavité cervicale se continue insensiblement avec celui du

corps; vers l'isthme, la longueur des cellules diminue ainsi que celle des cils
et l'on passe graduellement d'un revêtement à l'autre. Il en est tout autrement
à la partie inférieure où une ligne sinueuse indique nettement l'endroit où
s'adossent l'un à l'autre l'épithélium cilié et l'épithélium à type épidermique.
Ce dernier s'étend plus ou moins haut dans le col où il peut arriver jusqu'à
mi-hauteur chez les femmes qui ont eu plusieurs parturitions, tandis que chez
l'enfant la limite est à peu près à l'orifice utéro-vaginal. On trouve habituellement des glandes cervicales venant déboucher sur cet épithélium, ce qui semble
indiquer qu'il empiète peu à peu sur le col de bas en haut dans le cours du
développement.

Le col utérin contient un grand nombre de glandes (environ 10 000, suivant
Tyler Smith), les unes tubuleuses, d'autres en forme de cryptes arrondies à
large goulot, incomplétement cloisonnées par des saillies plus ou moins élevées,
ce qui leur donne une apparence acineuse. Ces glandes existent dans toute
l'étendue du col, mais elles sont plus espacées et moins profondes au voisinage
du museau de tanche. Les glandes en tube, de beaucoup les plus nombreuses,
sont habituellement ramifiées et se terminent au contact de la couche musculaire par de longs cæcums un peu renflés à leur extrémité. Elles sont tapissées
par un épithélium caliciforme signalé par Friedländer chez l'enfant en 1871 et
par Renaut dans les kystes du col en 1876.

D'après de Sinéty (Soc. de biol., 1875), « le bord libre des replis formant
l'arbre de vie est tapissé d'une seule couche d'épithélium cylindrique à cils
vibratiles. A mesure que la muqueuse s'enfonce pour constituer les diverticules
et les glandes si nombreuses de cette région, l'épithélium passe graduellement
de la forme cylindrique à la forme caliciforme. Les cellules caliciformes de
l'utérus diffèrent un peu de celles qu'on rencontre dans d'autres régions ; elles
sont plus allongées et moins globuleuses que celles de la muqueuse stomacale
ou intestinale de l'homme. » Cette description répond entièrement à ce que
nous avons pu observer sur nos propres préparations.

On trouve fréquemment des excavations arrondies connues sous le nom
d'*œufs de Naboth* et résultant d'une transformation kystique des glandules
cervicales (Robin). Ces kystes, qui peuvent atteindre plusieurs millimètres de
diamètre, sont revêtus par un épithélium tantôt prismatique et cilié, tantôt
cubique ou aplati, principalement dans les kystes les plus anciens, ce qui tient
vraisemblablement à la compression mécanique subie par les éléments de la
part du contenu kystique. Ce dernier est un liquide muqueux contenant des
épithéliums desquamés et des leucocytes. Tels sont aussi les caractères du
mucus qui est sécrété en petite quantité à la surface interne du col à l'état de
repos.

L'épithélium de la surface repose sur une mince membrane basilaire (Farre,
Mœricke) qui se continue sur les glandes dont elle constitue la paroi propre
(Robin, Cornil, Chrobak).

Le chorion de la muqueuse cervicale présente une structure assez analogue à
ce qui a été décrit dans le corps. Des éléments embryoplastiques et fibro-
plastiques ramifiés et anastomosés en réseau, une certaine quantité de substance
amorphe et des fibres lamineuses en représentent les parties les plus essentielles. Les cellules sont moins nombreuses et moins serrées que dans le tissu
du corps, les cellules interstitielles font défaut, et il est à remarquer que les
éléments arrondis sont sensiblement plus gros que ceux du corps (9 à 18 μ). On

trouve en outre quelques rares fibres élastiques, mais non les fibres musculaires lisses admises par certains auteurs. Le même tissu constitue les crêtes de l'arbre de vie soulevées par les saillies musculaires, ainsi que les papilles qui existent jusqu'aux environs de l'isthme, quoique bien plus clairsemées à ce niveau que dans la partie inférieure. Pas plus que dans le corps on n'observe une ligne de démarcation nette entre la tunique musculaire et le chorion, dont les couches profondes composées de tissu conjonctif dense bien moins riche en cellules que les couches superficielles, ne se distinguent en rien des travées intermusculaires avoisinantes. Friedländer signale encore sur la paroi postérieure du canal cervical une sorte de lame fibreuse sous-muqueuse se perdant au-dessus de l'orifice supérieur du col.

Les *vaisseaux* pénètrent dans la substance de l'utérus par les bords latéraux de l'organe. Les artères, à parcours extrêmement sinueux, cheminent dans le stratum vasculosum où elles se ramifient, enveloppées d'une gaîne conjonctive très-épaisse; les divisions terminales affectent une direction perpendiculaire à celle du réseau d'origine. Les unes, externes, se rendent à la couche musculaire superficielle à laquelle elles se distribuent; de nombreux ramuscules vont se résoudre en dehors du muscle en un réseau capillaire situé dans l'épaisseur du revêtement séreux. Les autres se dirigent vers le centre de la matrice et fournissent les capillaires de la musculaire interne et ceux de la muqueuse. Dans cette dernière, on remarque un réseau profond entourant les culs-de-sac et les flexuosités des tubes glandulaires; de ce réseau se détachent des ramuscules souvent contournés en hélice qui vont directement dans la couche la plus superficielle du chorion où ils alimentent un réseau sous-épithélial très-serré, à mailles polygonales, interrompu par des lacunes circulaires répondant aux orifices des glandes. C'est ce qui fait que ces derniers sont très-apparents sur les pièces injectées.

Les veines, dépourvues de valvules, prennent leurs racines dans les réseaux capillaires séreux, musculaire et muqueux; les veinules, parmi lesquelles celles de la trame inter-glandulaire se font remarquer par leur volume, convergent des deux côtés vers le stratum vasculosum où elles confluent en un riche plexus dont les branches les plus importantes affectent en général une direction transversale; elles ne présentent pas la tunique adventice si développée des vaisseaux artériels. Les troncs efférents suivent le trajet des artères correspondantes.

Les vaisseaux du col sont disposés beaucoup plus régulièrement que ceux du corps et sont remarquables par l'épaisseur de leur tunique musculaire. Les artérioles, contournées en tire-bouchon, passent de la couche musculaire à la muqueuse qu'elles parcourent parallèlement à la surface, se divisant en un réseau superficiel de capillaires qui fournit une anse à chaque papille dans la portion vaginale du col.

Les lymphatiques, dont les ramifications de quelque importance accompagnent habituellement les vaisseaux sanguins, prennent leur origine dans trois réseaux : un sous-séreux, d'une extrême richesse et dont les radicules les plus ténues avoisinent immédiatement la face profonde de l'endothélium péritonéal (Mierzejewsky); un musculaire, affectant sur les coupes l'aspect de fentes irrégulières régnant autour des faisceaux de fibres lisses; un muqueux à larges capillaires émettant fréquemment vers la surface des diverticules en forme de cæcums ou d'ampoules terminales. Les troncs collecteurs vont se rassembler dans le stratum vasculaire d'où partent les gros vaisseaux efférents.

Les nerfs sont peu étudiés et leur terminaison exacte n'est pas connue jusqu'à ce jour. Ils sont formés en partie de fibres à myéline, en partie de fibres grises, et ne présentent que de rares petits renflements ganglionnaires, principalement à la surface de l'utérus. On ne trouve pas, comme dans l'intestin, par exemple, un plexus musculaire et un plexus vaso-moteur distincts et pourvus d'un riche appareil ganglionnaire. On ignore également le trajet des filets sensitifs. Lorcy a signalé un corpuscule terminal à la superficie d'un polype utérin.

B. TROMPES DE FALLOPE. Les trompes sont également constituées par trois tuniques : une séreuse, une musculeuse et une muqueuse. Le péritoine, qui n'enveloppe que les trois quarts de la circonférence des canaux tubaires, ne présente aucune particularité de structure; entre lui et la tunique musculaire s'étend une couche de tissu cellulaire peu serré, riche en vaisseaux, contenant aussi quelques fibres élastiques, et que certains auteurs considèrent comme la trame de la séreuse épaissie, tandis que d'autres en font une *tunique sous-séreuse* ou *adventice* spéciale. Il semble qu'on doive la rattacher plutôt à la musculeuse. Celle-ci se compose d'un plan superficiel de fibres longitudinales et d'un plan profond de fibres circulaires. Les premières ne forment pas une assise continue, elles ne participent pas à la constitution du pavillon, et s'étendent sur les deux feuillets du ligament large, séparées des fibres circulaires par une couche celluleuse renfermant un réseau plexiforme de vaisseaux volumineux. Un des faisceaux se prolonge jusque dans le ligament de la trompe. La couche circulaire, formée de faisceaux de fibres-cellules aplatis et plus régulièrement disposés, est beaucoup plus épaisse que la précédente ($0^{mm},2$); elle s'étend sans discontinuité depuis l'utérus jusqu'à la naissance du pavillon où elle forme un petit anneau sphinctérien.

Sur des coupes portant sur la partie moyenne de la trompe d'une femme de vingt-cinq ans nous voyons que la couche circulaire est entre-mêlée presque partout de faisceaux longitudinaux ou obliques. Plus en dehors, les tractus musculaires de la couche externe et les vaisseaux du stratum lamineux intermédiaire s'enchevêtrent irrégulièrement, de sorte que la distinction entre les diverses tuniques est en somme des moins nettes. Sur le trajet intra-pariétal de la trompe (portion dite *utérine*) on ne peut pas distinguer la musculature propre de cet organe de celle de l'utérus; la paroi du canal très-rétréci à ce niveau paraît réduite à la muqueuse seule.

La muqueuse tubaire, remarquable par ses replis longitudinaux, ne présente pas partout le même aspect. Dans la région de l'isthme (Barkow), la lumière du canal offre sur les coupes transversales une forme étoilée; la muqueuse est pourvue à sa surface d'une série de crêtes longitudinales peu élevées qui se continuent dans la portion utérine de la trompe. Au contraire, dans la région de l'ampoule (Henle), les plis s'élèvent en lames longitudinales visibles à l'œil nu, assez hautes pour venir au contact de celles de la paroi opposée avec lesquelles elles peuvent même se fusionner. Sur chacune des faces de ces plis principaux naissent une foule de petites lamelles secondaires, fréquemment subdivisées à leur tour en très-petites saillies de troisième ordre. Sur les coupes perpendiculaires à l'axe, chacun de ces systèmes de lamelles longitudinales ramifiées se présente comme une sorte de végétation arborescente de la paroi, et comme les petites subdivisions peuvent également se rencontrer et se souder par leurs bords libres, il en résulte pour le canal central un aspect tout particulier : il se montre à la coupe comme une excavation cloisonnée, munie d'une foule de prolongements latéraux en doigts de gant simulant des glandes en tube simples ou ramifiées. Pourtant, il n'existe pas de véritables glandes.

Épaisse de 0^{mm},1 à 0^{mm},2 dans les intervalles des replis, la muqueuse est tapissée par un épithélium prismatique simple à cils vibratiles haut de 15 à 20 μ. Le chorion est constitué par une trame conjonctive assez dense ; les faisceaux lamineux ondulés, à direction généralement longitudinale, sont entre-mêlés de nombreux corps fibro-plastiques fusiformes et étoilés et de cellules embryoplastiques. Cette trame n'est pas nettement limitée du côté de la musculeuse à laquelle elle adhère directement sans interposition d'une lame celluleuse distincte. Plusieurs auteurs décrivent une musculaire muqueuse constituée par un mince plan de fibres longitudinales. On voit en effet des fascicules assez nombreux, offrant cette direction, se détacher de la couche circulaire de la musculeuse et pénétrer dans le chorion muqueux où ils arrivent parfois presque au contact de l'épithélium superficiel (femme de vingt-cinq ans), mais il n'existe pas une musculaire propre de la muqueuse comparable à celle du tractus digestif, par exemple. Seulement la disposition de ces fascicules contractiles entraîne une très-grande inégalité d'épaisseur pour le chorion ; en bien des points il est en quelque sorte impossible de dire où cesse le muscle et où commence la muqueuse, tant les éléments constitutifs des deux tuniques sont intriqués et confondus.

On signale également des expansions musculaires dans l'épaisseur des replis longitudinaux de la muqueuse, dont la structure ne diffère pas d'ailleurs de celle du reste du chorion. Les franges du pavillon offrent aussi la même composition ; elles sont tapissées à leur face interne par le revêtement muqueux de la trompe, tandis que sur leur face externe s'étend le péritoine.

Un point intéressant de l'anatomie de la trompe est celui qui a trait à la continuation de l'épithélium prismatique interne avec l'endothélium péritonéal vers le bord du pavillon. Nos recherches nous ont permis de déterminer d'une façon précise l'endroit où se termine l'épithélium cilié.

Chez le lézard, l'épithélium prismatique qui tapisse l'intérieur de la trompe ne s'arrête pas au bord libre du pavillon, mais il le contourne et se prolonge sur la face péritonéale du pavillon dans une étendue qui varie de 0^{mm},12 à 0^{mm},15. Dans toute cette région, l'épithélium est pourvu de cils vibratiles ; ceux-ci ne disparaissent qu'au niveau où se fait la transition entre les deux sortes d'épithéliums. Cette transition est en général assez brusque, c'est-à-dire que le passage de l'épithélium prismatique à l'épithélium pavimenteux s'effectue dans un espace très-restreint (15 μ en moyenne).

Mais il faut observer que les premières cellules épithéliales pavimenteuses n'ont pas les mêmes dimensions que dans le reste du péritoine. Elles sont plus petites, ne mesurent que 12 à 15 μ et offrent une épaisseur appréciable. Ce fait est surtout frappant sur les trompes des Mammifères, de la brebis en particulier, où l'on peut détacher après plusieurs mois de macération dans la liqueur de Müller des lambeaux entiers de cellules épithéliales pavimenteuses. Ici, comme chez le lézard, l'épithélium prismatique ne s'arrête pas au bord libre du pavillon, mais il le contourne dans une étendue variable, offrant avec l'épithélium péritonéal une transition fort analogue à celle qu'on observe sur le lézard. On peut voir également, par ce procédé, que les dimensions des cellules en surface augmentent à mesure que l'on s'éloigne du bord de la trompe, en même temps que leur épaisseur diminue.

La concavité de la frange ovarique est également tapissée par l'épithélium cilié qui s'étend ainsi jusqu'auprès de l'épithélium cylindrique de la surface de l'ovaire. Habituellement les deux revêtements restent séparés par une zone assez étroite d'endothélium péritonéal; ce n'est qu'exceptionnellement qu'ils arrivent à s'adosser directement l'un à l'autre, au moins dans l'espèce humaine (Waldeyer). D'autre part, de Sinéty (Soc. biol., 1881) a signalé à la surface de l'ovaire normal chez la femme des îlots de cellules ciliées aussi bien au niveau de la frange ovarique qu'à la partie moyenne de l'organe.

Les artères de la trompe, fort nombreuses, pénètrent dans la paroi par le bord inférieur donnant insertion aux deux feuillets du méso-péritonéal. Dans l'épaisseur de la musculeuse, leur trajet est extrêmement flexueux; souvent elles s'enroulent en spirale (artères hélicines). Celles qui vont à la muqueuse s'y résolvent en un riche réseau superficiel dont les mailles polygonales s'étendent parallèlement à la surface, à peu de distance de l'épithélium. La disposition générale rappelle beaucoup celle de l'utérus, bien que l'absence de follicules glandulaires et les replis compliqués de la tunique interne donnent, au premier abord, des différences d'aspect assez sensibles, lorsqu'on examine comparativement les préparations injectées des deux organes.

Les radicules veineuses se réunissent en troncules qui descendent perpendiculairement à travers les saillies de la muqueuse et se rendent à un réseau veineux à mailles très-allongées parallèlement à l'axe du conduit tubaire. C'est de ce réseau, qui reçoit également un grand nombre de veinules provenant de la musculeuse, que partent les troncs efférents dont la direction est parallèle à celle des vaisseaux artériels. L'origine des lymphatiques n'a pas été exactement étudiée. Il en est de même des nerfs composés, surtout de fibres grises avec de rares tubes à myéline et dont on ne connaît ni le parcours ni le mode de terminaison.

C. LIGAMENTS. Le ligament large est constitué, ainsi qu'on l'a vu précédemment, par un repli péritonéal doublé intérieurement par une couche de fibres lisses disposées en faisceaux entre-croisés à direction surtout transversale, et comprenant dans sa duplicature une lame de tissu cellulaire lâche dans laquelle cheminent les vaisseaux et les nerfs. La tunique musculeuse, fort mince à l'état de vacuité, s'épaissit par places, pour contribuer à former des cordons ligamenteux : ligament de l'ovaire, ligaments recto-utérins, ligament rond supérieur ou lombaire (Rouget) servant d'enveloppe aux vaisseaux ovariques. Toutes ces parties doivent être considérées comme des expansions de la paroi de la matrice, et sont formées comme celle-ci par des faisceaux de fibres lisses, des tractus fibreux et des réseaux élastiques se continuant avec ceux de l'utérus; leurs fibres musculaires s'hypertrophient au cours de la grossesse comme celles de l'utérus lui-même. Pour le ligament rond proprement dit, le plus important de tous, voy. TESTICULE (*Développement*), OVAIRE et WOLFF (*Corps de*).

La lame conjonctive centrale renferme, outre les artères et les veines, des troncules lymphatiques anastomosés en un plexus à mailles allongées qui se continue avec le réseau tubaire. Nous renvoyons également à WOLFF (*Corps de*) pour la description des restes embryonnaires de la région : *organe de Rosenmüller* ou *époophore*, *parovarium* ou *paroophore*, *hydatides*, etc.

D. MODIFICATIONS DE LA MUQUEUSE UTÉRINE PENDANT LA MENSTRUATION. Tous les observateurs qui ont eu l'occasion d'examiner l'utérus de femmes mortes pendant la période des règles ont noté l'aspect particulier que présente à ce mo ment la muqueuse utérine. Elle est notablement épaissie, son tissu paraît plus mou et plus riche en suc, les glandules sont visiblement hypertrophiées, et, par-dessus tout, on constate tous les signes d'une hyperémie très-prononcée : vers le début de l'hemorrhagie menstruelle surtout, les vaisseaux sont injectés, la surface de la membrane est d'un rouge uniforme, piquetée çà et là de points plus foncés répondant à de petites ecchymoses superficielles. Haller déjà avait vu le sang suinter par gouttelettes à la face interne de l'utérus en état de prolapsus et pensait qu'il provenait des artères; Coste, qui relate une série d'observations sur ce sujet, insiste aussi sur ce fait qu'il n'y a que de très-petites érosions, sans rupture de vaisseaux artériels ou veineux, et que l'hémorrhagie à l'état normal est purement capillaire. Plus tard, lorsque l'écoulement tend à se tarir, la surface interne de la matrice est inégale, comme villeuse, et cet état est attribué à une exfoliation superficielle qui est suivie à son tour d'une régénération de la muqueuse.

Les auteurs sont loin de s'accorder au sujet des modifications histologiques répondant à ces aspects divers de la muqueuse menstruelle; notamment la question relative à l'existence d'une caduque cataméniale est demeurée en litige jusqu'à nos jours, malgré les nombreuses recherches dont elle a été l'objet dans ces dernières années.

F. Pouchet (*Théorie positive de l'ovulation spontanée*. Paris, 1847) a soutenu qu'il y avait constamment expulsion, quelques jours après la cessation des règles, d'une concrétion membraniforme à laquelle il donne à tort le nom de *decidua*. Outre que cette observation n'a pas pu être vérifiée ultérieurement, la production à laquelle elle se rapporte répond sans doute au mucus sécrété par les glandes du col et ne mérite à aucun titre la dénomination d'une caduque. Janzer (*Med. Annalen*, Bd. XIII; Heidelberg, 1848) a trouvé l'épithélium dépourvu de ses cils; Frey, Hyrtl et Kölliker admettent une desquamation épithéliale plus ou moins complète. Bischoff pensait qu'il pouvait y avoir expulsion d'une véritable caduque, *decidua menstrualis*.

Les données plus modernes datent des recherches de Kundrat et Engelmann (*Unters. über die Uterusschleimhaut. Stricker's med. Jahrbücher*, 1873). Ces auteurs ont trouvé la muqueuse boursouflée et ramollie jusqu'à la déliquescence, présentant par places de fines arborisations vasculaires ou une rougeur uniforme. Suivant eux, tous les éléments cellulaires entrant dans la constitution de la muqueuse sont augmentés de volume et contiennent des gouttelettes graisseuses; les glandes sont dilatées et sinueuses, le tissu interglandulaire se montre beaucoup plus riche en cellules arrondies, principalement dans ses couches superficielles. Ils n'ont jamais pu constater d'extravasats sanguins dans l'épaisseur de la muqueuse, mais ils admettent que la partie superficielle de cette membrane avec son épithélium est en grande partie détruite et éliminée.

Pour Williams (*The Obstetr. Journal of Great Britain and Ireland*, nᵒˢ 23 et 24, février-mars. *On the Structure of the Mucous Membrane of the Uterus and its Periodal Changes. — Ibid.*, nᵒ 23, novembre 1875. *The Mucous Membrane of the Body of the Uterus. — Ibid.*, nᵒ 57, décembre 1877. *Additionnal Cases illustrating the Changes which Occur Periodically in the Mucous Membrane of the Uterus*), la muqueuse tout entière subit la dégénérescence graisseuse; les contractions utérines amènent une forte congestion des vaisseaux dégénérés qui se rompent, et la muqueuse infiltrée d'abondantes hémorrhagies se nécrose

molécule à molécule et se trouve expulsée en totalité. La régénération se fait
ensuite aux dépens des éléments musculaires et du tissu conjonctif interposé
dont les cellules seraient directement métamorphosées en cellules épithéliales.
Les altérations débutent au niveau de l'orifice interne du col et gagnent peu à
peu le fond de l'organe ; les phénomènes de réparation suivent une marche analogue, et la muqueuse se trouve reconstituée dans toute son étendue au bout
d'une semaine environ.

Contrairement à cette opinion, Engelmann (*the American Journal of Obstetrics*, VIII. *The Mucous Membrane of the Uterus*), ainsi que Underhill (*Edinburgh Medical Journal*, 1875. *Note on the Uterine Mucous Membrane of a
Woman, who died immediately after Menstruation*), soutiennent qu'il n'y a
jamais que des excoriations superficielles.

L'important travail de Léopold (*Studium über die Uterusschleimhaut während der Menstruation*. In *Arch. für Gynäk*, Bd XI, Heft 1) relate les modifications
de la muqueuse aussi bien avant que pendant et après le flux menstruel. Cette
membrane subit à l'approche des règles un épaississement considérable (6 à
7 millimètres au lieu de 2 à 3) qui disparaît au moment où l'écoulement s'établit ; en même temps, sa surface présente des plis ondulés, son tissu paraît
comme œdématié, les cellules qu'on trouve assez souvent en voie de multiplication par scissiparité se trouvent écartées les unes des autres, les glandes
s'allongent et leur fond se dilate. Léopold explique l'hémorrhagie par une stase
du sang dans les capillaires, stase qui provient de ce que les veines efférentes
ne suffisent pas à remporter le sang accumulé par la fluxion artérielle (le réseau
artériel étant beaucoup plus riche que le réseau veineux). Lorsque le tissu
s'affaisse après l'hémorrhagie (du cinquième au sixième jour), les glandes se pelo-
tonnent sur elles-mêmes en spirale, et les pertes de substance superficielles
subies par la muqueuse sont réparées par une prolifération des éléments conjonctifs et des épithéliums glandulaires. Contrairement à Engelmann et Kundrat,
il a trouvé des hémorrhagies dans l'épaisseur de la muqueuse, mais pas de
dégénérescence graisseuse des éléments. D'après ces recherches, la muqueuse
utérine serait constamment en voie d'atrophie ou d'hypertrophie physiologiques
(*flux et reflux*, Léopold).

Les données de Wyder (*Beiträge zur normalen u. pathol. Histologie der
menschlichen Uterusschleimhaut*. In *Archiv für Gynäk.*, Bd XIII, Heft 1) concordent sensiblement avec celles de Léopold. Aussi les vues émises par cet
auteur étaient-elles généralement acceptées, lorsque les publications récentes
de Möricke et de de Sinéty ont remis en question tous les résultats antérieurs.

Mœricke, partant de cette idée que la mortification d'une muqueuse et sa
réfection consécutive représentent des phénomènes essentiellement pathologiques (*Centralbl. für Gynäkologie*, 1880, p. 290), pensa que les modifications de cet ordre attribuées par les auteurs à la muqueuse utérine pendant
la menstruation n'étaient que de simples altérations cadavériques. Il insiste sur
ce fait que la couche épithéliale est conservée dans la plupart des endométrites
(Ruge), rappelle les difficultés que l'on éprouve à se procurer des pièces bien
conservées, surtout lorsqu'il s'agit d'un tissu aussi fragile que celui de la
muqueuse cataméniale, et, pour éviter toute cause d'erreur, il pratique l'examen
de petits lambeaux enlevés directement au moyen d'une curette sur des femmes
bien portantes, durant la période des règles.

Les recherches ainsi pratiquées l'ont amené à admettre, suivant une opinion déjà exprimée par C. Ruge (in *Schröder's Handb. der Krankh. der weibl. Geschlechtsorgane*, 1879, et *Zeitschr. für Geburtshülfe u. Gynäk.* V, p. 320), qu'il n'existe normalement aucune destruction même partielle de la muqueuse utérine au moment de la menstruation. Voici les conclusions qu'il a formulées :

1° Pendant la menstruation, la muqueuse ne se détruit ni en tout ni en partie; elle est au contraire toujours pourvue de son revêtement de cellules prismatiques ciliées; 2° il n'y a ni hypertrophie, ni multiplication, ni dégénérescence graisseuse des cellules interglandulaires; 3° on observe par contre une augmentation notable de la substance fondamentale, une dilatation et une réplétion très-marquée des vaisseaux ainsi que des extravasats sanguins dans les couches les plus superficielles.

Dès lors il ne s'agit plus, pour Mœricke, d'une métamorphose régressive quelconque, mais bien d'un simple état congestif : réplétion des vaisseaux, exsudation et formation de petits extravasats sanguins dans le tissu de la muqueuse qui paraît plus molle, plus succulente, et présente un état éminemment favorable à la fixation de l'ovule fécondé. L'hémorrhagie se ferait par simple transsudation (*per diapedesin*) sans rupture appréciable des parois vasculaires.

Ces données concordent de point en point avec celles de de Sinéty, qui, ayant examiné une série d'utérus bien conservés durant les grands froids de l'hiver 1879-1880, a toujours trouvé la muqueuse intacte à tous les moments de la période menstruelle : « Elle présentait bien tous les caractères de la muqueuse menstruelle, épaississement considérable, infiltration de globules blancs, hyperémie, dilatation des glandes, mais le revêtement épithélial était complet; sur aucun point on ne pouvait constater la moindre desquamation ». L'examen du liquide des règles extrait de la cavité utérine au moyen d'un tube aspirateur n'a également révélé que des globules blancs et des *éléments embryonnaires*, mais pas ou presque pas de cellules épithéliales (*Recherches sur la muqueuse utérine pendant la menstruation*. In *Annales de Gynécologie*, 1881).

En présence de ces résultats contradictoires, Wyder, dans un récent mémoire (*Das Verhalten der Mucosa Uteri während der Menstruation*. In *Zeitschr. für Geburtsh. u. Gynäk.*, IX, 1883), a soumis à une critique détaillée toutes les observations publiées jusqu'à ce jour sur la muqueuse cataméniale.

Wyder admet qu'on a en effet décrit maintes fois des altérations cadavériques comme modifications cataméniales. Il insiste sur la nécessité de donner des renseignements complets sur chaque cas, afin de ne pas confondre des hémorrhagies utérines avec le flux menstruel.

La desquamation épithéliale existe réellement, mais elle est plus ou moins prononcée suivant les individus : tantôt limitée à quelques points, tantôt portant sur la totalité de la muqueuse utérine. L'auteur fait remarquer à ce sujet que ces oscillations physiologiques n'ont rien qui doive nous surprendre, vu que la muqueuse au repos présente également des différences de composition assez notables suivant la constitution, l'âge, les conditions antérieures de parturition ou de maladie des femmes, etc.

L'hémorrhagie se fait généralement et surtout par transsudation, mais on observe aussi fréquemment de véritables ruptures vasculaires. Les plus petits foyers sont facilement résorbés, les plus gros amènent des décollements de la muqueuse et des érosions consécutives. Frankenhäuser a observé ainsi de petites bosses sanguines sur le museau de tanche, et plus bas sur la muqueuse du vagin. On sait d'autre part que chez beaucoup d'animaux domestiques cette dernière devient le siége d'une hyperémie prononcée et d'un écoulement sanguinolent au moment du rut.

L'épithélium soulevé par les hémorrhagies se détruit rapidement dans certains cas; d'autres fois il périt peu à peu avec les phénomènes de la dégénérescence graisseuse. Si tous les foyers étaient résorbés, la muqueuse restant intacte, comme le soutient Mœricke, on devrait forcément trouver des traces pigmentaires dans les tissus, ce qui n'est jamais le cas chez les femmes n'ayant pas encore accouché.

Les éléments du tissu interglandulaire se multiplient activement dans la couche profonde de la muqueuse, au contact de la tunique musculaire. On y voit même au début des cellules géantes qui font place ultérieurement à une infiltration de petites cellules. Vers la fin de la période, ces cellules s'écartent les uns des autres et le tissu reprend ainsi son aspect accoutumé. Comme cette prolifération périodique n'amène, avec le temps, aucun épaississement appréciable de la muqueuse, elle ne peut être destinée qu'à réparer des pertes de substance superficielles.

Wyder a repris en outre l'examen du liquide des règles : contrairement à de Sinéty, et conformément aux données antérieures de C. Braun, Frey, Henle, Krieger et Kölliker, ainsi qu'aux observations de Frank sur les animaux (*Handb. der thierärztlichen Geburtshülfe*, 1876), il a trouvé fréquemment des débris de la muqueuse, non à la vérité dans le sang, mais dans le mucus vitreux qui est sécrété en abondance, surtout au début des règles : cellules cylindriques isolées ou en lambeaux, cellules interglandulaires, etc.; seulement les lambeaux ne sont pas assez grands pour occasionner les accidents de la dysménorrhée membraneuse. Pour Wyder les recherches de Mœricke prouvent pertinemment : 1° qu'une partie de la muqueuse demeure intacte durant la menstruation; 2° que la théorie d'une dégénérescence graisseuse primitive n'est pas soutenable; 5° que les couches superficielles et moyennes de la muqueuse ne se transforment pas en une caduque.

Ainsi qu'on peut facilement s'en rendre compte en comparant les résultats des recherches citées précédemment, il y a un certain nombre de faits anatomiques dont l'existence au moment des menstrues ne paraît plus pouvoir être mise en doute :

1° On a trouvé dans le liquide des règles, et principalement dans la sécrétion muqueuse du début, des leucocytes, des cellules cylindriques desquamées, des lambeaux de muqueuse exfoliés.

2° L'examen des pièces les mieux conservées a montré un épaississement notable de la muqueuse avec allongement et dilatation des glandes; plus tard, au stade d'hyperémie, on rencontre dans les couches superficielles de cette membrane des foyers hémorrhagiques punctiformes et parfois une dégénérescence graisseuse des cellules glandulaires et conjonctives.

Toutes ces données doivent être admises comme certaines d'après les observations de Léopold et de Wyder relatées plus haut. Mais l'étude des modifications portant sur le tissu interglandulaire, sur la trame conjonctive de la muqueuse, semble avoir été faite avec moins de précision. Ce desideratum se fait sentir même dans la description de Hensen, si exacte à d'autres égards, et résumant fidèlement l'état de nos connaissances sur la menstruation à cette époque (1881). Voici en quels termes cet auteur décrit le processus histologique de la menstruation :

La muqueuse commence à s'épaissir une dizaine de jours environ avant l'apparition des règles, et atteint progressivement 5 à 7 millimètres au lieu de 2 à 3 qu'elle mesurait auparavant. Les espaces lymphatiques présentent une dilatation notable ainsi que les glandes, le tissu interposé paraît plus lâche et comme œdématié. Contrairement à la muqueuse du col et à celle du vagin, qui restent à peu près indifférentes, celle des trompes participerait d'une manière appréciable à ces changements (Hennig, *Archiv für Heilkunde*, XVIII). Lorsque le gonflement de la muqueuse a atteint son maximum, on voit survenir la congestion menstruelle qui amène des extravasations sanguines de petit volume dans l'épaisseur des tissus; l'hémorrhagie se fait par les capillaires, soit par diapédèse, soit par rupture, et, quand elle est terminée, l'épithélium de revêtement, le col des glandes et la couche superficielle de la muqueuse, subissent la dégénérescence graisseuse, se mortifient et sont éliminés. Généralement ces parties tombent en détritus avant d'être expulsées, d'autres fois on voit l'orifice du col donner issue à de véritables lambeaux. Pendant ce temps, le tissu perd sa turgescence et s'affaisse rapidement, en même temps que l'épithélium de la surface se régénère (probablement aux dépens de la portion restante des glandes). La réfection de la muqueuse est complète au bout de neuf à dix jours; l'épaisseur de la membrane ne dépasse pas à ce moment 2 à 3 millimètres. Au dix-huitième jour, on voit survenir de nouveau la prolifération marquant le début d'un autre cycle menstruel.

Les quelques renseignements que l'on trouve dans la littérature sur la manière dont se comportent les éléments du chorion muqueux sont assez peu concordants. Il est vrai que beaucoup d'auteurs ont admis que les cellules de la trame conjonctive prendraient en se multipliant les caractères et l'aspect des *cellules propres de la caduque* de Robin, *cellules déciduales* de Friedländer (Williams, Lœwenhardt, Gusserow, Reichert, Kölliker et Saviotti, etc.). Mais cette opinion ne paraît reposer en aucun cas sur des faits nettement établis.

Suivant Kundrat, il y a une multiplication notable des cellules rondes du chorion et une hypertrophie concomitante de tous les éléments cellulaires de la muqueuse, même des épithéliums glandulaires. Léopold, au contraire, insiste sur le petit volume des cellules conjonctives dont le corps arrondi ou fusiforme est presque entièrement rempli par le noyau; c'est surtout dans les couches les plus profondes avoisinant la tunique musculaire qu'il signale une prolifération cellulaire très-active allant jusqu'à la production de cellules géantes. Williams donne une description à peu près analogue, mais il ne signale entre les faisceaux musculaires les plus superficiels que des amas de petites cellules et non les grands éléments à noyaux multiples dont parle Léopold.

Wyder est le seul observateur qui semble avoir compris toute l'importance qu'il faut attacher à ce point particulier de l'histoire de la muqueuse cataméniale. Pour lui, les cellules propres de la muqueuse menstruelle diffèrent complétement de celles de la caduque prise au début de la grossesse : ces éléments conservent pendant la période des règles les mêmes dimensions qu'à l'état de repos; leur noyau relativement très-gros n'est entouré que d'une très-mince zone de protoplasma; ils sont généralement arrondis et n'offrent ni le volume (20 à 50 μ), ni le polymorphisme des cellules déciduales. Wyder n'a trouvé, ni les cellules géantes de Léopold, ni les amas décrits par Williams, mais il considère également que la prolifération est plus active dans les couches profondes de la muqueuse que dans la partie moyenne ou vers la surface. Il conclut que la muqueuse cataméniale ne mérite en rien le nom de caduque menstruelle, et que les différences de volume et d'aspect qui existent entre ses éléments propres et les *cellules déciduales* sont assez caractérisées pour qu'on puisse la distinguer, dans tous les cas, des véritables caduques de la grossesse. Il est à remarquer que cette opinion s'accorde assez bien avec les descriptions de de Sinéty, Mœricke, J.-B. Greene, etc., qui désignent les mêmes éléments sous le nom de cellules embryonnaires, cellules rondes du tissu conjonctif, leucocytes, etc.

A l'exemple de la plupart des auteurs qui se sont occupés de l'état anatomique de la muqueuse menstruelle, Wyder discute également les données relatives aux particules solides que charrie le liquide des règles, et les compare aux productions plus volumineuses qu'on trouve dans certains flux pathologiques (cas dits de dysménorrhée membraneuse) : or, les membranes de la dysménorrhée, que d'aucuns considèrent comme dues à une simple exagération du processus normal de la menstruation, sont tantôt des concrétions muqueuses ou fibrineuses lamelliformes, tantôt des lambeaux de muqueuse exfoliés et diversement altérés, tantôt de véritables caduques ayant la même structure que dans la grossesse.

Cette question exige donc de nouvelles recherches ; à l'exemple de Léopold, Wyder et Mœricke, il est bon de remarquer que l'investigation anatomique ne peut donner de résultats concluants qu'à la condition d'être accompagnée, pour chaque cas particulier, de renseignements assez complets pour qu'on puisse exclure toute modification étrangère au processus menstruel proprement dit.

Il semble donc qu'on doive admettre, jusqu'à plus ample information, une exfoliation au moins partielle, variable comme étendue et comme profondeur, de l'épithélium et de la couche superficielle de la muqueuse.

E. Modifications des parois utérines pendant la grossesse. *Péritoine.* Contrairement à une opinion ancienne, le simple déplissement mécanique des ligaments larges ne suffirait pas à maintenir l'intégrité de l'enveloppe séreuse autour de l'utérus gravide. D'autre part, on ne trouve jamais de ruptures un peu étendues du péritoine durant la gestation ; tout au plus peut-on observer quelques éraillures de petites dimensions, principalement vers l'insertion des ligaments qui rattachent l'utérus aux parois du bassin ou aux organes voisins. Loin d'être amincie ou violemment distendue, la séreuse paraît épaissie et la couche celluleuse qui la sépare des faisceaux musculaires les plus superficiels est plus lâche et plus molle, de façon à se prêter plus facilement à des mouvements de déplacement qui seraient impossibles, si les deux tuniques étaient aussi intimement unies qu'à l'état de vacuité. C'est donc par une hyperplasie graduelle de ses éléments constituants et par une mobilité plus grande que le péritoine s'accommode à l'augmentation de volume de l'utérus ; il se comporte ici de la même façon qu'à la surface des tumeurs non envahissantes de l'abdomen telles que les kystes ovariques, ou comme le péricarde à la surface du cœur hypertrophié. Les phénomènes histologiques de cette néoformation qui doit porter à la fois sur le revêtement endothélial et sur les éléments de la trame n'ont pas encore été étudiés de plus près.

Tunique musculaire. La tunique moyenne de l'utérus présente au cours de la gestation des changements très-notables de masse, de consistance et d'aspect. Son volume, vers la fin de la grossesse, est de 20 à 24 fois, son poids jusqu'à 30 fois plus considérable qu'à l'état de vacuité : aussi, malgré l'énorme distension qu'elle subit à ce moment, son épaisseur n'est diminuée que dans une mesure assez faible. En même temps, son tissu grisâtre, tenace et consistant jusqu'à la dureté chez la femme non enceinte, devient au contraire mou, un peu friable, et prend une coloration gris rougeâtre comparable à celle du tissu musculaire du gésier des oiseaux. A ces transformations extérieures répondent des modifications structurales qui consistent essentiellement en une hypertrophie et une hyperplasie des fibres musculaires utérines. Ces éléments, qui ne mesurent à l'état de vacuité que 50 μ de long, sur 10 à 15 μ de large, peuvent acquérir sur l'utérus gravide 500 μ de long sur 50 à 60 μ de large et jusqu'à 600 μ sur 75 μ. Sur des fibres rubanées provenant d'un utérus au sixième mois et dissociées par l'acide azotique, nous relevons comme dimension maxima : longueur 500 μ, largeur 18 μ, épaisseur 1 μ seulement ; longueur du noyau 25 μ.

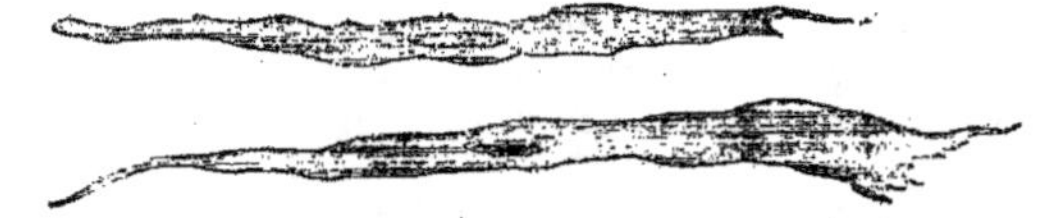

Fig. 2. — Fibres-cellules de l'utérus au cinquième mois de la grossesse. — 350/1 (d'après Kölliker).

Suivant Robin, c'est dans la couche externe que les fibres atteignent leur plus grand accroissement. En même temps, elles paraissent striées en long et se remplissent de fines granulations graisseuses qui se montrent d'abord autour du noyau et se répandent peu à peu dans une partie plus ou moins étendue du corps cellulaire. Ces granulations n'existent guère que dans la moitié la plus interne de la musculeuse utérine ; elles sont surtout abondantes au voisinage de la muqueuse et disparaissent peu à peu à mesure qu'on se rapproche de la face externe de la matrice. Elischer dit avoir trouvé fréquemment des fibres-cellules bifurquées à l'une de leurs extrémités. Pour Robin, tout se bornerait à l'hypertrophie individuelle des fibres contractiles, et ces éléments ne subiraient aucune multiplication ; il combat également l'opinion de Heschl, qui pense qu'après la parturition une partie des fibres disparaît par dégénérescence graisseuse et se trouve remplacée par des fibres de nouvelle formation (voy. article MUSCULAIRE, p. 558). Mais la plupart des auteurs admettent une hyperplasie très-notable des fibres lisses. D'après Kölliker, ces éléments se multiplient activement jusqu'au sixième mois, principalement dans les couches internes ; dans la deuxième moitié de la gestation la néoformation s'arrête, mais les fibres continuent de grossir jusqu'au moment du terme. Après l'accouchement, elles reviennent graduellement à leur volume primitif, en même temps que sont résorbées les gouttelettes de graisse qu'elles renfermaient, mais la paroi utérine reste toujours un peu plus épaisse qu'elle n'était avant la grossesse. Les phénomènes de prolifération, les alternatives d'atrophie et de régénération des éléments contractiles de l'utérus, ne sont encore que très-imparfaitement connus. C'est là un point d'histogénie qui appelle de nouvelles investigations.

C'est surtout à l'utérus gravide que se sont adressés les anatomistes pour étudier la disposition des différents plans musculaires qui entrent dans la composition de cet organe. Les faisceaux de fibres lisses présentent en effet un diamètre trois fois plus grand qu'à l'état de repos, et sous l'influence de l'hypertrophie générale des éléments qui les constituent les diverses couches se dessinent beaucoup plus nettement. Suivant Sappey, la largeur de la bandelette ansiforme d'Hélie pourrait se trouver décuplée, passant de 11 à 12 millimètres à un décimètre et au delà. Les fibres transverses superficielles sont aussi beaucoup plus marquées, et l'hypertrophie est également fort apparente sur les expansions musculaires allant aux ligaments de la matrice. Sur la face interne, les fibres orbiculaires des trompes forment autour de chaque orifice tubaire un disque de 3 à 4 centimètres de rayon, le *detrusor placentæ* de Ruysch. Les faisceaux sphinctériens de la région cervicale sont plus gros et la saillie qu'il font du côté de la cavité s'accentue davantage. Mais c'est la couche vasculaire qui présente les changements les plus remarquables. Les nombreux vaisseaux qu'elle renferme prennent un développement énorme, de sorte qu'elle offre un aspect caverneux prononcé surtout dans la région du placenta. Les artères, très-flexueuses, glissent dans une gaîne épaisse de tissu conjonctif hyalin ; leur longueur et leur calibre s'accroissent notablement. Quant aux veines, leur largeur est triplée et même quadruplée, et les tractus musculaires qui les entourent sont très-hypertrophiés. Kölliker avait cru à une hypertrophie des tuniques veineuses contractiles, mais aujourd'hui la plupart des auteurs admettent que les veines sont réduites à leur endothélium, et que l'appareil musculaire qui les enveloppe étroitement fait partie du tissu ambiant de la musculeuse utérine.

Les vaisseaux lymphatiques sous-séreux et sous-muqueux, ainsi que les troncs qui en partent, sont bien plus larges qu'à l'état de vacuité, ainsi qu'on a pu le constater depuis longtemps à l'aide des injections au mercure. On a décrit également de larges plexus résultant de la dilatation des fentes lymphatiques intra-musculaires, mais il n'existe pas à cet égard de données histologiques bien complètes. Les gros troncs vasculaires émergeant de l'utérus sont également très-augmentés de volume, ce qui est dû principalement à l'hyperplasie de leurs fibres musculaires. A. Berladsky a montré, en effet, que les faisceaux musculaires longitudinaux de la tunique adventice des artères utérines, grêles et espacés à l'état de vacuité de l'utérus, s'hypertrophient et se multiplient pendant la grossesse au point de constituer une couche contractile dont l'épaisseur est au moins égale à celle de la couche moyenne. Quant aux nerfs, les données dont on dispose sont assez contradictoires. Certains auteurs ont signalé une hypertrophie notable, soit des troncs nerveux, soit du ganglion cervical (Frankenhäuser), mais d'après des recherches plus récentes ce phénomène n'aurait rien de constant (Boullard).

Muqueuse; formation de la caduque. La caduque est la plus externe des enveloppes de l'œuf; elle résulte d'une transformation particulière de la muqueuse utérine, et a reçu ce nom (*decidua*, caduque, *hinfällige Haut*) parce qu'elle se détache des parois de l'utérus au moment de l'accouchement, et qu'elle se trouve expulsée à la suite du fœtus, en même temps que les autres membranes de l'œuf. Elle contribue ainsi à former ce qu'on appelle le *délivre*. La caduque (épichorion, épione, périone, adventive, corticale, anhiste, *nidamentum*, etc.) se trouve mentionnée dans les écrits des anciens anatomistes (Arétée, Harvey, Malpighi, Haller), mais c'est W. Hunter qui en donna la première description en 1774. Il admit que cette enveloppe extérieure de l'œuf devait son existence à un exsudat de lymphe coagulable s'épanchant sur la surface interne de la matrice à la suite d'une hyperémie des parois déterminée par la conception. C'était, en un mot, une fausse membrane en forme de sac fermé de toutes parts, remplissant exactement la cavité utérine et contenant un liquide. Au moment où l'ovule fécondé franchissait l'orifice de la trompe pour pénétrer dans l'utérus, il rencontrait la paroi de cette poche et la refoulait devant lui en l'invaginant sur elle-même. La caduque se comportait ainsi comme une véritable séreuse, et on lui décrivait un *feuillet réfléchi* ou *chorial* (*decidua reflexa*) intimement appliqué sur l'œuf, et un *feuillet utérin, direct* ou *pariétal* (*decidua uterina*), séparés par une couche liquide. Appuyée et développée par J. Hunter, cette théorie fut universellement acceptée par les physiologistes. Plus tard, lorsqu'on reconnut que la membrane s'étendait sur toute la périphérie de l'œuf, on supposa que la portion de caduque interposée entre ce dernier et la paroi de la matrice se formait plus tardivement que le reste, par un mécanisme d'ailleurs analogue, d'où la dénomination de *decidua serotina*, caduque tardive ou *sérotine* (Bojanus, 1821), qu'on attribua à ce tissu inter-utéro-placentaire. Ainsi complétée, la théorie se trouve énoncée dans tous les ouvrages de l'époque, notamment dans ceux de Breschet (qui appela du nom d'*hydropérione* l'humeur filante et albumineuse de la poche déciduale) et de Velpeau (1833).

Cependant les embryologistes n'avaient pas tardé à constater que les trois orifices utérins étaient perméables dans la première période de la grossesse, et, d'autre part, on avait vu l'œuf très-jeune complétement libre dans la cavité de la matrice : ces faits se trouvaient en opposition directe avec les idées régnantes. L'hypothèse d'une perforation éventuelle de la caduque par l'ovule (Wagner, 1830) n'était guère satisfaisante; aussi voyons-nous vers cette époque Mayer (1851) et Seiler (1852) considérer cette membrane comme résultant d'une transformation de la muqueuse utérine. Peu après, les recherches de Weber, de de Baer, de Sharpey, firent connaître l'existence de nombreux tubes glandulaires dans l'épaisseur de la caduque; Valentin y avait distingué au microscope des corps fusiformes et des épithéliums devenus granuleux (1836), et dès 1838 Schwann avait montré qu'il existait là un véritable tissu et que ces feuillets mous, grisâtres, d'un aspect rappelant celui de la fibrine coagulée, étaient en réalité composés de cellules à noyaux. Dans un travail fondamental, Coste en 1842 décrivit les diverses phases de l'hypertrophie de la muqueuse utérine et de son exfoliation au cours de la grossesse; mais, malgré ses publications et celles de Courty, nous voyons encore en 1846 Bischoff admettre une théorie mixte et faire provenir en partie le feuillet réfléchi d'un exsudat organisé fourni par les follicules dilatés de la muqueuse, et même Jacquemier professer sans réserves, à la même époque, la doctrine huntérienne de la nature pseudo-membraneuse de la caduque. C'est à Robin que revient en grande partie le mérite d'avoir définitivement établi l'origine réelle et la composition histologique de la caduque (1848). Ce sont ses recherches et celles plus récentes de Friedländer (1870), de Langhans, de Léopold (1877) et de Kölliker, etc., que nous prendrons comme base de notre description.

Une fois que l'ovule fécondé, ayant franchi l'orifice utéro-tubaire, est tombé dans la cavité utérine, il ne tarde pas à se fixer solidement, grâce à un soulèvement du tissu de la muqueuse qui bourgeonne tout autour de l'endroit où s'est arrêté l'œuf et l'enferme dans une sorte de bourrelet annulaire. Ce bourrelet ne

résulte nullement d'un repli, d'une duplicature de la membrane interne de
l'utérus, mais d'un épaississement local du tissu de la muqueuse. L'œuf se
trouve alors logé dans une sorte de cupule dont la profondeur augmente
rapidement grâce à l'accroissement en hauteur du bord libre; il est comme
enchatonné dans la couche superficielle de la muqueuse, qui se referme bientôt
sur lui de façon à l'englober de toutes parts : tel est le véritable mécanisme
d'après lequel se constitue la *caduque ovulaire* ou *réfléchie* (fig. 3, *dr*).

Ce mode d'origine a été établi nettement par Coste d'après l'examen de deux
utérus provenant l'un du vingtième, l'autre du vingt-cinquième jour de la gestation.

« L'inspection de ces œufs démontre que la caduque vraie, ou muqueuse
utérine, se continue directement avec la caduque réfléchie : la surface de ces
deux membranes a un aspect pointillé et vasculaire identique; les glandules
utérines existent dans le tissu de l'une et de l'autre; les vaisseaux se continuent
de l'une à l'autre. Quant au mécanisme par lequel la caduque vraie arrive à
former la caduque réfléchie, on voit, sur ces pièces, le plus jeune des deux

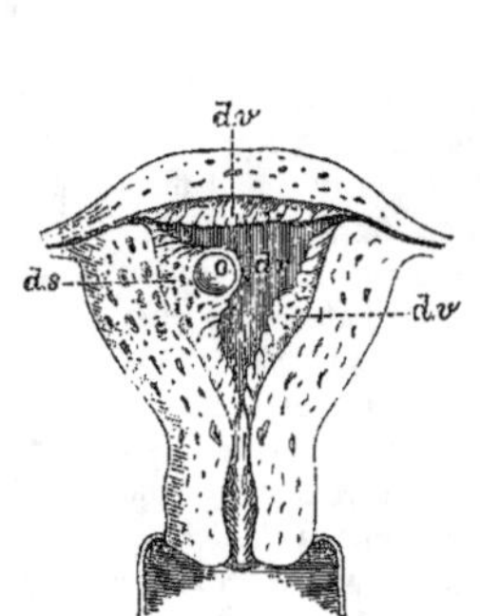

Fig. 3. — Coupe théorique de l'utérus après
la fixation de l'œuf.
d,v, caduque vraie. — *d,r*, caduque réfléchie.
d,s, caduque sérotine. — *o*, œuf.

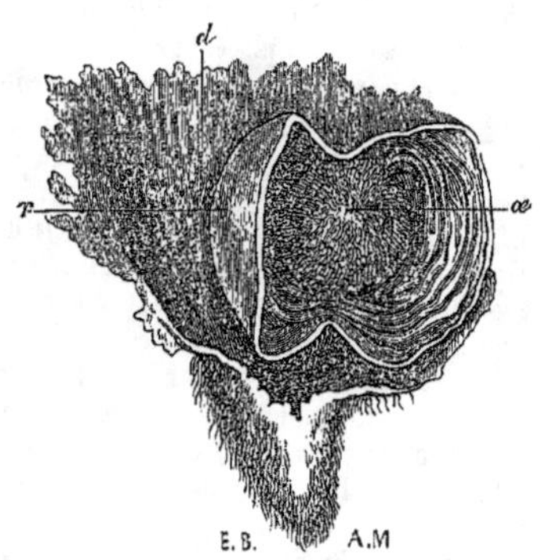

Fig. 4. — Œuf humain de 15 à 18 jours. Les deux
feuillets de la caduque ont été incisés pour mettre
l'œuf en évidence (d'après Coste).
d, caduque vraie. — *r*, caduque réfléchie. — *œ*, œuf.

œufs placé, pour ainsi dire, dans un simple dédoublement de la muqueuse utérine, et ne faisant à la face interne de l'utérus ouvert qu'une saillie diffuse
comme celle d'un abcès sous-cutané; le plus âgé offre, du côté opposé à sa portion adhérente, une sorte d'ombilic caducal, indiquant le point dans lequel les
plis de la caduque, s'élevant autour de lui et se fermant circulairement sur son
pôle libre, comme une bourse dont on tirerait les cordons, sont venus se joindre
pour le clore de toutes parts. La caduque réfléchie est donc constituée simplement par la caduque ou muqueuse utérine hypertrophiée circulairement autour
de l'œuf » (Longet, *Physiologie*, t. II, p. 168).

Cette hypertrophie, plus accusée en ce point, affecte, quoique à un degré
moindre, la totalité de la muqueuse : elle s'étend à toute la surface interne du
corps de la matrice, et s'y produit même dans les cas où l'ovule fécondé se
développe, par accident, en dehors de la cavité utérine.

La muqueuse pariétale va se transformer en *caduque vraie* ou *utérine* (fig. 3, *dv*), et la partie sur laquelle s'est implanté primitivement l'œuf n'est autre que la *caduque inter-utéro-placentaire* ou *sérotine* (fig. 3, *ds*). La figure 4 représente en grandeur naturelle, d'après Coste, un œuf de quinze à dix-huit jours. On y voit l'œuf *œ* couvert de fines villosités choriales, la caduque réfléchie *r* et la caduque utérine *d* avec les orifices des glandes hypertrophiées.

A mesure que le germe se développe et s'accroît, les caduques ovulaire et pariétale se trouvent rapprochées, pressées l'une contre l'autre, et finissent par se souder (au 4ᵉ mois); d'ailleurs la cavité qui les sépare est en quelque sorte virtuelle dès l'origine, et le liquide interposé (hydropérione de Breschet et de Velpeau) n'existe pas, du moins en quantité appréciable, à l'état normal. A partir du troisième mois, l'épaississement général de la caduque, qui a atteint jusqu'à 7, 8 et même 10 millimètres vers la partie moyenne de l'utérus, fait place à un amincissement progressif. Cet amincissement, qui est plus précoce et plus prononcé sur le feuillet réfléchi, marque le début d'un stade atrophique qui aboutira à l'exfoliation et à l'expulsion de la caduque au moment de l'accouchement. Il s'étend à la totalité des deux feuillets ovulaire et utérin; la muqueuse inter-utéro-placentaire continue au contraire à s'hypertrophier pour constituer la partie maternelle du *placenta* (*voy.* ce mot).

Nous nous contenterons de cette courte esquisse pour la description d'ensemble des rapports qu'affectent entre eux le fruit et l'organisme de la mère aux différentes phases de la gestation, ce point d'anatomie étant plus particulièrement du domaine de la physiologie de la grossesse et de celui de l'obstétrique (*voy.* ACCOUCHEMENT, GROSSESSE, etc.). Nous allons donc aborder l'étude des modifications histologiques que présente la paroi de l'utérus au cours de la gestation, étude qui fait à proprement parler l'objet de cet article.

Quelle que soit l'opinion à laquelle on s'arrête en ce qui concerne l'état antérieur de la muqueuse préparée par les modifications menstruelles à recevoir le produit de la conception, il est tout d'abord un fait reconnu par tous les observateurs : c'est la *disparition de l'épithélium prismatique cilié* sitôt que l'œuf se trouve greffé sur la paroi utérine. Suivant Robin, « après la fécondation l'épithélium de la cavité du corps de l'utérus s'exfolie cellule par cellule, ou par petits lambeaux, et celui qui le remplace est pavimenteux, à cellules larges de 12 à 18 μ régulièrement polyédriques et juxtaposées en pavé. Elles ont un noyau sphérique ou à peine ovoïde, à peu près du volume d'un globule rouge du sang, finement granuleux, sans nucléole dans la très-grande majorité des cas. Des granulations jaunâtres foncées remplissent presque complétement la masse de la cellule, les plus grosses entourant assez régulièrement le noyau.

« Cet état des cellules se rencontre avec assez de régularité depuis la sixième semaine jusqu'au deuxième mois, tant sur la caduque vraie que sur la réfléchie. Toutefois, dès cette époque, il est çà et là des parties peu étendues qui manquent d'épithélium.

« À compter de deux mois et demi, on voit aux cellules régulières qui viennent d'être décrites s'en ajouter par places d'autres beaucoup plus grandes, plus allongées surtout. Elles sont minces, pâles, aplaties, longues de 4 à 9 centièmes de millimètre, mais toujours irrégulières, se prolongeant en pointe à une ou deux de leurs extrémités, ou à plusieurs de leurs angles à la fois. Elles ont un noyau plus volumineux que celui des cellules précédentes et toujours ovoïde, finement granuleux; les granulations graisseuses qu'elles renferment sont éparses, irrégulièrement distribuées, rarement en petits groupes ou amas par places. Ces cellules vont en augmentant de nombre par rapport aux premières pendant la grossesse, et l'emportent de beaucoup sur elles vers l'époque de l'accouchement. L'étendue des parties qui manquent d'épithélium va aussi en augmentant, de telle sorte que sur la surface libre ou non adhérente des caduques utérine et réfléchie, ce n'est que sur des endroits d'une étendue restreinte, et après avoir cherché en plusieurs points, qu'on trouve cet épithélium. » Robin signale en même temps l'hypertrophie progressive des cellules et de leurs noyaux et l'apparition de nucléoles dans ces derniers.

La plupart des auteurs n'admettent pas une persistance aussi prolongée de l'épithélium superficiel. Kölliker dit à ce sujet : « Il est vrai qu'on peut trouver dans quelques cas, durant la première moitié de la grossesse, des points isolés de la caduque pourvus d'un épithélium pavimenteux, notamment aux environs des orifices glandulaires, mais je n'ai jamais vu cet épithélium exister sur des surfaces de quelque étendue. En tout cas, on n'en voit plus trace à partir du cinquième et du sixième mois, lorsque les deux feuillets de la caduque se sont soudés. » Friedländer professe une opinion analogue, et, pour Langhans, toute trace d'épithélium à la surface libre des deux feuillets de la caduque a même disparu au troisième mois.

De notre côté, nous avons pu observer au deuxième mois de la gestation (embryon de 18 millimètres) de larges lambeaux d'épithélium cubique ou pavimenteux parfaitement conservés à la surface de la caduque vraie, notamment dans l'angle de réflexion de la caduque ovulaire, et en des points non occupés par des orifices glandulaires. En d'autres endroits, l'épithélium avait, il est vrai, complétement disparu, mais on est en droit de se demander s'il ne s'agit pas là d'une desquamation *post mortem*, facilitée peut-être par les modifications qui doivent forcément préparer la disparition totale du revêtement épithélial. Sur un utérus du sixième mois, tout vestige d'épithélium pouvant indiquer la ligne de soudure des deux feuillets avait complétement disparu.

Nous verrons plus loin, à propos des glandes, qu'il peut être fort difficile d'établir la distinction entre l'épithélium devenu pavimenteux et les cellules interstitielles sous-jacentes aplaties parallèlement à la surface et offrant beaucoup d'analogie avec des éléments épithéliaux, surtout lorsqu'on les examine de face sur des lambeaux obtenus par dissociation. Elles se présentent alors sous forme de larges cellules polygonales assez régulièrement juxtaposées, entassées sur plusieurs couches, et peuvent parfaitement en imposer pour un épithélium stratifié.

C'est encore au mémoire de Robin que nous empruntons la description des changements qu'éprouvent les *cellules propres, cellules de la caduque, cellules déciduales* de Friedländer, *cellules interstitielles* de Pouchet et Tourneux.

Dès la sixième semaine de la grossesse, ces cellules sont devenues bien plus nombreuses; elles sont pour la plupart un peu plus grosses qu'à l'état de vacuité (18 à 25 μ), bien qu'il y en ait encore beaucoup de 10 à 15 μ. Les plus petites sont sphériques ou ovoïdes, les autres polyédriques à angles mousses; mais, parmi les plus grandes, il en est quelques-unes qui sont allongées, soit coupées carrément aux deux extrémités, soit au contraire effilées en pointe, fusiformes et atteignant alors 3 centièmes de millimètre.

Du troisième au quatrième mois, les cellules propres augmentent encore beaucoup de volume et atteignent ainsi leurs dimensions définitives, en même temps que leur forme se modifie également d'une manière très-notable. Celles qui restent à peu près sphéroïdales mesurent 20 à 35 μ de diamètre. D'autres sont prolongées en pointe d'un seul côté, ou fusiformes à corps très-renflé, ou encore polyédriques avec ou sans prolongements aux angles. Les plus grandes ont la forme de fuseaux réguliers à pointes très-allongées; elles atteignent jusqu'à 70 à 80 et même 100 μ en longueur, sans que leur largeur dépasse 12 à 20 μ, et se rencontrent surtout dans la caduque réfléchie.

Ces cellules sont grisâtres, demi-transparentes, à contour net; elles sont assez résistantes, se déforment peu quand on les comprime, mais se déchirent assez facilement par la dilacération. L'acide acétique les pâlit beaucoup sans les dissoudre tout à fait; il agit sur elles bien plus que sur les cellules épithéliales, et un peu plus sur celles de la caduque réfléchie que sur celles de la caduque vraie. Elles renferment un ou deux noyaux ovoïdes que l'acide acétique pâlit également et qui mesurent dès le quatrième mois 14 à 20 μ, alors qu'en dehors de la grossesse ils ne dépassent guère 10 μ; ces noyaux perdent leur aspect légèrement granuleux, ils deviennent plus clairs et plus réfringents, et présentent des nucléoles brillants, au nombre d'un à deux, pouvant atteindre un diamètre de 2 μ sur la caduque examinée après son expulsion. Au début de la grossesse, le corps des cellules est uniformément rempli, comme à l'état de vacuité, de fines granulations grisâtres attaquables par l'acide acétique. Mais dès le deuxième mois on voit parmi ces grains protéiques apparaître des gouttelettes graisseuses jaunâtres, d'abord peu nombreuses et très-petites, mais qui grossissent et se multiplient rapidement, de sorte qu'on voit certaines cellules, surtout dans la caduque ovulaire, en être complétement farcies. Leur nombre et leur mode de distribution varie d'ailleurs beaucoup d'une cellule à l'autre; les plus grandes mesurent jusqu'à 4 et 5 μ, le diamètre moyen étant de 2 à 3 μ.

« Ainsi, conclut Robin, les modifications graduelles que présentent ces éléments (les cellules déciduales) pendant la grossesse sont surtout caractérisées par les changements de volume et de forme du corps des cellules, par l'hypertrophie du noyau et du nucléole, enfin par la production des granules graisseux. »

Les caractères que nous venons d'indiquer rapprochent entièrement des *cellules propres de la muqueuse utérine* devenues *cellules de la caduque* les *cellules propres de la paroi de l'ovisac* ou de l'ovariule se transformant en *cellules des corps jaunes*. Cette ressemblance avait déjà frappé dès 1861 Ch. Robin, qui compara ces différents éléments, sans toutefois les confondre sous une désignation commune, par suite de quelques variétés de forme et surtout de leur siége différent. D'autre part, on rencontre dans la trame conjonctive interposée aux canalicules séminifères des cellules fort analogues renfermant également de nombreuses gouttelettes graisseuses combinées à un principe colorant, dont la composition chimique encore peu connue paraît cependant fort voisine de celle de la lutéine ou hémolutéine qui imprègne les corps jaunes. Krukenberg a désigné sur le nom général de *lipochromes* ces diverses substances colorantes qui présentent de nombreux caractères communs : solubilité dans le chloroforme, le sulfure de carbone, l'éther, l'alcool, les matières grasses; coloration jaune de la solution éthéro-alcoolique, coloration bleue passagère par l'acide azotique et les acides énergiques; décoloration par la lumière solaire (*voy.* Villejean, *Pigments et matières colorantes de l'économie animale*, thèse d'agrégation. Paris, 1886). Il paraît donc rationnel de réunir tous les éléments que nous venons d'énumérer dans un même groupe auquel Pouchet et Tourneux ont proposé de donner le nom de *cellules interstitielles*.

Indépendamment des cellules propres, on observe encore dans le tissu de la caduque de nombreuses cellules sphériques d'un diamètre de 9 à 12 μ, assez semblables par leurs caractères aux leucocytes encore contenus à l'intérieur des vaisseaux. Ces petits éléments sont disposés par traînées ou par amas au pourtour des vaisseaux sanguins ou des cavités glandulaires.

Les cellules propres à leurs diverses phases d'évolution et les cellules arrondies sont plongées dans un matière amorphe qui devient très-abondante dans les premiers temps de la grossesse et contribue alors pour une part importante à l'épaississement de la muqueuse. Plus tard, au stade d'atrophie, elle subit une raréfaction progressive, et les éléments cellulaires sont tassés les uns contre les autres, formant des assises compactes séparées seulement çà et là par des traînées de substance fondamentale; celle-ci est aussi plus granuleuse, moins transparente qu'au début.

La plupart des auteurs considèrent aujourd'hui, avec Kölliker, la dégénérescence graisseuse des éléments de la caduque comme un phénomène accessoire. et ne lui attribuent plus autant d'importance que l'avait fait autrefois Ch. Robin.

Dans les couches superficielles, les autres éléments figurés de la trame sont tellement rares qu'il faut une certaine attention pour retrouver quelques fibres lamineuses ou des corps fibro-plastiques dans la masse des cellules déciduales. Plus profondément, ces dernières sont plus espacées, les faisceaux lamineux plus nombreux, et, au voisinage de la musculeuse, on trouve du tissu conjonctif fibrillaire bien développé.

Les *glandes utérines* subissent au cours de la grossesse une dilatation et un allongement des plus marqués. Contrairement à ce qu'admettent encore plusieurs auteurs, leur nombre ne paraît pas augmenté, mais elles deviennent très-flexueuses, notamment dans la partie profonde au voisinage des culs-de-sac, et conservent dans cette portion leur revêtement épithélial, tandis que l'épithélium disparaît graduellement dans le segment superficiel, rectiligne, qui débouche à la surface libre, ainsi que dans le segment moyen. D'après les données de Friedländer, on peut dire que les follicules et la trame qui leur est interposée se comportent d'une manière inverse, suivant que l'on considère la partie superficielle de la muqueuse ou au contraire les couches inférieures avoisinant la tunique musculaire.

Tandis que dans leur portion profonde les glandes s'hypertrophient au point que les intervalles qui les séparent se réduisent en bien des endroits à de minces cloisons constituées par le tissu propre de la muqueuse, c'est au contraire la prolifération des cellules déciduales qui prédomine lorsqu'on remonte vers la surface; à ce niveau, ces éléments pressés les uns contre les autres compriment les tubes glandulaires dont la lumière ne tarde pas à être obstruée, et forment pour ainsi dire à eux seuls la substance de la caduque. Friedländer a donné à la zone profonde qui prend un aspect aréolaire sur la coupe à cause de l'ectasie si prononcée des follicules le nom de *couche spongieuse* ou *glandulaire*, et à la zone superficielle celui de *couche compacte* ou *celluleuse*. Cette distinction est certainement justifiée, quant à l'ensemble des faits; cependant les recherches de de Sinéty ont montré depuis qu'elle n'est pas aussi absolue que le pensait Friedländer.

Suivant Kölliker, dont la description est un peu différente, l'hypertrophie des glandes est à peu près uniforme pendant les premières semaines. Du deuxième au cinquième ou sixième mois l'ectasie est surtout prononcée dans la couche moyenne et la couche superficielle, tandis que les cæcums terminaux situés au voisinage de la musculeuse ne se dilatent plus guère. L'épithélium prend la forme pavimenteuse dans le segment superficiel des conduits et disparaît ensuite peu à peu de la surface vers la profondeur.

Dans la couche celluleuse, il s'atrophie de bonne heure et les canaux glandulaires eux-mêmes ne sont plus guère visibles à ce niveau, une fois que la soudure des deux caduques est effectuée. Un peu plus tard, il disparaît également d'une façon plus ou moins complète dans la portion des glandes répondant à la zone superficielle de la couche spongieuse. Mais, dans les assises plus profondes de cette couche, on trouve, conformément à ce que dit Kölliker, un revêtement épithélial à tous les stades de la grossesse.

Les cellules en voie de disparition présentent diverses altérations : graisseuse, muqueuse, vitreuse, etc.; elle se desquament une à une, de sorte qu'on n'aperçoit plus qu'une rangée irrégulière et fréquemment interrompue de petits éléments arrondis généralement très-granuleux et à noyau peu distinct. Après avoir ainsi perdu peu à peu leurs caractères morphologiques et structuraux, elles tombent, laissant à nu le tissu sous-jacent. Il n'est plus possible à ce moment de distinguer à ce niveau une membrane propre autour des glandes; la cavité paraît limitée immédiatement par le tissu décidual composé presque uniquement de grandes cellules propres tantôt rondes, tantôt aplaties ou fusiformes et allongées dans le sens des travées interglandulaires. L'épithélium persistant de la portion terminale subit aussi des changements très-accusés de forme et d'aspect; nulle part il ne garde son type prismatique originel. La hauteur des cellules diminue progressivement, et la plupart d'entre elles affectent, dans le fond des culs-de-sac, la forme de cubes dont le côté interne est souvent convexe et saillant vers la surface libre; un peu plus haut, les cellules deviennent pavimenteuses et s'aplatissent parfois au point de prendre un aspect lamelliforme comme celui des endothéliums. Dans ces conditions, le revêtement épithélial tend à se confondre sur les coupes avec la trame de cellules déciduales fusiformes qu'il tapisse. A la vérité, les cellules épithéliales possèdent une réfringence particulière due à ce que leur corps contient des gouttelettes ou grains jaunâtres et brillants qui leur communiquent un reflet mat presque métallique. Ce caractère joint à l'opacité plus grande de leur protoplasma permet en général de les différencier des éléments sous-jacents, principalement sur les pièces fixées au liquide de Müller. Mais la distinction est souvent délicate, et il est probable que Ch. Robin, étudiant la caduque par simple dilacération, a pu, dans les phases avancées de la grossesse, considérer comme des épithéliums modifiés et aplatis les cellules déciduales lamelleuses de la surface libre, devenues polygonales par pression réciproque.

La *distribution vasculaire* de la muqueuse, étudiée au stade d'hypertrophie, se fait sensiblement sur le même type qu'à l'état de vacuité. Les ramuscules vasculaires émergeant à la face interne de la tunique musculaire sont généralement plus volumineux que les capillaires propres de cette tunique. Ils forment dans la couche la plus profonde du tissu interglandulaire une série de replis tortueux très-rapprochés d'où résulte une sorte de glomérule vasculaire plus ou moins lâche. Au sortir de cette partie pelotonnée, les petits vaisseaux traversent perpendiculairement la muqueuse suivant un trajet élégamment flexueux ou onduleux; souvent ils décrivent des spires analogues à celles du conduit excréteur des glandes sudoripaires dans leur parcours intra-épidermique. Ces conduits sanguins sont disposés parallèlement aux glandes dans l'intervalle desquelles ils rampent en ne donnant que de rares subdivisions; les plus gros mesurent de 1 à 2 dixièmes de millimètre. Quelques-uns d'entre eux offrent vers le milieu de l'épaisseur de la muqueuse un deuxième enroulement de flexuosités au-dessus duquel ils reprennent leur direction première en décrivant leurs ondulations spiroïdes. Les intervalles qui séparent ces vaisseaux mesurent toujours de huit à dix fois leur propre largeur et même plus; les mailles formées par leurs rameaux anastomotiques sont également très-larges. Mais, arrivés dans la couche superficielle de la muqueuse, ils se résolvent en un riche réseau de fins capillaires dont les mailles, à contours flexueux et irréguliers, n'ont que deux à quatre fois le diamètre des vaisseaux limitants. Telle est la disposition décrite et figurée par Robin d'après l'utérus d'une femme morte par rupture d'une grossesse tubaire, sept semaines après ses dernières règles. C'est le réseau capillaire sous-épithélial qui est chargé d'alimenter le tissu de la caduque durant l'hyperplasie des cellules déciduales; il prend part successivement à l'hypertrophie, puis à l'atrophie de la couche celluleuse de Friedländer, atrophie qui va jusqu'à la disparition complète des vaisseaux dans la caduque réfléchie. C'est lui encore qui est le siége d'une dilatation énorme au niveau de la sérotine lors de la formation des lacs sanguins du placenta.

On possède peu de renseignements sur la façon dont se comportent les lymphatiques. Plusieurs auteurs, à la vérité, attribuent pour une partie à la dilatation de ces vaisseaux l'aspect caverneux du tissu de la caduque, mais il est probable qu'il s'agit là d'une confusion avec les espaces glandulaires dilatés et privés de leur épithélium. Léopold, appliquant à la muqueuse utérine la conception de Ranvier sur la constitution du tissu conjonctif, professe que le réseau délicat du tissu propre se compose de trabécules revêtues extérieurement de cellules plates. Les glandes et les vaisseaux sanguins seraient également enveloppés d'une gaîne endothéliale lymphatique. Kölliker estime que ces vues ont besoin d'êtres confirmées par de nouvelles recherches, et Mœricke croit que les lamelles endothéliales de Léopold ne sont autre chose que les corps fibroplastiques fusiformes qui sont souvent orientés de manière à constituer une sorte de couche enveloppante autour des conduits glandulaires et des vaisseaux. Cette disposition, qui se retrouve du reste dans un grand nombre de tissus, existe en effet fréquemment, et c'est le seul fait que nous ayons pu constater se rapportant aux apparences sur lesquelles est fondée l'opinion de Léopold. Par contre, nous avons observé en quelques endroits de la caduque vraie des conduits sans paroi propre appréciable, à lumière beaucoup plus étroite que celle des glandes avoisinantes. Ils présentent sur la coupe un contour irrégulièrement arrondi, et leur contenu est formé exclusivement de leucocytes. On peut supposer que ce sont des capillaires lymphatiques, bien que le fait ne puisse être affirmé positivement en l'absence de pièces injectées ou de préparations imprégnées au nitrate d'argent.

Après avoir passé en revue les modifications que présentent au cours de la grossesse les éléments qui entrent dans la composition de la muqueuse utérine, il ne sera pas sans intérêt de comparer et de rapprocher toutes ces données, c'est-à-dire d'étudier l'évolution de la caduque utérine dans son ensemble aux différents mois de la gestation.

Au premier mois, les fines villosités choriales de l'œuf n'adhèrent que très-faiblement aux parois de la cavité qui le renferme. La caduque est molle, d'un rose pâle, avec un aspect pointillé dû aux orifices des glandes et visible sur toute l'étendue des deux feuillets. L'épaisseur de la caduque vraie atteint 5 à 6 millimètres. Les cellules interstitielles, très-nombreuses et arrondies dans la couche superficielle (celluleuse, Friedländer), sont moins serrées, plus allongées, fusiformes ou anguleuses, plus granuleuses aussi dans la couche profonde (glandulaire, Friedländer). Les glandes sont très-dilatées, leur épithélium, encore normal dans le fond, se modifie vers l'embouchure où il est formé de cellules plus petites, cubiques ou pavimenteuses, se continuant avec celles de la surface, qui n'ont plus de cils et présentent des caractères analogues. L'accroissement en épaisseur de la muqueuse doit être mis pour la plus grande part sur le compte de la matière amorphe du chorion, qui est devenue extrêmement abondante, même dans les couches profondes au voisinage du muscle où elle n'existe qu'en très-petite quantité à l'état de repos.

Au deuxième mois, les villosités choriales, plus développées, plongent dans le tissu maternel et sont plus adhérentes, principalement vers la sérotine; cependant on peut encore les détacher sans les rompre. La caduque, très-vasculaire (*voy.* fig. 5), est épaisse de 6 à 7 millimètres sur les parois utérines.

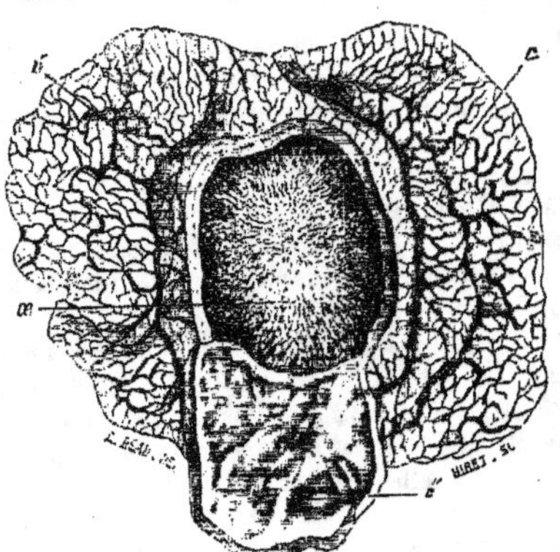

Fig. 5. — *Œuf et caduque au vingt-cinquième jour de la gestation.* (D'après Coste.)

œ, œuf couvert de fines villosités. — *c,c*, caduque utérine avec son réseau vasculaire extrêmement développé. — *c''*, partie supérieure de la caduque réfléchie incisée et rabattue pour mettre l'œuf en évidence.

Sur les membranes d'un œuf expulsé vers le milieu du deuxième mois (diamètre de l'œuf = 4 centimètres; longueur de l'embryon = 18 millimètres), on constate les particularités suivantes :

La caduque vraie, examinée en dehors de l'insertion placentaire, a une épaisseur totale de 5 millimètres: La séparation s'est opérée dans la couche spongieuse, comme le prouve manifestement l'aspect criblé et rugueux de la face externe. Sur les coupes, on voit les glandes déchirées dans leur continuité, et le bord de la préparation est irrégulier et comme déchiqueté du côté qui répond à la surface d'arrachement. Le tissu de la caduque est essentiellement formé par une substance fondamentale homogène, transparente, englobant les cellules propres et traversée par les vaisseaux et les conduits glandulaires. Les fibres lamineuses et les corps fibro-plastiques ordinaires du tissu conjonctif n'existent qu'en très-petit nombre; en bien des points, il est même impossible d'en constater la présence. Les cellules déciduales ont pour la plupart une forme étoilée, à longs prolongements ramifiés s'anastomosant d'une cellule à l'autre; en général, elles sont aplaties parallèlement à la surface libre. Plus rarement, on en trouve d'arrondies ou de polygonales à angles étirés en prolongements courts se terminant brusquement en pointe. Elles sont plus volumineuses et aussi plus espacées dans la couche superficielle où leur diamètre moyen, abstraction faite des prolongements, est de 20 à 50 μ.

Indépendamment des cellules déciduales, on trouve de distance en distance de petits éléments arrondis, parfois isolés, plus souvent groupés par traînées ou par îlots, principalement au pourtour des vaisseaux et des glandes. Ils mesurent de 6 à 12 μ de diamètre, présentent fréquemment deux ou trois petits noyaux de forme variable, et se rapprochent beaucoup par leurs caractères morphologiques des leucocytes qu'on observe également en assez grand nombre à l'intérieur des vaisseaux. Ils répondent aux éléments embryoplastiques dont parle Robin et il semble qu'on doive les considérer comme des corpuscules migrateurs. En certains points, ils paraissent être en contact immédiat avec l'épithélium des tubes glandulaires. Ce dernier n'est conservé que dans la partie profonde où il offre le type pavimenteux ou cubique; dans la portion qui avoisine la surface, il a disparu.

Examinée près de la sérotine, vers le point où elle va se réfléchir sur l'œuf, la caduque vraie a conservé son épithélium formé de cellules pavimenteuses (hauteur = 10 à 12 μ) presque entièrement remplies par leur noyau sphérique, volumineux. Cet épithélium se prolonge à l'intérieur des glandes où il subit diverses modifications. Tantôt il s'aplatit notablement, d'autres fois au contraire les cellules s'allongent et prennent la forme de cylindres peu élevés (hauteur = 20 μ) dont le sommet arrondi fait saillie dans la lumière du canal. En quelques points la ligne qui répond à la face externe de l'épithélium se déforme, quelques-unes des cellules paraissent s'entasser sur deux ou trois rangées de façon à pénétrer dans la trame sous-jacente de la muqueuse. Cette dernière est particulièrement riche, dans la région que nous indiquons, en grosses cellules déciduales arrondies ou polyédriques à angles mousses, mesurant en moyenne 40 μ de diamètre, et séparées par des intervalles de matière amorphe homogène qui n'égalent pas leur propre épaisseur. Il existe également une multitude d'éléments embryoplastiques, et la face profonde du lambeau détaché est criblée de nombreuses cavités glandulaires qui toutes sont pourvues de leur revêtement épithélial.

Des coupes pratiquées sur la paroi même de l'œuf montrent que cette partie des membranes diminue progressivement d'épaisseur de sa base d'implantation au sommet (pôle libre) où elle n'est plus que de 450 μ. On aperçoit successivement de dedans en dehors : l'amnios avec son épithélium pavimenteux haut de 6 à 9 μ seulement; une lame de tissu conjonctif muqueux à corps fibro-plastiques étoilés aplatis parallèlement à la surface, épaisse de 1/2 millimètre environ à la base, et de 230 μ seulement vers le sommet. Elle répond au tissu interannexiel de Dastre, magma réticulé de Velpeau, que Robin a montré n'être qu'une dépendance de l'allantoïde. La mince couche du tissu chorial proprement dit qui vient ensuite se compose d'éléments assez mal définis et émet de distance en distance des bourgeons renfermant de nombreux noyaux et des villosités non vasculaires couchées parallèlement à la surface. L'épithélium chorial est net sur un certain nombre de villosités; ailleurs il se confond avec la couche la plus superficielle du tissu propre dans laquelle les villosités sont souvent comme enclavées.

La portion adjacente de la caduque réfléchie présente également une zone marginale étroite offrant à peu près la même constitution. C'est un tissu com-

posé d'une substance fondamentale jaunâtre, réfringente, ne prenant pas les
réactifs colorants et creusée d'un système de canalicules anastomosés montrant
çà et là des éléments cellulaires inclus. Cette couche, comparée par Kölliker à
du tissu osseux mou, répond à la *fibrine canalisée* de Langhaus (*voy.* plus loin).

Le reste de la caduque réfléchie représente une membrane épaisse de 1 millimètre au point de réflexion et s'amincissant à 150 μ au sommet. Elle renferme
des glandes au moins dans la moitié de sa hauteur, et elle est vasculaire dans
toute son étendue. Les cellules propres sont pour la plupart fusiformes, disposées en couches parallèles à la surface, et mesurant jusqu'à 100 μ de longueur
appréciable, sur une épaisseur de 20 μ; le noyau ovoïde, généralement unique,
a de 12 à 15 μ. Il y a également des amas de petites cellules rondes de grandeur variable. La structure est sensiblement la même que celle de la caduque
vraie vers la limite où les deux feuillets se continuent ; à mesure qu'on s'éloigne
de cette région pour se rapprocher du pôle libre de l'œuf, les glandes sont plus
rares et moins longues, les vaisseaux plus espacés, les cellules elles-mêmes
diminuent de nombre. Vers le sommet, c'est la matière amorphe qui prédomine.
Cette matière est, en général, moins abondante, plus opaque et plus tenace que
celle de la caduque utérine. Les glandes sont tapissées par un épithélium
cubique de 12 à 15 μ; l'épithélium de la surface, conservé par places, présente
les mêmes caractères, si ce n'est qu'il est souvent un peu plus aplati.

C'est au troisième mois que la caduque atteint son plus grand développement ;
son épaisseur maxima, mesurée vers la partie moyenne du corps de l'utérus,
peut aller jusqu'à 1 centimètre. Sa structure ne varie pas sensiblement, il n'y a
qu'augmentation de quantité des éléments préexistants par hypergenèse de
substance amorphe et multiplication des cellules propres. L'aspect spongieux de
la couche moyenne s'accentue grâce à la dilatation progressive des glandes. Il
est à remarquer qu'à partir de ce moment le calibre des culs-de-sac terminaux
n'augmente plus guère (Léopold, Kölliker). La vascularité tend à diminuer dans
le chorion lisse et dans la réfléchie qui lui est accolée ; par contre, elle augmente
rapidement dans la région du placenta. La réfléchie a subi dès ce moment un
amincissement sensible, principalement vers le pôle libre.

A partir du quatrième mois, la caduque vraie, tout en demeurant très-vasculaire, commence à diminuer d'épaisseur. Cette diminution ne tient pas à une
atrophie de cette membrane ; elle provient de la distension qu'elle subit en
raison de l'augmentation du volume de l'œuf. A mesure que cette augmentation
va s'accentuer, les enveloppes fœtales présenteront un amincissement de plus en
plus marqué : elles croîtront en surface et non plus en épaisseur. Vers la fin du
quatrième mois, le feuillet utérin ne mesure plus que 6 à 7 millimètres au
milieu du corps de la matrice, et 2 ou 3 millimètres seulement, vers le col.

Au cinquième mois, l'œuf remplit complétement la cavité utérine. Les deux
feuillets de la caduque, de plus en plus intimement accolés dans toute leur
étendue, se dépouillent de leur épithélium et se soudent. La manière dont se
comportent les cellules épithéliales au moment de disparaître n'a pu être encore
déterminée ; elles s'aplatissent progressivement et sur les caduques fusionnées
on n'en voit plus trace, de sorte qu'il devient souvent difficile de distinguer
exactement sur les coupes la ligne de jonction primitive ; cependant il est en
général encore facile à cette époque de décoller artificiellement les deux feuillets
l'un de l'autre. Dans un cas où le fœtus avait 18 centimètres, Léopold a trouvé
la réfléchie épaisse de 5 millimètres, réunie seulement par quelques filaments

à la caduque vraie, qui mesurait au fond de l'utérus 6 à 8 millimètres d'épaisseur et 3 millimètres seulement près du col.

Sur un œuf examiné sur place et renfermant un fœtus de 16/23,5 centimètres, nous trouvons l'épaisseur totale des enveloppes, en y comprenant toute la muqueuse utérine jusqu'au contact du muscle, un peu au-dessous de 3 millimètres à peu de distance du placenta et réduite à 0,8 millimètres aux environs du col (la grossesse était estimée à cinq mois et demi). On remarquera combien ces chiffres, qui concordent sensiblement avec les évaluations de Kölliker, sont inférieurs à ceux donnés par Léopold. Voici quelle était, en ce dernier point, la constitution histologique des membranes.

L'épithélium amniotique, formé de cellules cubiques ou pavimenteuses, hautes de 8 μ, repose sur une lame conjonctive d'aspect homogène (épaisseur $= 20$ μ), avec quelques corps fibro-plastiques fusiformes, espacés, orientés parallèlement à la surface.

Vient ensuite une couche de tissu muqueux riche en cellules de toutes formes, ramifiées et anastomosées au sein d'une matière amorphe un peu grenue que parcourent également des fibrilles conjonctives en grand nombre ; plus en dehors, ce tissu change d'aspect et les éléments fusiformes souvent très-volumineux et infiltrés de petites gouttelettes graisseuses prennent les caractères des cellules déciduales. Les deux assises réunies de cette couche muqueuse ont 120 μ. Toutes les parties décrites jusqu'ici sont absolument dépourvues de vaisseaux. La couche suivante est plus homogène, très-opaque, paraît composée par des cellules fusionnées et rappelle par son aspect la *fibrine canalisée* de Langhans. Cette couche, épaisse de 70 μ, est immédiatement contiguë à une lame de tissu décidual qui se continue sans interruption avec la trame de la caduque utérine ; les capillaires de celle-ci, dilatés et gorgés de sang, arrivent presque au contact de l'assise homogène précédente. Cette dernière mérite que nous nous y arrêtions un instant. D'après Langhans, la *fibrine canalisée* se formant au niveau du placenta aurait deux origines différentes : la portion la plus rapprochée du chorion proviendrait d'une transformation particulière d'une couche de cellules déciduales située immédiatement sous l'épithélium chorial. Ce dernier disparaîtrait bientôt (sixième mois), et la première assise de .fibrine canalisée, baignée directement par le sang maternel, se doublerait d'une seconde couche à structure lamelleuse prenant naissance grâce à des dépôts stratifiés de fibrine fournis ainsi par l'organisme de la mère. Il s'agirait là, pour l'auteur, d'un véritable tissu possédant une organisation réelle, quoique rudimentaire, la substance fondamentale finement granuleuse dérivant directement du corps cellulaire des globules rouges et blancs du sang, et les canalicules anastomosés se formant aux dépens des noyaux de ces éléments. Kölliker compare cette formation à un tissu osseux mou, ainsi qu'on l'a vu précédemment. D'après nos propres observations, la couche en question résulte en partie d'une transformation directe de l'épithélium chorial, en partie de la production au sein du tissu chorial d'une matière homogène disposée en travées anastomosées entre lesquelles persistent des éléments cellulaires plus ou moins atrophiés. Nous comparerions volontiers le processus, dans son ensemble, à certaines exsudations pathologiques telles que celle qu'on observe dans les fausses membranes diphthéritiques.

Si donc, comme tout nous le fait supposer, la couche homogène signalée plus haut nous indique l'emplacement de l'épithélium chorial disparu, il faut admettre que le tissu propre de la réfléchie est réduit en ce point à trois ou quatre couches de cellules déciduales séparant la fibrine canalisée des capillaires les plus superficiels de la caduque utérine.

La caduque vraie mesurée à partir de la limite où s'arrêtent les capillaires les plus superficiels est épaisse de 1/2 millimètre. La couche compacte est fort mince et la muqueuse offre presque en totalité l'aspect si caractéristique de la couche spongieuse. Les glandes énormément dilatées ne sont plus séparées que par de minces travées de tissu décidual; l'épithélium, très-aplati là où il est conservé, manque complétement au voisinage de la couche celluleuse. Dans les culs-de-sac terminaux qui sont refoulés contre la musculaire sous-jacente et ne possèdent qu'une lumière étroite, les cellules épithéliales sont pavimenteuses, hautes de 12 à 14 μ sur une largeur de 20 μ environ. Les glandules contiennent fréquemment des globes colloïdes, et ces derniers permettent parfois de reconnaître l'origine glandulaire des cavités dépourvues d'épithélium et bordées directement par la trame déciduale.

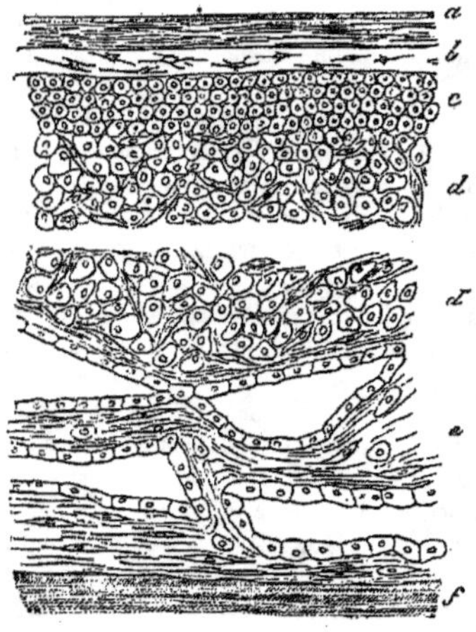

Au cours du sixième et du septième mois, les feuillets soudés de la caduque continuent à diminuer d'épaisseur. La muqueuse utérine conserve à peu près la structure des stades précédents ; cependant ses glandes paraissent plus tassées, plus aplaties contre la paroi musculaire. Les conduits ont même complétement disparu dans l'épaisseur de la couche celluleuse et sont transformés, sauf dans une zone étroite avoisinant la musculeuse, en un système de lacunes irrégulières présentant à peine des traces d'épithélium en quelques endroits. Les cloisons interglandulaires sont réduites à de minces trabécules, excepté dans les points

Fig. 6. — Coupe schématique des deux caduques accolées sur l'œuf de cinq mois, avec l'indication du lieu où se fait le décollement de la caduque au moment de l'accouchement (d'après Friedländer).

a, épithélium amniotique reposant sur la paroi conjonctive de l'amnios. — *b*, tissu muqueux du chorion. — *c*, couche des cellules rondes de Friedländer répondant à la caduque réfléchie. — *d,d'*, couche celluleuse compacte (couche des cellules à aiguilles de Friedländer) de la caduque vraie dans laquelle s'opère le décollement. — *e*, couche glandulaire. — *f*, couche musculaire.

qui livrent passage aux vaisseaux. Ces derniers sont souvent remarquables par les flexuosités de leur parcours et alimentent toujours un réseau assez serré qui s'étend dans la couche compacte. La réfléchie est fort mince, surtout vers le sommet de l'œuf. Le tissu qui la constitue se distingue généralement par l'opacité et la consistance de la matière amorphe, ainsi que par le volume considérable et la dégénérescence graisseuse très-prononcée des cellules déciduales.

Sur des coupes portant sur les membranes ovulaires et la paroi utérine accolées, provenant d'une matrice prise vers le milieu du septième mois de la gestation, l'épaisseur totale du chorion et des deux caduques fusionnées est de 1 millimètre environ. De dedans en dehors on aperçoit d'abord l'épithélium cubique de l'amnios (hauteur = 12 μ) reposant sur une couche mince de tissu conjonctif hyalin (40 μ), parsemé de quelques rares cellules fusiformes. Une couche toute semblable (trame du chorion lisse, 75 μ) est séparée ensuite de la précédente par une lame de tissu conjonctif muqueux (magma réticulé). épaisse de 200 μ, et supporte des villosités non vasculaires généralement couchées sur la membrane choriale, comme l'indique Kölliker. La surface d'implantation est tapissée par l'épithélium chorial modifié qui se continue sur les villosités ; il en résulte que ces dernières paraissent souvent, sur les coupes, comme noyées dans une couche épithéliale d'épaisseur fort variable et dont les cellules les plus superficielles sont très-hypertrophiées en beaucoup d'endroits. Sur l'épithélium (épaisseur minima = 55 μ) s'applique le tissu propre de la caduque réfléchie représenté par 7 ou 8 plans de grandes cellules interstitielles aplaties et serrées les unes contre les autres. Ce tissu se continue insensiblement avec la couche celluleuse de la caduque vraie, sans qu'aucun indice puisse faire soupçonner à quel niveau s'est opérée la jonction des deux feuillets. L'épaisseur totale des caduques, mesurée de l'épithélium chorial à la face interne de la musculeuse, est de 650 μ.

Au huitième mois, si l'on cherche à détacher les enveloppes fœtales de la paroi utérine, la déchirure s'opère dans la couche spongieuse par la rupture des minces cloisons qui séparent les lacunes glandulaires toujours déprimées et étagées sur plusieurs rangs. Le tissu ainsi déchiré est brun rougeâtre, caverneux. Ces caractères sont surtout accusés au pourtour du placenta, mais on les retrouve également au-dessous de lui, dans la sérotine. La caduque est épaisse de 2 millimètres ; les deux couches celluleuse et spongieuse restent distinctes, la seconde étant du double plus épaisse que la première. Les glandes forment deux ou trois rangées de fissures superposées ; dans les plus profondes, l'épithélium est demeuré pavimenteux ou cubique, à cellules disposées sur un seul rang, avec un grand noyau ; les glandes plus voisines du chorion fœtal sont, au contraire, remplies de détritus. Vers la fin de la grossesse, la caduque a continué de diminuer d'épaisseur, elle mesure environ 1^{mm},5. La réfléchie est généralement réduite à une zone de cellules interstitielles plus pressées et moins volumineuses que dans la portion répondant à la caduque vraie. Parfois, au voisinage de la musculeuse, les cavités glandulaires sont accusées seulement par des traînées doubles de cellules pavimenteuses représentant les deux parois de la cavité appliquées l'une contre l'autre.

La *sérotine* ne diffère pas essentiellement, quant à sa constitution histologique, du reste de la caduque ; pourtant elle présente, par suite de la formation du placenta, quelques particularités structurales dignes d'être notées. C'est au milieu du deuxième mois que commence à se dessiner le placenta, reconnaissable à un développement plus considérable des villosités vasculaires du chorion au niveau de la muqueuse inter-utéro-placentaire. Pendant que les villosités choriales répondant à la caduque réfléchie cessent de croître, perdent leurs vaisseaux et viennent s'appliquer contre le chorion, celles du placenta naissant s'allongent et poussent de nombreuses ramifications vers la couche celluleuse de la sérotine, dont les capillaires superficiels présentent dès ce moment une dilatation très-notable. Dès le troisième mois, le gâteau placentaire, nettement délimité et mesurant 5 à 6 centimètres de largeur sur 1 centimètre d'épaisseur, possède les traits fondamentaux de sa composition définitive. Les villosités arborescentes plongent dans de larges espaces (lacs sanguins) où circule le sang

maternel, et les plus longues d'entre elles traversent ces lacs de part en part
et pénètrent dans la paroi opposée, où leur extrémité se trouve fixée solidement
par les crampons décrits par Langhans (racines d'attache, *Haftwurzeln* de
Kölliker). Chaque villosité est entourée d'une gaîne complète d'épithélium
chorial (sauf peut-être à l'extrémité des crampons), et ce dernier tapisse également la surface du chorion villeux où elles s'implantent, et va se continuer sur
les bords du placenta avec l'épithélium du chorion lisse. Le schéma de la
figure 7 peut donner une idée de la structure du placenta au troisième mois.

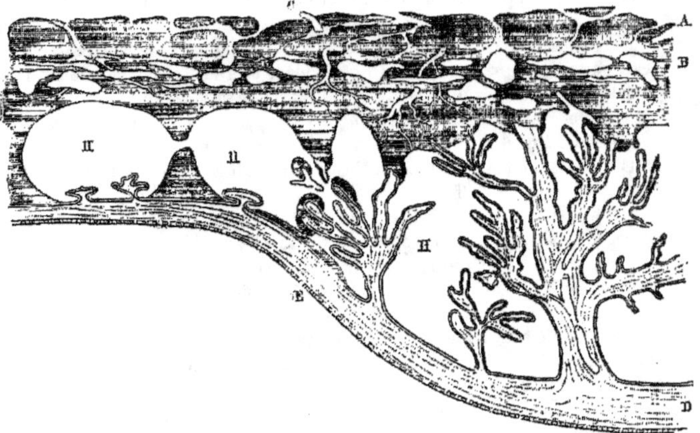

Fig. 7. — Schéma représentant une coupe passant par le bord du placenta (d'après Léopold).

A, faisceaux les plus internes de la musculeuse. — B, couche glandulaire de la sérotine traversée par des
vaisseaux maternels C allant déboucher dans les lacs sanguins H,H. — E, épithélium amniotique. —
D, chorion d'où partent les villosités dont l'une montre dans son axe des vaisseaux fœtaux. Le sommet
des villosités arborescentes va se fixer dans le tissu de la muqueuse utérine.

Les auteurs ne sont pas d'accord sur le mode de formation des lacs sanguins
maternels. Pour Langhans, ces espaces représentent simplement une portion de
la cavité utérine primitive séparée du reste par la soudure du chorion lisse et de
la réflexe au niveau du bord du placenta. La fente étroite régnant ainsi entre le
chorion et la sérotine dérive directement du fond de la cupule formée primitivement autour de l'œuf par la muqueuse utérine hypertrophiée. Les deux parois
limitant la fissure, accolées au début, se trouvent peu à peu écartées l'une de
l'autre par la masse des villosités choriales, et ainsi se forme une excavation où
afflue le sang de la mère, probablement à la suite de ruptures des capillaires
superficiels de la sérotine.

Mais la plupart des observateurs professent que les lacs sanguins ne sont autre
chose que ces capillaires eux-mêmes progressivement distendus et transformés
en un système de cavités anfractueuses dans lesquelles viennent se ramifier les
expansions villeuses du chorion fœtal. Toutes les tentatives faites pour déceler
une pellicule endothéliale d'origine maternelle à la surface des villosités ont
échoué; comme d'autre part E. Weber et plus tard Virchow ont montré dans
la région marginale du placenta de petites touffes villeuses du chorion faisant

saillie dans la lumière de vaisseaux maternels bien reconnaissables comme tels, on est généralement porté à admettre que les villosités pénètrent par effraction dans les capillaires dilatés de la sérotine.

La constitution de celle-ci jusqu'au quatrième mois est tout à fait analogue à celle de la caduque vraie. Une couche glandulaire, épaisse de 2 à 3 millimètres et adhérente à la tunique musculeuse, présente au voisinage de cette dernière les culs-de-sac tapissés par un épithélium cubique, et plus superficiellement les lacunes provenant de la transformation des glandes dans la couche ampullaire. Celle-ci est séparée des villosités par une couche compacte pouvant atteindre 1 millimètre d'épaisseur et montrant des vaisseaux sanguins fortement élargis. Vers le centre du placenta, les espaces glandulaires sont comme tassés et aplatis contre la musculeuse par suite de la compression opérée par l'accroissement rapide des villosités. Le tissu décidual tant compacte qu'interglandulaire ne se distingue pas sensiblement à ce moment par sa composition histologique du reste de la caduque.

Lorsqu'on examine la manière dont se comporte la sérotine vis-à-vis du placenta fœtal, soit sur des coupes d'ensemble, soit en détachant avec précaution le chorion (ce qui ne peut se faire qu'en arrachant les sommets des villosités fixés par les crampons), on voit que la surface de la muqueuse baignée par les lacs sanguins est creusée d'un certain nombre de larges dépressions ou alvéoles séparées par des crêtes, et dont la paroi offre encore des saillies secondaires beaucoup moins élevées. Ces crêtes séparent des groupes de villosités qui ont reçu le nom de cotylédons. Ces cloisons intercotylédonaires dans lesquelles rampent les vaisseaux maternels, et qui affectent sur la coupe une forme prismatique, sont de simples expansions de la couche celluleuse de la sérotine. Elles ne s'étendent pas jusqu'au chorion fœtal dans la plus grande partie du placenta, de sorte que les lacs sanguins des différents cotylédons ne sont que fort incomplétement séparés les uns des autres. Ce n'est qu'à la périphérie du placenta qu'on voit en certains points des expansions de la caduque maternelle traverser de part en part les espaces sanguins. Il existe même à ce niveau une bande circulaire de tissu décidual qui se réfléchit sur la face externe du chorion villeux qu'il tapisse sur une étendue de 2 à 3 centimètres en moyenne. Cette lame qui se continue avec le reste de la muqueuse vers la ligne de jonction des trois caduques utérine, sérotine et réfléchie, près du sinus veineux marginal, n'est autre que la *lame obturatrice* de Winkler, la *caduque placentaire subchoriale* de Kölliker. Elle représente une sorte de rebord, au-dessous duquel la masse des villosités fœtales se trouve enchâssée dans les tissus maternels à la façon d'un verre de montre. Grâce aux travées qui unissent cette lame choriale au reste de la sérotine, un certain nombre de cavités sanguines placées dans la zone marginale du placenta peuvent se trouver entièrement isolées des grands lacs plus rapprochés du centre. Il y a même çà et là des îlots de tissu décidual détachés de la masse principale et perdus en quelque sorte au sein du placenta fœtal où ils sont fixés contre les rameaux des villosités (*voy.* fig. 7, en regard de E). L'existence d'un revêtement endothélial sur la paroi maternelle des lacs placentaires, admise par Léopold, est contestée par la plupart des observateurs (Kölliker).

C'est au cours du cinquième mois qu'apparaissent dans la sérotine les cellules multinucléées, *cellules géantes*, qu'on trouve en très-grand nombre dans le placenta à terme. Ce sont de gros éléments arrondis mesurant, suivant Kölliker, de 38 μ à 150 μ et renfermant de nombreux noyaux sphériques de 15 à 19 μ de diamètre. Ils se trouvent surtout dans la couche compacte et les expansions intercotylédonaires, au voisinage des vaisseaux, tandis que dans les parties profondes de la sérotine ce sont de grands éléments fusiformes semblables à ceux du reste de la caduque qui prédominent. Tous ces éléments paraissent dériver, par une série de modifications, des cellules propres de la caduque ; on trouve d'ailleurs toutes les transitions d'une variété à l'autre. Suivant Friedländer, ils pénétreraient dans les sinus veineux en en perforant la paroi, et provoqueraient ainsi la thrombose spontanée des veines de l'utérus dans la dernière période de la grossesse. (Pour la structure détaillée du placenta à terme, *voy.* PLACENTA). Au moment de la délivrance, le placenta se décolle comme le reste de la caduque, dans l'épaisseur de la couche spongieuse.

En ce qui concerne la chute de la caduque et son expulsion avec le délivre, Robin avait admis que les deux feuillets ovulaire et utérin intimement accolés tombaient en totalité, sauf au niveau de la sérotine dont l'épithélium seul était caduc, les tissus sous-jacents demeurant en place et contribuant par la suite à la régénération de la muqueuse au niveau de la plaie laissée par la chute du placenta. Suivant cet auteur, le décollement de la caduque n'était que le résultat ultime d'un processus très-lent et graduel. Dès le quatrième mois, on pourrait constater qu'il se forme entre la muqueuse épaissie et la tunique musculaire adjacente une nouvelle muqueuse repoussant peu à peu la caduque ; celle-ci subirait alors la dégénérescence graisseuse et serait entraînée en bloc au moment de la délivrance. Cette opinion ancienne ne peut plus être soutenue depuis les recherches de Friedländer. On sait aujourd'hui, à n'en pas douter, qu'il se fait une véritable déchirure dans l'épaisseur même de la caduque utérine qui se trouve ainsi divisée en une lame superficielle caduque et une couche profonde persistante qui est le siége des phénomènes de régénération que nous aurons à décrire plus loin. S'il subsiste encore quelque incertitude, c'est uniquement au sujet du niveau auquel s'opère le décollement.

D'après Friedländer, le plan de séparation correspond constamment à la couche celluleuse du feuillet pariétal. Langhans, au contraire, avait soutenu primitivement qu'il se trouvait beaucoup plus profondément, dans l'épaisseur de la portion la plus spongieuse de la couche glandulaire (couche ampullaire). Il s'est rangé depuis à l'opinion de Friedländer, en admettant que la séparation dans la couche celluleuse est la règle pour la caduque vraie à terme, mais il maintient son ancienne manière de voir pour la caduque inter-utéro-placentaire à terme, et pour la caduque tout entière en ce qui concerne les accouchements avant terme.

Léopold fait remarquer expressément combien est souvent variable, non-seulement suivant les sujets, mais aussi d'un point à l'autre du même délivre, l'épaisseur de caduque demeurée adhérente à la face externe du chorion et expulsée avec lui. Ces différences tiendraient à ce que les glandes s'étendent plus ou moins loin dans la couche celluleuse suivant les cas.

Cette question a été l'objet d'une étude suivie de la part de O. Küstner, dans un travail dont nous résumons ci-après les résultats les plus importants.

D'une manière générale, la face externe (utérine) de la caduque examinée sur le délivre présente uniformément l'aspect alvéolaire qui dénote que la déchirure s'est faite dans l'épaisseur de la spongieuse (couche ampullaire). Mais il n'est pas rare (7 fois sur 52 cas, Küstner) de trouver çà et là des pertes de substance de la caduque limitées par un bord net, taillé à pic. A ce niveau, le chorion paraît être à nu, et ce n'est qu'à l'examen microscopique qu'on arrive à voir une mince couche de cellules déciduales très-infiltrées de graisse. Ici donc la séparation a eu lieu dans la couche celluleuse compacte, et l'auteur cite même un exemple où il en était ainsi sur toute l'étendue de la surface de l'œuf.

Faut-il admettre dans ces cas que la divulsion s'est effectuée suivant le plan de soudure des deux feuillets primitifs de la caduque? Virchow croit, par exemple, qu'il peut arriver parfois que la réflexe seule soit expulsée, bien que le décollement dans l'épaisseur de la couche ampullaire soit la règle aussi bien pour la parturition à terme que pour les avortements. D'après lui, la soudure habituelle entre la réflexe et la caduque vraie aurait fait défaut dans ces cas exceptionnels, et cette manière de voir est à rapprocher d'une remarque de Kölliker qui dit que souvent il est encore possible, à l'époque du terme, de séparer artificiellement les deux feuillets sur une étendue plus ou moins grande, principalement au voisinage du placenta. Küstner, examinant la structure histologique des membranes au niveau des défectuosités signalées plus haut, constate des différences notables d'un point à l'autre et pense qu'il n'est pas possible d'affirmer que la séparation se soit faite dans tel ou tel cas exactement au niveau de la soudure primitive; cependant le fait est probable, vu l'état de dégénérescence graisseuse avancée (réflexe) dans lequel se trouvent généralement les cellules déciduales composant la mince couche de revêtement du chorion. Il a également constaté des variations analogues de composition dans la portion amincie des membranes avoisinant l'orifice cervical où se fait la rupture de la poche des eaux, portion dont le décollement est plus précoce. Il conclut en résumé que la séparation se fait le plus souvent dans la couche ampullaire, mais qu'elle peut aussi s'effectuer dans la couche compacte à une hauteur variable, sans qu'il soit possible de rattacher jusqu'ici ces différences à des circonstances déterminées, telles, par exemple, que l'expulsion prématurée de l'œuf, etc. Quant aux lambeaux de caduque demeurés adhérents à la paroi de l'utérus, ils seraient généralement évacués à bref délai avec les lochies; leur rétention prolongée pourrait exposer la mère aux mêmes dangers que celle des autres parties du délivre. Enfin, dans certains cas, ils conserveraient peut-être une vitalité suffisante pour persister indéfiniment et être incorporés à la muqueuse en voie de régénération.

Modifications de la muqueuse du col pendant la grossesse. La muqueuse du col de l'utérus ne participe que faiblement aux modifications que nous avons signalées pour la muqueuse du corps. Elle conserve à peu près la structure qu'elle avait avant la grossesse, avec cette différence toutefois que ses éléments constituants sont écartés par une matière amorphe, homogène, transparente, dépourvue de granulations (Ch. Robin); elle n'est point caduque. Ce n'est qu'au delà de sa jonction avec la muqueuse du corps qu'on voit les cellules interstitielles, d'abord rares et isolées, augmenter progressivement de nombre pour constituer l'élément fondamental de la caduque utérine.

D'après Léopold, on observerait les modifications suivantes au cours de la grossesse. Pendant le premier mois, la muqueuse du col est épaisse de 1 à 2 millimètres; les crêtes sont couvertes de longues cellules cylindriques adhérentes au bouchon muqueux qui obstrue la cavité. Au quatrième mois, la

muqueuse présente des saillies élevées recouvertes de petites cellules cylindriques.

Enfin, sur l'utérus d'une femme morte vingt-deux heures après la parturition,
de Sinéty décrit les glandes du col comme ayant conservé leur épithélium
normal, mais contenant en outre, dans leur cavité, un grand nombre de cellules
épithéliales desquamées.

Chez une femme morte au cinquième mois de la gestation (fœtus de 16/23,5),
nous retrouvons les modifications épithéliales qui se trouvent indiquées p. 726
chez le fœtus à terme. Les cellules qui tapissent le canal cervical se sont allongées, sont devenues transparentes et se montrent réfractaires aux substances
colorantes; elles présentent, en un mot, tous les caractères de la transformation
dite muqueuse. Comme chez le fœtus à terme, ces modifications sont en rapport
intime avec la production du bouchon muqueux qui comble le canal cervical.

On ne connaît rien de précis sur les modifications que présentent dans la
gravidité les tissus de la trompe de Fallope, dont la muqueuse n'est point
caduque. D'après quelques auteurs, ses tuniques musculaires participent plus
ou moins à l'hypertrophie de celles de l'utérus; cependant nous n'avons pu
constater aucune augmentation sensible sur nos préparations.

F. Régénération de la muqueuse de l'utérus après la grossesse. Sur une
femme morte quelques heures après l'opération césarienne et autopsiée au bout
de quatorze heures, Friedländer décrit la cavité utérine comme tapissée par un
tissu gris jaunâtre épais de 1^{mm},5 à 2^{mm},5 dont la couche superficielle est
infiltrée par un grand nombre de petites cellules sphériques dites embryonnaires. Sur l'utérus d'une femme à terme morte vingt-deux heures après l'accouchement, de Sinéty trouve toute la cavité de l'utérus tapissée par une
couche de fibrine. Au niveau de l'insertion placentaire, les cellules de la caduque sont groupées de façons diverses, tantôt formant une gaîne cylindrique
aux vaisseaux sanguins, et tantôt constituant des traînées plus ou moins
obliques; elles sont moins hypertrophiées dans les points éloignés de l'insertion
placentaire. Entre les cellules de la caduque, on observe une substance fibrillaire englobant de petites cellules sphériques, d'un diamètre de 8 μ, d'autant
plus nombreuses qu'on se rapproche davantage de la surface. Par places, ces
petits éléments sont tellement abondants qu'ils masquent complétement les
grosses cellules de la caduque, ce qui donne à l'ensemble du tissu l'aspect
d'un tissu embryonnaire.

La portion de muqueuse restée adhérente à l'utérus ne tarde pas à se né-
croser dans ses couches superficielles. Vers la fin de la première semaine, la
zone celluleuse a complétement disparu, et les cavités glandulaires, ramenées à
la forme sphérique par le retrait de l'utérus, sont ouvertes sur beaucoup de
points.

Pendant la deuxième semaine, le tissu de la muqueuse a augmenté de consistance; il est gris rosé. Beaucoup de cavités glandulaires sont largement ouvertes, les cloisons sont remplies de cellules embryonnaires; les corps fibro-
plastiques et les cellules épithéliales du fond des glandes sont chargés de
graisse. On commence à distinguer dans la cavité utérine un revêtement épithé
lial qui se régénère vraisemblablement aux dépens de l'épithélium des cavités
glandulaires.

Au cours de la troisième semaine, la surface utérine devient lisse : elle est entièrement tapissée par un épithélium cylindrique analogue à celui des glandes. Tous les éléments de la trame de la nouvelle muqueuse continuent d'être infiltrés de graisse.

Pendant la quatrième semaine, aucun liquide ne s'écoule plus de la surface utérine. Le tissu de la muqueuse est devenu plus ferme, l'infiltration par les cellules rondes a diminué. On commence à retrouver les cellules interstitielles avec leurs caractères normaux plongées dans une substance amorphe presque transparente. La muqueuse de nouvelle formation mesure à ce moment 2 à 3 millimètres d'épaisseur; les glandes s'allongent, reprennent leur configuration habituelle; l'épithélium qui les tapisse ainsi que la surface utérine devient prismatique et se couvre de longs cils vibratiles; les cellules sont du double plus longues qu'à l'état de repos.

Il faut soixante à soixante-dix jours environ pour que la muqueuse utérine ait entièrement repris sa structure normale.

La sérotine se comporte après l'accouchement comme le restant de la caduque vraie, seulement les sinus qui la traversent restent béants. Il n'est pas rare d'observer à la surface, d'après Ch. Robin, des orifices vasculaires bouchés par des caillots fibrineux bruns rougeâtres ou un peu décolorés qui s'étendent jusqu'aux sinus de la musculeuse utérine. Les caillots se décolorent et diminuent peu à peu, mais on les retrouve jusqu'au cinquième jour de l'accouchement. Plus tard, le tissu de la muqueuse se régénère au devant des sinus et obstrue leur lumière. D'après Friedländer, l'oblitération des sinus veineux de la sérotine serait due à la pénétration à leur intérieur des cellules propres de la caduque qui y provoqueraient la formation d'un caillot sanguin remplacé plus tard par un tissu lamineux résultant de la végétation même des tuniques lamineuses du vaisseau (*thrombose spontanée des veines utérines*).

On peut encore reconnaître l'emplacement occupé par la sérotine plusieurs mois après l'accouchement, et même lorsque l'utérus est revenu à ses dimensions normales. Sur un utérus long de 9 centimètres 1/2, observé par Ch. Robin, la sérotine se présentait sous la forme d'une plaque large de 2 centimètres, et faisant une saillie de 3 à 5 millimètres dans la cavité de l'utérus. Cette plaque diminue ensuite progressivement d'épaisseur, jusqu'à ce que son niveau ait atteint celui du restant de la muqueuse.

G. Involution sénile de l'utérus. L'atrophie sénile de l'utérus est caractérisée par une série de modifications structurales dont on trouve déjà les premières traces aux approches de l'âge critique.

La substance musculaire est plus dure et plus consistante, ou présente au contraire, et surtout dans la vieillesse avancée, une laxité et une fragilité particulières de son tissu, qui est mou et friable et dont les vaisseaux artériels rigides et élargis offrent des altérations athéromateuses très-prononcées.

En même temps que la cavité utérine se rétrécit progressivement, il n'est pas rare de voir s'établir des adhérences d'une paroi à l'autre, principalement dans la région du col. Il peut en résulter l'oblitération complète du canal cervical et la dilatation consécutive de l'organe par accumulation d'un liquide muqueux ou séreux (hydromètre).

La muqueuse est amincie, blanchâtre à reflet nacré (en dehors des cas où elle présente des infiltrations hémorrhagiques); son aspect rappelle celui d'une séreuse, et elle renferme généralement un nombre variable de petits kystes que distend un liquide transparent. Mœricke, qui a étudié à ce point de vue cinq utérus provenant de femmes âgées de quarante-neuf à soixante-seize ans et dont la plus jeune était encore réglée, décrit comme il suit le processus histologique de l'atrophie sénile : le premier phénomène que l'on constate est la disparition de l'épithélium cilié; en examinant de petits lambeaux de muqueuse enlevés au moyen de la curette pendant la vie, Mœricke a trouvé encore un épithélium nettement vibratile jusques un ou deux ans après la ménopause. Au contraire, chez la femme ayant dépassé depuis plusieurs années l'âge critique, les organes génitaux offrant d'ailleurs les caractères extérieurs de la sénilité, il n'a jamais rencontré que des cellules prismatiques sans cils. Comme ces derniers ne se montrent qu'aux approches de la puberté et ne tardent pas à disparaître après la suppression définitive des règles, il est permis de penser qu'ils doivent jouer un rôle actif dans l'accomplissement des fonctions génitales.

L'amincissement progressif de la muqueuse s'accompagne d'une diminution numérique des cellules embryoplastiques, tandis que les éléments fusiformes sont plus nombreux, ainsi que les fibres lamineuses, le tout formant une trame à texture assez serrée; de la sorte, le tissu du chorion perd peu à peu son caractère embryonnaire et se rapproche par sa constitution du tissu conjonctif ordinaire de l'adulte. Les dimensions absolues des éléments cellulaires, tant épithéliaux qu'interglandulaires, diminuent, et ce fait est surtout sensible pour l'épithélium dont la hauteur s'amoindrit notablement, de sorte qu'il est cylindrique assez peu élevé et même presque cubique par places. Dans le col, les saillies des arbres de vie s'effacent, les glandes elles-mêmes se raccourcissent au point qu'elle ne représentent plus que des dépressions peu profondes, tubuliformes ou arrondies, tapissées par l'épithélium; elles finissent, pour la plupart, par disparaître entièrement. Les glandes du corps paraissent également plus clairsemées, ce qui tient à ce que leurs orifices s'oblitèrent; les culs-de-sac terminaux se dilatent et se transforment en cavités arrondies distendues par un mucus clair; souvent les minces cloisons de tissu interglandulaire qui les séparent sont perforées et résorbées, de sorte qu'il se constitue des excavations anfractueuses. Suivant Klob, ces kystes possèdent une paroi conjonctive très-délicate tapissée par places à sa face interne par une couche assez irrégulière de petites cellules arrondies; Mœricke a trouvé plusieurs fois ces cavités remplies par l'épithélium desquamé et offrant quelque analogie d'aspect avec des nodules cancéreux d'origine glandulaire. De leur côté, les vaisseaux s'oblitèrent en grande partie, comprimés par la prolifération de la trame conjonctive qui les entoure. Il s'agit, en somme, d'une véritable sclérose sénile de la muqueuse.   F. TOURNEUX et G. HERRMANN.

BIBLIOGRAPHIE. — AHLFELD. *Die neuen Anschauungen über Zusammenhang von Menstruation, Ovulation und Befruchtung.* In *Deutsche med. Wochenschrift,* 1880. — ALTMANN. *Ueber die Pigmentbildung der Uterusschleimhaut.* In *Marb. Sitzungsbericht,* 1877. — BANDL. *Zum Verhalten des Collum am nicht schwangeren Uterus.* In *Arch. f. Gynäk.,* 1880. — BARBAUT. *Cours d'accouchements,* t. II, p. 143. — BECKER (O.). *Ueber Flimmerepithelium und Flimmerbewegung im Geschlechtsapparate der Säugethiere und des Menschen.* In *Moleschott's Unters.,* Bd. II. — BELL (Ch.). *On the Muscularity of the Uterus.* In *Med. Chir. Transact.,* 1813, vol. IV, p. 335. — BISCHOFF. *Entwickelungsgeschichte,* 1843. — Du MÊME. *Beweis der von der Begattung unabhängigen periodischen Reifung und Loslösung der Eier der Säugethiere und des Menschen,* etc. Giessen, 1844. — Du MÊME. *Ueber die Glandulæ Utriculares des Uterus des Menschen und ihren Antheil an der Bildung der Decidua.* In *Archiv f. Anat. u. Physiol.,* 1846. — Du MÊME. *Beiträge zur Lehre von der Menstruation u. Befruchtung.* In *Zeitschrift für ration. Med. von Henle und Pfeuffer,* 1854, Bd. IV. — BLACHER (K.). *Ein Beitrag zum Bau der menschlichen Eihüllen.* In *Archiv für Gynäkol.,* 1876. — BOULARD. *Quelques mots sur l'utérus.* Thèse de Paris, 1853. — BRAUN (C.). *Allg.*

Wiener med. Zeitung, 1860, n° 47. — Du MÊME. *Die Lage des Uterus u. Fœtus am Ende der Schwangerschaft.* Leipzig, 1872. — BRESCHET. *Mém. de l'Acad. royale de médecine*, 1833, t. II. — BURKHARDT (A.). *Observationes anatomicæ de uteri vaccini fabrica.* Basil., 1834. — CALZA (L.). *Ueber den Mechanismus der Schwangerschaft.* In Reil's Arch., Bd. VII, p. 341. — CAZEAUX. *Traité théorique et pratique de l'art des accouchements.* Paris, 1844. — LUCAS-CHAMPIONNIÈRE. *Lymphatiques utérins et lymphangite utérine.* Paris, 1870. — CHARPENTIER. *Accouchements.* Paris, 1883. — CHAUSSIER. *Tables synoptiques.* Tab. XIII, an. XI. — *Observation sur une grosseur extra-utérine.* In Bulletin de la Faculté de Paris, 1814. — CHROBAK. *Handbuch der Lehre von den Geweben des Menschen und der Thiere von Stricker.* Leipzig, 1872. — COHNSTEIN. *Arch. f. path. Anat. und Phys.*, t. LVII. — COLLIN. *Étude à l'œil nu de la surface interne de l'utérus après l'accouchement.* Thèse de Paris, 1847. — CORNIL (V.). *Recherches sur la structure de la muqueuse du col utérin à l'état normal.* In Journ. de l'anat., 1864. — COSTE. *Sur la formation de la caduque.* In Acad. sc., 1842. — Du MÊME. *Note sur la nature de la caduque dans l'espèce humaine.* In Acad. sc., 1847. — Du MÊME. *Histoire générale et particulière du développement.* Paris, 1847. — COURTY. *De l'œuf et de son développement dans l'espèce humaine.* Montpellier, 1845. — Du MÊME. *Traité pratique des maladies de l'utérus, des ovaires et des trompes.* Paris, 1879-1881. — DOHRN. *Monatsschrift für Geburtskunde*, t. XXIV, p. 414. — DUBOIS et PAJOT. *Art des accouchements*, p. 450. — DUNCAN. *Obstetrical Transactions*, p. 107, et *On the Internal Surfaces on the Human Uterus after Delivery.* In Brit. and For. Med. Chir. Review, oct. 1853, p. 506. — EIGENBRODT u. HEGAR. *Monatsschrift für Geburtshülfe*, t. XXII, p. 166. — ELLENBERGER. *Die histologische Einrichtung des Uterus der Thiere.* Diss. Göttingen, 1879. — ELISCHER. *Archiv f. Gynäk.*, 1877. — ENGELMANN u. KUNDRAT. *Untersuchungen über die Uterusschleimhaut.* In Wiener med. Jahrb., 1873. — ENGELMANN. *The Mucous Membrane of the Uterus.* In the American Journal of Obstetrics, vol. VIII. — ERCOLANI (G.-B.). *Delle glandole otricolari dell' utero e dell' organo glandolare di nuove formazione*, etc. Bologna, 1868. Trad. fr. *Mémoire sur les glandes utriculaires de l'utérus et sur l'organe glandulaire de néoformation*, etc. Alger, 1869. — Du MÊME. *Sulle errate apparenze macroscopiche che hanno imperito fino ad ora di conoscere l'intima struttura della placenta umana e sull' unità del tipo anatomico della placenta nei mammiferi e nella donna.* In Archivio per le scienze mediche, 1876. — Du MÊME. *Nouvelles recherches sur l'anatomie normale et pathologique du placenta chez la femme et chez les Mammifères.* In Arch. ital. de biologie, 1883. — FARRE. *The Uterus and its Appendages.* In Cyclopædia of Anat. and Phys., edited by Todd and Bowman, vol. V, 1859. — FIOUPE (J.). *Lymphatiques utérins.* Thèse de Paris, 1876. — FISCHEL. *Beiträge zur Morphologie der Portio vaginalis uteri.* In Archiv für Gynäk., 1880. — FOCHIER (A.). *Notes sur la caduque.* Thèse de Paris, 1870. — FRANKENHÄUSER. *Die Nerven der Gebärmutter.* Jena, 1867. — FRANKL (Dr J.-W.). *American Journal of Obstetrics*, XI, 1878. — FREY. *Handbuch der Histologie und Histoch. des Menschen.* Leipzig, 1874. — FRIEDLÄNDER. *Phys.-anat. Untersuchungen über den Uterus.* Leipzig, 1870. — Du MÊME. *Ueber die Innenfläche des Uterus post partum.* In Arch. f. Gynäk., 1876. — FRIDOLIN. *Ueber die Lymphgefässe der schwangeren Gebärmutter.* In Militärarztl. Journal, Saint-Pétersbourg, 1872. — FROMMEL. *Beitrag zur Histologie der Eileiter.* In Verh. der ersten Versammlung der deutschen Gesellschaft f. Gynäkologie zu München, 1886. — GREENE (Jeannette B.). *Microscopical Studies on the Catamenial Decidua.* In the American Journ. of Obstetrics and Diseases of Women and Children, XV, 1882. — GRÜNWALD. *Der Eileiter.* In Stricker's Handbuch, 1872. — GUSSEROW. *Ueber Menstruation und Dysmenorrhea.* In Volkmann's Sammlung klin. Vorträge, n° 81. — GUYON (F.). *Étude sur les cavités de l'utérus à l'état de vacuité.* Thèse de Paris, 1858. — HACKMANN. *Die Schleimhaut des Uterus.* In Archiv f. Gynäkol., Bd. V. — HALLER (A. v.). *Icones uteri.* In Op. minor., t. II. — HAUSSMANN. *Arch. f. Anatomie, Phys. und wissenschaftliche Medicin*, 1874, et Centralbl., 1875. — HEGAR. *Monatsschr. f. Geburtskunde*, Bd. XXI, supplément. — HEGAR u. MAIER. *Beiträge zur Pathologie des Eies.* In Virchow's Archiv, Bd. LII, 1871. — HÉLIE. *Recherches sur la disposition des fibres musculaires de l'utérus développé par la grossesse.* Paris, 1865, avec atlas de Chenantais. — HENLE. *Handb. der syst. Anat. d. Menschen.* Braunschweig, 1874. — HENNIG. *Katarrh der weiblichen Geschlechtsorgane*, 1870. — Du MÊME. *Architect. Entwickelung der Gebärmutter.* In Arch. für Gynäkologie, 1872. — HENSEN. In Hermann's Handbuch der Physiologie. — HESCHL (H.). *Ueber das Verhalten des menschlichen Uterus nach der Geburt.* Wiener Zeitschrift, t. VIII, p. 9, 1852. — HIRSCHFELD (L.). *Note sur les nerfs de l'utérus.* Société de biologie, 1852. — HOGGAN (J.) u. HOGGAN (F.-E.). *Pathologie und Therapie der Dysmenorrhea membranacea.* Archiv für Gynäkologie, 1876. — HUNTER (W.). *Anatomia uteri humani grav. tabulis illustr.* Birmingham, 1774. — HUGUIER. *Mém. de l'Acad. de méd.*, 1850. — HYRTL. *Lehrb. der Anat. des Menschen.* Wien, 1870. — JÖRG (J.-C.-G.). *Ueber das Gebärorgan des Menschen und der Säugethiere im schwangeren und nicht schwangeren Zustande.* Leipzig, 1808. — JACQUEMIER. *Recherches d'anatomie, de physiolo-*

gie et de pathologie sur l'utérus humain pendant la gestation. Arch. gén. de médecine, mai 1850. — Janzer. *Untersuchung der inneren Genitalien eines kurz nach der Menstruation verstorbenen Mädchens*. In Med. Annalen. Heidelberg, 1848. — Jassinsky (J.). *Zur Lehre über die Structur der Placenta*. Virchow's Arch., Bd. XL. — Joulin. *Traité d'accouchements*, p. 654. — Kasper (G.). *Diss. de structura fibrosa uteri non gravidi*. Vratisl., 1840. — Keuller. *Ueber das Verhalten der Uterusmusculatur*. Diss. Berlin, 1880. — Kobelt. *De l'appareil du sens génital dans l'espèce humaine et quelques Mammifères*, traduit de l'allemand par Kaula. Strasbourg, 1851. — Koch. *Ueber das Vorkommen von Ganglienzellen an den Nerven des Uterus*. Göttingen, 1865. — Kölliker. *Zeitschrift für wissensch. Zool.*, Bd. I. — Du même. *Mikroskopische Anatomie*. Leipzig, 1852. — Du même. *Histologie humaine*. Paris, 1868. — Du même. *Entwickelungsgeschichte*, 1878. — Krause (C.). *Handbuch der menschlichen Anatomie*. Hannover, 1833. — Krause (W.). *Allgem. u. mikroskopische Anatomie*. Hannover, 1876. — Kreitzer. *Petersburger med. Zeitschr.*, 1871. — Kunorat. *Untersuchungen über die Uterusschleimhaut*. In Stricker's med. Jahrb. Wien, 1873. — Küstner. *Arch. f. Gynäk.*, 1876 et 1879. — Langhans (Th.). *Die Lösung der mütterlichen Eihäute*. Arch. f. Gynäk., 1875. — Du même. *Untersuch. über die menschliche Placenta*. Archiv von His und Braune, 1877. — Lee. *Ueber die Nerven des schwangeren Uterus*. Froriep's Notizen, 1840, p. 129. — Leopold. *Die Lymphgefässe des normalen, nicht schwangeren Uterus*. Arch. f. Gynäk., Bd. VI, 1873. — Du même. *Ueber die Uterusschleimhaut während der Menstruation, Schwangerschaft und Wochenbett*. Arch. für Gynäk., Bd. XI et XII. Berlin, 1877. — Leydig. *Ueber Flimmerbewegung in den Uterusdrüsen des Schweines*. Müller's Arch., 1852. — Lobstein (J.-F.). *Fragment d'anat. physiologique sur l'organisation de la matière dans l'espèce humaine*. Paris, 1803. — Loder (J.-C.). *Diss. de musculosa uteri structura*. Iena, 1782. — Lott. *Ueber das Flimmerepithel der Uterusdrüsen*. In Rollet's Unters., II, Leipzig, 1871. — Du même. *Zur Anat. und Phys. des Cervix Uteri*. Erlangen, 1872. — Löwenhardt. *Die Berechnung und Dauer der Schwangerschaft*. Arch. f. Gynäk., Bd. III. — Luschka. *Anatomie*, Bd. II. — Maier. *Beiträge zur Physiol. und Pathol. des Uterus*. In Berichte der naturf. Gesellschaft zu Freiburg, Bd. I, p. 345. — Malpighi. Op., 1687, t. II, p. 220. — Mayer. *Merkwürdige Veränderungen, welche die weiblichen Genitalien und namentlich der Uterus im hohen Alter erleiden*. Bonn, 1826. Du même. *Anatomische Beschreibung des ganzen menschl. Körpers*. Wien, 1831. — Meckel. *Ueber die anatomischen Verhältnisse der Menstruation*. Jenaische Ann. f. Phys. und Med., 1850. — Meyerstein. *Ueber die Eileiter einiger Säugethiere*. In Henle und Pffeifer's Zeitschrift, Bd. XXIII. — Mierzejewski. *Recherches sur les lymphatiques de la couche sous-séreuse de l'utérus*. Journ. de l'anat., 1879. — Milot. *Supplément à tous les traités d'accouchements*, t. II, p. 586. — Möricke (R.). *Die Uterusschleimhaut in den verschiedenen Altersperioden und zur Zeit der Menstruation*. Zeitschrift f. Geburtsh., 1882. — Moreau. *Essai sur la disposition de la membrane caduque*. Thèse de Paris, 1814. — Morel et Duval. *Manuel de l'anatomiste*, etc. Paris, 1883. — Mursina. *Krankheiten der schwangeren u. gebärenden Wöchnerinnen*, Theil II, p. 44. — Naboth. *De sterilitate mulierum*. Lipsiæ. 1707. — Nægele et Grenser. *Traité de la pratique des accouchements*, p. 207. — Négrier. *Recherches et considérations sur la constitution et les fonctions du col de l'utérus*, 1840. — Noortwyk. *Uteri humani gr. anat. et hist.* Lugd. Batav., 1743. — Okex, *Des enveloppes du fœtus*. In Isis, 1827. — Osiander. *Handbuch der Entbindungskunst*. Tübingen, 1818-1825. — Pilliet (A.). *Texture musculaire de l'utérus des mammifères*. In Bull. de la Société zoologique. Paris, 1886. — Planteau. *Muqueuse utérine de quelques animaux à placenta diffus*. Journal de l'anatomie, 1881. — Pinner (Otto). *Ueber den Eintritt des Eies aus dem Ovarium in die Tube beim Säugethiere*. In Archiv für Anatomie und Physiologie, phys. Abtheilung. Leipzig, 1880. — Pflüger. *Ueber die Bedeutung und Ursache der Menstruation*. Berlin, 1865. — Pouchet (F.-A.). *Théorie positive de l'ovulation spontanée et de la fécondation*. Paris, 1847. — Pouchet (G.) et Tourneux (F.). *Précis d'histologie humaine et d'histogénie*. Paris, 1878. — Reichert. *Beschreibung einer frühzeitigen menschlichen Frucht im bläschenförmigen Bildungszustande*. In Phys. Abtheilung der königlichen Academie der Wissenschaften zu Berlin, 1873. — Du même. *Ueber die Bildung der hinfälligen Häute der Gebärmutter und deren Verhältniss zur Placenta uterina*. Müller's Arch., 1848, p. 82. — Reitz (W.). *Sitzungsber. der Wiener Akademie*, Bd. LVII. — Richard (F.-A.). *De la muqueuse de l'utérus*. Thèse de Paris, 1868. — Richard (G.). *Anatomie des trompes de l'utérus chez la femme*. Paris, 1851. — Retzius. *Structur des Uterus*. In Canstatter Jahresb., 1850, Bd. I, p. 64. — Robin (Ch.). *Rapport sur un cas de mort et de dissolution de l'embryon par suite d'hémorrhagies des membranes de l'œuf*. Bull. de la Soc. anat., 1846. — Du même. *Mémoire pour servir à l'histoire anat. et pathol. de la membrane muqueuse utérine, de son mucus, et des œufs ou mieux glandes de Naboth*. Soc. philomath., 18 mars 1848. — Du même. Arch. gén. de méd., 4ᵉ série, t. XVIII, p. 201. — Du même. *Mémoire sur quelques points de l'anatomie et de la physiologie de la muqueuse* utérine. In *Journal de physiologie*, t. I, p. 46, 1858. — Du même. *Mémoire sur les modifications de la muqueuse utérine pendant et après la grossesse*. Mém. de l'Acad. de méd., 1861. — Du même. *Note sur l'épithélium du corps de l'utérus pendant la grossesse*. Soc. biol., 1855, p. 13. — Robin et Cadiat. *Sur la constitution des muqueuses de l'utérus mâle, des canaux déférents et des trompes de Fallope*. Journ. de l'anat., 1874. — Des mêmes. *Sur la structure et les rapports des téguments au niveau de leur jonction dans les régions anale, vulvaire, et du col utérin*. Journ. de l'anat., 1874. — Romiti. *Sulla struttura e sviluppo della placenta*. In *Rivista clinica*, 1873. — Rouget (Ch.). *Recherches sur le type des organes génitaux et de leurs appareils musculaires*. Th. de Paris, 1855. — Du même. *Recherches sur les organes érectiles de la femme et sur l'appareil tubo-ovarien*. Journal de la phys., 1859. — Rœderer (J.-G.). *Icones uteri humani observationibus illustratæ*. Gœttiugæ, 1759. — Sabatier. *Anatomie*. Paris, 1775. — Saviotti. *Scanzoni's Beiträge*, Bd. VI, p. 219. — Sappey. *Traité d'anatomie descriptive*, 4e édit. Paris, 1881. — Schröder. *Manuel d'accouchement*. Traduct. par le Dr Charpentier, 1875. — Scanzoni. *Verhandl. der würzb. phys. med. Gesellschaft*, 1852, II, p. 50. — Schwartz. Art. Utérus du *Dictionn. de méd. et chir. prat.*, t. XXXVII, 1885. — Seiler. *Die Gebärmutter und das Ei des Menschen*, etc. Dresden, 1832. — Sharpey. In *Canstatter Jahresbericht*, 1843, t. I, p. 106. — Stadfeldt. *Schmidt's Jahrbücher*, Bd. CXVIII, p. 191. — Sinéty (de). *Manuel pratique de gynécologie*. Paris, 1879. et Gazette médicale de Paris, 1875, et 1881. — Du même. *Recherches sur la muqueuse utérine pendant la menstruation*. Annales de gynécologie, avri 1881. — Du même. *Etude histologique sur la cavité utérine après la parturition*. Archives de physiologie, t. III, 1876. — Smellie (W.). *A Set of Anat. Tables with Expl.* London, 1754. — Snow Beck. *Phil. Transactions*, 1846. — Tarnier et Chantreuil. *Accouchements*, 1880. — Underhill. *Note on the Uterine Mucous Membrane of a Woman who Died Immediately after Menstruation*. In *Edinburgh Med. Journ.*, 1875. — Valentin. *Handbuch der Entwickelungsgeschichte des Menschen*. Berlin, 1835. — Veit (J.). *Zur normalen Anatomie der Portio vag. uteri*. In *Zeitschrift für Geburtsh. und Gynäk.*, Bd. V. — Velpeau. *Ovologie et embryologie humaine*. Paris, 1833. — Virchow. *Ueber die Bildung der Decidua*. Froriep's u. Schieiden's Notizen. — Wagner (R.). *Meckels Archiv*, 1830, p. 73. — Wagner (E.). *Beiträge zur normalen und pathol. Anatomie der Vaginalportion*. Arch. für phys. Heilkunde, Bd. XV. Stuttgart, 1856. — Waldeyer. *Eierstock und Ei*. Leipzig, 1870. — Weber (E.). *Hildebrandt's Handbuch der Anatomie*. Braunschweig, 1832, t. IV, p. 467. — Weber (E.-H.). *Ueber die schlauchartigen Uterindrüsen des Menschen*. In *Vers. deutscher Naturf. u. Ærzte*. Braunschweig, 1842. — Du même. *Zusätze zur Lehre vom Bau und den Verrichtungen der Geschlechtsorgane*. Leipzig, 1846. — Wertheimer. *Virchow's Archiv*, vol. XXI, fasc. 3, p. 314. — Wieland. *Étude sur l'évolution de l'utérus pendant la grossesse et sur son retour à l'état normal*. Thèse de Paris, 1858. — Williams (J.). *On the Structure of the Mucous Membrane of the Uterus*, etc. London, 1875. — Du même. *The Mucous Membrane of the Body of the Uterus*. Ibidem, 1875. — Winckel. *Die Pathologie und Therapie des Wochenbettes*, p. 1. — Winkler. *Textur*, etc., *in den Adnexen des menschl. Eies*. Jena, 1870. — Wyder (Th.). *Das Verhalten der Mucosa Uteri während der Menstruation*, Zeitschrift für Geburtshülfe und Gynäk., Bd. IX, Heft 1. — Wyder. *Beiträge zur normalen und pathologischen Histologie der menschlichen Uterusschleimhaut*. Archiv. f. Gynäk., Bd. XIII.

F. T. et G. H.

§ III. **Développement de l'utérus et du vagin.** Les recherches contemporaines ont démontré que, contrairement à l'opinion de J. Müller, de Rathke et de Lilienfeld, les trompes, l'utérus et le vagin se développent aux dépens des conduits de Müller, sans participation du sinus uro-génital. Les portions de ces conduits situées au-dessous de l'insertion des ligaments de Hunter (ronds) se fusionnent sur la ligne médiane (dans le cordon génital) en un canal unique (*canal génital*, Leuckart) aux dépens duquel se forment ultérieurement l'utérus et le vagin; leurs portions supérieures divergentes constituent les trompes de Fallope. Renvoyant pour tout ce qui concerne l'évolution première des conduits de Müller à l'article Wolff (*Corps de*), nous étudierons successivement la manière dont se constitue le *canal génital* ou *utéro-vaginal*, par fusion des extrémités inférieures des conduits de Müller, avec la formation de l'hymen, puis la subdivision du canal génital en utérus et en vagin, ainsi que l'évolution secondaire de ces organes jusqu'à la naissance.

PREMIÈRE PARTIE. Fusion des extrémités inférieures des conduits de Müller. Formation du canal génital ou utéro-vaginal. *Historique.* Les premiers observateurs qui étudièrent le développement de l'utérus et du vagin, frappés de la duplicité primitive des conduits de Müller, cherchèrent à expliquer la formation d'une cavité utéro-vaginale unique par une bosselure ou excroissance de la paroi postérieure du sinus uro-génital. Dans cette hypothèse, dont le principal champion fut H. Rathke, les conduits de Müller ne fournissaient que les oviductes et les cornes de l'utérus. Rathke professa toute sa vie la théorie de la descendance uro-génitale de l'utérus et du vagin, ainsi que le témoignent les lignes suivantes publiées en 1861 : « La portion du sinus uro-génital, où viennent déboucher près l'un de l'autre les oviductes sur les fœtus femelles, ne tarde pas à proéminer en arrière sous forme d'une excroissance arrondie dont l'extrémité antérieure plus effilée se continue avec les oviductes. La saillie précédente ne donne pas seulement naissance au vagin, mais elle fournit encore le corps et le col de l'utérus » (*Entwickelungsgeschichte der Wirbelthiere.* Leipzig, p. 181).

Rathke, auquel l'embryologie est redevable de tant de progrès à d'autres points de vue, se refusait ainsi à admettre la soudure des extrémités inférieures des conduits de Müller. Cependant, déjà en 1830, J. Müller (*Bildungsgeschichte der Genitalien.* Düsseldorf) pensait que le corps de l'utérus résultait de la fusion des conduits de Müller : « La portion des conduits de Müller attenante au corps de Wolff, dit-il, pages 60 et 61, demeure rectiligne et devient la trompe, tandis que la portion inférieure se transforme en corne de l'utérus. En bas les deux conduits se fusionnent en un canal unique, l'utérus. » Le vagin seul pour J. Müller était une dépendance du sinus uro-génital. Cette opinion se trouve reproduite dans la dissertation inaugurale de Lilienfeld (*Beiträge zur Morphologie und Entwickelungsgeschichte der Geschlechtsorgane.* Marburg, 1856).

De son côté, Valentin (*Handbuch der Entwickelungsgeschichte des Menschen,* Berlin, 1835) faisait également provenir le vagin du sinus *uro-genitalis,* mais par une sorte de fissuration longitudinale, en vertu de laquelle la portion supérieure de ce sinus se divisait de haut en bas en deux conduits : l'un antérieur, le canal de l'urèthre, et l'autre postérieur, le vagin.

En somme, tous les auteurs qui précèdent, bien qu'avec quelques divergences sur le mécanisme employé, admettaient la participation du sinus uro-génital dans la constitution du segment inférieur du canal utéro-vaginal. Le premier auteur qui ait tenté de réagir contre l'opinion de Rathke est Bischoff. « Il n'est, dit-il, qu'un seul point de cette description si précise donnée par Rathke auquel je ne puis accéder. Je n'ai pu acquérir la conviction qu'il se produisît une bosselure à l'endroit de l'insertion des conduits excréteurs des organes sexuels dans le sinus uro-génital. Il m'a semblé plutôt que ces canaux s'épaississaient seulement à leurs extrémités, et que de là naissait l'apparence d'une bosselure ; du moins ai-je toujours cru apercevoir une cloison dans les coupes que j'ai pratiquées » (*Développement de l'homme et des Mammifères,* trad. franç., 1843, p. 374). Mais c'est surtout à Thiersch, à Leuckart, à Kölliker, à Livius Fürst et à Dohrn, que nous sommes redevables des notions précises sur le mode de fusion des extrémités inférieures des conduits de Müller. Pour Thiersch (*Bildunsgfehler der Harn und Geschlechtsorgane eines Mannes, Illustrirte med. Zeitung,* 1852, Bd. I) la fusion des conduits de Müller commence par leurs extrémités inférieures, puis elle remonte jusqu'à la séparation des conduits de

Wolff, c'est-à-dire qu'elle s'opère dans toute l'étendue du cordon génital : « La cavité commune des conduits de Müller devient l'utérus et le vagin. La séparation entre ces deux organes n'est pas encore visible sur des fœtus humains de trois pouces. Quant à la limite entre la corne de l'utérus et la trompe, elle est indiquée par le point d'origine du ligament de Hunter » (page 13).

Leuckart, dans l'article ZEUGUNG de la *Physiologie de Wagner*, 1853, tome IV, fait également provenir l'utérus et le vagin des conduits de Müller; sa description concorde entièrement avec celle de Thiersch : « Les conduits de Müller se fusionnent sur la ligne médiane, en commençant par leurs points d'insertion, et constituent ainsi un canal impair (*canalis genitalis*) qui s'élargit peu à peu et finalement se divise par une séparation transversale en vagin et en utérus. Les variations de forme que présentent ces organes chez les Mammifères femelles résultent surtout des différences dans l'étendue de cette fusion médiane. Chez l'homme et les autres espèces à *utérus simplex*, la fusion remonte le plus haut possible, jusqu'au point d'insertion du ligament de Hunter (*ligamentum rotundum*) qui marque, dans tous les cas, la limite entre l'utérus et l'oviducte. La fusion s'étend moins loin chez les animaux à *uterus bicornis* et *duplex*: chez ces derniers, le vagin seul est le résultat d'une pareille fusion; quant aux utérus, ils se forment par simple élargissement aux dépens des conduits de Müller. Il y a même des Mammifères chez lesquels on n'observe aucun canal génital impair, aucune fusion des conduits de Müller, mais simplement une dilatation et une division transversale des extrémités inférieures de ces conduits : tels sont les marsupiaux pourvus de deux utérus et de deux vagins » (pages 759 et 760). Kölliker (*Entwickelungsgeschichte des Menschen*, I Aufl., 1861) confirme en grande partie les données précédentes de Thiersch et de Leuckart; seulement, pour cet auteur, la soudure commence d'abord au milieu du cordon génital et se propage ensuite vers ses deux extrémités.

En 1867, Livius Fürst (*Ueber die Bildungshemmungen des Utero-vaginalcanals, Monatsschrift f. Geburtsk.*, 1867, Bd. XXX) indique que chez l'homme la fusion des conduits de Müller débute à l'union du tiers inférieur avec les deux tiers supérieurs du cordon génital : « C'est à partir de la huitième semaine que commence la fusion des conduits de Müller, adossés l'un à l'autre dans l'épaisseur du cordon génital. La disparition de la cloison médiane s'opère d'abord aux environs du tiers inférieur du cordon génital, puis elle progresse de bas en haut jusqu'à l'extrémité de ce cordon, en même temps que l'angle d'adossement des deux conduits de Müller se trouve reporté plus haut. Inférieurement, la cloison persiste jusqu'à la fin de la douzième semaine, si bien que les conduits de Müller fusionnés dans les deux tiers supérieurs du cordon génital, doubles dans le tiers inférieur, s'abouchent par deux orifices distincts dans le sinus uro-génital. A la fin de la douzième semaine, la cloison inférieure disparaît également de haut en bas, et les deux ouvertures dans le sinus uro-génital se trouvent ainsi confondues en une seule » (p. 106).

Deux années plus tard, en 1869, H. Dohrn (*Ueber die Müllerschen Gänge und die Entwickelung des Uterus, Marb. Gesellschaft* 1869, n° 5, et *Monatsschrift f. Geburtsh.*, t. XXIV) arrive à des résultats à peu près analogues sur la brebis, la vache et aussi sur l'homme : « En ce qui concerne la fusion des conduits de Müller, je me suis convaincu sur des embryons de brebis, de vache et aussi sur l'homme, qu'elle débutait un peu au-dessus de leur embouchure à l'union du tiers inférieur avec les deux tiers supérieurs du cordon génital. De

ce point la fusion progresse en haut et en bas, mais parcourt très-rapidemen
le segment inférieur, si bien que sur des embryons encore peu âgés on rencontre déjà les extrémités des conduits de Müller complétement fusionnées »
(*Zur Kenntniss der Müller'schen Gänge und ihrer Verschmelzung*, in *Marb.
Gesellschaft*, 1871, Bd. IX, p. 255).

Enfin, pour L. Langenbacher (*Beitrag zur Kenntniss der Wolffschen und
Müllerschen Gänge der Säugern*, in *Arch. f. mikr. Anat.*, 1881), qui a étudié
l'évolution du cordon génital chez le lapin, « la fusion ne débute pas vers le
milieu du cordon génital (Kölliker), ainsi que c'est le cas chez la plupart des
autres Mammifères, mais toujours en bas » (page 106).

En résumé, si tous les auteurs contemporains font provenir l'utérus et le
vagin des extrémités inférieures des conduits de Müller, ils ne sont pas d'accord
sur l'endroit précis où débute la fusion de ces conduits. Pour les uns (Kölliker), ce serait au milieu même du cordon génital; pour les autres (L. Fürst et
H. Dohrn), à l'union du tiers inférieur avec les deux tiers supérieurs de ce
cordon; enfin, pour Langenbacher, chez le lapin, au niveau des extrémités vesti-
bulaires des conduits de Müller.

1° *Fusion des conduits de Müller.*   Nous donnerons, avec Leuckart, au canal
impair et médian résultant de la fusion des extrémités inférieures des conduits
de Müller, le nom de *canal génital* ou encore de *canal utéro-vaginal*. C'est aux
dépens de ce canal que se développent l'utérus et le vagin dans sa totalité. De
même que Bischoff et tous les auteurs contemporains, nous n'avons jamais
constaté, sur aucun embryon de mammifère, une dépression de la paroi postérieure du sinus uro-génital se portant à la rencontre des extrémités inférieures
des conduits de Müller, ou bien se produisant postérieurement à l'abouchement
de ces conduits, qu'elle refoulerait en arrière et en haut.

Des recherches publiées antérieurement par l'un de nous, en collaboration avec
M. Ch. Legay (*Mémoire sur le développement de l'utérus et du vagin*, *Journ. de
l'anat.*, 1884), ont montré que les conduits de Müller pouvaient se fusionner à
des hauteurs différentes suivant les espèces (*voy.* les tableaux des pages 7, 8 et 9,
du mémoire ci-dessus). Ainsi, chez le porc et chez la souris, la fusion de ces conduits débute à la partie moyenne du cordon génital, tandis qu'elle commence
chez la brebis à l'union du tiers inférieur avec les deux tiers supérieurs. C'est probablement à ces variations suivant les espèces qu'il faut attribuer les divergences
des auteurs dont nous avons rendu compte précédemment (voy. *historique*).

En ce qui concerne le fœtus humain, nous n'avons eu à notre disposition
qu'un seul stade mâle répondant aux longueurs 3,2/4 centimètres. Chez l'homme,
l'extrémité inférieure persistante du canal génital est représentée par l'utérus
mâle ou utricule prostatique, qu'il conviendrait plutôt, en raison de son homo-
logie chez la femme, de désigner sous le nom de vagin mâle. Le cordon génital
de notre embryon a été décomposé en cinquante coupes sériées représentant
une longueur de $1^{mm},6$. Les rapports réciproques des conduits de Müller sont
les suivants de bas en haut :

Séparés..	6 coupes.
Soudés.	4 —
Fusionnés..	24 —
Soudés.	2 —
Fusionnés..	4
Soudés.	6 —
Séparés..	4
	50 coupes.

L'épithélium qui tapisse sur cet embryon le canal génital appartient manifestement à la catégorie des épithéliums stratifiés, mais il est fort difficile de le rapprocher de l'un des deux types cylindrique ou pavimenteux. C'est une sorte d'épithélium stratifié embryonnaire dont la forme définitive. ne s'accusera que plus tard. Nous verrons, en effet, que suivant les points envisagés cet épithélium évoluera en épithélium pavimenteux stratifié, comme dans le vagin, ou, au contraire, en épithélium cylindrique, comme dans l'utérus. On pourrait peut-être lui appliquer la qualification d'épithélium polyédrique stratifié (embryonnaire).

2° Développement de l'extrémité supérieure du canal génital. Utérus bicornes et doubles. Utérus et vagins doubles. Formation du fond de l'utérus chez le fœtus humain. La fusion des conduits de Müller que nous avons vue débuter vers le milieu du cordon génital ou à l'union de son tiers inférieur avec ses deux tiers supérieurs suivant les espèces s'étend peu à peu jusqu'à ses deux extrémités. On peut donc dire que le canal génital une fois complétement développé mesure, chez la plupart des Mammifères, la longueur même de ce cordon. Le canal génital donne naissance au vagin et au corps de l'utérus. Quant aux cornes de l'utérus, elles se développent aux dépens des segments des conduits de Müller compris entre le sommet du cordon génital et les insertions wolffiennes des ligaments ronds. La division plus ou moins profonde de l'utérus, la petitesse plus ou moins accusée du corps, résultent uniquement de ce fait que la limite entre le vagin et l'utérus a remonté plus ou moins haut dans le cordon génital. Si cette limite atteint le sommet même du cordon, l'utérus sera uniquement représenté par deux cornes qui s'ouvriront par deux orifices distincts dans le vagin; l'utérus sera double, comme chez le lapin, le lièvre et l'écureuil. Si, au contraire, cette limite se trouve dans l'épaisseur même du cordon, mais à une faible distance du sommet, l'utérus sera très-bicorne, comme chez le rat, le cochon d'Inde. Enfin le corps de l'utérus sera d'autant plus considérable, que la limite utéro-vaginale se sera produite à une distance plus grande du sommet (Carnassiers, Pachydermes, Ruminants, Solipèdes, etc.).

Chez la plupart des marsupiaux (didelphys dorsigera), les conduits de Müller ne se fusionnent pas, mais évoluent isolément, et donnent naissance à deux utérus et à deux vagins s'ouvrant par deux orifices distincts dans le vestibule. D'autres fois les deux vagins (canaux du vagin), séparés dans leur partie moyenne, se fusionnent à leur extrémité supérieure qui reçoit les deux utérus, ainsi qu'à leur extrémité inférieure qui débouche dans le vestibule, comme dans le genre Halmaturus. L'obstacle qui s'oppose chez les Marsupiaux à la fusion des conduits de Müller résulte d'une disposition spéciale des uretères qui, au lieu d'embrasser dans leur courbure le cordon génital, s'engagent entre les conduits de Müller, au milieu même de ce cordon, et le décomposent en deux moitiés latérales, contenant chacune un conduit de Müller et un canal de Wolff. Nous avons pu nettement nous rendre compte de ce fait sur un embryon de sarigue ♀ *(Didelphys virginiana)* long de 32 millimètres que nous devons à l'obligeance de M. Pouchet. Chez cet embryon, un espace médian d'environ 1/2 millimètre séparait les deux conduits de Müller dans toute la hauteur du cordon génital. Le passage des uretères entre les deux vagins (didelphys) ou les canaux du vagin (halmaturus) se trouve d'ailleurs indiqué et figuré chez l'animal adulte, dans tous les traités d'anatomie comparée.

Chez le fœtus humain, l'utérus est bicorne jusqu'à la fin du troisième mois de la vie embryonnaire (Meckel, Joh. Müller, etc.). Sur un fœtus de 7,5/10,5 (début du quatrième mois lunaire), la distance entre les insertions des ligaments ronds est de 4 millimètres, alors que la largeur du fond de l'utérus ne dépasse pas 2 millimètres. Peu à peu, le fond de l'utérus empiète latéralement sur les cornes horizontales qui disparaissent ainsi progressivement de dedans en dehors, pour fournir à son élargissement. Chez un fœtus de 9/12,5 (milieu du quatrième mois), les ligaments ronds s'insèrent directement sur les côtés de l'utérus dont le fond mesure une largeur de 4^{mm},5. Le tableau suivant indique la largeur du fond de l'utérus, ainsi que sa hauteur au-dessus de la symphyse pubienne, pendant les différentes périodes de la vie fœtale :

Longueur des fœtus en centimètres.	Distance des insertions utérines des ligaments ronds en millimètres.	Largeur du fond de l'utérus en millimètres.	Hauteur du fond au-dessus de la symphyse pubienne en millimètres.
5,5/7	3,5	1,5	»
7/9,5	4	2	»
9/12,5	4,5	4,5	»
10,5/14,5	»	3	5
16/24	»	5	10
16,5/24	»	5,5	11,5
19/28	»	5	9
20/31	»	7	15
21/32	»	6	11
8ᵉ mois lunaire	»	8	16
29/44	»	9	»
Fille de 28/40 (8 jours)	»	11	19
37/53 (4ᵉ mois)	»	12,5	18,5
36/52 (5ᵉ mois)	»	15	22
3 ans	»	20	32

3° *Développement des trompes utérines.* On sait, depuis les recherches de Balfour et de Sedgwick, que les conduits de Müller débutent vers le sommet du corps de Wolff, sous forme d'involutions multiples de l'épithélium germinatif, et que ces involutions s'unissent dans la profondeur et donnent ensuite naissance à un tube longitudinal qui s'avance vers le cloaque, en se frayant un chemin entre l'épithélium germinatif et le canal de Wolff. Dans le développement normal, l'ouverture supérieure demeure seule et forme le pavillon de la trompe. La persistance anormale de plusieurs involutions donnerait lieu aux orifices multiples que présente la trompe dans certains cas.

Quant aux trompes utérines, elles se développent tardivement, ainsi que le témoigne la disposition des ovaires dont les extrémités internes arrivent à se toucher sur le fœtus humain de 9/12,5 centimètres. Sur le fœtus de 16/23,5 centimètres, ces extrémités sont encore en contact avec les bords latéraux de l'utérus : elles ne s'en éloignent qu'à l'époque de la naissance. Leur distance à l'utérus, de 1 millimètre sur un nouveau-né de 28/40 centimètres, atteint 4 millimètres sur une fille de cinq mois (36/52 centimètres), et 12 millimètres sur une fille de trois ans.

4° *Développement de l'extrémité inférieure du canal génital.* Chez la plupart des Mammifères, les conduits de Müller disposés parallèlement dans la longueur du cordon génital s'écartent l'un de l'autre inférieurement, en décrivant une légère courbe à concavité externe, et vont s'adosser à l'épithélium du sinus uro-génital, sur les versants d'une légère saillie que présente en ce point la paroi postérieure du sinus. L'écartement notable des extrémités inférieures des conduits de Müller nous explique pourquoi ces parties se fusionnent en dernier lieu, ainsi que Livius Fürst et Kölliker l'ont indiqué. Sur un fœtus humain ♀ de 7,5/10,5 les conduits de Müller, fusionnés dans toute la longueur du cordon génital, divergent par leurs extrémités inférieures sur une hauteur de trois coupes. La cloison triangulaire qui les sépare, encore appréciable sur un fœtus de 9/12,5, a disparu sur un fœtus de 12,5/17. On peut donc dire, d'une façon générale, que chez l'homme la fusion des segments inférieurs des conduits de Müller s'effectue tardivement, vers la fin du quatrième mois lunaire (voy. Tourneux et Wertheimer, *Société de biol.*, 15 mars 1884). Nous ajouterons qu'au moment de cette fusion, chez le fœtus humain, les extrémités des conduits de Müller sont encore dépourvues de lumière centrale, et que l'épithélium qui les remplit possède déjà tous les caractères d'un épithélium pavimenteux stratifié.

Il est probable que les extrémités des conduits de Wolff, qui s'ouvrent primitivement à une faible distance des conduits de Müller dans le sinus uro-génital, se fusionnent avec ces derniers pour constituer le segment inférieur ou hyménial du vagin. C'est du moins ce que tend à démontrer ce fait que chez le fœtus de 9/12,5 on trouve au milieu des cellules épithéliales pavimenteuses qui comblent l'orifice du vagin deux traînées latérales de grains jaunâtres, comme il en existe dans les conduits de Wolff en voie de disparition. On sait d'autre part que chez la vache adulte les conduits de Wolff, devenus conduits de Gartner, ne s'ouvrent plus directement dans le sinus uro-génital, mais à l'intérieur même du vagin, à une distance de 1 centimètre environ de l'orifice vaginal. Nous pouvons admettre que les extrémités inférieures des canaux de Wolff ont disparu dans cette étendue pour prendre part à la formation de l'orifice vaginal. On rapprochera de ce qui précède l'opinion suivante de Hoffmann : « Le vagin ne se développe pas, ainsi qu'on l'a admis jusqu'à ce jour, aux dépens des extrémités inférieures des conduits de Müller, mais bien aux dépens des extrémités inférieures des canaux de Wolff, et d'un bourgeon cellulaire médian interposé à ces canaux, ou seulement aux dépens de ce bourgeon (Rathke). Ces trois formations se fusionnent dans le développement normal en un canal unique » (*Centralbl. f. Gynäkologie*, 1878, n° 21). Le bourgeon cellulaire dont parle Hoffmann nous paraît répondre aux extrémités inférieures des conduits de Müller, dépourvues de lumière centrale, et peut-être déjà soudées.

Cette participation des conduits de Wolff à la constitution du segment inférieur ou hyménial du vagin nous permettrait peut-être de nous rendre compte de certaines malformations congénitales dans lesquelles, en l'absence d'organes génitaux internes (ovaires, utérus et vagin), on rencontre cependant un léger cul-de-sac vaginal bordé d'un hymen (voy. Pozzi, *De la bride masculine du vestibule chez la femme et de l'origine de l'hymen*, Soc. de biologie, 16 février 1884, et *Gazette médicale de Paris*, 23 février 1884).

5° *Formation de l'hymen.* Ainsi que l'ont signalé tous les observateurs (Meckel, Valentin, Kölliker, etc.), l'hymen ne s'accuse que dans la seconde moitié de la grossesse : Dohrn place son début au commencement de la dix-neuvième semaine (*Marb. Gesellschaft*, 1875). Cette membrane peut être considérée comme une transformation de renflement primitif que traversent les conduits de Müller pour s'ouvrir dans le vestibule (Kölliker). Peu élevée à son origine, la saillie hyméniale reste stationnaire pendant les quatre premiers mois de la grossesse et semble même s'effacer complétement vers la fin du quatrième mois. L'hymen ne prend sa forme caractéristique et ne devient en réalité saillant

dans le canal vestibulaire qu'au moment de la dilatation du vagin par accumulation des cellules épithéliales pavimenteuses. Cette dilatation se fait assez
brusquement entre les longueurs de 16/23,5 et 19/28 (fin du cinquième mois
lunaire), alors que le diamètre transversal du vagin l'emporte de beaucoup sur
celui de l'orifice hyménial. Les éléments de la lame épithéliale qui comble à
cette époque la lumière du vagin (*voy.* plus loin) se multiplient rapidement et
distendent le conduit, en même temps qu'ils refoulent en bas la saillie hyméniale : aussi l'hymen acquiert-il rapidement sa forme définitive. Dohrn dit à ce
propos : « Cet allongement du bourrelet hyménial s'opère d'une façon très-rapide.
Une semaine après son premier développement, la membrane se présente à peu
près dans la forme qu'on lui trouve chez le nouveau-né » (*loc. cit.*, p. 3).

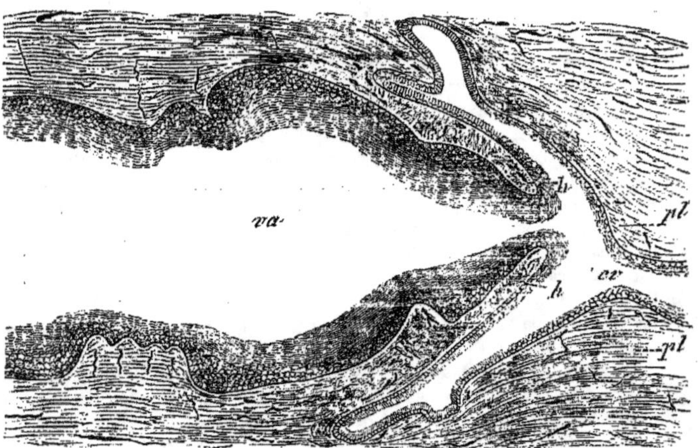

Fig. 1. — Section longitudinale de l'extrémité vestibulaire du canal génital sur un fœtus
humain ♀ de 19/28 centimètres (gr. 20/1). — Formation de l'hymen.

cv, canal vestibulaire. — pl, petites lèvres. — va, vagin. — h, saillie de l'hymen dans le vestibule.

Sur un fœtus de 19/28 centimètres, cette membrane mesure une longueur de
1^{mm},5 ; elle figure une saillie conique aplatie transversalement qui prolonge
directement les parois du vagin dans le vestibule. C'est cette disposition, facile
à constater dans les derniers mois de la gestation et à l'époque de la naissance,
qui a faire dire à plusieurs observateurs (Kölliker, Budin) que l'hymen repré-
sentait l'extrémité inférieure du vagin saillant dans le vestibule. « Tout concorde
pour montrer que ce qu'on appelle hymen n'est autre chose que l'extrémité antérieure du canal vaginal, doublée à l'extérieur par la muqueuse vulvaire » (Budin,
Progrès médical, 1879, n° 35). Il importe toutefois de faire remarquer que,
bien que la saillie hyméniale soit en continuité de tissu avec toute l'épaisseur
de la paroi du vagin, on trouve dans la constitution de ces parties des différences structurales assez sensibles. Nous nous contenterons d'indiquer ici que
l'hymen est entièrement dépourvu de fibres musculaires lisses.

Lorsque la fusion des extrémités inférieures des conduits de Müller ne s'est pas opérée, la saillie hyméniale présente deux orifices qui donnent accès dans une cavité vaginale unique (*hymen double*).

L'étude comparative du développement du sinus uro-génital dans les deux sexes prouve, ainsi que l'avaient déjà avancé H. Meckel et R. Leuckart, que la saillie hyméniale de la femme répond entièrement au verumontanum du canal de l'urèthre chez l'homme.

DEUXIÈME PARTIE. Division du canal génital en utérus et en vagin. Évolution secondaire de ces organes jusqu'a la naissance. *Historique.* Les traités classiques d'embryogénie ne renferment que peu de détails concernant l'évolution secondaire du tube utéro-vaginal, depuis la fusion des conduits de Müller jusqu'au complet développement de l'utérus et du vagin.

Meckel, dans son *Manuel d'anatomie* (traduction 1825) indique que chez le fœtus humain l'utérus est bicorne jusqu'au troisième mois de la vie embryonnaire, et que c'est seulement à la fin du quatrième que son extrémité supérieure commence à s'élargir : « Mais cette partie supérieure est d'autant plus petite que l'embryon est plus jeune, ce qui fait que le col l'emporte sur le corps dans la même proportion. La longueur du corps n'est encore que le quart de celle de l'organe entier chez le fœtus à terme; il n'en fait que le tiers à treize ans, et ce n'est qu'après la puberté qu'il en constitue la moitié.

« L'orifice externe de la matrice se montre d'abord sous la forme d'une saillie à peine sensible que l'organe fait dans le vagin; mais cette saillie augmente peu à peu de manière que, dans les derniers temps de la vie intra-utérine, la portion vaginale de la matrice est proportionnellement beaucoup plus considérable qu'aux époques subséquentes. A sept et huit mois, moins chez le fœtus à terme et pendant les premiers mois qui s'écoulent après la naissance, toute cette partie de l'organe est très-inégale aussi à sa face externe, garnie de rides longitudinales et terminée par des bords tranchants, inégaux, profondément échancrés, dont les laciniures occupent souvent toute la hauteur de la portion vaginale. Plus tard, cette saillie se raccourcit, devient lisse à l'extérieur, prend la forme d'un bourrelet, et l'orifice utérin se montre alors sous l'aspect d'une fente transversale simple et lisse » (t. III, p. 661).

Cette description de Meckel a été reproduite presque textuellement par Valentin (*Handbuch der Entwickelungsgeschichte des Menschen.* Berlin, 1835), et par Bischoff (*Développement de l'homme et des Mammifères*, dans l'*Encyclopédie anatomique*, 1843).

Küssmaul, qui a publié un long mémoire sur les malformations congénitales de l'utérus (*Von dem Mangel der Verkümmerung und Verdoppelung der Gebaermutter*. Würzburg, 1859), pense que la séparation du vagin et de l'utérus est souvent réalisée dès la fin du troisième mois de la vie embryonnaire.

D'après Kölliker (*Entwickelungsgeschichte des Menschen*, etc. Leipzig, 1861), la division du conduit utéro-vaginal ne s'opérerait, au contraire, que dans le cinquième ou mieux encore dans le sixième mois. A l'endroit qui répondra plus tard au museau de tanche, on voit se former un léger renflement annulaire qui proémine peu à peu dans le vagin, et se transforme dans les derniers mois de la gestation en portion vaginale du col de l'utérus. Dohrn (*Sitz. der Marburg. Gesellschaft*, 1875) place le début de la formation du museau de tanche de la quinzième à la seizième semaine; toutefois cette partie ne prendrait l'aspect d'un cône saillant que de la dix-neuvième à la vingtième semaine, c'est-à-dire vers la fin du cinquième mois lunaire. Enfin R. Geigel, dans un travail récent (*Ueber Variabilität in der Entwickelung der Geschlechtsorgane beim Menschen,* Würzburg, 1885) confirmant les données de Kölliker, a trouvé sur un fœtus du sixième mois l'extrémité inférieure du col de l'utérus à peine saillante dans le vagin.

La thèse de M. Guyon (*Étude sur les cavités de l'utérus à l'état de vacuité,* Paris, 1858) contient plusieurs faits intéressants sur la structure de l'utérus à l'époque de la naissance, notamment en ce qui concerne l'emboîtement réciproque des arbres de vie et l'absence d'organes glandulaires dans le corps : « J'ai pu voir, dit-il, les glandes du col très-nettement développées; je n'ai pas été aussi heureux pour celles du corps » (note, p. 23). Guyon indique encore que « dans le corps, comme dans le col, toutes les cellules épithéliales n'avaient pas de cils. »

De Sinéty (*Traité de gynécologie,* 1879) signale de même l'absence de glandes dans le corps de l'utérus chez le nouveau-né; ces organes ne s'y développeraient que vers la sixième ou la septième année. Quant aux glandes du col, déjà bien accusées, elles sécréteraient le bouchon muqueux que l'on trouve régulièrement dans la cavité du col à la naissance.

Mentionnons encore deux travaux de W. Fischel (*Beiträge zur Morphologie der Portio vaginalis Uteri.* In *Arch f. Gynäkologie,* Bd. XVI, Heft 2), et de R. Möricke (*Die Uterusschleimhaut in den verschiedenen Altersperioden,* etc., *Zeitschrift f. Geburtsk.,* Bd. VII), auxquels nous aurons l'occasion de faire plusieurs emprunts dans la suite de cet article.

Nous voyons, en somme, par cet aperçu historique, que, si quelques points particuliers ont été indiqués par les auteurs, aucune description complète, à notre connaissance du moins, n'a encore été présentée du développement de l'utérus et du vagin (consultez à ce sujet la thèse d'agrégation de Imbert, *Développement de l'utérus et du vagin,* Paris, 1885). Nous commencerons par décrire la structure du conduit utéro-vaginal sur quelques fœtus humains répondant aux différents mois de la vie intra-utérine, puis nous résumerons dans un paragraphe spécial les principales données qui nous paraissent ressortir de cette étude.

Troisième mois lunaire. Au moment où la fusion s'est accomplie dans presque toute l'étendue du cordon (début du troisième mois), le canal génital ne montre encore aucune trace de division en portions utérine et vaginale : sa paroi, constituée par le tissu même du cordon génital, est tapissée dans toute sa longueur par l'épithélium primitif des conduits de Müller. Peu à peu dans le cours du troisième mois, cet épithélium se transforme dans la portion inférieure du cordon en épithélium pavimenteux stratifié, tandis que supérieurement il évolue en épithélium prismatique. Ce mode de développement nous rend compte de la transition graduelle qu'on observe entre les épithéliums du vagin et de l'utérus jusqu'au huitième mois de la vie fœtale.

Quatrième mois lunaire. 1° *Fœtus de* 7,5/10,5, *a* (début du quatrième mois). Le conduit utéro-vaginal de ce fœtus occupe environ une hauteur de 5 millimètres; il a été décomposé en 156 coupes transversales. Un fait qui nous frappe tout d'abord dans l'examen des coupes sériées, et que nous retrouverons plus accusé dans les stades suivants, c'est l'absence de toute lumière dans l'extrémité inférieure du canal génital; un épithélium pavimenteux stratifié comble entièrement la cavité sur une hauteur de 10 coupes à partir du vestibule.

A mesure qu'on s'éloigne de l'extrémité vestibulaire, on voit la lumière du conduit, d'abord petite et circulaire, augmenter progressivement de largeur, et se présenter bientôt sous la forme d'une fissure transversale mesurant vers la 40e coupe une longueur de 260 μ. L'épithélium, d'une hauteur de 30 μ, semble formé par un mélange de cellules prismatiques et pavimenteuses : c'est une sorte d'épithélium mixte dont l'élément pavimenteux augmente vers le vestibule, et dont l'élément prismatique prédomine au contraire vers les parties supérieures. Ce fait semble devoir être invoqué en faveur d'une évolution locale, d'une transformation sur place de l'épithélium primitif du conduit génital (épithélium des conduits de Müller) qui formerait inférieurement l'épithélium pavimenteux stratifié du vagin, et deviendrait supérieurement l'épithélium prismatique de l'utérus et des trompes. Vers la 70e coupe, l'épithélium se rapproche assez nettement de la forme prismatique; il a en même temps augmenté d'épaisseur. Au niveau de la 120e coupe, le conduit régulièrement cylindrique mesure 1 millimètre de diamètre, la lumière centrale légèrement contournée en forme d'∞ possède une longueur de 140 μ. Vers la 130e coupe, le conduit utéro-vaginal s'aplatit d'avant en arrière; sa cavité participe à cet aplatissement qui s'accentue jusqu'aux orifices tubaires.

Nous signalerons en plus, chez ce fœtus, la persistance des deux canaux de Wolff, sur une longueur de 3mm,2 (110 coupes) à partir de l'extrémité vestibulaire, avec une interruption de la 30e à la 38e coupe par le canal du côté droit, et de la 30e à la 48e par celui du côté gauche. Ces deux canaux cheminent dans les parois latérales du conduit utéro-vaginal, à une distance de 130 à 140 μ de ce conduit, et viennent s'ouvrir à l'extrémité supérieure du canal vestibulaire, en arrière de l'urèthre et de chaque côté du cylindre épithélial qui comble la lumière du vagin. Dans les points où les canaux de Wolff ont persisté dans leur plus grande intégrité, leur section nettement circulaire mesure un diamètre d'environ 70 μ; la cavité centrale (25 μ de diamètre) se montre remplie de grains et d'aiguilles jaunâtres de provenance indéterminée (*voy.*, sur la persistance des canaux de Wolff chez le fœtus humain, les travaux suivants : Beigel, *Zur Entwickelungsgeschichte des Wolff'schen Körpers beim Menschen, Centralb.*, 1878, n° 27; Geigel, *loc. cit.*; Dohrn, *Arch. f. Gynäkologie*, 1883; Rieder, *Virchow's Arch.*, 1884; Debierre, *Journal de l'anat.*, 1885).

2° *Fœtus de 7,5/10,5, b* (début du quatrième mois). Un second fœtus de la même longueur, mais répondant à un stade un peu plus avancé du développement, nous fournit les renseignements suivants :

Inférieurement, la section du cordon épithélial qui remplit la cavité du canal génital est assez régulièrement circulaire, puis elle prend la forme d'un T à branche verticale dirigée en arrière. La section s'étire ensuite transversalement, en même temps que la branche verticale du T disparaît, et qu'une faible lumière se dessine au centre du cordon épithélial. Plus haut, la forme de la lumière épithéliale est celle d'un croissant à concavité antérieure; à ce niveau, l'épithélium pavimenteux stratifié se transforme graduellement en épithélium prismatique (35 à 40 μ). Supérieurement, la cavité du canal génital se contourne en forme d'∞ couchée transversalement. Les deux épaississements longitudinaux des parois antérieure et postérieure qui déterminent cette incurvation représentent les rachis des futurs arbres de vie du col de l'utérus[1].

---

[1] La disposition exacte des rachis des arbres de vie paraît avoir été indiquée pour la première fois par Guyon : « Nous avons pu constater chez le fœtus que l'axe de la paroi

Enfin, au sommet, la lumière redevient rectiligne, aplatie d'avant en arrière.

La paroi du conduit utéro-vaginal (tissu du cordon génital) ne se laisse pas encore décomposer en muqueuse et en musculeuse distinctes. Elle paraît exclusivement formée d'éléments cellulaires tassés les uns contre les autres, avec un peu de matière amorphe interposée et quelques vaisseaux en voie de développement. Toutefois, les cellules les plus externes, allongées, commencent à se disposer en couches concentriques, tandis que les plus internes, polyédriques, sont distribuées sans aucun ordre apparent ; on passe d'ailleurs par une transition insensible de la couche de cellules polyédriques à la couche superficielle.

L'épithélium du segment supérieur du tube génital se rapproche par sa texture des épithéliums prismatiques stratifiés, ainsi que tend à le démontrer l'existence de noyaux placés à des hauteurs différentes. Toutefois, en certains points, on reconnaît nettement que les cellules auxquelles appartiennent les noyaux profonds s'effilent par leur extrémité supérieure qui s'engage entre les cellules superficielles, pour arriver jusqu'à la surface. Ce serait une sorte d'intermédiaire entre l'épithélium nettement stratifié des conduits de Müller et l'épithélium prismatique simple de l'utérus de l'adulte. La membrane épithéliale est séparée du tissu sous-jacent par une mince zone hyaline de 2 μ environ d'épaisseur.

5° *Fœtus de 9/12,5 centimètres* (milieu du quatrième mois). Le canal génital a été décomposé en 162 coupes transversales qui représentent une longueur d'environ 6^{mm},5.

Les coupes passant au niveau de l'extrémité vestibulaire du vagin (portion du canal génital tapissée par un épithélium pavimenteux stratifié) montrent en ce point la fusion intime du canal génital et des deux canaux de Wolff. La masse épithéliale qui remplit le segment terminal du vagin renferme en effet, sur une hauteur de 3 coupes, deux traînées longitudinales de granules jaunâtres analogues à ceux qu'on trouve à l'intérieur des canaux de Wolff en voie de disparition chez le fœtus de 7,5/10,5. Ces traînées jaunâtres occupent les parties antéro-latérales de la masse épithéliale ; elles répondent exactement à la position des canaux de Wolff, par rapport aux conduits de Müller.

Au niveau de ces traînées jaunâtres et un peu au-dessus, sur une hauteur d'environ 8 coupes, la masse épithéliale du vagin a la forme d'une lame aplatie d'avant en arrière, dont la face postérieure se soulève sur la ligne médiane en un léger éperon vertical. La section transversale de la masse épithéliale du vagin se présente par suite sous la forme d'un T (Geigel, *loc. cit.*), dont les branches horizontales répondent aux moitiés latérales, et la branche verticale à l'éperon postérieur de la lame épithéliale. Cette disposition particulière de l'épithélium du vagin trouverait peut-être son explication dans la fusion que nous avons admise entre les extrémités inférieures des conduits de Wolff et de Müller. Les conduits de Wolff, antérieurs, formeraient les deux branches horizontales du T, tandis que les conduits de Müller, postérieurs, ne donneraient naissance qu'à la branche postérieure.

Vers la 10° coupe, la saillie épithéliale postérieure disparaît, en même temps que les bords latéraux de la lame transversale s'incurvent en avant, et donnent

postérieure est à gauche, tandis que celui de la paroi antérieure occupe régulièrement la droite, de telle sorte que, ces parois étant en contact, ces deux saillies s'emboîtent, ou plutôt déterminent l'emboîtement réciproque des parois sur lesquelles elles se sont développées » (*loc cit.*).

à sa section transversale la forme d'un croissant, dont la courbure antérieure
s'accentue de plus en plus pendant les coupes suivantes. Ce croissant est entièrement plein jusqu'à la 36ᵉ coupe, où l'on voit une faible lumière circulaire
apparaître en son milieu. Les dimensions du vagin sont, à ce niveau, de 1ᵐᵐ,3
pour le diamètre transversal, et de 0ᵐᵐ,8 pour le diamètre antéro-postérieur ;
le croissant mesure lui-même une longueur de 0ᵐᵐ,8 sur une épaisseur de 60 μ.

A partir de ce point (36ᵉ coupe), la courbure de la lame épithéliale s'efface
peu à peu, tandis que la lumière centrale augmente de largeur et empiète
ainsi de plus en plus sur les deux cornes du croissant.

Vers la 90ᵉ coupe, répondant à peu près à la transition entre l'épithélium
pavimenteux stratifié du vagin et l'épithélium prismatique de l'utérus, la cavité
génitale est devenue rectiligne sur la coupe. Sa largeur (y compris la couche
épithéliale) atteint 0ᵐᵐ,650 sur une épaisseur de 0ᵐᵐ,150. Quant au canal

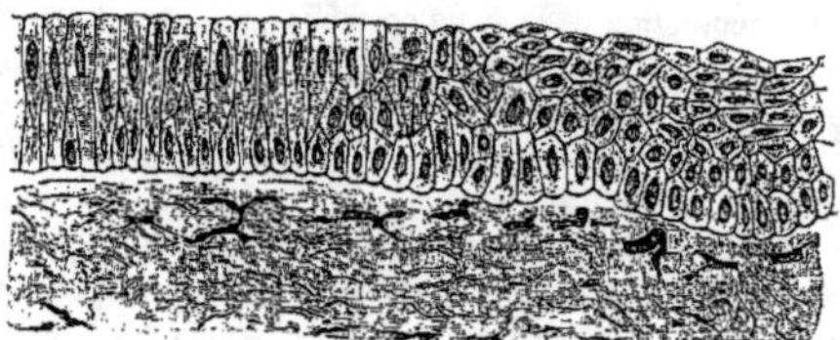

Fig. 2. — Transition entre l'épithélium prismatique de l'utérus et l'épithélium pavimenteux stratifié
du vagin sur un fœtus humain de 9/12,5 centimètres (gr. 300/1).

génital dans son ensemble, plus renflé que précédemment, il mesure un diamètre transversal de 1ᵐᵐ,5, et un diamètre antéro-postérieur de 1ᵐᵐ,3. La
hauteur de l'épithélium prismatique est de 50 μ.

Vers la 125ᵉ coupe, le canal se rapproche de la forme cylindrique (1ᵐᵐ,4
sur 1ᵐᵐ,3). En même temps, sa cavité subit une double incurvation qui se
traduit sur la coupe par la forme en ∞ romaine ainsi couchée transversalement
et retournée, que nous avons déjà signalée sur le fœtus de 7,5/10,5 ; son bord
droit se porte toujours en avant, et son bord gauche en arrière. Cette double
incurvation, complète vers la 141ᵉ coupe, se poursuit jusqu'à la 149ᵉ.

Vers le sommet du canal génital (de la 149ᵉ à la 162ᵉ coupe), la cavité devenue
à peu près rectiligne s'élargit de plus en plus jusqu'aux orifices tubaires, en
même temps que le canal dans son ensemble s'aplatit d'avant en arrière.

Canaux de Wolff. Le canal de Wolff du côté droit a disparu dans toute sa
longueur ; celui de gauche a persisté sur une hauteur de 36 coupes, de la 107ᵉ à
la 143ᵉ coupe, avec des alternances de rétrécissement et de dilatation sur son
parcours.

4° *Fœtus de 12,5/17 centimètres* (fin du quatrième mois). Le canal génital
(191 coupes transversales) mesure une longueur totale de 9ᵐᵐ,5, dont 3 millimètres pour la portion utérine, et 6ᵐᵐ,5 pour la portion vaginale.

Les modifications que nous avons indiquées dans la forme du canal vaginal
aux différentes hauteurs sur les fœtus de 7,5/10,5 et de 9/12,5 atteignent ici
leur maximum de netteté. La forme en T que dessine sur la coupe l'extrémité
inférieure de la masse épithéliale du vagin se poursuit sur une hauteur de vingt
préparations.

Vers la 15ᵉ coupe, le vagin mesure une largeur de 2 millimètres sur une épaisseur de 1^{mm},3. La lame épithéliale transversale formant les branches horizontales du T possède une longueur de 1^{mm},4, son épaisseur est de 60 μ ; la branche postérieure atteint 0^{mm},5. Il faut remarquer en plus que les trois branches du T épithélial sont maintenant couvertes de saillies irrégulières, qui augmenteront considérablement le calibre du conduit, lors de sa perméabilité et de sa dilatation.

Au niveau même de l'origine du vagin, le diamètre de la masse épithéliale descend à 650 μ. Nous avons déjà insisté précédemment (voy. *Formation de l'hymen*) sur ce rétrécissement de l'extrémité vestibulaire du vagin, qui nous paraît jouer un rôle considérable (avec la dilatation de la partie supérieure) dans le développement de l'hymen.

La forme en croissant s'étend de la 20e à la 117e préparation, c'est-à-dire occupe une hauteur de près de 5 millimètres. Les parois vaginales participent également à l'incurvation de la lame épithéliale incluse, et constituent ainsi une gouttière longitudinale ouverte en avant. Au niveau de la 91e coupe, les deux bords de la gouttière sont distants de 2^{mm},4 ; l'épaisseur du vagin, sur la ligne médiane, est de 0^{mm},780. Le croissant épithélial mesure une longueur de 1^{mm},5, sur une épaisseur de 60 μ.

La lame épithéliale du vagin est absolument pleine jusqu'à la 40e coupe ; à ce niveau, on aperçoit, au milieu du croissant épithélial légèrement renflé sur la ligne médiane, un petit pertuis circulaire, qui se poursuit sans grandes modifications jusqu'à la 117e coupe. De la 117e à la 150e coupe, la lame épithéliale tend à devenir rectiligne sur la coupe, en même temps que sa lumière s'étire transversalement et se rapproche de plus en plus par ses extrémités des bords de la lame. Le canal génital s'est d'autre part légèrement renflé. De la 130e à la 135e coupe la lumière se maintient rectiligne et transversale.

C'est à peu près au niveau de la 150e coupe, c'est-à-dire au moment où le croissant épithélial s'est complétement redressé, que s'opère la transition épithéliale de l'utérus et du vagin. L'examen de toute la série des coupes de bas en haut nous apprend que cette transition est graduelle, comme dans les stades antérieurs, et que, de plus, elle débute plus tôt sur la ligne médiane que sur les parties latérales, où l'épithélium conserve encore pendant plusieurs préparations ses caractères d'épithélium parvimenteux stratifié. L'épaisseur de l'épithélium prismatique de l'utérus varie de 35 à 40 μ.

Vers la 135e coupe commence l'incurvation en ∞ de la cavité de l'utérus, que l'on retrouve sur toutes les préparations jusqu'à la dernière coupe (171e). Les deux gouttières répondant aux rachis des arbres de vie sont d'abord entièrement lisses, mais vers la 150e coupe elles présentent de légères dépressions, première ébauche des sillons des arbres de vie.

Vers la 150e coupe, les dimensions de l'utérus sont de 2 millimètres pour sa largeur et de 1^{mm},5 pour son diamètre antéro-postérieur ; la longueur de sa lumière en ∞, y compris l'épithélium, est de 1^{mm},2.

Canaux de Wolff. Nous signalerons, comme derniers vestiges des canaux de Wolff, deux petits amas épithéliaux solides, situés à des hauteurs différentes dans les parois latérales du canal génital. Le premier de ces amas, qui se prolonge à gauche de la 93e à la 96e coupe, mesure un diamètre transversal de 150 μ, sur un diamètre antéro-postérieur de 300 μ ; il est distant de 75 μ du croissant épithélial du vagin. Le second, situé plus haut et à droite, n'existe que sur deux coupes (136e et 137e). De forme à peu près circulaire, il possède un diamètre uniforme de 55 μ; sa distance à l'épithélium prismatique de l'utérus est de 45 μ.

CINQUIÈME MOIS LUNAIRE. *Fœtus de 16/23,5 centimètres* (milieu du cinquième mois). La longueur totale du conduit utéro-vaginal est de 21^{mm},5, dont 11 millimètres pour l'utérus et 10^{mm},5 pour le vagin.

La face interne de l'utérus sur une distance de 4^{mm},2 à partir du fond est absolument lisse; l'épithélium, nettement prismatique, y mesure une épaisseur de 40 à 60 μ. Plus bas, dans une étendue de 5 millimètres, cette face interne présente, en avant et en arrière, une série de sillons obliques dont les plus accusés atteignent une profondeur de 180 μ; l'épaisseur de l'épithélium est à ce niveau de 35 μ. En se rapprochant de l'extrémité vaginale du col, la surface redevient lisse dans une étendue de 1^{mm},3. La membrane basilaire sous-jacente à la couche épithéliale mesure de 3 à 4 μ. Les parois utérines, plus développées

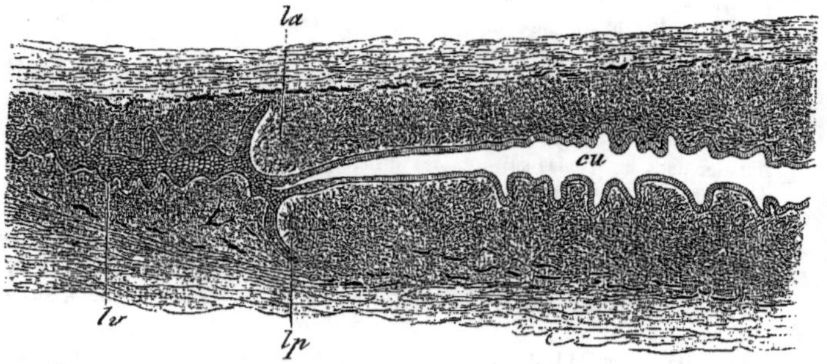

Fig. 3. — Section sagittale du museau de tanche chez un fœtus humain de 16/23,5 centimètres (gr. 16/1).

lv, lame épithéliale du vagin terminée supérieurement par deux prolongements qui dessinent le museau de tanche. — *la*, lèvre antérieure du museau. — *lp*, lèvre postérieure. — *cu*, cavité du col de l'utérus montrant en coupe les sillons des arbres de vie.

que précédemment, laissent entrevoir la disposition en faisceaux des fibres musculaires lisses.

La cavité qui persistait encore chez les fœtus précédents dans le segment supérieur de la masse épithéliale du vagin a maintenant complétement disparu; les parois épithéliales sont intimement soudées dans toute la hauteur de cet organe. D'autre part, on constate que la lame épithéliale résultant de cette fusion donne naissance dans toute son étendue à des prolongements cellulaires sous forme de lamelles incomplètes qui s'enfoncent perpendiculairement dans le chorion sous-jacent et y délimitent les bourrelets transversaux connus sous le nom de plis du vagin. La longueur de ces prolongements cellulaires est comprise entre 200 et 250 μ; leur épaisseur entre 60 et 130 μ; la distance qui les sépare, très-variable, est en moyenne de 200 μ.

Formation du museau de tanche. Les coupes sagittales nous montrent pour la première fois une séparation nette entre l'utérus et le vagin, par suite de la délimitation de la portion vaginale du col de l'utérus. A une distance de 11 millimètres du fond de l'utérus, la lame épithéliale du vagin, absolument pleine dans toute sa hauteur, supporte une sorte de cupule aplatie d'avant en arrière, dont la concavité dirigée en haut embrasse un mamelon peu élevé, continu par sa base avec la portion utérine du col : c'est le *museau de tanche*. Sur les coupes sagittales, la cupule épithéliale du vagin se trouve représentée par deux prolongements courbes greffés sur l'axe épithélial central du canal génital. Ces deux prolongements, de forme sensiblement analogue, possèdent une longueur commune de 500 μ sur une épaisseur de 40 μ. La distance entre leurs extrémités supérieures qui mesure le diamètre même du museau de tanche atteint 1^{mm},4 ; la hauteur de ce museau peut être évaluée à environ 400 μ.

Nous devons faire remarquer que l'axe épithélial médian qui fournit par son bourgeonnement la cupule épithéliale précédente est aplati d'avant en arrière (lame épithéliale). La cupule épithéliale sera également aplatie dans le même sens, ainsi que le museau inclus dans sa cavité. La lame épithéliale se poursuivant d'autre part suivant l'axe du museau, ce dernier, lors de l'écartement des parois du vagin, montrera un orifice externe étiré en forme de fente transversale et paraîtra lui-même composé de deux lèvres, l'une antérieure, l'autre postérieure.

Les coupes sagittales indiquent de plus que le prolongement antérieur de la cupule épithéliale est situé un peu au-dessous du prolongement postérieur : la lèvre antérieure déborde inférieurement la lèvre postérieure. Nous aurons à signaler dans les stades suivants des différences encore plus accusées dans le développement des deux lèvres du museau de tanche.

C'est à peu près au niveau de la lèvre postérieure que se termine, en s'effilant, la lumière de la cavité du col de l'utérus. L'épithélium pavimenteux stratifié du vagin se poursuit encore dans le canal cervical, à une distance de 0^{mm},5, et se continue au delà, par une transition graduelle, avec l'épithélium prismatique de l'utérus.

Les faits qui précèdent nous paraissent surtout *intéressants* en ceci, qu'ils montrent que le museau de tanche n'est pas représenté, du moins au début, par un épaississement de la paroi interne du canal génital venant faire saillie dans le vagin, mais que c'est, au contraire, l'épithélium pavimenteux stratifié de cet organe qui, bourgeonnant en dehors et en haut, vient en quelque sorte sculpter, dans l'épaisseur de la paroi, la portion vaginale du col de l'utérus.

Voici comment Dohrn s'exprime au sujet de la formation du museau de tanche : « La portion vaginale du col de l'utérus commence à se développer de la quinzième à la seizième semaine. Dans la région de la future lèvre antérieure du museau de tanche on voit se former une saillie arrondie qui, bourgeonnant en arrière, refoule la paroi postérieure du conduit génital. Peu après on remarque sur cette paroi postérieure, et un peu au-dessus de la dépression, une seconde saillie, rudiment du segment postérieur de la portion vaginale. — La division du canal en utérus et en vagin s'accentue rapidement, et un mois plus tard la portion vaginale prend l'aspect d'un cône saillant dans le vagin » (*Marb. Gesellschaft*, 1875, p. 2). Cette description ne répond pas à ce que nous venons de voir sur le fœtus de 16/23,5, mais elle s'applique entièrement au fœtus, de 20/31 (sixième mois lunaire). Ajoutons que Geigel (*loc. cit.*) a trouvé le museau de tanche à peine accusé sur le fœtus humain du sixième mois.

Sixième mois lunaire. 1° *Fœtus de 19/28 centimètres* (début du sixième mois). Le conduit utéro-vaginal décrit une demi-circonférence dont le diamètre, mesurant la distance du fond de l'utérus à la vulve, est de 25 millimètres ; sa face postérieure, légèrement refoulée à gauche, présente l'empreinte du rectum. Le fond de l'utérus est situé à 9 millimètres au-dessus du pubis ; il est légèrement ramené en avant, mais sans antéflexion accusée.

La largeur de l'utérus, qui s'élève à 5 millimètres entre les insertions tubaires, descend, un peu au-dessous, à 4 millimètres, mais il est impossible de distinguer à l'œil nu la limite de séparation du corps et du col. De même inférieurement l'organe se renfle progressivement pour se continuer avec le vagin, sans démarcation apparente à l'extérieur. La longueur totale de l'utérus, mesurée sur la coupe longitudinale après redressement de l'organe, est de 14 millimètres.

Le vagin, entièrement bourré de cellules épithéliales, mesure un diamètre transversal de 8 millimètres et un diamètre antéro-postérieur de 5^{mm},5. Sur les coupes déposées dans l'eau, toutes les cellules centrales se détachent, et les parois vaginales se montrent alors tapissées par un épithélium pavimenteux stratifié d'une hauteur de 150 à 200 μ. Les cellules pavimenteuses desqua-mées ont une largeur de 40 à 60 μ ; leur corps cellulaire légèrement granuleux renferme un petit noyau circulaire de 6 à 9 μ qui, sur quelques éléments, est en voie de disparition.

L'épithélium pavimenteux stratifié resté adhérent aux parois vaginales s'en-fonce dans le canal cervical à une profondeur de 3 millimètres. D'une épaisseur de 90 à 100 μ, au niveau de l'orifice externe, cet épithélium diminue progres-sivement de hauteur, pour se continuer par une transition graduelle avec l'épi-thélium cylindrique du col. Les saillies de la muqueuse du vagin, bien que considérablement atténuées dans leurs dimensions, se poursuivent de même à une petite distance à l'intérieur du canal. Ce fait semble indiquer que l'orifice externe du col, chez le fœtus que nous examinons, ne correspond pas à celui de l'adulte, mais que la portion du canal cervical tapissée par un épithélium pavi-menteux stratifié sera peu à peu refoulée au dehors (extroversée) et contribuera à former la surface vaginale du museau de tanche.

La muqueuse vaginale avec ses nombreuses saillies tranversales (400 μ de hauteur) est sillonnée dans toute son épaisseur par un réseau de larges capil-laires sanguins de 12 à 15 μ de diamètre. Ce réseau se prolonge dans toute la portion du col occupée par un épithélium pavimenteux, puis, s'incurvant en dehors, passe au-dessous de la tunique musculeuse du col, pour se continuer avec le riche plexus veineux sous-musculaire de l'utérus.

La muqueuse de l'utérus, à peine distincte de la tunique musculeuse, mesure une épaisseur d'un demi-millimètre ; elle est parcourue par des capillaires san-guins très-ténus, dont la plupart sont en voie de développement. Sa composition élémentaire n'a pas varié.

Les sillons des arbres de vie débutent à 4 millimètres de l'orifice externe, et disparaissent à 3 millimètres du fond de l'utérus : ils occupent une hauteur d'environ 7 millimètres. Les sillons inférieurs, plus développés (500 μ de pro-fondeur), ont leurs parois creusées de dépressions secondaires.

L'épithélium de l'utérus est notablement plus épais dans le corps (45 μ) que dans le col (20 à 25 μ) ; il augmente de hauteur dans le fond des sillons (45 μ).

La conformation de l'extrémité inférieure ou vaginale du col de l'utérus sur ce fœtus ne répond pas à la description que nous en avons donnée chez le fœtus précédent (16/23,5). La lèvre antérieure du museau de tanche regarde directe-ment en arrière, sans proéminer dans le vagin ; quant à la paroi postérieure du canal génital, elle ne montre aucun épaississement ou saillie interne qu'on puisse assimiler à une lèvre postérieure. Il faut probablement chercher la cause de ces modifications du museau de tanche dans la distension rapide et considérable du vagin par l'accumulation des cellules épithéliales. Cette distension s'exerçant aussi bien dans le sens longitudinal que transversal, le museau de tanche se trouve comprimé et refoulé en haut, tandis que l'extrémité inférieure du vagin vient faire saillie, sous forme d'hymen, dans le vestibule. Le vagin ainsi distendu se termine à chacune de ses extrémités par un orifice rétréci, supérieurement par l'orifice du col de l'utérus, et inférieurement par l'orifice hyménial.

2° *Fœtus de 20/31 centimètres.* Le canal génital forme une courbe à concavité antérieure mesurant du fond de l'utérus à la vulve 29 millimètres, dont 13 appartiennent à l'utérus et 16 au vagin.

La face interne de l'utérus, lisse sur un espace de 4 millimètres à partir du fond, présente, dans la région du col, de nombreux sillons transversaux qui disparaissent à une distance de 1 millimètre à 1^{mm},5 de l'orifice externe. Les sillons supérieurs sont généralement simples, les inférieurs plus accusés (500 à 600 μ de profondeur) montrent sur leurs parois des dépressions secondaires dont quelques-unes, par leur disposition en doigt de gant, rappellent des involutions glandulaires. L'épithélium qui tapisse ces sillons, ainsi que leurs dépressions alvéolaires, ne diffère pas sensiblement de celui de la surface; il est seulement un peu plus épais (35 à 40 μ).

En ce qui concerne la portion vaginale du col de l'utérus, la lèvre antérieure seule est bien dessinée. La saillie de 1 millimètre qu'elle fait à l'intérieur de la cavité générale est reçue dans une dépression correspondante de la paroi postérieure, au-dessus de laquelle se trouve le renflement de la lèvre postérieure. La surface de la lèvre antérieure, irrégulière, comme crevassée, est tapissée dans toute son étendue par un épithélium pavimenteux stratifié d'une épaisseur de 150 μ; l'extrémité inférieure seule de la lèvre postérieure en est recouverte sur une hauteur de 150 μ. L'épithélium diminue ensuite brusquement d'épaisseur pour se continuer, par une transition encore graduelle, avec l'épithélium cylindrique de la cavité du col.

La muqueuse de l'utérus, différenciée à ce stade de la couche musculeuse, mesure une épaisseur de 0^{mm},4. Son chorion est formé de cellules polyédriques englobées dans une matière amorphe dense, finement granuleuse, avec de nombreux vaisseaux sanguins, dont quelques-uns sont en voie de développement.

Les faisceaux musculaires de la tunique musculeuse, plus nets que dans les stades antérieurs, sont orientés dans des directions variées qui ne permettent pas de décomposer cette tunique en couches distinctes. Toutefois, la direction dominante est circulaire en dedans, et longitudinale en dehors. L'épaisseur de la tunique musculeuse est d'environ 1 millimètre.

La lumière du vagin est encore comblée, dans toute sa longueur, par des cellules épithéliales. Seulement, sur la coupe, les cellules les plus centrales se désagrégent, les parois opposées s'écartent l'une de l'autre, et restent tapissées par un épithélium pavimenteux stratifié d'une épaisseur de 150 μ. Les saillies transversales de la muqueuse du vagin, de forme irrégulière, possèdent une hauteur moyenne de 400 μ.

HUITIÈME MOIS LUNAIRE. *Fœtus*[1]. L'utérus, d'une longueur de 19 milli-

---

[1] Les longueurs de ce fœtus n'ont pas été recueillies, mais les indications fournies par la mère nous apprennent qu'à l'époque de l'accouchement elle était au 7e mois ordinaire

mètres, est infléchi en avant dans son tiers supérieur; son extrémité libre remonte à 16 millimètres au-dessus du pubis. Le corps de l'organe, aplati d'avant en arrière, mesure une hauteur de 5 millimètres; son diamètre transversal entre les insertions des trompes est de 8 millimètres. Au-dessous, l'utérus diminue de largeur jusqu'à l'origine de la portion cervicale, puis il devient cylindrique dans la région du col et augmente progressivement d'épaisseur jusqu'à l'insertion du vagin.

Si l'on sépare les deux parois antérieure et postérieure, en incisant les bords latéraux de l'utérus, on constate à la face interne de chacune d'elles l'existence d'un rachis longitudinal d'où partent des plis dirigés obliquement en haut et en dehors. Ces rachis, qui commencent un peu au-dessus de l'orifice vaginal du canal cervical, s'étendent jusqu'à une distance de 4 millimètres du fond de l'utérus. Ils répondent chacun à une gouttière de la paroi opposée qu'occupent les plis transversaux de l'arbre de vie. Le rachis antérieur est situé à droite, le postérieur à gauche; c'est naturellement la disposition inverse qui existe pour les gouttières (*voy.* Guyon, thèse de Paris, 1858).

Les muqueuses du col et du corps mesurent une épaisseur sensiblement égale de 1/2 millimètre; leur chorion, toujours dense et serré, se continue avec la tunique musculeuse, sans ligne de démarcation appréciable. La hauteur de l'épithélium prismatique, plus considérable au niveau du corps, varie de 25 à 30 μ; dans le col, elle descend à 15 μ. Les sillons qui limitent les plis de l'arbre de vie n'ont pas augmenté de profondeur (500 μ); ils présentent, comme précédemment, de nombreuses dépressions secondaires dont quelques-unes sont manifestement en forme de tube, ainsi que le montre leur section circulaire. Dans le fond de ces dépressions, l'épithélium augmente légèrement d'épaisseur (30 μ).

A 2 millimètres environ de l'orifice externe du canal cervical, l'épithélium change de caractère : de prismatique simple il devient pavimenteux stratifié. Ce passage se fait pour ainsi dire brusquement, et l'épithélium pavimenteux stratifié de la surface vaginale du col possède, dès son origine, une épaisseur de 650 μ qu'il conserve dans toute l'étendue du vagin.

Le chorion de la muqueuse vaginale du museau de tanche se différencie nettement de celui de la muqueuse intra-cervicale par sa richesse en fibres lamineuses, par la rareté des éléments cellulaires, et surtout par la présence de longues saillies effilées (1/2 à 1 millimètre), dont la surface commence à se couvrir de petites papilles secondaires.

Quant à la tunique musculeuse qui mesure, au niveau du corps, une épaisseur de 0mm,78, nous la voyons s'épaissir graduellement de haut en bas et atteindre, au niveau de l'insertion vaginale, une épaisseur de 2mm,6. Dans le corps, les faisceaux de la tunique musculeuse affectent, pour la plupart, une direction annulaire; dans le col, à cette couche circulaire viennent s'ajouter progressivement, en dehors, des faisceaux longitudinaux anastomosés dans le sens de leur longueur, et dont les mailles sont occupées par des faisceaux à direction circulaire. L'éperon musculaire de la portion vaginale du col est formé aux dépens de la couche circulaire interne.

NEUVIÈME MOIS LUNAIRE. *Fœtus de 29/44 centimètres* (poids = 1850 grammes). L'utérus mesure une longueur totale de 23 millimètres; extérieurement, le corps

de sa grosseur. D'autre part, la comparaison des longueurs utérines montre que ce fœtus est intermédiaire à ceux de 20/31 centimètres (6e mois lunaire) et à celui de 29/44 centimètres (9e mois lunaire).

se distingue assez nettement du col par un léger rétrécissement siégeant à 5mm,5 du fond. Au niveau des insertions tubaires la largeur du corps atteint 9 millimètres, puis elle diminue jusqu'au rétrécissement, où elle tombe à 6 millimètres. L'épaisseur des parois, de 2 millimètres au niveau du corps, augmente progressivement jusqu'à l'insertion du vagin, où elle s'élève à 5 millimètres.

Le museau de tanche a la forme d'une saillie conique en grande partie musculaire, séparée des parois vaginales par un cul-de-sac de 6 millimètres environ de profondeur.

Les rachis des arbres de vie apparaissent à une distance de 3 millimètres de l'extrémité du museau de tanche, et se terminent à 5 ^{mm},5 du fond de l'utérus. Leur disposition générale, ainsi que celle des gouttières qui leur correspondent, rappellent entièrement la description que nous en avons donnée chez le fœtus du huitième mois. La muqueuse du col est blanchâtre, recouverte dans sa partie inférieure par un peu de mucus ; elle tranche sur la teinte rosée de la muqueuse du corps. Cette dernière apparaît comme chiffonnée, mais sans plis réguliers.

La muqueuse du corps de l'utérus mesure une épaisseur de 0mm,65 ; elle se distingue assez nettement de la tunique musculeuse qui la limite extérieurement. L'épithélium prismatique simple varie de 15 à 25 μ de hauteur. Quant au chorion, il a conservé les mêmes caractères que chez les fœtus précédents, avec une prédominance marquée des éléments cellulaires.

Au niveau du col, la limite entre la muqueuse et la tunique musculeuse est moins accusée en raison de l'empiétement réciproque des éléments de ces deux couches. Nous retrouvons la muqueuse du col avec les plis des arbres de vie que séparent des sillons étroits d'une profondeur de 0mm,5 à 0mm,9.

La muqueuse de la surface vaginale du col possède de plus en plus les caractères d'une muqueuse dermo-papillaire (vaginale). L'épithélium pavimenteux stratifié mesure une épaisseur de 0mm,5. Le passage de cet épithélium à l'épithélium prismatique de l'utérus s'opère brusquement dans le canal cervical, à une distance de 1mm,5 de l'orifice externe.

Sur une étendue de 2 millimètres environ au-dessus de cette transition, l'épithélium prismatique du col (15 à 25 μ de hauteur) présente une modification des plus intéressantes. Les cellules qui le composent se sont allongées (35 à 40 μ), en même temps que leur corps cellulaire est devenu transparent, et se montre entièrement réfractaire aux réactifs tinctoriaux (picrocarmin, hématoxyline). Les noyaux, relégués dans la partie profonde et disposés à peu près à la même hauteur, forment, sur la coupe colorée par le picrocarmin, une zone rougeâtre (zone des noyaux) tranchant vivement sur le fond transparent des corps cellulaires. Les cellules ont subi la transformation dite *muqueuse*. Ajoutons qu'un bouchon muqueux occupe toute la portion du col répondant à l'épithélium modifié.

D'autre part, on constate dans toute la région occupée par cet épithélium muqueux, aussi bien à la surface des plis de l'arbre de vie que dans les sillons qui les limitent, des involutions épithéliales en forme de tubes généralement simples, dont la profondeur varie de 50 à 200 μ : ces formations anatomiques représentent les glandes du col de l'utérus. Les variétés de forme signalées par les auteurs nous paraissent tenir à ceci : que les unes s'ouvrent librement à la surface des plis de l'arbre de vie, tandis que les autres viennent déboucher au fond des sillons ou sur leurs parois (comp. Cornil, *Journal de l'anatomie*, 1864). Les dépressions alvéolaires que nous avons signalées précédemment sur les parois des sillons, et dans lesquelles débouchent également des follicules glandulaires, viennent encore compliquer la disposition générale.

La tunique musculeuse, qui mesure 0mm,78 au niveau du corps, s'épaissit progressivement pour atteindre 3 millimètres au niveau du col. Les faisceaux qui la composent forment un lacis tellement inextricable sur la coupe qu'ils échappent pour ainsi dire à toute description.

Dixième mois lunaire. *Fœtus à terme.* Chez le fœtus à terme, la transformation muqueuse, dont il est facile de se rendre compte aussi bien sur les pièces traitées par le liquide de Müller que sur celles fixées par l'alcool, s'est étendue à toute la cavité du col, ainsi que le développement des follicules glandulaires : le bouchon muqueux remplit le canal cervical dans toute sa longueur. Les sillons des arbres de vie (1mm,5 à 2 millimètres de profondeur) avec leurs nombreux follicules se rapprochent beaucoup sur la coupe de l'aspect qu'ils présentent chez l'adulte.

Sur une nouveau-né, dont l'utérus mesurait une longueur totale de 33 millimètres (dont 9 pour le corps et 24 pour le col), la muqueuse du corps, séparée par une limite nette de la tunique musculeuse, était épaisse de 750 μ. Sa face interne était sillonnée de dépressions irrégulières répondant à des saillies de la paroi opposée, mais on n'y remarquait aucune involution épithéliale méritant, à proprement parler, le nom de glande du corps de l'utérus (comp. Guyon, [*loc. cit.*], et de Sinéty [*Traité de gynécologie*. Paris, 1879]).

L'épithélium de l'utérus, d'une hauteur de 20 à 25 μ dans le corps, s'épaissit notablement dans la région cervicale (45 à 50 μ), en même temps qu'il y subit la transformation muqueuse que nous avons signalée chez le fœtus précédent. Il est à remarquer d'autre part que l'épithélium prismatique de l'utérus, aussi bien du corps que du col, est entièrement dépourvu de cils vibratiles à l'époque de la naissance, alors que dans le tube laryngo-trachéal, et même dans l'œsophage, on constate des éléments ciliés dès le quatrième mois de la vie intrautérine : c'est là certainement un des points les plus intéressants de l'histoire du développement de l'épithélium utérin. Nous rappellerons que Guyon (thèse de Paris, 1858) dans une note communiquée par M. Robin, de Sinéty (*Société de biologie*, 1875), et Möricke (*Zeitschrift für Geburtsk.*, Bd. VII), avaient déjà signalé l'absence de cellules ciliées dans la muqueuse de l'utérus à la naissance.

La transformation muqueuse de l'épithélium du col a été très-exactement décrite par Möricke (*Zeitschrift f. Geburtsk.*, Bd. VII). D'après cet auteur, l'épithélium du col différerait de celui du corps par sa longueur plus considérable (24 à 65 μ au lieu de 16 à 20 μ), par le siége du noyau qui occupe le tiers inférieur de la cellule au lieu de la partie moyenne, et enfin parce que, dans les cellules du col, le noyau seul fixe le picrocarmin, tandis que le protoplasma des cellules du corps est lui-même coloré. Nous ajouterons que cette modification de l'épithélium du canal cervical ne persiste pas longtemps après la naissance, ainsi que nous avons pu le constater sur plusieurs enfants des premiers mois ; les cellules épithéliales reviennent à leurs dimensions et à leur structure primitive. Ce fait coïncide avec la disparition du bouchon muqueux.

Le passage de cet épithélium muqueux à l'épithélium pavimenteux stratifié de la portion vaginale, absolument net et tranché sur les nouveau-nées que nous avons examinées, occupait le bord même de l'orifice vaginal. Mais il doit exister, à ce point de vue, de légères différences suivant les sujets, comme le témoignent les descriptions des auteurs. Selon W. Fischel (*Arch. f. Gynäk.*, Bd. XVI, Heft 2), à la naissance, la limite entre les deux épithéliums, dans un grand nombre de cas, remonte dans le canal cervical à 2 ou 3 millimètres au-dessus de l'orifice externe; cette limite est nette, sans transition. Pour M. Möricke (*Zeitschrift f. Geburtsk.*, Bd. VII, Heft 1) l'épithélium de la cavité du col, constamment dépourvu de cils chez la nouveau-née, s'étend le plus souvent jusqu'à l'orifice externe. Cependant, dans quelques cas, l'épithélium pavimenteux de la portion vaginale remonte, plus ou moins haut, dans la cavité du col. Nous pouvons donc dire, en résumé, que la limite épithéliale se trouve au niveau même de l'orifice externe, ou à une faible distance au-dessus, à l'intérieur du canal cervical.

Le chorion de la muqueuse vaginale est maintenant hérissé sur toute sa surface de petites papilles cylindriques ou coniques, complétement enfouies dans l'épithélium. Ces papilles, d'une hauteur de 200 μ, se montrent aussi bien sur les saillies transversales du chorion (plis ou rides du vagin) que dans la profondeur des sillons qui les séparent; nous les retrouvons également au niveau de la portion vaginale du col de l'utérus. L'épithélium pavimenteux stratifié qui tapisse la surface du museau de tanche possède une épaisseur variable de 600 à 700 μ; il s'épaissit encore dans le vagin où il atteint 800 μ. Aucune glande ne vient s'ouvrir dans les points occupés par cet épithélium pavimenteux.

Résumé. 1° Au commencement du quatrième mois lunaire, chez le fœtus humain (7,5/10,5), la portion inférieure ou vaginale du canal génital (la moitié environ) est tapissée par un épithélium pavimenteux stratifié qui se continue par une transition graduelle avec l'épithélium prismatique de la portion supérieure ou utérine. Ces variétés épithéliales résultent de modifications locales de l'épithélium primitif des conduits de Müller.

2° A mesure que le canal génital s'allonge et s'aplatit d'avant en arrière dans sa portion vaginale, les parois épithéliales opposées du vagin s'accolent et se soudent de bas en haut. Au commencement du cinquième mois lunaire (fœtus de 16/23,5), la lame épithéliale résultant de cette soudure et comblant la cavité vaginale dans toute sa hauteur donne naissance par son extrémité supérieure, un peu au-dessous de la transition épithéliale, à un bourgeon lamelleux figurant une cupule aplatie d'avant en arrière, qui s'enfonce dans l'épaisseur des parois du canal génital et y dessine un mamelon de même forme représentant la portion vaginale du col de l'utérus.

La surface vaginale du museau de tanche est inégale et ridée pendant toute la période fœtale (Meckel, Guyon, etc.); la lèvre antérieure déborde inférieurement la lèvre postérieure.

3° Peu après la délimitation du museau de tanche (fœtus de 16/24), les cellules pavimenteuses qui composent la lame épithéliale du vagin augmentent de volume et subissent une prolifération des plus actives, dont le résultat est la distension considérable et rapide des parois de ce conduit; sur la coupe, les cellules les plus centrales se désagrègent et se détachent.

4° Cette multiplication exagérée des éléments de la lame épithéliale ne détermine pas seulement la dilatation transversale du vagin, mais, s'exerçant également dans le sens de la longueur, elle modifie supérieurement la forme du museau de tanche et des culs-de-sac qui le limitent, et d'autre part refoule l'extrémité inférieure rétrécie du vagin dans le vestibule. Cette saillie vaginale ou *hymé-niale* s'accuse très-rapidement, vers la fin du cinquième mois lunaire, entre les longueurs de 16/23,5 et 19/28.

5° Les bourrelets transversaux du vagin (plis ou rides) sont déjà dessinés au commencement du cinquième mois lunaire par des bourgeons de la lame épithé-liale qui s'enfoncent dans l'épaisseur de la muqueuse; quant aux papilles cho-riales proprement dites, elles ne se montrent à la surface des bourrelets qu'au voisinage de la naissance.

6° Les rachis ou colonnes des arbres de vie se développent de très-bonne heure (au début du quatrième mois lunaire, fœtus de 7,5/10,5), dans la portion utérine du canal génital; ils déterminent sur la coupe transversale une double incur-vation de la lumière du canal en forme d'∞.

7° Les sillons délimitant les plis des arbres de vie apparaissent vers la fin du quatrième mois lunaire (fœtus de 12,5/17). D'abord peu accusés, ils aug-mentent progressivement de nombre et de profondeur pendant les derniers mois de la gestation; à la naissance, leur profondeur varie de 1^{mm},5 à 2 milli-mètres.

8° L'épithélium de l'utérus est formé d'une couche unique de cellules épithé-liales cylindriques dont la hauteur diminue progressivement du troisième (50 μ) au huitième mois de la vie fœtale (25 μ). En général, cette hauteur est plus considérable dans le corps que dans le col.

9° Le passage de cet épithélium prismatique à l'épithélium pavimenteux stratifié du vagin s'opère graduellement jusqu'au huitième mois lunaire; à partir de cette époque, la transition est brusque, comme chez l'adulte.

10° Au commencement du dixième mois lunaire (fœtus de 29/44 centimètres), l'épithélium cylindrique du canal cervical subit, au voisinage de l'orifice externe, la transformation dite muqueuse. Ses éléments s'allongent (35 à 40 μ), deviennent transparents et ne se colorent pas par les réactifs. Cette transformation muqueuse, pendant le dernier mois de la gestation, s'étend progressivement à toute la longueur du col. En même temps on voit se former dans les points occupés par cet épithélium muqueux des follicules glandulaires qui viennent s'ouvrir à la surface même des plis des arbres de vie ou dans les sillons limitants (glandes du col de l'utérus). Ces modifications règlent l'étendue du bouchon muqueux.

11° Pendant toute la vie fœtale, et même à l'époque de la naissance, les cellules épithéliales qui tapissent la cavité de l'utérus (corps et col) sont entièrement dépourvues de cils vibratiles.

12° Les glandes du corps de l'utérus n'existent pas à la naissance.

13° La différenciation de la paroi du canal génital (tissu du cordon génital) en muqueuse et en musculeuse n'apparaît nettement qu'au début du sixième mois lunaire (fœtus de 20/31).

14° Le canal génital décrit une courbe à concavité antérieure; de plus, pendant les derniers mois de la gestation, le corps de l'utérus, situé en dehors du petit bassin, est en antéflexion nettement prononcée sur le col.

15° Nous résumerons dans le tableau suivant les longueurs du vagin et de l'utérus, ainsi que les dimensions respectives du corps et du col aux différents mois de la vie fœtale et dans les premières années qui suivent la naissance. Ce tableau concorde avec celui de Dohrn (*Ueber die Entwickelung des Hymens*, Cassel, 1875) pour les longueurs de l'utérus.

LONGUEURS EN MILLIMÈTRES DU VAGIN ET DE L'UTÉRUS AUX DIFFÉRENTS MOIS
DE LA GESTATION

LONGUEURS DES FŒTUS EN CENTIMÈTRES.	MOIS LUNAIRES.	LONGUEUR DU CONDUIT UTÉRO-VAGINAL	LONGUEUR DU VAGIN.	LONGUEUR DE L'UTÉRUS.	LONGUEUR DU CORPS.	LONGUEUR DU COL.
7,5/10,5	Début 4e mois.	5	2,2	2,8	»	»
9/12,5 (a)	»	6,5	3,5	3	1	2
9/12,5 (c)	Milieu du 4e m.	7,5	»	»	»	»
10,5/14,5	»	10	5,5	4,5	»	»
12,5/17 (a)	Fin du 4e mois.	13	6,5	6,5	»	»
12,5/17 (b)	»	9,5	6,5	3	1	2
13,5/20	Début 5e mois.	19,5	11,5	8	2	4
16/23,5	»	21	10	11	3	8
16/24	Milieu 5e mois.	20	8,5	11,5	3	8,5
16,5/24	»	21	9,5	11,5	3,5	8
19/28	Début 6e mois.	23	11	14	3	11
20/31 (a)	»	29	16	13	4	9
20/31 (b)	6e mois.	»	»	13	4	9
21/32	»	29	13	14	3,5	10,5
»	8e mois.	»	»	19	5	14
29/44	9e mois.	»	»	23	5,5	17,5
»	Nouveau-né.	»	»	33	9	24
»	1 jour.	»	»	32	12	20
28/40	8 jours.	35	10	25	8	17
53/47	20 jours.	32	11	21	8,5	15,5
50/48	4 mois.	50	30	20	8,5	13,5
37/53	4 mois.	»	»	23,5	8	15,5
36/52	5 mois.	53	28	25	9	16
»	18 mois.	»	»	24	10	14
»	18 mois.	»	»	21,5	8,5	15
»	3 ans.	65	40	25	10	15
»	5 ans.	»	»	25	10	15

F. TOURNEUX et G. HERRMANN.

BIBLIOGRAPHIE. — BALFOUR et SEDGWICK. *On the Existence of a Head-Kidney in the Embryo Chick, and on Certains Points in the Development of the Müllerian Duct.* In Quart. Journ. of Microsc. Science, 1879. — BEAUREGARD. *Contribution à l'étude du développement des organes génito-urinaires.* Thèse de Paris, 1877. — BISCHOFF. *Développement de l'homme et des Mammifères.* In Encyclopédie anat., 1843. — BORNHAUPT. *Untersuchungen über die Entwickelung des Urogenitalsystems beim Hühnchen.* Riga, 1867. — BRAUN. *Urogenitalsystem der Reptilien.* In Arb. aus dem Zool.-Zoot. Institut in Würzburg, IV, 1877. — BURDACH. *Traité de physiologie,* 1828. — BUDIN. *Recherches sur l'hymen et sur l'orifice vaginal.* In Progrès médical, 1879, n° 35. — CADIAT. *Traité d'anatomie générale.* Paris, 1879-1881. — Du MÊME. *Développement de l'utérus et du vagin.* In Journ. de l'anat., 1884. — CORNIL. *Structure de la muqueuse du col de l'utérus à l'état normal.* In Journ. de l'anat., 1864. — COSTE. *Recherches sur le corps de Wolff.* In Ann. sc. nat., t. XIII, 1840. — Du MÊME. *Hist. du développement des corps organisés,* 1847-1859. — DEBIERRE. *Manuel d'embryologie humaine,* 1885. — DOHRN. *Ueber die Müller'schen Gänge und die Entwickelung des Uterus.* In Marburg. Gesellschaft, 1869, et Monatsschrift für Geburtskunde, 1869, t. XXIV. — Du MÊME. *Zur Kenntniss der Müller'schen Gänge u, ihrer Verschmelzung.* In Marb. Gesellschaft, 1871, Bd. IV. — Du MÊME. *Ueber die Entwickelung des Hymens.* In Marb. Gesellschaft, suppl. du 10e vol., Cassel, 1875. — DURSY. *Ueber den Bau der Urnieren des Menschen und der Säugethiere.* In Henle's u. Pfeuffer's Zeitschrift, 1865. — EGLI. *Beiträge zur Anat. und Entwick. der Geschlechtsorgane beim Kaninchen.* Inaug. diss. Zurich, 1876. — FISCHEL. *Beiträge zur Morphologie der Portio vaginalis Uteri.* In Arch. f. Gynäkologie, Bd. XVI, Heft 2. — FOLLIN. *Recherches sur le corps de Wolff.* Thèse de Paris, 1850. — FÜRST. *Ueber die Bildungshemmungen des Utero-vaginalcanales.* In Monatsschr. f. Geburtsk., 1867, Bd. 50. — GASSER. *Ueber die Entwickelung der Müller'schen Gänge.* In Marb. Gesellschaft, 1871. — Du MÊME. *Beiträge zur Entwickelungsgeschichte der Allantois, der Müller'schen Gänge und des Afters.* Frankfurt, 1874. — GEIGEL. *Ueber Variabilität in der Entwickelung der Geschlechtsorgane beim Menschen.* Würzburg, 1883. — GUYON. *Etude sur les cavités de l'utérus à l'état de vacuité.* Thèse de Paris, 1858. — HANUSCHKE.

De Genitalium evolutione in embryone femineo. Vratislaviæ, 1857. — Hensen. *Embryologische Mittheilungen.* In *Arch. f. mikr. Anatomie,* 1867. — His. *Untersuch. über die erste Anlage des Wirbelthierleibes.* Leipzig, 1868. — Imbert. *Développement de l'utérus et du vagin.* Thèse d'agrégation de Paris, 1883. — Jacobson. *Die Oken'schen Körper oder die Primordialnieren.* Copenhagen, 1830. — Kapf. *Untersuchungen über das Ovarium und dessen Beziehungen zum Peritoneum.* In *Reichert' und du B. Reymond's Arch.,* 1872. — Kobelt. *Der Nebeneierstock des Weibes.* Heidelberg, 1847. — Kölliker. *Traité du développement de l'homme et des animaux supérieurs,* trad. franç., 1879. — Kubassow. *Beitrag zur Lehre von der doppelten Gebärmutter'(Uterus didelphis) nebst besonderer Würdigung der Ætiologie dieser Difformität.* In *Virchow's Archiv,* 1883. — Kissmaul. *Von dem Mangel, der Verkümmerung und Verdoppelung der Gebärmutter.* Würzburg, 1879. — Langenbacher. *Beiträge zur Kenntniss der Wolff'schen und Müller'schen Gänge bei Säugern.* In *Arch. f. mikr. Anat.,* 1881. — Legay. *Développement de l'utérus jusqu'à la naissance.* Thèse de Lille, 1884. — Leuckart. *Wagner's physiologie,* art. Zeugung, 1853. — Lilienfeld. *Beiträge zur Morphologie und Entwickelungsgeschichte der Geschlechtsorgane.* Diss. Marburg, 1856. — Meckel. *Manuel d'anatomie,* trad., 1825. — Meckel (H.). *Zur Morphologie der Harn und Geschlechtswerkzeuge der Wirbelthiere.* Halle, 1848. — Mihalkovicz (G. v.). *Untersuchungen über die Entwickelung des Harn und Geschlechtsapparates der Amnioten.* In *Internationale Monatsschrift,* 1885. — Möricke. *Die Uterusschleimhaut in den verschiedenen Altersperioden und zur Zeit der Menstruation.* In *Zeitschrift für Geburtsk.,* Bd. VII, Heft 1, p. 24. — Müller (Joh.). *Bildungsgeschichte der Genitalien.* Düsseldorf, 1830. — Pouchet. *Sur le développement des organes génito-urinaires.* In *Ann. de gynécologie,* 1876. — Pozzi. *De la bride masculine du vestibule chez la femme et de l'origine de l'hymen.* In *Soc. de biologie,* 16 février 1884, et *Gazette médicale de Paris,* 25 février 1884. — Rathke. *Ueber die Bildung der Samenleiter, der Fallopischen Trompete, etc.* In *Arch. für Anat. und Physiol.,* 1832. — Du même. *Entwickelungsgeschichte der Wirbelthiere.* Leipzig, 1861. — Reichert. *Ueber Müller'sche u. Wolff'sche Gänge bei Fischembryonen.* In *Müller's Arch.,* 1837. — Remak. *Untersuchungen über die Entwickelung der Wirbelthiere.* Berlin, 1855. — Robin. *Mémoire sur la muqueuse de l'utérus.* In *Mém. de l'Acad. de méd.* Paris, 1861, t. XIV. — Schenk. *Lehrbuch der vergleich. Embryologie der Wirbelthiere.* Wien, 1874. — Schneider. *Ueber die Müller'schen Gänge der Urodelen und Anuren.* In *Centralbl.,* 1876. — Semper. *Das Urogenitalsystem der Plagiostomen und seine Bedeutung für das der übrigen Wirbelthiere.* In *Arb. aus dem zool.-zoot. Institut in Würzburg,* 1875. — Sernoff. *Zur Frage über die Entwickelung der Samenröhrchen des Hodens und der Müller'schen Gänge.* In *Centralblatt,* 1874, n° 51. — Siemerling. *Beiträge zur Embryologie der Excretionsorgane des Vogels.* Diss. Marburg, 1882. — Sinéty (de). *Manuel pratique de gynécologie.* Paris, 1879. — Tourneux et Legay. *Note sur le développement de l'utérus et du vagin, et particulièrement du museau de tanche chez le fœtus humain.* In *Société de biologie,* 26 janvier 1884. — Des mêmes. *Mémoire sur le développement de l'utérus et du vagin.* In *Journ. de l'anat.,* 1884. — Tourneux et Werthenmer. *Sur la fusion des conduits de Müller chez l'homme, et sur le développement de l'hymen.* In *Soc. de biologie,* 15 mars 1882. — Tourneux. *Remarques concernant le développement des utérus bicornes et le mode d'élargissement du fond de l'utérus chez le fœtus humain.* In *Société de biologie,* 19 avril 1884. — Thiersch. *Bildungsfehler der Harn- und Geschlechtswerkzeuge eines Mannes.* In *Illustrirte med. Zeitung,* Bd. I, 1852. — Valentin. *Handbuch der Entwickelungsgeschichte des Menschen.* Berlin, 1835. — Viault. *Le corps de Wolff.* Thèse d'agrég. de Paris, 1880. — Waldeyer. *Eierstock und Ei.* Leipzig, 1870.   F. T. et G. H.

§ IV. **Physiologie.** I. **Physiologie de la muqueuse.** L'utérus est un organe dont l'activité ne s'éveille qu'à la puberté. Jusqu'à ce moment, la seule manifestation apparente de sa vitalité consiste dans la sécrétion par sa membrane interne d'un peu de mucus dont les caractères diffèrent suivant qu'il provient du corps ou du col. Le mucus du col est gélatiniforme, tenace, visqueux et demi-solide, se gonflant très-lentement dans l'eau, à l'inverse des autres humeurs du même genre (Robin). C'est lui qui forme le bouchon gélatineux que l'on trouve chez le fœtus comme il le formera plus tard chez la femme enceinte.

Le mucus du corps, alcalin comme le précédent, est blanc grisâtre, peu visqueux et demi-liquide ; c'est à ses dépens que se produisent ces concrétions que l'on trouve quelquefois dans la cavité du corps de l'utérus chez les vieilles femmes et qui sont principalement composées de phosphate de chaux, de carbo-

nate de chaux et de phosphate ammoniaco-magnésien (Robin). Pendant la première période de la vie la quantité de mucus qui lubrifie la surface interne de
la cavité utérine est normalement très-faible, mais, une fois que la fonction de
reproduction s'est établie, on voit à des intervalles périodiques cette sécrétion
augmenter, puis se colorer en rouge, et enfin faire place ou plutôt se mélanger à
un écoulement sanguin, fourni également par la muqueuse utérine et durant en
moyenne de trois à six jours. Ce phénomène indique qu'un ovule est arrivé à maturité et va s'engager dans la trompe, et que l'utérus est le siége d'un ensemble
de modifications qui le mettent en état de recevoir l'œuf et d'aider à son évolution dans le cas où la fécondation aurait lieu. La manifestation extérieure de ce
travail interne s'appelle la menstruation.

Bien que ce sujet ait déjà été traité avec tous les détails qu'il comporte dans
un travail très-complet de ce Dictionnaire, nous aurons à nous occuper ici cependant de quelques points qui intéressent directement la physiologie de l'utérus ; en outre, dans ces derniers temps, des faits nouveaux ont été signalés,
des théories nouvelles ont été émises que nous devons exposer. Il y a d'autant
plus de raison d'agiter ici cette question que nous devons nous demander s'il
est vrai, comme tendent à le croire certains gynécologistes, que la menstruation
doive être considérée comme une fonction de l'utérus, liée au mode d'évolution
de la membrane muqueuse, et non plus comme une fonction ovarienne.

L'idée que l'écoulement menstruel est indépendant de l'ovulation n'est pas
nouvelle ; elle a déjà été soutenue par Aran et Giraudet (*De la valeur des théories
dans l'explication des causes de la menstruation*. In *Gazette des hôp.*, 1858).
Elle repose sur deux ordres de preuves : 1° les cas d'ovulation sans menstruation ; 2° les cas de menstruation sans ovulation. Les premiers se rapportent à
des grossesses observées soit chez des jeunes filles n'ayant pas encore été
menstruées, soit chez des femmes adultes, depuis longtemps atteintes d'aménorrhée (Petit, *De la conception au cours de l'aménorrhée*. Paris, 1883) ou n'ayant
jamais eu leurs époques, ou bien enfin chez des vieilles femmes devenues
enceintes après la ménopause. Aux observations de ce genre citées par MM. Depaul et Guéniot et appartenant à Giraudet, Négrier, Gubler, on peut encore
ajouter celles qui ont été rapportées par M. de Sinéty (Soc. de biologie, 1876
et 1877). Envisageant tous ces faits dans leur ensemble, MM. Depaul et Guéniot
les expliquent par une constitution imparfaite de la muqueuse qui ne répond
pas physiologiquement à l'incitation partie de l'ovaire. M. Gallard a exprimé la
même idée sous une forme plus imagée : « L'utérus peut oublier dans certains
cas d'obéir à l'impulsion fonctionnelle qu'il reçoit de l'ovaire de la même façon
que l'explosion d'une arme à feu peut quelquefois manquer de se produire après
l'éclatement de la capsule, sans que pour cela il se soit jamais trouvé personne
qui ait osé prétendre qu'il n'y ait pas corrélation intime et forcée entre les
deux phénomènes ». Ce mode d'interprétation concorde en effet avec les théories
de MM. Rouget et Pflüger sur les rapports de l'ovulation avec l'écoulement
menstruel. L'irritation exercée par la vésicule distendue sur les filets nerveux
voisins réagit par l'intermédiaire des centres nerveux sur l'appareil vaso-moteur
de l'utérus et aussi, d'après M. Rouget, sur les fibres lisses qui entourent les
vaisseaux : de là congestion par dilatation des petites artérioles et sans doute
aussi par compression du plexus veineux et enfin hémorrhagie. Mais il peut
arriver que dans certains cas le processus s'arrête à sa première phase, celle
d'hyperémie, ou même que la réaction utérine fasse entièrement défaut, si l'exci-

tation partie de l'ovaire n'est pas assez forte, ou bien si une constitution imparfaite de la muqueuse utérine, comme le disent MM. Depaul et Guéniot, ne lui permet pas d'y répondre.

Il est encore une autre façon d'envisager les relations qui existent entre les deux actes de l'ovulation spontanée : la même cause générale qui ramène à époque fixe du côté de l'ovaire la maturation vésiculaire ramène aussi du côté de l'utérus le travail préparatoire nécessaire à une fécondation éventuelle. La congestion et l'hémorrhagie ne sont plus liées mécaniquement comme dans la théorie précédente au développement d'une vésicule de de Graaf : elles sont une conséquence forcée des modifications histologiques dont la muqueuse utérine ainsi que tout l'appareil génital interne devient alors le siége. Mais, dans cette hypothèse comme dans l'autre, on comprend que les troubles généraux de la nutrition, chez les chlorotiques, les phthisiques (cas de Sinéty. Soc. de biologie, 1876), rendent ce travail incomplet, en laissant persister la maturation de la vésicule de de Graaf et empêchant l'écoulement menstruel de se produire.

D'autres fois, c'est l'état local de la muqueuse utérine qui rend compte de l'aménorrhée. Nous pouvons citer ici une observation de ce genre due également à M. de Sinéty (Soc. de biologie, 1877), dans laquelle, malgré l'absence des règles, des ovaires fonctionnaient avec une grande régularité, mais (je cite ici textuellement) « l'étude de la cavité utérine nous explique pourquoi cette femme n'avait jamais été réglée : nous avons affaire à un utérus fœtal atteint de métrite chronique ». Nous trouvons donc bien dans ce cas la constitution imparfaite de la muqueuse utérine dont parlent MM. Depaul et Guéniot. Enfin il est très-probable que quand la grossesse survient, soit chez des jeunes filles non encore pubères, soit chez des femmes dont les règles sont supprimées momentanément ou définitivement, la muqueuse utérine subit au moment de la ponte son évolution ordinaire; mais la manifestation extérieure de ce travail, qui n'est en définitive qu'un phénomène accessoire, fait défaut, ainsi que cela se passe normalement dans la plupart des espèces animales. En effet, lorsqu'on interroge les antécédents de ces femmes non réglées malgré une ovulation périodique, on constate souvent que le molimen menstruel s'accompagne régulièrement d'un écoulement leucorrhéique, ce qui veut dire que la muqueuse utérine sécrète plus abondamment, qu'elle se congestionne, mais que l'hyperémie n'a pu aboutir à l'hémorrhagie.

La deuxième série de faits que l'on a opposés à la doctrine classique comprend les cas assez nombreux de menstruation sans ovulation. Il y a lieu de distinguer ceux qui appartiennent à des femmes dont les ovaires sont intacts et ceux qui ont été observés à la suite d'ovariotomies doubles. Les exemples de persistance de la menstruation après ablation des deux ovaires ont été signalés d'abord par Kœberlé, Le Fort, par Storer (*Arch. de phys.*, 1868), Goodman (*Richmond and Louisville Journal*, 1875), et plus récemment par M. de Sinéty, Terrier, Tillaux, Pozzi, Lawson Tait, etc. Ils ont été réunis au nombre de 45 dans la thèse inaugurale de M. Ormières (Paris, 1880); dans 48 autres cas d'ovariotomie mentionnés dans le même travail, les règles n'étaient plus revenues. Le même auteur cite également 15 cas d'hystérectomie, dont 6 avec ablation des deux ovaires, à la suite desquels la menstruation persistait. De même Lawson Tait a affirmé (*Middland med. Soc : Medical Times*, 1885) que, sur 49 cas d'ovariotomie double, 35 présentaient des preuves évidentes contre la théorie ovulaire de la menstruation. Cependant les statistiques ne ressemblent pas toutes aux précédentes : c'est ainsi que M. Le Bec rapporte (*Arch. gén. de médecine*, 1882) que, à la suite de 50 ovariotomies doubles pratiquées d'après les idées de Battey, il y a eu :

Ménopause	53 fois.
Flux menstruel	4 —
Ovaire retiré imparfaitement	1 —
Menstruation régulière	1 —

A la suite d'ovariotomies doubles pour kystes, sur 70 opérées :

Ont revu régulièrement	14
Ont revu irrégulièrement	0
Ont revu 2 fois	3
Ont revu 1 fois	4
N'ont jamais revu	38

On remarquera cette différence de résultats au point de vue de la menstruation entre les castrations proprement dites d'après la méthode de Battey, et les ablations pour kystes dans lesquelles on doit être plus exposé, à ce qu'il semble, à laisser persister quelque portion d'ovaire.

D'ailleurs, un observateur qui fait autorité en cette matière, Kœberlé, a écrit : « L'ovariotomie double est en quelque sorte suivie immédiatement de la ménopause sans que d'ailleurs l'état physique et physiologique de la femme se ressente d'une manière spéciale de la mutilation qu'elle a subie » (art. Ovariotomie. In *Nouveau Dict. de médecine et chirurgie pratiques*). Aussi l'objection capitale que l'on a faite à ces cas de menstruation persistant malgré une double ovariotomie, c'est qu'il n'est pas bien sûr que l'opération n'ait pas respecté quelque partie de l'ovaire. Kœberlé dit (*loc. cit.*) que, si l'hémorrhagie cataméniale continue, c'est qu'une portion de la glande génitale est restée au-dessous du point où a été appliqué le clamp ou la ligature. Battey aussi admet que la ménopause est la règle quand les ovaires ont été extirpés en totalité, et que la menstruation ne continue que si l'ablation a été incomplète (*Gynæcologyc. Transact.*, 1877). Cet argument a été invoqué par M. Gallard (*De l'ovulation. Ann. de gyn.*, 1882), par Gusserow (*Volkmann's Samml. klin. Vortr.*, 1881). En effet, Waldeyer a trouvé dans le pédicule resté dans l'abdomen des vestiges du tissu ovarien[1]. Nous pourrons encore rapporter l'exemple suivant emprunté à M. Le Bec et dû à Hegar. « Weinlechner, dit ce dernier, m'a raconté un fait intéressant. Il fit une ovariotomie double à une jeune fille qui n'avait eu ses règles que trois fois. Les règles se montrèrent pendant huit ans après l'opération. Il se développa alors une tumeur grosse comme une tête d'adulte qu'il fallut extirper. C'était un kyste formé dans les débris restants de l'ovaire gauche ». Nous avons recueilli également dans les journaux spéciaux des observations très-probantes à cet égard. Dans la séance du 20 août 1883 de la Société américaine de gynécologie, le docteur Guarry (de New-York) cite le cas d'une malade qui, après l'ablation des deux ovaires, se maria et mit au monde un enfant très-bien portant. Il suppose que chez cette femme existait un troisième ovaire; mais, comme le fait remarquer un autre membre de la Société, il est plus probable que les ovaires n'avaient pas été enlevés en totalité.

On trouvera encore dans les recueils spéciaux plusieurs autres exemples du même genre (*voy.* en particulier les *Arch. de tocologie*, septembre 1886).

Enfin il est bon de noter que sur 500 sujets Beigel dit avoir rencontré

---

[1] Voy. aussi la discussion à la Société de chirurgie, séance du 18 nov. 1885.

23 fois un troisième ovaire; il est vrai qu'une observation de M. de Sinéty (*loc. cit.*) montre que, si l'on s'en tient à l'examen macroscopique, les petites tumeurs développées au voisinage de la glande génitale prêtent facilement à l'erreur.

A côté des faits précédents viennent se placer ceux dans lesquels, les ovaires étant intacts, l'écoulement cataménial se produit sans rupture d'une vésicule de de Graaf. Les cas de Coste (*Histoire du développement des corps organisés*, 1847), de Girwood (*Gaz. méd. de Paris*, 1843), de Godart (*ibid.*, 1854), de Giraudet (*loc. cit.*), d'Ashwell (*Gaz. méd. de Paris*, 1838) sont classiques. Il faut citer encore ceux de Kölliker (*Arch. f. microscop. Anat.*, t. II), qui deux fois sur sept ne trouva pas de corps jaunes frais chez des femmes mortes au moment de la menstruation, ceux de Dalton (*Transact. of the Americ. Gynæcol. Soc.*, 1877), enfin le cas suivant de M. de Sinéty, qui mérite une mention particulière. Une jeune fille qui avait été toujours menstruée, mais irrégulièrement, meurt de phthisie le 20 juillet après avoir eu ses règles pour la dernière fois au mois d'avril. On ne trouve à l'autopsie que quelques follicules atrésiés, mais aucune cicatrice indiquant une ovulation même très-ancienne ; de plus, l'état de la muqueuse semblait annoncer un écoulement menstruel imminent. Il est possible, dit M. de Sinéty, que l'ovulation n'ait jamais existé, mais je me garderai de l'affirmer; toutefois il est certain que depuis longtemps aucun follicule n'était arrivé à maturité et n'avait expulsé son contenu (*Arch. de physiol.*, 1876).

A ces observations on a pu répondre ou bien qu'il s'agissait non d'une menstruation véritable, mais de ces écoulements pathologiques appelés par Gubler des épistaxis utérines, ou bien qu'il peut se faire que la vésicule de de Graaf arrive à maturité sans se rompre et disparaisse par atrophie, ainsi que l'ont vu Coste, Waldeyer et Leuckart (cité par Hensen, *Handb. der Physiol.*, *Physiol. der Zeugung*, p. 71). Enfin le cas de M. de Sinéty pourrait recevoir l'interprétation suivante. Il est à remarquer que chez cette jeune fille, à défaut de cicatrices de corps jaunes, il existait du moins des follicules atrésiés : on a donc la preuve, comme le dit M. de Sinéty lui-même, qu'ils ne sont pas tous restés à l'état de follicules primordiaux pendant toute la vie de la malade. D'autre part, MM. Slaviansky et de Sinéty ont constaté chez les petites filles le développement et la maturité apparente d'un grand nombre de follicules de de Graaf dont la rupture ne s'effectue pas : ils se détruisent par suite d'un travail régressif désigné sous le nom d'atrésie. En laissant de côté l'état congestif de la muqueuse constaté au moment de la mort et qu'on est peut-être en droit d'attribuer avec M. Gallard à la métrite interne, si fréquente chez les tuberculeuses, on peut supposer que chez cette malade, si les vésicules de de Graaf se comportaient comme chez l'enfant, c'est-à-dire arrivaient de temps en temps à maturité et s'atrésiaient, l'utérus de son côté réagissait à chacune de ces périodes comme un utérus d'adulte et devenait le siège d'un écoulement sanguin.

Cette dernière observation est donc exactement la contre-partie d'une de celles que nous avons rapportées plus haut et qui appartient également à M. de Sinéty : d'un côté, ovaire normal et utérus d'enfant : ovulation sans menstruation proprement dite, mais règles blanches; de l'autre, ovaire d'enfant, utérus d'adulte : menstruation intermittente sans ovulation vraie, mais avec atrésie, sans doute intermittente aussi, des follicules de de Graaf.

Quoi qu'il en soit de la valeur de ces objections, il y a un argument capital à opposer aux adversaires de la théorie de Négrier, c'est que l'absence de menstruation est aussi bien que la stérilité un caractère constant de l'absence congénitale de l'ovaire, ainsi que le prouvent en particulier les recherches de Puech (*Des ovaires et de leurs anomalies*. Paris, 1873).

Cependant un certain nombre de gynécologistes, tenant compte surtout de l'ensemble des faits exceptionnels que nous avons rapidement passés en revue, affirment l'indépendance de l'ovulation et de la menstruation. Quelques-uns, tout en continuant à les regarder comme les deux actes d'une même fonction, expliquent tout autrement leurs relations que ne le fait la doctrine classique. Parmi les premiers il faut surtout citer Beigel, de Sinéty, Williams, Goodmann, Munde, Aveling et la plupart des gynécologistes américains. Au nombre des seconds on compte surtout Sigismund, Lœwenhardt, Gusserow, Alhfeld, Lœwenthal et un très-grand nombre d'auteurs allemands. Nous allons examiner successivement les principales opinions qui ont été émises sur ce sujet.

A. La *menstruation et l'ovulation sont indépendantes*. 1° *Théorie de Beigel*. Les deux phénomènes, passifs l'un et l'autre, sont sous l'influence d'une impulsion génitale s'accompagnant d'une distension exagérée des capillaires de la muqueuse utérine, de l'ovaire et très-probablement des trompes.

Les objections se présentent d'elles-mêmes et il suffit de faire remarquer avec Lœwenthal (*Arch. f. Gynäk.*, 1884) que le processus menstruel est périodique, tandis que la cause qu'on lui attribue, l'excitabilité sexuelle chez la femme, peut se produire un à moment quelconque ; que dans les cas d'absence congénitale des ovaires il n'y a jamais menstruation, tandis que l'excitabilité génitale ne fait point défaut.

2° *Théorie de Sinéty (Manuel pratique de gynécologie*, 1870). « L'ovulation et le flux menstruel sont deux phénomènes ordinairement connexes, mais non liés nécessairement l'un à l'autre. Ce qui joue le rôle principal et en même temps le plus obscur, c'est la périodicité. Or ces manifestations périodiques se présentent continuellement à notre observation dans une série de circonstances variées. Malheureusement dans toutes ces circonstances la cause de la périodicité nous échappe. Dira-t-on qu'elle réside dans le système nerveux? On ajoutera une hypothèse à une autre, mais sans rien expliquer de plus. » M. de Sinéty, comme il le dit lui-même, émet une simple hypothèse et ne prétend pas donner une explication.

Cependant nous voudrions placer ici une remarque. L'auteur ajoute en note, d'après des exemples empruntés à Beigel, que la périodicité des écoulements sanguins n'est même pas le privilége exclusif de la femme. On a vu chez des hémorrhoïdaires le flux sanguin se produire chaque mois aux mêmes époques. On a observé, en outre, des hémorrhagies périodiques chez l'homme ayant lieu par le gland, dans d'autres cas par le nez. Si donc on reconnaît, comme Beigel et de Sinéty, l'existence de certains écoulements périodiques dont le mode de production échappe totalement, on devrait peut-être moins s'étonner qu'après l'ablation des deux ovaires (supposée complète) la périodicité des menstrues qui se rattache, elle, à une cause bien déterminée (la maturation périodique des vésicules de de Graaf), puisse persister pendant quelque temps, une fois que l'impulsion première a été imprimée à l'appareil génital. Ceux qui pensent que l'hémorrhagie menstruelle n'est qu'un acte réflexe provoqué par la distension et la rupture du follicule pourront faire valoir qu'on voit souvent des phénomènes de ce genre continuer encore, même après que l'influence et la cause provocatrice ont cessé de se faire sentir, par suite d'une disposition spéciale des centres nerveux à reproduire des actes fréquemment exécutés.

5° *Théorie de Williams* (*On the Struct. of the Mucous Membran of the Uterus and its Period. Changes. In the Obstetric Journ. of Great Britain*, 1875). On peut résumer cette théorie en disant que, d'après Williams, la périodicité de l'écoulement cataménial dépend essentiellement de la périodicité d'évolution de la muqueuse utérine. Comme beaucoup de celles qui vont suivre, elle prend comme point de départ la formation d'une caduque menstruelle. Avant qu'on ne connût la muqueuse utérine, F.-A. Pouchet avait déjà émis l'idée qu'à chaque époque, il se produisait un exsudat plastique qui était expulsé, si la fécondation n'avait pas lieu (*Théorie positive de l'ovulation spontanée*. Paris, 1847). Plus près de nous, Kundrat (*Stricker's med. Jahrb.*, 1873) et Engelmann (*The Americ. Journ. of Obstetrics*) ont admis que, pendant la période menstruelle, la muqueuse utérine subit une dégénérescence graisseuse qui amène l'élimination non-seulement de l'épithélium, mais aussi des couches superficielles de la muqueuse et, comme conséquence, l'écoulement sanguin. D'après Williams, à chaque menstruation la régression graisseuse envahit la muqueuse dans toute son épaisseur, et progressivement de l'orifice interne jusqu'au fond de la cavité; pendant la période intermenstruelle, elle se répare dans le même sens. L'écoulement sanguin est donc le résultat non d'une congestion active, mais de la destruction moléculaire de cette membrane. Il suffit d'objecter à cette théorie que les données anatomiques sur lesquelles elle repose, savoir la dégénérescence graisseuse de la muqueuse, la marche du processus destructeur et réparateur, n'ont pas été confirmées par les recherches des gynécologistes les plus autorisés.

4° *Théorie cyclique de la menstruation.* Celle-ci n'est pour ainsi dire qu'une variante de la précédente. Elle a été émise d'abord par Goodmann (*The Cyclical Theory of Menstruation. In Americ. Journ. of Obstetrics*, 1878) et exposée récemment par Jacobi à peu près en ces termes : « La partie essentielle des organes de reproduction est un tissu que l'on connaît mieux sous le nom de membrane germinative. Il est formé de trois parties continues : l'endométrium, que tapisse la cavité utérine au-dessus de l'orifice interne et que l'on doit distinguer de la muqueuse du col; la muqueuse des trompes et la substance corticale des ovaires contenant des ovisacs. L'épithélium et les cellules sous-épithéliales de cette membrane dérivent de l'épithélium germinatif de l'hypoblaste embryonnaire qui recouvre les bourgeons reproducteurs de la cavité pleuro-péritonéale. Dans tous les éléments de la membrane germinative on voit persister la nature embryonnaire; pour la muqueuse tubaire cependant cela n'est pas encore éclairci. »

Cette membrane ainsi comprise est soumise à un développement continu, mais qui s'accomplit d'une manière cyclique et régulière, « en raison d'obstacles mécaniques qui se présentent périodiquement et qui viennent arrêter le mouvement jusqu'à ce qu'ils aient disparu (*The Americ. Journ. of Obstetrics*, 1885, et *Arch. de tocol.*, juin 1886). A ne considérer même que les données anatomiques de cette théorie, elle renferme des idées générales justes, mais aussi des notions inexactes. Il est vrai que le stroma de l'ovaire et le chorion de la muqueuse utérine sont formés par du tissu conjonctif de nature embryonnaire et qui reste en cet état parce qu'il doit toujours être en instance d'évolution : mais, d'autre part, on ne peut assigner, comme le fait l'auteur précédent, une même origine à l'épithélium et aux couches sous-épithéliales de la muqueuse. Kuss et Duval, tout en restant fidèles à la doctrine classique, ont exprimé une idée assez analogue à celle qui fait le fond de la théorie de Jacobi et qui consiste à regarder comme associées dans une destinée commune des parties de même nature et de même provenance. La menstruation, disent ces auteurs, pourrait être considérée comme une mue épithéliale sympathique de la chute spontanée des ovules, qui eux-mêmes ont aux yeux de bien des histologistes une origine épithéliale. Ici, le rapprochement entre l'épithélium utérin et l'ovule est légitime, puisque l'un et l'autre paraissent dériver de l'épithélium germinatif, l'un directement, l'autre par l'intermédiaire du canal de Müller, du moins d'après les idées de Waldeyer. Mais, au point de vue embryogénique, il n'est pas permis d'assimiler les couches épithéliales et sous-épithéliales de l'endométrium. En laissant même de côté ces objections de détail, quelle est dans la théorie cyclique la cause de l'évolution périodique de la muqueuse? Quels sont les obstacles mécaniques qui viennent l'arrêter régulièrement dans son développement? Il serait malaisé de le dire.

5° *Théorie de la nidation.* Aveling est encore allé plus loin (*On Nidat in the Hum. Fem.* In *Obstetr. of Great Brit.*, 1874). J'emprunte à M. Gallard le résumé de cette théorie. La menstruation, loin d'être la conséquence de la maturité de l'ovule, la provoquerait et en déterminerait la chute. La muqueuse utérine s'épaissirait, se boursouflerait, formerait par ses replis une sorte de nid dans lequel viendrait se loger l'ovule qui ne serait sollicité à quitter l'ovaire que quand ce nid serait tout prêt à le recevoir.

Un travail régressif s'opérerait en sens inverse lorsque l'ovule n'est pas fécondé et ne se trouverait pas disposé à occuper le nid qui lui aurait été ainsi préparé. Cette théorie n'est en somme qu'une métaphore qui se réfute suffisamment d'elle-même.

B. Les nouvelles théories qui vont nous occuper posent les principes suivants : Ovulation comme cause, menstruation comme effet; toutefois la succession des phénomènes n'est pas celle qu'enseigne la doctrine classique. Elles admettent que chaque hémorrhagie cataméniale est la conséquence de l'élimination d'une caduque menstruelle; mais l'écoulement périodique prend une signification toute nouvelle qui ressort immédiatement de cette proposition formulée par Sigismund : « La menstruation ne prouve pas qu'un œuf se détache actuellement, mais qu'il s'est détaché antérieurement, et se détruit avec ses annexes. La menstruation est donc un avortement » (*Berl. klin. Wochenschr.*, 1871). De là cette conséquence qu'en cas de grossesse l'ovule fécondé ne provient pas de la dernière menstruation, mais bien de la période où les règles ont manqué pour la première fois.

Cette théorie a surtout été développée par Lœwenhardt (*Arch. f. Gynäk.*, 1872). Elle a été modifiée par Loewenthal en ce sens que ce dernier pose également comme prémisses que la menstruation n'est qu'un avortement, mais interprète d'une façon spéciale le mécanisme de cet avortement et arrive, relativement à l'époque de la fécondation, à des conclusions différentes de celles de Loewenhardt. Ces doctrines nouvelles qui reposent sur des bases scientifiques sérieuses méritent d'être étudiées de près.

1° *Théorie de Lœwenhardt.* La rupture de la vésicule de de Graaf précède l'hémorrhagie menstruelle : telle est la donnée fondamentale de cette théorie. Supposons maintenant qu'un rapprochement sexuel ait eu lieu : si l'œuf, immédiatement au sortir de la vésicule, ne rencontre pas les spermatozoïdes, il ne se nichera pas dans la muqueuse utérine qui est éliminée sous forme de caduque menstruelle, d'où l'hémorrhagie; ou bien les spermatozoïdes se trouvent dans le pavillon de la trompe, soit plutôt encore sur l'ovaire lui-même; l'œuf est fécondé aussitôt après la déhiscence folliculaire; l'écoulement sanguin ne peut se produire, car la caduque menstruelle devient caduque de la grossesse. « La fécondation a donc lieu au début des phénomènes mentruels, avant l'écoulement menstruel, et avant même que ne se manifeste l'état congestif des organes génitaux internes. »

Lœwenhardt, qui part de sa théorie pour calculer sur de nouvelles bases la durée de la grossesse, a fourni sur ce sujet des chiffres intéressants. Sur 245 cas de grossesse normale, le temps compris entre le début de la dernière période menstruelle et l'accouchement a été en moyenne de 282 jours. D'autre part sur 518 cas dus à Ahlfeld, Hecker, Veit, dans lesquels on a pu fixer exactement la date du coït fécondant, il s'est écoulé en moyenne 272,2 jours entre ce dernier et la naissance d'un enfant à terme. Il s'ensuit que le coït fécondant a lieu en moyenne le onzième jour après le début de la dernière menstruation. Leuckart (cité par Hensen), d'après une série de 67 cas relevés sur un registre d'église, a trouvé aussi une moyenne de 272,5 jours entre la date du mariage et celle de la naissance du premier enfant. Enfin Hassler (*Ueber die Dauer der Schwvangersch.* Zurich, 1876), d'après 248 observations, compte également 272,2 jours en moyenne entre le coït fécondant et l'accouchement, mais il fixe à 280 jours seulement, à partir du début de la dernière période menstruelle, la durée moyenne de la grossesse : ce qui mettrait au 9e jour après le début de la dernière menstruation la date du coït fécondant.

Quoi qu'il en soit de ces chiffres, nous avons déjà dit que d'après Lœwenhardt l'œuf fécondé provient de la première époque cataméniale où les règles se sont supprimées et non de la période où elles se sont montrées pour la dernière fois. Aussi, au point de vue du mécanisme de la fécondation, la théorie de Lœwenhardt implique que les spermatozoïdes déposés dans les voies génitales de la femme, plus ou moins longtemps après la dernière menstruation, attendent l'ovule qui va opérer sa déhiscence lors de la prochaine époque.

Ces idées ont trouvé en Allemagne de nombreux adhérents, et des plus autorisés. Gusserow, en particulier, les a formulées à peu près dans les mêmes termes que Sigismund : « Les rapports de la menstruation avec l'ovulation sont tels que la menstruation indique une ovulation sans fécondation; la menstruation fait défaut, si la fécondation a eu lieu; son apparition est une conséquence de l'élimination des couches superficielles de la muqueuse après une ovulation infructueuse. »

Les faits embryologiques eux-mêmes sont venus apporter leur appui à cette manière de voir. En effet, Reichert (*Physik. Abhandl. der Kgl. Acad. der Wissensch.* Berlin, 1873), Ahlfeld (*Deutsche medic. Wochenschrift,* 1880), Breus (*Wien. med. Wochenschrift,* 1877) et surtout His (*Anat. d. menschl. Embryol.*), qui ont eu occasion d'examiner des embryons recueillis 14 jours après la première suppression menstruelle et par conséquent 6 semaines après la dernière menstruation, ont constaté que leur développement n'était pas assez avancé pour qu'on pût les considérer comme âgés de beaucoup plus de 15 jours. Sur 16 observations de His, 4 seulement seraient favorables à la doctrine classique et 12 à la théorie nouvelle.

Cependant celle-ci a été attaquée par Léopold, Bischoff, Möricke et plus récemment par Lœwenthal, qui lui a pour ainsi dire fait son procès en règle. Pour suivre les développements donnés par cet auteur, il faut d'abord mentionner qu'avec Hensen (*loc. cit.*) et quelques gynécologistes il décrit au processus menstruel trois phases : 1° une phase de boursouflement de la muqueuse qui correspond à la formation de la caduque menstruelle et qui précède de dix jours l'écoulement sanguin ; 2° la période d'hémorrhagie dont nous connaissons la durée et qui arrive quand la tuméfaction est portée à son maximum ; 3° enfin la phase de réparation qui dure comme la précédente de trois à quatre jours seulement. A quel moment, se demande donc Lœwenthal, se ferait dans la théorie de Lœwenhardt la chute de l'ovule ? Est-ce immédiatement avant l'apparition de l'hémorrhagie, c'est-à-dire quand la caduque menstruelle est déjà formée ? Est-ce tout au début du processus menstruel, c'est-à-dire dix jours avant l'apparition de l'écoulement sanguin ?

Dans la première hypothèse, Lœwenthal objecte que, si la chute de l'œuf précède immédiatement l'hémorrhagie, il n'y a alors aucune raison plausible pour que la tuméfaction de la muqueuse utérine débute déjà dix jours auparavant. Bien que nous ne croyions pas qu'il y ait lieu jusqu'à présent d'adopter la théorie de Lœwenhardt, remarquons cependant que cet argument de son contradicteur pas plus que quelques-uns de ceux qui vont suivre ne nous paraît fondé. En effet, en admettant même comme démontrée la succession des phénomènes telle qu'elle est exposée par Lœwenthal, on s'explique très-bien que le début du processus menstruel puisse coïncider non pas avec la rupture de la vésicule de de Graaf, mais avec la première phase de sa maturation, qui est évidemment antérieure.

Mais, dit encore Lœwenthal, chez les animaux observés par Hensen, cochons d'Inde, lapins, il faut de trois à cinq jours à l'ovule pour arriver dans la trompe : chez la femme on compte que dix à douze jours sont nécessaires. Comment cet ovule fécondé au sortir de la vésicule, n'ayant par conséquent pu encore se mettre en contact avec la muqueuse utérine, empêcherait-il l'hémorrhagie de se produire ? Lœwenthal raisonne comme si l'influence de l'œuf sur la muqueuse utérine devait être mécanique. Il est certain, au contraire, que, dans l'idée de Lœwenthal, le seul fait que la fécondation a eu lieu imprime un nouveau caractère aux modifications de la muqueuse utérine qui, au lieu de s'éliminer sous forme de caduque menstruelle, continue son évolution pour devenir caduque de la grossesse.

Une autre objection formulée par Lœwenthal et qui repose sur une donnée positive incontestable, c'est que les chances de fécondation sont d'autant plus grandes que le rapprochement sexuel a lieu plus près de la dernière période menstruelle. Toutes les statistiques concordent à ce sujet, et le fait est d'observation journalière. Si l'on consulte en particulier les tableaux donnés par Hensen, on voit que sur 248 observations où la date du coït fécondant a pu être fixée, il a eu lieu 40 fois sur 100 le premier jour après l'arrêt des règles ; au cinquième jour, on arrive déjà à 57 pour 100 et le dixième jour à 86 pour 100 ; il ne reste plus que 14 pour 100 pour le reste de la période intermenstruelle. En supposant donc le cas d'un rapprochement sexuel unique ayant eu lieu immédiatement après la menstruation, les spermazotoïdes devraient attendre sur l'ovaire plus de vingt jours la prochaine chute de l'ovule. La chose est possible, dit Lœwenthal, mais elle n'est pas vraisemblable. On peut répondre que, si nous ne savons rien de précis sur la durée de la vitalité des spermazotoïdes, nous pouvons supposer cependant que dans des milieux appropriés elle est assez longue. Percy dit en avoir récolté sur le col de l'utérus huit jours après le dernier coït. Hausmann en a également trouvé de bien vivants en cette même région cinq et sept jours et demi après le dernier rapprochement sexuel. On peut citer du reste à cet égard un fait d'anatomie comparée très-intéressant, dû à Van Beneden (*Arch. de biol. belges*, 1880). Les chauves-souris s'accouplent à la fin de l'automne, mais les spermatozoïdes ne sont pas utilisés immédiatement : la semence est déversée dans les voies génitales, s'emmagasine dans le canal tubaire jusqu'au printemps suivant. C'est seulement alors que l'ovule est pondu et que la fécondation s'opère. Si l'on considère que chez la femme la portion ampullaire de la trompe ne paraît avoir d'autre usage que de servir de réceptacle aux spermatozoïdes, et que les cheiroptères, ainsi que le fait remarquer M. M. Duval (art. SPERME du *Dict. de méd. et de chir. prat.*), se rapprochent beaucoup des primates par de nombreux caractères d'organisation, on ne trouvera plus rien d'invraisemblable à ce côté de la théorie de Lœwenhardt.

Mais (deuxième hypothèse) Lœwenhardt pense-t-il que la chute de l'ovule a lieu au début de la formation de la caduque, c'est-à-dire dix jours avant la menstruation? Alors, dit Lœwenthal, une partie des objections précédentes tombe d'elle-même, mais il en reste d'autres qui sont plus sérieuses. La plus importante est la suivante : la plupart des observateurs s'accordent à reconnaître que la rupture de la vésicule de de Graaf coïncide avec l'hémorrhagie; d'autres, comme Ritschie (*Frorieps. Neue Notiz.*, 1844), Léopold (*Archiv für Gynäk.*, 1882), admettent qu'elle peut se faire à un moment quelconque de la période inter-menstruelle, mais personne n'a jamais constaté qu'elle avait lieu périodiquement dix jours avant les règles.

A ces arguments, invoqués par Lœwenthal comme contraires à la théorie de Lœwenhardt, nous pourrons encore en ajouter d'autres : mais examinons d'abord celle que son contradicteur a cherché à lui substituer.

2° *Théorie de Lœwenthal.* Dans la théorie précédente, comme dans la doctrine classique, les rapports de l'ovulation et de la menstruation sont directs et immédiats : dans l'une, c'est la distension et la rupture de la vésicule de Graaf; dans l'autre, c'est la non-fécondation de l'ovule, qui amènent immédiatement l'hémorrhagie. D'après Lœwenthal, au contraire, la relation entre les deux actes est médiate et l'ensemble du processus devrait être envisagé de la façon suivante : après la déhiscence du follicule, l'œuf arrive jusqu'à l'utérus et là, fécondé ou non, il se niche au niveau des premiers replis de la muqueuse; sa présence provoque alors la formation de la caduque menstruelle. S'il est fécondé ultérieurement par les spermatozoïdes arrivés dans l'utérus, la caduque menstruelle devient caduque de la grossesse. Reste-t-il au contraire non fécondé, il meurt au bout d'un temps déterminé et la régression de la caduque a pour suite l'hémorrhagie menstruelle. Mais la congestion sanguine qui se produit à ce moment réagit sur l'organe ovigène, et contribue à amener la rupture d'un follicule arrivé pendant ce temps à maturité.

Lœwenthal admet donc, comme la théorie classique, que la chute de l'ovule a lieu au moment de l'hémorrhagie menstruelle, mais par un mécanisme tout différent, qui n'exclut pas la possibilité, pour toute autre influence capable d'amener la congestion sanguine, de déterminer également la rupture de la vésicule. La périodicité de l'hémorrhagie menstruelle reconnaît comme cause la durée de la vitalité extra-folliculaire de l'ovule greffé sur la muqueuse utérine : la mort de l'œuf donne en quelque sorte le signal de la destruction de la caduque. Enfin, la fécondation se fait normalement dans l'utérus et sur l'ovule qui est venu s'y fixer lors de la dernière hémorrhagie menstruelle.

Tels sont les points principaux de cette théorie qui repose, comme nous le dit l'auteur, sur deux hypothèses : 1° la possibilité pour l'œuf non fécondé de se greffer sur l'utérus; 2° la persistance, après cette nidation, de la vitalité de l'ovule d'une période menstruelle à l'autre. Comme dans l'espèce humaine les éléments de la reproduction sont mis en liberté dans les deux sexes à des moments différents, il est de toute nécessité que l'un des deux attende l'autre : il y a plus de probabilités, dit Lœwenthal, que ce soit l'ovule, parce qu'il jouit d'une vitalité égale, sinon supérieure à celle du spermatozoïde, qu'il se trouve sur son propre terrain, tandis que le spermatozoïde est un élément immigré, venu du dehors. Mais l'exemple que nous avons emprunté plus haut à Van Beneden démontre qu'au point de vue de la physiologie générale on ne peut poser sur ce sujet un principe absolu. D'autre part on n'a jamais trouvé dans la cavité utérine, ainsi que le reconnaît Lœwenthal, un œuf non fécondé, et, bien que nous ne puissions rien fixer de précis sur la durée de la vitalité de l'ovule sorti de son follicule, les données de l'observation portent à croire qu'elle ne dépasse guère dix à douze jours.

Nous n'en voulons comme preuve que l'argument invoqué par Lœwenthal lui-même à l'appui de sa thèse. Pour démontrer que l'ovule peut continuer à vivre d'une menstruation à l'autre, il se fonde sur ce que le coït peut être fécondant jusqu'à la fin, jusqu'au dernier jour de la période intermenstruelle. Mais, si nous consultons la statistique dont il se réclame et dont il a déjà été question plus haut, on voit que, sur 100 cas de rapprochements fécondants, 86 ont déjà eu lieu le dixième jour après le début de la dernière menstruation et qu'il n'en reste plus pour les dix-sept jours suivants que 14, dont 3 au vingt-deuxième jour, 2 au vingt-troisième, 1 au vingt-cinquième, 1 au vingt-sixième et 1 au vingt-septième jour. Ces chiffres paraissent donc bien prouver, contrairement à ce que Lœwenthal veut leur faire dire, que peu de jours après l'hémorrhagie cataméniale l'œuf n'est plus guère apte à être fécondé; quant aux rares conceptions des derniers jours de la période intermenstruelle, nous nous expliquerons plus loin à ce sujet.

Enfin les observations très-positives de Coste ruinent complétement à notre avis la théorie précédente. Coste a montré que, chez la lapine en particulier, quand l'œuf franchit le quart supérieur de la trompe, il a perdu toute aptitude à la fécondation. Lœwenthal, qui a bien senti que c'était là le côté faible de sa théorie, suppose que chez la femme cette couche peut-être n'existe pas, ou bien qu'après avoir joué un rôle protecteur elle disparaît lorsque l'œuf est arrivé dans l'utérus. Mais ce n'est pas seulement cette disposition qui rend l'œuf impropre à être fécondé, c'est encore la dégénérescence du vitellus, bien nettement spécifiée par Coste, chez les lapins aussi bien que chez les oiseaux, dans les mêmes conditions. Nous pourrons encore citer ici l'autorité de Hensen. « Toutes les observations faites sur les animaux prouvent que l'ovule et le sperme se rencontrent à l'extrémité supérieure de la trompe, il n'y a aucune raison pour qu'il en soit autrement chez l'homme. »

Il me reste encore à parler d'une opinion assez curieuse de Lawson Taït, invoquée par Lœwenthal pour soutenir sa théorie. D'après le chirurgien américain, « la ménopause se produit à coup sûr quand les deux trompes ont été enlevées en même temps que les ovaires, ces conduits doivent donc jouer un rôle important, non encore soupçonné, dans la menstruation. » D'après Lœwenthal, sa théorie seule pourrait expliquer ce fait d'observation, car il est évident que l'extirpation des trompes empêchera l'ovule provenant, soit d'un troisième ovaire, soit d'une portion quelconque de la glande respectée par l'opération, d'arriver jusqu'à l'utérus et de provoquer la formation d'une caduque menstruelle. Mais certains cas très-intéressants contredisent formellement l'opinion de Lawson Tait et donnent un démenti complet à la thèse soutenue par Lœwenthal. M. Tillaux a communiqué à l'Académie de médecine (séance du 21 août 1880), l'observation d'une malade chez laquelle il avait enlevé la plus grande partie de l'utérus et des trompes en ne laissant que la portion intra-vaginale du col et un petit moignon de la portion sus-vaginale ; les ovaires avaient été respectés. Cette femme a eu très-exactement ses règles tous les mois, avec une légère avance à chaque mois, et elles ont duré de trois à quatre jours. M. Tillaux s'est assuré par l'examen au spéculum que le sang provenait du tronçon de l'utérus restant et non du vagin.

Kœberlé (cité par Le Bec) a rapporté un cas semblable dans lequel le corps de l'utérus fut extirpé et les ovaires laissés en place. Il se fit une menstruation régulière par le pédicule du col utérin et le vagin. La malade succomba à une grossesse extra-utérine. Enfin, d'autres observations du même genre sont rapportées par Thomas Gaillard (*Traité des maladies des femmes*), Péan (*Clinique chirurgicale*, t. I, 1876), Letouscy (th. de Paris, 1879).

On ne saurait trouver d'arguments plus opposés que ceux-ci à l'opinion de Lœwenthal. Remarquons que ces faits ne sont nullement contraires à la théorie classique. Les ovaires sont intacts, et encore en connexion anatomique et physiologique avec le moignon du col, par l'intermédiaire des plexus nerveux contenus dans la portion restante des ligaments larges : l'harmonie qui préside aux différents actes de l'ovulation spontanée étant assurément régie par le système nerveux, on comprend que, la rupture des vésicules de de Graaf continuant à se faire, le processus menstruel puisse dans ces conditions exceptionnelles avoir son siége dans le col utérin qui du reste y participe quelquefois normalement. Pour préciser davantage, l'excitation partie de l'ovaire arrive aux centres par les filets sensitifs du plexus spermatique intact et retentit ensuite non-seulement sur les filets centrifuges du même plexus, mais encore sur ceux du plexus hypogastrique, respectés en partie et se rendant au col : celui-ci réagit alors comme le fait le corps dans les conditions ordinaires.

L'opinion de Lœwenthal se soutient donc difficilement : celle de Sigismund et de Lœwenhardt fournit des arguments plus solides. Mais, pour qu'elle fût fondée, il faudrait que toujours la chute de l'ovule précédât l'hémorrhagie menstruelle. Or c'est le contraire qui est admis par la plupart des observateurs. Coste, Bischoff, Rouget, s'accordent à reconnaître que la rupture de la vésicule coïncide ordinairement avec la fin de l'hémorrhagie.

Enfin, ces deux théories que nous venons d'examiner sont justiciables d'une critique commune : la formation de la caduque menstruelle qui leur sert de point de départ à l'un et à l'autre est bien loin d'être démontrée.

Si l'on consulte en effet les travaux les plus récents, on ne trouve plus guère de gynécologistes qui admettent une exfoliation totale et complète de la muqueuse. Si quelques-uns croient à son élimination partielle, de Sinéty et Möricke, par contre, se refusent même à admettre la desquamation épithéliale. De Sinéty en particulier, ayant eu l'occasion d'examiner des utérus normaux dans des conditions de conservation parfaite et provenant de femmes qui avaient succombé à différentes périodes des règles, a toujours trouvé le révêtement épithélial complet. Il a également recueilli au sortir de l'orifice utérin le liquide menstruel et il n'y a rencontré ni lambeaux membraneux revêtus d'épithélium cylindrique, ni cellules épithéliales à cils vibratiles, mais des globules blancs, des éléments embryonnaires, des globules rouges altérés, des cylindres muqueux, de la fibrine, mais rien qui permit de croire à une élimination même superficielle de la muqueuse (Soc. de biol., 1880 et 1881). Si Wyder conclut comme l'avait déjà fait Léopold à une exfoliation des couches sous-épithéliales du chorion, il affirme cependant que ses couches profondes restent intactes. D'autre part, le procédé de Möricke qui consiste à râcler pendant la période menstruelle des lambeaux de muqueuse utérine paraît démontrer que la desquamation superficielle même n'est pas totale, puisque les fragments ainsi obtenus sont encore revêtus de leur couche épithéliale.

Il est vrai que l'intégrité complète de la muqueuse sans desquamation partielle et sans rupture des capillaires se comprend difficilement. D'où viendrait le sang des menstrues? On répond qu'il sort des vaisseaux par diapédèse. Mais, comme il n'est pas uniquement représenté par le plasma et qu'il renferme des globules rouges, il faudrait accorder à ceux-ci la propriété de traverser les parois vasculaires et l'épithélium. Il est donc probable qu'il doit y avoir au moins destruction du révêtement épithélial avec des fissures des capillaires, ainsi qu'il résulte des descriptions de Robin, Kölliker, Courty.

Peu nous importe, pour la question qui nous occupe, qu'il se fasse en même temps une élimination des couches superficielles du chorion; il nous suffit de savoir, pour juger la théorie de Lœwenhardt et autres analogues, que la menstruation n'est pas un avortement, en d'autres termes, que la muqueuse est en état de recevoir et de loger l'œuf qui vient de se détacher de l'ovaire, malgré les modifications, ou plutôt à cause même des modifications dont elle est le siége. En effet, Pflüger (*Untersuch. an dem physiol. Laborat.* Bonn, 1865) a émis l'idée que la desquamation des couches superficielles de cette membrane a pour but d'aviver la surface interne de l'utérus et de favoriser ainsi l'adhérence de l'œuf avec cet organe : la nature opérerait comme le font le chirurgien ou le jardinier pour obtenir des greffes animales ou végétales. Ce physiologiste rappelle à ce propos une observation de Numann (*Frorieps Neue Notiz.*, sept. 1830), qui a vu que chez les vaches les hémorrhagies ne se produisent qu'au niveau des cotylédons utérins, c'est-à-dire sur les régions où l'œuf doit s'implanter plus tard : Hensen (*loc. cit.*) a objecté à cet exemple que chez cet animal les villosités se détachent sans effusion de sang, ce qui prouverait qu'il n'y a pas adhérence intime entre elles et les cotylédons de l'utérus : mais il n'en est pas moins vrai que ces derniers, comme l'ont montré Goubaux et Robin, émettent des bourgeons, des prolongements destinés à engaîner et à fixer les villosités placentaires, ce qui équivaut encore à une sorte de greffe particulière.

Quoi qu'il en soit de l'explication téléologique de Pflüger, nous voyons, d'après l'examen des faits, qu'il n'y a encore jusqu'à présent aucune raison valable pour rejeter les propositions suivantes : la menstruation est la manifestation extérieure du travail de l'ovulation; la rupture de la vésicule de de Graaf coïncide ordinairement avec la fin de l'hémorrhagie; celle-ci n'est pas l'indice d'un avortement, et *normalement* l'œuf fécondé est celui qui s'est détaché lors de la dernière menstruation. *Exceptionnellement* cependant il n'est pas impossible que la rupture d'une vésicule de de Graaf, précédant l'écoulement sanguin, et l'ovule rencontrant immédiatement des spermatozoïdes qui proviennent d'un rapprochement sexuel antérieur, la fécondation ainsi intervenue empêche l'hémorrhagie de se produire : ce sont ces conditions qui expliquent sans doute les cas assez rares où le coït fécondant, à date précise connue, a été noté comme ayant eu lieu peu de jours avant que la menstruation n'ait fait défaut pour la première fois.

Enfin il ne faut pas oublier que les partisans les plus convaincus de la doctrine classique admettent que la déhiscence du follicule peut être provoquée en dehors des périodes cataméniales soit par des excitations sexuelles, soit par d'autres influences, sans qu'aucun flux sanguin extérieur les accompagne ou les suive (Longet, Courty).

Mais ces faits particuliers n'enlèvent rien à la généralité de la loi qui a établi la subordination de l'écoulement menstruel à l'ovulation, et j'ajoute à une ovulation actuelle.

II. **Physiologie du muscle utérin et de ses nerfs.** Si, par sa tunique muqueuse, l'utérus contribue au développement de l'œuf après sa fécondation, par sa couche musculaire il joue un rôle des plus importants dans son expulsion quand il est arrivé à sa maturité. La contractilité pendant la gestation ne fait l'objet d'aucun doute. Mais existe-t-elle aussi en dehors de la grossesse? Quels sont les centres et les nerfs qui président à ses mouvements, quels sont les excitants de sa contraction? Tels sont les différents points que nous avons à examiner.

1° *Contractilité de l'utérus à l'état de vacuité.* En ce qui concerne l'espèce humaine, nous possédons peu de renseignements sur la contractilité de l'utérus à l'état de vacuité. Beigel cependant a observé des contractions chez quatre femmes non enceintes en faisant passer par l'organe un courant continu dont l'un des pôles était appliqué sur le col. De Sinéty attribue également à une excitation mécanique de l'utérus l'expulsion abondante de mucus que l'on observe souvent au moment de l'introduction du spéculum. On cite aussi d'ordinaire l'observation de Beck (*Med. and Surg. Reports*, t. XXVII, 1872), qui a vu chez une femme atteinte de prolapsus utérin chaque friction légère du museau de tanche déterminer des mouvements alternatifs de resserrement et de dilatation du col. Un fait semblable a été rapporté par M. Gallicier (*France médicale*, 1877) chez une jeune fille enceinte pour la deuxième fois et examinée au premier mois de la gestation : les lèvres du col s'écartaient chaque fois que l'on enfonçait le spéculum et se rapprochaient plus ou moins quand on le retirait. Il est bon de remarquer que dans ce dernier cas cependant il y a un commencement de grossesse et dans celui de Beck un état pathologique de l'utérus s'accompagnant sans doute d'un certain degré d'hypertrophie musculaire. Il ne faudrait pas conclure de ces cas et de quelques autres analogues que normalement au moment de la copulation l'utérus exerce une sorte de succion ou d'aspiration sur le liquide spermatique.

S'il n'y a aucune raison pour refuser à l'utérus vide toute contractilité, celle-ci doit cependant être peu prononcée dans l'espèce humaine, en raison du faible développement des éléments musculaires. On ne peut tirer, sous ce rapport, aucune règle générale des observations faites sur les espèces voisines :

car chez les différents animaux qui servent habituellement aux expériences de laboratoire l'organe ne se comporte pas de même. Chez la chienne, la chatte, la puissance contractile de l'utérus à l'état de vacuité est à peine sensible. Par contre, elle est des plus manifestes chez les jeunes lapines qui sont arrivées à leur maturité sexuelle et qui n'ont jamais subi les approches du mâle (Oser et Schlesinger, *Wiener med. Jahrb.*, 1872 ; Röhrig, *Arch. f. path. Anat.*, LXXVI, 1879, p. 3). Frommel a même donné des tracés provenant de lapines qui n'avaient pas encore atteint leur complet développement (*Zeitschr. f. Geburtsh. und Gynäk.*, 1882). Ces auteurs sont unanimes à reconnaître que ce sont bien des mouvements musculaires qui se produisent ainsi, et non pas de simples modifications circulatoires liées au resserrement des petits vaisseaux, comme l'a prétendu Cyon (*Arch. de Pflüger*, 1873). Röhrig et Frommel ont vu des contractions rhythmiques et régulières, entièrement spontanées, du moins en apparence, s'établir chez des animaux qui n'étaient pas en gestation, mais qui avaient mis bas quelques semaines auparavant. D'après Röhrig l'utérus des lapines vierges reste au repos tant qu'une excitation quelconque ne vient pas l'en tirer, tandis que Frommel a observé dans les mêmes conditions des mouvements réguliers qui n'étaient provoqués par aucune irritation extérieure. Cette diffé-rence du reste peu importante tient sans doute à la méthode employée par ce dernier, qui, d'après le procédé mis en usage par les élèves de Ludwig pour étudier la contraction cardiaque, fait circuler dans les cavités utérines la solution physiologique de chlorure de sodium a une température de 39 degrés. Les mou-vements s'enregistrent ainsi pendant des heures entières, surtout chez les lapines ayant déjà mis bas antérieurement. Sur quelques-unes de ces courbes on note un détail intéressant : souvent une contraction se fait en deux temps, par défaut de synchronisme entre les mouvements des deux cornes utérines : en effet, l'on obtient une courbe simple en supprimant la communication de l'une d'elles avec l'appareil enregistreur : les deux utérus du lapin jouiraient donc l'un par rapport à l'autre d'une certaine indépendance.

Ces contractions, d'après Röhrig, ont une direction assez constante : elles partent d'ordinaire de l'extrémité abdominale de la trompe pour gagner le col de l'utérus ; ce sont des mouvements péristaltiques ; quelquefois elles suivent une marche inverse, antipéristaltique, dans d'autres cas enfin les excitations locales ou même réflexes ne produisent qu'une contraction localisée ou bien une contraction tétanique généralisée et prolongée.

2° *Centres moteurs.* Des recherches nombreuses ont été faites pour déter-miner exactement les centres nerveux qui président à la contraction de l'utérus. Les uns les ont localisés dans le cervelet, comme Valentin (*Lehrb. d. Physio-logie*), Spiegelberg (*Zeitschr. f. rat. Med.*, 1858), Budge, qui plus tard cependant a attribué un rôle important au centre génito-spinal situé vers la cinquième vertèbre lombaire (*Unters. üb. das Nervensyst.*, 1841, et *Virchow's Arch.*, Bd. XV) ; Kehrer (*Beitr. zur vergleich. u. experim. Geburtsk.*, 1864) et Körner (*Stud. d. Physiol. Inst. Breslau*, 1865) les ont placés dans le cerveau en même temps que dans différents points de la moelle ; Oser et Schlesinger (*loc. cit.*), Kilian (*Zeitschr. f. rat. Med.*, 1852) ont pensé que le foyer incitateur des mou-vements de l'utérus était dans la moelle allongée. Les deux premiers avaient vu que la ligature des artères carotides et vertébrales amène des contractions utérines par anémie bulbaire, mais les résultats obtenus s'expliquent par la dyspnée consécutive à cette opération et par l'état asphyxique du sang qui devient

alors un excitant pour tous les centres et sans doute aussi pour la fibre musculaire elle-même. Plus tard, Schlesinger, ayant vu les contractions utérines se manifester encore après la section de la moelle cervicale chez des animaux auxquels
il administrait de la strychnine, en conclut que la moelle renfermait, elle aussi, des
centres pour l'utérus. Frankenhäuser leur a assigné comme siége le cervelet et la
moelle allongée (*Ienaische Zeitschrift*, 1864) ; Snow-Beck (*Schmidt's Jahrb.*,
t. LXXIII), Scanzoni (*Prag. Vierteljahrsschr.*, 1849), les cherchent dans les ganglions du grand sympathique. Enfin Brachet (*Rech. expérim. sur les fonctions
du syst. nerveux*, 1836), Longet (*Anat. et Phys. du syst. nerveux*, t. II),
Barlow (*Lancet*, 1847), Goltz, *Arch. de Pflüger*, 1871, et Röhrig, admettent que
c'est la moelle lombaire qui préside aux contractions de l'utérus.

Dans ces opinions si contradictoires où se trouve la vérité? Par analogie et par
induction nous pouvons déjà supposer que c'est dans le segment inférieur de la
moelle qu'il faut placer les centres en question, car toutes les recherches de ces
dernières années concordent pour prouver que, comme le disait Legallois, « non-
seulement la vie du tronc dépend de la moelle épinière, mais celle de chaque
partie dépend plus spécialement de cette partie de la moelle dont elle reçoit ses
nerfs ». Ce principe trouve encore ici sa confirmation, et dans des observations
pathologiques déjà anciennes dues à Brachet, Scanzoni (*Lehrb. der Geburtshülfe*,
1855), Nasse (*Unters. z. Physiol. und Path.*, p. 268, Bonn, 1835), et dans les résultats de l'expérimentation. Le cas de Nasse surtout mérite une mention particulière. Une femme âgée de vingt-quatre ans et arrivée au septième mois de la
grossesse se fracture la colonne rachidienne au niveau de la troisième et de la quatrième vertèbre cervicale : paralysie des extrémités supérieures et inférieures, du
rectum et de la vessie. Anesthésie de toutes les parties situées au-dessous de la
fracture. Trois jours après l'accident, le travail se déclare et la malade accouche
spontanément d'un enfant mort.

Les expériences sur les animaux ont donné également des résultats démons-
tratifs. Une chienne à laquelle Goltz avait sectionné la moelle au niveau de la
première vertèbre lombaire put encore, après guérison de la plaie, entrer en
chaleur, concevoir, mettre bas spontanément un petit bien vivant ; il est vrai
qu'il fallut extraire artificiellement deux autres fœtus de la même portée qui
étaient morts. Mais Kabierzke et Heidenhain ont publié l'observation d'une
chienne qui trente-quatre jours après avoir subi la section de la moelle lombaire
mit bas naturellement trois petits arrivés à terme et vivants (*Arch. de Pflüger*,
t. XIV, p. 527). Masius a rapporté une expérience du même genre (*Arch. de
biol.*, 1880, I, p. 696).

Röhrig a fixé d'une façon plus précise encore le centre médullaire des con-
contractions utérines, et il le fait remonter jusqu'à la hauteur de la dixième vertèbre dorsale. En effet, après la section de la moelle au niveau de la première
vertèbre lombaire, il obtenait encore par l'excitation du bout supérieur de la
moelle des mouvements réflexes de l'utérus, plus faibles, il est vrai, que ceux
qu'on détermine par l'excitation du bout inférieur, mais bien manifestes cependant. Si l'opération était faite au-dessus de la dixième vertèbre dorsale, l'excitation du segment supérieur de la moelle n'avait plus d'effets. Ces résultats
paraissent d'autant plus vraisemblables, que d'après Korner certains filets du
sympathique qui se rendent à l'utérus abandonnent la moelle à la hauteur des
onzième et douzième vertèbres dorsales.

Nous pouvons donc dire que les centres des mouvements de l'utérus ne-

remontent pas plus haut que l'extrémité inférieure de la région dorsale de la
moelle, qu'ils se trouvent par conséquent dans la portion de cet organe qui
fournit ses nerfs à la matrice. Les excitations parties d'autres points du système
nerveux central peuvent provoquer des contractions, mais c'est indirectement
et par influence réflexe.

Si la proposition précédente est généralement admise, il n'en est plus tout à
fait de même d'une autre question qui a également occupé les expérimentateurs.
L'utérus, que l'anatomie nous montre si riche en ganglions nerveux, ne possède-
t-il pas dans ses parois des centres propres qui le rendent apte à remplir ses
fonctions en dehors de toute influence cérébro-spinale? *A priori*, on serait tenté
de répondre affirmativement, si on considère que, comme le cœur et les intestins
qui continuent à se mouvoir même quand ils ont été séparés de l'animal, il
renferme dans son épaisseur des amas ganglionnaires. Röhrig cependant
affirme qu'il n'en est pas ainsi : d'après lui, l'utérus, isolé de toutes ses connexions avec le système nerveux, n'exécute jamais de mouvements spontanés. Le
contraire nous paraît nettement prouvé par les expériences de Rein (*Arch. de
Pflüger*, 1880, t. XVIII, p. 68); de Cohnstein (*Arch. f. Gynäk.*, 1881); de
Frommel (*loc. cit.*); de Dembo (*Annales de gynécol.*, 1883). Frommel a vu
que la destruction complète du segment inférieur de la moelle à partir de la
dixième vertèbre dorsale laisse persister sans modifications les mouvements de
l'utérus. Rein, dans une série d'expériences, sectionne toutes les branches nerveuses fournies à l'utérus par le grand sympathique. Cette opération n'empêche
pas la fécondation, la grossesse et la parturition : il en est encore ainsi quand il
détruit exclusivement les branches des nerfs sacrés qui vont au plexus hypogastrique ; même résultat enfin après la division simultanée de tous les filets sympathiques et cérébro-spinaux. Il y a plus : l'extirpation des ganglions nerveux du
col chez une chienne pleine n'a pas empêché l'expulsion spontanée de la portée :
aussi Rein penche-t-il à accorder à ces amas ganglionnaires le rôle que leur
avait déjà attribué Röhrig : ils représenteraient des centres vaso-moteurs dont la
présence serait nécessitée par les modifications vasculaires constantes dont
l'utérus est le siége pendant la menstruation et la grossesse. Rein considère donc
comme centres moteurs proprement dits les ganglions microscopiques décrits
par Kehrer et Körner.

Mais les recherches de Cohnstein et de Dembo tendent à prouver que les
centres périphériques pour les mouvements de l'utérus sont situés non pas dans
cet organe lui-même, mais dans le vagin. D'après Cohnstein, chez la lapine, c'est
dans le tiers inférieur et moyen de ce conduit, d'après Dembo, principalement
dans la portion supérieure de sa paroi antérieure, qu'il faudrait les chercher.
Kehrer déjà avait dit que le vagin d'animaux en gestation possède la propriété de
répondre par une série de contractions régulières à une excitation suffisante.
Mais Dembo a constaté même chez des animaux très-jeunes que l'excitation fara-
dique et galvanique de la région indiquée détermine des contractions manifestes
de l'utérus tout entier, tandis que l'excitation soit de la paroi postérieure du
vagin, soit du col, soit de l'utérus lui-même, ne donne que des contractions
localisées aux points excités. Ces effets se produisent encore deux heures et plus
après que l'utérus a été complétement enlevé de l'animal, si on a eu soin de
placer cet organe dans du sérum sanguin ou dans une solution salée. Dembo a
constaté comme les autres observateurs que l'utérus le plus excitable au courant
électrique est celui de la lapine; comme Frommel il a également signalé ce fait

que la lapine possède deux utérus tout à fait distincts par rapport au système nerveux : les électrodes portées sur la paroi antérieure à gauche ou à droite ne donnent que des contractions de l'utérus correspondant, tandis que l'utérus opposé reste au repos.

L'examen microscopique montre du reste dans la paroi vaginale l'existence de groupes ganglionnaires de différentes dimensions. Cohnstein ayant excisé la portion correspondante de ce conduit chez deux lapines pleines et arrivées à terme a vu les mouvements rhythmiques de l'utérus s'arrêter complétement, l'expulsion ne se fit pas ; sectionnant l'abdomen et l'utérus six jours après l'opération, l'expérimentateur trouva les fœtus morts et déjà macérés.

Faudrait-il conclure de ces dernières expériences que l'extirpation des ganglions du vagin empêche la parturition ; nous ne le pensons pas ; d'abord Cohnstein n'a attendu que six jours après l'opération et peut-être l'expulsion aurait-elle eu lieu plus tard. Remarquons en effet que les notions que nous possédons sur la physiologie générale des muscles lisses nous portent à penser que l'action des ganglions périphériques n'est pas indispensable à leurs mouvements. Les recherches d'Engelmann (*Arch. f. die ges. Physiol.*, 1869. — *Arch. f. microsk. Anat.*, t. XV) nous ont montré que des segments de l'uretère complétement privés, d'après cet auteur, de cellules ganglionnaires, peuvent exécuter des contractions péristaltiques et antipéristaltiques, le mouvement se propageant directement dans la substance musculaire elle-même. Il est vrai que Dogiel aurait trouvé des ganglions nerveux dans le tissu cellulaire qui entoure ces conduits, mais à un point de vue général il reste encore les expériences des élèves de Ludwig, de Ranvier, de Dastre et Morat, sur la pointe du cœur dépourvue certainement de ganglions ; les observations de Brown-Séquard et Vulpian sur les mouvements réguliers persistant dans le diaphragme longtemps après la mort du système nerveux, pour démontrer que le rhythme est une propriété du tissu musculaire et que les ganglions périphériques paraissent avoir surtout une influence régulatrice. Quoi qu'il en soit, nous pouvons considérer comme un fait certain que l'utérus même, quand il n'est plus en relation avec le système nerveux central, peut encore exécuter des mouvements spontanés.

5° *Fonctions des nerfs.* Il nous reste à étudier le mode d'action des différents nerfs qui sont en communication plus ou moins directe avec l'utérus. Partant de l'idée que la moelle allongée préside aux mouvements de cet organe, Kilian a soutenu que le pneumogastrique représente la voie principale suivie par les excitations venues de ce centre ; Spiegelberg avait supposé que, si l'électrisation de ce nerf détermine des contractions utérines, c'est parce qu'elle produit un arrêt du cœur et par conséquent une anémie momentanée des centres. Mais ni Röhrig, ni Obernier (*Unters. üb. die Nerv. d. Uterus.* Bonn, 1875), n'ont rien obtenu en agissant sur le pneumogastrique soit au cou, soit au cardia. Il en a été de même quand l'excitation portait sur le sympathique au-dessus de la 10ᵉ vertèbre dorsale.

Les fonctions des différents plexus nerveux qui aboutissent à l'utérus ont été très-discutées : pour les uns, ce sont les filets sympathiques qui représentent les nerfs moteurs à l'exclusion des nerfs cérébro-spinaux ; pour les autres, ces derniers aussi conduiraient les excitations motrices. D'après Frankenhäuser, l'excitation de la moelle au niveau de la 3ᵉ et de la 4ᵉ vertèbre lombaire n'amène de contractions utérines que si les filets du plexus aortique et le ganglion mésentérique inférieur sont intacts : les voies motrices seraient donc représentées par tous les filets sympathiques qui arrivent à l'organe; l'excitation isolée du plexus aortique ou du plexus spermatique produit des mouvements; celle des nerfs d'un côté n'agit que sur la moitié correspondante de l'utérus, les filets sacrés cérébro-spinaux seraient des nerfs d'arrêt. Cyon a considéré ces derniers comme des nerfs sensitifs et Kehrer, au contraire, comme les seuls nerfs moteurs.

Mais les expériences de Körner et de Röhrig ont démontré d'une façon très-positive que les plexus sympathiques aussi bien que les branches antérieures des nerfs sacrés servent à conduire le mouvement. Körner a vu que la section isolée de l'une ou de l'autre espèce de nerfs n'empêche pas les contractions utérines de se produire lorsqu'on excite la moelle; les nerfs sacrés naîtraient au niveau de la 3e et de la 4e vertèbre lombaire; les filets venus du sympathique, au niveau de la 10e dorsale.

Röhrig est arrivé aux résultats suivants : 1° au moment où l'on divise soit les nerfs du plexus utérin (plexus sympathique), soit les nerfs sacrés, il se produit une contraction péristaltique de l'utérus, mais de peu de durée; 2° après la section du plexus utérin, si l'on excite la moelle, on n'obtient plus que des mouvements de faible intensité; 3° après la section des nerfs sacrés, l'excitation de la moelle provoque des contractions encore très-énergiques quelquefois tétaniques; 4° la division simultanée des deux ordres de nerfs supprime toute influence des excitations médullaires; 5° l'électrisation des bouts périphériques du plexus utérin détermine ordinairement un tétanos de l'utérus; 6° celle des bouts périphériques des nerfs sacrés ne détermine que des contractions plus faibles; 7° l'excitation des bouts centraux des deux espèces de nerfs démontre la présence de filets sensitifs et en particulier lorsqu'elle porte sur les nerfs sacrés elle provoque un tétanos de l'utérus.

En résumé, les filets sympathiques aussi bien que les filets cérébro-spinaux du plexus utérin sont moteurs, mais les premiers ont une influence prédominante; par contre, les nerfs sacrés renfermeraient plus de fibres centripètes.

Cependant, d'après Röhrig, les filets du plexus spermatique ou ovarique, que quelques physiologistes ont regardés comme les principaux conducteurs de la motricité, n'auraient pas ces attributions; l'excitation de leur bout périphérique ne déterminerait aucun mouvement ni du côté de l'utérus, ni du côté de l'ovaire; celle de leur bout central produit au contraire des mouvements tétaniques parce qu'ils renferment de nombreuses fibres sensitives.

Pour l'utérus la question ne se pose pas comme pour la vessie de savoir si, outre les nerfs moteurs, il y a des nerfs qui président à la dilatation du col, car pendant l'accouchement celui-ci ne s'entr'ouvre qu'au fur et à mesure qu'il cède aux efforts des fibres du corps. Basch et Hoffmann cependant ont constaté chez la chienne l'existence de nerfs antagonistes : l'excitation du plexus hypogastrique amène une saillie du col avec ouverture du museau de tanche; l'électrisation des nerfs sacrés produit au contraire une rétraction du col avec occlusion de son orifice; les premiers animeraient les fibres circulaires de l'utérus et lui fourniraient en même temps ses filets vaso-constricteurs; les seconds seraient destinés aux fibres longitudinales et seraient des nerfs vaso-dilatateurs analogues aux nerfs érecteurs.

Il ne faut pas oublier en effet que ces plexus doivent renfermer de nombreux filets vaso-moteurs. M. Vulpian a vu que par l'excitation du ganglion mésentérique inférieur et des nerfs qui en partent les cornes utérines de la chienne pâlissent par suite du resserrement des vaisseaux.

Ils exercent certainement aussi leur influence sur la nutrition du canal génital; c'est ce que démontrent du moins les expériences de Cohnstein qui, après la section des plexus sympathiques, a constaté d'abord une congestion considérable de tous les organes du petit bassin. Mais, s'il attendait quatorze jours avant d'ouvrir l'abdomen, il trouvait l'ovaire plus petit et plus mou, le vagin, les cornes utérines, les trompes, pâles et exsangues, et les fibres musculaires de ces divers organes en voie de dégénérescence graisseuse; leur contractilité était presque entièrement abolie.

4° *Excitants de la contraction utérine.* Les contractions utérines sont involontaires. Expérimentalement, elles peuvent être provoquées par des excitations directes mécaniques, thermiques, électriques, par des modifications qualitatives et quantitatives du sang, elles sont également réveillées ou exagérées, soit au contraire ralenties ou suspendues sous l'influence de certaines substances chimiques; elles peuvent enfin avoir pour point de départ des excitations centripètes. Ce sont ces dernières qui interviennent surtout dans le fonctionnement normal de l'organe.

Il n'est pas nécessaire d'insister sur les excitations mécaniques; cependant, il est bon de rappeler que dans cette catégorie on peut ranger celle qui tient à une augmentation brusque de la pression abdominale au moment du vomissement, qui peut devenir ainsi une cause d'avortement.

La chaleur est un excitant très-puissant de la fibre utérine, comme elle l'est de tous les muscles lisses en général que l'on a désignés pour cette raison sous le nom de muscles thermosystaltiques (Cl. Bernard, *Leçons sur la chaleur animale*, 1876). Calliburcès (*Comptes rendus de l'Académie des sciences*, 1857), en soumettant l'utérus gravide, séparé de l'animal, à une température suffisamment élevée, a vu se produire des contractions assez énergiques pour expulser un ou deux fœtus; l'utérus vide de chiennes, de lapines, se resserre aussi très-activement dans les mêmes conditions. L'eau chaude à la température de 45 à 55 degrés est, d'après Cohnstein, l'un des stimulants les plus énergiques des contractions utérines. Cependant, d'après Runge (cité par de Sinéty), un séjour de sept à dix minutes dans de l'eau à 45 degrés paralyse le tissu musculaire de l'utérus, qui au-dessus de 60 degrés est frappé de mort (*Arch. f. Gynäk.*, t. XIII, 1878). En effet, la rigidité s'empare du muscle des animaux à sang chaud, à une température supérieure à 45 degrés.

Cette notion de l'influence de la chaleur a trouvé son application pratique, dans l'emploi des injections chaudes, soit contre la métrorrhagie, soit dans les accouchements prématurés artificiels, pour éveiller les contractions utérines. L'élévation de la température a certainement une grande part dans les avortements observés pendant les pyrexies.

Grünwaldt (*Arch. f. Gynäk.*, t. VIII) a songé à recourir à l'action du courant induit pour provoquer l'accouchement avant terme; il recommande d'appliquer deux larges électrodes sur le fond de l'organe, de les laisser en place pendant une minute et de renouveler les excitations toutes les trois ou toutes les cinq minutes; 5 à 6 tentatives suffiraient pour obtenir un commencement de dilatation du col. Tripier et Apostoli ont fait de nombreuses et heureuses applications de l'excitant électrique à la thérapeutique de l'utérus.

L'influence exercée par les modifications du sang sur le muscle utérin est des plus intéressantes. Brown-Séquard a montré le premier qu'en liant la trachée d'un lapin on détermine des contractions utérines; la ligature enlevée, les mouvements cessent, pour reparaître, si l'on empêche de nouveau la pénétration de l'air dans les voies respiratoires. L'excitant est ici le sang asphyxique, l'augmentation d'acide carbonique pour Brown-Séquard, la diminution d'oxygène pour d'autres physiologistes. L'action de l'asphyxie permet de démontrer que le centre des mouvements de l'utérus n'est pas dans l'encéphale, car elle persiste encore après la section de la moelle entre l'atlas et l'axis, ainsi qu'après sa division au-dessous de la 10e vertèbre dorsale. L'effet est encore le même, si l'on détruit complétement le segment inférieur de la moelle, le sang asphyxique agit alors soit sur les centres périphériques, soit sur la fibre musculaire elle-même.

La ligature et la compression de l'aorte a les mêmes conséquences que l'asphyxie; comme celle-ci, l'anémie excite les centres nerveux, elle n'est elle-même en effet qu'une véritable asphyxie des tissus qui ne reçoivent plus de sang artériel et dans lesquels le sang veineux s'accumule; mais la privation du liquide nourricier amène bientôt, après une première phase d'excitation, l'immobilité complète de l'utérus qui s'observe déjà au bout de cinq minutes (Frommel).

La ligature de la veine cave agit par un mécanisme semblable, c'est-à-dire par la stagnation du sang noir et dans le segment inférieur de la moelle et dans le tissu utérin lui-même; seulement la période d'activité exagerée dure plus longtemps, de quinze à trente minutes, avant de faire place à l'arrêt des mouvements.

La soustraction directe de sang amène aussi, comme l'ont montré Kehrer et Spiegelberg, des contractions de l'utérus, et Röhrig, en pratiquant à intervalles rapprochés des saignées peu copieuses, voyait l'organe exécuter des mouvements peu après le début de chacune d'elles, et rentrer chaque fois au repos avec l'arrêt de l'hémorrhagie. La phlébotomie pourrait donc, contrairement à Scanzoni. activer les contractions utérines.

Parmi les différentes substances chimiques qui ont été expérimentées, en particulier par Röhrig, les unes, comme la strychnine, la picrotoxine, provoquent des contractions tétaniques; les autres, comme la nicotine à faible dose, l'acide phénique à la dose de 20 centigrammes en injections veineuses, déterminent tantôt un resserrement persistant, tantôt des contractions péristaltiques; la caféine à la dose de 15 centigrammes s'est montrée également active, non pas cependant sur des utérus de lapines vierges, mais sur ceux d'animaux ayant déjà mis bas antérieurement.

D'après Röhrig, c'est l'ammoniaque (5 à 8 centimètres cubes d'une solution à 2 pour 100 en injection intra-veineuse) qui produit les mouvements les plus énergiques et les plus persistants. L'utérus reste en tétanos pendant une heure, puis exécute des mouvements péristaltiques prolongés, et ces manifestations persistent souvent plus d'une heure après la mort de l'animal. Une substance dont l'action est tout particulièrement intéressante au point de vue pratique, c'est l'ergotine. Après l'injection intra-veineuse de 30 à 60 centigrammes d'extrait aqueux de seigle ergoté, Röhrig a vu au bout de huit à dix minutes se produire des mouvements péristaltiques de l'utérus qui persistaient pendant plus d'une heure et ne se distinguaient des mouvements normaux que parce qu'ils se succédaient à intervalles plus rapprochés. D'après le même auteur, et contrairement à une pratique maintenant usuelle, l'injection sous-cutanée d'une dose double d'extrait n'aurait aucun effet.

A côté des agents que nous venons de passer en revue, il y en a d'autres qui ont une action opposée. Il faut d'abord citer le chloroforme. Les accoucheurs français, entre autres MM. Pajot, Pinard, insistent depuis longtemps sur ce fait que, poussée jusqu'aux limites de l'anesthésie chirurgicale, la chloroformisation diminue la durée et l'énergie des contractions utérines. M. Poullet (*Arch. de tocologie*, 1880) a démontré par la méthode graphique que dans ces conditions les douleurs perdent leur caractère expulsif pour prendre celui des petites douleurs de la dilatation. Röhrig a vu de même que chez les lapines non gravides, après l'administration du chloroforme, l'excitation de la moelle lombaire produisait des contractions de l'utérus avec un retard 8 à 10 fois plus considérable qu'à l'état normal et que l'injection d'ergotine restait même sans effet. L'action du chloral est plus marquée encore. L'activité de l'utérus diminue également sous l'influence de l'atropine.

Röhrig a expérimenté l'action de certains médicaments auxquels on refuse aujourd'hui toute action sur la matrice. Ayant injecté à intervalles rapprochés une solution de 1 gramme d'extrait d'aloès, il a vu au bout de dix à quinze minutes survenir des mouvements péristaltiques de l'intestin, puis trois à cinq minutes plus tard des contractions annulaires des cornes utérines progressant lentement, se répétant de trois en trois minutes et durant de trente à quarante-cinq minutes. Le même auteur a constaté également que la sabine agissait très-énergiquement, contrairement à l'opinion généralement reçue. L'injection de 1 gramme d'extrait de sabine en solution aqueuse dans la veine jugulaire amène, au bout de deux à trois minutes, des alternatives plus ou moins régulières de contractions tétaniques et péristaltiques, puis, au bout de quinze minutes, un péristaltisme très-net qui persiste pendant près de deux heures consécutives.

Sur quelles parties de l'appareil moteur s'exerce l'influence des différents agents que nous venons de passer en revue? d'après Röhrig tous, aussi bien les modifications qualitatives et quantitatives du sang que les substances chimiques portent leur action sur les centres médullaires. Si l'on détruit totalement le segment inférieur de la moelle, toutes ces causes d'excitation resteraient sans effet. Nous nous sommes déjà expliqué à ce sujet à propos de l'asphyxie, et ajoutons que les expériences de Frommel, pas plus que celles de Brown-Séquard, ne permettent d'admettre l'opinion de Röhrig. D'après ce dernier, les contractions produites par l'ergot de seigle elles-mêmes seraient dues à la constriction des vaisseaux de l'utérus consécutive à l'excitation des centres vaso-moteurs médullaires; cette théorie avait déjà été soutenue par Wernicke. Ce que nous savons de l'action directe de l'ergotine sur les parois des petits vaisseaux porte à penser qu'elle se comporte de même sur la fibre contractile de l'utérus (*voy.* Laborde et Peton, *Soc. de biol.*, 1878). Il n'y a qu'une seule substance dont l'influence excitante s'adresserait, d'après Röhrig, non-seulement aux centres médullaires, mais au tissu musculaire lui-même : c'est l'ammoniaque. En effet, des fragments des cornes utérines complétement dé-pourvues de ganglions nerveux se contractent tétaniquement lorsqu'on les soumet à l'action des vapeurs ammoniacales; Kuhne a démontré du reste que cette substance est un excitant direct de la fibre striée. Il est certain que pour tous les agents dont il a été question il faudrait faire la part de l'influence qu'ils peuvent exercer non-seulement sur les centres spinaux, mais aussi sur les centres périphériques et le tissu utérin. C'est ainsi que les recherches de Szpilman et Luchsinger (*Arch. de Pflüg.*, t. XXVI) ont demontré, en particulier, l'action paralysante de l'atropine sur la fibre lisse.

Il ne nous reste plus qu'à signaler les excitations d'origine réflexe qui peuvent partir de tous les nerfs périphériques et produire des contractions très-énergiques du muscle utérin, et non pas seulement, comme le disait Cyon, une diminution de volume par constriction vasculaire. Les papiers sinapisés à la face interne des cuisses, les vessies de glace sur le thorax, se sont surtout montrées très-efficaces dans les expériences de Röhrig. Scanzoni a vu depuis longtemps que l'excitation mécanique des mamelons sollicite l'activité de l'utérus. Dans la même catégorie d'excitants, il faut placer les causes psychiques.

5° *Contractilité de l'utérus gravide.* Les notions précédentes sont également applicables à l'utérus gravide. Cependant les contractions de l'organe en état de gestation se distinguent de celles de l'utérus vide par leur durée et par leur énergie. Dans ses expériences, Röhrig voyait les premières persister pendant des heures entières sans modifications, tandis que les secondes cessaient au bout de trois à dix minutes.

D'après Braxton Hicks (*Brit. Med. Journ.*, 1872), à partir du troisième mois de la gestation l'utérus chez la femme se contracte à des intervalles réguliers de cinq à vingt minutes, durant trois à cinq minutes chaque fois.

Cohnstein a étudié les principaux caractères qui différencient les mouvements de l'utérus vide de ceux de l'utérus gravide. Chez la lapine pleine, les contractions partent du vagin pour se diriger vers les cornes utérines et les trompes, chez l'animal non gravide elles suivraient une marche inverse.

L'excitabilité de l'utérus gravide ne serait pas la même à toutes les périodes de la grossesse. Elle paraît augmenter au début et à la fin, mais elle est très-notablement diminuée à la période moyenne de la gestation.

Les courants induits provoquent des contractions très-actives lorsqu'on les applique pendant la gestation au niveau de la paroi postérieure du vagin et sur l'utérus non gravide au niveau des cornes.

L'excitation de la moelle lombaire chez les lapines pleines ne provoque pas de contractions utérines et ne renforce pas celles qui existent déjà, tandis qu'il en est tout autrement en dehors de la gestation.

Si l'on arrache les ganglions et les filets sympathiques au début de la grossesse, l'expulsion du fœtus a lieu dans les trente-six heures qui suivent l'opération ou même pendant l'opération. Si, au contraire, la gestation est déjà avancée, l'avortement n'a lieu que cinq à six jours après la section des amas ganglionnaires et il serait dû à l'inanition, l'animal ne mangeant plus à la suite du traumatisme. En résumé, Cohnstein a cherché surtout à prouver que l'utérus répond beaucoup moins vivement aux excitants vers le milieu de la grossesse qu'il ne le fait à l'état normal; ainsi l'exige, selon lui, l'intérêt de l'embryon.

D'après Dembo, l'utérus devient de moins en moins excitable par l'agent électrique dès la première période de la grossesse pour retrouver un peu plus d'excitabilité pendant le travail. Tout au contraire, l'agent thermique a sur l'utérus pendant la grossesse une action plus énergique que dans l'état de vacuité. Tous ces résultats demandent confirmation.

6° *Contractions de l'utérus pendant l'accouchement.* Cette question a été étudiée dans ces dernières années par MM. Schatz, Poullet, Polaillon. Les appareils employés par ces observateurs sont tous construits sur le même modèle. La figure 1 représente celui qui a été mis en usage par M. Polaillon (*Archives de physiologie*, 1880).

On voit qu'un ballon en caoutchouc introduit dans la cavité utérine communique par un robinet à trois branches x, y, z, d'une part avec un manomètre à mercure, d'autre part avec un entonnoir en verre fermé par une membrane de caoutchouc m, m, et contenu dans un récipient également en verre. Ce petit appareil que M. Polaillon désigne sous le nom d'utéroscope est en rapport avec un tambour enregistreur de Marey. « Le ballon utérin et les tubes qui le font communiquer avec le manomètre et l'entonnoir de l'utéroscope sont pleins d'eau ;

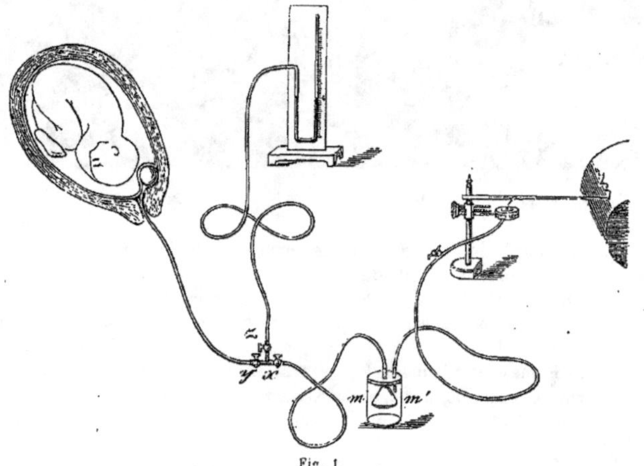

Fig. 1.

l'utéroscope et le tambour à levier sont pleins d'air. Les mouvements de l'utérus se transmettent à la membrane m, m, par l'intermédiaire de l'eau, et au tambour de Marey par l'intermédiaire de l'air. »

Dans l'appareil de M. Poullet le ballon utérin ne communique qu'avec un manomètre à mercure muni d'un flotteur dont les oscillations inscrivent sur un cylindre vertical les variations de la pression utérine. M. Poullet a également enregistré au moyen d'une ampoule rectale les modifications concomitantes de pression de la cavité abdominale, mais nous n'avons pas à nous en occuper ici.

Cette méthode a donné des résultats intéressants. A l'état de repos, d'après les expériences de M. Polaillon, la pression intra-utérine est en moyenne de 35 millimètres de mercure, résultante de la pression des parois utérines et de la pression des parois abdominales. Celle-ci serait à la première comme $1 : 3$, si l'on en juge par la hauteur à laquelle s'élève dans un tube de verre, mis en communication avec le trocart, la sérosité d'un épanchement ascitique qu'on vient de ponctionner.

Au moment d'une douleur la pression s'élève à 10 ou 12 centimètres de mercure. M. Polaillon a étudié les caractères graphiques des contractions, leurs modifications liées à la respiration, la défécation, les attitudes, etc.

Ce qui les distingue surtout, c'est leur lenteur. Ainsi la durée moyenne d'une contraction est de 106 secondes dont 57″9 pour la période croissante et 98″9 pour la période décroissante. D'après une communication récente de Schatz (*Centralbl. f. Gynäk.*, oct. 1885), la contraction de l'utérus pendant l'accouchement est péristaltique et se dirige progressivement de l'orifice des trompes vers le col.

La figure suivante (empruntée à M. Polaillon) donne une idée des rapports de la douleur avec la contraction (fig. 2).

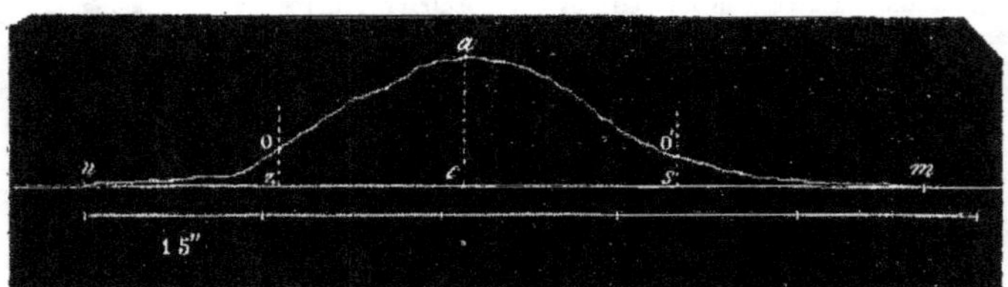

Fig. 2. — *mn*, durée de la contraction; *zs*, durée de la douleur; O, point où commence la douleur; O', point où elle finit.

En marquant ainsi sur la courbe le moment où la douleur commence et où elle finit on constate qu'elle dure moitié moins que la contraction. Pour une durée totale de 113″4 la douleur apparaît, par exemple, 52 secondes après le début de la contraction et disparaît 28 secondes avant que celle-ci cesse. M. Polaillon a aussi constaté ce fait intéressant que la douleur commence presque toujours à une même hauteur de la courbe ascendante et cesse à un point sensiblement le même de la courbe descendante; elle se fait sentir lorsque la pression dépasse 12^{mm},2 de mercure et disparaît lorsque celle-ci devient inférieure à 10^{mm},4.

Le même auteur a cherché à évaluer la force du muscle utérin. Étant donné que chaque contraction soulève en moyenne 46^{mm},69 de mercure (déduction faite de la pression intra-utérine, 55 millimètres) et admettant que la surface de l'œuf mesure 1400 centimètres carrés, si l'on multiplie l'étendue de cette surface par la hauteur de la colonne mercurielle et la densité du mercure, on arrivera à évaluer la force musculaire de l'utérus à 88^{kg},244 ; et, si l'on tient compte en plus de la pression extra-utérine constante, on trouvera que la pression totale à la surface de l'œuf est de 154 kilogrammes. Par un calcul également très-simple on détermine que l'utérus effectue à chaque contraction un travail de près de 9 kilogrammètres. Il est bon de remarquer que la totalité des efforts n'est pas appliquée au fœtus d'une manière effective, car les différentes pressions des parois latérales, des segments supérieur et inférieur, agissent en sens opposé.

Pour avoir une idée de la pression qui s'exerce sur la tête fœtale il faut se représenter celle-ci comme formant une portion de la paroi et supportant une pression en rapport avec sa surface de section et avec la hauteur de la colonne mercurielle. Dans un cas de Schatz, la hauteur de la colonne mercurielle mesurant 125 millimètres au moment de l'expulsion du fœtus, la pression était de 14 612 grammes dont 11 761 pour la contraction musculaire proprement dite, et le reste pour la pression intra-utérine constante.

Dans une expérience de M. Poullet la colonne mercurielle s'élevant à 23 centimètres, la force qui expulsait le fœtus correspondait à 25 kilogrammes.

M. Polaillon trouve que pour une surface de section de 11 centimètres la pression qui tend à faire franchir la tête serait au moins de $10^{kg},450$ à chaque contraction. Cette différence dans les chiffres tient évidemment à ce que la force de contraction de l'utérus varie d'un sujet à l'autre.

La sensibilité de l'utérus ne nous arrêtera pas longtemps. Comme celle de tous les muscles en général et plus particulièrement encore des muscles innervés par le grand sympathique, elle est très-obtuse et ne se réveille physiologiquement que dans les contractions expulsives de l'accouchement.

III. **Physiologie de la trompe.** Au moment de la déhiscence de l'ovisac, l'ovule doit pénétrer dans la trompe et être transporté ensuite par elle jusque dans l'utérus. Mais le conduit vecteur est distinct et presque entièrement isolé de la glande génitale, ce qui résulte du mode de développement de ces deux organes. Il faut donc que lors de la rupture d'une vésicule de de Graaf une communication directe s'établisse momentanément entre l'ovaire et la trompe, ou bien que par un mécanisme quelconque l'œuf soit poussé ou attiré vers l'oviducte.

M. le professeur Rouget a fait remarquer que dans l'espèce humaine la disposition des différentes parties qui concourent à l'accomplissement de la fonction ovarienne est aussi peu favorable que possible. « Il n'y a peut-être pas parmi les Mammifères d'animal chez qui l'orifice de la trompe soit plus indépendant, où l'ovaire soit moins abrité par les membranes voisines et communique plus librement avec la cavité générale du péritoine. »

Les partisans de la cause finale, ajoute encore ce physiologiste, n'auraient rien à admirer ici, si ce n'est peut-être les chances plus nombreuses de stérilité qu'un esprit de prévoyance fort apprécié de certains économistes aurait réservées à l'espèce humaine (Art. Ovaire de ce Dictionnaire).

Aussi bien des hypothèses ont-elles été imaginées pour expliquer la pénétration de l'ovule dans la trompe. Haller admettait une véritable érection de ce conduit, et Walter (*Betracht. üb. d. Geburtsheilk. d. weiblich. Geschlechts*) pensait l'avoir démontrée expérimentalement en pratiquant des injections dans l'artère spermatique. Plank (*Petersb. med. Zeitschr.*, 1843) avait imaginé qu'à chaque menstruation des néomembranes se formaient pour relier la trompe à l'ovaire. Cette hypothèse repose sans doute sur un fait d'observation signalé par Kehrer, qui a vu chez la vache des végétations du tissu conjonctif péritonéal se produire au voisinage de l'orifice abdominal de la trompe pendant la période du rut : elles doivent probablement leur origine à l'irritation mécanique déterminée par les mouvements répétés du pavillon.

Kehrer et Liégeois ont supposé une sorte d'éjaculation de l'ovaire due à l'élasticité de la vésicule, à la contraction des fibres musculaires du stroma sousjacent, de telle sorte que l'œuf aurait été lancé dans le pavillon comme le sperme dans le vagin.

En réalité, pour expliquer le phénomène il n'y a que deux suppositions vraisemblables : la pénétration de l'ovule reconnaît comme cause soit des contractions musculaires, soit des mouvements ciliaires.

La première opinion a été surtout défendue par M. Rouget qui, après une étude minutieuse de l'appareil musculaire tubo-ovarien, conclut que ce dernier, par la direction de ses principaux faisceaux, est disposé de façon à appliquer lors de sa contraction le pavillon sur l'ovaire. Tout se réduit au mécanisme par lequel se ferme l'ouverture d'une bourse lorsqu'on exerce des tractions sur les liens qui s'attachent à ses bords. La longueur du repli péritonéal qui s'étend de l'extrémité abdominale de la trompe à l'ovaire permet au pavillon d'atteindre les régions les plus éloignées de cet organe, ce qui compense le peu d'ampleur du pavillon (*voy.* art. OVAIRE de ce Dictionnaire).

La tunique musculaire de la trompe pourrait aussi, par la contraction alternative de ses fibres longitudinales et circulaires, rapprocher ou éloigner le pavillon de la glande, si son action ne se trouvait pas en grande partie annihilée par les flexuosités de ce conduit. Hensen a vu dans deux cas chez des cochons d'Inde les franges tubaires se mouvoir très-vivement à la surface de l'ovaire pendant l'ovulation ; chez quatre lapines observées à la même période il n'a rien constaté de semblable.

La principale objection que l'on ait faite à l'opinion de M. Rouget, c'est que le pavillon, quelle que soit sa mobilité, ne peut jamais recouvrir l'ovaire que sur une portion de son étendue, et que la saisie de l'ovule à l'endroit précis où se fait la rupture suppose une sorte d'instinct de la trompe difficile à admettre (Henle).

Aussi beaucoup de physiologistes accordent aujourd'hui une influence prépondérante aux mouvements des cils vibratiles qui garnissent l'infundibulum et qui établissent autour de l'orifice abdominal de la trompe un courant continuel assez puissant pour entraîner un élément de petite dimension comme l'ovule. Il n'est pas besoin d'imaginer avec Becker une perspiration spéciale à l'ovaire et la production également continue d'un flux séreux destiné à servir de véhicule à l'œuf ; l'exhalation normale qui lubrifie la surface des viscères suffit à cet effet.

Le rôle du mouvement ciliaire dans la progression de l'ovule est au reste très-répandu dans la série animale. Chez tous les Vertébrés inférieurs ce sont les cils vibratiles de la cavité péritonéale qui dirigent les œufs vers les orifices de sortie. Leur importance est prouvée par l'observation de Thiry, qui a montré que chez les femelles des Batraciens les cellules ciliées se développent sur le péritoine à l'époque de la maturation des œufs.

Kehrer a cherché à opposer à ces faits les résultats de l'expérimentation : il n'a pas vu progresser des ovules de lapin qu'il mettait en contact avec la muqueuse tubaire ou même avec les cils des branchies d'anodonte, mais, comme l'a fait remarquer Henle, les conditions ne sont pas les mêmes que chez l'animal vivant : dans ces essais, l'ovule est en liberté ; normalement, au contraire, les franges du pavillon étalées tout autour de lui l'enserrent dans un espace très-restreint, presque capillaire. Du reste, les expériences de M. Mathias Duval répondent directement à ces objections de Kehrer : Si l'on éprouvait quelque doute au sujet du transport des ovules, dit cet auteur (*Man. de physiol.*), il est facile, en déposant des ovules sur la muqueuse pharyngienne, de se convaincre que des cils vibratiles quelconques l'effectuent facilement.

Henle a également insisté sur la forme du ligament tubo-ovarien, creusé d'une gouttière, garni de nombreuses franges secondaires et tapissé d'un épithélium vibratile qui se continue avec l'épithélium ovarien, tantôt directement, tantôt après une interruption de 1/2 ou 1 millimètre seulement (Waldeyer). Ce ligament établit donc une communication permanente entre le pavillon et l'extrémité externe de l'ovaire. Il est probable que les œufs risqueront d'autant plus de se perdre dans la cavité péritonéale qu'ils seront plus éloignés de cette région de la glande. Cependant M. de Sinéty a trouvé, au milieu des cellules cylindriques qui forment le revêtement de l'ovaire, un certain nombre de cellules un peu plus volumineuses et munies de cils (Soc. de biologie, 1881). M. Rouget a vu également chez des embryons de lapins le plateau de l'épithélium ovarien garni de prolongements filiformes. Si l'observation de M. de Sinéty se confirme pour la femme adulte, on comprend combien doit être important le rôle de ces éléments pour la production de courants vecteurs dirigés de la portion interne et moyenne de la glande vers le pavillon.

Le mécanisme qui vient d'être indiqué peut seul rendre compte des cas de migration externe de l'œuf. On désigne sous ce nom les cas où l'œuf expulsé par l'un des ovaires est recueilli par la trompe du côté opposé. Schröder a rapporté un certain nombre d'observations de ce genre qui peuvent se résumer ainsi : l'une des trompes étant oblitérée depuis plusieurs années et l'autre perméable, l'œuf avait pénétré dans la cavité utérine, bien que l'ovisac d'où il s'était échappé fût situé sur l'ovaire correspondant à la trompe oblitérée, ainsi qu'il était facile de la reconnaître à l'aspect du dernier corps jaune.

Sans qu'il y ait continuité directe entre la trompe et l'ovaire, le courant déterminé par les cellules vibratiles du pavillon serait donc assez fort pour aspirer en quelque sorte les œufs situés à une distance considérable : mais il est plus probable que ceux-ci détachés de l'ovaire d'un côté ont été entraînés d'abord par la sérosité péritonéale vers l'infundibulum tubaire du côté opposé.

Cependant la plupart des auteurs pensent que le transport de l'œuf est dû dans ces cas au courant provoqué par l'épithélium du pavillon. Léopold, en particulier, qui a repris l'étude de cette question, est arrivé aux conclusions suivantes : L'ovule expulsé par l'ovaire d'un côté peut pénétrer dans la trompe du côté opposé lorsque le courant vibratile de cette dernière l'emporte sur celui de la trompe correspondant à l'ovaire où se fait la rupture de la vésicule. Le contact des deux organes n'est pas indispensable pour la migration de l'ovule, car le courant vibratile agit à distance.

Malgré toutes ces influences favorables à la pénétration des œufs dans la trompe il est certain qu'un grand nombre d'entre eux fécondés ou non meurent dans la cavité abdominale : les cas de grossesse abdominale doivent leur rareté non pas à ce que tous les œufs sont recueillis dans la trompe, mais vraisemblablement à ce que l'œuf fécondé ne trouve que par exception dans la cavité abdominale les conditions nécessaires à son développement ultérieur (Schröder).

Signalons encore par opposition à la migration externe ce qu'on a appelé la migration interne de l'œuf. C'est le cas où l'œuf, après avoir été saisi par la trompe d'un côté, traverserait l'utérus et pénétrerait dans l'orifice utérin de l'autre trompe dans laquelle il se développerait définitivement. Ainsi Schultze a observé un cas de grossesse tubaire dans lequel l'extrémité abdominale de la trompe était fermée par des adhérences : l'œuf n'aurait donc pu s'y introduire que de la façon qu'on vient d'indiquer; mais, comme le fait remarquer M. Charpentier, l'occlusion de la trompe n'est-elle pas consécutive à la grossesse anormale?

Une fois que l'ovule a été saisi par le pavillon, il est transporté jusqu'à l'utérus non-seulement par l'action des cils vibratiles, mais aussi par la contraction des fibres musculaires de la trompe; chez les lapins et les cobayes, il y parvient au bout de trois ou cinq jours (Hensen), chez le chien, au bout de six à huit jours, d'autant plus vite que les trompes sont plus contractiles (Beigel); chez la femme on ne sait pas exactement quel est le temps nécessaire, mais on suppose qu'il est de dix à quinze jours.

La trompe livre également passage au spermatozoïde, mais elle n'est pour rien dans sa progression, elle l'entraverait plutôt en raison de la direction du mouvement ciliaire, que Henle regarde même comme un obstacle à la fécondation ovarienne : les mouvements très-actifs des nombreuses cellules vibratiles des franges tubaires empêcheraient les spermatozoïdes de franchir l'orifice abdominal de la trompe. Mais nombre d'observateurs ont rencontré sur l'ovaire l'élément mâle. Cependant la fécondation paraît avoir lieu le plus ordinairement dans la trompe elle-même, et c'est ici que Henle a appelé justement l'attention sur les caractères différents des deux segments de la trompe, la portion ampullaire étant à la fois large, garnie de sillons nombreux pour servir de réceptacle aux spermatozoïdes et sinueuse pour retarder la marche de l'ovule, enfin apte par ses contractions à amener le contact des deux éléments ; la portion interne, au contraire, presque lisse à sa surface interne, marchant en ligne droite et devenant plus étroite, bien que l'œuf ait augmenté de volume.   E. WERTHEIMER.

ARTICLES

CONTENUS DANS LE PREMIER VOLUME

(5ᵉ série.)

FIN DE LA TABLE DU PREMIER VOLUME DE LA CINQUIÈME SÉRIE